U0209979

动 脉 瘤

第2版

名誉主编 段志泉
主　　编 辛世杰 张 健

科学出版社
北 京

内 容 简 介

本书共分24章，系统阐述了人体各部位动脉瘤疾病的流行病学、病因、病理、发病机制及临床表现，全面描述了相关的实验室检验、影像学检查、围手术期系统和器官功能的评价及麻醉与术中监护，总结了各类型动脉瘤的诊疗方法，对相关并发症的处置及远期随访也进行了详细阐述。第2版增加了动脉瘤基础研究的最新进展，并在胸腹主动脉瘤及腹主动脉瘤诊疗方式的革新、动脉瘤相关影像学技术及材料学的发展、各种动脉瘤腔内治疗的现状及未来发展方向等方面都做了精辟论述。

本书可供血管外科专业及相关专业医务工作者阅读与参考。

图书在版编目（CIP）数据

动脉瘤 / 辛世杰，张健主编. -- 2 版. -- 北京 : 科学出版社，2024. 8. -- ISBN 978-7-03-079070-5

Ⅰ. R732.2

中国国家版本馆 CIP 数据核字第 2024EP1190 号

责任编辑：丁慧颖　张艺璇　戚东桂 / 责任校对：张小霞

责任印制：肖　兴 / 封面设计：有道文化

科学出版社

北京东黄城根北街16号

邮政编码：100717

http://www.sciencep.com

三河市春园印刷有限公司印刷

科学出版社发行　各地新华书店经销

*

2006年2月第　一　版　开本：889×1194　1/16

2024年8月第　二　版　印张：31 1/2

2024年8月第二次印刷　字数：850 000

定价：298.00元

（如有印装质量问题，我社负责调换）

编者名单

名誉主编　段志泉

主　　编　辛世杰　张　健

编　　者（按姓氏汉语拼音排序）

曹学照　丁　奎　段力仁　古　峻　谷天祥

贺宇辰　胡海地　胡新华　姜　波　姜　晗

蒋德龙　荆玉辰　李　丛　李　潭　李　晰

李　璇　李东殊　李馨桐　李亚明　李志清

伦　语　罗英伟　马　虹　马文锋　亓　明

师恩祎　史潇兮　宋清斌　田阿勇　王　雷

王　哲　王传疆　王实跃　王媛媛　吴丹明

吴庆华　徐　克　杨　栋　杨　镛　杨　昱

杨向红　张　强　张珈玮　张其刚　张曦彤

张赞松

序　一

2006年早春，承蒙科学出版社的邀请，我和辛世杰教授主编了《动脉瘤》(第1版)。随着疾病谱及社会需求的变化，现再版了该书。自古诗书济世长，确是功在千秋的好事。

与第1版相比，第2版有了如下全新的变化，即三新：新理论、新做法、新传承。值得一看，不乏其味。

首先，两位主编的科研实力雄厚，在书中对动脉瘤的基本理论、基础研究做了很好的阐述，同时又增添了新的研究成果。

其次，《动脉瘤》(第2版)的精华是对大动脉瘤治疗的创新。早在1990年阿根廷学者Parodi对大动脉瘤进行初步修复尝试，其后国内许多医学中心如雨后春笋般对胸腹主动脉瘤及腹主动脉瘤开展了腔内修复术。辛世杰、张健等有胆略、有韬略、有策略地开展了这方面的工作，治疗了大量难治性患者，取得了卓越的成绩。腔内修复术创伤虽小，但技术含金量高。各种分支技术、开窗技术，其开口都要精准对接，分毫不差，否则会功亏一篑。可以这样比喻，腔内支架释放的一瞬间，有如卫星上天那样惊心动魄，能体现“高、精、尖”的真正含义。

最后，在开放手术传承上，第2版亦做得很好，不排斥，不贬低，不求方法的代替，只求方法的完美。每当看到那些手术图，那些熟悉的过程，我还是恋恋不舍，总觉得经典的东西，过去和将来都会有用武之地，需要时极其宝贵。

我始终相信，在这“松鹤遐龄”的时代，该书定会不负使命，有益于患者。我也高兴地预测，《动脉瘤》会再续新版，而我会将乐此不疲再次作序。

段志泉

2023年3月

序　二

回想十八年前，我为段志泉教授等编写的第1版《动脉瘤》作序，时间过得真快。《动脉瘤》一书的成功出版确实对指导各级医师，特别是年轻的血管外科医师研习血管外科起到了奠基作用。今天，我再次为段志泉教授的继任者辛世杰教授等编写的第2版《动脉瘤》作序，备感欣喜。近年来，血管外科的发展突飞猛进、日新月异，特别是动脉外科中的动脉瘤性疾病，与动脉硬化闭塞性疾病一样，学科内容异常丰富，诊断、治疗的理念和技术不断更新，发展空间十分广阔。

近年来，大量血管外科的著作相继问世，并对血管外科的发展起到了积极的推动作用，但关于动脉瘤的专著还相对匮乏，相信该书的出版会对指导动脉瘤的临床诊疗与基础研究起到积极的作用。

如第1版一样，该书对从基础研究到临床实践，从常见的动脉瘤到罕见的动脉瘤，都有精湛、翔实的论述，同时有大量更新和增补内容，毕竟数年间动脉瘤性疾病的诊断和治疗发生了巨大变化。作者既结合自己多年的临床经验，又广泛参阅国内外的文献资料；既详尽描述了动脉瘤临床表现与病理学检查，又详细介绍了先进的影像学检查手段；兼顾论述经典术式的历史沿革和操作方法，并重点介绍了最新的血管外科微创、杂交、腔内、全腔内治疗方法；既阐明了一般性动脉瘤的常规处理，又论述了难治性动脉瘤的特殊对策与诊疗经验。总之，该书是一部十分难得的精品佳作。

我再次诚恳地把这部专著推荐给广大读者，特别是血管外科同道！相信你们从该书中能得到启迪与借鉴，从而在基础研究和临床实践方面有所获益。目前，动脉瘤性疾病仍然是血管外科的主体与难点之一，由于存在瘤体随时破裂的危险，故对此类疾病不能无限制地临床观察，治疗上也会不可避免地遇到困难和挑战。而且，目前所有的经典或创新性疗法，均有其不足之处，故需要再发展、再提高、再实践。

我相信，类似的专著还会不断出现，也期待辛世杰教授等作者再展宏图，不断把新的著作奉献给读者。祝我国的血管外科事业蓬勃发展，永远向前！

汪忠镐

2023年2月

前 言

随着人口老龄化趋势的加剧，由血管衰老等因素引发的动脉瘤性疾病正以前所未有的速度增长，成为现代医学领域亟待解决的重要课题。动脉瘤的诊治历程，不仅是外科技术发展与革新的见证，更是临床医学与科研不懈探索的缩影。

回溯至2005年，我国血管外科界的杰出代表段志泉教授，凭借其深厚的学术造诣与四十余载的临床积淀，汇聚国内外研究成果之精华，匠心独运地编写了《动脉瘤》一书。本书不仅系统阐述了动脉瘤发生发展的理论基础、临床诊断的精细路径与治疗方法的全面探索，更以敏锐的前瞻视角，预见了腔内技术即将迎来的飞跃式发展，详尽剖析了初期腔内治疗的技术特点、适应证范围及临床成效，为动脉瘤的治疗开辟了新纪元。自2006年本书出版问世以来，深受业界内外广泛赞誉，成为指导动脉瘤诊治不可或缺的经典之作。

岁月流转，转瞬已逾十八载。在这段不平凡的岁月里，血管外科领域在动脉瘤病因学的深入研究及腔内治疗技术的创新应用上取得了重要的成就。鉴于此，《动脉瘤》第1版的作者团队再次聚首，携手共谋，对这部经典之作进行了全面修订，第2版旨在将最新的科研成果与临床实践经验融入其中，以飨读者。

以腹主动脉瘤的诊治历程为例，其发展历程既是一部技术与智慧的交响曲，也是挑战与突破并存的奋斗史。自1951年法国医生Dubost成功实施首例腹主动脉瘤切除及同种异体动脉移植手术以来，腹主动脉瘤的传统外科治疗便踏上了历史的征途。随后，美国医生DeBakey的杰出贡献更是将这一领域推向了新的高度，胸腹主动脉瘤切除及内脏动脉重建术的成功实施，标志着传统外科手术的成熟与普及。然而，面对如何进一步降低手术风险、减少并发症的挑战，医学界从未停止探索的脚步。

进入21世纪，随着腔内技术的飞速发展，动脉瘤的治疗迎来了革命性的变革。1990年阿根廷医生Parodi首开先河，成功实施了腹主动脉瘤腔内修复术，为动脉瘤的微创治疗开辟了新的道路。此后，腔内移植物的不断创新与成功应用，更是极大地推动了动脉瘤腔内治疗的普及与发展。1996年澳大利亚医生Anderson进行腹主动脉“开窗”移植物腔内重建肾动脉，2001年美国医生Chuter首次成功应用“多分支”移植物腔内重建内脏动脉。从“开窗”技术到“多分支”技术的问世，腔内治疗以其独特的微创优势，为众多动脉瘤患者带来了生存的希望与福音。

在我国，动脉瘤性疾病的发病率持续上升，其背后的复杂机制尚待深入揭示。为此，本书第2版在保留原有精华的基础上，特别增加了对动脉瘤病因学及相关机制研究最新进展的详细阐述，特别是对分子遗传生物学及代谢组学机制的深入探讨，为理解动脉瘤的发病机制提供了新的视角。同时，本书第2版还全面介绍了动脉瘤影像诊断领域的最新进展，包括超声造影、放射性核素显像、增强MRA等技术在特殊动脉瘤诊断中的应用，并引入了DSA多模态影像3D融合技术等。这些技术的融合与革新，不仅极大地提升了动脉瘤诊断的精确性与效率，更为后续的个性化、精准化治疗奠定了坚实的基础。

此外，本书第2版还结合我国血管外科的临床实践，对一些特殊类型动脉瘤的诊治进行了深入的探索与创新，如感染性腹主动脉瘤的手术治疗或腔内治疗策略、破裂性腹主动脉瘤的特殊处置技术等。同时，还系统介绍了近年来腔内/介入技术的最新进展及血管腔内器材的革新成果，包括“平行支架”技术、“杂交”技术、“开窗”技术等的应用，以及2017年以来我国医师所开创的新型成品化分支支架系统的临床实践，如郭伟教授的G-Iliac™支架系统、WeFlow-Arch™支架系统、G-Branch™和WeFlow-JAAA™支架系统，以及舒畅教授的C-S主动脉弓一体化三分支重建系统等，这些创新成果为复杂动脉瘤的微创治疗提供了“中国方案”，展现了我国血管外科技术的领先地位与创新能力。

在编写过程中，我们得到了众多专家学者的鼎力支持并收获了宝贵建议。特别感谢已故的汪忠镐院士在生前对我们的鼓励与支持；感谢吴庆华教授、管珩教授、董国祥教授等前辈的悉心指导；感谢王深明教授、陈忠教授、符伟国教授、郭伟教授、赵纪春教授、郑曰宏教授、常光其教授等业内同仁的宝贵建议；感谢医学美术专家荆永显教授手绘了80余幅精美图片，使本书内容更加生动、直观。在此，我们向所有为本书做出贡献的医学工作者及相关人士致以最诚挚的感谢与敬意。

《动脉瘤》（第2版）共计85万字，分为24章，结构严谨、内容翔实、图文并茂。本书不仅是广大血管外科医生的必备参考书，也是研究生、规培医生、进修医生等的重要学习资料。同时，我们相信神经外科、胸心外科、骨科、普外科等相关领域的同仁也能从中获得启发与帮助。在医学探索的道路上，我们深知自身仍有诸多不足，若书中存在疏漏或错误，我们诚挚地请求读者谅解并欢迎指正，让我们共同为推动动脉瘤诊治技术的进步与发展贡献力量。

辛世杰

2024年6月

目　录

第一章 动脉瘤概论

动脉瘤一词源于希腊语*aneurysma*，即扩张，最早由古希腊解剖学家Rufus首次使用。动脉瘤是指动脉的局部扩张，直径达到正常值1.5倍以上的病变。若动脉扩张病变直径介于正常值的1～1.5倍，称为动脉扩张症。若动脉弥漫性扩张，其直径达到正常毗邻动脉的1.5倍以上，称为巨动脉症，尽管巨动脉症常合并多发性动脉瘤，但两者并非同一疾病，主要区别在于多发性动脉瘤存在正常口径的动脉节段。现将文献报道的各部位动脉直径的正常参考值统计如下（图1-1）。

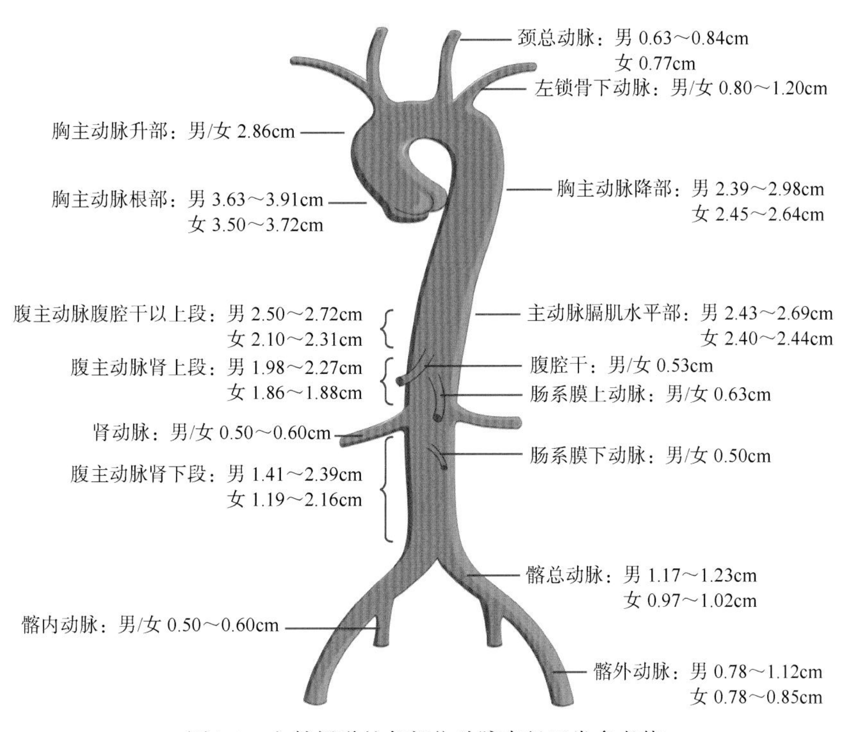

图1-1　文献报道的各部位动脉直径正常参考值

（一）病因

动脉瘤是一种严重威胁人类健康的疾病，其自然病程非常险恶而复杂，诊治专业性强并有相当大的难度。动脉瘤的产生一般是动脉壁发生损伤、破坏与各种变性改变的结果，但其具体病因复杂且尚存盲区和争议，并且各部位动脉瘤的发生原因也存在差异。目前针对动脉瘤的研究，尤其是腹主动脉瘤、主动脉夹层等研究已深入到分子生物学、单细胞测序、蛋白质组学、代谢组学、肠道微生物组学水平。最新研究显示，动脉瘤的产生主要归因于动脉粥样硬化、创伤、细菌感染、梅毒螺旋体感染、内分泌与激素水平变化、结缔组织病、先天性发育异常等，并在一些如高血压、妊娠等诱发因素的基础上形成，详见后述。

（二）流行病学

1. 发病率与患病率　动脉瘤的总体发病率虽相对较低，但随着时代变迁，人口老龄化的加剧、生活习惯的改变、饮食结构的改变、介入性血管操作的广泛开展、交通事故等机械性损伤的增多，以及新类型火器战伤的出现、诊断与治疗技术不断进展等因素的综合作用下，动脉瘤的发病率呈上升趋势。

世界范围内不同动脉瘤的发病率、患病率与病死率各不相同。世界范围内，胸主动脉瘤的年发病率一般为6/100 000左右。腹主动脉瘤的年发病率一般为（12～33）/100 000，对于年龄＞45岁的人群，年发病率会增加至（46～73）/100 000，并有逐年增加趋势。颅内动脉瘤的年发病率为（6～26）/ 100 000。

不同国家和地区的动脉瘤患病率也各不相同，以腹主动脉瘤为例，其总体患病率：男性为1.9%～18.5%，女性为0～4.2%。在美国、英国、瑞典、丹麦等西方发达国家，腹主动脉瘤的患病率分别为1.4%、1.3%、1.5%和4.0%。我国腹主动脉瘤的患病率呈上升趋势，一项来自中国医科大学附属第一医院近10年国内最大样本单中心流行病学研究显示，腹主动脉瘤患者每年入院人数都在以约12.6%的速度增长，并且近些年也逐步向年轻化趋势发展。该研究还显示，超过70%的患者发现腹主动脉瘤的方式为体检，约18.7%的患者因动脉瘤破裂才发现。超过70%的腹主动脉瘤患者合并高血压。除此之外，近年65～69岁年龄段就诊人数出现了新的高峰，收入院患者的主要年龄段在60～64岁和65～69岁，其中65～69岁年龄段的男性腹主动脉瘤患者接近90%。

2. 病死率 受累动脉的动脉瘤破裂可引起致命性大出血，某些大口径血管的动脉瘤一旦破裂，患者通常来不及转运至医院即已死亡，即便获得救治，也常因围手术期严重的血流动力学紊乱及组织缺氧，导致预后欠佳。例如，腹主动脉瘤瘤体一旦破裂，病死率高达90%，即使能够得到及时治疗，其病死率仍高达47%～83%，世界范围内每年有150 000～200 000人死于该病。来自中国医科大学附属第一医院的单中心流行病学研究显示，自2013年始腹主动脉瘤的病死率有下降趋势，已从10年前的5%～9%，降至2%～4%，其中病死患者以男性为主，70～74岁为病死高峰年龄段，病死率达5.8%，而国际上患者病死高峰年龄段为大于80岁。

其他如颅内动脉瘤、周围血管动脉瘤、内脏动脉瘤、罕见动脉瘤等流行病学研究详见后文。

（三）临床表现

多数动脉瘤患者通常没有任何症状，而当动脉瘤出现增大，压迫并牵拉周围组织时，依动脉瘤产生部位不同常表现为不同的症状，主要症状如下所述。

1. 局部肿物 是动脉瘤患者较常见的症状，多伴有搏动感。若瘤腔内形成血栓则可完全无搏动，形状多呈梭形或圆形。

2. 疼痛 因动脉瘤成因与部位不同，疼痛的性质和程度也各不相同。大部分患者并无明显疼痛症状，或疼痛并不剧烈，但当瘤体出现局部压迫、侵蚀及神经受累时，患者的疼痛可加重，并可伴有牵涉痛、放射痛等症状。当疼痛性质与程度改变时，应引起医生的高度重视，这通常是瘤体迅速扩张、即将或已经破裂、合并感染、夹层动脉瘤形成或进一步进展的征兆。如腹主动脉瘤患者突发腰背及腹部疼痛，通常预示着瘤体的破裂。

3. 局部压迫症状 动脉瘤逐渐增大后，可压迫周围的组织及器官，引起相应症状，如锁骨下动脉瘤可压迫臂丛神经引起肢体感觉障碍和运动障碍；胸主动脉瘤可压迫气管、食管导致呼吸、吞咽困难；腹主动脉瘤压迫输尿管、肠管及胃部引起相应的临床症状。

4. 组织器官缺血 瘤体形成后瘤腔内的血流动力学发生紊乱，易于形成附壁血栓，进而使瘤腔内血流减少。一些情况下，腔内血栓或粥样斑块会脱落，导致远端栓塞。即使腹主动脉这样的大口径血管内亦可形成大量血栓甚至完全闭塞；栓子脱落或血管闭塞进而引起相应组织器官的急、慢性缺血症状；如血栓及瘤壁粥样斑块脱落可引起急性远心端动脉栓塞；在肢体可引起间歇性跛行甚至持续疼痛、发凉。内脏动脉瘤可因器官缺血发生腹痛、便血等。

5. 出血 是动脉瘤最严重的症状，可发生在体腔内或流出体外。严重的出血症状可以致命，也有些出血呈亚急性乃至慢性，进而形成限制性血肿，甚至形成内瘘而流入空腔器官及毗邻静脉，如腹主动脉瘤破入十二指肠，可引起消化道出血；破入下腔静脉，可引起下腔静脉瘘。一些动脉瘤也可能长期无任何自觉症状，但随着进展会突然表现为疼痛或出血等。

（四）体征与相关检查

1. 典型动脉瘤的主要体征与体格检查

（1）搏动性肿块：体形偏瘦的患者或瘤体较大的患者，医生在体格检查时可观察到或在体表触及伴有震颤和杂音的搏动性肿物，肿物表面常较为光滑且有弹性。压迫近心端后可出现肿物搏动与震颤减弱、杂音减轻、体积缩小等表现。

（2）压痛：多数患者一般只有轻微压痛症状，但当动脉瘤即将破裂或合并感染时，多表现为明显压痛。

（3）压迫征象：如腹主动脉瘤压迫腰大肌所致的托马斯征阳性；臂丛神经受锁骨下动脉瘤压迫引起的功能障碍；四肢动脉瘤压迫浅静脉或淋巴管，表现为淋巴水肿或浅静脉怒张。

（4）缺血坏死征象：若动脉瘤长时间影响组织与器官供血，则会出现缺血坏死征象，如肢体缺血而出现的苍白、皮温降低、血管搏动减弱或消失甚至坏疽等。

（5）感染征象：周围动脉瘤合并感染可表现为局部红、肿、热、痛，位置较深的动脉瘤则可能以脓毒症作为首发表现。

2. 超声检查　超声是一种较为成熟的动脉瘤筛查手段，超声可明确有无动脉瘤、动脉瘤的大小和范围，也可用于术后随访。因其无创性与便捷性，现已基本成为主动脉瘤主要的筛查手段。超声检查主要包括二维超声、彩色多普勒超声、血管内超声、三维超声和超声造影等，临床上分别根据不同需求选择不同的检查手段。

3. 多层螺旋计算机体层摄影（computed tomography，CT）及三维重建检查　CT平扫、增强及血管造影能准确显示动脉瘤的大小、形态、部位及其与周围器官的毗邻关系，明确瘤壁的厚度、钙化程度、附壁血栓的分布及有无局限性破裂出血，判断有无伴发的解剖学异常等一系列优点，因此目前临床诊断与评价如腹主动脉瘤、夹层动脉瘤等主要依靠CT血管造影。

4. 磁共振成像检查　磁共振成像（magnetic resonance imaging，MRI）对病变部位、形状、大小等方面的显示与CT基本相似，但其对于血栓与粥样斑块的显示优于CT，对合并复杂的先天性心脏病心内结构的改变及主动脉分支狭窄闭塞的判定较准确。

5. 数字减影血管造影（digital subtraction angiography，DSA）　目前多用于治疗性检查及治疗性处置（如腹主动脉瘤腔内修复术）。该检查可以了解动脉瘤的部位、大小，有无动脉分支受累与瘤壁情况等，也是拟定手术方案的重要依据。但其为有创性检查，因此不作为动脉瘤常规筛查与检查手段，而用于辅助治疗，详见后文。

6. 放射性核素检查　也可明确有无动脉瘤与动脉瘤的大小、范围等，可通过一次给药进行多体位、多部位、全身成像，或在短时间内多次、重复显像。但作为一种判断组织器官功能、代谢、增殖等特点的主要检查手段，在血管显像清晰度等方面不及CT血管造影与DSA，因此临床较少将其作为动脉瘤诊断与评价的检查手段，只是作为感染性动脉瘤、炎性动脉瘤与其他疾病的鉴别方法。

（五）并发症

动脉瘤可继发血栓形成及栓子脱落、瘤壁夹层、血肿形成等，从而引起组织器官不同程度的缺血、功能障碍，甚至坏死。动脉瘤继发感染也将加速其破裂、血栓形成等病理演进过程。某些情况下动脉瘤可发生限制性破裂，或与周围毗邻空腔器官沟通，形成动脉瘤–静脉瘘、动脉瘤–消化道瘘等，从而产生更为复杂多样的临床表现，使其诊断与治疗更棘手。具有膨胀性搏动的动脉瘤可压迫毗邻结构产生相应症状，这在某些特殊部位将产生严重危害甚至不可逆的后果。例如，颈内动脉–后交通动脉瘤可引起动眼神经麻痹；颈内动脉–前交通动脉瘤可累及额叶及下丘脑，使患者出现精神症状。同时，长期慢性压迫不仅为形成内瘘创造了条件，也将引起局部粘连，增加术中游离瘤体、阻断流入流出道的难度，特别是对术野显露本身就很困难的深部位动脉瘤，处理尤为棘手，如锁骨下动脉瘤、髂内动脉瘤等。

（六）动脉瘤诊治发展简史

人类对动脉瘤这一疾病的认识最早可追溯至公元200年前，希腊医学家Galen（公元131～

200年）对猿类动物的解剖。由于动脉瘤一旦破裂或被切开将引起难以控制的出血并导致死亡，而单纯结扎受累动脉会引起其供应组织的坏死，故对其治疗一直相当困难。Galen将动脉瘤描述为加压后可消失的局限性搏动性肿物，并警告一旦直接切开动脉瘤，将引起剧烈出血，并很难止血。公元2世纪，Antyllus率先实施了择期动脉瘤手术，他建议首先结扎瘤体近心端及远心端，然后破囊并取尽血栓等内容物。值得一提的是，该手术原则一直沿用至今。Andreas Vesalius 是首先描述腹主动脉瘤的学者之一。

16～18世纪，由于放血疗法的普及，在穿刺肘正中静脉的过程中，导致了医源性肱动脉瘤的发病率升高。1785年，John Hunter 收治了一例间歇性跛行伴静息痛的腘动脉瘤患者，他并未采取当时盛行的膝上截肢术，而是切开Hunter管，膝上结扎了远端股浅动脉，使患肢得以保留。

19世纪初，动脉结扎术逐渐成为动脉瘤的主要疗法，各部位的动脉结扎术逐渐被报道。1804年，Antonio Scarpa首次系统论述了动脉瘤的分型与诊断。Astley Paston Cooper于1817年创造性地采取腹主动脉末端结扎术治疗破裂性髂动脉瘤，尽管患者于术后40小时突然死亡，但至少手术初期获得了成功。Cooper还首次报道了腹主动脉瘤合并肠瘘的病例。1889年Jasinoski总结动物实验的经验，推荐不损伤内膜的缝合并强调严格消毒，标志着近代血管外科的开始。1891年始，Halsted等进行了锁骨下动脉瘤切除术。

进入20世纪，人类对于动脉瘤的诊疗水平有了日新月异的进步。被称为“血管外科之父”的法国医生Carrel，对血管外科基本技术的发展做出了特殊贡献，他创造性应用了三定点连续全层血管端端吻合法，并强调使用无损伤血管钳，应用等渗盐水防止血管干燥，精细地剥除外膜后行内膜对内膜的缝合。1910年，Carrel通过动物实验，提出一些主动脉瘤可切除后以补片修补或用动静脉移植物替代，这是最早的血管移植概念。Rudolph Matas首次创立了一种治疗周围动脉瘤的术式，首先钳夹阻断动脉瘤的流入道与流出道，然后破囊，从瘤腔内缝闭与瘤腔相通的动脉分支，此即所谓的“瘤内缝合术”，其基本手术原理沿用至今。Rudolph Matas还首次成功施行了腹主动脉结扎术。1937年，Dandy率先开展了颅内动脉瘤夹闭术，由此打开了人类颅内动脉瘤外科治疗的大门。1948年Swan成功应用同种动脉移植治疗主动脉缩窄及胸主动脉瘤。在这些前人工作的基础上，1951年3月29日法国医生Dubost首次成功进行了腹主动脉瘤切除术，Dubost的成功是动脉瘤外科治疗的重要里程碑，DeBakey、Cooley及Kirklin于1953年亦成功完成此项手术。此后，同种异体主动脉库迅速在一些大型血管外科中心组建，加以人工血管发展的完善，瘤体切除、人工血管移植术成为动脉瘤的主要术式。1952年Cooley及DeBakey报道了首例升主动脉囊性动脉瘤切除、主动脉缝合术。1954年两人又完成了弓部远端动脉瘤切除、血管移植术。1955年Ellis与Etleredge切除了累及肾动脉及肠系膜上动脉的胸腹主动脉瘤，DeBakey于1956年成功切除了累及所有腹腔动脉的胸腹主动脉瘤。DeBakey及Crawford等还开创了永久性的已经预凝的编织型涤纶血管（Dacron）主动脉旁路术及将腹部主要动脉顺次与移植物行端侧吻合的技术。1957年，DeBakey在体外循环下应用异体主动脉弓移植，率先完成了弓部动脉瘤的现代治疗。1958年，DeBakey和Cooley首次使用编织型涤纶人工血管作为移植物进行腹主动脉瘤切除和人工血管重建术，并获得了成功，此术式沿用至今，标志着腹主动脉瘤的治疗进入了根治性手术治疗阶段。

1990年阿根廷医生Parodi首先成功施行腹主动脉瘤腔内修复术，这一有历史意义的革命性进步，标志着动脉瘤的治疗进入了腔内修复时代。近年来，腔内修复技术得到了蓬勃发展，各种新型支架日新月异，这其中不乏我国的各种创新支架，如解放军总医院第一医学中心郭伟教授领衔研发的主动脉弓覆膜支架系统及多分支胸腹主动脉覆膜支架系统，不仅取得良好的疗效，而且已扩展应用于限制性破裂性腹主动脉瘤、胸腹主动脉瘤、肾上段腹主动脉瘤的治疗中。

（七）展望

纵观历史，我国血管外科从无到有，从有到多，以至于如今各种腔内技术如雨后春笋般蓬勃发展，都来源于医学前辈与医务同仁孜孜不倦地辛勤耕耘。患者基数的不断上升，目前国内治疗动脉瘤的技术水平居世界前列，而且腔内技术和医疗器械的创新也十分活跃。尽管目前动脉瘤的诊治水平已显著提高，但仍有诸多问题亟待解决，如动脉瘤病的临床流行病学调查、完善的诊断与治疗体系的建立、先进的基础与临床科研的创新与探索、三级预防尚待开展等。这些问题的陆续解决，将为人类最终战胜该疾病做出相应贡献。

（辛世杰　张珈玮）

参考文献

段志泉，辛世杰，2006. 动脉瘤. 北京：科学出版社.

段志泉，张平，1999. 腹主动脉瘤//段志泉，张强. 实用血管外科学. 沈阳：辽宁科学技术出版社.

辛世杰，张珈玮，张健，等，2021. 单中心近10年腹主动脉瘤1246例流行病学研究. 中国实用外科杂志，42(12)：1384-1393.

Anderson JL，Heidenreich PA，Barnett PG，et al，2014. ACC/AHA statement on cost/value methodology in clinical practice guidelines and performance measures：a report of the American College of Cardiology/American Heart Association Task Force on Performance Measures and Task Force on Practice Guidelines. J Am Coll Cardiol，63(21)：2304-2322.

Carrel A，1910. Ⅷ On the Experimental surgery of the thoracic aorta and heart. Ann Surg，52(1)：83-95.

Creech OJR，Debakey ME，Mahaffey DE，1956. Total resection of the aortic arch. Surgery，40(5)：817-830.

DeBakey ME，Cooley DA，1953. Palliative resection for carcinoma of the esophagus；combined right thoracic，abdominal，and cervical approach. AMA Arch Surg，66(6)：781-797.

Golledge J，2019. Abdominal aortic aneurysm：update on pathogenesis and medical treatments. Nat Rev Cardiol，16(4)：225-242.

Howard DP，Banerjee A，Fairhead JF，et al，2013. Oxford Vascular Study. Population-based study of incidence and outcome of acute aortic dissection and premorbid risk factor control：10-year results from the Oxford Vascular Study. Circulation，127(20)：2031-2037.

Isselbacher EM，Preventza O，Hamilton Black J 3rd，et al，2022. 2022 ACC/AHA guideline for the diagnosis and management of aortic disease：a report of the American Heart Association/American College of Cardiology Joint Committee on Clinical Practice Guidelines. Circulation，146(24)：e334-e482.

Li MH，Chen SW，Li YD，et al，2013. Prevalence of unruptured cerebral aneurysms in Chinese adults aged 35 to 75 years：a cross-sectional study. Ann Intern Med，159(8)：514-521.

Parodi JC，1994. Endovascular repair of abdominal aortic aneurysms and other arterial lesions. J Vasc Surg，21(4)：549-555 .

Sakalihasan N，Michel JB，Katsargyris A，et al，2018. Abdominal aortic aneurysms. Nat Rev Dis Primers，4(1)：34.

Sampson UK，Norman PE，Fowkes FG，et al，2014. Estimation of global and regional incidence and prevalence of abdominal aortic aneurysms 1990 to 2010. Glob Heart，9(1)：159-170.

第二章
动脉瘤的分类

动脉血管壁病理性永久性局限性扩张超过正常直径的1.5倍称为动脉瘤，可依据动脉瘤的病因、形状和动脉瘤壁的结构等标准进行分类。

（一）根据动脉瘤的病因分类

根据动脉瘤的病因分类与临床关系最为密切，因为据此可判断其自然病程，并可为制订正确的治疗方案提供重要参考。

1. 非特异性（或称退化性）**动脉瘤**　常无特异性病因，最常发生于高龄合并动脉粥样硬化的腹主动脉瘤患者，即通常所谓的动脉粥样硬化性动脉瘤。实际上，该类动脉瘤的病因学相当复杂，与基因易感性、动脉壁细胞外基质代谢紊乱、酶化学反应异常、免疫炎症反应等因素相关。炎性腹主动脉瘤是腹主动脉瘤的一种特殊类型，亦可归于此类。

2. 原发性结缔组织异常相关性动脉瘤　最多见于马方综合征（Marfan syndrome）与埃勒斯-当洛斯综合征（Ehlers-Danlos syndrome，E-D综合征）。

3. 全身性异常混杂因素相关性动脉瘤　如局灶性中膜发育不良、结节性硬化、性腺发育不全（Turners syndrome）等。

4. 机械性因素（血流动力学相关性）**动脉瘤**　主要发生于动脉狭窄远端，由于动脉侧壁压力、异常剪切应力及震颤增强而扩张成瘤。

5. 假性动脉瘤　多继发于创伤及医源性损伤、动脉夹层形成、血管吻合口渗漏。假性动脉瘤还可见于胰腺炎时，腹腔内异常渗出激活的胰酶腐蚀血管壁，引起出血并形成假性动脉瘤。

6. 动脉炎性病变相关性动脉瘤　可继发于多发性大动脉炎、巨细胞性动脉炎、系统性红斑狼疮、白塞综合征等。

7. 感染性动脉瘤　可由细菌、真菌、立克次体、梅毒螺旋体等病原微生物感染引起。其中，血管组织对沙门菌属似乎有特殊的易感性。

8. 妊娠相关性动脉瘤　40岁以下女性患破裂性动脉瘤者，50%以上与妊娠相关，这可能与激素水平变化等引起结缔组织结构变化有关，妊娠后期血浆金属基质蛋白酶的水平会升高1倍，这可能增加血管壁细胞外基质被降解的风险。

（二）根据动脉瘤壁的结构分类

1. 真性动脉瘤　瘤壁由三层血管壁组织构成，为经典意义的动脉瘤，大多数动脉瘤属于此种类型。

2. 假性动脉瘤　大多由于血管外伤或医源性因素（如动脉穿刺、血管移植吻合），血液通过破裂处进入周围组织而形成血肿，继而血肿机化，被周围结缔组织包裹覆盖。严格地说，假性动脉瘤不符合经典的动脉瘤定义，只是体检及术中探查所见类似真性动脉瘤。

3. 夹层动脉瘤　多见于老年人（马方综合征患者例外），男性多于女性。其多出现于血管血流剪切应力最强处及血压变化最明显处（如升主动脉、主动脉弓），并发生内膜撕裂，高压血流从内膜破损处钻入病理性疏松的中膜（少数来自滋养血管的出血），顺血流方向将中膜纵行撕开，形成一个假血管腔。这种假血管腔可再次破入真血管腔内，血流如同一个迂回旁道。这种动脉瘤的病因、发病机制颇为复杂，可见于先天性血管畸形、代谢性结缔组织疾病（如马方综合征，其主动脉中膜的弹性纤维断裂、缺失，胶原和蛋白多糖增多）、甲状腺功能过低时的血管壁蛋白多糖增多、梅毒性主动脉炎及动脉粥样硬化等。与假性动脉瘤相同，夹层动脉瘤也不符合动脉瘤的经典定义，动脉夹层的形成有其独特的病理过程，且并不一定形成瘤样扩张。

（三）根据动脉瘤的形态学分类

1. 囊状动脉瘤　仅累及动脉壁部分周径，瘤体不对称，有一瘤颈，瘤壁常无钙化，常于短期迅速增大并易于破裂，多见于感染性动脉瘤、假性动脉瘤。由于血液流过时形成旋涡，因此，这种动脉瘤常并发血栓形成。

2. 梭形或纺锤状动脉瘤　血管壁呈均匀扩张，而又朝一端逐渐均匀缩小，直至达到原来的血管直径，故呈梭形或纺锤状。该型动脉瘤多伴有瘤壁的粥样硬化、钙化及层状附壁血栓，较大者直径可达15～20cm，为真性动脉瘤的典型形态。

3. 蜿蜒状动脉瘤　相近的血管段相继呈不对称性扩张，因此，被累及血管呈蜿蜒状膨隆。大多发生于血流方向一再改变的血管（如骨盆部动脉）。

4. 舟状动脉瘤　血管壁呈一侧性扩张，而对侧血管壁则无变化。其常见于夹层动脉瘤。

（四）根据动脉瘤成瘤部位分类

1. 主动脉瘤　是发生于主动脉局部或普遍的扩张，扩张程度超过正常管径的50%以上，以发生于肾动脉以下的腹主动脉瘤最为常见。除此之外，还包括发生于升主动脉段的升主动脉瘤、发生于主动脉窦壁的主动脉窦瘤（Valsalva窦瘤）、主动脉弓动脉瘤、降主动脉瘤或胸主动脉瘤，以上统称主动脉瘤。

2. 脑动脉瘤　又称颅内动脉瘤，是指颅内动脉先天性异常或后天性损伤因素导致的异常膨出并扩张成瘤。根据病因可分为4种：先天性颅内动脉瘤、感染性颅内动脉瘤、外伤性颅内动脉瘤及动脉硬化性颅内动脉瘤。根据大小可分为直径＜5mm的小型颅内动脉瘤、5～10mm的中型颅内动脉瘤、11～25mm的大型颅内动脉瘤、＞25mm的巨大型颅内动脉瘤。颅内动脉瘤多发生于Willis环周围，根据发生部位又分为颈内动脉瘤、后交通动脉动脉瘤、脉络膜前动脉动脉瘤等。

3. 周围动脉瘤　当动脉扩张超过正常管径1.5倍以上并发生于除主动脉与颅内动脉以外的周围动脉时，统称为周围动脉瘤。其可发生于四肢动脉、颈动脉及锁骨下动脉等处，并以股动脉瘤与腘动脉瘤最为常见。

（五）根据胸腹主动脉瘤累及范围分型（Crawford分型）

麻省总医院著名心血管外科医生Crawford于1978年根据胸腹主动脉瘤与腹主动脉瘤的累及范围，提出了Crawford分型，将主动脉瘤分为4型。其后Safi等医生在该分型基础上将胸骨第6肋间水平（T_6）作为降主动脉上部与下部的解剖标记，并增加了第5型。其主要分型依据是主动脉瘤与锁骨下动脉开口、膈肌及内脏动脉的解剖位置关系。该分型与动脉瘤的手术处理及手术并发症，尤其是脊髓缺血性损伤有关。

Ⅰ型：瘤体始于左锁骨下动脉开口远端，并累及两侧肾动脉近端以上的动脉。受累区域包括大部分降主动脉和近端腹主动脉、腹腔动脉干、肠系膜上动脉。

Ⅱ型：瘤体始于左锁骨下动脉开口远端，并累及腹主动脉分叉以上的整段胸腹主动脉及其内脏分支动脉。

Ⅲ型：瘤体始于降主动脉远端（T_6水平），并累及包括降主动脉远端至主动脉分叉处的全部主动脉及其内脏分支。

Ⅳ型：瘤体始于膈下（T_{12}水平），并累及主动脉分叉处的全部腹主动脉，包括肠系膜上动脉及双侧肾动脉。

Ⅴ型：瘤体始于降主动脉远端（T_6水平），并累及双侧肾动脉以上的全部主动脉。

（辛世杰　张珈玮）

参考文献

段志泉，辛世杰，2006. 动脉瘤. 北京：科学出版社.

段志泉，张平，1999. 腹主动脉瘤//段志泉，张强. 实用血管外科学. 沈阳：辽宁科学技术出版社.

Bossone E，Eagle KA，2021. Epidemiology and management of aortic disease：aortic aneurysms and acute aortic syndromes. Nat Rev Cardiol，18（5）：331-348.

By E，2010. Sabiston and Spencer's surgery of the chest. Philadelphia：Elsevier.

Ely JT，2004. Aneurysm：prevention and nonsurgical repair. Med Sci Monit，10（1）：HY1-HY4.

Hall HA，Minc S，Babrowski T，2013. Peripheral artery aneurysm. Surg Clin North Am. Surg Clin North Am，93（4）：911-923.

Singh MJ，2018. Rutherford's vascular surgery. Philadelphia：Elsevier.

第三章 动脉瘤的病因学

第一节 动脉瘤发病的相关因素

动脉瘤是动脉血管的永久性局部扩张，一般来说，动脉直径增加超过正常值50%以上称为动脉瘤。将动脉的弥散性扩张称为动脉扩张症。动脉系统的各个部位，中心动脉如胸主动脉、腹主动脉，周围动脉如脑动脉、四肢动脉和内脏动脉均可扩张形成动脉瘤。发生动脉瘤最常见的部位是肾下腹主动脉。

动脉由3层结构组成：内膜、中膜和外膜。内膜是血管壁的最内层，位于内弹力膜的内侧，直接与血流接触，其表面覆盖一层内皮细胞，内皮细胞下方是内皮下层；中膜介于内外弹性膜之间，主要由平滑肌细胞、胶原纤维、弹性纤维和糖蛋白组成；外膜在血管壁的最外侧，主要由弹性结缔组织、成纤维细胞、滋养毛细血管、淋巴管和神经纤维等组成。动脉可分为3种类型，弹性大动脉、肌性动脉、细动脉，这3种类型的动脉因中膜弹力板的数量不同而相互区别。巨大的弹性血管中，弹性纤维同平滑肌细胞和胶原蛋白共同构成板状结构，呈螺旋环状排列，弹力板是大动脉结构和功能的基本单位，板状结构的数量与血管承受负荷的大小成正比。但肾下腹主动脉却例外，其中含有的板状结构数目较少，与其承受压力不相适应，导致单位板层所受压力增加，因此肾下腹主动脉易形成动脉瘤。动脉中的弹性蛋白的半衰期约为40年，性质稳定，因此动脉瘤常在老年人中发生。动脉系统中胸主动脉的弹性蛋白含量最高，在末梢的周围动脉中弹性蛋白含量逐渐减少。动脉血管因具有弹性而在脉压扩张后回缩。胶原蛋白和弹性纤维的数量和功能的变化是动脉壁薄弱的重要原因。

动脉瘤的危险性主要有三点。第一，瘤体逐渐长大，当发展到一定程度，可压迫周围组织或器官，产生持续性疼痛或影响器官的功能。第二，瘤体大小不同、外形不规则、瘤壁薄厚不一，瘤体的持续增大，最终将在薄弱部位破裂而发生大出血，导致失血性休克甚至死亡。第三，膨大的瘤体内血流缓慢并形成涡流，极易产生附壁血栓，血栓一旦脱落，会导致动脉栓塞，如不及时治疗会发生肢体缺血坏死。动脉瘤的发生和发展是一个多因素参与的动脉壁退化性病变过程，是遗传因素、环境因素和生物化学等多种因素相互影响和作用的结果，薄弱的动脉壁在血流周期性的压力作用下膨胀成瘤。

动脉瘤按病因可分为以下几类：先天性及遗传性疾病、动脉粥样硬化、动脉夹层、炎症反应、感染、创伤、内分泌及结缔组织疾病等，现分述如下。

一、先天性及遗传性疾病

先天性动脉瘤是指出生时即已存在的动脉瘤。虽没有确切的统计数字，但从散见的文献推测先天性动脉瘤的发病率极低。在出生时常无临床症状，多在儿童或成年时才被确诊。有些动脉瘤与原发性的遗传性结缔组织病有关，如马方综合征、E-D综合征、结节性硬化症等。亦有些动脉瘤与导致血管壁薄弱的先天性疾病有关，如主动脉缩窄、主动脉瓣狭窄等。

先天性动脉瘤中最少见的是原发性动脉瘤，是因某些尚未认识的血管的内在缺陷而形成动脉瘤。儿童或成年时表现出症状，动脉瘤可以是单发也可以是多发，内脏或四肢均可发病。随着对宫腔内感染、创伤及川崎（Kawasaki）病等的不断认识，真正尚未找到病因的原发性动脉瘤正在逐渐减少。

（一）先天性主动脉窦动脉瘤

先天性主动脉窦动脉瘤属少见的疾病，一般人群中患病率为0.09%，男性多见，亚洲人群的发病率高于西方人。儿童患者一般无临床症状，常在成年时动脉瘤破裂到心腔后才被发现。2个或3个主动脉窦可能同时存在病理改变，这种疾病可单独存在，也可与其他先天性心血管疾病共存，通常与结缔组织疾病相关。在胚胎发育过程中，由于主动脉窦的基部发育不全，窦壁中层弹性纤维和肌肉组织薄弱或缺失，使主动脉壁中层与主动脉瓣纤维环之间缺乏连续性，造成主动脉窦的基底部薄弱，出生后主动脉血流压力使主动脉窦的薄弱区逐渐膨出形成动脉瘤，最后在体力劳动、外伤或其他诱因的作用下发生主动脉窦动脉瘤破裂。瘤体常为兜状，顶端有破口，窦瘤破裂多发生在右冠状动脉窦，次之为无名冠状动脉窦，左冠状动脉窦则很少见。右冠状动脉窦动脉瘤多破入右心室腔，少数破入右心房腔；而无名冠状动脉窦动脉瘤多数破入右心房腔，少数破入右心室腔。主动脉窦动脉瘤常无症状，当破裂时患者会有突然的胸痛，伴有呼吸困难。查体时可闻及双期杂音。患者迅速发生充血性心力衰竭而死亡；如果分流量较小，则可能继发心内膜炎。手术治疗包括切除瘤壁和修补瘘管，必要时须增加主动脉瓣置换术。

（二）主动脉缩窄后动脉瘤

胸主动脉缩窄是相对常见的先天性动脉发育异常，其中7%～20%的患者发生动脉瘤样扩张。动脉瘤的好发部位是主动脉缩窄部位以远，靠近缩窄部位的主动脉常扩张。内在的血管壁缺陷、异常血流和高血压等因素，均参与动脉扩张成瘤的过程。机械性因素被认为是狭窄后动脉瘤的起动因子，包括管壁侧压力的升高，湍流、剪切应力异常，血流的振动等各种因素综合作用。根据伯努利方程，流体在通过缩窄部位时流速增加，流体对侧壁的压力亦增加，引起血管扩张。研究表明，血流通过狭窄段时产生明显的湍流。湍流的动脉壁振动损伤亦可使动脉扩张。剪切力在狭窄部位之后的动脉段明显增加，高剪切力周而复始地作用于动脉，可使内皮细胞及平滑肌细胞发生凋亡，促进动脉壁的扩张。实验表明，缩窄主动脉段以远的胶原纤维溶解、肌纤维分层、弹力板断裂且伴有炎性浸润及基质金属蛋白酶的表达，提示缩窄后动脉扩张可能不仅是机械因素而是多因素作用的结果。动脉缩窄后成瘤需要一定的时间，因此在青少年或成年时才发病，而在儿童中很少发生。外科治疗包括动脉瘤的修补和动脉狭窄部的重建。动脉缩窄的修补重建一般能防止动脉的再扩张，但个别患者在主动脉缩窄段切除15年后发生主动脉弓弥散性扩张。

（三）马方综合征

马方综合征是常染色体显性遗传的结缔组织病。新生儿发病率约为1/（5000人·年），中国人群中的发病率为1.72/（10 000人·年），散发病例占1/4～1/3。病变主要表现为循环系统、眼和骨骼异常。法国著名的儿科医生Antoine Marfan在1896年最早描述了此病骨骼系统的异常，患者一般腿长，手指、足趾细长。

现已认识到多种基因与马方综合征有关，如原纤维蛋白1（fibrillin-1）编码基因*FBN1*和编码转化生长因子-β（transforming growth factor-β，TGF-β）通路信号分子的基因（如*TGFBR1/2*）。超过90%的病例中可以观察到*FBN1*基因的突变。*FBN1*位于染色体15q21.1上，由66个外显子组成。它被转录成一个10kb的mRNA，然后被翻译成FBN1，一个2871个氨基酸长的350kDa蛋白质，含有大量的半胱氨酸重复序列。该蛋白是细胞外基质中微纤维的主要成分，主要表达于血管、软骨、肾、肺、皮肤尿道及骨骼中。迄今为止，马方综合征患者中共发现了3077个*FBN1*突变，包括2499个（81.22%）点突变和51个（1.66%）DNA重排。*TGFBR1*位于染色体9q22.33上，由9个外显子组成并编码TGFBR1蛋白。有研究者认为，*TGFBR1*的*6Ala*等位基因可能是马方综合征患者的低外显率等位基因。*TGFBR2*位于染色体3p24.1，编码TGFBR2蛋白，它与TGFBR1形成复合物并与TGF-β结合，介导蛋白磷酸化，调节细胞增殖、细胞周期和细胞外基质形成。位于激酶结构域F螺旋上的*TGFBR2*突变（p.V453E）可能与严重的心血管和骨骼症状及轻微的眼部症状有关。

马方综合征常伴有近端主动脉扩张和主动脉夹层，其他症状还有自发性气胸、腹股沟疝、腰骶部硬脊膜膨大。由于对此病的重视、预防性地使用药物及手术技术的不断提高，患者的生存率显著增加。马方综合征的主要并发症是主动脉瘤破裂和主动脉瓣功能不全。随着主动脉直径的增加，并发症的发生风险也增加。形成主动脉夹层的风险因素有主动脉的直径、主动脉扩张的速率等。主动脉根部的扩张导致主动脉夹层和主动脉瓣功能不全。相当一部分马方综合征患者有先天性动脉瘤的病因，可形成囊状和夹层动脉瘤。主动脉中层的薄弱导致升主动脉或主动脉窦部成瘤，有时发生在患者出生后第一年。少数情况下腹主动脉也可受累并成瘤、破裂。如果发生在童年，则诊断明确，但更常在20多岁或更晚时才形成动脉瘤，常因动脉瘤破裂或主动脉反流使患者过早死亡。早期诊断和积极的手术治疗可提高患者的生存率。使用普萘洛尔等药物可以降低主动脉扩张的速度，提高生存率和增加可以实施手术治疗的机会。

（四）勒斯-迪茨综合征

勒斯-迪茨综合征（Loeys-Dietz syndrome，LDS）是一种罕见的常染色体显性遗传性结缔组织病。LDS的发病与TGF-β信号通路的相关基因突变有关，但是其发病机制尚不清楚。疾病分型根据携带的突变基因不同分为4型：LDS1（*TGFBR1*）、LDS2（*TGFBR2*）、LDS3（*SMAD3*）、LDS4（*TGFB2*）。LDS病变累及心血管系统、运动系统、头面部及皮肤等。临床特征性表现为主动脉瘤、动脉迂曲、眼距增宽、腭垂/腭裂三联征。LDS的临床表现与马方综合征有很多重叠之处，但又有自身的特点。与马方综合征相比，LDS的主动脉病变累及范围更为广泛，全身动脉均可累及；此外，LDS患者主动脉病变发病年龄早，病情进展更为迅速，发生主动脉夹层时主动脉的直径更小，因此LDS病情较马方综合征更为凶险。

（五）埃勒斯-当洛斯综合征

早在17世纪有学者描述了一例年轻的西班牙男性患者，能将右胸部的皮肤牵拉到左耳。Ehlers讲述一个易发生挫伤的患者，Danlos谈及一个斑痕增生的患者，这两例患者的皮肤也均极易伸展，关节活动度大。Webe在1936年首先提出埃勒斯-当洛斯综合征（Ehlers-Danlos syndrome，E-D综合征）的概念。直至现在人们已经认识到这种疾病有多种临床表现及分型，以罗马数字标记将其标记为10个临床亚型。E-D综合征Ⅰ、Ⅳ型与血管疾病有关。E-D综合征Ⅰ型是常染色体显性遗传，患者关节活动度大，皮肤极度松弛，可能伴发动脉破裂，但并不常见。Barabas在1967年描述了2例有严重的动脉瘤、皮肤很薄、极易发生挫伤的患者，这种瘀斑性E-D综合征定名为E-D综合征Ⅳ型，这种类型常伴发自发的结肠穿孔。周围动脉常自发地发生撕裂伤。轻微的创伤可使内脏血管损伤并出血。血管松散易破，手术时止血困难，常因轻微的损伤导致不可控制的大出血。E-D综合征Ⅳ型，也称为血管型，是Ⅲ型前胶原基因（*COL3A1*）突变的结果。1975年人们发现E-D综合征Ⅳ型中胶原发生异常，患者组织中与培养的纤维细胞中有Ⅲ型胶原缺乏的表现。临床诊断E-D综合征Ⅳ型以下面4条为主：易挫伤、可见皮下血管、典型的面部特征、动脉和子宫易破裂。培养的成纤维细胞合成异常的Ⅲ型前胶原分子，关节活动度过大，皮肤过度伸展，是E-D综合征常见的临床特点，但在E-D综合征Ⅳ型中较为少见。E-D综合征Ⅳ型，血管病变多累及胸主动脉或腹主动脉，也可累及头颈四肢的动脉，可形成真性或夹层动脉瘤。E-D综合征Ⅳ型又分为A、B、C三种亚型。A型是经典型，有典型的皮肤、面部和血管的破裂。B型有广泛的瘀斑合并血管破裂和肠管破裂。C型是动脉瘤型，患者动脉、肠管和子宫易破裂。E-D综合征的临床诊断以临床症状为基础，表现为易挫伤、皮肤薄可见其下静脉、典型的面部特征、动脉破裂和子宫破裂。

（六）Menkes卷发综合征

Menkes卷发综合征是一种少见的X染色体隐性遗传疾病，为发生于男性的遗传性铜代谢异常症，表现为中枢神经系统和动脉系统的快速退化，结缔组织及皮肤颜色异常。常因动脉瘤破裂而在婴儿期死亡。1962年首先由Menkes报道，因此以其姓名命名。欧洲国家Menkes卷发综合征发病率为1/（300 000人・年），日本为1/（360 000

人·年）。病变的生化基础是铜代谢异常。编码铜转运P型腺苷三磷酸酶（adenosine triphosphatase，ATPase）的*ATP7A*基因突变导致的铜代谢异常与Menkes卷发综合征发病相关。*ATP7A*基因位于Xq21.1，转录序列长8.5kb，包括23个外显子，编码由1500个氨基酸组成的跨膜铜离子转运蛋白即MNK酶蛋白，目前已经报道了约170个影响*ATP7A*的不同突变。哺乳动物主要通过饮食摄入铜，膳食铜通过黏膜屏障从肠腔吸收，之后经门静脉血入肝脏。*ATP7A*突变导致铜转运ATP酶失活，铜在肠黏膜的吸收及向循环释放受阻。缺乏铜造成胶原和弹性纤维的正常交联受阻，导致结缔组织异常，纤维断裂。铜还是酪氨酸酶的辅基，参与黑色素的合成。另外铜还参与调节多巴胺水解酶的活性，参与神经递质的合成。在动脉模型鼠中，脑、内脏和四肢动脉迂曲、延长，内弹力板破坏，形成的动脉瘤多位于胸主动脉，梭形为主，也可在腹主动脉中发生。组织学观察可见在动脉瘤形成前，已经存在中膜结缔组织中弹性纤维减少，中膜平滑肌细胞变性。

（七）结节性硬化症

结节性硬化症是一种中枢神经系统的发育异常，偶在儿童时期发病的动脉瘤，是一种少见的常染色体显性遗传病，发病率在1/（150 000人·年）。以智力发育异常为特点，表现为癫痫发作，智力发育不全，面部皮脂腺瘤。紫外灯下可见躯干和四肢的皮肤色素沉着，常有皮下纤维瘤，多发于手指的甲周。心脏上可能有错构瘤，导致先天性的心力衰竭、心律不齐，在其他器官如肾、脑和肺中也可有错构瘤，其中部分患者同时合并胸、腹主动脉瘤。形成动脉瘤的原因是弹性纤维裂解，肌纤维萎缩，导致动脉壁中膜薄弱，以及高血压的冲击。Hagood等治疗一例22月龄、有一个直径4cm的肾下腹主动脉瘤的女婴，伴有肾错构瘤，手术成功后患者得以生存，动脉瘤的病理显示弹性纤维断裂崩解。结节性硬化症的治疗方法是对症治疗，包括药物对癫痫的控制。

（八）特纳综合征

特纳综合征（Turner syndrome）又称性腺发育不全。新生女婴发病率为1/（5000人·年）。临床表现以身材矮小、性幼稚、肘外翻为特征。出生可呈低体重，新生儿可足背淋巴水肿，发际低，皮肤色素痣增多，青春期后外生殖器及乳房发育不良，性腺为纤维条索状，原发闭经，无生育能力。患者常表现为骨骼和结缔组织异常。在特纳综合征患者中常见心血管异常，包括动脉瘤、主动脉缩窄、主动脉根部扩张、二瓣型主动脉瓣、房室间隔缺损。动脉瘤常发生在邻近狭窄动脉段，然而在肾下腹主动脉也可形成动脉瘤。主动脉夹层是特纳综合征少见但后果严重的并发症，多见于成人。特纳综合征伴主动脉夹层的病因很多，包括中膜囊性坏死、主动脉缩窄、二叶型主动脉瓣、主动脉根部扩张、高血压。

二、动脉粥样硬化

动脉瘤和动脉粥样硬化常并存，一般认为动脉粥样硬化能使动脉壁退化、薄弱，是动脉瘤的常见病因。动脉粥样硬化性动脉瘤发病年龄常在50岁以上，男女比5∶1。常见的好发部位是腹主动脉，97%位于肾下，也可累及髂动脉和胸主动脉及其他动脉。

动脉粥样硬化是严重危害人类生命健康的常见疾病。据尸检结果，在40～49岁人群中，冠状动脉和主动脉粥样硬化病变的检出率分别为58.4%和88.3%，并随着年龄的增长而逐渐增加。大量流行病学调查证明，血浆低密度脂蛋白、极低密度脂蛋白水平持续升高和高密度脂蛋白下降与动脉粥样硬化的发病率呈正相关。据统计，与同年龄组、同性别的人相比较，高血压患者动脉粥样硬化发病较早，病变较重。高血压患者的血流对血管壁的剪切应力较高，同时，高血压可引起内皮损伤和功能障碍，从而造成血管张力升高、脂蛋白渗入内膜、单核细胞黏附并迁入内膜、血小板黏附及中膜平滑肌细胞迁入内膜等一系列变化，促进动脉粥样硬化发生。大量吸烟可使血液中低密度脂蛋白易于氧化，并导致血内一氧化碳浓度升高，从而造成血管内皮缺氧性损伤；吸烟可激活凝血因子Ⅶ并引起血管壁平滑肌细胞增生，促进血小板聚集及血液中儿茶酚胺浓度升高，使不饱和脂肪酸及高密度脂蛋白水平降低。这些均促使动脉粥样硬化的发生。

动脉粥样硬化是腹主动脉瘤发生的原因还是仅仅只是风险因素，并未得到明确证实，但大量研究表明，冠心病和外周动脉粥样硬化与腹主动脉瘤相关。研究表明，有临床症状的冠状动脉粥样硬化性心脏病患者比正常人群腹主动脉瘤发病率高。在踝/肱指数下降、颈动脉内/中膜增厚患者中，动脉瘤的发病率高于正常人群。统计表明，进行动脉瘤手术的患者中约有44%同时患有动脉粥样硬化性疾病。

流行病学研究表明，形成动脉粥样硬化的风险因素与腹主动脉瘤发病率有很强的相关性。这两种疾病具有某些共同的病因学基础，如遗传背景、老年和吸烟。也有研究认为，高胆固醇血症与腹主动脉瘤发生相关。在病理表现上，腹主动脉瘤的主要病理特征包括炎性细胞浸润、血管平滑肌细胞凋亡、细胞外基质降解及血栓形成，而这些也与不稳定动脉粥样硬化斑块形成相关。实验表明，动脉粥样硬化的猪动脉中，弹性纤维遭到明显的破坏，显微镜下可见弹性纤维断裂崩解，动脉壁薄弱而最终形成动脉瘤。另外，研究者用含饱和脂肪酸和高胆固醇的膳食喂养猕猴和恒河猴14～16个月，造成重度动脉粥样硬化模型，然后用能够减轻动脉粥样硬化的低脂肪、无胆固醇食物喂养模型动物。当动脉粥样硬化减轻后，13%的猕猴和1%的恒河猴形成了动脉瘤。说明动脉粥样硬化能使动脉壁退化而薄弱，并在斑块破溃、消退时形成动脉瘤。

动脉粥样硬化早期的病理改变是形成脂纹。年龄越大尸检普查动脉脂纹检出率越高。脂纹的形成之前大多有高脂血症，高脂血症可造成内皮损伤，使其表面糖萼变薄，内皮细胞间隙增宽。低密度脂蛋白与内皮细胞的高亲和性受体结合而被摄取，通过胞质，进入内皮下间隙，并被内皮细胞及平滑肌细胞释放的氧自由基氧化修饰，产生氧化低密度脂蛋白。在动脉分叉、分支开口处及变曲动脉的凸面血流剪切应力减低，并可出现涡流，这使单核细胞易离开轴流与内皮接触。迁入内皮下间隙的单核细胞被激活并分化成巨噬细胞。氧化低密度脂蛋白可与巨噬细胞表面的清道夫受体结合而被摄取，形成泡沫细胞。大量泡沫细胞聚集即形成脂纹，内皮隆起及变形。同时，平滑肌细胞穿过内弹力板窗孔迁移入内皮下间隙并增生。平滑肌细胞表面有低密度脂蛋白受体，可结合、摄取低密度脂蛋白及极低密度脂蛋白而成为肌源性泡沫细胞。平滑肌细胞大量增生，穿插于巨噬细胞源性泡沫细胞之间，产生胶原、弹性纤维及蛋白多糖，使病变演变为纤维斑块。随着斑块表层的胶原纤维不断增加及玻璃样变，脂质被埋于深层，斑块逐渐变为瓷白色。由于氧化低密度脂蛋白及氧自由基的细胞毒性作用，斑块内细胞损伤及坏死。比较脆弱的巨噬细胞源性泡沫细胞坏死后，其胞质内的脂质被释放出来，成为富含胆固醇酯的脂质池。泡沫细胞坏死崩解，释放出许多溶酶体酶，促进其他细胞坏死崩解。随着这些病理过程的发展，纤维斑块逐渐演变为粥样斑块。粥样斑块亦称粥瘤。外膜可见新生毛细血管、不同程度的结缔组织增生及淋巴细胞、浆细胞浸润。有学者认为，这种外膜炎症可能是对粥瘤中的类蜡质（一种含高度不饱和脂肪酸的黄色蜡样物质）的一种自身免疫反应。泡沫细胞坏死及细胞外脂质核心形成，平滑肌细胞继续增生，产生胶原、弹性纤维及蛋白多糖，使局部病变逐步演变为纤维斑块。

内膜斑块的增长使动脉膨大。当内膜斑块增大，受累的动脉段扩张来代偿因增大的内膜斑块造成的管腔狭窄。局部内膜斑块沉积将缩小管径，使局部血流速度增加，管壁剪切应力增加。动脉壁扩张使剪切应力恢复到正常水平。斑块使中膜萎缩，并使受累部位的动脉扩张，以保留适当的管径。因此，内膜斑块越大，动脉越粗。当斑块扩大到动脉扩张的代偿能力之外时，则出现血管狭窄。动脉粥样硬化斑块能使动脉中膜薄弱。动脉中膜内层由管腔内的弥散作用和进入其内的滋养血管供养。内膜斑块及附壁血栓造成营养弥散障碍，斑块压迫滋养血管使中膜血供受阻，导致内膜、中膜平滑肌细胞发生不同程度的萎缩。斑块出血及崩解后，裸露的中膜平滑肌细胞将激活胶原酶，使血管中的基质降解。弹性蛋白和胶原蛋白是动脉壁中重要的结构成分，它们与平滑肌细胞一起共同构成动脉的中膜。弹性蛋白呈折叠的筛状结构，在有外力作用时，可以伸展70%，为动脉提供纵向上的回缩牵引力和周径方向上维持动脉正常截面积的牵引力，其降解是动脉形成瘤样扩张的关键起始步骤。动脉粥样硬化斑块对动脉壁有支持作用，当斑块破溃、剥脱或消退时，已被破坏而薄弱的动脉壁，不能承受因动脉粥样硬化造成的管腔扩张后增高的跨壁压力，加之炎症细胞释放的蛋白水解酶对动脉壁的水解作用，导致动脉进行性扩张，最后形成动脉瘤。另外，动脉粥样硬化后的动脉壁修复能力减弱。平滑肌细胞在血管壁损伤修复中起到重要作用。而该细胞需要在脉冲压力下合成胶原和弹性蛋白。由于动脉粥样硬化斑块的形成使动脉壁僵硬度增大，脉冲压对平滑肌细胞刺激的振荡力减小，其合成动力下降，再加上血管发生瘤样扩张后，有许多平滑肌细胞被纤维化的结缔组织所代替，使得胶原蛋白和弹性纤维蛋白的合成减少。动脉壁的前胶原不断地失活和降解，同时又不能得到充足的营养和及时的补充、修复，使得动脉壁变薄，强度下降，最终导致动脉瘤的出现。在动脉瘤的动物模型及人动脉瘤的组化检查中，均可发现动脉粥样硬化斑块退化、萎缩，动脉壁弹力板破坏、崩解，弹性纤维缺失，胶原纤维降解，动脉壁薄弱。动脉瘤常发生在斑块进展的晚期，此时斑块消退，中膜萎缩，在以细胞增生、纤维形成、脂类聚集为特征的斑块形成的早期较少发生。

近些年来，随着高通量测序的发展，研究者对动脉粥样硬化的病理表现有了更多的认识。单细胞测序技术的应用揭示了不同表型的平滑肌细胞在动脉粥样硬化发展中的作用。在动脉粥样硬化中，传统的观念认为平滑肌细胞主要包括收缩型和合成型两种类型，也有观点认为平滑肌细胞还参与泡沫细胞的形成。最近的研究利用谱系追踪技术，发现动脉粥样硬化中的平滑肌细胞可分化为多种不同的表型，包括间充质干细胞样平滑肌细胞、巨噬细胞样平滑肌细胞、成纤维样平滑肌细胞与成骨样平滑肌细胞。这些类型的细胞在动脉瘤中亦可被观察到，表明这两种疾病在细胞分子层面上具有很强的相似性。

尽管动脉粥样硬化对动脉瘤的形成有一定的作用，但动脉粥样硬化更多地导致阻塞性疾病，而不是动脉瘤样改变。动脉阻塞性疾病与动脉瘤有显著的不同。动脉阻塞性疾病是管腔狭窄性病变，动脉瘤是膨胀性的血管病变。动脉瘤的动脉中膜因弹性蛋白的损失及弹力膜之间的平滑肌细胞减少，其厚度比阻塞性疾病的动脉中膜要薄。阻塞性疾病患者比腹主动脉瘤患者的下肢动脉、颈动脉和冠状动脉的阻塞性疾病的发病率高。阻塞性疾病患者大多肥胖，腹主动脉瘤患者多与吸烟有关。动脉阻塞性疾病与腹主动脉瘤的组织学也有明显不同。两者在动脉壁中虽均有炎症细胞浸润，但腹主动脉瘤中广泛分布巨噬细胞，巨噬细胞可以分泌降解基质结缔组织的蛋白酶，而在动脉阻塞性疾病中巨噬细胞仅分布在斑块中。腹主动脉瘤具有家族遗传性，这一点与动脉阻塞性疾病不同。有学者认为，腹主动脉瘤一级亲属比年龄对照组和性别对照组的发病率高11.6%。遗传的方式包括X染色体和常染色体遗传。动脉瘤患者与阻塞性动脉疾病患者相比，相对年龄大。动脉瘤患者多有动脉扩张症，多伴有多个动脉瘤，有腹股沟疝和肺气肿，提示在动脉瘤疾病中有结缔组织异常。动脉粥样硬化之所以产生两种不同的结果，有学者认为，动脉中膜对动脉粥样硬化损伤的局部反应决定了动脉粥样硬化的最终结局。如果中膜修复完全，则形成阻塞性疾病，相反，如果中膜修复不完全，中膜变性坏死，管壁将在血流的作用下发生动脉瘤样改变，其他学者的流行病学研究也证实了这种假说。研究发现，13.5%因颈动脉狭窄行手术的患者同时伴有主动脉扩张或腹主动脉瘤。有学者认为动脉瘤常发生于斑块消退期，即动脉粥样硬化的晚期，因此常比阻塞性疾病的发病年龄大，动脉瘤是动脉粥样硬化的晚期并发症。

近来的研究提示，动脉硬化很可能是一种与腹主动脉瘤并存的疾病，在其形成和发展过程中发挥着驱动作用。弹性蛋白、胶原蛋白及其代谢相关的基因变异，弹性蛋白酶、胶原蛋白酶和基质金属蛋白酶对血管壁中基质成分的降解，动脉壁中炎症反应中的炎症细胞及炎症因子对各种基质酶类的调控，年龄增长对动脉壁的弱化作用等诸多因素均参与动脉瘤的形成过程。但多数研究和临床资料表明，动脉硬化仍是动脉瘤最常见、最重要和尚不可推翻的病因（详见第四章）。

三、动脉夹层

动脉夹层发生在主动脉，是主动脉常见的严重病变。夹层动脉瘤是指主动脉腔内血液从主动脉内膜撕裂处进入主动脉中膜，形成的壁内血肿沿主动脉长轴扩展，形成主动脉壁的二层分离状态，又称为主动脉壁间动脉瘤或主动脉分裂（图3-1），严格地说其并非真正的动脉瘤。真性动脉瘤的瘤壁包括动脉壁的全层，这种主动脉壁间的剥离性血肿沿着动脉扩展，侵犯主动脉的各分支，并可向动脉壁外膜方向破裂，引起大出血，有时破入动脉远端的内膜与动脉腔相通，则病情可暂时缓解。主动脉夹层的发病率为（5～20）/（1 000 000人·年），患者以男性居多，男女比例为（2～5）：1。主动脉夹层常在45～70岁患者中急性发作，40岁以内的夹层动脉瘤患者多伴有马方综合征，40岁以内50%的女性夹层动脉瘤发生在妊娠期间。近端主动脉夹层的易发年龄是50～55岁，在左锁骨下动脉以远发生夹层的年龄多在60～70岁。高血压和左心室肥大与主动脉夹层关系密切。80%～90%的患者有高血压病史，在降主动脉夹层患者中95%有高血压，在近端和远端夹层中高血压的发生率之比是5：8。在马方综合征和先天性心脏疾病如主动脉瓣二瓣化畸形或主动脉缩窄患者中主动脉夹层的发病率较高。马方综合征常先形成纺锤状动脉瘤，然后形成主动脉夹层。特纳综合征、遗传性结缔组织异常病如E-D综合征也与主动脉夹层有关。主动脉夹层使动脉壁变得薄弱，易于破裂。夹层动脉瘤的后果严重，破裂的概率是肾下腹主动脉瘤的2～3倍。30%的患者在24小时内死亡，48小时病死率为50%，1个月病死率为95%。3/4的死亡是夹层破裂入纵隔、心包腔和胸膜腔造成的。慢性主动脉夹层患者破裂的概率也很高，5年生存率是10%～15%。

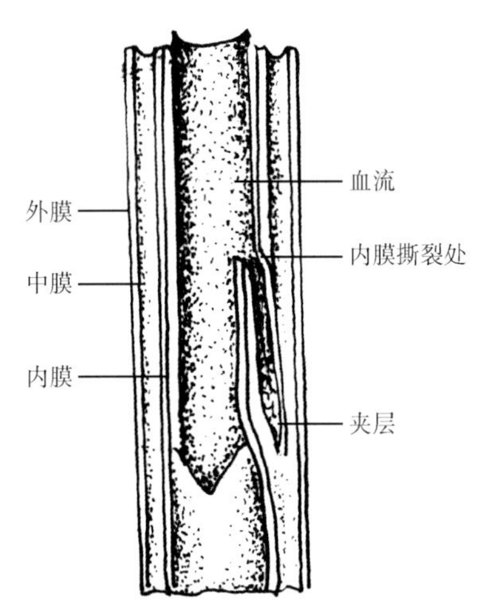

图3-1 夹层动脉瘤的模式图

依据主动脉夹层持续的时间，分为超急性（＜24小时）、急性（2～7天）、亚急性（8～30天）和慢性（＞30天）；按照主动脉夹层内膜撕裂的部位和夹层血肿的范围，DeBakey将主动脉夹层分为Ⅰ、Ⅱ和Ⅲ型。Ⅰ型，内膜撕裂位于升主动脉，血肿扩展累及腹主动脉。Ⅱ型，内膜撕裂位于升主动脉，血肿扩展累及仅限于升主动脉。Ⅲ型，内膜撕裂位于主动脉峡部，而血肿扩展累及降主动脉和腹主动脉。Stanford分型分为2型。A型：内膜撕裂可位于升主动脉、主动脉弓或近段降主动脉，血肿扩展可累及升主动脉、弓部，也可延及降主动脉甚至腹主动脉。B型：内膜撕裂常位于主动脉峡部，血肿扩展累及降主动脉或延伸至腹主动脉，但不累及升主动脉。Stanford A型相当于DeBakeyⅠ型和Ⅱ型，占主动脉夹层动脉瘤的65%～70%，而Stanford B型相当于DeBakeyⅢ型，占30%～35%。

主动脉发生夹层的关键因素是高血压和中层退化，对于不同病例，两者所起作用的程度不同。大多主动脉夹层患者有高血压病史。高血压加快了血管组织老化的进程，使组织耗损，动脉壁薄弱，易于撕裂。在血压升高的病理过程中能够增加主动脉夹层形成的危险因素包括妊娠、狼疮、多囊肾、库欣综合征、吸食可卡因及儿茶酚胺类药物滥用。在妊娠期间，主动脉夹层的发病率明显增加，其原因是妊娠期血压升高，心动过速和内分泌改变，特别是耻骨松弛素的升高引起弹性纤维的脆弱及全身血容量的增加。然而，先天性动脉中膜的发育不全，如马方综合征和E-D综合征，形成主动脉夹层可不伴有高血压。后天性中膜薄弱的常见原因是创伤和动脉硬化。胸部严重损伤，如车祸时的减速伤，可导致主动脉夹层的形成。动脉硬化最初在动脉壁内层上形成脂纹，随着时间的推移，脂纹逐渐变硬并形成坚硬的斑块，压迫并破坏中膜。动脉粥样硬化斑块是穿透性溃疡形成主动脉夹层的主要原因。溃疡穿破主动脉壁内弹性层，进入动脉壁中层，并发动脉壁内血肿。主动脉夹层分离发生与心脏和大血管本身的活动也有关系。心脏的位置并不绝对固定，其向前后运动分别被胸骨和椎骨所限制，心脏射血后发生转动，使升主动脉发生扭曲，而左锁骨下动脉远侧的降主动脉相对固定，两者的交汇点外最易发生夹层。

主动脉夹层的首发事件是主动脉内膜的撕裂，血液通过内膜破口涌入中膜的外1/3。内膜处的动脉硬化病变不是必要条件，中膜的弹性纤维和平滑肌细胞退化起决定性作用。内膜撕裂常在主动脉瓣上数厘米，在右前侧，此处的血压和扭曲力最大。第二个常见的入口是降主动脉位于动脉韧带上方，此处主动脉弓相对固定，承受牵拉力量最大。大多数情况下，内膜撕裂始自升主动脉，可进展至主动脉整个长度。在收缩压的作用下夹层腔内血肿可向远处流动，也可向近处形成血肿，在主动脉夹层假腔中的血可以再进入真腔血管，因此可在主动脉腔内发现多个入口和出口。夹层内的血肿也可以破出外膜，主要根据其破的部位，而导致不同的临床症状，升主动脉的夹层可累及冠状动脉和心包并破裂入纵隔。夹层破入冠状动脉和主动脉瓣可使主动脉失去功能、心肌缺血等，可能导致猝死。血肿如果进入心包导致心脏压塞，或者破入纵隔，均可导致猝死。降主动脉夹层破裂入胸膜腔常能致命。心包出血产生心脏压塞，血胸后循环衰竭。扭曲或主动脉瓣的断裂，导致主动脉不同程度的反流。滋养血管破裂，壁内血肿的形成参与动脉夹层的形成。尸检发现有少数患者动脉夹层没有入口，即无内膜撕裂口，故有学者认为本病是由于主动脉壁滋养血管破裂，在中膜内形成血肿并向远近端扩展而引起的。主动脉假腔内血液也可在主动脉远端向内穿破，返回动脉真腔内，病情得到缓解。假腔内血液也可能早期凝固成血栓，形成假腔血栓闭塞性主动脉夹层动脉瘤，预后较好。

其他动脉中发生的夹层。原发性夹层动脉瘤发生在四肢、内脏和脑部而不累及主动脉，少见。常发生在肾动脉中，其他部位依次是颅内、肺、肠系膜。通常仅有一条动脉受累，也有报道2个或多个外周动脉形成夹层动脉瘤。周围动脉夹层动脉瘤形成的常见病因是创伤、高血压、退行性动脉疾病。原发性夹层动脉瘤男女比2∶1，发病年龄一般小于50岁，常有高血压和创伤史。夹层很少与动脉硬化有关。原发性夹层动脉瘤常发生在中膜或中膜与外弹力膜之间。大多是主动脉发出的中到小型肌性动脉中，靠近主动脉侧，此处的血液流变学易发生变化。当夹层累及血管外周的50%以上，血管腔受压后呈现缺血的临床症状。在受累的动脉中动脉硬化并不明显。周围动脉夹层动脉瘤并发症包括动脉阻塞、血栓形成，导致肢体缺血、动脉瘤破裂出血。年轻患者出现急性肢体或内脏缺血症状必须考虑动脉瘤形成的可能性。头颈部动脉自发的动脉夹层少见。随着血管造影的应用和医生对该疾病临床特点的不断认识，使诊断率不断提高。自发的头颈部动脉夹层的产生原因并不清楚，一些病例与很轻微的创伤有关。在14%的自发性头颈部动脉夹层患者中，颈内动脉、椎动脉或肾动脉有纤维肌性发育不良的动脉造影的表现。临床上大多数患者表现出下述临床综合征中的一种：①偏头痛伴有交感神经性眼肌麻痹或偏头痛伴有局部脑缺血症状；②疼痛通常突然发作，常发生在脑缺血症状之前数小时或数天；③其他伴随的症状有晕厥、幻听、脉动性耳鸣、舌运动障碍、味觉缺失、颈部增粗，偶尔可发生蛛网膜下腔出血的症状和体征。同其他周围动脉夹层一致，头颈动脉的夹层常发生在50岁以内，伴有高血压，其他伴随因素有吸烟、偏头痛、口服避孕药。自发性头颈部动脉夹层好发于女性。头颈部动脉夹层主要依据临床症状体征和动脉造影可以对其进行确诊。典型的是颈内动脉从颈动脉窦到颅底呈现不规则由粗到细的狭窄，称为线样症。腹主动脉发生夹层很少见，然而，2%～4%的主动脉夹层患者症状与腹主动脉瘤破裂相似，有严重的背痛和腹部疼痛、下肢缺血，CT检查作为诊断首选。

主动脉夹层未经治疗的后果均很严重，所以应积极地进行药物治疗和手术治疗来提高患者生存率。药物干预降低主动脉压力可以减少早期死亡率，并使病情在相对一定时间内保持稳定，为手术争取时机。

四、炎症反应

现在已经认识到大动脉炎患者中10%患有主动脉瘤，在其他血管炎性疾病中也可形成动脉瘤，如巨细胞炎、川崎病（Kawasaki disease，KD）、白塞综合征、系统性红斑狼疮等。

大动脉炎亦称高安动脉炎，是一种主要累及主动脉及其重要分支的慢性非特异性炎症，导致节段性动脉管腔狭窄以致闭塞，并可继发血栓形成，肺动脉及冠状动脉亦常受累，少数病例合并动脉瘤样扩张。大动脉炎是一种系统性疾病，最早有关于大动脉炎的记载出现于1908年。发病地区以亚洲为主，发病率以日本为高，约为260/(1 000 000人·年)，5年生存率是90%～95%，约80%的患者是女性。好发年龄为5～45岁，平均30岁。

主动脉阻塞或狭窄是常见病理损伤。动脉瘤的发病率也可高达37%。与非特异性动脉瘤相比，大动脉炎性动脉瘤多为年轻的女性患者。主动脉任何部位或内脏动脉均可发生动脉瘤，一般认为动脉瘤是狭窄后的继发表现。也有研究表明，动脉壁的结构异常也起到一定的作用。临床上，依受累血管部位而表现相应症状，并有关节炎、发热、贫血、红细胞沉降率（血沉）加快和体重减轻等。大动脉炎的病因和发病机制尚未明确。本病主要侵犯大动脉，中膜弹性纤维断裂消失，结缔组织发生黏液性及纤维素样坏死。据报道，患者血清中存在抗主动脉抗体，所以认为本病是一种自身免疫病。可能由结核分枝杆菌或链球菌、立克次体等在体内的感染，诱发主动脉壁和其主要分支动脉壁的抗原性，产生抗主动脉壁的自身抗体，发生抗原抗体反应引起主动脉和主要分支管壁的炎症反应。病变分布范围较广，可累及整个主动脉及其大分支动脉，包括冠状动脉、锁骨下动脉、颈总动脉、无名动脉（头臂干）、肾动脉、腹腔动脉及肠系膜上动脉。早期，动脉中膜可见黏液样变性及纤维素样坏死灶，继而中膜弹力板有灶状甚至较大范围破坏，伴有肉芽组织增生，含有新生毛细血管、不等量结缔组织增生及淋巴细胞浸润，晚期有瘢痕形成。病变最严重处中膜弹力板几乎全被破坏，代之以大量结缔组织。内膜显著增厚，其中平滑肌细胞大量增生并产生大量胶原纤维及蛋白多糖，内弹力膜断裂或消失。外膜大量结缔组织增生，其中胶原纤维常发生玻璃样变；滋养血管壁增厚，其周围有淋巴细胞、浆细胞浸润。最近日本学者推测本病与HLA系统中BW_{40}、BW_{52}位点有密切关系，属显性遗传，认为有一种先天性遗传因子与本病有关。此外，大剂量雌激素可造成主动脉肌层萎缩、坏死和钙化，主要发生于主动脉及其分支，即承受动脉血流和搏动最大的机械应力部位，从而推测在内分泌不平衡最显著时期，雌激素过多和营养不良因素相结合，导致主动脉平滑肌萎缩，抗张力下降，成为致病因素之一。总之，综合致病因素在不同的环境下作用于主动脉及其主要分支，产生多发非特异性动脉炎。

巨细胞炎的特征是动脉壁中单核细胞、巨噬细胞的浸润，病理改变与大动脉炎相似。在其发病早期并发的动脉瘤可发生在主动脉及分支的任何部位，特别好发于升主动脉和腋动脉。本病好发于中老年人，年龄都在50岁以上，女性多于男性。临床上，常有风湿性多肌痛症，可累及颈、肩、上肢、臀部和大腿肌肉。由于颞动脉受累，可出现局限性或弥漫性头痛、头皮触痛、颜面痛等症状。触诊可扪及颞动脉呈结节状增粗。眼动脉被累及时可引起视盘贫血性梗死而使患者失明。全身症状有发热、食欲缺乏和体重减轻。病因和发病机制未明，虽为肉芽肿性炎症，但从病灶中从未分离出微生物。从病变上看，本病似乎是机体对动脉壁弹性蛋白的一种免疫反应。有些患者的动脉抗原可引起细胞介导的免疫反应，以及用皮质激素治疗有效等可支持这种观点。此病在兄弟姊妹之间的发病率比普通人群高10倍，提示遗传因素参与其中。全身的中大的动脉均可受累。累及血管呈结节状增粗，变硬。动脉中膜平滑肌细胞变性坏死，伴有弹性纤维破坏及炎症细胞浸润。内弹性膜几乎都发生断裂、破坏，引起肉芽肿性炎症反应，其中含有多核巨细胞、类上皮细胞，以及淋巴细胞、单核细胞浸润。

KD是以血管炎为主要特征的儿童多系统疾病，伴发症状有皮疹、关节炎、心肌炎和动脉瘤。动脉瘤常发生在冠状动脉，也可发生在其他任何部位的动脉系统。最初认为KD是儿童期的良性病变且具有自限性。然而，在KD报道不久，一些诊断为KD的儿童突然死亡，多在发病后的3～4周，死因多是大面积的心肌梗死。约20%未经治疗的KD患者冠状动脉发生异常，包括血管扩张和动脉瘤的形成。Hirose等证实在KD患者中冠状动脉扩张多在发病后约10天发生，冠状动脉扩张和动脉瘤的形成高峰在发病后的4周内。因此认为KD是一种急性血管炎。KD患者的急性发病治愈后，多无慢性进行性血管炎的表现。KD的病死率取决于早期的诊断和恰当的治疗。在日本20世纪70年代的报道中提示其病死率是1%～2%，随着诊断和治疗水平的提高，其病死率降至0.08%。这些病例的死因是冠状动脉内形成血栓或冠状动脉破裂后导致心肌梗死的发生，死亡多发生在发病后2～12周。狭窄作为血管壁修复后的结果，常导致明显的冠状动脉阻塞和心肌梗死。最近，Kata等经过长期随访发现，KD病后10～20年，长期患有动脉瘤的患者血管容易发生狭窄，其中39%的患者容易发生心肌梗死。冠状动脉瘤最严重的类型是巨大冠状动脉瘤，这种类型很难治疗，极易并发血栓、破裂，造成血管狭窄或形成动脉瘤。随访观察发现，4.4%的KD患者发展为巨型冠状动脉动脉瘤，46%的患者最终冠状动脉狭窄或全部闭塞，67%的患者发生心肌梗死，其中50%的患者死亡。儿童心肌梗死的症状与成人不同。回顾195例KD性心肌梗死的儿童，主要症状是休克、不安、呕吐和腹痛，较大儿童中胸痛症状较为常见，63%的儿童心肌梗死发生在睡眠和休息时，其中37%的心肌梗死可能没有症状，但心肌梗死后有典型的心电图和心肌酶谱的改变，这些发现提示需要高度警惕、早诊断、早治疗。冠状动脉瘤是KD常见的心血管并发症，也可累及大中型动脉，使动脉壁薄弱，导致血管扩张和动脉瘤的形成。2%的患者在患有冠状动脉瘤的同时伴有其他系统的动脉瘤，最常见的动脉是肾动脉、卵巢动脉、睾丸动脉、肠系膜动脉、胰腺动脉、肝脏动脉、髂动脉和腋动脉，由于这些动脉的动脉炎后果没有冠状动脉严重，因此受重视的程度较小。

白塞综合征是一种复杂的、多系统的、以细小血管炎为病理基础的疾病。土耳其皮肤科医生Hulusi Behcet首先在1937年发现并描述此病。最早人们认为其会引起口疮性溃疡、生殖器溃疡、导致失明的虹膜炎。现在认为，白塞综合征不仅是这三联征，还包括胃肠、中枢神经系统和大血管的病变，以及多发性溃疡、关节炎及高凝状态。白塞综合征的病因尚不清楚，其中系统性进行性脉管炎是其病变特点，表现为小血管特别是滋养血管周围淋巴细胞和浆细胞的浸润，内膜细胞的增生和肿胀，内弹力板破坏，中膜退化。白塞综合征血管病变的特点是动静脉血栓的形成、皮下浅静脉炎、动脉瘤和动脉狭窄。动脉瘤较动脉血栓更常见，多发生在主动脉、股动脉、锁骨下动脉、腘动脉和颈动脉。组织学可见动脉壁滋养血管炎、动脉中膜肥厚、弹性纤维分离。白塞综合征伴有大血管的损伤，称为血管性白塞综合征。白塞综合征中的炎症发生在动脉中膜和外膜。受累的动脉最初是炎性病变，随后中膜遭到破坏并发生纤维化。囊性动脉瘤是由于炎症导致严重的内膜破坏而形成的。动脉损害的发生率一般为1.5%～2.2%，发病以青壮年男性为主。大静脉的损伤表现为血栓性静脉炎，通常是在白塞综合征未得到控制情况下发生，故其出现较晚。基本病变是动脉炎，在此基础上引起血栓形成、管腔狭窄、动脉扩张和动脉瘤。在统计的84例白塞综合征动脉损害中，其中发生动脉瘤者24例，动脉闭塞者17例。动脉瘤主要发生在腹部、下肢、胸部和颈部大动脉，较少发生于脑、肺、肾等动脉及冠状动脉，故对白塞综合征患者出现的无痛性搏动性肿块应引起重视。另外，在动脉瘤切除后，如病情仍在活动期，则其他部位发生动脉瘤的可能性增加。

有少数报道动脉瘤与系统性红斑狼疮有关。系统性红斑狼疮是一种多发生于青年女性的累及多器官的自身免疫性炎症性结缔组织病。此病发病年龄多见于20～40岁，女性患者为男性患者的5～10倍。多数起病缓慢，呈亚急性和慢性经过，少数为急性，缓解与复发交替出现。其病因不明，目前认为与遗传、病毒或细菌感染、物理因素、内分泌因素、精神因素等诸多因素有关，阳光和紫外线、妊娠与分娩等亦可诱发。红斑狼疮的病理形态因病情病变部位而异。常见有血管、皮肤、肾、心脏的病理改变，表现为小血管（小动脉或微动脉）坏死性血管炎。免疫荧光检查在血管壁中有脱氧核糖核酸（deoxyribonucleic acid，DNA）、C3及免疫球蛋白沉积。少数累及主动脉、冠状动脉并形成动脉瘤，可能与动脉壁滋养血管阻塞后动脉中层发生囊性坏死有关。

五、感　　染

由于感染导致的主动脉瘤是一种少见疾病，占全部主动脉瘤的2.6%，如果未能及时诊断此病并予以治疗，可导致主动脉迅速破裂和不可控制的感染，病死率高达67%。Osler首先在1885年描述这一疾病，并使用"感染性动脉瘤"一词，报道了真菌性心内膜炎患者因脓肿栓子导致的动脉瘤。目前感染性动脉瘤最常见的病原体是葡萄球菌和链球菌。但70%的患者细菌病原体尚不清楚。与动脉硬化性动脉瘤相比，感染性动脉瘤具有急剧增大的倾向，易于破裂且不易及时诊断的特点。感染性动脉瘤的发生原因和机制有以下几点：①由邻近的感染病灶直接或通过淋巴途径感染动脉壁引起，较少见。②源于远处感染病灶的感染栓子附着于动脉壁，形成感染病灶及造成动脉壁的感染性损害而形成动脉瘤，较常见，其中细菌性心内膜炎是最常见原因，在20世纪70年代曾占感染性动脉瘤病因的80%。③动脉壁穿透性创伤、留置导管和血管手术等医源性损伤导致动脉壁被细菌污染，也可引起感染性动脉瘤的形成。④还有一些原发性感染灶不明确的病例，可能是菌血症或败血症时血中细菌通过动脉硬化造成的内膜损伤部位，或通过滋养血管到达动脉壁，引起动脉壁的感染性坏死，最后形成动脉瘤。无论细菌源自何处，最终的病理过程是血管壁结构遭到破坏而不完整，导致动脉瘤的形成。由于抗生素的广泛使用，细菌性心内膜炎的发病率不断下降，由此引起的感染性动脉瘤的发病率也相应减少。先天性心脏缺陷、穿透伤、免疫力下降和血管附近散在脓肿在感染性动脉瘤中起重要作用。

研究显示，感染性动脉瘤的细菌种类发生了一定的变化。在以前的研究中细菌性动脉瘤中培养的细菌多为革兰氏阳性菌，如肺炎球菌、溶血性链球菌等。现在的研究中继发于穿透性创伤的感染性动脉瘤中葡萄球菌所占比例不断上升。此外，目前研究表明，革兰氏阴性菌和厌氧菌感染亦有所上升，一组感染性动脉瘤细菌学研究表明，葡萄球菌约占40%，沙门菌约占20%，另有约25%的病原菌不明，多考虑为厌氧菌。病菌的差异对感染性动脉瘤的预后有影响。由于免疫功能低下，弯曲菌属、分枝菌属和真菌所致的感染性动脉瘤也有报道。

正常动脉壁对感染有一定的抵抗力。只有在动脉壁发生了急性穿透性创伤、慢性动脉硬化样病变或形成动脉瘤的情况下，细菌才能感染血管壁。目前研究认为，约半数的动脉感染是由沙门菌引起，因为这种细菌对正常动脉壁也有感染倾向。Bardin等强调，沙门菌感染正常动脉壁会引起动脉壁薄弱，即使未能形成动脉瘤也可能发生动脉破裂。

感染性动脉瘤一般发现较晚，偶尔在因不明原因败血症而行细致检查的患者中发现。在败血症引起的低血压患者中进行剖腹探查时也可见破裂性的感染性动脉瘤。诊断上一方面依据三联征（发热、腹痛和搏动性腹部包块），另一方面应提高警惕，因为症状典型的患者仅占患者总数中很少的一部分，对原因不明的发热、反复的菌血症及快速的腹部搏动性肿块，同时伴有脊柱骨髓炎、心内膜炎或瓣膜病患者应考虑感染性动脉瘤而需要详细检查。感染沙门菌的患者，血管感染的概率较大，研究表明这类患者应定期复查，行超声或CT检查判断有无动脉受累，动脉造影和放射性同位素对诊断感染性动脉瘤也有帮助。

感染性动脉瘤的形成是一种暴发性过程，必须积极早期治疗以免破裂，单纯应用抗生素治疗并不能减少动脉瘤破裂的发生，所以应在积极手术的同时应用有效抗生素。手术方式是切除感染性动脉瘤，彻底清除邻近的感染坏死组织，采取解剖或非解剖途径的人工血管移植术。术后应行2～6周的抗生素治疗，根据细菌培养结果选择敏感抗生素，对感染沙门菌的患者，应选择半衰期长的抗生素，由静脉给药改为口服给药。早期诊断、正确的手术及合理应用有效抗生素是提高治愈率的关键。

梅毒性动脉瘤：66%慢性梅毒患者会形成主动脉瘤。然而自从抗生素的广泛应用后，梅毒性动脉瘤现已少见。梅毒是由梅毒螺旋体引起的一种性病。梅毒性主动脉炎见于第三期梅毒，通常在原发感染后10余年才出现。病变特点是主动脉滋养血管周围有淋巴细胞、浆细胞和单核细胞浸润，中膜有粟粒状树胶样肿形成，并可见灶状坏死及弹性板破坏，晚期形成多数小瘢痕，内膜可见高度纤维化。动脉壁因炎症而使弹性纤维遭到破坏，动脉壁薄弱，易形成囊状动脉瘤，主要累及主动脉弓的动脉瘤占50%。由于主动脉弓部动脉瘤在早期即可出现因压迫周围组织而出现症状，如动脉瘤压迫食管可出现吞咽困难；压迫上腔静脉出现面部、上肢水肿和胸壁静脉怒张；压迫交感神经丛可出现一侧瞳孔缩小和（或）一侧皮肤无汗；压迫左侧喉返神经可出现声音嘶哑；压迫膈神经可出现嗝逆和胸痛；压迫左侧支气管可引起哮喘和咳嗽，因支气管狭窄容易发生肺不张和反复肺部感染。动脉瘤如向前胸突出，查体可见胸部局部隆起有搏动。心脏一般无明显扩大，在升主动脉瘤部位可听到收缩期杂音，肺静脉和奇静脉受压可出现胸腔积液体征。少数主动脉弓动脉瘤患者亦可因破裂血液进入气管引起大量咯血和窒息而致死。升主动脉瘤占40%，如动脉瘤破入肺动脉可出现类似动脉导管未闭的连续性杂音，如破入心包腔可发生急性心脏压塞的症状与体征，破入胸腔可突然死亡。动脉瘤的压迫症状：升主动脉瘤向前扩大，可引起胸骨右缘第1、2肋间局部隆起并有搏动；动脉瘤向右扩大可压迫上腔静脉而出现面部、上肢水肿和青紫，胸壁静脉怒张，压迫右支气管和右肺而发生呼吸急促和咳嗽，常伴发肺部感染。升主动脉瘤如压迫神经、肋骨或胸骨可出现胸痛。主动脉窦部发生动脉瘤，瘤体变大，凸入心脏内，逐渐增大，可压迫附近组织造成右心室流出道狭窄、主动脉瓣关闭不全、房室传导阻滞或冠状动脉栓塞。降主动脉发生动脉瘤，早期可无症状或体征。较大的动脉瘤压迫食管可引起吞咽困难，压迫支气管可出现咳嗽、气急及反复呼吸道感染，压迫肋骨或胸椎可有剧烈胸痛，在后胸壁可见到搏动，压迫脊柱或其他器官可出现持续性或阵发性上腹痛。

结核性动脉瘤：结核分枝杆菌累及动脉，导致真性动脉瘤和假性动脉瘤或狭窄性主动脉炎。动脉瘤样扩张和动脉狭窄性病变可同时存在，胸主动脉和腹主动脉均可受累。结核性动脉瘤致病途径是结核分枝杆菌直接种植在血管的内膜面。当发生动脉硬化时血管抗菌能力下降，细菌可经血行扩散到内膜。急性粟粒性结核可经血流播散到动脉硬化下斑块中。结核菌可通过滋养血管进入外膜和中膜，亦可通过淋巴扩散或从椎旁脓肿扩散，后侧和后外侧动脉壁是形成动脉瘤的主要部位。结核性动脉疾病的病理类型可以分为血管内膜粟粒样结核、内膜形成结合型息肉、结核侵及血管的各层组织、结核性动脉瘤。肉芽肿破坏中膜使动脉壁薄弱，有时肉芽肿穿过动脉壁，造成穿孔，此时形成的血栓和血管周围的软组织堵住破裂口，由此形成假性动脉瘤，少数病例还可形成夹层动脉瘤。结核性动脉瘤大多不是心内膜炎继发产生的，而是感染后形成动脉瘤。结核性动脉瘤钙化明显。中膜肉芽肿形成导致血管管腔狭窄，血管周围纤维化，在很多方面酷似大动脉炎。结核性动脉瘤的诊断首先是有结核病史，特别是播散性结核病，典型的胸部X线片表现为淋巴结肿大、肺部有空洞、肺尖结核球及胸腔积液。在此基础上有以下表现：持续性胸、背、腹痛，低血容量表现，可以触及或检查到主动脉旁有搏动性扩张性包块。如果CT显示动脉瘤位于主动脉弓以下，为局限性病灶，应想到结核性动脉瘤的可能。对有症状的结核性动脉瘤应该进行药物和手术治疗，仅用药物治疗或仅用手术治疗后果均不好。结核性动脉瘤周围的滋养血管多已形成血栓性闭塞，仅使用抗结核药物不能有效到达动脉瘤瘤壁，而手术可以克服这一缺点，取出大量结核分枝杆菌感染病灶后，抗结核药物可以达到最佳效果。对于没有症状的结核性动脉瘤也应积极手术。结核分枝杆菌感染动脉壁后，严重破坏动脉壁，即使动脉瘤直径小于1cm，也可能破裂。因此一旦怀疑结核性动脉瘤就应该及早手术，并加用抗结核药物治疗。

肺炎衣原体性动脉瘤：肺炎衣原体抗体在不超过5岁的儿童中少见。原发性感染常发生在8～16岁，在此期间可反复发生感染，男性感染率大于女性，在未成年人中会产生较重的呼吸系统症状，而在成人中会发生肺炎。研究发现，11/25肺炎衣原体性动脉瘤发生在主动脉，5/9发生在髂动脉，2/5发生在股动脉，经聚合酶链反应（polymerase chain reaction，PCR）检测证实动脉瘤中有肺炎衣原体。在另一项研究中，12例进行腹主动脉手术的患者免疫组化结果表明都有肺炎衣原体。Blasi等研究进行腹主动脉瘤手术的51例患者中，经PCR发现26例患者有肺炎衣原体的表达，免疫组化结果表明所有的动脉瘤壁均有肺炎衣原体特异性抗原及DNA。电镜观察到75%的患者有肺炎衣原体的基本单位，而在对照组织中则未发现此类现象。虽然在12例患者中有肺炎衣原体存在于腹主动脉瘤中的证据，但是患者中的肺炎衣原体的抗体滴度很低，其中一例则完全没有。事实上，在动脉损伤处直接检测肺炎衣原体DNA的可能性大，而不是高抗体滴度的情况下更容易，这与通常情况下的剂量-效应关系相悖。慢性感染有可能产生进行性动脉退化，但只发生在免疫反应不是很有效的情况下。在既往有感染或能发现高抗体滴度的患者中，其可以有效地根除这种感染。而低滴度的感染更有可能是慢性过程，结果不会产生剂量-效应关系，因为在抗体高滴度患者中直接检测DNA可能是阴性的。腹主动脉瘤中的单核细胞参与慢性炎症，提示存在特异性的炎症反应，这些患者外周血中的T淋巴细胞处于增生状态，其对肺炎衣原体抗原反应性增强，进一步提示暴露于肺炎衣原体是一个重要的动脉瘤病因。动脉瘤感染了肺炎衣原体后，比未感染时易于扩张，抗体滴度大于128者，每年扩张超过1cm。酶联免疫吸附测定（enzyme linked immunosorbent assay，ELISA）检测免疫球蛋白G（immunoglobulin G，IgG）抗体可以确定是否对小动脉瘤进行外科手术治疗。

六、创　　伤

致伤因子作用于动脉壁并使其挫伤、穿透或撕裂后形成的动脉瘤称为创伤性动脉瘤。血管损伤后周围有较厚的软组织压迫包裹，导致创道走行曲折，破裂口细小，血液不易流出，形成与动脉相通的血肿，血肿外壁组织在4～6周后逐渐纤维化，内面为动脉内膜延伸而来的内皮细胞，构成瘤壁。动脉瘤瘤壁不具有动脉壁完整的三层结构，而是由动脉内膜和血管邻近的结缔组织构成，因此称为假性动脉瘤，是创伤性动脉瘤的常见形式（图3-2）。创伤性动脉瘤也可表现为夹层动脉瘤和真性动脉瘤。创伤性动脉瘤多发生在外周血管，下肢略比上肢的损伤率高，以股、腘动脉瘤多见。其他部位的血管损伤按其发生的概率和大小依次为颈动脉、内脏动脉及主动脉。主动脉创伤性动脉瘤相对来说较为少见，但因其后果严重故受到重视。男性发生血管损伤的机会多于女性，两者比例约为9：1，其中65%的患者发病年龄在15～30岁。

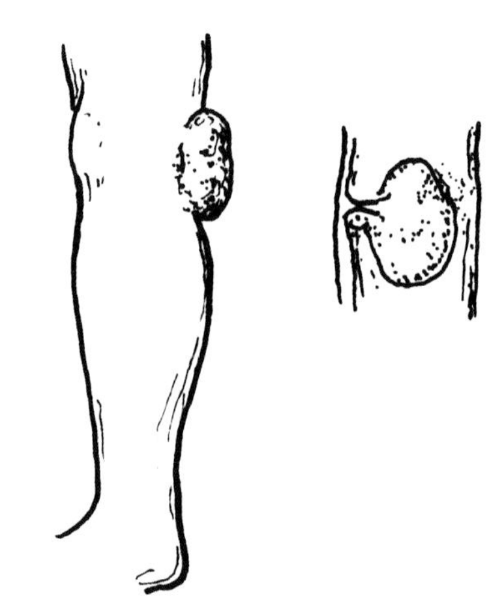

图3-2　创伤性假性动脉瘤形成模式图

导致动脉瘤形成的血管创伤原因复杂，有不同的分类方式。按致伤性质可分为锐性损伤和钝性损伤，前者如刀刺伤、枪击伤、动脉穿刺等，后者如减速伤。按致伤外力作用部位可分为直接损伤和间接损伤，前者是对血管的直接作用，使动脉壁破裂、断离；后者如爆炸伤，距离动脉本身虽有一定距离，但因高速、高压力量的传递波及动脉，造成动脉严重挫伤，使动脉壁撕裂。按损伤后血管的连续性可分为完全断裂、部分断裂和血管挫伤。按血管损伤的严重程度分为轻、中、重度损伤。各种分类均有其优缺点，只有将各种方法互相补充才能概括血管损伤的全貌。此外，医源性操作如动脉内膜剥除、动脉吻合、动脉穿刺及人工血管移植等术后，也可引起创伤性动脉瘤。

外伤后动脉壁全层破裂，出血产生血管周围血肿，被纤维组织包绕后形成创伤性动脉瘤。外伤性动脉瘤可分为3种情况：急性创伤性搏动性血肿、慢性创伤性动脉瘤和创伤性动静脉疾病伴囊状扩张。

在血管损伤中，作用力不同，其血管损伤情况各异（图3-3）。一般来说，锐性损伤可造成血管的完全或部分断裂，以出血为主。假性动脉瘤常由穿透性损伤所致。钝性损伤可造成血管内膜、中膜不同程度的损伤，内膜断裂，管腔内形成血栓。当钝性损伤引起内膜和中膜部分断裂而外膜完整时，因动脉瘤壁薄弱而逐渐形成假性动脉瘤。当钝性损伤引起内膜剥离或主动脉夹层分离时，剥离内膜部分被冲向远端可引起主动脉闭塞。

若损伤较重使主动脉夹层分离扩展形成夹层动脉瘤时，也可引起主动脉末端的急性闭塞。动脉部分断裂后，裂口周围可形成血肿。血肿机化后血流仍与血肿腔相通，通过中央的动脉裂孔循环进出于血肿腔内形成假性动脉瘤。动脉瘤的外层为机化的纤维组织，内层为机化的血栓，瘤壁不含正常三层结构，易破裂及并发感染，同时还可不断地向远端施放血栓，造成远端缺血性改变。主动脉处于体腔深部，在少数情况下，因穿透伤或严重的钝性挫伤而破裂，患者大多因出血而死亡。当主动脉出血被周围的组织及器官包围覆盖形成急性搏动性血肿时，患者可暂时存活，血肿进而发展成为假性动脉瘤。

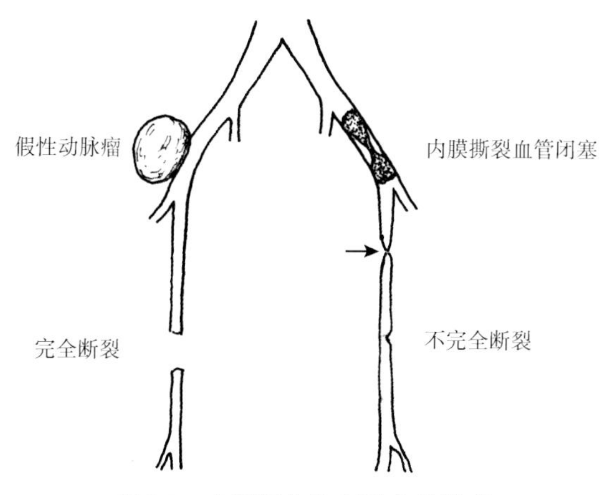

图3-3　血管损伤的主要病理类型

四肢的创伤性动脉瘤较为常见，常由锐器或骨折碎片刺伤、弹片伤引起，介入治疗或吸毒对肢体动脉的穿刺导致的动脉瘤不断增多。肢体的创伤性动脉瘤多有肢体活动受限、局部疼痛，并可因腔内血栓脱落引起栓塞。局部常可触及一伴震颤的扩张性搏动性肿物，并闻及向远处传导的吹风样或隆隆样收缩期杂音。若压迫受累动脉近端可发现肿物缩小，杂音与搏动减弱或消失。发生破裂的前驱症状：包块急剧增大、局部疼痛加剧、创口分泌物增多，并有血性液体渗出。动脉造影是创伤性动脉瘤的主要确诊手段，可明确病变部位、范围、侧支循环及与周围器官的情况，以指导手术治疗。若瘤体已接近破裂，高压注射对比剂有一定危险，可于术中控制近、远端动脉后行此检查。仅有不足6%的假性动脉瘤可自愈。瘤体不断扩大，动脉扭曲、变薄也增加了手术难度，故一旦确诊，应在伤后 2 ～ 3 周进行手术。近年来，随着有创血管诊治技术运用日益增多，创伤性动脉瘤发病率亦随之增加。如股动脉穿刺、导管插入致血管内膜损伤、血管成形术、导管化疗、安装起搏器及血管镜检查和镜下治疗的开展，均可导致创伤性假性动脉瘤形成。尤其要引起重视的是血管手术，亦是创伤性动脉瘤形成不可忽视的一个原因。局部血肿感染可使吻合口部分或全部断离产生吻合口假性动脉瘤。有创伤史患者发现有搏动性肿物，应怀疑创伤性动脉瘤。腹腔内创伤性动脉瘤导致腹内大出血或内脏受压后疼痛。可见，创伤性动脉瘤的临床表现根据部位不同而变化，如对其临床表现熟悉，警觉性高，诊断并不困难。动脉造影可进一步明确诊断，有助于治疗方案的制订。

主动脉创伤发生概率相对较小，但后果严重。一旦损伤，出血猛烈，大多数患者迅速死亡。如果出血被周围的组织及器官包围、局限时患者则可能生存；或主动脉内膜或部分中膜损伤而外膜完整，内膜的蜷曲剥离而形成血栓，加上完整的外膜能够承受一定压力，动脉不至于马上破裂，但在动脉血流压力的不断作用下，损伤部位的薄弱动脉壁发生局部扩张，形成随时可能破裂的动脉瘤。回顾296例严重主动脉损伤患者，仅13%的患者在伤后未马上死亡，这部分患者的主动脉损伤后形成假性动脉瘤而使出血暂时缓解。虽然有的动脉瘤可在数分钟内破裂，但也有的动脉瘤在开始并没有主动脉损伤的症状，患者可存活较长一段时间，甚至在数月或数年之后才因突发的动脉瘤破裂而死亡。另一组报道指出，20%左右的患者在受伤后可存活30分钟以上，因此并不是所有患者主动脉创伤后立即死亡。随着高速运输工具的发展，每年的交通事故和胸部创伤患者不断增多。创伤性主动脉破裂的发生率显著增加，车祸丧生的人中有15%～20%的死因是急性主动脉破裂。创伤性主动脉瘤是年轻患者胸主动脉瘤的主要原因，患者常为多发性创伤，胸部通常无明显的外伤表现，医生的注意力易被其他创伤所吸引，因此不易早期诊断和治疗。

主动脉可被直接暴力或间接暴力损伤。前者包括钝性损伤和锐性损伤。钝性损伤，即指对胸腔的直接打击，这种打击可能使肋骨或胸骨骨折、肺挫伤、肋骨骨折导致肺裂伤，形成气胸、血胸。

胸部的重物压迫是另外一种常见的钝性创伤，能使膈肌和肋骨骨折，肺挫伤。锐性损伤如弹片、刺戳等贯通伤，使动脉壁破裂、断离。间接损伤有减速伤，形成减速伤的原因有汽车、火车、飞机事故及高处坠落等。一般来说，减速伤是胸腔和硬物碰撞后，如方向盘、仪表盘，造成身体运动减速，但体内的器官继续向前位移造成的创伤。主动脉弓和其分支大血管相对固定，心脏和降主动脉相对活动。在碰撞后身体开始减速，但体内各器官的减速率不同，相对活动的胸主动脉与相对固定的主动脉的向前速度不一致。悬吊的心脏和大血管继续运动，在胸腔内固定的附着点处产生牵拉力，这种力量使主动脉牵张、屈曲，在动脉较固定位发生动脉壁损伤破裂。此外，心脏向上或向前的急骤减速，使心脏和主动脉弓从动脉韧带处撕裂。因此主动脉经常受到损伤的部位是峡部，也就是位于锁骨下动脉以远的动脉韧带处。减速伤可撕裂内膜，累及中膜，甚至动脉全层。损伤多数是部分血管横断，严重时可使血管完全横断。因外膜能够承受血管内压力的60%，所以外膜的完整是保证患者生存的重要条件。减速伤中多可合并血管前方胸廓的骨折、骨折脱位（包括第1肋骨骨折，锁骨骨折脱位）。足跟坠落伤，由于固定的主动脉弓与相对活动的心脏之间发生的减速伤，导致降主动脉在固定处因撕脱而破裂，这种损伤多伴有瓣膜损伤。

主动脉创伤性破裂多有横断或螺旋状的撕裂口，累及部分或全层主动脉。多数患者为年轻人，且不伴有动脉中层坏死、动脉硬化、梅毒等疾病，主动脉组织的病理均正常。研究显示，主动脉压力在133～399kPa（1000～3000mmHg）才能使动脉破裂。如果动脉全层破裂会导致立即出血，患者迅速死亡。如果外膜保持完好，15%～20%的患者在伤后尚能生存。在那些送到医院尚生存的患者中，动脉内膜和中膜常已经破裂，只有未受损的外膜尚连续，虽然外膜能短暂维持血管内压，但终将破裂。如果急诊时未能诊断，而患者尚生存，会形成慢性假性动脉瘤，并不断增长、随时破裂，远期随访检查时有可能已成为一个钙化动脉瘤。

主动脉损伤患者常合并其他部位的外伤，也有部分患者没有明显的外伤表现。合并伤容易造成漏诊，其严重后果是动脉瘤破裂死亡，为了提高创伤患者的生存率，应注意判断有减速伤病史的患者是否有急性主动脉的横断，加强对创伤患者的治疗和监护。严重的闭合性胸部损伤可合并头部创伤、闭合性复杂性骨折、骨盆骨折、膀胱及肾损伤、内脏损伤后的腹腔内出血。胸部的联合损伤如气胸、血胸提示有肋骨骨折，但胸椎的损伤不易识别，如果在胸部X线片发现纵隔发生异常可能与胸椎损伤有关，可与主动脉破裂出血相混淆。急性主动脉横断的诊断主要依据有外伤史，如突然猛烈的减速、明显的贯通伤，伴发严重的胸痛，上肢血压升高，失血的症状和体征，休克，心前区及肩胛后区粗糙收缩期杂音。患者可表现为无尿和截瘫。80%的主动脉创伤患者在送至医院前死亡；如果不经及时治疗，大多数生存者在随后两周内发生二次出血而死亡。

七、内分泌及结缔组织疾病

某些内分泌疾病、结缔组织疾病与动脉瘤的发生有关，其机制尚有待阐明，这方面有部分报道，现简述如下。

（一）内分泌疾病与动脉瘤

据统计，动脉疾病患者中，35%的患者有糖尿病，18%的患者有高脂血症。文献报道，先天性甲状旁腺功能减退常因染色体22q11.2位点缺失造成。一例染色体22q11.2位点缺失的患者，发现甲状旁腺功能减退合并左锁骨下动脉瘤，并压迫食管和气管。Ⅰ型多发性内分泌瘤病则可导致颅内动脉瘤，患者可有垂体腺瘤及其他内分泌功能障碍。另据报道，一例双侧颈动脉瘤患者，表现为低钠血症及癫痫大发作，最后诊断为动脉瘤蔓延至蝶鞍区，导致垂体功能减退。

（二）结缔组织疾病与动脉瘤

由于结缔组织参与构成动脉壁，因此不难理解结缔组织疾病也可造成动脉系统的相应病理变化，以致形成动脉瘤，结缔组织疾病是年轻患者主动脉瘤的典型原因。约20%的动脉瘤源自于单基因突变。已有的相关报道简述如下。

（1）高同型半胱氨酸血症（hyperhomocysteinemia）是一种先天性代谢缺陷，是由于胱硫醚β-合酶的缺乏所致。腹主动脉瘤是其血管并发症之一，其他血管并发症还有肺栓塞、心肌梗死、深静脉血栓、短暂性脑缺血发作、矢状窦血栓形成。预防血管并发症的关键是降低血浆中高半胱氨酸的浓度。

（2）主动脉瓣动脉瘤可为类风湿关节炎（rheumatoid arthritis）的心脏临床表现之一。

（3）心血管疾病是马方综合征的重要并发症。胸主动脉瘤、腹主动脉瘤、主动脉夹层动脉瘤、冠状动脉瘤、周围动脉瘤（如腘动脉瘤）均可为马方综合征的临床表现。其中，胸主动脉第Ⅰ、Ⅱ段的瘤样扩张最常见。马方综合征患者的微纤维蛋白基因突变导致动脉中弹力层内弹性纤维断裂，所以容易形成动脉夹层或动脉瘤。

（4）腹主动脉瘤可见于系统性红斑狼疮（systemic lupus erythematosus，SLE）。冠状动脉瘤也可见于系统性红斑狼疮，可因动脉瘤远端血管狭窄导致急性心肌梗死。

（5）周围动脉瘤（如肱动脉瘤、颅内动脉瘤）可见于E-D综合征，原因是弹性纤维的异常。

（6）颅内动脉瘤可见于复发性多软骨炎（relapsing polychondritis）。

（7）动脉瘤可见于结节性多动脉炎（polyarteritis nodosa）。结节性多动脉炎是全身性脉管炎的早期表现，主要累及中小动脉。

（姜　波）

第二节　动脉瘤发生发展的分子生物学机制

（一）平滑肌细胞表型的改变与动脉瘤形成

血管平滑肌细胞（vascular smooth muscle cell，VSMC）是血管壁的主要细胞成分之一，它是决定血管活性和血管构型的重要因素。血管平滑肌细胞的生物学行为与细胞表型相关，一般认为，当具有收缩功能的细胞器在细胞中居主导地位时，细胞功能活动以舒缩反应为主，此时属于收缩型血管平滑肌细胞。收缩型血管平滑肌细胞高表达α平滑肌肌动蛋白（alpha-smooth muscle actin，α-SMA）、平滑肌22α（smooth muscle 22α，SM22α）；而当具有合成分泌功能的细胞器占主导地位时，细胞活动则以细胞增殖和分泌细胞外基质为主，此时属于合成型血管平滑肌细胞。合成型平滑肌细胞高表达骨桥蛋白（osteopontin，OPN）及基质金属蛋白酶（matrix metallo proteinase，MMP）等。在胚胎发育过程中，血管平滑肌细胞为低分化合成型细胞，具有增殖、迁移和游走能力，能够合成和分泌多种生长因子和细胞因子，并产生细胞外基质；而成年人血管平滑肌细胞为收缩型，无增殖和迁移能力。合成型平滑肌细胞在电镜下呈成纤维细胞样形态结构，胞质内含有极少的肌丝束，以及大量的粗面内质网、高尔基体和游离核糖体，缺乏明显的基底膜和细胞小泡；收缩型平滑肌细胞胞质内则含有大量肌丝束，并可见致密体和致密斑，而细胞器相对较少，靠近胞膜的胞质中含有胞膜小泡，在胞膜外环绕一层基底膜，这两种不同的细胞表型调控血管形态及结构的变化。

研究证实，在动脉粥样硬化和动脉瘤病变中，血管平滑肌细胞是粥样斑块中的最主要成分。而斑块中的平滑肌细胞则处于合成状态，具有分裂、增殖能力和迁移特征，且主要在内膜下增生，此时其合成收缩蛋白能力下降，并合成和分泌大量的细胞外基质，后者则与细胞外脂肪组织结合后形成脂纹状斑块。由于细胞增生，管腔变窄，血管壁脂质的沉积，加之细胞外基质增加和纤维化，导致管壁弹性下降，血管阻力增大。聚集在局部的胆固醇氧化破坏及低密度脂蛋白被巨噬细胞吞噬和氧化，而斑块中平滑肌细胞极易坏死，并导致粥样斑块的破坏、斑块内出血、斑块破裂及局部血栓形成等。严重的粥样斑块底部中膜平滑肌细胞萎缩，以致不能承受血压的作用而发生动脉形态学的变化，逐渐扩张而形成动脉瘤。中膜平滑肌萎缩的机制可能是平滑肌细胞大量迁移至内膜下，导致中膜平滑肌细胞减少；斑块所在部位中膜平滑肌细胞长期缺少收缩；质地坚硬的斑块压迫，导致中膜平滑肌细胞萎缩。

在动脉瘤形成过程中，血管平滑肌细胞的表型转化被多项研究所证实。一般认为，主动脉瘤的中膜平滑肌层因平滑肌细胞由收缩表型向合成表型转化导致血管中层收缩能力下降，同时合成型平滑肌细胞分泌基质金属蛋白酶、解整合素金属蛋白酶等促进细胞外基质重塑，胶原沉积，最终导致血管壁僵硬度升高，促进主动脉瘤的病理进展。多种因素已被证实能够促进腹主动脉瘤发展过程中平滑肌细胞的表型转化，包括机械损伤和高血压等。还有研究表明，氧化应激（oxidative stress）是平滑肌细胞由收缩表型向合成表型转变的一个重要驱动因素。炎症细胞的浸润与平滑肌细胞的表型转化同样密切相关。体外实验证实巨噬细胞能够通过分泌血小板衍生生长因子（platelet derived growth factor，PDGF）、白细胞介素、趋化因子等促进血管平滑肌细胞的表型转化。T淋巴细胞也参与平滑肌细胞表型转化的调控过程，在腹主动脉瘤中下降的调节性T淋巴细胞具有降低平滑肌细胞MMP表达的功能，而且多项研究已经证实抑制平滑肌细胞表型转化能够延缓实验性腹主动脉瘤的病理进展。

血管平滑肌细胞表型转化涉及多种机制，如血管内皮细胞的完整性、原癌基因的表达状态等均参与其中的调控过程。在动脉瘤中粥样斑块与血管平滑肌细胞的增殖密切相关，而血管平滑肌细胞增殖又与血管平滑肌细胞的表型密切相关，正常情况下收缩型血管平滑肌细胞向合成表型转化是血管平滑肌细胞增生的先决条件。体外原代培养的血管平滑肌细胞在未发生表型转化之前受到电刺激、机械刺激或化学刺激都会引起收缩反应，但在转化为合成表型后，收缩能力丧失或明显减弱，仅表现出细胞分裂增殖能力，发生对血清中有丝分裂原的对数生长反应。用胶原酶和弹性蛋白酶消化动脉中膜，去除细胞间质获得血管平滑肌细胞并进行接种，如接种细胞密度＞10^6个/ml，开始一周内原代培养的血管平滑肌细胞可以向合成表型转化，但随细胞密度的增加又逐渐恢复为收缩表型。改进的Ross小室中，将稀疏接种有收缩表型血管平滑肌细胞的玻片与接种有高密度融合成层的血管内皮细胞的玻片对接放置，置于同一培养液中15天，并未发生血管平滑肌细胞表型的转变。另外，体外实验中各种方法造成内皮脱落，脱落部位均出现血管平滑肌细胞增殖、迁移，血管平滑肌细胞变成收缩表型；该实验亦证实血管内皮细胞脱落部位血管平滑肌细胞增生明显，充分说明完整的血管内皮细胞对维持平滑肌细胞正常的收缩表型十分重要。中国医科大学研究人员及Campbell等利用电子显微镜检查血管平滑肌细胞和内皮下弹力板时，均发现内弹力板上可见许多小孔，血管平滑肌细胞的突起可穿过小孔到达血管内皮细胞下，由此，构成血管内皮细胞和血管平滑肌细胞之间的信息传递途径，这种平滑肌内皮细胞连接就构成了所谓的偶联系统，可使血管平滑肌细胞有效地接受血管内皮细胞产生的第二信息。研究表明，任何形式的缺血、缺氧均可导致内弹力板的破坏，平滑肌与内皮联结消失，近内皮弹力膜处血管平滑肌细胞增殖并转化为合成表型。原癌基因与血管平滑肌细胞的增殖关系已有较多的研究报道，多数认为原癌基因的异常表达是血管平滑肌细胞表型转化、增殖迁移的基础。现已知生长因子在血管平滑肌细胞表型转化和增生过程中发挥着十分重要的作用，而生长因子又与癌基因密切相关，许多生长因子本身就是癌基因产物，如PDGF的编码基因为*c-myc*。人动脉粥样硬化斑块中合成表型血管平滑肌细胞的*c-sis*及核内*c-myc*基因呈异常高表达；而在斑块周围收缩型血管平滑肌细胞中两种基因均呈低表达状态。在血管平滑肌细胞、血管内皮细胞及单核细胞中，*c-sis*的高表达可导致PDGF及类PDGF样物质高表达，从而诱导血管平滑肌细胞表型转化并增生。在动脉硬化研究中，细胞集落刺激因子（colony stimulating factor，CSF）是血管内皮细胞异常表达的生长因子，并证实核内*c-fos*和*c-myc*原癌基因可被其激活，促进血管平滑肌向合成型转化。*c-fos*和*c-myc*是细胞信息传递中最终作用的核内癌基因；目前研究表明，早期应答基因对细胞增殖与分化起着十分重要的作用，*c-fos*、*c-myc*和*c-jun*等原癌基因是动脉损伤后的早期表达基因，被誉为“早期应答基因”。其表达产物为DNA结合蛋白，是一种转录因子，它们可进入细胞核内促进血管平滑肌细胞增殖相关因子的开放，产生大量生长因子样物质，使血管平滑肌细胞从静止期进入增殖期，从而诱导血管平滑肌细胞的增殖。除此之外，血管平滑肌细胞表型转化的调节过程涉及多种调节机制。NLRP3-caspase-1通路被报道能够通过激活的caspase直接剪切VSMC中的收缩蛋白，促进VSMC的表型转化。转录因子NF-κB

及STAT1/3均被报道能够促进VSMC发生由收缩型向合成型的表型转化。微RNA（miRNA）也参与调节平滑肌细胞表型转化，miR-145、miR-134-5p、miR-21、miR-146a等均被报道能够调节VSMC表型转化过程。

在不断的研究中，更多关于平滑肌细胞的表型被研究者们发现。动脉瘤的病变进展过程中，平滑肌细胞在由收缩型退分化后可表现为间充质样表型，进而可分化为表达巨噬细胞标志物CD68/LGALS3的巨噬细胞样降解表型，具有吞噬功能，能够促进基质降解。KLF4在控制平滑肌细胞多向分化中扮演着重要角色。

手术中发现，在动脉瘤内均存在较多的粥样斑块，瘤壁厚薄不均。病理学研究显示，严重的粥样斑块底部中膜平滑肌细胞萎缩，平滑肌细胞发生表型的变化，收缩型减少，细胞外基质增加，弹性纤维减少，以至血管壁不能承受血压的作用而不断扩张成瘤，当瘤内压力突然增加、瘤体突然增大，瘤壁随时可能破裂。一般来说，瘤体的扩大速度与瘤体的直径、阻塞性肺部疾病和动脉舒张压密切相关。腹主动脉瘤直径5～6cm的5年破裂率为33%，7cm以上者为75%～95%，因此，直径6cm以上的动脉瘤均应视为危险性动脉瘤。

（二）细胞外基质与动脉瘤形成

细胞外基质的异常是动脉瘤形成的主要原因之一，动脉瘤的形成是细胞外基质代谢平衡被诸多因素破坏后的病理过程及主动脉重塑的结果。细胞外基质是血管内皮基底膜与其他结缔组织的统称，血管壁主要由平滑肌细胞、内皮细胞和结缔组织组成。血管结缔组织主要包括糖蛋白和蛋白多糖，糖蛋白分子的主要成分为蛋白质，其上有少量的短链多糖，糖成分多无特异性；在蛋白多糖的分子结构中存在一个分子量相对较小的蛋白核心，并在蛋白合成过程中首先表达，然后才是多糖链的连接和加长。蛋白多糖的糖链属于氨基多糖类，包括硫酸软骨素、硫酸肝素、硫酸多糖和透明质酸等，这些多糖的基本单位都是两个单糖，其中至少有一个是氨基糖。一般认为，双糖单位经过上百次的反应才形成氨基多糖链。研究表明，血管平滑肌细胞与弹性细胞外基质纤维（如胶原蛋白和弹性蛋白）一起形成一个功能单元，对保持血管的结构和功能完整至关重要。血管平滑肌细胞和细胞外基质之间的这种连接对于调节血管平滑肌细胞功能至关重要。然而，在动脉瘤组织中细胞外基质发生降解，导致主动脉壁扩张和破裂。

形态学研究表明，大、中、小血管包括微循环血管基底膜的结构并无多大区别，但血管壁的结缔组织变化差异较大，尤其是大血管的中膜、外膜与微循环血管结缔组织之间区别明显。结缔组织成分主要由血管壁内的细胞产生，内皮细胞、平滑肌细胞和成纤维细胞均可产生这种基质。在培养的内皮细胞相互形成单层后，一层菲薄的结缔组织即在内皮下形成。

基底膜是一种特殊的细胞外基质，其特征是细胞外基质物质从细胞中分泌出后仍与分泌细胞保持联系。基底膜是由不同组成成分相互作用和编织而形成的一层纤细网络，在电子显微镜下，许多基底膜呈层状结构，一般是紧挨细胞膜存在浅染层和深染层，此结构被认为是基底膜横断面的特征。血管基底膜的成分包括Ⅳ型胶原、片蛋白、网蛋白和串珠素，胶原是大多数器官细胞外基质的主要成分，除作为结构材料外，还可影响组织结构和形态。胶原蛋白依其发现而命名，Ⅳ型胶原是内皮细胞基底膜特有的成分。所有胶原分子均为三体结构，每一亚基称为1条α链，3个亚基可相同也可不同，相互缠绕形成细长的三螺旋，其胶原中的氨基酸具有独特的序列，第三位氨基酸总是甘氨酸；3条α链构成一个胶原分子，由它组成胶原纤维。Ⅳ型胶原具有胶原特性，其分子由2条α_1和1条α_2链组成，各链相互对齐，纤维上无横纹。胶原蛋白合成和降解的不平衡是动脉瘤中细胞外基质重塑的一个公认的特征。除数量外，胶原纤维/原纤维的大分子组织和结构还决定了动脉瘤的硬度、破裂易感性、硬化程度和血栓形成等功能特征。片蛋白的分子量为850 000Da，是基底膜中最丰富的糖蛋白，片蛋白的分子呈十字状，有3条短臂和1条长臂，其分子由3条肽链组成，每条链的N端分别构成1条短臂，各链的其余部分再分别相互缠绕，共同形成三螺旋的长臂，不同组织中的片蛋白亚基肽链并不相同，因而片蛋白是一族分子的总称；片蛋白的多聚反应以短臂端的球状区为配体进行，每个短臂端在组装过程中被暂用的机会均等，从而形成六角形网眼；目前研究证实，增生的内皮细胞只有在片蛋白作用下才能逐渐形成管状结构。网蛋白是基底膜中另一基本成分，又称为巢蛋白；网蛋白分子呈哑铃状，分子量为150 000Da，其分子仅含有一条肽链，网蛋白总是与片蛋白同时存在，以1∶1与片蛋白结合，不需钙离子。串珠素可见于所有基底膜蛋白多糖中，因其在电子显微镜下分子呈串珠样而命名，蛋白核心分子量为40 000Da，其上连有3条硫酸肝素链；在串珠素的蛋白核肽链一级结构中含有与其他基底膜蛋白相同的序列，因而具有同源性，参与细胞附着。

血管壁结缔组织中的其他成分包括纤维连接蛋白、弹性纤维、蛋白多糖及富含半胱氨酸分泌蛋白等。纤维连接蛋白是分子量为500 000Da的糖蛋白，既可以存在于血浆、脑脊液和羊水中，也可以存在于不溶于水的细胞外基质中。纤维连接蛋白由两条分子量为250 000Da的肽链在C末端以二硫键相连而成，二亚基呈反向平行排列，有时舒展呈“V”形，有时则呈球形。纤维连接蛋白一级结构中含有三类重复的同质顺序，分别以Ⅰ、Ⅱ和Ⅲ类命名，每个亚基的N与C末端含有12个Ⅰ类顺序，N端附近有2个Ⅱ类顺序，第三类顺序在肽链中端。三类顺序都是纤维连接蛋白的重要结构和功能单位，当内皮或血管壁发生损伤时，纤维连接蛋白大幅度增加。弹性纤维是细胞外基质中结构最复杂的成分之一，其组装至少需要4种蛋白质的配合，借以实现弹性蛋白的聚合。弹性纤维的最终结构取决于组织功能的需求及其所承受的机械力量，如在主动脉中为向心性排列并呈片层状。弹性蛋白是主动脉平滑肌细胞在机械应力或压力作用下合成的细胞外基质分子之一，是成熟弹性纤维的主要成分，使弹性纤维具有弹性。蛋白多糖的生物物理特性是介导主动脉内侧动态平衡和细胞外基质完整性的关键。蛋白多糖的异常聚集会增加层间肿胀压力，破坏细胞-基质相互作用与主动脉壁的微观结构，导致主动脉机械感应和结构完整性受损，这是动脉瘤内侧变性的标志。血栓固定蛋白来自被凝血酶激活的血小板，它是一种被二硫键相连的三体；3个亚基成分相同，分子量各为140 000Da，其中蛋白质部分约为127 500Da，其余为多糖。血栓固定蛋白可激活血小板，参与血小板凝聚、纤溶过程及炎症细胞的附着和化学趋向，还可通过潴留和激活一些细胞介质蛋白而调节细胞生长，并能抑制蛋白酶，同时对血管新生具有抑制作用。细胞外基质是一个高度动态的结构网络，在正常和病理状态下，由多种基质降解酶介导，不断地发生重塑。细胞外基质的降解受到多种蛋白水解酶的影响，选择性降解主动脉壁细胞外基质的酶系统称为MMP。在正常主动脉中，MMP主要由内皮细胞、平滑肌细胞和成纤维细胞产生；在动脉瘤的情况下，炎症细胞作为其额外的来源，使其在炎症条件下表达增加。MMP根据其作用底物不同分为三大类：胶原酶类、弹性蛋白酶类（又称为明胶酶类）、基质分解素类。MMP的抑制剂为MMP的组织抑制剂。MMP-1是胶原酶，MMP组织抑制剂-1则是其自然抑制体。目前研究证实，在动脉瘤组织中，MMP-1增多，而MMP组织抑制剂-1减少，MMP-2活性增加且其mRNA表达上调，MMP-3活性和含量亦明显增加。另外研究证实，MMP-9作为一种明胶酶，不仅具有降解弹性蛋白的作用，同时还具有降解胶原的作用，并且证实在动脉瘤组织中MMP-9明显增加；此外，巨噬细胞衍生的MMP-14在直接降解中膜和外膜的细胞外基质中起关键作用。有临床研究表明，腹主动脉瘤患者主动脉壁中MMP-9的mRNA和蛋白的表达水平明显增加，并且血浆中的MMP-9同样明显增加，上述情况在有管腔附壁血栓的患者中水平更高。此外，腹主动脉瘤患者动脉壁中还存在较高水平的MMP-14，是由浸润的巨噬细胞和主动脉壁的平滑肌细胞产生的。有实验表明，即使是在MMP-2缺乏的情况下，由巨噬细胞分泌的MMP-14也能够促进腹主动脉瘤的进展。动脉瘤组织中弹性蛋白的百分含量下降，绝对量增加，胶原的百分含量和绝对量均增加。以上研究结果说明MMP活性增强和弹性蛋白、胶原基因表达不一致可能导致主动脉中膜弹性蛋白含量的下降，主动脉弹性下降，被动扩张并最终形成动脉瘤。

（三）染色体异常与动脉瘤形成

目前已知，遗传性因素可导致许多疾病的发生，多数情况下，疾病是许多因素相互作用的结果，这些疾病具有家族遗传性。人们已经认识到，腹主动脉瘤具有家族遗传倾向。Johnson和Koepsell比较了250例腹主动脉瘤患者和250例对照人群的家族史，结果在对照者人群中仅有2.4%发现1名一级亲属中患有腹主动脉瘤，而腹主动脉瘤组中19.2%的患者发现一级亲属患有腹主动脉瘤，表明在受累的一级亲属中患腹主动脉瘤的风险增加了近9倍以上。国内学者徐东等对308例腹主动脉瘤进行了调查，结果50例患者中至少1例发现直系亲属中患有腹主动脉瘤，在539例生存的同代亲属中，发现14例患有腹主动脉瘤，且12例已经进行了手术治疗，另外在对74例同代亲属进行筛选中，发现4例患有主动脉扩张，6例重度扩张。Tilson等认为腹主动脉瘤的遗传形式可以是常染色体显性遗传和常染色体隐性遗传，也可以是性染色体遗传。大量家族调查和染色体研究表明，弹性蛋白和胶原蛋白遗传上的缺陷会直接引起主动脉壁的薄弱，遗传性变化可因直接增加酶的活性或因导致抑制机制不足而使酶活性破坏增加。尽管弹性蛋白的基因变异尚未在动脉瘤患者中得到证实，但比较清楚的是第16号常染色体长臂上的结合珠蛋白基因和相邻的胆固醇酯转移蛋白基因的变异，结合珠蛋白是溶血时与血红蛋白连接的蛋白，有3种表现型（Hp 1-1、Hp 2-1和Hp 2-2），已知腹主动脉瘤与Hp 2-1和Hp 1-1表现型有关，患者结合珠蛋白α1等位基因表达频率明显增加，导致结合珠蛋白合成明显增加，而结合珠蛋白Hp 1-1和Hp 2-1表现型可通过促进弹性蛋白酶对弹性蛋白的降解，破坏动脉壁的完整性；胆固醇酯转移蛋白基因变异则可影响脂类代谢，促进动脉硬化形成，加速动脉瘤的发展。α_1-抗胰蛋白酶（α_1-AT）可能在不同基因作用下共同作用于弹性蛋白酶，使其活性增加，但Elzouki ANY和Eriksson S通过检测45例腹主动脉瘤患者的α_1-AT基因表现型，提出α_1-AT缺失与腹主动脉瘤形成无明确关系。虽然MZα_1-抗胰蛋白酶表现型在腹主动脉中频率增加，并且在一小样本研究中与抗蛋白分解活性下降有关，但在较大样本的研究中尚未证实，80%腹主动脉患者具有通常的MM表现型。近期研究已经表明，在X染色体上存在一种与胶原酶有关的基因，此基因的缺失或异常导致胶原代谢的异常，胶原降解增加，动脉壁逐渐薄弱。Ellis等证实NOV相关基因及其蛋白与平滑肌细胞的增生和损伤后修复密切相关，参与动脉扩张、循环稳定等。一个家系研究表明，胶原蛋白Ⅲ型分子第619位点的一个单个碱基的突变，引起精氨酸替代甘氨酸与腹主动脉瘤有关，该突变表现为个性化而未在其他患者中得到证实。笔者所在实验室的一项纳入37例腹主动脉瘤患者的研究提示，男性患者存在明确的Y染色体丢失，这与年龄、Y染色体性别决定区及游离睾酮表达水平有关。另一项关于54例腹主动脉瘤患者的研究提示，Ⅲ型前胶原蛋白的突变仅存在于两人中。然而无论这些变异多么微弱，均证明了即使替换了单个氨基酸残基也会使胶原蛋白发生性质的变化，上述结果亦表明了Ⅲ型胶原蛋白的突变有可能是少数腹主动脉瘤形成的原因之一。

使用来自两个或更多成员具有腹主动脉瘤家族的DNA进行全基因组DNA连锁分析，在染色体4q31和19q13上鉴定出与腹主动脉瘤相关的两个基因组区域。在染色体19q13上鉴定的基因组区域包含大量已知基因，其中一个编码激肽释放酶1（KLK1），这是一种丝氨酸蛋白酶，可将低分子量激肽原转化为赖氨酸缓激肽，缓激肽是一种具有一系列与腹主动脉瘤相关的生物学作用（如促进炎症）的肽。据报道，B1受体的缺乏会导致小鼠模型中腹主动脉瘤发生的风险增加。在最近一项涉及1629例患者的研究中，KLK1中的单核苷酸多态性（single nucleotide polymorphism，SNP）rs5516在两组独立的病例和对照组中被检查，尽管遗传模式不同，但rs5516的G等位基因与两组中≥50mm的腹主动脉瘤相关。已知该SNP控制KLK1剪接变体的表达，并且实际上KLK1的短剪接变体的表达在从大腹主动脉瘤取出的组织样本中被上调。由于该研究仅包括79例大腹主动脉瘤患者，因此需要验证这些发现。另一项研究在394例和419例对照中检查了染色体19q13位点内其他9个合理候选基因中的41个SNP。发现编码增强蛋白（CEBPG）、肽酶D（PEPD）和CD22基因中的SNP与腹主动脉瘤之间存在关联。需要对染色体4q31和19q13位点进行更大规模的研究，以确认这些发现并更准确地识别所涉及的遗传位点。

*HTAD*基因检测小组包括11个被证实的TAD风险基因：*FBN1*、*LOX*、*COL3A1*、*TGFBR1*、*TGFBR2*、

SMAD3、*TGFB2*、*ACTA2*、*MYH11*、*MYLK*和*PRKG1*。这些组还包括增加TAD风险和（或）导致与马方综合征、勒斯-迪茨综合征或埃勒斯-当洛斯综合征重叠的全身特征的基因。*FBN1*、*TGFBR1*、*TGFBR2*、*SMAD3*和*TGFB2*突变在6%～8%的HTAD家族中被鉴定，这些家族的成员不具有马方综合征或勒斯-迪茨综合征的特征。*ACTA2*、*MYH11*、*MYLK*、*LOX*和*PRKG1*的突变已被证实可在没有马方综合征或勒斯-迪茨综合征显著特征的情况下引起HTAD。

检查有两个或更多成员患有腹主动脉瘤的家庭发现其4号和19号染色体有变异。4号染色体q31位点等位基因变异可能影响内皮素信号转导和呼吸道上皮细胞对伤害的反应，如吸烟。

染色体9p21的非编码区已被确定为冠状动脉和外周动脉疾病及腹主动脉瘤的重要遗传风险来源，独立于吸烟、高血压和高脂血症。危险等位基因可能通过下调细胞周期调节基因*CDKN2B*调节这种效应。miRNA的产生和基因的翻译后调控的表达也可能影响炎症、纤维化或其他与腹主动脉瘤发病相关的机制。一些单基因疾病会增加腹主动脉瘤的风险，包括*COL3AI*基因突变与*FBN1*突变。

其他一些研究发现单基因突变也可引起主动脉疾病，包括*MYH11*（编码平滑肌细胞中产生的肌球蛋白重链）突变与TAAD和动脉导管未闭有关；*ACTA2*突变（编码smc特异性α-肌动蛋白）在同时伴有冠状动脉疾病、卒中和烟雾病的TAAD患者中被发现；*MYLK*（编码肌球蛋白轻链激酶）突变导致主动脉夹层（aortic dissection，AD），但主动脉几乎没有增大；*TGFBR2*突变导致TAAD，皮肤和骨骼特征与马方综合征有一些重叠；*PRKG1*（编码PKG Ⅰ，一种Ⅰ型cgmp依赖蛋白激酶，控制SMC松弛）突变在相对年轻的患者中导致主动脉瘤和急性AD。

若患者没有综合征表现，诊断治疗建议采用二代测序（next generation sequencing，NGS）技术进行基因组合检测，至少要包含的核心基因有*ACTA2*、*COL3A1*、*FBN1*、*MYH11*、*SMAD3*、*TGFB2*、*TGFBR1*、*TGFBR2*、*MYLK*、*LOX*和*PRKG1*。其他可以包含的基因有*FLNA*、*MAT2A*、*MFAP5*、*NOTCH1*、*TGFB3*、*BGN*、*COL1A1*、*COL4A5*、*COL5A1*、*COL5A2*、*EFEMP2*、*ELN*、*FBN2*、*PLOD1*、*SKI*、*SMAD2*、*SMAD4*、*FOXE3*、*GATA5*和*SLC2A10*。

总之，染色体异常与动脉瘤形成和发展存在比较密切的关系，腹主动脉瘤的家族聚集倾向表明了该病具有遗传学基础，有待深入探讨和研究。

（姜 波 段力仁）

（四）炎症细胞浸润与腹主动脉瘤

慢性炎症细胞浸润是腹主动脉瘤典型病理特征。虽然浸润的程度各不相同（图3-4A），但这一现象贯穿于腹主动脉瘤形成、发展过程中，并在腹主动脉细胞外基质损伤中发挥了重要作用，通过炎症细胞因子的旁分泌作用对动脉壁固有的间质细胞进行调控，进一步促进腹主动脉瘤的形成。

笔者早期的研究显示，浸润的炎症细胞主要是$CD3^{+}$的T淋巴细胞（图3-4B），其主要分布在腹主动脉瘤的外层。$CD19^{+}$的B淋巴细胞也较为显著（图3-4C），其余为$CD68^{+}$巨噬细胞（图3-4D）。淋巴细胞一般积聚成团，由T淋巴细胞包绕B淋巴细胞，多集中在血管外膜。巨噬细胞则散在于这些淋巴细胞之中。

1. 腹主动脉瘤组织中的炎症细胞成分 炎症细胞浸润是腹主动脉瘤形成的关键因素，炎症细胞浸润涉及免疫系统的很多细胞种类，其中最主要的是淋巴细胞、巨噬细胞、肥大细胞等（图3-5）。这些细胞穿透了动脉壁的内膜、中膜和外膜，导致动脉壁的损伤。

（1）淋巴细胞：包括T淋巴细胞、B淋巴细胞。T淋巴细胞是很大的细胞群，有不同的分类系统及生理功能。根据细胞表面分子标记，T淋巴细胞最先分为CD4和CD8。动脉瘤壁中最重要的炎症细胞是$CD4^{+}$T淋巴细胞。它们分泌一系列细胞因子，通过巨噬细胞调控细胞外基质的代谢。$CD4^{+}$T淋巴细胞可分为辅助细胞（Th）、效应细胞（Teff）和调节性T淋巴细胞（Treg），亚群又包括Th1、Th2、Th17等。Th1由IL-12激活，通过STAT4和TGF-β通路分泌IFN-g、TNF-α和TNF-β，影响巨噬细胞的激活及通过内源通路进一步促进Th1本身的发展，并抑制淋巴细胞的相应分化。在这一回路中，IFN-g通过增加细胞因子、趋化因子和黏附分子激活巨噬细胞，巨噬细胞由此产生IL-12，

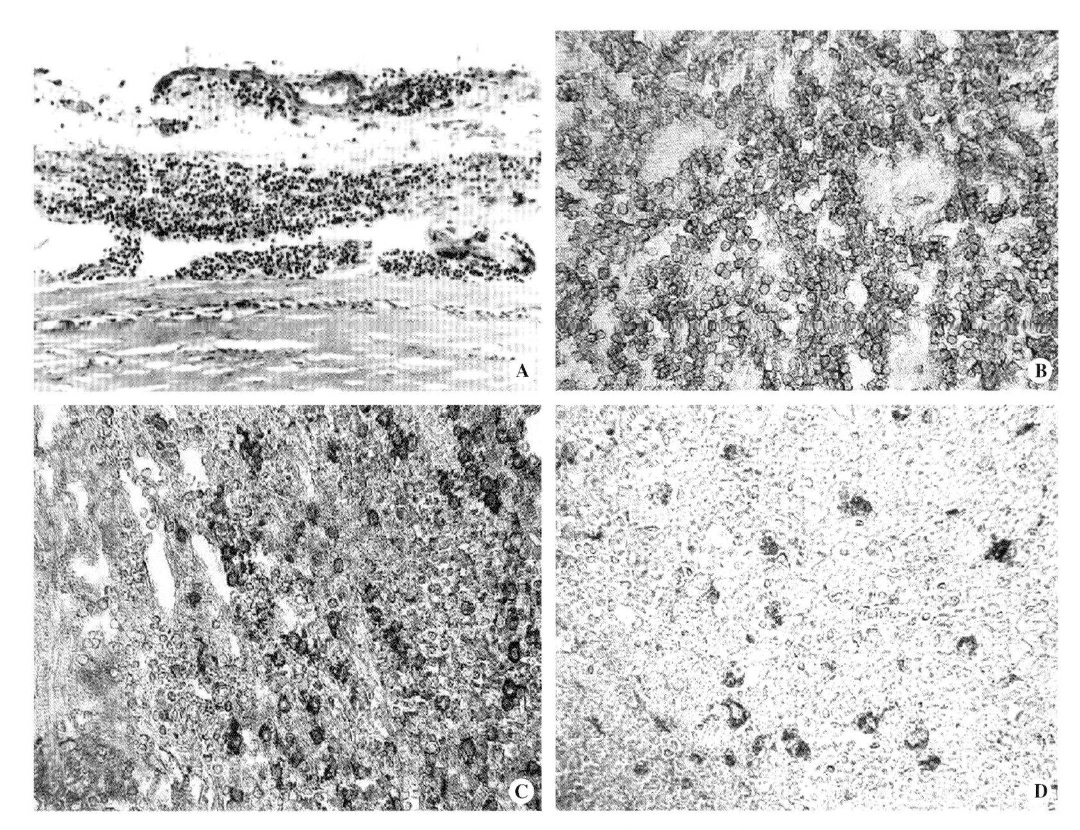

图3-4　腹主动脉瘤壁的炎症细胞免疫组化图片

A. 腹主动脉瘤壁外层炎症细胞浸润；B. T淋巴细胞浸润；C. B淋巴细胞浸润；D. 巨噬细胞浸润

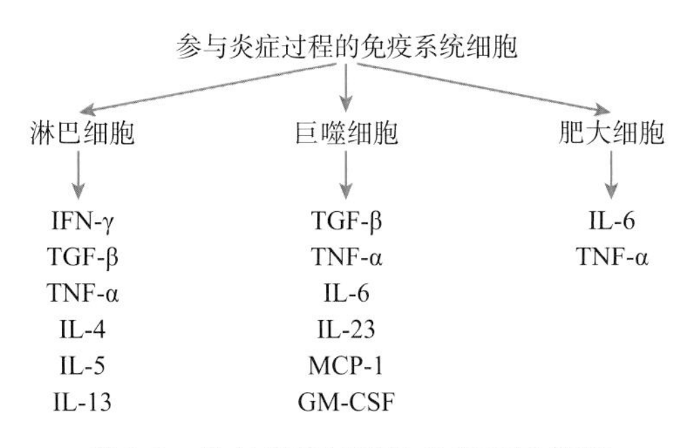

图3-5　参与炎症过程的免疫系统细胞

进一步正向影响巨噬细胞的激活。这一过程的结局是细胞外基质的降解，促进腹主动脉瘤的形成。在腹主动脉瘤组织中检出IFN-g显著升高，并与Th2水平相关。Th2是腹主动脉瘤中第2个重要的细胞群，具有抗炎作用。IL-4是刺激$CD4^+$T淋巴细胞分化成具有Th2表型的因子，需要经STAT6和GATA3通路完成。Th2分泌IL-4、IL-5、IL-10和IL-13。这些因子的作用是减少巨噬细胞的毒力、促炎因子的表达和MMP的分泌。研究表明，在腹主动脉瘤组织中T、B淋巴细胞数量显著增高，同时淋巴细胞的密度与胶原纤维和弹性纤维的含量成反比关系，反映出获得性免疫系统细胞浸润下动脉瘤的不稳定性。Th1、Th2、$CD4^+$和$CD8^+$T淋巴细胞参与动脉瘤发生的起始过程，但浸润的程度与动脉瘤大小是否具有相关性并不确定。值得一提的是，Treg抑制动脉瘤的形成，因为Treg分泌的IL-10具有抗炎作用，以及分泌的TGF-β具有稳定动脉瘤的作用。Th17在腹主动脉瘤形成中发挥重要作用，是由IL-23、IL-1和IL-6激活，负责诱导视黄酸相关的孤儿受体，孤儿受体γt和STAT3有助于生成IL-17。IL-17是血管内产生过氧化物酶的重要因素。研究表明，IL-17的缺乏限制巨噬细胞在血管的浸润，高表达的IL-17将促进巨噬细胞的浸润。

（2）巨噬细胞：是腹主动脉瘤中层和外层最常见的细胞，这些细胞的作用在于引发并适应免疫反应。巨噬细胞穿透主动脉壁，分泌TGF-β和IL-6直接导致细胞外基质的降解，促进腹主动脉瘤的形成。巨噬细胞分为M1型和M2型，M1型具有促炎作用，M2型对细胞基质则有重建和修复作用。TGF-β具有保护作用，是调控单核/巨噬细胞的过度活化基本因子，单核细胞的缺乏将抑制腹主动脉瘤的发展。慢性炎症细胞的浸润过程由巨噬细胞M1、M2群的极化介导，M1和M2也可以相互转化。调控巨噬细胞浸润的重要细胞因子包括粒细胞-巨噬细胞集落刺激因子（GM-CSF）、单核细胞趋化蛋白-1（MCP-1）、IL-6、IL-23和TGF-β。GM-CSF的基因表达与巨噬细胞出现在主动脉的数量有关。GM-CSF分泌的增加促进腹主动脉瘤的形成，其通路受阻将导致巨噬细胞浸润的减少和MMP-9分泌的减少。MCP-1由炎症细胞和内皮细胞分泌，伴随着巨噬细胞穿透主动脉壁，参与腹主动脉瘤的形成。MCP-1的分泌紊乱发生在免疫反应之前。平滑肌细胞分泌MCP-1，导致MMP-9分泌增加。平滑肌细胞的凋亡通过分泌MCP-1吸引单核细胞和其他白细胞。巨噬细胞则反过来继续诱导平滑肌细胞的凋亡。MCP-1促进巨噬细胞的迁移、增加其毒力、改变平滑肌细胞的表型，诱导其凋亡。值得一提的是，TGF-β这一细胞因子控制细胞生长、分化、增生和凋亡。TGF-β同时调控免疫系统，影响腹主动脉瘤的发展进程。TGF-β的激活可以通过各种途径，如Smad、PI3K、MAPK等通路。研究表明，腹主动脉瘤的TGF-β通路激活明显下降。TGF-β抑制炎症反应，如果采用抗体中和TGF-β，可导致巨噬细胞、单核细胞的浸润。

2. 炎症细胞对细胞外基质的直接损伤作用 浸润的炎症细胞能分泌大量MMP，降解细胞外基质，参与腹主动脉瘤的形成。这一观点首先由Vine和Powell提出，他们证明了腹主动脉瘤炎症细胞浸润与弹性纤维损伤呈正相关。巨噬细胞能够分泌一系列的蛋白降解酶类。研究表明，单核细胞在游走至动脉组织后转化为巨噬细胞，它们分泌丝氨酸蛋白酶的功能停止，并开始表达大量的MMP基因，其中MMP-1、MMP-3和MMP-9的表达水平显著增加。免疫组织化学原位染色显示，在腹主动脉瘤组织中存在大量的MMP表达（图3-6），其阳性细胞主要为巨噬细胞，表达的MMP类型主要为MMP-3和MMP-9。这些MMP对细胞外基质如弹性纤维和胶原纤维具有强烈的降解作用，导致其断裂和损伤。

3. 炎症细胞因子的作用 除了通过分泌MMP直接损伤细胞外基质外，巨噬细胞和淋巴细胞还通过分泌细胞因子刺激动脉壁固有的间质细胞促进腹主动脉瘤的形成。研究表明，腹主动脉瘤组织中炎症细胞因子分泌显著增加，其中包括TNF-α、IL-1β、IL-6、IFN-γ、MCP-1和IL-8等。

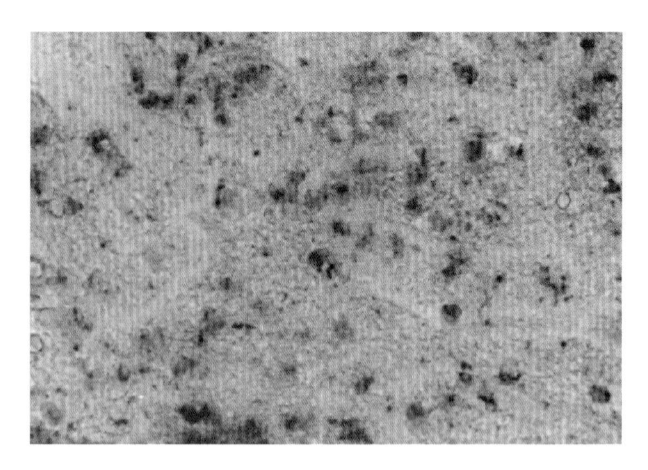

图3-6 腹主动脉瘤组织中巨噬细胞表达MMP

巨噬细胞是分泌IL-1β的主要细胞。此外，研究表明，B淋巴细胞、内皮细胞和成纤维细胞也分泌IL-1β。由血管壁固有细胞参与的正反馈作用能放大和加剧局部炎症反应，因为IL-1β对于内皮细胞和血管平滑肌细胞具有多方面的生物作用。Elias等证实IL-1β能够诱导间质细胞胶原蛋白的合成，这也是以前大量实验所证实的腹主动脉瘤组织中胶原蛋白含量增加的原因。

TNF-α是一种分子量为17kDa的蛋白，主要由活化的巨噬细胞分泌。另外，淋巴细胞和血管平滑肌细胞也产生TNF-α。外源性TNF-α能够诱导其自身基因在血管平滑肌细胞中的表达。研究表明，TNF-α在腹主动脉瘤组织中的水平显著增加。除了参与炎症反应作用外，TNF-α被证实具有刺激内皮细胞的生长和增生、促进血管生成作用。Holmes等的研究显示，腹主动脉瘤组织中可见大量新生小血管生成，提示新血管的生成与腹主动脉瘤组织中MMP的水平增加及显著的炎症反应有关，因而将加重细胞外基质的降解。

TNF-1β和TNF-α能介导内皮细胞黏附分子的表达。研究表明，动脉瘤组织中新生血管内皮细胞的细胞间黏附分子-1（intercellular adhesion molecule-1，ICAM-1）表达水平显著增加，提示单核细胞和其他炎症细胞经外膜浸润。ICAM-1在外膜新生血管内皮的诱导及表达可以导致单核细胞经血管壁浸润至外膜基质。转化的巨噬细胞可以通过分泌IL-1β和TNF-α进一步刺激ICAM-1的表达，进而促进其他炎症细胞对动脉壁的黏附和浸润作用。While等认为，腹主动脉外层弹性纤维的损伤是腹主动脉瘤的发病基础，其原因是ICAM-1表达及新生血管形成引起了炎症细胞的浸润。

Szekanecz等研究显示，腹主动脉瘤组织中IL-6和IFN-γ的水平显著增高。IL-6主要由巨噬细胞分泌，在炎症反应中主要参与T、B淋巴细胞的活化。腹主动脉瘤组织中免疫球蛋白聚集是IL-6局部水平增加的结果。IFN-γ对淋巴细胞具有刺激作用，并诱导组织相容性复合体Ⅱ级抗原在平滑肌细胞和内皮细胞的表达。IL-6和IFN-γ的水平在腹主动脉瘤组织中显著增加提示其对动脉瘤组织中正在进行的免疫反应起调节作用。

实验证实，由炎症细胞浸润释放的细胞因子能在转录水平上影响MMP的表达。在动脉瘤平滑肌细胞培养基中加入IL-1β，证实了间质胶原酶的基因表达与IL-1β浓度的依赖关系。更重要的是，在腹主动脉间质细胞中观察到了MMP-1的表达，提示体内间质细胞和白细胞都可以是MMP产生的来源。研究还表明，平滑肌细胞在IL-1β和TNF-α的刺激下能够产生多种MMP，而组织金属蛋白酶抑制物的水平并未受到影响。这些证据进一步支持细胞因子可以打破细胞外基质的降解和合成的观点。

4. 腹主动脉瘤的自身免疫特征　炎症细胞浸润在腹主动脉瘤的形成过程中，在很大程度上介导了主动脉壁基质的损伤。那些刺激炎症细胞在动脉壁外层聚集、浸润和活化的因素就成为解释腹主动脉瘤发病机制的关键因素。同时，有充分的理由相信免疫反应在腹主动脉瘤的退行性改变过程中发挥了重要作用，因为自身免疫反应可能是腹主动脉瘤发生发展的基础。其证据来源于如下几个方面：①炎症细胞浸润由T淋巴细胞、单核/巨噬细胞、B淋巴细胞和浆细胞组成；②腹主动脉瘤组织中出现了人类白细胞抗原（human leukocyte antigen，HLA）DR^{+}的T淋巴细胞和单核细胞；③*HLA*等位基因与腹主动脉瘤的易患性有关；④已经证实由腹主动脉瘤组织分离出来的免疫球蛋白G与正常主动脉组织中提纯的蛋白能发生免疫反应。

腹主动脉瘤的起因极有可能是由免疫介导的T淋巴细胞与自身或非自身抗原的反应。腹主动脉瘤组织内的一些细胞如巨噬细胞、活化的内皮细胞和表达HLA-DR的平滑肌细胞可以作为抗原提呈细胞。而抗原物质可能是弹性纤维、间质胶原、氧化低密度脂蛋白、主动脉瘤抗原蛋白-40（aortic aneurysm antigenic protein-40，AAAP-40）和巨细胞病毒等。尽管T淋巴细胞在腹主动脉瘤组织中的浸润已十分明确，但对其在疾病发生发展过程中的确切作用的研究和认识仍十分有限。有学者认为，被T淋巴细胞识别的特异性抗原引发了一系列瀑布式反应，导致了腹主动脉细胞外基质的损伤。也有学者认为，腹主动脉组织的微生物可能与宿主蛋白享有相同的表位（抗原决定簇），即所谓“分子模仿”（molecular mimicry），激活了T淋巴细胞，引发了免疫交叉反应。因为分子模仿能导致自身免疫反应，这一机制可能在腹主动脉瘤的病因学中发挥了重要作用。

目前已经在一些患者的腹主动脉瘤组织中提取到了一些蛋白，这些蛋白可能在该病的形成中发挥了自身抗原的作用。其中之一是AAAP-40。AAAP-40与36kDa微原纤维相关糖蛋白相似，后者是牛和猪的主动脉特异性蛋白。免疫组织化学染色显示AAAP-40寡肽在主动脉和髂动脉外层的微胶原纤维相关胶原蛋白中十分丰富。AAAP-40可作为动脉特异性蛋白，因为在体内动脉以外的组织中探测不到该蛋白。AAAP-40的其他特性包括与所有3个纤维蛋白原链相似，另一短序列与玻璃体结合蛋白相似。研究人员还分离出了称为重组克隆r-CL-1、r-CL-4和r-CL-5的另外一些序列，研究表明这些序列是胶原相关微原蛋白“超级家族”（super family）的另外一些成员。其中，r-CL-5并不局限在主动脉-髂动脉节段，还可以在腹膜表面和其他动脉系统外组织中探测到。

总之，炎症细胞浸润在腹主动脉瘤形成过程中发挥了重要作用，但炎症细胞浸润导致的细胞外基质损伤的过程十分复杂，涉及细胞与基质、细胞与细胞的一系列相互作用。而对于由炎症细胞介导、参与免疫反应的研究极有可能揭开腹主动脉瘤发病机制的整个过程。

（张　健）

（五）细胞程序性死亡与动脉瘤形成

近年来关于细胞死亡的基础研究取得了巨大进展，简单地将细胞死亡分类为程序性凋亡（apoptosis）与非调节性坏死（necrosis）已不再适用。目前更推荐细胞程序性死亡（programmed cell death，PCD）这一功能性概念，强调在多细胞生物体内细胞的死亡是个体发育中预定好的、并受到严格控制的正常行为。目前PCD包括细胞凋亡（apoptosis）、坏死性凋亡（necroptosis）、铁死亡（ferroptosis）、细胞焦亡（pyroptosis）、PARP-1介导的细胞凋亡（parthanatos）、细胞套亡（entotic cell death，entosis）、中性粒细胞陷阱诱导的细胞死亡（netotic cell death）、溶酶体依赖性细胞死亡（lysosome-dependent cell death，LCD）、细胞自噬（autophagy）、免疫源性细胞死亡（immunogenic cell death，ICD）、细胞衰老（cellular senescence）、有丝分裂死亡（mitotic catastrophe，MC）和线粒体凋亡（mitoptosis）。PCD是一个大的概念，其包含的具体种类繁多，且随着研究的进展其内涵也在不断扩充，既往简单地将PCD等同于细胞凋亡已不准确。

动脉瘤的病因目前仍不完全清楚，一些研究提示血管平滑肌细胞、内皮细胞及免疫炎症细胞的死亡参与动脉瘤的形成。此外，针对性的干预措施甚至可以减缓疾病的进展。多种针对细胞死亡的治疗方法也在体内和体外应用于动脉瘤的治疗中，并取得了一定效果。

1. 细胞凋亡的概念、特征与分子机制

（1）细胞凋亡的概念与特征：细胞凋亡是指多细胞生物体内为维持内环境稳定，由基因控制的细胞自主有序的死亡，是与细胞有丝分裂增殖相平衡的一种生理机制，有特征性表现。细胞凋亡是PCD最常见、研究最多、最经典的形式，也被称为Ⅰ型PCD。细胞凋亡由一系列相关基因控制，其特征为细胞膜皱缩、凹陷，可有完整的膜结构，染色质致密，核断裂成小碎片；进一步发展，细胞膜将细胞质分割包围而形成凋亡小体（apoptotic body），该小体能被血管平滑肌细胞、巨噬细胞及心肌细胞等周围细胞所吞噬，因而不发生炎症反应。

凋亡细胞同时执行多种子程序，包括蛋白质切割、蛋白质交联、DNA分解和吞噬细胞识别。这些子程序共同导致独特的结构病理形态，包括细胞和核体积减小、染色质凝集、核碎裂、凋亡小体形成和细胞骨架解体，而线粒体结构没有显著变化。

凋亡是一种能量依赖性途径，其激酶信号发生在线粒体外膜透化的上游，导致凋亡小体的形成，进而激活下游的含半胱氨酸的天冬氨酸蛋白水解酶（cysteinyl aspartate specific proteinase，caspase）。当细胞中腺苷三磷酸（adenosine triphosphate，ATP）水平较低时因为没有持续的足够ATP完成下游事件，凋亡途径引发细胞死亡。

细胞凋亡通常发生在健康的人体组织中并调节各种正常进程，如胚胎发育和衰老过程的细胞清除；然而，细胞凋亡也可以由病理信号或微环境刺激诱发，如活性氧过载和内质网应激，从而导致疾病的发生。细胞凋亡被认为可触发最小的炎症反应，因为死亡细胞即刻被巨噬细胞吞噬。

（2）细胞凋亡的相关基因：迄今为止发现的与细胞凋亡相关的基因已超过30种，概括起来可分为两大类，即凋亡诱导基因与凋亡抑制基因。

1）凋亡诱导基因

*myc*基因家族：参与细胞凋亡的主要有*c-myc*和*s-myc*。激活*c-myc*转录的同时便开始了细胞增殖与凋亡的两种状态，因此*c-myc*具有双向效应。当血清、生长因子和丝裂霉素原等存活信号存在时，可通过激活相应的信号转录系统抑制凋亡，促进增殖；反之则促进凋亡。*c-myc*诱导的细胞凋亡是通过细胞表面的Fas和其配体FasL相互作用实现的。有报道称*c-myc*的表达能够使p53表达水平增加。

*p53*基因：*p53*最初是作为一种抑癌基因被研究的。突变的*p53*是一种转录因子，在细胞的G_1期监视基因组的完整性，发挥DNA修复作用。如果修复失败，*p53*可有效诱导细胞凋亡。如一旦*p53*发生突变，其功能将发生变化，导致细胞转化和过度增生。野生型*p53*与突变型*p53*均参与细胞凋亡的调节，但两者作用各不相同。前者对细胞凋亡起促进作用，后者则抑制细胞凋亡。

Fas：又称APO-1或CD95，是一种细胞表面蛋白，属于肿瘤坏死因子受体/神经生长因子受体家庭成员，广泛存在于多种组织细胞中，主要在免疫细胞中表达。Fas单克隆抗体主要介导一些变异的人B株发生凋亡。Fas抗体与细胞膜上的Fas抗原分子结合后可触发细胞凋亡。

2）凋亡抑制基因*Bcl-2*及其相关基因：*Bcl-2*基因的蛋白表达产物主要定位于线粒体膜、核膜和内质网，可以抑制多种因素诱导的细胞凋亡。导入*Bcl-2*基因可以延长细胞寿命。在细胞正常增殖的情况下，*Bcl-2*过度表达，抑制凋亡；如果*Bcl-2*基因发生突变，则可引起细胞凋亡，出现细胞增殖而致病。目前已证明，*Bcl-2*抗凋亡的主要机制：①直接的抗氧化作用；②抑制促进凋亡的线粒体蛋白的释放；③抑制或调节促凋亡蛋白ced-4及其在人类中的同源性蛋白的作用；④对促凋亡调节因子Bax和Bak的直接细胞毒作用。

3）细胞凋亡的信号通路机制：多种刺激或条件可触发细胞凋亡，如治疗癌症的化疗药物可以通过p53依赖的DNA损伤途径及FasL和肿瘤坏死因子诱导细胞凋亡。细胞凋亡的信号通路机制主要有两条且两种通路之间可以相互影响，分别为外源性途径（如死亡受体）和固有途径（如线粒体）。每条途径都需要特定的信号来激活自身的启动子caspase（caspase-8、caspase-9、caspase-10），最终激活并执行caspase-3途径，引起DNA断裂、细胞核和胞质蛋白降解、染色质凝集和核碎裂。

a. 固有凋亡通路：固有凋亡途径由于线粒体在其中发挥核心作用，也被称为线粒体途径。该途径主要受Bcl家族蛋白调控，包括促凋亡的BH3-only成员（Bim、Bid、Puma、Noxa、Hrk、Bmf、Bad）、促凋亡效应分子（Bax、Bak）和抗凋亡Bcl-2家族蛋白（Bcl-2、Bcl-xl、Mcl1，A1、Bcl-B）。凋亡的发生与否，受促凋亡和抗凋亡蛋白间的平衡控制。在正常情况下，促凋亡效应分子Bax和Bak受到抗凋亡Bcl-2家族蛋白的抑制。促凋亡蛋白的激活导致线粒体膜外的寡聚化和插入，随后通过转录或翻译调节促进Bax和Bak的活化。活化的Bax和Bak增加线粒体外膜的通透性，使细胞色素C、Apaf-1和caspase-9流出，形成胞质凋亡体复合物。这些蛋白激活caspase依赖的线粒体途径，进一步激活caspase-3、caspase-6、caspase-7，导致细胞凋亡。此外，线粒体还释放凋亡诱导因子如AIF，参与激活caspase。

b. 外源性凋亡通路：外源性凋亡主要由TNF家族蛋白中的死亡因子及其相应受体介导。TNF受体家族成员具有相似的胞内结构域，包括由80个氨基酸组成的死亡结构域（death domain，DD）。此外，这些受体还发挥着将胞外信号传递到胞内的重要作用。经典的TNF受体包括CD95（APO-1/Fas）、TNF受体Ⅰ（TNFRⅠ）、TNF相关凋亡诱导配体受体1（TRAIL-R1）和TRAIL-R2。它们相应的配体包括死亡受体配体，如CD95配体（CD95L）、TNFα和淋巴毒素-α（后两者结合为TNFRⅠ）。一旦配体与它们的同源受体结合，受体的DD就会聚集起来，然后招募衔接分子，如Fas相关的DD（FADD）。FADD与procaspase-8相互作用，形成受体的死亡诱导信号复合物（DISC）。DISC的形成促进procaspase-8水解为成熟的caspase-8，然后激活下游效应酶caspase-3。当caspase-8不足以诱导caspase-3水解和凋亡时，它也可以通过水解Bid和促进细胞色素c的释放，通过固有凋亡途径诱导细胞死亡。

c. 其他凋亡通路：最近发现的颗粒酶途径可通过颗粒酶B或颗粒酶A诱导细胞凋亡，并参与T淋巴细胞介导的细胞毒性和穿孔酶依赖性细胞死亡。然而，颗粒酶A通过单链DNA损伤的方式发挥作用，为caspase非依赖性。

2. 细胞凋亡与动脉瘤关系的研究进展　血管平滑肌细胞、血管内皮细胞等血管细胞成分的凋亡在动脉瘤发生发展及破裂的病理演变过程中起着非常重要的作用。动脉瘤涉及人体全身大、中、小动脉，具有多发倾向，其发生和发展是一个多因素的致病过程，其病因和发病机制均很复杂。目前虽尚无完善的理论能对动脉瘤的发生和发展过程做出系统全面的解释，但遗传和环境两大因素的影响共同导致动脉瘤形成的观点已被广为认同。随着细胞凋亡学说研究的不断深入及检测方法的日益完善，细胞凋亡理论和凋亡检测方法应用于动脉瘤的发生和发展机制的探索，并基于此从基因、蛋白、细胞及组织层面做了深入的研究后已明确细胞凋亡是动脉瘤形成和发展过程中重要机制之一。其中平滑肌细胞（smooth muscle cell，SMC）、血管内皮细胞（endothelial cell，EC）的退化或消失参与了动脉瘤的形成。凋亡及其相关基因调控SMC的程序性死亡，中膜SMC数量的减少是动脉壁中膜变薄、动脉瘤形成及其破裂的主要因素之一。目前凋亡与动脉瘤关系的研究主要集中于主动脉瘤。

（1）细胞凋亡信号通路在动脉瘤中的异常激活：细胞凋亡信号通路的激活已经在人主动脉疾病组织中得到了充分证实。早在20世纪90年代，一系列研究发现人腹主动脉瘤组织中SMC丢失与固有凋亡通路的激活而导致的细胞程序性死亡相关，如研究者发现抗凋亡与促凋亡Bcl-2家族蛋白发生失衡；此外，外源性Fas/FasL通路的激活在腹主动脉瘤壁SMC中同样被检测到。与SMC的情况不同，腹主动脉瘤组织中Fas/FasL通路激活导致的凋亡受到抑制，被证实有利于组织中T淋巴细胞增殖。Fas可与其配体及Fas受体形成三聚体，进而通过Fas相关死亡域蛋白募集caspase-8和caspase-10；caspase-8和caspase-10的寡聚激活caspase的级联反应，包括激活caspase-3和caspase-10、染色体DNA解离，最终导致凋亡的发生。另一项研究对腹主动脉瘤中T淋巴细胞Fas/FasL凋亡通路受损提供了佐证，研究者发现腹主动脉瘤组织中$CD28^-$T淋巴细胞的比例明显增加，同时T淋巴细胞发生自发凋亡。与人腹主动脉瘤组织中的结果一致，在腹主动脉瘤动物模型中同样观察到固有凋亡途径的激活。在弹性蛋白酶诱导的大鼠腹主动脉瘤模型中，观察到caspase-3和caspase-9水平升高，Bcl-2水平降低。

（2）细胞凋亡与动脉瘤形成的潜在关系

1）内质网应激与凋亡：细胞凋亡被认为与主动脉瘤或夹层发生过程中由应激诱导的SMC损伤有关。一项研究表明，机械应力可引起内质网应激，进而促进SMC凋亡。在由BAPN诱导的小鼠主动脉瘤/夹层模型中，C/EBP同源蛋白（C/EBP homologous protein，CHOP）缺失可以通过抑制凋亡减少主动脉瘤/夹层的形成和破裂，而CHOP正是内质网应激反应中的核心转录因子。

2）氧化应激与凋亡：早在1991年过氧化氢就被证实可以引起细胞凋亡；随着证据的积累，活性氧（ROS）被证实对炎症反应过程中凋亡的发生具有重要作用。证据表明，ROS水平降低可抑制凋亡，而凋亡可以促进主动脉瘤的扩张和破裂。ROS对SMC的作用具有两面性，可以引起SMC增殖或凋亡，具体取决于氧化应激环境和水平；ROS本身同样被证实可促进主动脉瘤的形成。超氧化物和（nicotinamide adenine dinucleotide phosphate，NADPH）氧化酶水平在人腹主动脉瘤组织的SMC和炎症细胞中显著升高。过量的ROS在何时诱发凋亡是研究腹主动脉瘤病理特征的关键。敲除ApoE小鼠NADPH氧化酶p47亚基或抑制马方综合征小鼠模型（$Fbn1^{C1039G/+}$）中的NADPH氧化酶可以抑制主动脉瘤的形成。此外，阿托伐他汀和抗氧化剂熊去氧胆酸可能通过减少SMC凋亡来抑制动脉瘤或夹层形成。

3）先天性基因缺陷与凋亡：对于一些由基因缺陷引起的先天性动脉瘤，凋亡在疾病的进展中也发挥作用。马方综合征是一种常染色体显性遗传疾病，*FBN1*基因突变是其主要致病因素。在由转基因小鼠（$Fbn1^{C1039G/+}$）建立的马方综合征模型中观察到SMC发生凋亡。不同于经典机制的是，这些SMC中的caspase-3在细胞膜外，并参与降解弹性蛋白。马方综合征中的*FBN1*基因突变被认为可能激活了如p38MAPK这样的非经典TGF-β信号通路，进而导致凋亡通路的激活。由*ACTA2*突变引起的先天性动脉瘤患者中同样观察到凋亡通路的激活。在敲除*ACTA2*基因所构造的小鼠主动脉模型中观察到通过Bax和Bcl-2诱导的SMC凋亡。除了上述两种基因外，诸如*MYLK*、*PRKG1*、*FLNA*均可上调SMC中的PCD途径，造成主动脉瘤或夹层。

4）非编码RNA与凋亡：许多信号通路及转录因子参与凋亡的调节。最近涌现出一系列研究提示非编码RNA（noncoding RNA，ncRNA）在心血管系统中发挥关键的凋亡调节作用。ncRNA主要包括三种类型，分别为长链非编码RNA（long noncoding RNA，lncRNA）、微小RNA（micro-RNA，miRNA）和环状RNA（circular RNA，circRNA），它们在调节基因表达方面发挥着重要作用。

lncRNA可通过多种直接或间接途径影响细胞凋亡。lncRNA MEG3被报道可以负向调节螺旋动脉重塑，主要作用机制分别为作用于凋亡相关的死亡受体以及抑制EVT介导的SMC凋亡；lncRNA CRNDE上调抗凋亡分子Bcl-3的表达并最终降低腹主动脉瘤的发生率；lncRNA LINC00305通过与促凋亡的miR-136相互作用并下调其表达，进而抑制由缺氧诱导的血管内皮细胞凋亡。lncRNA GAS5抑制miR-21/PTEN/Akt信号通路并加速SMC凋亡，促进腹主动脉瘤形成。

miRNA与细胞死亡调控有着密切的关系。miR-1183被证实可以抑制抗凋亡因子Bcl-2，进而促进风湿性心脏病患者的细胞发生凋亡。

circRNA可通过直接剪切线性RNA的5′和3′端产生，其作用为控制RNA折叠并保护mRNA转录、免受核酸内切酶降解。研究表明，动脉瘤形成过程中circRNA的表达异常。通过对主动脉组织的研究，有报道称circ000595在腹主动脉瘤患者中异常高表达；此外，敲除circ000595可以减少人主动脉SMC凋亡。在动脉粥样硬化中，circANRIL诱导核仁应力和p53激活，进而诱导血管SMC凋亡和增殖抑制。miR-29b通过改变TGF-β途径信号转导抑制SMC凋亡。

总之，尽管ncRNAs在主动脉细胞凋亡中起重要作用，但其内在机制及对动脉瘤发生发展的作用仍需深入研究；此外，靶向非编码RNA的治疗潜力同样需要进一步研究。

（3）临床应用前景：尽管内在机制仍不完全清楚，但可以确定的是凋亡与动脉瘤的发生发展相关，因此药物抑制凋亡成为治疗动脉瘤的一种潜在可能。几种凋亡抑制剂包括泛caspase抑制剂Q-VD-OPh和caspase-8抑制剂Z-IETD-FMK被证实在小鼠腹主动脉瘤模型中可以抑制动脉中膜退行性变并减缓动脉瘤的扩张。除了caspase抑制剂外，其他靶向凋亡通路的药物也有望用于治疗动脉瘤：法尼基转移酶抑制剂FTI-277通过作用于PI3K/Akt通路抑制SMC凋亡并减缓主动脉钙化；4-PBA通过影响内质网应激抑制内皮细胞凋亡、减轻炎症反应，进而抑制动脉瘤的发展；L-NIL可减少巨噬细胞中FasL表达而减少巨噬细胞引起的SMC凋亡；抑制凋亡小体形成的药物NS3694及Bid抑制剂BI-6C9已证实可在肿瘤细胞中抑制凋亡，但仍需在动脉瘤模型中进一步测试。

（杨　镛　伦　语）

（六）内皮细胞与动脉瘤形成及破裂的关系

内皮细胞（EC）与心血管疾病的发生和发展都有密切的关系，EC能调节血管张力、血管生成、伤口愈合、平滑肌细胞增殖、血管纤维化和炎症。除动脉中膜的病变外，动脉瘤的发生与内皮细胞功能改变也密切相关。流行病学调查发现，腹主动脉瘤与内皮功能紊乱有着相似的危险因素。腹主动脉瘤多发生于老年男性，动脉瘤病变部位普遍存在动脉粥样硬化和血栓等内皮功能紊乱的现象。

1. 内皮功能的评价和常见的危险因素　NO是一种由内皮产生的可溶性气体，由eNOS酶在内皮中产生，循环NO能够刺激环单磷酸鸟苷的产生，引发细胞内的级联事件，导致平滑肌松弛。肱动脉血流介导扩张（FMD）是一种无创测量内皮功能的方法，可间接测量NO的丰度和生物利用度。通过对肢体的血压袖带进行充气和放气来诱导动脉扩张，从而增加流量和剪切应力，引起血管扩张剂（如NO）的内皮依赖性释放。基于超声比较基线和袖带放气后的目标动脉直径用于计算FMD。Medina等对30例CT扫描确诊为腹主动脉瘤的男性患者进行横断面研究，发现肱动脉FMD与动脉瘤直径呈负相关。Lee等和Sung等在前瞻性招募的腹主动脉瘤患者队列研究中，同样发现了最大动脉瘤直径与FMD之间的负相关。此外，Lee等发现基线FMD与动脉瘤直径进展呈负相关，并在手术或腹主动脉瘤（abdominal aortic aneurysm，AAA）腔内修复后恢复。Bailey等发现腹主动脉瘤患者的FMD较健康人群低。

FMD虽然有希望作为腹主动脉瘤诊断和进展的潜在指标，但其对腹主动脉瘤的特异性不高。有证据表明，FMD可能在外周动脉疾病的背景下受到影响。Bailey等发现较低FMD的腹主动脉瘤患者与较高FMD的健康同龄人之间存在差异，表现为高血压、高脂血症的发生率较高，心血管健康状态较差。流行病学证据也表明吸烟、内皮功能障碍与腹主动脉瘤发展之间存在密切联系。吸烟被证明会使腹主动脉瘤形成风险增加5～7倍，并且随着时间的推移，吸烟可引起内皮功能障碍。Celermajer等和Ozaki 等证明成年吸烟者显著降低股浅动脉和肱动脉的FMD。吸烟可能导致内皮功能障碍的机制包括ROS的产生和白细胞黏附的增加，其中氧化应激和血管炎症都是腹主动脉瘤形成的关键病理生理因素。

2. 外周血中内皮细胞的相关生物标志物　内皮祖细胞（endothelial progenitor cell，EPC）是骨髓来源的细胞，可能有助于内皮修复。Sung等分析了腹主动脉瘤患者的循环EPC，发现腹主动脉瘤患者不仅EPC数量减少，而且EPC功能（如粘连、增殖、迁移、小管形成）也减弱。Wu等同样发现，干预前腹主动脉瘤患者的循环EPC数量明显低于健康对照组，而动脉瘤修复后两周EPC数量增加。

还有几种生物标志物也可能是内皮细胞来源。Ramos-Mozo等和Soto等都发现，腹主动脉瘤患者血浆中的循环趋化因子配体20（CC chemokine ligand

20，CCL20）升高，CCL20是淋巴细胞和中性粒细胞的趋化剂，他们还发现人类腹主动脉瘤样本中的CCL20mRNA显著升高。在缺血性心脏病和高脂血症等腹主动脉瘤患者常见的疾病状态下，CCL20可明显升高。CCL20定位于内皮层和内侧层，所以腹主动脉瘤循环中CCL20的确切来源仍有待确定。血栓调节蛋白是一种内皮结合蛋白，在激活蛋白C抗凝途径中起作用，已被发现与内皮功能障碍有关，也被认为是腹主动脉瘤的潜在生物标志物。在一项对58例男性腹主动脉瘤患者和60例男性对照患者的研究中，腹主动脉瘤患者的血浆血栓调节蛋白显著升高。血栓调节蛋白也被认为是缺血性心脏病和下肢动脉疾病的潜在生物标志物。循环EPC数也与下肢动脉疾病的危险因素呈负相关。

3. 内皮细胞的生物力学应激 生物力学应激在动脉粥样硬化、腹主动脉瘤等多种血管疾病的发生发展中起着重要作用。血管内的血流使血管壁暴露于几种不同的生物力学应力（轴向、纵向、剪切应力）。剪切应力受血流速度、黏度和血管直径的影响。血液通过流动和摩擦沿血管施加的切向力称为壁面剪切应力，其是受血液流动的大小和方向影响的矢量。血管内的血液保持层流模式，并产生高壁面剪切应力，直至遇到弯曲区域、分支点或管腔内病变部位。在这些区域，正常的层流模式消失，血管暴露在改变的剪切应力模式下。虽然动脉瘤可以形成于主动脉的任何位置，但通常发生在导致正常血液流动中断的血管解剖部位，如弯曲的胸主动脉弓或紧靠主动脉分叉的肾下腹主动脉。在肾下腹主动脉，主动脉分叉处产生低震荡流区和壁面剪切应力减小区，并伴有高剪切应力梯度。现有动脉瘤的持续生长会增加管壁的低剪切应力区域和局部血流再循环。腹主动脉瘤已被证明发生在壁面剪切应力较低但存在较大的壁面剪切应力梯度时。Boyd等研究表明，动脉瘤破裂区域壁面剪切应力较低，进一步证明壁面剪切应力较低的区域容易发生动脉瘤。腔内异常情况破坏EC功能，并可产生病理影响，细胞间连接减弱，增加了EC层的渗透性。EC可通过面向血管腔的受体（包括离子通道、整合素和G蛋白偶联受体）感知管壁面剪切应力。血管内皮生长因子（vascular endothelial growth factor，VEGF）和细胞黏附分子VCAM-1及ICAM-1被发现在血流紊乱和低壁面剪切应力的情况下上调，导致EC层出现间隙，并增加炎症细胞通过EC连接间隙与内皮细胞和血管平滑肌细胞的结合。值得注意的是，一些研究已经注意到人脐静脉内皮细胞（human umbilical vein endothelial cell，HUVEC）在基因的基线表达方面存在性别差异，包括受剪切应力调节的基因，以及对剪切应力的转录反应的大小和方向的差异。一些研究者也注意到了FMD的性别差异。这些对生物力学应激的不同反应是否会导致男性和女性之间动脉瘤发病率和破裂风险的差异仍有待研究。

4. 内皮功能障碍与血栓形成 几乎所有腹主动脉瘤普遍存在的一个特征是有一层较厚的腔内血栓（intraluminal thrombus，ILT），并伴有相邻内皮层的破坏。ILT虽然大小和形状各异，但存在于绝大多数腹主动脉瘤中。在腹主动脉瘤中观察到的ILT结构复杂，大量大小不一的小管从管腔内表面延伸至管腔外表面，细胞穿透可达管腔表面下1cm。红细胞、血小板、巨噬细胞和中性粒细胞都可以在富含细胞的血栓内找到。关于ILT在腹主动脉瘤发病机制中的作用，已经提出了相互矛盾的理论。一些学者认为，ILT加速了疾病的进展，而另一些学者则认为血栓减少了壁面剪切应力并降低了破裂的风险。总的来说，目前的证据表明，ILT在腹主动脉瘤进展中的主要作用是病理性的，而不是保护性的。多项研究表明，随着血栓体积和厚度的增加，动脉瘤的生长速度和破裂风险都会增加。血栓体内隔离的血小板、中性粒细胞和巨噬细胞被认为在靠近血管壁的地方创造了一个富含炎症细胞因子和蛋白水解酶的有害环境。腔内血栓引起的管壁缺氧被认为进一步导致管壁变弱和动脉瘤变性。ILT已被发现不仅与血管直径相关，还与MMP水平、弹性蛋白降解和平滑肌细胞凋亡相关。在腹主动脉瘤动物模型中，应用抗凝剂已被证明可减少瘤腔内血栓形成并减小腹主动脉瘤直径。然而，目前尚缺乏关于抗凝剂对人类腹主动脉瘤进展影响的研究。

动脉内皮为血栓形成提供表面，并调节血液流动性和血管稳态。在层流和高剪切应力条件下，健康的内皮细胞产生多种抗凝血并抗血小板物质（如组织因子途径抑制剂、凝血调节素、NO）。然而，在湍流、低剪切应力和内皮损伤的环境下，内皮表型发生变化。EC通过结合并激活血小板和白细胞、诱导组织因子、解偶联eNOS和释放血管性血友病因子（von willebrand factor，VWF）等作用，将其功能从抗血栓转变为促凝血。在大鼠异种移植腹主动脉瘤模型中，Franck等报道血管内灌注EC可阻止腹主动脉瘤的形成并稳定已形成的腹主动脉瘤。主动脉表现出再内皮化，腔内血栓消失，形成富含α-平滑肌肌动蛋白阳性细胞的厚内膜，MMP活性降低和巨噬细胞浸润减少。在机制方面，作者指出，移植的大鼠主动脉内皮细胞通过旁分泌驱动内皮稳定因子的上调和原生血管细胞的募集来发挥这些作用，而不是直接参与血管壁恢复。总的来说，内皮与腹主动脉瘤中ILT积累之间的直接关系仍未得到充分的定义，值得进一步研究。

5. 内皮细胞与动脉中膜的蛋白降解和氧化应激　动脉瘤病变处常见的病理改变为中膜弹性纤维断裂、胶原纤维降解、平滑肌细胞减少，动脉壁因变薄失去弹性而后不能耐受血流冲击血管壁向外膨出而形成动脉瘤。主动脉壁由内膜、中膜和外膜构成，中膜主要由大量胶原纤维、弹性纤维和平滑肌细胞构成。弹性蛋白、胶原蛋白及蛋白多糖、糖蛋白共同构成细胞外基质（extracellular matrix，ECM），动脉瘤的主动脉壁内ECM代谢平衡被破坏。ECM中弹性纤维和胶原纤维是决定主动脉壁机械强度的主要因素，其弹性主要取决于弹性纤维，而胶原纤维具有高度抗张能力，是决定动脉壁韧性的主要成分。动脉壁中弹性纤维和胶原纤维的降解是由于血管壁中平滑肌细胞、成纤维细胞及浸润的淋巴巨噬细胞分泌的蛋白酶造成的，主要是MMP。目前已知至少有23种MMP，其中参与腹主动脉瘤形成的主要是MMP-2和MMP-9。此外参与细胞外基质降解的蛋白酶还有半胱氨酸蛋白水解酶家族中的组织蛋白酶K、蛋白酶L、蛋白酶S，丝氨酸蛋白酶及纤溶酶等。研究发现，腹主动脉瘤的内皮细胞中多种组织蛋白酶表达水平升高。组织蛋白酶可由内皮细胞分泌，是另一种可以水解基质蛋白的酶类，可以破坏血管壁的弹性纤维和胶原纤维，参与腹主动脉瘤形成。动脉中膜和外膜的炎症反应和氧化应激与内皮细胞功能的改变有一定关系。内皮细胞ROS增加可以作用于平滑肌细胞，进而激活平滑肌中的氧化应激反应，其中亲环素A（cyclophilin A，Cyp A）可以作用于中间分子。Cyp A是一种氧化应激诱导的分泌因子，ROS可刺激Cyp A分泌，进一步加重动脉壁的氧化应激和炎性反应，Cyp A和血管紧张素Ⅱ（angiotensin Ⅱ，Ang Ⅱ）协同作用可以共同升高细胞内ROS水平。平滑肌细胞中Cyp A缺失后Ang Ⅱ刺激平滑肌细胞分泌炎性细胞因子如单核细胞趋化因子-1（MCP-1）、白细胞介素-6（IL-6）、趋化因子-5（CCL5），这些因子分泌被阻断，Cyp A缺失后巨噬细胞的分化和活性受到了影响从而抑制了腹主动脉瘤形成。内皮细胞也可分泌Cyp A，研究发现，Ang Ⅱ作用下内皮细胞和VSMC中ROS水平均升高，Cyp A分泌增加，但是特异性地敲除内皮细胞中的*CypA*基因后，Ang Ⅱ无法使VSMC中ROS水平升高，Ang Ⅱ刺激VSMC使其分泌炎症细胞因子MCP-1、IL-6的过程被阻断，趋化因子的分泌也被阻断。内皮细胞受到ROS刺激后通过分泌Cyp A增加VSMC中Erk1/2磷酸化水平，进而使平滑肌中ROS水平升高，而且内皮中的氧化应激的发生可以在平滑肌变化和炎症细胞浸润之前，内皮细胞中的改变可以影响VSMC分泌Cyp A，细胞外Cyp A会引起平滑肌细胞迁移增殖，内皮黏附分子表达水平升高，介导炎症细胞趋化作用。

6. 动脉瘤中的eNOS解偶联　腹主动脉瘤病变部位的动脉壁中膜和外膜中有炎症细胞的浸润及炎症介质表达水平升高，炎症反应在腹主动脉瘤形成过程中起着十分重要的作用。氧化应激可以促进炎症因子表达和炎症细胞浸润，而炎症反应产物能够进一步促进ROS的产生，炎症反应和氧化应激之间的相互促进作用加重了对动脉组织的损伤。氧化应激产物可以损伤动脉壁，参与腹主动脉瘤发生和发展等病理生理改变。氧化应激从多个途径破坏动脉组织从而促进腹主动脉瘤形成和发展。

eNOS是参与NO生成的关键酶。eNOS的正常功能需要酶及其辅助因子四氢生物蝶呤（BH4）的二聚化。在缺少BH4的情况下，eNOS变得“不耦合”，并产生与NO相反的超氧化物，从而导致内皮功能障碍。生物可利用性BH4水平由许多因素决定，包括GTP-环水解酶Ⅰ（GTPCH Ⅰ，BH4合成中的限速酶）的活性，BH4氧化为BH2后的损失，以及二氢叶酸还原酶（DHFR）从BH2再生BH4。在腹主动脉瘤的动物模型中，越来越多的证据表明，病理性eNOS解偶联有助于动脉瘤的生长。

血管紧张素Ⅱ（Ang Ⅱ）灌注模型是应用最广泛的腹主动脉瘤小鼠模型之一。在该模型中，Ang Ⅱ通过渗透泵皮下注入$ApoE^{-/-}$小鼠，通常为28天。该模型很好地诠释了人类腹主动脉瘤的某些特征，包括高血脂和高血压的存在，以及男性较高的发病率。在Ang Ⅱ模型中，腹主动脉瘤最常见于肾下腹主动脉，且主动脉夹层的形成常先于扩张。Gao等利用该模型发现Ang Ⅱ处理后的内膜eNOS和DHFR表达水平降低。通过评估，eNOS解偶联活性在基线时最低，但在Ang Ⅱ输注时显著增加。在培养的牛主动脉内皮细胞中，通过RNA干扰沉默DHFR可降低内皮细胞的BH4和NO生物利用度。当输注Ang Ⅱ时，DHFR缺陷小鼠形成腹主动脉瘤。DHFR缺陷动脉瘤易发小鼠也被发现具有较高的eNOS解偶联活性，不利于血管重塑，并且会导致炎症加重。在eNOS预解偶联的高苯丙氨酸血症-1小鼠（缺乏GTPCH Ⅰ）中，Gao等证明，注射Ang Ⅱ 14天导致79%的腹主动脉瘤发生率和14%的破裂率，而注射Ang Ⅱ的野生型小鼠没有死亡或发生腹主动脉瘤。尾静脉注射DHFR表达载体和脂基试剂可减弱eNOS解偶联并防止腹主动脉瘤的形成。据报道，叶酸可增加DHFR功能并偶联eNOS，从而减弱Ang Ⅱ注入的ApoE缺陷小鼠的腹主动脉瘤发展，用一种NO合酶抑制剂预处理C57BL/6小鼠后输注Ang Ⅱ和β-氨基丙腈（BAPN）可增加主动脉夹层和动脉瘤破裂。这些研究表明，eNOS解偶联可能与腹主动脉瘤的进展有关。

7. 内皮细胞自噬与动脉瘤形成 内皮细胞自噬的作用逐渐引起人们的重视。据报道75%的腹主动脉瘤存在瘤腔内血栓形成。内皮损伤、血流动力学改变、血小板聚集和凝血拮抗剂释放受损是导致腔内血栓形成和发展的一些因素。瘤腔内血栓对主动脉壁产生不利影响，因为它限制了瘤腔内供氧至主动脉壁，导致组织缺氧。局部缺氧可诱导新生血管形成，并伴有炎症细胞浸润。但目前尚不清楚内皮细胞自噬介导的血栓形成是否为导致腹主动脉瘤发生的一个因素。Ramadan等利用内皮性ATG7缺陷小鼠及其WT小鼠对照，阐明了内皮细胞自噬在血栓形成中的作用。初步结果显示，与WT小鼠相比，ATG7缺陷小鼠颈动脉和肠系膜动脉闭塞的时间显著延长，内皮性ATG7缺陷小鼠的血栓更小。总的来说，初步数据表明内皮细胞自噬促进血栓形成。

众所周知，低密度脂蛋白（LDL）在动脉粥样硬化中起着核心作用。同样，高水平的血清LDL胆固醇和LDL受体蛋白遗传变异也与腹主动脉瘤相关。在实验研究中，高血脂的Ang Ⅱ输注LDL受体缺陷小鼠造成标准的动脉瘤模型。最近，Torisu等的研究表明，内皮细胞自噬对于自噬机制（即噬脂）对脂质的特异性降解至关重要。研究表明，在HUVEC细胞中，天然和氧化LDL都能刺激自噬体的形成。此外，在自噬体中发现了过量的天然LDL，这表明它们被自噬液泡摄取。与对照细胞相比，siRNA或shRNA介导的ATG7抑制在HUVEC细胞中导致LDL在细胞内积聚，这表明自噬损伤阻碍了脂质降解，导致其在细胞内积聚。与体外证据一致，该作者的体内实验证明，在内皮型ATG7缺陷小鼠中，荧光标记的氧化低密度脂蛋白（oxidized-low density lipoprotein，ox-LDL）保留在视网膜色素上皮和脉络膜内皮中比WT对照组更持久。鉴于LDL与腹主动脉瘤发病机制有关，内皮细胞脂吞噬缺陷在腹主动脉瘤发病中的作用值得进一步研究。

老化是腹主动脉瘤发展的主要风险因素。晚期衰老以动脉内皮功能障碍为特征，动脉内皮依赖性血管舒张（endothelium dependent vasodilation，EDD）明显减少。越来越多的证据表明，与年龄相关的内皮功能障碍的机制是自噬损伤。研究表明，老年人和EDD降低的小鼠的动脉表现出自噬损伤。给老年小鼠服用药理自噬激活剂海藻糖可恢复EDD。海藻糖介导的恢复作用被认为是由于增强了NO生物利用度，并降低了氧化应激和促炎细胞因子的表达。这些结果表明，完整的内皮细胞自噬在清除损伤物质中的重要性，否则会导致ROS过量产生，从而引起炎症。此外，减少ROS可以阻止活性氮（reactive nitrogen species，RNS）的形成，最终提高NO的生物利用度。类似地，在另一项研究中，给衰老小鼠注射自噬激活剂亚精胺可恢复EDD。亚精胺介导的自噬激活通过组蛋白3乙酰化的减少，从而增强ATG3蛋白的表达。亚精胺介导的内皮功能恢复归因于更高的NO生物利用度，与硝基酪氨酸（氧化蛋白损伤标志物）和超氧化物生成的减少相关。总的来说，这些发现支持完整的自噬在动脉老化中的保护作用。虽然衰老是腹主动脉瘤的高危因素，但仍不清楚老年腹主动脉瘤患者中内皮特异性自噬是否受损。如果是这样，基于自噬的相关治疗有望成为预防与年龄相关的腹主动脉瘤疾病的一个方向。

8. 内皮细胞在动脉瘤中的异质性 scRNA-seq通过生成单个细胞的转录组谱，成为解码复杂组织中细胞和分子信息的可靠方法。多个研究小组应用该方法研究主动脉瘤组织的分子特征。EC作为覆盖在主动脉内的单层细胞，与平滑肌细胞和成纤维细胞相比，数量较少。Yang等对暴露于$CaCl_2$的腹主动脉瘤模型的小鼠主动脉组织进行了scRNA-seq检测，主动脉在腹主动脉瘤诱导后4天采集，该数据集共包含3896个细胞，其中2537个来自对照组，1359个来自腹主动脉瘤组。对照组中有77个EC（3%），腹主动脉瘤组中有60个EC（4.1%），进一步鉴定两个EC亚群，对照组EC1和EC2分别为61%和39%，腹主动脉瘤组EC1和EC2分别为78%和22%。Zhao等利用外周弹性酶模型分析动脉瘤组织，7天或14天或热灭活弹性蛋白酶暴露后14天收集主动脉，在该数据集中还鉴定出了两个EC亚群体，具有相似的富集基因。对Ang Ⅱ注射处理的ApoE缺陷小鼠和人类腹主动脉瘤样本的scRNA-seq数据的进一步分析证实了这两种EC功能状态的存在，表明这两种EC亚群在人类腹主动脉瘤和小鼠腹主动脉瘤模型中普遍存在。进一步在小鼠和人类腹主动脉瘤样本中进行验证是必要的，以及两个EC亚群促进腹主动脉瘤进展的原因是值得深入分析的。

9. 结论 目前除了开放手术或介入方法外，还没有其他治疗方法可以阻止主动脉瘤的进展并降低破裂的风险。虽然局部炎症、基质降解和平滑肌细胞死亡的作用已经在腹主动脉瘤的背景下进行了研究，但对内皮功能障碍可能发挥作用的关注有限。目前的研究表明，功能失调的EC驱动动脉瘤形成的机制是复杂的，从NO生成减少/eNOS解偶联到动脉瘤易发区域的病理生物力学应激环境下导致EC亚群分布不同的促血栓、促炎症状态的表型转换等。目前，使用药物治疗腹主动脉瘤的研究显示，一些药物对内皮细胞也具有一定的保护作用，包括抗氧化剂、羟甲基戊二酰-辅酶A还原酶抑制剂（即他汀类药物）、β受体阻滞剂、RAS抑制剂、血管紧张素转换酶抑制剂和AT1受体抑制剂等。这些药物对于血管内皮功能改善有一定的作用，但是没有哪种药物在临床试验中对动脉瘤治疗有确切统一的效果。因此，探究新的安全有效的药物作为外科治疗的补充、延缓瘤体增长速度、降低瘤体破裂风险，有着非常重要的意义。

（胡新华）

（七）代谢紊乱与动脉瘤形成

代谢综合征，是指人体的蛋白质、脂肪、碳水化合物等物质发生代谢紊乱，在临床上出现一系列综合征。代谢综合征可导致心血管疾病的风险增加已被多项研究证实。2006年，美国心脏协会和美国糖尿病学会的一份联合科学声明正式使用“心脏代谢风险”，如葡萄糖代谢受损、血脂异常和高血压可相互影响，特别是腹型肥胖患者代谢风险很高。在分子水平上，促炎因子、尿酸和同型半胱氨酸等水平升高，造成内环境失调导致动脉粥样硬化。本部分针对目前关于腹主动脉瘤及相关代谢指标做简要介绍。

1. 糖尿病与腹主动脉瘤 糖尿病能够引起人体血管的器质性和功能性改变，如冠心病、糖尿病足、糖尿病肾病等并发症，过去认为糖尿病可以促进腹主动脉瘤的进展，但是Lederle等在1997年的研究发现，糖尿病与腹主动脉瘤患病率呈负相关，随后的研究也表明糖尿病患者肾下腹主动脉直径比非糖尿病患者小，非糖尿病患者空腹血糖与主动脉直径呈负相关。同时一项瑞典的全国队列研究表明，患糖尿病的腹主动脉瘤患者术后病死率及心血管并发症发生率较低。中国医科大学附属第一医院血管外科也进行过相关研究，研究纳入601例腹主动脉瘤患者，结果提示腹主动脉瘤的直径与空腹血糖呈负相关，同时糖尿病组腹主动脉瘤患者横径小于非糖尿病组患者。鉴于糖尿病疾病的复杂性，其对于腹主动脉瘤的影响机制目前仍不是十分清楚，可能的作用机制：①高血糖对MMP有抑制作用，减少后者对细胞外基质的破坏，延缓腹主动脉瘤的发生；②调控免疫微环境抑制腹主动脉瘤的炎症反应；③改变腹主动脉瘤腔内血栓的结构，增加密度减少内部孔隙从而限制腹主动脉瘤的扩张速度；④目前也有研究表明糖尿病治疗药物二甲双胍通过多维调控作用抑制腹主动脉瘤的发展。

2. 高同型半胱氨酸血症与腹主动脉瘤 高同型半胱氨酸血症是由于甲硫氨酸代谢障碍，使血浆中总同型半胱氨酸浓度升高而引起，临床上一般将血浆总同型半胱氨酸浓度＞15μmol/L定义为高同型半胱氨酸血症。2000年，Brunelli等通过病例对照研究提出高同型半胱氨酸血症与腹主动脉瘤有关，并发现高同型半胱氨酸血症人群中腹主动脉瘤发病率高于对照组。此后有学者针对高同型半胱氨酸血症与腹主动脉瘤的发生发展（腹主动脉直径的扩张）进行了研究，从不同方面说明高同型半胱氨酸血症与腹主动脉瘤具有相关性。其可能的机制：高同型半胱氨酸血症通过损伤血管内皮促进动脉粥样硬化、促进成骨细胞分化进而加速动脉钙化、参与细胞外基质重塑导致弹性蛋白酶降解，从而诱导腹主动脉瘤发生及进展。

3. 血脂异常与腹主动脉瘤 目前关于血脂和腹主动脉瘤的关系已有相关研究。Wanhainen等研究表明，三酰甘油与腹主动脉瘤发生呈正相关，其他研究同样表明胆固醇与腹主动脉瘤存在正相关。一项荟萃研究表明，腹主动脉瘤患者的外周循环中脂蛋白高于非腹主动脉瘤患者，脂蛋白可能是腹主动脉瘤发生危险因素，可作为腹主动脉瘤的潜在诊断标志物之一。动脉硬化作为腹主动脉瘤的常见原因，其中脂质代谢异常是动脉粥样硬化发生最重要的危险因素之一。病理组织研究表明，主动脉壁增厚与内膜层纤维组织胆固醇结晶沉积有关，同时伴随腹主动脉瘤组织中胆固醇外流途径受损。但具体机制尚未完全揭示，一方面，部分脂蛋白本身诱发炎症反应，炎症反应介导内皮损伤促进动脉硬化；另一方面，炎症也会诱导代谢紊乱，形成级联反应影响动脉的管壁变性、弹性纤维断裂，最终形成动脉瘤。

4. 其他代谢物与腹主动脉瘤 近年来，在心血管研究中代谢组学的研究日益增多，目前一些学者也对腹主动脉瘤进行了报道。代谢组学研究提供了潜在的诊断、预后生物标志物等，但由于目前研究相对较少，仍需要更大规模的验证进行校正以得出确凿的结论。

（辛世杰　段力仁）

（八）氧化损伤与动脉瘤形成

既往研究显示，人体正常代谢、炎症反应和机体抗氧化能力下降时会产生ROS和RNS，导致局部炎症反应增强与组织细胞损伤，这一过程称为氧化应激。当自由基的产生过度或清除减少时，会导致如心血管疾病、动脉粥样硬化、高血压等诸多慢性病。氧化应激是炎症反应病理过程中的一个重要组成部分，内皮功能障碍、免疫细胞浸润血管壁、平滑肌细胞（SMC）的增殖和迁移都伴随着ROS、RNS的产生与氧化损伤过程。

普遍研究认为，炎症反应在腹主动脉瘤形成过程中起着关键作用，氧化应激过程在炎症反应中不可避免地增加，进而触发更多的免疫反应与炎症细胞浸润，可见氧化应激与炎症反应是互为因果、相互诱导和相互促进的。人体正常代谢过程也会产生ROS，但健康人未患氧化应激相关疾病的原因在于ROS的产生与代谢过程存在着动态平衡，这一平衡的维持不仅依赖于烟酰胺腺嘌呤二核苷酸磷酸氧化酶（nicotinamide adenine dinucleotide phosphate-oxidase）活性，也依靠细胞自身产生的内源性细胞抗氧化剂和抗氧化酶。一旦这一平衡被打破，会导致过氧化物的产生与DNA损伤进而诱导细胞死亡。

在腹主动脉瘤患者中发现存在氧化应激的证据最早可追溯至1987年，Dubik等首次报道了对比粥样硬化闭塞患者的组织，腹主动脉瘤患者组织样本中，维生素C、铜、锌超氧化物歧化酶（superoxide dismutase，SOD）活性水平降低。1999年，该研究团队还发现，与未病变的主动脉相比，腹主动脉瘤和动脉粥样硬化闭塞患者组织中的SOD、谷胱甘肽过氧化物酶与谷胱甘肽还原酶活性降低，而脂质过氧化产物水平升高。2003年前的研究虽有间接证据支持在腹主动脉瘤中存在诱导型一氧化氮合酶（inducible NO synthase，iNOS），并提示腹主动脉瘤患者瘤壁组织中氧化损伤增加，但没有明确研究证实这一发现，直到中国医科大学附属第一医院血管外科张健教授与海德堡大学研究团队首次证明，腹主动脉瘤患者的中膜与外膜中均存在iNOS，而正常人主动脉壁中几乎不存在iNOS，这种酶促进过氧亚硝酸盐的形成，并进一步促进腹主动脉瘤的组织氧化与细胞损伤，这为进一步证明氧化损伤参与腹主动脉瘤的形成过程提供了强有力的证据。iNOS主要由淋巴细胞、巨噬细胞和SMC表达，腹主动脉瘤患者组织中，亚硝酸盐水平显著升高，这一过程会导致弹性蛋白酶降解增加。随后胡新华教授率先在腹主动脉瘤瘤壁组织中观察到缺氧诱导因子1α高表达，并发现缺氧诱导因子1α主要分布在腹主动脉瘤中层血管平滑肌细胞及外膜处，研究提示该因子在腹主动脉瘤发病过程中起到了重要的作用。同年Fausta等发现与年龄和性别匹配的对照组相比，动脉粥样硬化患者的血浆维生素E水平降低，Sakalihasan等的研究显示腹主动脉瘤患者维生素E水平降低，这些研究均暗示了患者氧化应激状态的增加。此外，大量研究表明，腹主动脉瘤患者主动脉组织中ROS与RNS的表达水平均显著升高，提示腹主动脉瘤患者存在氧化损伤。

研究表明，腹主动脉瘤中的局部环境可能十分有利于氧化应激的进展，同时氧化应激也加重了炎症反应过程。腹主动脉瘤中ROS主要来源于SMC、内皮细胞、成纤维细胞与浸润性炎症细胞。氧化应激的发生可能经历了如下病理过程：①腹主动脉瘤患者主动脉病变组织中，以巨噬细胞为主的炎症细胞浸润，会产生大量O_2^-与H_2O_2，在炎症细胞膜结合NADPH氧化酶作用下转化为次氯酸（HOCl），HOCl可与LDL中的载脂蛋白发生反应，引起脂质过氧化而造成组织损伤。②这一过程同时促进SMC、内皮细胞与成纤维细胞产生ROS。③炎症组织中的巨噬细胞及SMC释放促炎因子，导致更多炎症细胞聚集，同时病变组织的细胞NADPH氧化酶活性上调进一步诱导ROS产生。④浸润性炎症细胞与病变部位主动脉组织细胞产生的ROS激活MMP并抑制纤溶酶原激活抑制物-1，进而促进动脉壁中胶原纤维的降解。⑤ROS进一步诱导SMC凋亡。总的来说，腹主动脉瘤的形成过程伴随着NADPH氧化酶活性增强与ROS增多（如超氧化物与H_2O_2），ROS会激活MMP并促进SMC的凋亡与细胞外基质重塑。一些研究表明，ROS也参与了肿瘤坏死因子信号通路的传导，其表达水平也受到了氧化还原的调节。除此之外，脂氧合酶（又称脂质氧化酶）也能够通过多种机制直接产生ROS，或增强白细胞产生ROS的作用，虽然脂氧合酶在动脉粥样硬化发病机制中的作用已经较为明确，但其在腹主动脉瘤发病机制中的作用人们还知之甚少。除了脂氧合酶外，环氧合酶（cyclooxygenase，COX）和细胞色素p450介导的脂肪酸代谢也可能产生ROS。既往大量研究表明，COX可能参与了腹主动脉瘤的形成，COX-2的表达及其代谢物前列腺素在人腹主动脉瘤中表达均上调。此外，抑制COX的表达可以减缓腹主动脉瘤的进展。但由于COX及其代谢产物可以通过除ROS产生以外的多种机制参与腹主动脉瘤的形成，因此并不能说明其是氧化损伤的主要途径。

发生于内皮细胞中的ROS增加，也可以作用于平滑肌细胞，并激活平滑肌中的氧化应激反应，这一过程中Cyp A起到了关键作用。Cyp A是一种氧化应激诱导的分泌因子，ROS可刺激Cyp A分泌，进一步加重动脉壁的氧化损伤与炎症反应，Cyp A还可以与Ang Ⅱ协同作用共同升高细胞内ROS水平。除此之外，内皮细胞也可分泌Cyp A，研究还发现，在Ang Ⅱ作用下血管内皮细胞和SMC中ROS水平均升高，Cyp A分泌增加，但是特异性地敲除内皮细胞中的*CypA*基因后，Ang Ⅱ无法使SMC中ROS水平升高。

氧化应激过程也伴随着NO的过量产生。NO本是由内皮细胞产生用于调节生理性血管舒张的重要因子，但过量的NO会与体内金属离子形成金属亚硝基复合物，并与O_2或O_2^-形成RNS，这一过程同样会激活MMP并进一步诱导SMC凋亡，其中内皮型一氧化氮合酶（endothelial nitric oxide synthase，eNOS）是参与NO生成的关键酶，尽管髓系细胞和SMC含有iNOS，但eNOS是在内皮细胞中组成与表达的。当eNOS与其辅助因子分离时，可以产生大量的O_2^-。O_2^-与NO反应会产生过氧亚硝酸盐，其氧化性比单独O_2^-或NO更强，并使蛋白质硝化进而导致血管保护酶如谷胱甘肽转移酶、铜蓝蛋白、超氧化物歧化酶的失活。eNOS的正常功能需要酶及其辅助因子四氢生物蝶呤（BH4）的参与，在缺少BH4的情况下，会产生与NO相反的超氧化物，从而导致内皮功能障碍。BH4水平由诸多因素决定，包括GTP-环水解酶Ⅰ的活性，BH4氧化为BH2后的损失，以及二氢叶酸还原酶从BH2再生成BH4。在腹主动脉瘤的动物模型中的相关研究表明，eNOS参与了腹主动脉瘤的疾病进展。

氧化应激同样也存在于颅内动脉瘤（cerebral aneurysms，CA）的形成过程中。氧化应激过程通过上调细胞趋化因子，促进炎症细胞的聚集与浸润，可直接损伤颅内血管的内皮细胞，促使平滑肌细胞表型转化最终导致凋亡的发生。CA中ROS主要来源于颅内动脉的内皮细胞、SMC与外膜细胞，一些细胞因子、生长因子与机械应力等因素可以促使上述细胞NADPH氧化酶活性增强，并进一步导致ROS与RNS增多。与腹主动脉瘤的氧化应激过程类似，氧化自由基在这一过程中会激活MMP导致颅内血管的重塑与破裂。氧化自由基同样会介导脂质过氧化，促进动脉粥样硬化的进展，这也加速了颅内血管发生血流动力学改变进而导致CA发生。需要注意的是，多数研究认为CA的形成起始于血流动力学因素导致的内皮功能障碍，在CA形成的早期阶段，内皮细胞经历了包括趋化因子表达、黏附因子上调及紧密连接蛋白下调等一系列的炎症变化，其结果是巨噬细胞的募集，并引起后续的氧化自由基增加与组织损伤。在CA的研究中发现，吸烟是CA形成和破裂的首要危险因素，烟雾是血管中氧化自由基的主要来源，可导致NADPH氧化酶的激活和O_2^{-}与H_2O_2的增加。吸烟所致的氧化应激可能是CA病理过程的一个重要组成部分，但饮酒与高血压等因素是否与氧化应激导致CA的发生有关还有待更多研究证实。

至今为止，针对无论是腹主动脉瘤还是CA的抗氧化应激治疗均未得到验证。虽然有研究报道，相比于冠心病，腹主动脉瘤患者的血浆维生素E水平大幅度降低，提示相比于动脉粥样硬化但并未成瘤的主动脉，腹主动脉瘤的氧化应激程度要大得多，但至今为止采用维生素E与维生素C的抗氧化疗法的相关研究一直存在局限性，其效果也尚未被证明对预防和治疗腹主动脉瘤有效。但同样也不能排除其对腹主动脉瘤治疗的益处。另一研究表明，大量吸烟可使血液中低密度脂蛋白易于氧化，并导致血液中一氧化碳浓度升高，这一过程伴随着ROS的产生与白细胞黏附增加，从而造成血管内皮缺氧性损伤与氧化应激过程加重，因此从理论上来讲，吸烟的腹主动脉瘤患者，尽早戒烟可能会减缓因氧化应激引起的腹主动脉瘤疾病的进展。另有报道称绿茶、植物蛋白、蔬菜、水果等含有抗氧化剂，这些物质的摄入可减少CA的发病与破裂风险，但具体机制与治疗效果还有待进一步研究。虽然可能有多种酶促反应参与了腹主动脉瘤与CA的氧化应激调节过程，但NADPH氧化酶却发挥着至关重要的作用，因此其也可能成为氧化应激治疗的新靶点。

（张　健　张珈玮）

（九）腹主动脉瘤实验动物模型

前文已经表明腹主动脉瘤发病机制复杂，因此动物模型的建立对于腹主动脉瘤发病机制的揭示、早期的诊治研究具有重要意义。目前动物模型无法与人类腹主动脉瘤完全一致。与人类腹主动脉瘤相比，常用和新型模型及其相关特征如表3-1所示。一般来说，动物模型构建分为化学（物理）诱导方法、外科手术方法及基因模型。

表3-1　常用和新型啮齿动物腹主动脉瘤模型与人类相关的特点

模型	主动脉扩张严重程度	主动脉破裂	进展性扩张	腹主动脉瘤风险因素				组织学和影像学特征	最长研究时间（周）
				高龄	男性	吸烟	血脂异常		
血管紧张素Ⅱ皮下注射	主动脉壁扩张而非透壁扩张	是	是	是	否	是	是	主动脉壁夹层和血肿、炎症、血管生成和蛋白水解	12
弹性蛋白酶血管内灌注	中度	否	局限的	—	是	是	否	跨壁炎症，弹性纤维破坏和血管生成	8
氯化钙或磷酸盐血管外敷	轻度	否	否	否	—	—	是	主动脉钙化、炎症、血管生成和蛋白水解	6
异种移植	重度	是	是	—	—	—	—	通透性炎症，腔内血栓形成和弹性纤维破坏	4
弹性蛋白酶血管外敷	中度	否	否	否	否	—	—	外膜炎症和轻度弹性纤维变薄及炎症	14
弹性蛋白酶血管外敷＋BAPN喂养	重度	是	是	否	—	—	—	腔内血栓形成，内侧弹性蛋白碎裂，内侧变薄，T细胞内流至主动脉和MMP释放	14
弹性蛋白酶血管外敷＋TGF-β阻断抗体	重度	是	是	—	—	—	否	腔内血栓形成，内侧弹性蛋白碎裂，血管生成，白细胞和MMP释放	2

—. 未报道。

1. 化学（物理）诱导方法

（1）化学诱导方法

1）血管紧张素Ⅱ皮下注射：诱导小鼠腹主动脉瘤的主要方法。该模型的优点包括易于操作，再现了人类腹主动脉瘤的一些重要特征，包括主动脉破裂和明显的炎症，以及人类腹主动脉瘤的重要危险因素（包括男性和吸烟）促进了腹主动脉瘤的形成。持续性血管紧张素Ⅱ输注泵的应用使研究人员能够长时间研究腹主动脉瘤的生长情况，这是评估潜在疗法效果的一个重要因素。血管紧张素Ⅱ模型的一个重要局限性是该模型会产生主动脉夹层和壁内血肿，这也导致了关于该模型与人类腹主动脉瘤相关性的争议。

2）弹性蛋白酶灌注：最常用的腹主动脉瘤模型是将弹性蛋白酶注入肾下腹主动脉。该模型在技术上比血管紧张素Ⅱ模型更具挑战性。需要剥离肾下腹主动脉，暂时结扎腰动脉、近肾主动脉和主动脉分叉，在肾下腹主动脉上开一个孔，插入导管注入弹性蛋白酶，然后缝合主动脉。与血管紧张素Ⅱ模型相比，该模型的一个明显优势是，动脉瘤的形成仅限于注入弹性蛋白酶的部分，通常是肾下主动脉。尽管在一些研究中，注入区域被扩大到肾上主动脉和髂动脉，但这在腹主动脉瘤患者中也是常见的受累部位。此外，与血管紧张素Ⅱ模型不同，该模型导致了整个主动脉壁的扩张。该模型也有一些局限性，包括创建的技术难度和主动脉急性损伤的性质，根据报道诱导后的主动脉扩张仅持续最长8周（表3-1），这意味着该模型在检验药物对已建立的腹主动脉瘤的长期作用方面的潜力有限。

3）氯化钙或磷酸钙的应用：常用的啮齿动物模型是使用氯化钙或相关的复方磷酸钙。在这一模型中，诱导剂被局部应用于肾下腹主动脉。与前两种模型相比，该模型技术难度中等，但诱发的主动脉扩张程度相对较轻。该模型也涉及急性损伤，与弹性蛋白酶模型一样，研究潜在治疗药物远期效应的能力有限，且腹主动脉瘤增长受限。

4）新型模型：上面讨论的腹主动脉瘤模型的一个尚未达成一致和未解决的问题是应该如何诊断和定义腹主动脉瘤。评估方法多种多样，从使用超声检查、基于MRI或CT成像的定义，到基于对采集主动脉图片的分析或主动脉切片组织学检查的严重程度等级。已经报道了许多新的啮齿动物模型，它们结合了上述传统模型的特征，旨在对其进行改进以更好地模拟人类腹主动脉瘤。

其中一个模型特别令人感兴趣，该方法在初始诱导后长达14周的肾下主动脉逐渐扩张。腹主动脉瘤的诱导包括将高剂量的弹性蛋白酶局部应用到小鼠的肾下主动脉，并每天在它们的饮用水中添加0.2%的3-氨基丙腈富马酸盐（BAPN）。BAPN是一种赖氨酰氧化酶抑制剂，在弹性蛋白和胶原蛋白的交联中起到关键作用，从而维持弹性层状结构。该模型具有人类腹主动脉瘤的许多特征，包括腔内血栓形成、弹性蛋白碎裂、一系列炎症细胞流入主动脉和主动脉破裂。

2017年报道的另一种新型模型也是使用弹性蛋白酶在腹主动脉上的局部应用，同时全身性阻断转化生长因子β。该模型具有腔内血栓形成、显著的透壁主动脉扩张和主动脉破裂。但这种模型会迅速导致非常严重的腹主动脉瘤，在诱导后2周内主动脉破裂率约为50%。这种快速进展的动物模型限制了对潜在治疗剂进行长期研究的潜力。

（2）物理诱导方法

1）移植瘤模型：除了这些主要模型外，一些少见的模型，如异种移植模型（法国研究团队已报道）。异种移植模型包括将豚鼠脱细胞主动脉手术植入大鼠。与上述模型不同，腔内血栓形成是大多数人类腹主动脉瘤的特征，也是该模型的一个重要特征。通过预先注射异种移植物的细胞外成分来提高大鼠对异种移植物的免疫反应。最终的模型显示80%的大鼠主动脉破裂。同时这个模型在技术上具有挑战性，并且还没有被用来研究潜在疗法对腹主动脉瘤生长或破裂的长期影响。

2）低灌注模型：该模型通过充分游离肾下腹主动脉，阻断周围血管组织的血流，同时在腹主动脉内插管并结扎导管，阻断近端血流造成腹主动脉外膜缺氧，随后炎症细胞在局部浸润释放MMP，促进瘤体形成；另外，低氧环境能够在腔内引起血栓形成，同时加重炎症细胞浸润，进一步诱导血管扩张甚至破裂。这个模型操作复杂，同时不足之处在于缺乏动脉粥样硬化。

2. 外科手术方法

学术界已经报道了许多大型动物模型，因为大型动物血管直径较大，耐受能力较强，这些模型主要用于研究腹主动脉瘤手术治疗的效果，而不是发病机制。例如，进行移植物构建模型，移植物包括生物移植物和人工材料移植物；补片模型，在腹主动脉取一切口，用相对薄弱的补片（如静脉、肠管等）进行修复，术后引起动脉瘤；改变血流动力学构建模型，但单纯改变血流动力学构建模型成瘤率较低。

3. 基因模型

基因模型成瘤主要通过转基因和基因敲除诱导血管壁炎症、动脉硬化等改变，降解细胞外基质形成动脉瘤。目前主要有经典的载脂蛋白E、低密度脂蛋白受体等基因敲除鼠联合化学法如Ang Ⅱ灌注提高成瘤率。另有文献报道如二氢叶酸还原酶等基因敲除鼠构建腹主动脉瘤模型用于机制研究。关于动物基因模型仍需要进一步深入研究。

综上所述，现有的动物模型没有一种能概括人类腹主动脉瘤的所有特征，但它们为探索致病机制和测试潜在治疗方法都提供了重要的研究途径。

（段力仁　姜　波）

参考文献

段志泉，辛世杰，2006. 动脉瘤. 北京：科学出版社.

范军，柏树令，曹德寿，等，2005. 升主动脉缩窄术后大鼠动脉瘤形态学研究. 解剖学报，(4)：442-446.

韩启德，文允镒，1997. 血管生物学. 北京：北京医科大学中国协和医科大学联合出版社.

胡新华，杨军，刘程伟，等，2004. 缺氧诱导因子-1α及其相关基因在腹主动脉瘤中的表达及意义. 中华外科杂志，(24)：45-48.

胡野，凌志强，2002. 细胞凋亡的分子医学. 北京：军事医学科学出版社.

彭黎明，王曾礼，2000. 细胞凋亡的基础与临床. 北京：人民卫生出版社.

孙静媛，高凌，2017. 内皮细胞与腹主动脉瘤发病机制的研究进展. 疑难病杂志，16(11)：1171-1174.

汤健，周爱儒，1990. 原癌基因与心血管疾病. 生理科学进展，21(2)：119-129.

汤健，周爱儒，陈保生，等，1999. 心血管分子生物学. 北京：北京大学医学出版社.

唐为安，徐兴祥，杨俊俊，2017. 血管平滑肌细胞表型转化标记物研究进展. 国际呼吸杂志，37(21)：1676-1680.

吴孟然，胡新华，蒋珊珊，等，2018. 2型糖尿病与腹主动脉瘤的关系. 中国现代普通外科进展，21(5)：352-354.

Adachi K，Kudo M，Chen MN，et al，1993. Cerebral aneurysm associated with multiple endocrine neoplasia，type 1-case report. Neurol Med Chir，33(5)：309-311.

Alsiraj Y，Thatcher SE，Charnigo R，et al，2017. Female mice with an XY sex chromosome complement develop severe angiotensin Ⅱ-induced abdominal aortic aneurysms. Circulation，135(4)：379-391.

An Z，Qiao F，Lu Q，et al，2017. Interleukin-6 downregulated vascular smooth muscle cell contractile proteins via ATG4B-mediated autophagy in thoracic aortic dissection. Heart Vessels，32(12)：1523-1535.

Arzani A，Shadden SC，2016. Characterizations and correlations of wall shear stress in aneurysmal flow. J Biomech Eng，138(1)：0145031-01450310.

Aune D，Schlesinger S，Norat T，et al，2018. Tobacco smoking and the risk of abdominal aortic aneurysm：a systematic review and meta-analysis of prospective studies. Sci Rep，8(1)：14786.

Banskota NK，Taub R，Zellner K，et al，1989. Characterization of induction of c-myc gene and cellular growth in human vascular smooth muscle cell by insulin and IGF-1. Diabetes，38(1)：123-129.

Borges LF，Blini JPF，Dias RR，et al，2014. Why do aortas cleave or dilate? clues from an electronic scanning microscopy study in human ascending aortas. J Vasc Res，51(1)：50-57.

Boyd AJ，2021. Intraluminal thrombus：innocent bystander or factor in abdominal aortic aneurysm pathogenesis? JVS Vasc Sci，2：159-169.

Boyd AJ，Kuhn DC，Lozowy RJ，et al，2016. Low wall shear stress predominates at sites of abdominal aortic aneurysm rupture. J Vasc Surg，63(6)：1613-1619.

Boytard L，Hadi T，Silvestro M，et al，2020. Lung-derived HMGB1 is detrimental for vascular remodeling of metabolically imbalanced arterial macrophages. Nat Commun，11(1)：4311.

Buijs RVC，Willems TP，Tio RA，et al，2013. Calcification as a risk factor for rupture of abdominal aortic aneurysm. Eur J Vasc Endovasc Surg，46(5)：542-548.

Burton C，Velasco F，Dorman J，1968. Traumatic aneurysm of a peripheral cerebral artery. Review and case report. J Neurosurg，28(5)：468-474.

Busch A，2016. Extra- and intraluminal elastase induce morphologically distinct abdominal aortic aneurysms in mice and thus represent specific subtypes of human disease. J Vasc Res，53(1-2)：49-57.

Busch A, Chernogubova E, Jin H, et al, 2018. Four surgical modifications to the classic elastase perfusion aneurysm model enable haemodynamic alterations and extended elastase perfusion. Eur J Vasc Endovasc Surg, 56(1): 102-109.

Caesar R, Fåk F, Bäckhed F, 2010. Effects of gut microbiota on obesity and atherosclerosis via modulation of inflammation and lipid metabolism. J Intern Med, 268(4): 320-328.

Campbell GR, Uehara Y, Mark G, et al, 1971. Fine structure of smooth muscle cells growth in tissue culture. J Cell Biol, 49(1): 21-34.

Chalouhi N, Chitale R, Jabbour P, et al, 2011. The case for family screening for intracranial aneurysms. Neurosurg Focus, 31(6): E8.

Chen PY, Qin L, Li G, et al, 2020. Smooth muscle cell reprogramming in aortic aneurysms. Cell Stem Cell, 26(4): 542-557.

Chirillo F, Marchiori MC, Andriolo L, et al, 1990. Outcome of 290 patients with aortic dissection: a 12-year multicentre experience. Eur Heart J, 11(4): 311-319.

Cikach FS, Koch CD, Mead TJ, et al, 2018. Massive aggrecan and versican accumulation in thoracic aortic aneurysm and dissection. JCI Insight, 3(5): e97167.

Coca A, Mulet J, Garcia San Miguel J, 1982. Atherosclerotic aneurysm of the abdominal aorta infected by Salmonella. Report of one case and review of the literature(author's transl). Med Clin(Barc), 79(3): 141-145.

Cohen PR, Schneiderman P, 1989. Clinical manifestations of Marfan syndrome. Int J Dermatol, 28(5): 291-299.

Coscas R, Dupont S, Mussot S, et al, 2018. Exploring antibody-dependent adaptive immunity against aortic extracellular matrix components in experimental aortic aneurysms. J Vasc Surg, 68(6S): 60S-71S.

Doring Y, Libby P, Soehnlein O, 2020. Neutrophil extracellular traps participate in cardiovascular diseases: recent experimental and clinical insights. Circ Res, 126(9): 1228-1241.

Doroghazi RM, Slater EE, DeSanctis RW, et al, 1984. Long-term survival of patients with treated aortic dissection. J Am Coll Cardiol, 3(4): 1026-1034.

Du Q, Zhang D, Zhuang Y, et al, 2021. The Molecular Genetics of Marfan Syndrome. Int J Med Sci, 18(13): 2752-2766.

Dubick MA, Hunter GC, Casey SM, et al, 1987. Aortic ascorbic acid, trace elements, and superoxide dismutase activity in human aneurysmal and occlusive disease. Proc Soc Exp Biol Med, 184(2): 138-143.

Emeto TI, Moxon JV, Au M, et al, 2016. Oxidative stress and abdominal aortic aneurysm: potential treatment targets. Clin Sci(Lond), 130(5): 301-315.

Feldman DN, Roman MJ, 2006. Aneurysms of the sinuses of valsalva. Cardiology, 106(2): 73-81.

Glukhova MA, Kabakov AE, Frid MG, et al, 1988. Modulation of human aorta smooth muscle cell phenotype, a study of muscle -specific variants of vinculin, caldesmon and actin expression. Proc Natal Acad Sci USA, 85(24): 9542-9546.

Goldberg N, Krasnow N, 1990. Sinus of valsalva aneurysms. Clin Cardiol, 13(12): 831-836.

Golledge J, 2019. Abdominal aortic aneurysm: update on pathogenesis and medical treatments. Nat Rev Cardiol, 16(4): 225-242.

Guo X, Shi N, Cui XB, et al, 2015. Dedicator of cytokinesis 2, a novel regulator for smooth muscle phenotypic modulation and vascular remodeling. Circ Res, 116(10): e71-e80.

Hadi T, Boytard L, Silvestro M, et al, 2018. Macrophage-derived netrin-1 promotes abdominal aortic aneurysm formation by activating MMP3 in vascular smooth muscle cells. Nat Commun, 9(1): 5022.

Haque K, Bhargava P, 2022. Abdominal aortic aneurysm. Am Fam Physician, 106(2): 165-172.

Heiss C, Rodriguez-Mateos A, Kelm M, 2015. Central role of eNOS in the maintenance of endothelial homeostasis. Antioxid Redox Signal, 22(14): 1230-1242.

Huang Y, Lin F, Tang R, et al, 2022. Gut microbial metabolite trimethylamine N-oxide aggravates pulmonary hypertension. Am J Respir Cell Mol Biol, 66(4): 452-460.

Jana S, Hu M, Shen MC, et al, 2019. Extracellular matrix, regional heterogeneity of the aorta, and aortic aneurysm. Exp Mol Med, 51(12): 1-15.

Johnson MT, Morrison S, Heeger S, et al, 2002. A variant of osteogenesis imperfecta type Ⅳ with resolving kyphomelia is caused by a novel COL1A2 mutation. J Med Genet, 39(2): 128-132.

Johnston WF, Salmon M, Su G, et al, 2015. Aromatase is required for female abdominal aortic aneurysm protection. J Vasc Surg, 61(6): 1565-1574.

Kattoor AJ, Pothineni NVK, Palagiri D, et al, 2017. Oxidative stress in atherosclerosis. Curr Atheroscler Rep, 19(11): 42.

Kerr JF, Wylie AH, Currie AR, 1972. Apoptosis: a basic biologic phenomenon with wide-ranging implications in tissue kinetics. Br J Cancer, 26(4): 239-257.

Kirchmer MN, Franco A, Albasanz-Puig A, et al, 2014. Modulation of vascular smooth muscle cell phenotype by STAT-1 and STAT-3. Atherosclerosis, 234(1): 169-175.

Lai CH, Chang CW, Lee FT, et al, 2020. Targeting vascular smooth muscle cell dysfunction with xanthine derivative KMUP - 3 inhibits abdominal aortic aneurysm in mice. Atherosclerosis, 297: 16-24.

Lareyre F, Clément M, Raffort J, et al, 2017. TGF-β(transforming growth factor-β) blockade induces a human-like disease in a nondissecting mouse model of abdominal aortic aneurysm. Arterioscler Thromb Vasc Biol, 37(11): 2171-2181.

Li Y, LeMaire SA, Shen YH, 2021. Molecular and cellular dynamics of aortic aneurysms revealed by single-cell transcriptomics. Arterioscler Thromb Vasc Biol, 41(11): 2671-2680.

Liang ES, Cheng W, Yang RX, et al, 2018. Peptidyl-prolyl isomerase pin1 deficiency attenuates angiotensin Ⅱ-induced abdominal aortic aneurysm formation in $ApoE^{-/-}$ mice. J Mol Cell Cardiol, 114: 334-344.

Linder MC, Zerounian NR, Moriya M, et al, 2003. Iron and copper homeostasis and intestinal absorption using the $CaCO_2$ cell model. Biometals, 16(1): 145-160.

Liu B, Kong J, An G, et al, 2019. Regulatory T cells protected against abdominal aortic aneurysm by suppression of the COX-2 expression. J Cell Mol Med, 23(10): 6766-6774.

Lu G, Su G, Davis JP, et al, 2017. A novel chronic advanced stage abdominal aortic aneurysm murine model. J Vasc Surg, 66(1): 232-242.

Ma R, Zhang D, Song Y, et al, 2022. MiR-335-5p regulates the proliferation, migration and phenotypic switching of vascular smooth muscle cells in aortic dissection by directly regulating SP1. Acta Biochim Biophys Sin(Shanghai), 54(7): 961-973.

Márquez-Sánchez AC, Koltsova EK, 2022. Immune and inflammatory mechanisms of abdominal aortic aneurysm. Front Immunol, 13: 989933.

Mazurek R, Dave JM, Chandran RR, et al, 2017. Vascular cells in blood vessel wall development and disease. Adv Pharmacol, 78: 323-350.

McNamara MF, Finnegan MO, Bakshi KR, 1985. Abdominal aortic aneurysms infected by escherichia coli. Surgery, 98(1): 87-92.

Michel JB, Martin-Ventura JL, Egido J, et al, 2011. Novel aspects of the pathogenesis of aneurysms of the abdominal aorta in humans. Cardiovasc Res, 90(1): 18-27.

Moran CS, Biros E, Krishna SM, et al, 2017. Resveratrol inhibits growth of experimental abdominal aortic aneurysm associated with upregulation of angiotensin-converting enzyme 2. Arterioscler Thromb Vasc Biol, 37(11): 2195-2203.

Mudrovcic N, Arefin S, van Craenenbroeck AH, et al, 2017. Endothelial maintenance in health and disease: Importance of sex differences. Pharmacol Res, 119: 48-60.

Niestrawska JA, Regitnig P, Viertler C, et al, 2019. The role of tissue remodeling in mechanics and pathogenesis of abdominal aortic aneurysms. Acta Biomater, 88: 149-161.

Oz MC, McNicholas KW, Serra AJ, et al, 1989. Review of Salmonella mycotic aneurysms of the thoracic aorta. J Cardiovasc Surg(Torino), 30(1): 99-103.

Paramel VG, Folkersen L, Strawbridge RJ, et al, 2016. NLRP3 inflammasome expression and activation in human atherosclerosis. J Am Heart Assoc, 5(5): e003031.

Piechota-Polanczyk A, Jozkowicz A, Nowak W, et al, 2015. The abdominal aortic aneurysm and intraluminal thrombus: current concepts of development and treatment. Front Cardiovasc Med, 2: 19.

Pyeritz RE, McKusick VA, 1979. The Marfan syndrome: diagnosis and management. N Engl J Med, 300(14): 772-777.

Quintana RA, Taylor WR, 2019. Cellular mechanisms of aortic aneurysm formation. Circ Res, 124(4): 607-618.

Qureshi MI, Greco M, Vorkas PA, et al, 2017. Application of metabolic profiling to abdominal aortic aneurysm research. J Proteome Res, 16(7): 2325-2332.

Ramadan A, Al-Omran M, Verma S, 2017. The putative role of autophagy in the pathogenesis of abdominal aortic aneurysms. Atherosclerosis, 257: 288-296.

Rateri DL, Howatt DA, Moorleghen JJ, et al, 2011. Prolonged infusion of angiotensin Ⅱ in $ApoE^{-/-}$ mice promotes macrophage recruitment with continued expansion of abdominal aortic aneurysm. Am J Pathol, 179(3): 1542-1548.

Riber SS, Ali M, Bergseth SH, et al, 2017. Induction of autoimmune abdominal aortic aneurysm in pigs-a novel large animal model. Ann Med Surg(Lond), 20: 26-31.

Riches K, Clark E, Helliwell RJ, et al, 2018. Progressive development of aberrant smooth muscle cell phenotype in abdominal aortic aneurysm disease. J Vasc Res, 55(1): 35-46.

Rizzo RJ, Aranki AF, Aklog L, et al, 1994. Rapid noninvasive diagnosis and surgical repair of acute ascending aortic dissection. J Thor Cardiovasc Surg, 108(3): 567-575.

Sakalihasan N, Limet R, Defawe OD, 2005. Abdominal aortic aneurysm. Lancet, 365(9470): 1577-1589.

Sakalihasan N, Michel JB, Katsargyris A, et al, 2018. Abdominal aortic aneurysms. Nat Rev Dis Primers, 4(1): 34.

Sánchez-Infantes D, Nus M, Navas-Madroñal M, et al, 2021. Oxidative stress and inflammatory markers in abdominal aortic aneurysm. Antioxidants(Basel), 10(4): 602.

Save-Soderbergh J, Malmvall BE, Andersson R, et al, 1986. Giant cell arteritis as a cause of death. report of nine cases. JAMA, 255(4): 493-496.

Schiller M, Gordon R, Shifrin E, et al, 1983. Multiple arterial aneurysms. J Pediatr Surg, 18(1): 27-29

Sellars TH, 1956. Coarctation of the aorta associated with aneurysm. Br J Surg, 43(180): 365-371.

Sénémaud J, Caligiuri G, Etienne H, et al, 2017. Translational relevance and recent advances of animal models of abdominal aortic aneurysm. Arterioscler Thromb Vasc Biol, 37(3): 401-410.

Shen YH, Lu HS, LeMaire SA, et al, 2019. Unfolding the story of proteoglycan accumulation in thoracic aortic aneurysm and dissection. Arterioscler Thromb Vasc Biol, 39 (10): 1899-1901.

Sidloff D, Stather P, Dattani N, et al, 2014. Aneurysm global epidemiology study: public health measures can further reduce abdominal aortic aneurysm mortality. Circulation, 129(7): 747-753.

Siegel RC, 1979. Lysyl oxidase. Int Rev Connect Tissue Res, 8: 73-118.

Simons PC, van-der-Graaf Y, Banga JD, et al, 1998. The screening for asymptomatic vascular disease and risk factors in high risk patients: current practice. Ned Tijdschr Geneeskd, 142(19): 1096-1099.

Sjoloud M, Madsen K, ven-der Mark K, et al, 1986. Phenotype modulation in primary cultures of smooth muscle cells from rat aorta, synthesis of collagen and elastin. Differentiation, 32(2): 173-180.

Skotsimara G, Antonopoulos A, Oikonomou E, et al, 2022. Wall inflammation in the pathogenesis, diagnosis and treatment of aortic aneurysms. Inflammation, 45(3): 965-976.

Son G, Kremer M, Hines IN, 2010. Contribution of gut bacteria to liver pathobiology. Gastroenterol Res Pract, 2010: 453563.

Soto B, Gallastegi-Mozos T, Rodriguez C, et al, 2017. Circulating CCL20 as a new biomarker of abdominal aortic aneurysm. Sci Rep, 7(1): 17331.

Spartalis E, Spartalis M, Athanasiou A, et al, 2020. Endothelium in aortic aneurysm disease: New insights. Curr Med Chem, 27(7): 1081-1088.

Starke RM, Chalouhi N, Ali MS, et al, 2013. The role of oxidative stress in cerebral aneurysm formation and rupture. Curr Neurovasc Res, 10(3): 247-255.

Stepien KL, Bajdak-Rusinek K, Fus-Kujawa A, et al, 2022. Role of extracellular matrix and inflammation in abdominal aortic aneurysm. Int J Mol Sci, 23(19): 11078.

Subramaniam PN, 1989. Turner's syndrome and cardiovascular anomalies: a case report and review of the literature. Am J Med Sci, 297(4): 260-262.

Sumner DS, Hokanson DE, Strandness DE Jr, 1970. Stress-strain characteristics and collagen-elastin content of abdominal aortic aneurysm. Surg Gynecol Obstet, 130(3): 459-466.

Sun J, Deng H, Zhou Z, et al, 2018. Endothelium as a potential target for treatment of abdominal aortic aneurysm. Oxid Med Cell Longev, 2018: 6306542.

Svensson LG, Crawford ES, Hess KR, et al, 1990. Dissection of the aorta and dissecting aortic aneurysms: improving early and long-term surgical results. Circulation, 82(5 Suppl): Ⅳ24-Ⅳ38.

Tadavarthy SM, Castaneda-Zuniga WR, Klugman J, et al, 1981. Syphilitic aneurysms of the innominate artery. Radiology, 139(1): 31-34.

Tai YT, Fong PC, Ng WF, et al, 1991. Diffuse aortitis complicating Behcet's disease leading to severe aortic regurgitation. Cardiology, 79(2): 156-160.

Takagi A, Kajiura N, Tada Y, et al, 1986. Surgical treatment of non-specific inflammatory arterial aneurysms. J Cardiovasc Surg, 27(2): 117-124.

Theocharis AD, Skandalis SS, Gialeli C, et al, 2016. Extracellular matrix structure. Adv Drug Deliv Rev, 97: 4-27.

Tilson MD, 1988. Histochemistry of aortic elastin in patients with nonspecific abdominal aortic aneurysml disease. Arch Surg, 123(4): 503-505.

Tombetti E, Mason JC, 2019. Takayasu arteritis: advanced understanding is leading to new horizons. Rheumatology (Oxford), 58(2): 206-219.

Torisu K, Singh KK, Torisu T, et al, 2016. Intact endothelial autophagy is required to maintain vascular lipid homeostasis. Aging Cell, 15(1): 187-191.

Trachet B, Aslanidou L, Piersigilli A, et al, 2017. Angiotensin Ⅱ infusion into $ApoE^{-/-}$ mice: a model for aorticdissection rather than abdominal aortic aneurysm? Cardiovasc Res, 113(10): 1230-1242.

Trachet B, Piersigilli A, Fraga-Silva RA, et al, 2016. Ascending aortic aneurysm in angiotensin Ⅱ-infused mice: formation, progression, and the role of focal dissections. Arterioscler Thromb Vasc Biol, 36(4): 673-681.

Trombetti A, Bottani A, George F, et al, 2001. Hypoparathyroidism associated with aneurysm of the left subclavian artery (Kommerell's diverticulum) in an adult patient with a chromosome 22q11. 2 deletion. J Bone Miner Res, 16 (10): 1926-1928.

Tümer Z, Vural B, Tønnesen T, et al, 1995. Characterization of the exon structure of the Menkes disease gene using vectorette PCR. Genomics, 6(3): 437-442.

Umebayashi R, Uchida HA, Wada J, 2018. Abdominal aortic aneurysm in aged population. Aging (Albany NY), 10 (12): 3650-3651.

Wang H, Wei G, Cheng S, et al, 2020. Circulatory CD4-positive T-lymphocyte imbalance mediated by homocysteine-induced aim2 and nlrp1 inflammasome upregulation and activation is associated with human abdominal aortic aneurysm. J Vasc Res, 57(5): 276-290.

Wang L, Zhou S, Liu Y, et al, 2022. Bibliometric analysis of the inflammatory mechanism in aortic disease. Rev Cardiovasc Med, 23(2): 67.

Wang Y, Krishna SM, Moxon J, et al, 2014. Influence of apolipoprotein E, age and aortic site on calcium phosphate induced abdominal aortic aneurysm in mice. Atherosclerosis, 235(1): 204-212.

Watanabe R, Berry GJ, Liang DH, et al, 2020. Cellular signaling pathways in medium and large vessel vasculitis. Front Immunol, 11: 587089.

Wheeler EM, Roberts PF, 1976. Menkes's steely hair syndrome. Arch Dis Child, 51(4): 269-274.

Wolinsky H, Glagov S, 1969. Comparison of abdominal and thoracic aortic medial structure in mammals: deviation of man from the usual pattern. Circ Res, 25(6): 677-686.

Wu D, Ren P, Zheng Y, et al, 2017. NLRP3(Nucleotide Oligomerization Domain-Like Receptor Family, Pyrin Domain Containing 3)-Caspase-1 inflammasome degrades contractile proteins: implications for aortic biomechanical dysfunction and aneurysm and dissection formation. Arterioscler Thromb Vasc Biol, 37(4): 694-706.

Wu W, Zhang J, Shao L, el al, 2022. Evaluation of circulating endothelial progenitor cells in abdominal aortic aneurysms after endovascular aneurysm repair. Int J Stem Cells, 15(2): 136-143.

Yang H, Zhou T, Stranz A, et al, 2021. Single-cell RNA sequencing reveals heterogeneity of vascular cells in early stage murine abdominal aortic aneurysm-brief report. Arterioscler Thromb Vasc Biol, 41(3): 1158-1166.

Yang M, Chen Q, Mei L, et al, 2021. Neutrophil elastase promotes neointimal hyperplasia by targeting toll-like receptor 4(TLR4)-NF-κB signalling. Br J Pharmacol, 178(20): 4048-4068.

Yap C, Mieremet A, de-Vries CJM, et al, 2021. Six shades of vascular smooth muscle cells illuminated by KLF4 (Krüppel-Like Factor 4). Arterioscler Thromb Vasc Biol, 41(11): 2693-2707.

Yau JW, Teoh H, Verma S, 2015. Endothelial cell control of thrombosis. BMC Cardiovasc Disord, 15: 130.

Yu M, Chen C, Cao Y, et al, 2017. Inhibitory effects of doxycycline on the onset and progression of abdominal aortic aneurysm and its related mechanisms. Eur J Pharmacol, 811: 101-109.

Yuan Z, Lu Y, Wei J, et al, 2021. Abdominal aortic aneurysm: roles of inflammatory cells. Front Immunol, 11: 609161.

Zarins CK, Glagov S, Vesselinovitch, et al, 1990. Aneurysm formation in experimental atherosclerosis: relationship to plaque evolution. J Vasc Surg, 12(3): 246-256.

Zhang M, Malik AB, Rehman J, 2014. Endothelial progenitor cells and vascular repair. Curr Opin Hematol, 21(3): 224-228.

Zhao G, Lu H, Chang Z, et al, 2021. Single-cell RNA sequencing reveals the cellular heterogeneity of aneurysmal infrarenal abdominal aorta. Cardiovasc Res, 117(5): 1402-1416.

第四章 动脉粥样硬化与动脉瘤

动脉粥样硬化（atherosclerosis，AS）是心血管疾病的主要特征，在缺血性心血管疾病和卒中的发病中起着关键作用，而心血管疾病，作为一种进展缓慢的疾病，主要发生在老年人。随着医疗水平的提高和人们生活方式的改变，心血管疾病在一些国家的发病率有所下降，但仍是我国乃至全球致死和致残的最主要疾病。

动脉粥样硬化是多种因素导致的慢性炎症反应，主要累及弹性动脉（如主动脉）和肌性动脉（如冠状动脉、脑动脉等），并以血管内膜形成粥瘤或纤维斑块为特征，进一步发生深部成分坏死、崩解，形成粥样物，从而导致血管壁变硬，管腔变窄和弹性下降，引起相应器官缺血性改变。

动脉瘤是动脉管壁的一种异常囊性突出。与正常的动脉壁相比，动脉瘤壁更薄且不规则，容易破裂出血，严重时危及生命，具有很高的致死率和致残率。动脉瘤的病因复杂，包括创伤、感染、先天性因素等，其中动脉粥样硬化是最常见和最主要的病因。

第一节 动脉粥样硬化的流行病学与危险因素

动脉粥样硬化在个体和群体中的发生与一系列因素有关。先天性的因素如年龄、性别和遗传等是难以改变的；而后天获得性的因素是可以预防的，所以确定这些危险因素并进行预防和临床干预性治疗，可降低动脉粥样硬化性疾病的发病率和死亡率。

年龄、性别、吸烟、高血压、糖尿病、高血脂和家族史等是目前公认的动脉粥样硬化主要危险因素。此外，研究表明，高血压、代谢综合征、高半胱氨酸血症、高尿酸血症及胰岛素抵抗等也是促进动脉粥样硬化发生、发展的重要危险因素。

一、年　龄

年龄作为动脉粥样硬化的重要独立危险因素一直被广泛认可。随着年龄增长，冠状动脉粥样硬化性心脏病的发病率和死亡率也有所增加。其原因：随着年龄的增长，动脉内中膜逐渐出现纤维化，随后，血管阻力逐渐增加，血管弹性下降，血管内中膜发生炎症的机会增加，进而脂质、钙质沉积和出血的机会增加，导致动脉粥样硬化的发病率增加。

另外，最新研究发现，一些与衰老相关的其他致病机制：年龄相关的衰老会导致克隆性造血，这种克隆性造血在老年人多见，且与老年人动脉粥样硬化和心血管疾病的发生有关；同时，慢性低度炎症反应随着年龄增长而加重，并且与动脉粥样硬化的发生发展有关，这种炎症也会导致糖、脂代谢紊乱，进一步参与动脉粥样硬化的发生发展；此外，在衰老过程中会伴随巨噬细胞表型异常和数量增加，以M1型促炎巨噬细胞增多为主，这类细胞可分泌细胞因子，如IL-1、IL-6、TNF及NLRP3，这些均是促进动脉粥样硬化的细胞因子。

尽管动脉粥样硬化引起的器官受损多在中年以后才出现临床表现，但动脉粥样硬化是一种自幼即开始出现的病变，并缓慢发展几十年。在出现临床症状之前，就可以通过在健康人群中的成像方法对临床前动脉粥样硬化进行量化。队列研究表明，儿童时期暴露于危险因素，如血脂异常、血压升高和吸烟，与成年后，临床前动脉粥样硬化表型有关。重要的是，如果个人在成年后摆脱风险因素，这些长期影响就会显著降低。

二、性　　别

动脉粥样硬化在发病率和并发症上具有性别差异。在其他因素相同的情况下，男性更易患动脉粥样硬化，并且程度更重。心血管疾病（如心肌梗死）和动脉粥样硬化的其他合并症在更年期前的女性中并不多见，除非合并有糖尿病、高血压和高脂血症等。在35～55岁人群中，女性缺血性心脏病的病死率仅为男性的1/5。女性在更年期之后，其患病率增加。在60～70岁，两性心肌梗死的患病率几乎相同，这可能与女性雌激素水平的下降有关。通过雌激素替代疗法，可以减少女性动脉粥样硬化的发生。最近研究表明，性染色体上的基因也与动脉粥样硬化的发生有关。研究发现，某种含有*UTY*基因的Y染色体单倍型会增加心血管风险。此外，对小鼠的研究揭示X性染色体补体促进了膳食脂肪的生物利用度，进而加速了动脉硬化的发生。

三、遗传因素

冠心病（coronary artery heart disease，CHD）的家族性集聚现象提示遗传是动脉粥样硬化的危险因素之一。遗传因素在动脉粥样硬化的病理进程中起到了重要作用。人类基因组测序分析结果表明，人类的基因组序列只有不足0.1%的差异，但这种遗传基因的微小差异是个体差异包括易患体质或抗病体质的决定性因素。目前的观点认为，动脉粥样硬化是一种遗传因素和环境因素共同作用的多基因疾病。遗传危险因素和环境因素均可以导致动脉粥样硬化，约50%的冠状动脉粥样硬化性心脏病具有遗传易感性，包括基因多态性。迄今为止，已经发现数百种与人类动脉粥样硬化病变有关的基因。首先，家族聚集性研究提示，动脉粥样硬化易感家族中的成员都有脂质代谢异常、高血压、糖尿病等危险因素，表明这些危险因素也具有遗传特性。其次，孟德尔遗传疾病研究发现，在致动脉粥样硬化病变的危险因素中，高胆固醇是关键的致病因素。在众多与动脉粥样硬化病变相关基因中，有关脂质代谢的基因可能在导致罕见单基因致动脉粥样硬化病变的遗传因素中占主导地位。脂质代谢基因突变是动脉粥样硬化病变发生、发展的机制之一。其中，常染色体显性遗传的家族性高胆固醇血症是最常见且公认的一种单基因疾病，其特征就是高胆固醇血症伴冠状动脉粥样硬化性心脏病。潜在的遗传效应主要与下面几个不同的基因有关：低密度脂蛋白受体基因（19p13.2），载脂蛋白B基因（2p24—p23），载脂蛋白E基因（19q13.2），ATP结合转运蛋白A1（9q31）、Toll样受体与功能获得性*PCSK9*基因（1p32.3）等。这些基因及其产物的变化与饮食因素的相互作用可能是高脂血症的最主要原因。

四、血脂异常

血脂异常是构成动脉粥样硬化的主要危险因素。人血液中的脂肪包括甘油三酯（triglyceride，TG）和胆固醇等，由于其不溶或微溶于水，故在血浆中以脂蛋白的形式运输，故称血脂。脂蛋白由脂肪和载脂蛋白组成。不同脂蛋白含有不同的载脂蛋白。脂蛋白根据密度可以分为乳糜微粒、极低密度脂蛋白、低密度脂蛋白（low density lipoprotein，LDL）、中等密度脂蛋白和高密度脂蛋白（high-density lipoprotein，HDL）。与动脉粥样硬化发生过程相关的血浆脂蛋白主要是LDL、脂蛋白a[Lp（a）]和HDL。其中，LDL的作用是将肝内的胆固醇和TG运送到外周组织，是动脉粥样硬化的致病因素；而HDL的作用是介导胆固醇从外周组织到肝的转运，称为反向胆固醇转运（RCT），是动脉粥样硬化的保护因素。当胆固醇的摄入过多或分布异常均会导致高胆固醇血症。

（一）低密度脂蛋白

众所周知，LDL是机体中携带胆固醇的最主要脂蛋白，是导致动脉粥样硬化的主要脂蛋白。LDL由载脂蛋白B（ApoB）和由磷脂单层结合的胆固醇酯组成。大量的流行病学研究表明，高浓度的血浆胆固醇，特别是LDL，与冠心病和卒中的早期发生有关，是早发性心血管疾病的危险因素，也是导致其死亡率增加的危险因素。研究发现，高浓度的血浆胆固醇会导致血管内膜脂质沉积增加和血管扩张减少。长期升高的血浆胆固醇，会促进粥样斑块形成，进而导致血管进行性狭窄，甚至管腔闭塞。降低胆固醇已成为防治冠心病的一项重要措施。经过长期随访观察发现，通过明显降低血浆胆固醇和低密度脂蛋白胆固醇（LDL-C），可使患者冠心病病死率和致残率显著降低。在我国，高血脂主要与饮食习惯有关。此外，某些遗传性疾病也会导致高胆固醇血症，如家族性高胆固醇血症。

（二）高密度脂蛋白

与LDL相反，HDL一直被认为是心血管疾病的保护因素。临床上常以血浆高密度脂蛋白胆固醇（high-density lipoprotein cholesterol，HDL-C）水平作为冠心病的负相关指标。有研究发现，血浆中HDL-C每升高10mg/L，心血管疾病的患病风险降低2%～3%。HDL具有胆固醇逆向转运、抗炎、抗氧化、保护内皮等作用。

生理状态下，机体HDL组成中约含50%蛋白质、25%磷脂、20%胆固醇及5%TG，但HDL颗粒可表现出大小、形状、组成、密度、功能等的异质性。根据HDL密度大小分为HDL 1、HDL 2和HDL 3三种亚类，不同的亚类成分可表现为组成、性质及代谢特征的差异。最近有研究发现，HDL对于动脉粥样硬化具有双重作用。某些药物（如Torcetrapib）可以升高HDL-C水平，但并不能改善动脉粥样硬化的预后。某些遗传因素和暴露于炎症、血脂紊乱、高糖等条件下的HDL，可表现出特征性结构改变和生物学功能降低甚至丧失，从而转变为致动脉粥样硬化的HDL。一项研究检查了HDL的亚型，并得出结论：虽然小的和中等大小的HDL具有保护作用，但大的HDL可能是致动脉粥样硬化的。以上研究表明，虽然血浆HDL-C水平在一定程度上可反映胆固醇外流状态，目前仍是临床CHD风险评估的重要指标。HDL的分子组成与功能、代谢及其分子调控机制复杂，需要进一步明确。

（三）脂蛋白a

近年来，流行病学和临床研究发现Lp（a）极可能是独立于LDL-C以外动脉粥样硬化性心血管疾病的致病性危险因素。Lp（a）是由LDL样颗粒和载脂蛋白a组成，二者以二硫键共价结合。LDL样颗粒含有30%～46%的胆固醇及载脂蛋白B100和氧化磷脂。研究表明，高Lp（a）与CHD和瓣膜钙化增加相关。有学者推测，Lp（a）可能具有比LDL更强的致动脉粥样硬化特性。首先，Lp（a）可以渗透到动脉内膜，结合细胞外基质的成分，促进巨噬细胞浸润和平滑肌细胞增殖。其次，Lp（a）具有独特的载脂蛋白a结构，而载脂蛋白a正是Lp（a）发挥其独特致动脉粥样硬化作用的关键结构之一。最后，在所有脂蛋白中，Lp（a）是氧化磷脂结合力最大的载体，氧化磷脂具有重要的促炎、促动脉粥样硬化作用，通过诱导内皮细胞、平滑肌细胞和巨噬细胞的促炎信号激活，引发动脉壁的炎症反应。

（四）富含甘油三酯脂蛋白及其残粒

既往研究认为，LDL-C具有致动脉粥样硬化作用，血液中其他脂蛋白颗粒包括乳糜微粒（CM）、极低密度脂蛋白（VLDL）及其残粒和中密度脂蛋白（ILDL）中的胆固醇因其“荷载”的脂蛋白颗粒较大不具备“穿入”内皮下诱发动脉粥样硬化的能力。

最新研究发现，富含TG脂蛋白及其残粒胆固醇也是冠心病的独立危险因素。这些颗粒中因TG含量高，也被称为富含TG脂蛋白。富含TG脂蛋白水平与动脉粥样硬化呈正相关。但以前被认为是间接的，是与HDL代谢相互作用的结果。然而，最近的遗传学研究表明，某些富含TG脂蛋白确实直接促进了动脉粥样硬化。

现代观点认为，残粒胆固醇也具有致动脉粥样硬化的能力，与其荷载的脂蛋白颗粒特征有关，准确地说是这些颗粒也含有载脂蛋白B。新近研究发现，凡含有载脂蛋白的脂蛋白颗粒均具有“穿入”血管内皮的能力，从而在内皮下沉积并被巨噬细胞吞噬，后者发生细胞表型变化，形成斑块的主要成分——泡沫细胞与脂质核心。

临床上残粒胆固醇的水平可以通过检测血TG水平间接反映，也可直接测定或通过计算的方法获得，目前大多数通过检测血TG水平间接反映或计算方法获得。血浆TG浓度实际反映了乳糜微粒和极低密度脂蛋白浓度的升高。TG升高与许多因素有关，如遗传学疾病、糖尿病、饮酒过量、肥胖、超重和缺乏运动等。

五、高 血 压

高血压对所有年龄段人群的动脉粥样硬化都是一个重要的危险因素。据统计，高血压患者与同年龄组、同性别组的人比较，其动脉粥样硬化发生较早，病变较重。流行病学研究提示，高血压患者的冠状动脉粥样硬化患病率比正常者高；抗高血压治疗可以降低动脉粥样硬化相关性疾病尤其是心肌梗死和卒中的发生率。

高血压是心血管疾病的重要危险因素。尽管近年来医疗诊断手段和抗高血压治疗方法取得了很大进展，但高血压的发病率和患病率依然居高不下。高血压早期可引起微小动脉结构和功能的异常改变，中晚期可引起大中动脉的结构改变，最终引起动脉粥样硬化，尤其并发高血脂或高血糖，使动脉粥样硬化病理变化更快、更严重。高血压引起的动脉粥样硬化可引发心、脑、肾等器官的损伤，严重威胁人类的健康和生命，造成医疗投入的极大消耗。

高血压促发动脉粥样硬化的具体机制尚不十分清楚。可能与以下机制有关：①高血压时血流对管壁产生的生物机械力作用。无论正常血压还是高血压，剪切应力始终存在。在血管的不同部位，剪切应力大小存在明显差异。在高血压发生的不同阶段，剪切应力的大小可随之发生改变。目前认为，过高或过低的剪切应力均可造成内皮细胞损伤，促进动脉粥样硬化形成及血管重构。②高血压可导致血管壁机械牵张力增加，机械牵张力的改变可引起血管壁结构和功能改变。③高血压产生的机械力可协同或叠加促进脂质沉积，参与动脉粥样硬化的发生与发展。④高血压患者多存在脂质和胰岛素代谢异常，共同促进动脉粥样硬化的发生。

六、糖 尿 病

糖尿病是一种环境和遗传因素相互作用导致的疾病，其主要特征是持续的高血糖。研究证实，糖尿病是心血管疾病的独立危险因素，高血糖与动脉粥样硬化的发生发展密切相关。高血糖能诱导线粒体氧化应激、血管内皮损伤和炎症反应的发生，与多种疾病有关。糖尿病与心血管疾病密切相关，其心血管疾病并发症是2型糖尿病患者最主要的致死、致残原因。糖尿病患者发生心血管疾病的风险是非糖尿病患者的2～3倍，约70%的糖尿病患者死于各种心血管疾病。2型糖尿病与冠状动脉粥样硬化性心脏病密切相关，但其中的机制尚不明确。目前已知的机制包括糖尿病患者经常表现出代谢综合征，包括胰岛素抵抗、肥胖、高血压和LDL水平升高等一系列特征，所有这些因素都独立地导致动脉粥样硬化的发生；糖尿病患者的血糖异常可能通过一系列机制加剧动脉粥样硬化，包括LDL修饰、晚期糖基化终末产物（advanced glycation end product，AGE）的形成、氧化应激、miRNA水平的血管调节和表观遗传学改变等。

七、吸 烟

流行病学资料表明，吸烟是心肌梗死一种主要的独立性危险因素。在高血压、高胆固醇血症被调整之后，这种危险性依然存在。与不吸烟者相比，吸烟者动脉粥样硬化的发病率和病死率增加2～6倍。吸烟致动脉粥样硬化的机制：①吸烟会导致自主神经功能紊乱，自主神经功能紊乱会影响动脉粥样硬化的发生发展。②吸烟有可能通过调控神经肽而影响动脉粥样硬化。③吸烟可通过内分泌系统影响动脉粥样硬化，包括改变甲状腺激素水平，引起胰岛素抵抗，抑制雌二醇分泌等。④烟草烟雾的化学成分可激活凝血系统，抑制纤溶系统，破坏二者平衡，促进血栓形成，最终导致心脑血管栓塞事件发生。⑤香烟烟雾中含有大量有毒物质，如尼古丁、焦油、一氧化碳和自由基，可引起内皮细胞、平滑肌细胞和巨噬细胞的炎症反应，促进动脉粥样硬化进程。⑥吸烟会导致内皮细胞功能紊乱。⑦吸烟可促进体内胆固醇的合成和吸收，减少胆固醇的转化并抑制其逆向转运，并增加体内LDL含量而降低HDL的含量，说明吸烟可能通过影响脂质代谢而促进动脉粥样硬化的发生发展。

八、高同型半胱氨酸血症

健康成人空腹状态下血液总同型半胱氨酸浓度不超过15μmol/L，而患有遗传或获得性疾病的人群，可引起血中同型半胱氨酸水平持续高于正常值的上限，即为高同型半胱氨酸血症。自20世纪60年代开始，同型半胱氨酸水平的升高就被认为是动脉粥样硬化发生的一个危险因素。近年来，大量临床研究和流行病学调查证实，血同型半胱氨酸在心脑血管疾病的发生发展中扮演着重要角色，是导致心脑血管疾病发生新的、独立的危险因素。同型半胱氨酸水平和许多疾病有关，其中包括冠状动脉疾病、外周血管疾病、卒中或静脉血栓形成等。关于血同型半胱氨酸与心脑血管疾病的关系及具体的致病机制已经有了大量的研究。目前认为，血同型半胱氨酸水平和血管危险性之间呈剂量依赖关系。血同型半胱氨酸水平升高，可促进血小板聚集、低密度脂蛋白的氧化、泡沫细胞的生成及血管平滑肌细胞的增殖，并抑制内皮细胞谷胱甘肽过氧化酶的表达而导致内皮细胞的凋亡从而启动动脉粥样硬化。血同型半胱氨酸还可诱导血管局部的炎性细胞释放各种炎性因子，使血管局部功能损伤，进而发展为动脉粥样硬化。此外，血同型半胱氨酸水平升高，也可能通过诱导胆固醇水平增加，从而引起动脉粥样硬化。

九、肠道菌群

人体肠道中含有数以万亿计的细菌、真菌和病毒（统称为“微生物”），它们在健康的生态系统中发挥着重要作用，尤其是细菌，有助于消化食物，刺激免疫系统，并产生可以进入宿主循环的独特代谢物。出生时，个体从母亲和其他家庭成员那里获得微生物，这些微生物受到许多因素的调节，包括饮食、药物、污染、运动、疾病、衰老和宿主遗传因素等。肠道微生物的组成在大多数个体中是相对恒定的，但个体之间存在显著性差异。流行病学研究表明，肠道微生物的组成与包括冠状动脉粥样硬化性心脏病在内的多种疾病之间存在密切关联，但因果关系在很大程度上是未知的。

近年来研究表明，肠道菌群与动脉粥样硬化密切相关，在动脉粥样硬化的形成过程中，不同种类的肠道菌群发挥的功能也大相径庭，有些菌群可促进动脉粥样硬化发生，有些则可抑制动脉粥样硬化形成。肠道菌群失调导致炎症反应，加重动脉粥样硬化斑块的程度或导致斑块破裂；肠道菌群通过调节宿主的胆固醇和脂质代谢影响动脉粥样硬化斑块的发生发展；肠道菌群的代谢产物可对动脉粥样硬化的发生起到有益或者有害作用，如氧化三甲胺（TMAO），它是一种源自胆碱和肉碱的细菌代谢的代谢物。食用富含胆碱或肉碱的食物或患有肾病的人，其TMAO水平升高。目前的研究认为，TMAO可能通过增加血小板反应性和血管炎症、抑制胆固醇逆向转运及胆固醇代谢、促进泡沫细胞的形成、促进巨噬细胞清道夫受体的表达、促进“胆固醇的前转运”等，进而诱发动脉粥样硬化。如果进一步明确肠道菌群与动脉粥样硬化之间的因果关系，肠道菌群有望成为调节动脉粥样硬化易感性的新治疗靶点。

十、肥　胖

当各种原因引起体内脂肪过多或分布异常，造成体重过度增长，并由此产生人体结构和功能一系列变化的病理状态称为肥胖。目前，肥胖已成为全球性的公共卫生问题。世界卫生组织认为，肥胖是一种慢性代谢性疾病，对人体健康构成巨大威胁。流行病学调查发现，躯干和腹部脂肪堆积的人更容易伴有高脂血症、糖尿病、高血压及高胰岛素血症。其中，腹型肥胖的人，患高血压、糖尿病和冠心病的危险性也会明显增加。肥胖与动脉粥样硬化的发生发展密切相关，主要体现在其与脂代谢、糖代谢、高血压的发生和脂肪的分布变化有关。高甘油三酯血症被认为是肥胖脂代谢异常的始动因素。过度肥胖（尤其是在腹部堆积的）和脂肪肝会导致胰岛素抵抗，这为糖尿病奠定了基础。同时，肥胖、糖尿病等都是原发性高血压的重要危险因素。此外，肥胖会导致内脏脂肪分布改变。内脏脂肪是指胸腔、腹腔和盆腔内的脂肪组织，一般内脏脂肪占全身脂肪含量很少，但是对糖、脂代谢的影响具有重要的作用。内脏脂肪分布异常，尤其腹部脂肪堆积，与冠心病、2型糖尿病和脑卒中等心脑血管疾病关系密切。

十一、感　　染

病毒感染一直都与动脉粥样硬化有关。目前发现的与动脉粥样硬化发生发展有关的病原体包括肺炎衣原体（chlamydia pneumoniae，CP）、疱疹病毒（herpes virus，HV）、巨细胞病毒（cytomegalovirus，CMV）、丙型肝炎病毒（hepatitis C virus，HCV）、人乳头瘤病毒、流感病毒、EB病毒、人类免疫缺陷病毒（human immunodeficiency virus，HIV）、幽门螺杆菌等。总结并分析流行病学、病理学和动物模型的研究，可得出目前关于感染与动脉粥样硬化关系的基本观点：感染与动脉粥样硬化的发生是否存在必然的因果关系，病原体是否直接引起动脉粥样硬化的病理变化，或病原体是否通过免疫反应而起作用目前尚无明确定论。一般认为，感染可能与其伴发的其他风险因素共同起作用，促进动脉粥样硬化的发生。

十二、其他因素

其他难以测定的危险因素还包括环境因素、饮酒、运动与饮食、体育活动、睡眠与压力、营养因素、精神因素等。

第二节　血管壁的正常结构

一、动脉壁的一般结构

从组织学来讲，动脉管壁由内向外，可分为内膜、中膜和外膜。其中，内膜最薄，从内向外又分为内皮、内皮下层和内弹性膜3层。中膜由弹性膜、平滑肌纤维和结缔组织构成，其厚度及组成成分在不同类型血管中存在较大差异。中膜的弹性膜和弹性纤维具有使扩张血管回缩的作用，胶原纤维具有维持张力的作用。而外膜，主要由疏松结缔组织构成，其中成纤维细胞具有修复外膜的能力。以上三种组织结构，具有不同的功能。

根据管径和管壁结构的特点，动脉可以分为大动脉、中动脉、小动脉和微动脉4种类型。随着管径逐渐变小，管壁各层也发生厚度、结构与组织成分的变化，其中以中膜变化最显著。

（一）大动脉

自心脏直接发出的大血管均属于大动脉，如主动脉、肺动脉、锁骨下动脉、颈总动脉和髂总动脉（common iliac artery，CIA）等。大动脉管壁中膜较厚，含有大量弹性纤维，而平滑肌纤维很少，故又称弹性动脉。大动脉的管径较大，其各层的结构特点如下。

1. 内膜　是三层中最薄的一层，由内皮和内皮下层组成。内膜无血管，其营养由血管腔内的血液渗透供应。内皮下层较厚，为疏松结缔组织，内含纵行的胶原纤维与少许平滑肌纤维。内皮下层之外为内弹性膜，此为内膜与中膜的分界线，但由于内弹性膜与大动脉中膜的弹性膜结构相似，故大动脉的内弹性膜不明显。

2. 中膜　最厚，含40～70层同心排列的弹性纤维膜，弹性纤维膜之间还有少量环行平滑肌纤维和胶原纤维。在病理情况下，中膜平滑肌纤维可迁入内膜增生，并产生结缔组织，使内膜增厚，参与动脉粥样硬化的形成。

3. 外膜　较薄，由疏松结缔组织构成，细胞成分以成纤维细胞为主，当血管损伤时，成纤维细胞具有修复外膜的能力。外膜中分布有小的营养血管，其分支形成毛细血管，延伸至中膜和外膜。中膜和外膜之间有外弹性膜作为分界线，由于成分与内弹性膜相同，大动脉的外弹性膜在光镜下不易分辨，外膜移行变为周围的疏松结缔组织。

（二）中动脉

除大动脉以外，凡解剖学上有名称的动脉，大都属于中动脉，管径一般大于1mm，中动脉管壁中中膜的平滑肌纤维相当丰富，故又称为肌性动脉。

1. 内膜　内皮下层较薄，在与中膜交界处有1～2层明显的内弹性膜。

2. 中膜　较厚，由10～40层环形平滑肌纤维构成。平滑肌纤维之间有缝隙连接，细胞间隙含少量弹性纤维和胶原纤维，均由平滑肌纤维产生。

3. 外膜　厚度与中膜接近，由疏松结缔组织构成。除含营养血管以外，还含有较多神经纤维，它们深入中膜平滑肌，可以调节血管收缩，较大的中动脉在中膜与外膜交界处有不连续的外弹性膜。

（三）小动脉

通常小动脉管径为0.3～1mm，结构与中动脉类似，但各层均变薄。一般内弹性膜明显，中膜由3～9层环行平滑肌纤维构成，故也属于肌性动脉。外膜厚度与中膜类似，一般没有外弹性膜。小动脉壁的平滑肌收缩，使口径变小，增加血液阻力，对血流量和血压的调节起重要作用，故小动脉属于外周阻力血管。

（四）微动脉

微动脉是最小的动脉，口径为30～300μm。管壁由内皮细胞和1～2层平滑肌构成，内弹性膜消失，外膜很薄。微动脉的最细部分称毛细血管前微动脉，由内皮和一层平滑肌构成。它再发生的分支为中间微动脉，又称后微动脉，管壁由内皮和一层排列疏松或不连续的平滑肌构成。

小动脉和微动脉的收缩或舒张，能调节器官和组织中的血流量。小动脉和微动脉平滑肌的收缩程度可直接影响外周血流的阻力。而外周阻力的变化又是维持正常血压的主要因素之一。因此，小动脉和微动脉又称外周阻力血管。

二、动脉壁的年龄变化

动脉壁最重要的年龄变化是内膜增厚。人和大哺乳动物在胎儿时期，内皮细胞紧贴于内弹性膜；在初生时，内皮下层含少量胶原纤维。但在成长的早期，即发生内膜的局限性增厚。冠状动脉的内弹性膜，先发生分裂及断开。在该处有酸性黏多糖积聚，平滑肌细胞增生及弹性纤维形成。邻近的中膜平滑肌细胞亦增生，穿过内弹性膜的孔隙长入，新长出的平滑肌呈纵行排列。随年龄的增长，这种增生的现象逐渐明显，尤以动脉分支开口处显著，于是在分裂的内弹性膜间出现弹性肌层。此时内膜增厚，内膜基质增多，至21～30岁内膜厚度即与中膜相等，40岁以后，内膜与中膜厚度之比为（2～1.5）：1。在1岁时，主动脉平滑肌细胞也从中膜进入内皮下间隙形成一弹性肌层，起初这种结构仅见于主动脉分支开口处，以后则出现于整个主动脉的周围，尤以腹主动脉最为明显。后来在弹性肌层的腔侧，有新生的弹性纤维积聚，形成一增生的弹性层，在弹性纤维之间细胞较少。到成年时，弹性纤维及细胞的成分减少而胶原成分增多，最后在内皮下又间接形成一结缔组织层。一般认为，弥漫性内膜增厚，虽不是动脉粥样硬化过程的一部分，但可以是它的一个促发因素。沿着内膜的弹性层，有少量微细分散的中性脂质存在。

中膜的年龄变化不如内膜明显，如冠状动脉的中膜厚度的增加比内膜缓慢得多，因此，中膜占动脉管壁厚度的百分比随年龄增长逐渐减少，常导致中膜层“萎缩”或“退化”，特别是在内膜弹性肌层发育良好之处，可以观察到中膜厚度变薄。从中年起，管壁中的弹性纤维、胶原纤维和黏多糖相对增多，而平滑肌和水分则随年龄的增长而减少，使血管逐渐硬化。到老年时，管壁的生理性退化同病理变化有些不易区分，如管壁变厚、内膜出现增厚的斑块、脂类物质和钙质沉着等。

第三节　动脉粥样硬化的形态学改变

动脉粥样硬化病灶形成是一个连续的过程，早期动脉内膜上可见脂纹形成，进一步发展演变形成纤维斑块和粥样斑块，晚期可发生出血、钙化、坏死溃疡和附壁血栓形成等继发改变。随着动脉壁逐渐增厚，血管失去弹性，导致狭窄的发生。一旦斑块破裂，血栓阻塞管腔，则引起组织或累及相应器官缺血，导致脑卒中、心肌梗死，甚至猝死等不良事件发生。

动脉粥样硬化主要累及大中动脉，最好发于腹主动脉，其次依次为冠状动脉、降主动脉、颈动脉等。动脉粥样硬化经典的病理分型包括脂质条纹、纤维斑块、粥样斑块和复合病变。

一、基本病变

（一）脂纹

脂纹（fatty streak）是动脉粥样硬化的最早病变。脂纹最早可出现于新生儿，是一种可逆性变化，并非所有脂纹都必然发展为纤维斑块。脂纹好发于动脉壁血液分流处，动脉弯曲段的凹面和分支等部位。肉眼观：于动脉内膜面，见黄色帽针头大的斑点或长短不一的条纹，条纹宽1～2mm、长1～5cm，平坦或微隆起。光镜下：可见内皮下间隙增宽，病灶处内皮细胞下有大量泡沫细胞聚集。泡沫细胞呈圆形，体积较大，石蜡切片可见胞质内有大量小空泡（制片过程中脂质被溶解）。此外，可见较多的细胞外基质（蛋白聚糖），数量不等的合成型平滑肌细胞，少量T淋巴细胞，嗜中性、嗜碱性及嗜酸性粒细胞等。

（二）纤维斑块

纤维斑块（fibrous plaque）是进行性动脉粥样硬化最具有特征性的病变之一。脂纹进一步发展则演变为纤维斑块。纤维斑块的形成是由于泡沫细胞坏死和平滑肌细胞过度增殖及平滑肌细胞产生的胶原纤维、弹性纤维和蛋白聚糖共同作用引起的。肉眼观：内膜面散在不规则表面隆起的斑块，初为淡黄或灰黄色，后因斑块表层胶原纤维的增多及玻璃样变性而呈瓷白色，状如凝固的蜡烛油。斑块可融合。光镜下检查发现，典型的病变主要由3个特征明显的区域组成。①纤维帽：由大量胶原纤维、巨噬细胞、散在平滑肌细胞、少数弹性纤维及蛋白聚糖等成分组成。②脂质区：纤维帽下方可见不等量的泡沫细胞、细胞外脂质和坏死碎片等成分。③基底部：此区域由增生的平滑肌细胞、结缔组织及浸润的多种类型炎性细胞组成。

（三）粥样斑块

粥样斑块（atheromatous plaque），亦称粥瘤（atheroma），由纤维斑块深层细胞坏死发展而来，是动脉粥样硬化的典型病变。肉眼观：动脉内膜面见灰黄色斑块，既向内膜表面隆起，又向深部压迫中膜。切面见纤维帽的下方，有多量黄色粥糜样物。镜下典型的粥样斑块其表面是一层纤维帽，深层为脂质及组织坏死形成的无定形崩解物质，内有胆固醇结晶，底部和边缘为肉芽组织和纤维组织，并有少量泡沫细胞聚集和淋巴细胞浸润。病变严重者动脉中膜因斑块压迫、平滑肌细胞萎缩、弹性纤维破坏而呈不同程度的萎缩，变薄，内弹力板断裂。斑块处的外膜可见新生毛细血管、不同程度的结缔组织增生及淋巴细胞和浆细胞浸润。

粥样斑块可分为稳定型和不稳定型。纤维帽厚而脂质池较小的斑块称为稳定型斑块，不易发生继发性病变；不稳定型斑块又称易损斑块，表面纤维帽较薄，下方脂质池较大并易发生破裂，导致继发性病变。斑块破裂伴斑块表面血栓形成，是不稳定型心绞痛、心肌梗死和猝死的主要原因。

（四）复合病变

复合病变是指在纤维斑块及粥样斑块的基础上出现的继发病变，常见类型如下。①斑块内出血。在粥样斑块的边缘常可见大量壁薄的新生血管，在血流剪切应力的作用下，斑块边缘区的壁薄血管常发生破裂，造成壁内出血或斑块内出血。出血形成的血肿，使斑块更加突出，血肿逐渐由肉芽组织代替而发生机化。此外，由于动脉的直径较小，斑块内血肿可完全阻断血流，导致急性血供中断及血液供应器官梗死的发生，如冠状动脉粥样硬化斑块出血，可导致心肌梗死。②斑块破裂。纤维帽破裂，粥样物自裂口逸入血流，遗留粥瘤性溃疡。此外，坏死性粥样物质进入血液可导致胆固醇栓塞发生。斑块破裂的危险性取决于斑块的类型（成分及脆弱性），而与斑块的大小无直接关系。不稳定斑块的特征包括纤维帽较薄、脂质核较大、偏心，较多的炎性细胞浸润等。③血栓形成。病灶处的内皮损伤和粥瘤性溃疡，使动脉壁内的胶原纤维暴露，血小板在局部聚集形成血栓，加重血管腔阻塞，如脱落，可致栓塞。④钙化。老年患者动脉粥样硬化斑块多见，钙盐沉积范围非常宽。纤维帽和粥瘤病变内部都可以观察到钙盐沉积。含有弹性纤维变性及坏死的组织更容易发生钙化。但是，钙化更常见于陈旧性粥样斑块病灶内，钙化常引起病变动脉壁进一步变脆、变硬，并导致斑块易于破裂。此外，钙化还能够引起管腔不同程度狭窄，若再发生继发性改变，常更容易造成急性阻塞，导致严重后果。⑤动脉瘤形成。由于严重的粥样硬化病变，动脉中层受压萎缩，管壁变薄，受血压影响而使血管壁全层向外膨出，动脉管壁局限性扩张，形成动脉瘤（详见本章第五节）。动脉瘤可有自发或外伤性破裂，严重者可导致致命性大出血。

二、主要动脉的病变

动脉粥样硬化主要发生在主动脉、冠状动脉、脑动脉、肾动脉及周围动脉等，使管腔变窄甚至闭塞；所供应的器官也因动脉粥样硬化而导致血供障碍及缺血性病理变化。尽管动脉粥样硬化具有基本的病理改变，但在不同的动脉存在一定的差异。

（一）主动脉粥样硬化

主动脉是粥样硬化的好发部位，并且比其他动脉出现得早。病变多见于主动脉后壁和其分支开口处，以腹主动脉最重，胸主动脉次之，升主动脉最轻。前述动脉粥样硬化的基本病变包括脂纹、纤维斑块及粥样斑块，在主动脉粥样硬化中均可见到。但因主动脉管径大、血流急的特点，所以很少发生血流障碍和继发血栓。极少数情况下，动脉遭到严重破坏时，会形成主动脉瘤或夹层动脉瘤。此外，当病变累及主动脉瓣时，瓣膜变硬，钙化，最终导致瓣膜病。

（二）冠状动脉粥样硬化

冠状动脉粥样硬化（coronary atherosclerosis）是冠状动脉最常见的疾病，占95%～99%，其余可为冠状动脉的炎性疾病，如风湿性动脉炎、梅毒性动脉炎及畸形等。

冠状动脉粥样硬化是动脉粥样硬化中对人体构成威胁最大的疾病。一般较主动脉粥样硬化症晚发10年。在20～50岁组，男性多于女性，北方多于南方。在35～55岁组，检出率以年平均8.6%的速度递增。

冠状动脉粥样硬化的好发部位是左冠状动脉前降支，以第一节段最为严重；其次是右冠状动脉；再次是左冠状动脉回旋支。早期肉眼观察动脉斑块较分散，呈节段性分布，斑块随后可融合。斑块横切面多呈新月形，可导致管腔狭窄。由于冠状动脉管腔较小，一旦发生粥样硬化，特别是形成继发性改变时，常造成管腔完全闭塞，导致心肌缺血、心肌坏死，伴有高血压或糖尿病等原发病者，病变范围可更广，可累及冠状动脉小分支。动脉粥样硬化病变分布的特点，一般是左侧冠状动脉多于右侧；大支多于小支；同一支的近端多于远端，即主要累及在心肌表面走行的一段，而进入心肌的部分很少受累。重症者可有一支以上的动脉受累，但各支的病变程度可以不同，且常为节段性受累。

冠状动脉粥样硬化病变主要累及动脉内膜，在病变早期内膜细胞内均可见脂质和含脂质的巨噬细胞浸润，内膜增厚，并呈现黄色斑点状，在冠状动脉横切面上可见粥样斑块呈半月形隆起，病变通常在靠近心肌的一侧较重，使血管腔偏心性狭窄；这可能与血管张力有关。由于动脉壁上斑块分布不均匀，因此，在未发生粥样硬化或病变较轻的一侧，动脉壁内的平滑肌和弹性纤维仍保持一定的弹性和收缩力，这些病理特征对维护或改善冠状动脉侧支循环是有利的。

病变严重程度与粥样斑块导致的管腔狭窄和侧支循环建立有关。若粥样硬化病变仅局限于发展过程缓慢的冠状动脉的一个分支，则病变血管与邻近血管之间可建立有效的侧支循环，受累区域的心肌仍能得到充足的血液供应。若病变累及多根血管，狭窄病变发展较快，侧支循环建立不充分或并发出血、血肿、血栓形成、血管壁痉挛等情况，则可导致严重心肌缺血，甚至引起心肌梗死。病变区域心肌组织萎缩、坏死、破裂或形成纤维瘢痕，可严重危害心肌收缩功能，继而诱发心律失常或心力衰竭。心肌缺血的范围越大，造成的危害越严重。并发血栓形成时，可使管腔完全阻塞。冠状动脉粥样硬化早期斑块的横断面呈新月形，随着斑块增大，管腔渐进性缩小。按管腔狭窄（即面积缩小）的程度可分为4级：Ⅰ级，≤25%；Ⅱ级，26%～50%；Ⅲ级，51%～75%；Ⅳ级，≥76%。据研究，Ⅰ～Ⅱ级粥样硬化并不引起明显的冠状动脉血流量减少；Ⅲ级及以上的狭窄与冠心病之间的关系较为密切。

（三）颈动脉及脑动脉粥样硬化

病变最常见于颈内动脉起始部、基底动脉、大脑中动脉和Willis环。动脉内膜增厚常不规则，血管伸长、弯曲、管腔狭窄甚至闭塞。因粥样斑块致管腔狭窄，长期供血不足的脑组织可发生萎缩，表现为大脑皮质变薄，脑沟增宽加深，脑回变窄，患者精神状态发生改变，记忆力和智力减退。在血流动力学作用下，粥样硬化斑块发生破裂、溃疡和出血，诱发血栓形成，引起动脉闭塞及脑梗死。部位多在内囊、豆状核、尾状核及丘脑等处。小软化灶处由胶质细胞增生修复，较大软化灶周围由胶质纤维围绕而形成囊腔。动脉壁由于脂质聚积，内膜受损，结缔组织增生，管壁变得脆弱，易形成微小动脉瘤。而微小动瘤在血压急剧升高时可破裂引起脑出血。

（四）肾动脉粥样硬化

肾动脉粥样硬化常见于肾动脉开口或主干的近端1～2cm处，形成动脉粥样斑块及发生钙化，继而肾动脉可出现锥形或偏心性狭窄，部分患者狭窄远端可有动脉扩张。患者早期临床上多没有典型体征，常因斑块所致的管腔狭窄而引起顽固性肾血管性高血压；亦可因斑块合并血栓形成导致肾组织梗死，引起肾区疼痛、尿闭及发热。梗死灶机化后遗留较大瘢痕，多个瘢痕可使肾缩小，称为动脉粥样硬化性固缩肾。

（五）四肢动脉粥样硬化

从上、下肢动脉粥样硬化病变的情况来看，下肢动脉粥样硬化的患病率远超上肢，动脉粥样硬化病变以下肢动脉为重。四肢动脉吻合支丰富，侧支循环易形成，较小的动脉管腔逐渐狭窄直至闭塞时，一般不易引发严重后果。但当较大动脉管腔明显狭窄时，可因供血不足致耗氧量增加时（如行走）出现疼痛，休息后好转，即所谓间歇性跛行（intermittent claudication）。当动脉管腔完全阻塞侧支循环又不能代偿时，肢体局部供血中断，引起缺血性坏死，继而发展为坏疽。

（六）肠系膜动脉粥样硬化

肠系膜动脉因病变导致狭窄甚至阻塞时，患者有剧烈腹痛、腹胀和发热等症状，严重者可导致肠梗死、麻痹性肠梗阻及休克等。

（杨向红　王哲伦　语）

第四节　动脉粥样硬化的发病机制

动脉粥样硬化是一种多因性疾病，涉及基因、环境、代谢等多种因素，尽管人类就该疾病进行了卓有成效的探索，但关于动脉粥样硬化的发病机制尚不明确，本节以动脉粥样硬化发病机制研究中的主要学说为中心，对病变发生发展的机制进行介绍。

（一）炎症学说

动脉粥样硬化的炎症学说（inflammatory hypothesis）由Virchow于1856年所提出，他指出动脉粥样硬化是动脉内膜的炎症过程。病理检查发现，动脉粥样硬化存在炎症反应的基本特征，如变性、渗出和增生。1986年，美国华盛顿大学医学院Ross教授首次明确提出动脉粥样硬化是一种炎症性疾病，是对损伤的一种过度防御反应。1999年，Ross教授再次强调动脉粥样硬化是一种慢性炎症性疾病，并就炎症在动脉粥样硬化中的作用做了综合论述，使动脉粥样硬化的炎症学说得到更新和丰富。Ross的炎症假说提出动脉粥样硬化是沉积于动脉壁的脂质最终形成局部斑块的过程，此过程由炎症反应介导。低密度脂蛋白胆固醇（LDL）是动脉粥样硬化炎症反应的始发因素，内皮细胞损伤后会引起LDL在内膜下累积，促进内皮功能障碍，继而导致血管内皮细胞、平滑肌细胞和巨噬细胞合成活性氧，进一步使LDL被氧化为氧化低密度脂蛋白（ox-LDL），并通过上调单核细胞趋化蛋白-1（MCP-1）和细胞间黏附分子-1（ICAM-1）、P-蛋白和血管细胞黏附分子1（VCAM-1）在内的多种细胞黏附分子刺激循环中的单核细胞向斑块浸润。除引发单核巨噬细胞聚集外，胆固醇结晶也可诱导中性粒细胞释放中性粒细胞胞外陷阱（neutrophil extracellular trap，NET），NET可通过核苷酸结合寡聚化结构域样受体蛋白3（NLRP3）炎性小体，激活斑块内驻留的巨噬细胞分泌白细胞介素1β（IL-1β）等促炎细胞因子，从而扩大免疫细胞在粥样硬化灶的聚集，最后引起斑块内炎症反应。除单核巨噬细胞外，T淋巴细胞及其相关细胞因子也在动脉粥样硬化斑块的炎症过程中发挥着重要作用。白细胞分化抗原4阳性（cluster of differentiation 4+，CD4+）的T淋巴细胞在外周血受到ox-LDL刺激后募集入斑块。受其表面抗原抗体激活的信号通路作用，分化出不同亚群在斑块内发挥促炎或抗炎的作用。由此可见，多种炎症细胞参与动脉粥样硬化的起始过程。

炎症反应不仅启动了动脉粥样硬化，也从根本上参与了动脉粥样硬化形成的病理生理过程。在动脉粥样硬化的早期（脂纹期），炎症反应主要表现为ox-LDL等损伤血管内皮细胞（vascular endothelial cell，VEC），刺激VEC 表达VCAM等黏附分子，促进单核细胞、T细胞等黏附于VEC，通过VEC连接处迁移至内膜下，活化为巨噬细胞，后者摄取脂蛋白变为泡沫细胞。在动脉粥样硬化进展期（纤维斑块、粥样斑块），血管壁局部主要表现为增生性炎症。在生长因子和细胞因子的作用下，血管平滑肌细胞表型改变，由中膜迁移至内膜并大量分裂增殖，同时伴有巨噬细胞、T细胞浸润，结缔组织增生，导致血管重构。在动脉粥样硬化后期（不稳定型斑块、斑块破裂和血栓形成），局部炎症、活化的杀伤性T细胞可使内皮细胞死亡或凋亡，加之局部炎症介质诱生的基质金属蛋白酶（MMP），引起动脉粥样硬化斑块破裂。斑块内炎症细胞可分泌血管生长因子，促使斑块内微血管形成；在炎症细胞因子刺激下，斑块内胶原酶增多，降解细胞外基质中的胶原纤维，导致动脉粥样硬化斑块破裂、出血及继发性的血栓形成。

（二）氧化应激学说

氧化应激学说是1983年由Steinberg提出的，是动脉粥样硬化斑块形成学说的重要组成部分。该学说认为氧化应激过程中产生的活性氧类和ox-LDL是动脉粥样硬化病变发生的关键环节。氧化学说认为活性氧（reactive oxygen species，ROS）及其相关氧化产物是导致内皮损伤和炎症因子分泌的主要原因。氧化应激过程中产生大量自由基和过氧化氢，除可直接损伤内皮细胞，引起坏死和凋亡外，还增加中性粒细胞及单核细胞对内皮细胞的黏附，增强血小板聚集的敏感性，引发或加重动脉粥样硬化。

各种氧化物前体可直接刺激血管细胞产生ROS，ROS本身及其修饰的靶分子均可通过激活细胞内信号，上调致炎基因的表达，参与动脉粥样硬化的形成。ROS可能通过以下机制参与动脉粥样硬化形成：①ROS可以灭活NO，使得血管壁失去NO生物活性而受损，损伤内皮依赖的血管扩张。②ROS可诱导内皮细胞凋亡，导致内皮细胞功能丧失，造成动脉粥样硬化发生和促凝血状态。③ROS可诱导内皮细胞黏附分子的表达。④ROS可诱导内皮细胞增殖、迁移并介导淋巴细胞激活的血管形成。其中最重要的是ROS氧化形成ox-LDL，ox-LDL是泡沫细胞形成的关键，它不仅可以促进单核细胞黏附内皮细胞并向内皮下趋化，促进巨噬细胞的增殖退化，还可以诱导内皮细胞增生和平滑肌增生、移行；同时具有促进血小板黏附、聚集，血栓形成，促进血管收缩，损伤内皮细胞，加剧炎症反应等功能，与动脉粥样硬化的发生密切相关。

氧化应激不仅在动脉粥样硬化和急性冠脉综合征有关的心血管功能障碍的发生和发展中起主要作用，同时其他动脉粥样硬化的危险因素，如高脂血症、高血压、糖尿病、吸烟等，均可通过细胞内氧化应激信号促进局部炎症反应，诱导血管细胞基因表达的改变，影响信号转导通路等参与动脉粥样硬化的发生发展。

（三）损伤反应学说

正常动脉壁的内膜是由单层内皮细胞组成，具有多种重要功能。内皮细胞参与构成外周组织与循环系统之间的生理学屏障，具有维持内环境稳态的作用。内皮细胞可以合成、分泌多种血管活性物质调节血管平滑肌的舒缩功能；内皮细胞还具有抗血栓形成的作用；内皮细胞也可影响血小板、白细胞的黏附。血管内皮细胞功能障碍是指内皮细胞在不同病理生理刺激下（包括高胆固醇血症、糖尿病和代谢综合征、高血压、性激素失调、衰老、氧化应激反应及感染性因素等），导致血管内皮细胞的正常功能表型发生多种非适应性改变，从而影响血管内皮细胞调节止血/血栓平衡、血管局部张力、氧化还原平衡及急性和慢性炎症反应之间的平衡的正常生理功能。内皮细胞功能障碍与心血管疾病的发生密切相关。

1976年，Ross提出各种危险因素造成的内皮细胞损伤是动脉粥样硬化发生的始动环节，即动脉粥样硬化损伤反应学说。

该假说认为，内皮细胞功能障碍是动脉粥样硬化发生的关键事件。在有害物质（如胆固醇、香烟烟雾成分、高同型半胱氨酸、高血糖等）或血流动力学改变（如高血压）或代谢性产物刺激的作用下导致血管内皮细胞功能障碍。首先，内皮细胞受损会导致血液循环中的脂蛋白颗粒局限性渗透至内皮下间隙，同时发生脂蛋白的理化修饰作用，如形成ox-LDL，随后选择性招募血液循环中的单核细胞进入内皮下间隙，单核细胞在内皮下间隙转变为巨噬细胞，吞噬经理化修饰的脂蛋白而形成泡沫细胞。同时，内皮细胞受损时，可迅速启动凝血过程，激活血小板，促进血小板分泌5-羟色胺和血栓烷A2，最终导致更多血小板的募集和激活并促进血栓形成。与此同时，内皮损伤还释放多种生长因子促进细胞生长分裂，促进增殖的平滑肌细胞表型改变，最终促使动脉粥样硬化斑块形成。

（四）脂质浸润学说

1863年，德国病理学家Virchow提出动脉粥样硬化病变主要由血浆脂质水平升高所致。血脂水平与动脉粥样硬化发病率呈正相关；高胆固醇饲料喂养动物可引发动脉粥样硬化病变；大量流行病学调查证实，血浆胆固醇水平的升高与动脉粥样硬化的发生密切相关。该学说得到大部分学者的认可。该学说认为，高血脂主要通过以下两个方面影响动脉粥样硬化。①血管内皮损伤：血浆脂质水平升高促使大量脂质，尤其是胆固醇进入动脉壁，沉积于局部，引起巨噬细胞和中膜的平滑肌细胞聚集并吞噬脂质，进一步形成泡沫细胞，构成粥样斑块的核心。同时动脉内膜可在泡沫细胞的刺激下出现管壁间质增生，引起动脉内膜增厚，导致斑块形成，血管硬化。②血流动力：血脂的升高直接引起血液黏稠度加大，凝结度增强，导致血管中血液层流流动的状态被打破，血液中的小分子和小颗粒极易沉积到血管内壁上，对内皮细胞产生损伤，也是血栓形成的初始原因。血栓形成和血管硬化共同作用，导致动脉粥样硬化的发生。

目前发现的与动脉粥样硬化发生过程有关的血浆脂质成分包括低密度脂蛋白、脂蛋白a、甘油三酯、富含甘油三酯的脂蛋白及其残粒和高密度脂蛋白。

（五）免疫学说

动脉粥样硬化的免疫学说是继1999年美国免疫学家Janeway提出“天然免疫模式识别理论”之后形成的。免疫学说强调动脉粥样硬化始于动脉内膜脂质聚积和修饰产物的天然免疫反应，该学说认为动脉粥样硬化病变的发生是因脂质代谢障碍产生的氧化修饰产物ox-LDL作为病原相关分子作用于血管壁而启动天然免疫反应，天然免疫被激活后通过抗原提呈细胞激活获得性免疫，引发血管炎性损伤。参与的细胞包括单核巨噬细胞、肥大细胞、NK细胞、T淋巴细胞等。该学说也认为，免疫反应始终贯穿动脉粥样硬化病变形成的过程。

目前认为，动脉粥样硬化部位的免疫反应包括先天性免疫和获得性免疫。二者互相联系，在动脉粥样硬化的发生发展中均具有重要作用。先天性免疫反应迅速但不具有特异性，其中巨噬细胞和树突状细胞是其主要成分。动脉粥样硬化最初的病理变化为血管壁细胞间LDL的蓄积，从而诱发动脉血管壁的炎症应答，LDL经过修饰后，可进一步诱导促炎基因的表达，并募集包括单核细胞在内的各种免疫细胞向病灶迁移、活化。其中单核细胞活化为巨噬细胞，并表达大量清道夫受体。一方面，巨噬细胞通过表达清道夫受体从而降解吞噬异物，同时还会激活T淋巴细胞，进一步激活免疫系统。巨噬细胞还可以表达Toll样受体，识别炎症信号，促进炎症反应，调节后续免疫应答。获得性免疫也参与动脉粥样硬化的进程。研究表明，与动脉粥样硬化有关的免疫细胞主要是$CD4^{+}$T细胞。其中，Th1细胞可以分泌IFN-γ，它可抑制平滑肌细胞增殖、促进胶原降解、活化巨噬细胞，从而促进斑块破裂。Th2细胞可以拮抗Th1细胞的致动脉粥样硬化作用，二者的相互作用，共同影响斑块的进程及稳定性。

（六）干细胞学说

干细胞学说认为，在动脉粥样硬化的发生过

程中，机体对损伤的反应是以干细胞动员的方式起始的，所以，动脉粥样硬化发生的关键因素是干细胞数量减少、功能减退及损伤内皮修复能力减弱。研究发现，有动脉粥样硬化倾向的区域伴有快速的内皮更新。进一步研究发现，干细胞在动脉粥样硬化发生发展中具有重大影响。目前普遍认为，内皮祖细胞在动脉粥样硬化的发展中有保护作用，其数量多少可以反映内源性血管修复能力。内皮祖细胞数量减少与心血管危险因子相关，提示未来心血管风险增加。在动脉粥样硬化危险因素的作用下，血管内皮受损严重，超过内皮祖细胞的修复能力，从而导致动脉粥样硬化形成。

有研究发现，体外培养的间充质干细胞能够分化为内皮细胞；间充质干细胞能够向血管损伤部位募集，进一步分化为内皮细胞，修复损伤血管；然而也有研究显示，自体间充质干细胞能归巢到血管损伤部位，参与动脉粥样硬化斑块的形成；体外培养的间充质干细胞，也表现出较多的平滑肌特性；在体外，间充质干细胞能分化为平滑肌细胞；用ox-LDL处理后，间充质干细胞分化而来的平滑肌细胞能大量增殖并形成泡沫细胞，提示这类细胞可能参与脂质核心的形成，进而促进动脉粥样硬化的发生发展。

（七）血栓形成学说

澳大利亚病理学家Rokitansky于1841年首先提出动脉粥样硬化病变是血栓形成的结果，认为动脉粥样硬化斑块发生的起始环节是血栓形成。该学说认为，动脉粥样硬化斑块起源于一个附壁血栓，当血栓形成造成管腔完全堵塞后，在机体调节下，血栓通常会收缩，从而形成一个新通道，随着内皮细胞的新生，血栓机化，引起血栓在内膜下包裹；之后血栓软化降解，释放脂质，形成粥样斑块，从而形成病理学上动脉粥样硬化的典型病变。随后，这种假说得到研究证实。在动脉粥样硬化斑块脂质池中能检测到血小板和大量纤维蛋白，而在斑块周围相对正常的动脉部位却只含有大量的纤维蛋白原；有报道显示，运用免疫组化的方法也检测到正常冠状动脉不含纤维蛋白，而粥样斑块纤维蛋白含量很高；附壁血栓能引起动脉壁上纤维蛋白沉积等，进一步丰富了血栓形成学说。

随着血栓形成学说研究的深入，明确了血小板在动脉粥样硬化发生发展过程中的重要作用，逐步形成了动脉粥样硬化的血小板学说。已证明血小板激活释放多种生物活性因子在动脉粥样硬化发生过程中的许多环节发挥作用，如血栓烷A2促进血小板聚集和血管收缩，血小板源性生长因子刺激平滑肌细胞增生并向内膜迁移，5-羟色胺和成纤维细胞生长因子刺激平滑肌细胞和内皮细胞增生等。其中，血小板微粒是血小板产生的微囊泡，可携带脂质、膜蛋白等物质，是细胞间信息交流的载体。研究发现，血小板微粒可通过诱导内皮细胞损伤、诱导平滑肌细胞发生促炎表型转换、促进ox-LDL浸润、促进巨噬细胞吞噬ox-LDL及分泌促炎细胞因子、降低斑块稳定性等参与动脉粥样硬化的形成。

（八）单克隆学说

1973年EP Benditt提出单克隆学说，该学说认为每个动脉粥样硬化斑块都可能由一个突变的平滑肌细胞衍生而来，一个斑块相当于一个被病毒或化学因素刺激的平滑肌细胞增殖而形成的良性平滑肌肿瘤。这些平滑肌细胞的来源主要有两种：一是早就存在的一类小的细胞，正常时没有被发现，在致动脉粥样硬化的因素作用下出现增生，这一可能性几乎不存在；二是来自中膜的一个发生突变的平滑肌细胞，这一发生突变的细胞增生形成一个无性细胞系，或称一个单克隆。基于这样的认识，Benditt进而提出斑块形成存在3个阶段：①开始阶段，某些因素引起一个细胞发生突变，取得生长优势；②发展阶段，某些因素促使这个突变的细胞继续增生成斑块组织；③并发症阶段，细胞变性、出血、钙化、坏死和血栓形成。

随着分子生物学的飞速发展，研究人员实现了将动脉粥样硬化斑块中提取的DNA导入培养的平滑肌细胞中，促进其转化，并将转化的平滑肌细胞接种到裸鼠体内，成功地诱发了平滑肌瘤。有实验表明，动脉粥样硬化斑块中存在着激活的肿瘤基因，这加深了对动脉粥样硬化斑块是一种生长缓慢的平滑肌瘤的认识，发展了动脉粥样硬化发生的单克隆学说，为动脉粥样硬化发病机制提供了新的研究方向。

（九）剪切应力学说

血流动力学因素在动脉粥样硬化中占据着重要地位，Poter总结了大量有关血流动力学和动脉粥样硬化之间关系的研究成果，提出了动脉粥样硬化的剪切应力学说，认为血流剪切应力异常是促进动脉粥样硬化病变形成的重要原因。实验证据表明，内皮细胞上的感受器能感受血流剪切应力的变化，通过激活特定的信号通路，调节不同基因和蛋白质的表达，从而影响内皮细胞和平滑肌细胞的结构和功能，调节巨噬细胞及LDL跨过内皮间隙进入血管壁在内皮下沉积的过程。

（十）病毒学说

该学说认为，触发动脉粥样硬化产生并加速其形成的原因可能是病毒感染造成内皮细胞的损伤和改变宿主细胞的脂质代谢过程，同时病毒感染还可通过诱导宿主细胞的转化、活性介质的释放引起血管平滑肌细胞增生，从而形成动脉粥样硬化的典型病变。目前认为巨细胞病毒、单纯疱疹病毒1型和2型、EB病毒、乙型肝炎病毒、HIV及柯萨奇病毒等可能与动脉粥样硬化形成有关。

（十一）同型半胱氨酸学说

同型半胱氨酸是一种具有细胞毒性的含巯基氨基酸，是蛋氨酸甲基产生的中间产物。成人血液总同型半胱氨酸浓度超过15μmol/L称为高同型半胱氨酸血症。1969年，McCully发现维生素B_{12}代谢障碍及胱硫醚缩合酶缺陷均可导致高同型半胱氨酸血症和类似动脉粥样硬化的病变，因此提出本学说。大量实验室和临床证据支持高同型半胱氨酸血症是动脉粥样硬化和相关心血管疾病的危险因素。同时，有研究发现，高同型半胱氨酸血症也与一些硬化性疾病相关，包括阿尔茨海默病、糖尿病、终末期肾病及其相关心血管并发症。研究表明，血同型半胱氨酸水平与动脉粥样硬化之间呈明显的剂量依赖关系。其作用机制：通过损伤内皮细胞的结构和功能从而启动动脉粥样硬化斑块的形成；同时，同型半胱氨酸还可以通过促进平滑肌细胞增殖和表型变化加快动脉粥样硬化斑块的发展；另外，同型半胱氨酸还可以增强血液的凝固性从而促进动脉粥样硬化的发展。

（十二）血管钙化学说

随着人口老龄化的加剧，血管钙化问题在临床上日益突出，研究发现，大部分年龄在60岁以上的人群，其主要动脉都有钙质沉积并逐渐加重的问题。在临床上，血管钙化可引起主动脉和其他动脉弹性下降，进一步引起心血管系统血流动力学改变。此外，血管钙化的程度和范围也可反映出引起动脉粥样硬化的负荷。血管钙化已经被认为是预测冠心病的因素之一。

动脉粥样硬化性钙化是钙化性血管病中最常见的一种，通常认为是由于血管细胞受到炎症因子诱导发生成骨性分化。许多临床研究表明，血脂紊乱与血管钙化的发生、严重程度及其发展进程有关。但是有一些随机试验提示，他汀类药物并不能影响钙化的严重程度或进程。

研究发现，氧化脂质、炎症细胞因子和单核巨噬细胞产物等导致动脉粥样硬化发生的刺激因素，可以在血管细胞培养过程中激发成骨作用和基质钙化。此外，高糖也可以激活成骨作用。氧化应激可以激发血管细胞钙化，而抗氧化因子则可抑制钙化。

（十三）受体缺失学说

该学说认为，家族性高胆固醇血症是常染色体显性遗传，此病患者的细胞表面LDL受体功能缺陷，因而其血浆LDL水平可能极度升高。后续研究证明，机体的细胞含有特殊的LDL受体，而且细胞的LDL受体数目依细胞对胆固醇的需要而增减，以保证细胞不致摄入过多的胆固醇。然而，若LDL受体数目过少，可导致细胞从血液循环中清除的LDL减少，从而使血浆LDL升高。巨噬细胞通过非受体途径和化学修饰的LDL受体摄入大量胆固醇酯形成泡沫细胞，参与动脉粥样硬化的发生发展。

（十四）细胞因子学说

该学说认为，动脉壁细胞和参与动脉粥样硬化形成的某些血液细胞在一定条件下可合成、分泌多种细胞因子。这些细胞因子在动脉粥样硬化进程中的作用十分复杂。目前发现，IL-1、IL-6、TNF-α等可促进动脉粥样硬化的形成，而IFN、

IL-10、IL-15、IL-17、TGF-β 可抑制动脉粥样硬化的形成。细胞因子可以通过相互协同、相互诱导或者相互拮抗的作用，调控巨噬细胞、平滑肌细胞、内皮细胞等功能，从而参与动脉粥样硬化的形成。

（十五）表观遗传修饰学说

表观遗传是指DNA序列不发生改变，但基因表达却发生了可遗传的改变。这种改变是细胞内除了遗传信息以外的其他可遗传物质发生的改变，且这种改变在细胞发育和细胞增殖过程中能稳定传递。动脉粥样硬化是一个多因素控制的疾病，其中表观遗传学调节是一个重要因素。研究已经证实，表观遗传学通过DNA甲基化、组蛋白修饰和miRNA等调节动脉粥样硬化的发生发展过程。

总之，关于动脉粥样硬化的发病机制经过了漫长的观察和研究，虽然提出多种学说，但由于动脉粥样硬化疾病的多样性及其机制的复杂性，以上各种学说均不能单独全面地解释动脉粥样硬化的发生发展，其发病机制仍待进一步研究。

第五节　动脉粥样硬化与动脉瘤的关系

一、动　脉　瘤

动脉瘤，是指动脉管壁的一种异常的囊性突出。与正常的动脉壁相比，动脉瘤的瘤壁更薄且不规则，容易破裂出血，严重时危及生命，具有很高的致死率和致残率。动脉瘤可发生在动脉系统的任何部位，而以肢体主干动脉、主动脉和颈动脉较为常见。其中，随着人口老龄化的加重，腹主动脉瘤（AAA）发病率逐年升高，且病死率高。AAA可代表大多数动脉瘤的病因、发病机制及病程的演进。下面以AAA为例，进行简要介绍。

AAA实质是一种病理性动脉扩张症，由于腹主动脉管壁局部粥样硬化或受外伤破坏，特别是中膜的破坏，导致腹主动脉管壁薄弱，局部或弥漫扩张（径向扩张大于正常直径的1.5倍或直径超过3cm）形成动脉瘤。多数AAA起病隐匿，症状轻微，易被其他并存疾病的症状所掩盖，因而易被忽视，但长期持续高速高压的动脉血流使瘤体进行性扩张，瘤壁变薄，一旦破裂将导致无法控制的大出血，危及生命。AAA的病因众多，包括年龄、吸烟、高血压、高血脂、动脉粥样硬化、创伤、慢性阻塞性肺疾病、结缔组织疾病、遗传等。AAA的组织病理学改变主要表现为腹主动脉壁细胞外基质降解，主动脉全层慢性炎症细胞浸润，弹性蛋白断裂、减少和消失及平滑肌细胞减少和凋亡等。

关于AAA的发病机制，目前尚未完全明确，主要包括慢性炎症、血管平滑肌细胞凋亡、细胞外基质降解与基质金属蛋白酶、氧化应激等。

（一）慢性炎症

AAA被认为是一种慢性疾病，动脉全层（中膜和外膜）炎症细胞浸润是AAA的典型特征之一。多种类型的炎症细胞，如巨噬细胞、中性粒细胞、肥大细胞、淋巴细胞，以及血管平滑肌细胞（VSMC）均参与AAA炎症反应。炎症反应表现为炎症细胞的趋化现象，此过程中以巨噬细胞的作用最为突出。AAA中的巨噬细胞高表达于动脉内膜和中膜，其浸润动脉壁并参与AAA的形成。炎症细胞分泌的许多细胞因子在AAA中升高，这些细胞因子在激活间质细胞、调节产生基质金属蛋白酶（MMP）方面起着重要作用。MMP活性的增强可以加速弹性蛋白降解，降低主动脉壁稳定性，进而导致动脉壁瘤样扩张。在AAA形成早期，腹主动脉壁可见炎症细胞浸润，随着炎症细胞浸润程度加重，产生MMP种类增多，活性增强，弹性纤维和胶原纤维降解亦增多，腹主动脉逐渐扩张。

（二）血管平滑肌细胞凋亡

AAA中膜平滑肌细胞密度降低作为AAA病理特征已被广泛证实，并且主要原因是血管平滑肌细胞凋亡。腹主动脉血管中膜内的VSMC是一种高分化细胞，起调节血管张力及维持血压动态稳定和血管壁顺应性的作用，同时调控弹性蛋白及细胞外基质（ECM）的损伤修复。AAA组织中收缩型VSMC明显减少，而合成型VSMC相应增加。收缩型VSMC含量减低导致管壁收缩功能下降，动脉壁抗压性减弱。二者共同作用导致损伤的血管壁在血流动力学作用下呈现被动渐进性扩张。关于平滑肌细胞凋亡的机制，一方面，巨噬细胞分泌的炎症因子可诱导平滑肌细胞凋亡；另一方面，平滑肌细胞自身产生的细胞外基质起着维持细胞生长的作用，在病程中因MMP表达增加，细胞外基质大量降解不足以支持平滑肌细胞的正常生长，进一步加重了平滑肌细胞的凋亡；同样，平滑肌细胞的减少又使细胞外基质进一步减少，形成细胞凋亡的循环。

（三）细胞外基质降解与MMP

腹主动脉是弹性大动脉，中膜约占血管壁厚度的85%，是主动脉抵抗血流压力的主要力量，而中膜抵抗血流压力的结构基础则是由弹性纤维和胶原纤维组成的结构蛋白，前者与非结构蛋白（蛋白多糖和糖蛋白）一起构成ECM，由VSMC和成纤维细胞分泌，其合成与降解处于动态平衡。

而AAA患者，炎症反应、氧化应激等因素的刺激加速了动脉中膜弹性纤维和胶原纤维降解，主动脉壁稳定性被破坏。同时，VSMC凋亡导致其修复能力不足，虽然动脉壁中胶原含量增加，但无法形成原有结构，瘤体最终无法耐受动脉的压力和血流的冲击而破裂。

MMP是与ECM降解机制关联最紧密的一类酶，可降解腹主动脉壁组织中胶原和弹性蛋白成分。主动脉壁内的MMP主要来源于单核巨噬细胞及VSMC。MMP是一类锌指依赖的结构高度同源的内肽酶的总称，目前已知至少有23种，其中起主要作用的是MMP-2和MMP-9。有研究发现，MMP-2在小动脉瘤中占优势，而MMP-9则在大动脉瘤中占优势，可见AAA中MMP的浓度差异可能对瘤体直径有影响。总的来说，不同来源细胞分泌的MMP在AAA形成和进展直至最终破裂的过程中起重要作用。

（四）氧化应激

氧化应激是指机体在遭受各种有害刺激时，体内产生大量高活性分子如ROS和RNS，超出人体氧化清除能力导致组织的损伤。研究表明，OS参与了AAA的形成过程，其中最重要的就是ROS。在人体血管ROS主要由外膜成纤维细胞及平滑肌细胞通过NADPH氧化酶产生。与周围正常动脉组织相比，ROS在人类AAA组织产生的水平相当高。研究表明，ROS在AAA发病机制中的作用主要体现：①在炎症过程中，氧化应激始终增加，在炎症引发的病变中起重要作用；②ROS还可以调节MMP，诱导VSMC凋亡。

AAA是一种潜在致命的心血管疾病，而且在年龄较大的人群中越来越常见，其发生发展是多因素共同作用的结果，需要进一步探索其中的机制，以此为AAA的防治提供新的研究思路。

二、动脉瘤与动脉粥样硬化的关系

动脉瘤和动脉粥样硬化之间有着密切的关系。由于具有相似的危险因素及病因，传统的观点曾认为，AAA只是动脉粥样硬化的结果，或者是一种表现。人们认为，AAA是由动脉粥样硬化引起的，加上血流的冲击，使动脉发生不可逆的扩张。流行病学和临床研究显示，AAA患者经常患有动脉粥样硬化，这两种疾病共同的病因基础包括遗传背景、年龄和吸烟；从病理学角度分析，这两种疾病具有相似的病理特征：慢性炎症细胞浸润、平滑肌细胞凋亡、氧化应激等。尽管二者有很多相似之处，但仍不完全清楚这种关联是因果关系还是共同风险特征的结果。

随着研究深入，人们发现AAA和动脉粥样硬化还是有很大区别的。现在更普遍的观点认为，动脉粥样硬化以外的因素可以独立和协同促进AAA的形成。支持这种观点的依据如下。

（一）从流行病学角度

众多研究表明，糖尿病、高胆固醇血症和肥胖是动脉粥样硬化发展的高危风险，但在AAA中并不明显。其中，有研究显示糖尿病可逆向影响AAA的表现和进展，而糖尿病可以加重动脉粥样硬化，提示二者发病机制有差异。而遗传学和表观遗传学研究已经确定了涉及AAA易感性的独立风险位点，它们与其他心血管疾病无关。同时，对常见重要的心血管生物标志物的研究表明，AAA患者与动脉粥样硬化患者之间存在差异。

（二）从病理特征角度

1. 炎症细胞浸润　动脉粥样硬化斑块和动脉瘤都是慢性炎症疾病，病变部位都有炎症细胞浸润。在动脉瘤中，外膜、中膜有大量弥漫性炎症细胞浸润，多数为巨噬细胞和活化的T淋巴细胞。而在动脉粥样硬化斑块中，巨噬细胞主要在内膜多见。多克隆B淋巴细胞在动脉瘤中也多分布在外膜，而在动脉粥样硬化病变中多处于中膜。在动脉瘤病变中也有IgM、IgG沉积的报道。另外动脉瘤患者的外周血中$CD4^+$、$CD8^+$细胞也明显高于动脉粥样硬化患者。更重要的是巨噬细胞在动脉粥样硬化斑块中多呈局灶性分布，而在动脉瘤中却是弥漫存在的。

2. MMP活性　在动脉粥样硬化斑块与动脉瘤中表达的差异也有报道。如动脉粥样斑块的中膜和外膜中MMP-1的阳性率分别为15.92%和2.08%；MMP-2阳性率分别为19.00%和1.92%；MMP-3阳性率分别为19.58%和1.93%。而在动脉瘤中，中膜和外膜的MMP-1阳性率分别为4.67%和26.33%；MMP-2阳性率分别为5.95%和20.72%；MMP-3阳性率分别为6.26%和25.56%，两者存在显著性差异。在动脉粥样硬化病变中MMP主要表达在病变区，如中膜、内膜下及斑块的间区，而在动脉瘤的病变中则主要表达在外膜。

3. 平滑肌细胞凋亡　是动脉瘤的病理特征之一。与动脉粥样硬化相比，在动脉瘤病变中，平滑肌细胞的凋亡更为普遍。关于平滑肌细胞凋亡的机制，二者存在差异。在AS的发生过程中，斑块中巨噬细胞和T淋巴细胞分泌炎症细胞因子可致VSMC发生凋亡，如IFN、IL-1和TNF可诱导人和鼠的VSMC凋亡。炎症细胞因子诱导VSMC凋亡过程中可激活不同的信号通路，其中左旋精氨酸一氧化氮合成酶（NOS）通路可能作为最初触发凋亡的途径。IFN、TNF和IL-1单独或协同作用，可介导左旋精氨酸生成NO，产生的NO可灭活DNA合成和修复中的重要酶类，NO还可通过促进肿瘤抑制基因*p53*表达而触发凋亡。在动脉瘤中，一方面，巨噬细胞分泌的炎症因子可诱导平滑肌细胞凋亡；另一方面，平滑肌细胞自身产生的细胞外基质起着维持细胞生长的作用，在病程中因MMP表达上调，细胞外基质大量降解不足以支持平滑肌细胞的正常生长，进一步加重了平滑肌细胞的凋亡；同样，平滑肌细胞的减少又使细胞外基质进一步减少，形成细胞凋亡的恶性循环。总之，二者在平滑肌细胞凋亡方面存在平衡。

动脉瘤与动脉粥样硬化之间密切相关，动脉粥样硬化是动脉瘤的重要病因。防治动脉瘤发生，不仅可以从降低动脉粥样硬化发病率着手，也需综合其他危险因素考虑。未来需要对动脉瘤发病机制进行更深入的研究，这对动脉瘤的防治有着重要意义。

（杨向红　王　哲　伦　语）

参考文献

北京心脏学会，2021. 脂蛋白（a）与心血管疾病风险关系及临床管理的专家科学建议. 中国循环杂志，36（12）：1158-1168.

段志泉，辛世杰，2006. 动脉瘤. 北京：科学出版社.

侯雅新，林飞，李奕帛，等，2021. 氧化应激在动脉粥样硬化发病中的作用研究进展. 新乡医学院学报，38（11）：1090-1094.

黄培锋，姜希娟，孙英新，等，2020. 间充质干细胞移植防治动脉粥样硬化的研究进展. 中华老年心脑血管病杂志，22（1）：93-95.

姜怡邓，徐华，2015. 动脉粥样硬化表观遗传学研究前沿及技术. 北京：科学出版社.

姜志胜，2017. 动脉粥样硬化学. 北京：科学出版社.

庞利伟，伦语，张健，2022. 炎性小体在腹主动脉瘤发病机制中的研究进展. 中华医学杂志，102（25）：1945-1950.

许文平，邱健，丁力，2006. 腹主动脉瘤发病机制及内科治疗进展. 实用医学杂志，22（9）：1086-1088.

杨英，杨俊，2017. 同型半胱氨酸与心血管疾病关系的研究进展. 临床心血管病杂志，33（2）：106-109.

杨永宗，2004. 动脉粥样硬化性心血管疾病基础与临床. 北京：科学出版社.

宰青青，张芸，潘婷，2019. 内皮祖细胞与动脉粥样硬化关系的研究进展. 中西医结合心血管病电子杂志，7（24）：19-20.

张江锋，覃晓，2020. 腹主动脉瘤发病机制的研究. 广西医科大学学报，37（2）：309-314.

《中国心血管健康与疾病报告2021》编写组，2022.《中国心血管健康与疾病报告2021》概述. 中国心血管病研究，20（7）：577-596.

AlSiraj Y，Chen XQ，Thatcher SE，et al，2019. XX sex chromosome complement promotes atherosclerosis in mice. Nat Commun，10（1）：2631.

Benditt EP，Benditt JM，1973. Evidence for a monoclonal origin of human atherosclerotic plaques. Proc Natl Acad Sci U S A，70（6）：1753-1756.

Bhatnagar A，2017. Environmental determinants of cardiovascular disease. Circ Res，121（2）：162-180.

Cao YX，Zhang HW，Jin JL，et al，2020. Prognostic utility of triglyceride-rich lipoprotein- related markers in patients with coronary artery disease. J Lipid Res，61（9）：1254-1261.

Cegla J，Neely RDG，France M，et al，2019. Heart UK consensus statement on lipoprotein（a）：a call to action. Atherosclerosis，291：62-70.

Eales JM，Maan AA，Xu XG，et al，2019. Human y chromosome exerts pleiotropic effects on susceptibility to atherosclerosis. Arterioscler Thromb Vasc Biol，39（11）：2386-2401.

Elkalioubie A，Haulon S，Duhamel A，et al，2015. Meta-analysis of abdominal aortic aneurysm in patients with coronary artery disease. Am J Cardiol，116（9）：1451- 1456.

Fu Y，Wang X，Kong W，2018. Hyperhomocysteinaemia and vascular injury：advances in mechanisms and drug targets. Br J Pharmacol，175（8）：1173-1189.

Fuster JJ，MacLauchlan S，Zuriaga MA，et al，2017. Clonal hematopoiesis associated with TET2 deficiency accelerates atherosclerosis development in mice. Science，355（6327）：842-847.

Gencer B，Kronenberg F，Stroes ES，et al，2017. Lipoprotein（a）：the revenant. Eur Heart J，38（20）：1553-1560.

Hemmat N，Ebadi A，Badalzadeh R，et al，2018. Viral infection and atherosclerosis. Eur J Clin Microbiol Infect Dis，37（12）：2225-2233.

Jaiswal S，Natarajan P，Silver AJ，et al，2017. Clonal hematopoiesis and risk of atherosclerotic cardiovascular disease. N Engl J Med，377（2）：111-121.

Jie ZY，Xia HH，Zhong SL，et al，2017. The gut microbiome in atherosclerotic cardiovascular disease. Nat Commun，8（1）：845.

Khyzha N，Alizada A，Wilson MD，et al，2017. Epigenetics of atherosclerosis：emerging mechanisms and methods. Trends Mol Med，23（4）：332-347.

Liu DJ，Peloso GM，Yu H，et al，2017. Exome-wide association study of plasma lipids in > 300,000 individuals. Nat. Genet，49（12）：1758-1766.

März W，Kleber ME，Scharnagl H，et al，2017. HDL cholesterol：reappraisal of its clinical relevance. Clin Res Cardiol，106（9）：663-675.

McCully KS，2015. Homocysteine and the pathogenesis of atherosclerosis. Expert Rev Clin Pharmacol，8（2）：211-219.

Neeland IJ，Ross R，Després JP，et al，2019. Visceral and ectopic fat，atherosclerosis，and cardiometabolic disease：a position statement. Lancet Diabetes Endocrinol，7（9）：715-725.

Nowak WN，Deng J，Ruan XZ，et al，2017. Reactive oxygen species generation and atherosclerosis. Arterioscler Thromb Vasc Biol，37（5）：e41-e52.

Ouimet M，Barrett TJ，Fisher EA，2019. HDL and reverse cholesterol transport. Circ Res，124（10）：1505-1518.

Poznyak A，Grechko AV，Poggio P，et al，2020. The diabetes mellitus-atherosclerosis connection：the role of lipid and glucose metabolism and chronic inflammation. Int J Mol Sci，21（5）：1835.

Que X，Hung MY，Yeang C，et al，2018. Oxidized phospholipids are proinflammatory and proatherogenic in hypercholesterolaemic mice. Nature，558（7709）：301-306.

Rosenson RS，Brewer HB Jr，Ansell BJ，et al，2016. Dysfunctional HDL and atherosclerotic cardiovascular disease. Nat Rev Cardiol，13（1）：48-60.

Ross R，1976. The pathogenesis of atherosclerosis. J New Eng Med，295（8）：420-376.

Roy P，Orecchioni M，Ley K，2022. How the immune system shapes atherosclerosis：roles of innate and adaptive immunity. Nat Rev Immunol，22（4）：251-265.

Tang WH，Bäckhed F，Landmesser U，et al，2019. Intestinal microbiota in cardiovascular health and disease：JACC State-of-the-art review. J Am Coll Cardiol，73（16）：2089-2105.

Wang ZT，Wang Z，Hu YW，2016. Possible roles of platelet-derived microparticles in atherosclerosis. Atherosclerosis，248：10-16.

Wolf D，Ley K，2019. Immunity and inflammation in atherosclerosis. Circ Res，124（2）：315-327.

Xu Z，Li J，Wang H，et al，2017. Helicobacter pylori infection and atherosclerosis：is there a causal relationship? Eur J Clin Microbiol Infect Dis，36（12）：2293-2301.

Zhao Q，Wang J，Miao Z，et al，2021. A Mendelian randomization study of the role of lipoprotein subfractions in coronary artery disease. Elife，10：e58361.

第五章 血流动力学与动脉瘤

血液在由心脏和血管构成的密闭管道系统内流动所产生的一系列物理现象属于血流动力学的范畴。血流动力学主要研究的内容是血流量、血流阻力和血压之间的关系，以及血管在脉动血流下的弹性应变。血流动力学的研究涉及工程学、数学及生理学知识。动脉及其内流动的血液之间的相互作用与动脉瘤的发生、发展关系密切，本章从血液流变学、动脉壁的力学性质和动脉口径三个方面予以探讨。

第一节 血液流变学与动脉瘤

除脑动脉瘤以外，人体中超过95%的动脉瘤位于肾下腹主动脉、髂动脉、股动脉和腘动脉。动脉瘤的扩张通常开始于这些动脉的远心端，终止于动脉分叉或主要的分支发出之前。这些易形成动脉瘤的动脉有一个明显的特征，即发生动脉瘤的部位绝大多数位于肾动脉的下方。动脉血流在肾动脉的上方与下方呈现的波动变化差别非常明显。振波多普勒频谱分析发现肾上腹主动脉的血流是双相的。在收缩期末没有反流，在舒张期中只有正向的血流。而在肾下腹主动脉，经多普勒频谱分析发现血流为三相，在收缩期末有反流。动脉瘤发生的位置大致相同，大都位于肾动脉下方，这反映了主动脉及其向下延续的分支血管的血流动力学改变可能是普遍相似的。

异常的血流动力学异常改变（如动脉缩窄或动静脉瘘等）可使不易形成动脉瘤的血管在一定时间后扩张成瘤，如颈总动脉和头臂干的动脉瘤很少见，但当血流动力学发生改变后可以诱发动脉瘤的形成。William Hasted治疗了一例右锁骨下动脉瘤，方法是将一可收缩的铝环安置在头臂干，结扎右锁骨下动脉。手术导致的头臂干缩窄在术后12年出人意料地在缩窄环远端的头臂干和右颈总动脉处形成动脉瘤。在髂外动脉和股浅动脉中动脉瘤的形成也很少见，但Oslar报道了一例30岁患者，其膝上有一处20年前的刀刺伤，髂外动脉形成一个真性动脉瘤。另有报道，刀刺伤导致股浅动脉与静脉之间形成动静脉瘘；股浅动脉瘤在创伤性腘窝处动静脉瘘之后20年形成。动脉扩张或动脉瘤形成的病理改变常位于动静脉瘘管的近端，Willam Hunter最早发现这一现象并早在1757年予以报道。文献报道显示，血流动力学因素能导致动脉瘤的形成，并已经引起人们的注意。本章以血流动力学关于脉搏和血压、剪切应力、振动的理论来解释动脉瘤发生的部位和原因。

一、脉搏和血压

血流在从降主动脉流到踝部血管的过程中，平均动脉压不断下降，但是下降的平均动脉压仅有数毫米汞柱。平均动脉压的压力差是血流流向远心端的动力，符合机械流体力学原理。有趣的是当压力波向主动脉的末端传导时，收缩压升高，舒张压下降及脉压（脉压是指收缩压与舒张压之差）升高。在正常情况下，股动脉的收缩压和脉压均大于相应的肱动脉的收缩压和脉压。此外，Yao发现踝部的收缩压比上肢高10%。在动脉中观察到的脉压和收缩压升高，脉压的双重波，逆向脉流，均可由动脉分叉或分支部的压力波的反射及外周小动脉床的高阻力来解释。

Lanne和Bergentz最早在研究中发现，在动脉系统中的不同部位，压力波的反射对脉压造成不同的影响。在颈总动脉、腹主动脉和股动脉的直径-时间曲线中，动脉直径随着压力波的变化而发生改变。但是这种改变的特点与所检查的动脉有关。在颈总动脉、腹主动脉、股动脉中因为动脉压力的迅速升高，直径迅速增大，而在颈总动脉中观察到的双脉切迹（表示主动脉瓣的关闭）在腹主动脉和股动脉中消失了。这些因为动脉部位的差别而造成的直径-时间曲线的不同反映了在动脉系统中压力波的传播与反射是形成这一现象的根本原因。

直径-时间曲线的舒张期波型随着距离反射部位的远近不同而改变。颈总动脉位于主动脉瓣的附近，没有分支分叉和大脑的低阻力，使其中的反射波很少，而不能隐藏双重切迹。然而，这种表示主动脉瓣关闭的切迹在腹主动脉和股动脉中的直径-时间曲线中很难发现。双重切迹消失在反射波的干扰中。反射波的出现与阻力上升及出现大的分支有关。在颈总动脉、腹主动脉和股动脉中的舒张期的曲线波是所有正向的传导波、分支部和外周高阻力造成的反射波的总和。

舒张期波亦随着反射波的速度而改变。图5-1、图5-2展示了24岁男性及69岁男性的相似腹主动脉的平均动脉压及动脉直径-时间曲线，研究表明，平均动脉压在中年后显著升高，此时特征阻抗迅速增加，主动脉直径在整个青年和中年时期稳步增大，并开始趋于稳定。在老年人腹主动脉中舒张期的独立压力波消失。反射波在顺应性下降、僵硬、老化的动脉中的传导速度比在正常动脉更快。压力波的传导随年龄的增长而加快。由于反射波传导加快，收缩晚期的压力波被反射波增强。在老化的动脉中反射波传导加速的结果是腹主动脉和主要的流量血管所承受的脉压增加了。不断重复增加的脉压超过了血管壁的承受能力。有学者发现动脉瘤的血管壁比正常血管的管壁僵硬，而在僵硬的血管中压力波传导较快，因此在正在形成动脉瘤的血管中脉压是增加的。在老年人的主动脉和下肢动脉中，动脉壁的僵硬导致脉波和压力波的传导加速，使脉压和血流动力学应力增加。这种双重压力使动脉壁疲劳并失去弹性。

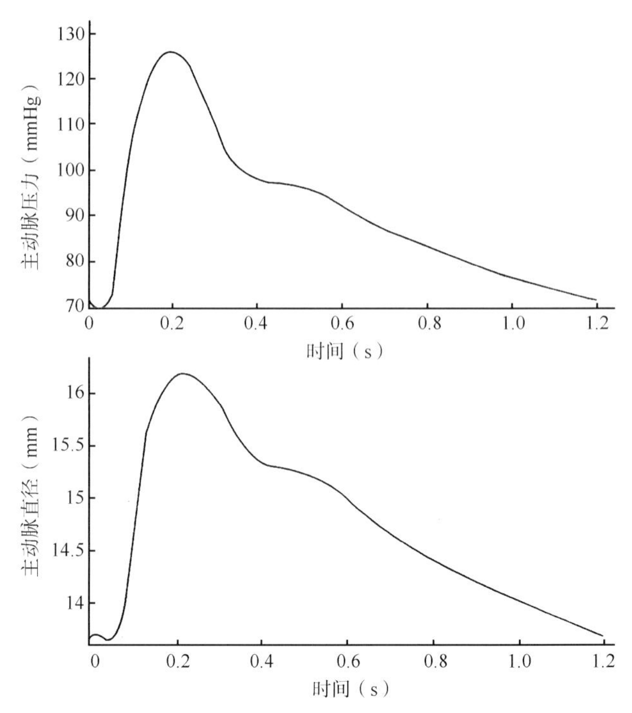

图5-1 24岁男性腹主动脉的平均动脉压及动脉直径-时间曲线

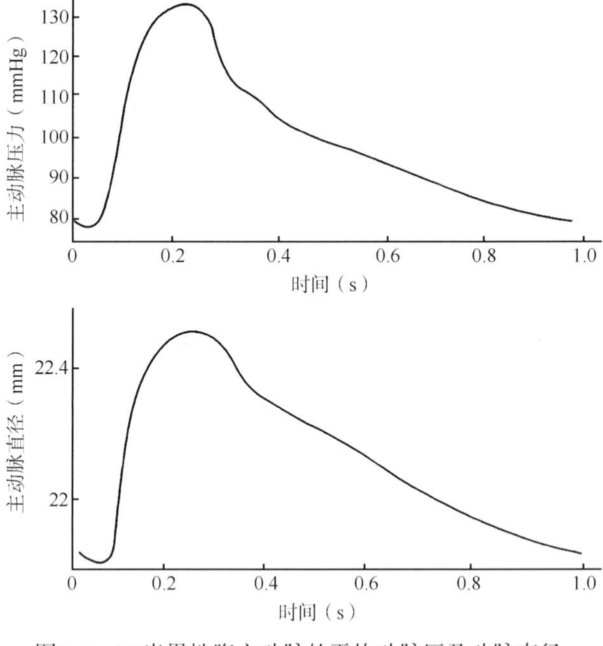

图5-2 69岁男性腹主动脉的平均动脉压及动脉直径-时间曲线

脉压是一个可以测量的血流动力学指标，用来解释主动脉瘤和下肢动脉瘤的形成。如果增大的脉压是一个重要因素，那么其他形成动脉瘤的血流动力学模型，特别是动静脉瘘、狭窄后动脉扩张的形成均可由脉压来解释。然而脉压的增加在动静脉瘘、动脉狭窄后扩张中并不是必要因素。在动静脉瘘中，脉压在近心端扩张的动脉中确实升高，而在远心端扩张静脉中却是降低的。晚期脉压的升高可能与较小的主动脉腔面积、较大的主动脉壁硬度和较快的血流有关。近端主动脉腔面积与脉压之间的负相关关系已在超声心动图研究中得到证实。Dart等表明脉压与主动脉尺寸呈负相关，并提示脉压增大意味着行程容积、主动脉直径或脉搏波传播速度不匹配。较高的中心脉压与较小的主动脉腔和外部面积、较大的主动脉硬度及较大的主动脉壁面积有关。一些文献发现，动脉瘤管腔横截面积与脉压呈负相关，这可能是由于主动脉结构重塑，脉压升高时主动脉具有自身的代偿能力，当主动脉重构不足以满足血流动力学需求时，导致腔内侵犯，主动脉管腔横截面积缩小，当超出主动脉最大的代偿能力时，脉压升高就会导致主动脉的扩张与动脉瘤的形成。

在狭窄的主动脉瓣上形成的降主动脉瘤是典型的狭窄后动脉扩张，但只有在主动脉瓣关闭不全时脉压才明显增大。在胸主动脉缩窄和其他狭窄后扩张的病例中，远端扩张的腹主动脉脉压未必增大。Stephen Burgess等通过对欧洲60余万人进行两样本孟德尔随机化分析，发现脉压和腹主动脉瘤风险呈负相关。他们认为这种关系可能是由一个共同的潜在机制驱动的，而不是脉压对腹主动脉瘤的直接作用。这种明显自相矛盾的唯一的解释是：在所有这些病例中，包括腹主动脉瘤、动静脉瘘和狭窄后扩张的血流动力学变化相同之处是压力的迅速下降。在流体中迅速下降的压力导致血管振动。心动周期的收缩相和舒张相之间的脉压增大是一种简单的压力迅速下降的方式。由于动静脉瘘压力迅速下降可产生振动，表现为触觉感知的震颤和可闻及的血管杂音。通过一个狭窄腔隙而产生的压力下降也可产生相似的振动。在狭窄后扩张的血管中，压力的迅速下降也产生血管杂音和震颤。管腔内压力的迅速下降与心血管系统中动脉瘤的形成有关。同时有研究表明，脉压增大与主动脉特征阻抗增加和心脏负荷增加有关，并导致缺血、舒张功能障碍和不良临床事件的易感性，还发现脉压增大是充血性心力衰竭的前提条件。

二、剪切应力

血管壁的剪切应力是脉动血流在血管中流动时对血管壁的作用力之一。这些力对动脉壁的作用及它们之间的相互关系在相关文献中已描述得十分详细。血压对动脉血管施加环形、纵行方向的力，并使血管壁沿半径方向扩张。变形的管壁在以上2个方向产生回收应力。推动血流的作用力与血管壁平行，与其相互作用而产生摩擦力称为壁面剪切应力。

血压是推动血流的主要动力，血流与血压及血管阻力的关系大致符合欧姆定律。压力等于流量与阻力的乘积，压力、流量和阻力是相互依赖的。从动脉系统中的近心端到远心端的平均压力梯度推动红细胞平行于管腔运动。当液体流经血管表面时，分子相互滚动，需要能量来克服阻力。黏滞度是用来测量液体变形阻力的指标。黏滞阻力在血流中的存在是因为红细胞的变形、移动及蛋白质悬浮于血浆均需要能量。血液的黏稠度大于水或盐溶液。黏滞度以单位面积上的能够以一定的速率使液体变形的力的大小来计算。单位面积上的力称为压强。平行于血管壁且与之相邻的血流产生的切线力平行于动脉壁表面，称为剪切应力。血管壁的剪切应力可以设想为血液沿着动脉壁流动时产生的牵拉力或摩擦力。血管不断地受到由血压引起的各种类型的血流动力（包括静水压、循环拉伸和流体剪切应力）。内皮细胞作为与流动的血液直接接触的单层屏障，承受了大部分的剪切应力。

决定剪切应力的3种因素是流速、动脉管径、血液黏滞度。血液的黏滞阻力阻挡血流向前流动。剪切应力与黏滞度成正比。剪切应力与血液流速也成正比，与血管半径的立方成反比。通过Hagen-Poiseulle方程可以计算血管壁的剪切应力。使用不同方法进行的实验测量表明，人体静脉系统的剪切应力大小在1～6dynes/cm^2，而在动脉中则在10～70dynes/cm^2。体内观察表明，剪切应力的增加或减少，而不是剪切应力的绝对水平，在血管内稳态和重塑中起关键作用。

血管腔内红细胞的流速，在动脉中间要高于管壁边缘。最大流速在动脉的中部，邻近动脉壁的速度为零。因为剪切应力与速度成正比，因此血管中部的剪切应力最大，而位于动脉边缘的剪切应力较小。

应用哈根-泊肃叶方程计算剪切应力的前提是假设流体是非脉动性的牛顿流体，因此这一方程仅能计算即时剪切应力。如果血流的速度、方向发生了改变，算出的剪切应力可以是一个负值。例如，在肾下腹主动脉舒张的后期，反流使剪切应力为负值。

动静脉瘘和主动脉缩窄常被用来说明剪切应力增加这种血流动力学改变能够导致动脉瘤的形成。这两种模型中，血流速度的增加使剪切应力提高，导致动脉扩张。随着动脉直径的增加，血管壁的剪切应力随之降为正常。动静脉瘘和主动脉缩窄很相似，均存在血管腔内压力下降，所以单位面积上血压的增加不是血管扩张的原因。实际上低压的动静脉瘘和主动脉缩窄也能形成动脉瘤。例如，有学者报道距离肺动脉瓣狭窄不远处发现了肺动脉瘤。即使在这种低压的动脉循环系统中，动脉瘤也有典型的组织学改变，即内弹力板的丢失和破裂。这些发现提示，平均动脉压比剪切应力对动脉壁结构和直径变化的影响小得多。这并不是否认在动脉瘤和动脉扩张中高血压是一个危险因素，而是动脉瘤形成的始动因子。平均动脉压升高对血管壁的影响更主要体现在动脉壁增厚上，血压的波动使动脉壁增厚的作用仅为6%。

血流为脉动性且在舒张期存在反流，血压及剪切应力的方向可发生波动。动脉扩张和狭窄时流体中会出现干扰流。在动脉的弯曲处、分支处和分支入口处发生涡流和旋涡。压力和流相的振动产生了方向和大小迅速变化的剪切应力。血管壁剪切应力变化范围是从正向流体的5～15dynes/cm^{2}到反向流体中的2～–5dynes/cm^2。虽然压力的绝对变化并不是形成动脉瘤所必需的，但也决不能低估流体和压力的振动产生的快速压力变化的重要作用。

为了研究增加血流的速度和壁剪切应力，Zarins等设计了猴的胸主动脉狭窄模型。实验发现，狭窄部位远端的动脉直径显著增加，以至于壁剪切应力达到正常。而且，通过结扎近端动脉的方法，可以减少动脉壁的剪切应力，导致结扎部位以远血管直径减小，以此达到正常的壁面剪切应力。

为什么血管总在趋向最佳的壁面剪切应力？为了解释这种动脉直径对血流的适应，Murray提出最小能耗原理。最小能耗原理建立了流量、流速和血管直径之间的关系。简单地说，Murray提出机体以最高效的方式将血液输送到组织器官。对于局部血流速度的改变，动脉循环将代偿性地改变动脉的直径和循环血量，以便达到某种平衡，也就是最大限度地运送氧和养料而仅消耗最少的能量。改变血流的速度、流量和血管的直径，使由于摩擦力导致的能量损失降至最低点。最小耗能原理提供了Hagen-Poiseulle公式的理论基础，根据方程可以得出动脉的直径与流量的立方根成正比，这样由于摩擦导致的能量损失才会最小。最小耗能原理的适用条件是壁面剪切应力15dynes/cm^2，在大多数动物的动脉中，动脉的壁面剪切应力均为15dynes/cm^2。

由于内皮细胞位于血流与动脉壁的交接处，直接受到剪切应力的作用，故血管壁剪切应力的改变导致内皮细胞基因表达的变化，使细胞功能发生变化，并通过基因表达产物的作用调节血管直径的改变。参与血流诱导动脉重构的信号分子包括成纤维细胞生长因子-2、肾上腺素能剂、一氧化氮（NO）、小谷蛋白-1、组织反式谷氨酰胺酶[一种钙依赖酶，通过ε-（γ-谷氨酰基）赖氨酸键诱导蛋白交联]、G蛋白偶联受体、受体酪氨酸激酶、Axl（一种受体酪氨酸激酶，其配体是生长抑制特异性蛋白6）、ATP门控P2X4离子通道、肝素结合表皮生长因子样生长因子（一种有效的血管平滑肌细胞有丝分裂原）和亲环蛋白a（一种20kDa的伴侣蛋白，由血管平滑肌细胞在ROS的作用下分泌，以刺激其增殖和迁移）。在动脉重构过程中，动脉对剪切应力变化的反应需要一个完整的、有功能的内皮细胞及其适应剪切应力变化的对结构和功能的调整能力。这些内皮介导的代偿反应使动脉系统平均剪切应力维持在15～20dynes/cm^2。

动脉中层的平滑肌细胞可受到内皮细胞基因表达的影响。肌性动脉中膜平滑肌细胞使血管具有弹性和可塑性，直接决定血管的直径。内皮细胞基因表达产物，特别是NO能对平滑肌细胞产生影响。NO是一种强力血管扩张剂，通过使平滑肌细胞松弛而使血管暂时扩张。在体外实验中发现增加血流速度，提高的壁面剪切应力是一种刺激内皮细胞产生NO的有效方式。动脉对压力或血流的改变做出的反应是平滑肌细胞松弛或收缩，导致血管的扩张和回缩。因此动脉壁中的平滑肌细胞和内皮细胞可以通过细胞间物质的代谢达到协调一致。此外巨噬细胞能够产生IL-1β，对调控内皮细胞功能、NO释放和平滑肌细胞的代谢均有一定作用。

剪切应力的提高导致动脉直径增大，如发生在主动脉缩窄后的动脉扩张，其组织学典型特点是内弹力板的破坏和平滑肌细胞的损失。Dolan等认为，高剪切应力区域加上正向剪切应力梯度是病理性动脉重塑和颅内动脉瘤形成的促进因素，这一观察结果已被Geers等进一步的研究证实。动脉的中膜是板层状结构，由平滑肌细胞和弹性纤维板和胶原纤维组成。平滑肌细胞能够合成弹性蛋白和胶原蛋白，这两种蛋白的性质决定了正常和病理状态的血管的机械性能。通过组织学和酶学降解实验已经证实了这两种蛋白在动脉中具有收缩作用。较大的主动脉的微观结构和肌性动脉不同。在大动脉中，基质蛋白广泛存在，形成连续的弹性纤维板，其间充斥平滑肌细胞，这种结构使动脉适应于吸收收缩时产生的压力。在肌性血管中，弹性纤维的表达不十分显著，基质蛋白纤维相对较少。内皮细胞和平滑肌细胞之间的相互作用，调控动脉中膜组织的板层结构和基质蛋白的比例，可能因壁面剪切应力的改变而发生异常。巨噬细胞的参与或其他因素使这种异常反应变得更为严重。

Zarins在猴胸主动脉中观察到动脉狭窄后的扩张和动脉瘤形成，与其相联系的是在动脉扩张的部位主动脉壁中胶原蛋白产量增加了2倍。胶原酶（MMP-1）和Ⅳ型胶原酶（MMP-2）主要由动脉中的平滑肌细胞产生。c-fos是一种核转录因子，参与调节降解基质的酶的合成。Zarins在随后的实验中发现在血管壁面剪切应力上升时，原癌基因*c-fos*在主动脉平滑肌细胞中表达上调，这种上调发生在主动脉扩张之前。动脉扩张可能是动脉壁对流量的增加和长时间内壁面剪切应力的增加的一种适应性反应。有学者认为动脉直径的增大可能是直接或间接通过剪切应力对平滑肌细胞的作用而调节的。非动脉瘤的动脉中的平滑肌细胞表达更多的胶原酶（MMP-2）。

动脉瘤常见于大血管，发病部位常是动脉分叉和分支的近端，腹主动脉是动脉瘤最常见的部位。血流在肾上和肾下腹主动脉的差别极大。在肾上腹主动脉，大部分动脉血流是流向肾，肾动脉阻力很小。在肾下腹主动脉及其终末血管，动脉血流变为三相：在收缩早期、中期是向前的正流，接着是收缩末期向后的反流，然后是舒张期向前的正流。这种发生在肾下腹主动脉向前、反流和复又向前的流相摆动，导致血流和血压的波动，使剪切应力发生改变。流量和压力的快速波动使脉压发生快速变化。

腹主动脉的动物模型提示肾下腹主动脉中的血流状态比肾上腹主动脉复杂。从肾动脉到分叉处的腹主动脉血流发生波动，主动脉后壁的血流需经过几个心动循环才能流走，此处的剪切应力最低。血流在前壁的流速快，此处的剪切应力高。通过腹主动脉模型和磁共振，得到腹主动脉血流速度图，并用来计算主动脉壁的剪切应力的大小。在休息状态的肾上腹主动脉，主动脉壁上的平均剪切应力为1.3dynes/cm^2。在休息状态的肾下腹主动脉，动脉后壁的平均剪切应力呈波动状态，在75%的脉动周期剪切应力为负，后壁的剪切应力平均为5dynes/cm^2。在肾下腹主动脉的后壁和主动脉分叉处的侧壁这两处是剪切应力为负的区域，负性剪切力可达到12dynes/cm^2。在模型中通过增加血流速度来模拟运动时的血流状态，结果发现负性剪切应力减小。在模拟运动条件下的肾下腹主动脉中的平均剪切应力前壁为5.4dynes/cm^2，侧壁为10.6dynes/cm^2。

腹主动脉中的血流状态是高外周阻力、波动流、平均血流速度低，因此平均剪切应力较低。实验表明，腹主动脉是动脉瘤最易发生的部位，其主要血流动力学特点是剪切应力呈波动状态，且平均剪切应力较低。高阻力、波动流和低平均血流速度是所有下肢动脉血流的特点，这些部位是动脉瘤最易形成的部位。实验数据表明，低平均剪切应力和剪切应力的波动与动脉瘤的发生密切相关。Oyre等使用磁共振流速图，Pederson等用激光测速仪，证实在肾下腹主动脉中血流动力学的主要特点为低剪切应力和波动的剪切应力，该区域可见内膜增厚。Pederson等发现高剪切应力和肾下腹主动脉疾病之间无相关性，后者曾被认为是动脉瘤形成的始动因素。在主动脉缩窄后扩张和主动脉扩张症，或者动静脉瘘近端形成的动脉瘤，其中血流所处状态均是高剪切应力，因此高剪切应力是动脉瘤病因的传统观点，不能解释在休息状态下肾下腹主动脉中观察到的低剪切应力。如何才能解决高、低剪切应力和动脉瘤的形成关系的悖论呢?

与血流对内皮细胞影响的体外研究相比，血

流对内皮细胞影响的体内研究较少，这主要是由于缺乏适当的体内模型来产生良好控制的血流模式，以及难以确定体内分子和细胞的反应。尽管如此，目前已经建立了一些动物模型来研究高和低剪切应力对内皮细胞/血管反应的影响。在兔和大鼠的研究中，常用的高剪切应力模型：①创建动静脉瘘，通常使用颈动脉或股动脉；②结扎其中一条颈动脉以增加对侧颈动脉的血流和剪切应力；③移植物的静脉转位进入动脉循环，从而增加从静脉到动脉水平对移植物段内皮细胞的剪切应力和压力。这些模型的研究表明：①由血流导致的动脉扩张伴随着内膜的适应性重构，需要早期表达MMP来降解内皮细胞（EC）；②内皮细胞释放的NO有助于管径的增加，以应对血流的慢性增加；③高剪切应力导致内皮细胞除NO外释放多种血管调节因子，其中包括弗林蛋白酶，弗林蛋白酶是酵母kex2家族内蛋白酶，将包括促转化生长因子TGF-β在内的多种血管调节前肽转化为成熟形式，以调节内皮细胞和平滑肌细胞的功能；④剪切应力的增加诱导热休克蛋白60的表达。更大的动物，如狒狒、羊和犬，也被用于类似的体内研究内皮细胞对剪切应力变化的反应。低剪切应力模型：①结扎流出支（如同侧颈内动脉）或闭合兔或大鼠颈总动脉和颈外静脉之间的动静脉瘘导致血流减少，这些模型研究表明，血流和剪切应力的减少可诱导内皮细胞凋亡和死亡，可能影响动脉重构；②减少了动脉内弹性层中窗孔的流动依赖性增大，从而导致动脉内弹性层的重构；③导致早期内膜增生，可能与平滑肌细胞迁移增殖、单核细胞黏附、巨噬细胞浸润、VCAM-1、PDGF、MMP-9上调和ECM重组有关；④诱导血管氧化应激的增加，从而导致实验性动脉粥样硬化和血管生成的进展。Nam等的一项研究报道，在载脂蛋白E缺陷（$ApoE^{-/-}$）小鼠中，部分颈动脉结扎导致血流紊乱，促动脉粥样硬化基因上调，动脉粥样保护基因下调，内皮功能障碍，进而导致小鼠2周内动脉粥样硬化迅速进展，4周内出现病变。

内膜增生是导致动脉粥样硬化和再狭窄及其并发症的重要过程。由于具有显著方向性的高剪切应力可以减少内膜增生，因此已经设计了几种策略来改变剪切应力，使旁路移植和支架植入等手术干预后保持血管通畅。因此，可以使用远端动静脉瘘来增加血流和剪切应力，使其超过临界阈值，以防止移植物血栓形成和内膜增生，目的是改善流出道旁路移植物的通畅性。植入内皮细胞单分子膜的人工血管旁路移植物可减少血栓形成，提高血管寿命；在这样的移植物上应用生理水平的层切应力增加了内皮细胞的黏附性，并增强了它们在体内植入后的保留力，从而改善移植物的通透性。Carlier等已经证明，在高胆固醇饮食的兔髂外动脉支架中插入流量分流器（抗收缩扩散器，Endoart）可增加剪切应力，从而局部减少新生内膜增生，以达到预防支架内再狭窄的目的。除了应用剪切应力来改善手术干预后的血管通畅性外，有证据表明运动训练可以改善内皮功能，有利于心血管疾病的治疗和预防。运动引起的血流和剪切应力的增加也会增强eNOS的表达和内皮细胞产生NO，以增加心肌灌注，从而延缓冠状动脉疾病的进展，甚至促进其消退。此外，剪切应力和血液流量大小的增加可能使停滞区向下游移动，从而避免动脉粥样硬化易发区域不断暴露。这可能就是为什么运动需要达到一定的强度，保持一定的持续时间，并保持一定的规律性。所有这些都有助于将停滞和再附着点移出下游，远离易患病的区域，在久坐的情况下，这些区域会停留在同一个地方。

三、振　　动

在动脉瘤的形成过程中血管壁面剪切应力的波动变化比血管壁承受的平均剪切应力的作用更大。在人类所有形成动脉瘤的血管中剪切应力的方向和大小的波动变化是共有的现象。在肾下腹主动脉、髂动脉、股总动脉和腘动脉，均有脉动血流在其与动脉壁交界面之间形成的波动剪切应力。血流振荡指数反映的是壁面剪切应力波动情况，为壁面剪切应力相对于其平均方向的偏离程度，血流振荡指数越大，表示计算点瞬时壁面剪切应力向量与血流方向的向量比波动越大。

血管壁面剪切应力的波动变化比血管壁承受剪切应力的绝对值的作用更大，如在犬实验模型颈总动脉和颈外静脉之间建立动静脉分流，血流增加，分流动脉的初始剪切应力增加，导致该动脉内血管半径在6～8个月代偿性扩张，以维持平均剪切应力在基线水平。有研究显示，乙酰胆碱或动静脉分流引起单侧股动脉流量增加，在23只犬中有18只出现动脉扩张和直径增加，而对侧对照动脉的直径不受影响。手术操作时结扎3周龄幼兔左侧颈总动脉，增加右侧颈总动脉的层状剪切应力，诱导该动脉在12周龄后重塑，增加管腔内径（或内半径），从而减缓剪切应力的增加。一项大鼠肠系膜动脉血流诱导动脉重构的研究表明，这种反应涉及内皮细胞和血管平滑肌细胞的增生及血管壁结缔组织合成的增加。另外，由于血流或血液黏度的降低而引起的剪切应力的降低，可引起血管内膜、中膜增生或血管壁肥厚导致的血管内半径的减小。兔颈总动脉血流速率降低70%，两周内该动脉直径减少21%。这种由血流减少引起的动脉内径减小是内皮依赖性的，并没有被血管平滑肌细胞弛缓剂罂粟碱缓解，这表明血管壁发生了结构变化，而不是血管平滑肌细胞收缩增加。小鼠结扎的单侧颈总动脉剪切应力的减少导致重构和新生内膜增生的形成，其中含有brdu阳性细胞和SMA-actin阳性细胞。这种由剪切应力增加引起的正重构（即富营养性血管增大）和由剪切应力减少引起的负重构（即肥厚性血管变窄）在正常胚胎和出生后生长与组织依赖性肥厚或萎缩中也很重要。

因为压力决定流量，压力的快速变化导致流量和剪切应力的变化。压力的快速波动导致血管壁的振动，剪切应力的波动是压力波动的结果，压力的波动导致在动静脉瘘、动脉缩窄中的振动变得剧烈，这种振动可被触摸到，并形成可闻及的血管杂音。在动静脉瘘中，振动从近端的动脉传导到远端的静脉壁。振动导致血管收缩力的下降，最后导致动脉和静脉扩张。在这两种模型中脉压均非常高。快速的压力波动产生的振动符合Robicsek定律，不仅产生明显的振动，而且在狭窄区域上方有能量的损耗。

Holman等首次提出振动导致动脉壁结构损伤。Holman不仅研究了人的狭窄后扩张的血管，而且在橡皮管中模拟了类似的狭窄后扩张现象。Bruns等使一个管壁薄、其内充满水的橡皮管子振动起来，发现仅仅是振动而无任何血流也能够导致管道扩张，这种振动产生了脉压的波动。

Boughner和Roach研究了低频振动对人类动脉壁的影响。振动在血流灌注压力作用下可使髂动脉短期内扩张，使髂动脉产生共振。导致扩张的振动频率与患者的年龄有关，老年人的动脉需要约200Hz的振动频率来使血管扩张，年轻人的动脉约需要100Hz使血管扩张，有学者提出振动的能量使动脉壁中的弹性纤维强度减弱。另有学者研究发现持续的低频振动导致动脉壁的损伤。这种振动能量释放的结果是动脉壁中结构分子的改变，使得血管壁的弹性力量减弱。

Stehbens提示动脉硬化和动脉瘤是两种不同的动脉壁弹性力量损失的代偿反应。壁面剪切应力的波动和压力的波动导致血管壁的力学疲劳，造成血管代偿性内膜增生或血管扩张、屈曲和动脉瘤形成。高、低平均剪切应力均可形成动脉扩张和动脉瘤，因为血管的力学疲劳可由低频的振动产生，也可由快速的压力波动造成。在动静脉瘘近端形成的动脉瘤，在动脉缩窄远端形成的动脉瘤，在腹主动脉形成的动脉瘤，以及在腹主动脉的终末血管中形成的动脉瘤，均处于一种低频波动压力和剪切应力作用下。

升高的脉压（或快速的压力下降）和由此而来的能量的增加可以形象地看作是高度增加的瀑布，脉压越大则瀑布越高。正如较高的瀑布释放较大的能量一样，较大的脉压在短距离到达受体血管时释放的能量比较多。人体中易形成动脉瘤的血管是肾下腹主动脉和下肢的动脉，其血流状态是低平均剪切应力、波动的剪切应力、波动的压力和相对升高的脉压，因此易于产生低频的振动。振动导致血管疲劳，张力下降，使血管扩张和形成动脉瘤。

振动的效果对弹性动脉与对肌性动脉的作用效果不同。Stehbens从兔的股动脉和肾动脉模型中观察到兔颈总动脉主要是弹性动脉，股动脉更像一个肌性血管。肌性的股动脉更易受振动影响而扩张。弹性的颈总动脉对振动有较大的耐受能力。Stehbens推测在大动脉中发现的大量弹性蛋白能使血管较持久地对抗振动的疲劳效应。

振动导致的抗拉强度的下降符合工程学原理和材料疲劳原理。机械力能使非生物材料抗张强度下降和产生疲劳，生物材料也不例外。生物工程学疲劳的基本机制是流体产生的牵拉力使大分子（如弹性蛋白）产生疲劳。由于管壁的疲劳和薄弱，以及血流动力学的改变和紊乱，动脉瘤在腔内压力的作用下进入持续扩张的恶性循环。动脉瘤中管壁的增厚可能是血管壁对抗扩张强度下降后的一种代偿作用。异常的流动模式和剪切应力参与了壁面减弱和重建的过程，而当壁面的机械应力超过壁面组织本身的强度时，则可能发生破裂或剥离。

本章讨论了血流、脉压和其他压力、剪切应力和振动的快速变化对动脉瘤形成的作用。仅剪切应力本身不能完全解释动脉扩张和动脉瘤形成的力学原因。动脉瘤的形成必须考虑快速波动的压力和振动的作用。

（荆玉辰　张　强）

第二节　动脉壁的弹性变化与动脉瘤

一、主动脉壁的生物学和力学特性

主动脉的力学特性主要决定于血管壁的成分，其主要成分是弹性蛋白、胶原蛋白和平滑肌细胞。弹性蛋白、胶原蛋白决定血管的被动机械性能，而平滑肌细胞有收缩和舒张功能，对血管的力学性能具有调节作用。但后者在主动脉中的实际意义很小。可扩张的弹性蛋白是低应力下承载负荷的主力，比其硬100～1000倍的胶原蛋白是高应力下承载负荷的主力。胶原蛋白与弹性蛋白的比例基本决定了血管壁的力学特性。在动脉管道系统的不同的部位，这一比例也不尽相同，越到周围动脉比例越高，但可扩张性下降。此外血管的厚度和内部的纤维结构也决定其机械性能。血流动力学应力的分布也被认为可以用来确定炎症细胞浸润和动脉粥样硬化的发展，这些作用是减缓由于壁面剪切应力增加而加剧的血管壁损伤，从而促进AAA的发展。与这一理论一致的是，使用PET成像评估的主动脉壁炎症在壁面剪切应力峰值高的部位较高。

二、正常主动脉的力学特性

同步记录的主动脉压力-时间和直径-时间曲线非常相似（图5-1，图5-2）。在年轻人的压力和直径曲线上，舒张期的下降曲线中存在一波型（图5-1），这是脉波在经过血管分叉、分支和外周阻力后反射的结果。在老年人，舒张期波型消失，且压力和直径曲线收缩期波型明显增强（图5-1）。最可能的解释是在老年的硬化血管中反射波传导速度更快，反射波和正向波叠加，使收缩期脉压明显增大。

老年人和年轻人的收缩期压力与直径曲线大体相同，但仍存在细微差别，舒张期压力和直径曲线存在差异。当压力的变化率较小时，直径的变化幅度超过压力的变化幅度，这一现象提示当压力变化不快时动脉壁更易于扩张。压力-直径关系曲线为非线性关系（图5-3）。图中所示主动脉壁在较低压力时更易扩张，在较高压力时动脉壁较为僵硬。虽然在曲线上无明显折点，但仍可看出从扩张性到表现为僵硬性的过渡点是80mmHg。主动脉的机械特性与血管壁的基质有关，主要是弹性蛋白、胶原蛋白和平滑肌细胞。弹性蛋白主要是低压力和轻度扩张时的主要负荷蛋白，在高压力和扩张明显时弹性蛋白和胶原蛋白是主要的负荷蛋白。主动脉中层平滑肌细胞主动收缩和舒张，可以调节血管壁的扩张性能。大血管的弹性扩张能力具有相当重要的意义，其弹性缓冲能力对心脏的负荷和收缩压有重要影响。

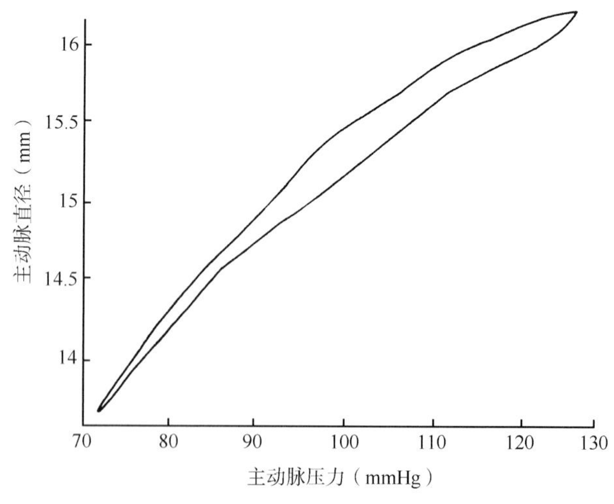

图5-3　主动脉压力-直径关系曲线

血管中膜主要由血管平滑肌细胞组成，它调节血管的收缩/扩张，调节血压以应对血液流动。血管平滑肌细胞也产生大量细胞外基质分子，如弹性蛋白、胶原蛋白、纤维蛋白和蛋白多糖，这些分子维持动脉生物力学和收缩的完整性。血管平滑肌细胞的改变会降低血管的收缩性和完整性，这是动脉瘤的特征。此外，长期病理生理条件可触发血管平滑肌细胞凋亡（高剪切应力时）或增殖/迁移增强（低剪切应力时），进一步削弱动脉壁，并有动脉瘤破裂的风险。

随着年龄的增长压力-直径关系曲线变得平缓，也就是说主动脉的僵硬度和主动脉的直径增加了（图5-4）。对此有多种解释：①胶原蛋白/弹性蛋白的比例升高。研究表明，动脉中弹性蛋白减少，胶原蛋白增加。②血管壁的结构变得紊乱，组织学研究表明，弹性纤维的排列进行性丢失及板层变薄、分裂、破碎。③由于弹性纤维的钙化和胶原蛋白及其他基质的沉积，使血管壁随年龄的增长而变厚。有学者提出循环压力的疲劳效应使血管壁进行性退化和僵硬。长期重复的脉压使承重的弹性纤维破碎。促使血管进行性扩张和血管壁重塑。一方面是弹性蛋白、胶原蛋白的破坏；另一方面是细胞外基质沉积、修复，导致动脉的扩张和僵硬。

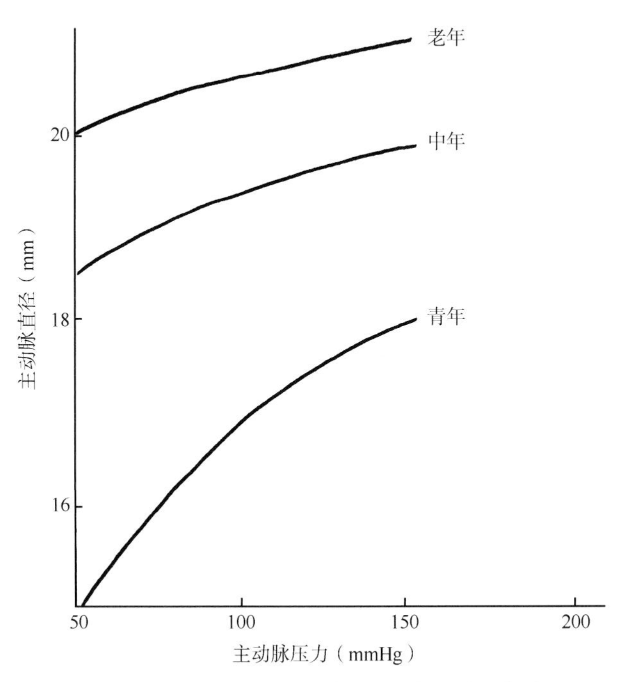

图5-4　不同年龄的主动脉压力-直径关系曲线

动脉粥样硬化是另一个使动脉壁僵化的因素。动脉粥样硬化常与年龄增长相关，因此很难区分年龄导致的血管老化与动脉粥样硬化导致的病理改变。然而大量研究更倾向于管壁的僵硬与动脉粥样硬化无关。一种可能的解释是，动脉粥样硬化多为部分片状分布，只要不超过1/4的血管面积受累，机械性能就不会改变，可能通过在无病损区域血管的扩张进行代偿；然而当中膜的钙化较严重时血管将较为僵硬。大量证据表明，主动脉的机械性能反映了血管壁的退化改变，并反映了其生理年龄。

动脉粥样硬化的发展是导致梭形腹主动脉瘤形成的一个重要因素，从而导致腔内血栓。动脉硬化引起的炎症改变在动脉内积累，随后是氧化应激的增加和血管平滑肌细胞的丢失。这些变化加上Ⅰ型胶原蛋白、Ⅲ型胶原蛋白的增加和弹性蛋白的减少，引起了血管壁僵硬，进而导致了腹主动脉瘤形成。动脉粥样硬化的增加、蛋白酶活性的增强及胶原蛋白和弹性蛋白数量的减少是导致腹主动脉瘤进一步扩大的原因。

血管壁的力学特性也可从扩张指数压力应变弹性模量和僵硬度中估计出，二者依据动脉直径的变化幅度和血压的改变计算而来。这种方法具有无创的优点，可以进行大规模的流行病学调查。在大样本的健康不吸烟人群中，对比年龄依赖性主动脉僵硬程度，发现有明显不同（图5-5）。僵硬程度与年龄相关，为幂函数，而且男性比女性更为显著。Kawasaki和Imura使用相同的回声定位方法，报道了主动脉中的Ep和β与年龄呈线性关系。其他研究者也发现动脉的僵硬度与性别相关，动脉扩张能力下降在男性中发生的时间常早于女性，这可能

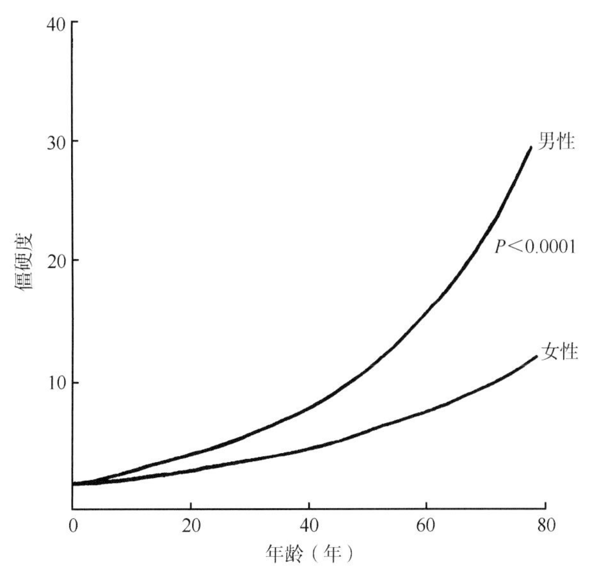

图5-5　主动脉僵硬度-年龄关系曲线的性别差异

与主动脉壁因性别不同而存在差异有关，即性激素不同和动脉粥样硬化病变程度有相关性。血管的力学性质主要由胶原蛋白和弹性蛋白比率、相对血管壁的厚度和壁中基质的排列决定。动物实验中发现，当主动脉被施加不同的性激素后，胶原蛋白和弹性蛋白比率发生改变。雌激素和孕酮降低了胶原蛋白和弹性蛋白比率，而睾酮可提高其比率。可能在人类中也是这样，女性激素可提高血管的弹性，据此可解释在主动脉扩张性能方面上的性别差异。

参与调查的健康人并无临床症状，但可能存在不同程度的动脉硬化。若动脉粥样硬化不严重，对于血管的力学性能则无影响。性别与血管壁的力学性能具有相关性，但与动脉粥样硬化的关系不大。进一步调查男性和女性主动脉的组织和激素水平的差别及不同激素的作用，可能为动脉壁力学的性别差异找到答案。

三、腹主动脉瘤的力学特性

男性腹主动脉瘤管壁的僵硬度随年龄增长而增加。许多动脉瘤患者吸烟，部分患有糖尿病。吸烟和糖尿病并不会影响男性主动脉的僵硬度。但在女性，吸烟和糖尿病均会增加动脉的僵硬度。动脉瘤机械性能的不同与管壁结构和基质组成成分有关。组织学检查发现动脉瘤中膜缺少弹性纤维，弹性板破坏，外膜和内膜明显纤维化和增厚；弹性蛋白含量减少，胶原蛋白增加。这些变化的原因可能是胶原蛋白和弹性蛋白水解酶的活性增强，而蛋白水解抑酶活性无明显增加。总之胶原蛋白和弹性蛋白比率的提高改变了血管壁结构，使血管壁的力学特性发生了改变。细胞外基质的降解会对主动脉的功能产生负面影响。细胞外基质是主动脉壁的骨架，负责肌纤维的力量传递、维护和修复。在血压所施加的病理机械力作用下，血管壁发生异常重构，对血管壁的扩张产生不利影响，促进腹主动脉瘤的形成，导致破裂。

血管的力学特性与动脉瘤的生长、破裂有关，腹主动脉瘤的形成是血管壁损伤的结果。造成疲劳的因素：承受负荷超载，材料的应力过大或兼而有之。当脉波从主动脉根部向股动脉传导时，肾下腹主动脉所承受的脉压迅速升高。主动脉在末端逐渐变细，主动脉壁的僵硬度逐渐增加，尤其腹主动脉更为明显，脉波在髂动脉形成的反射波与正面传导过来的波的叠加是压力升高的原因。此外，主动脉末端对负荷的承受能力低于其他动脉。其弹性纤维板较少，滋养血管较少或缺如，与血管壁的厚度不相适应，可导致营养障碍，血管壁薄弱。弹性蛋白是主动脉中膜板层结构中主要的负荷蛋白，如果其发生疲劳则负荷转移，使胶原蛋白的负载加重，导致血管扩张。Dobrin用弹性蛋白酶或胶原蛋白酶处理动脉后发现弹性蛋白的损失导致血管扩张，胶原蛋白的破坏导致动脉进一步扩张和破裂。胶原蛋白所具有的回缩力能阻止血管过度扩张和破裂。微纤维蛋白/弹性蛋白的缺陷，如马方综合征，使主动脉壁力学性质发生改变，血管僵硬度增加。E-D综合征患者的胶原蛋白缺陷可促进大血管自发性破裂，然而在生理压力范围内，血管的力学特性无明显改变。

常引用Laplace定律来讨论动脉瘤破裂的风险。这一定律描述了管腔内压力（p）、管腔直径（r）、血管壁的厚度（h）和血管壁的剪切应力（T）之间的关系。其公式为$T=p(r/h)$。动脉壁的剪切应力与血管壁的压力成正比。血管跨壁压是血管内血液对血管壁的压力与外周组织对管壁的压力之差。动脉壁切线应力与动脉壁的内径成正比，与血管壁的厚度成反比。根据上述原理可以得出这样的结论：直径大的动脉瘤更容易破裂，高血压患者破裂的危险性加大，动脉瘤破裂大多数发生在动脉瘤壁薄弱处。虽然多数动脉瘤壁比正常动脉壁厚，但其维持张力的胶原蛋白成分却相对减少，也就是说动脉瘤壁的功能性厚度比正常动脉小。多数动脉瘤腔内形成血栓，其保护作用仍有争议，即使确实可阻抑瘤体扩张破裂，但其保护作用也是很有限的。

第三节　动脉口径与动脉瘤

主动脉直径与体重、身高、性别、年龄和体表面积相关。年龄和体表面积是影响主动脉直径的最主要因素。随着年龄的增长肾下腹主动脉直径逐渐加大（图5-6）。很明显，血管直径和体表面积应该有密切的相关性，因为较强壮的体格有较大的代谢需要，因此需要更粗大的血管。然而以前的研究与此观点相去甚远。可能是因为前者选取的人群患有血管疾病、转移癌或其他疾病，而不是健康的不吸烟人群。

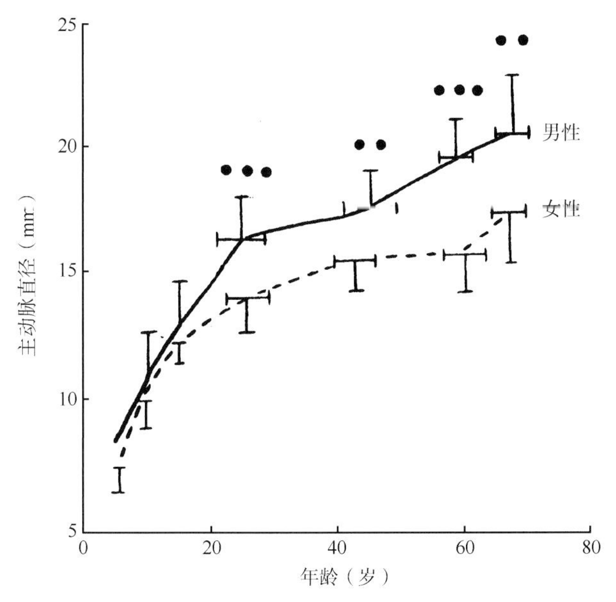

图5-6　肾下腹主动脉直径-年龄关系曲线

在目前研究的基础上，如果已知年龄、性别、体重、体表面积，通过多重逐步回归模型可以预测肾下腹主动脉直径、男性主动脉直径（图5-7）。

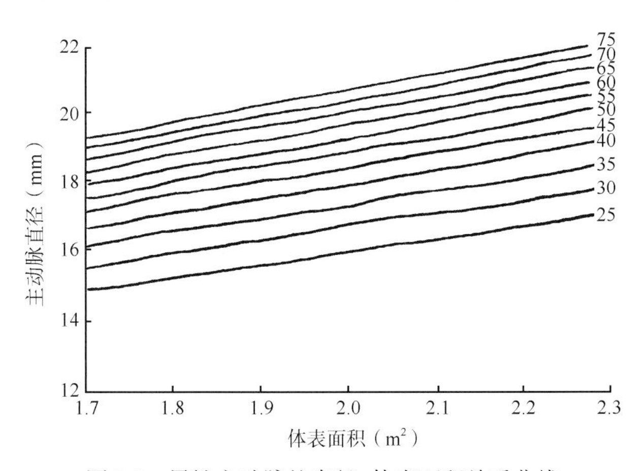

图5-7　男性主动脉的直径-体表面积关系曲线

预测腹主动脉直径有助于决定主动脉直径是否具有病理意义，并确诊是否为动脉瘤。目前诊断腹主动脉瘤的标准一般为动脉局部直径永久地超过正常动脉的1.5倍。

动脉瘤直径是预测其破裂的主要指标，但很小的动脉瘤也可以发生破裂。目前血管外科医师一致的意见：腹主动脉瘤直径＜4cm应适当用超声随访治疗，腹主动脉瘤直径＞5cm应手术治疗。但是对于直径为4～5cm的腹主动脉瘤尚未形成统一意见。现阶段研究中正在进行的预期随机实验将有助于寻找最佳治疗方案。研究者选择性地对这一范围的腹主动脉瘤进行手术治疗，发现在性别之间动脉瘤的绝对大小无差异。但与预期的正常主动脉直径相比，女性的动脉扩张较男性的明显。动脉瘤的实际大小可能看似不大，但实际上与患者预测的正常主动脉直径相比却很大。这提示应该用动态和个体化指标来评估动脉瘤。

对于AAA而言，形态学对于其发展及预后有着较大的影响。长久以来，动脉直径一直被认为是预测AAA破裂的重要因素。最近研究表明，AAA的最大直径与瘤颈直径比值可作为预测其进展的重要因素。多项研究表明，破裂AAA与稳定AAA在形态学上有差异，破裂AAA瘤颈长度短于稳定AAA。短瘤颈的动脉瘤腔内血栓体积相对更大。在比较症状性AAA与非症状性AAA时，也可以观察到瘤颈长度与瘤颈最大直径存在着负相关关系。而瘤颈角度大小通常与AAA最大直径呈正相关。同时，破裂AAA与稳定AAA在髂总动脉直径上也存在不同，但不同的研究具有差异性，左、右髂总动脉直径对于AAA破裂风险的影响具有争议性。

动脉直径与AAA患者主动脉瘤腔内修复术（endovascular aortic repair，EVAR）的术后病程转归也有关。研究表明，EVAR术后AAA囊增大的独立预测因素包括内瘘、年龄≥80岁、瘤颈直径≥2.8cm、主动脉颈角＞60°、髂总动脉直径＞2cm。亦有研究表明，动脉瘤囊长度上的最大曲率（＞$47m^{-1}$）、最大动脉瘤囊直径（＞56mm）和壁颈血栓（周长＞11°）是EVAR术后支架晚期迁移和Ⅰa型内瘘的独立预测因子。近端瘤颈直径＞3cm与EVAR术后支架移植物血栓形成相关。既往研究表明，术前影像学检查检测到的主动脉未闭分支数量是发生Ⅱ型内瘘的独立危险因素。而相关血管的直径同样影响术后患者的结局。研究表明，肠系膜下动脉（inferior mesenteric artery，IMA）直径、平均腰动脉直径及骶正中动脉直径可作为EVAR术后发生Ⅱ型内瘘的风险因素。IMA开口水平的主动脉管腔的横截面积也与Ⅱ型内瘘的发生相关。

（荆玉辰　张　强）

第四节 计算流体力学与腹主动脉瘤

血流动力学因素在动脉疾病的形成发展及治疗中扮演着重要角色。然而，在人体上直接测量并跟踪血流动力学参数及变化非常困难，而基于动物实验模拟获得的血流动力学参数又较为简单且有限，难以体现患者临床实际中复杂的血流变化情况。随着计算机技术的不断发展，计算能力快速提高，以及对血流动力学的理解，催生了计算医学的跨学科科学。计算流体力学（computational fluid dynamic，CFD）方法逐渐被用于动脉粥样硬化、主动脉夹层、腹主动脉瘤等动脉血管疾病的血流动力学分析。同时，影像学技术的发展使得磁共振血管造影（magnetic resonance angiography，MRA）、计算机体层血管成像（computed tomography angiography，CTA）、数字减影血管造影（digital subtraction angiography，DSA）等影像学检查能够更准确清晰地体现出病变血管位置、病变程度等，为CFD的测量、模拟及重建提供了有效数据。

应用CFD解决血流动力学问题，一般需要经过以下过程：建立实体模型，将实验对象离散网格化，设置边界条件，如出入口、管壁厚度、血液黏滞度等，最后通过数值求解计算得到多种流体力学参数数据，如壁面剪切应力（wall shear stress，WSS）、剪切应力振荡指数（oscillatory shear index，OSI）、壁面压力（wall pressure，WP）等量化分析血流的行为。MiMics、Geomagic Studio、ANSYS、FLUENT等多种软件可用于识别医学影像数据，执行CFD模型。

多项研究表明，经CFD得到的多种血流动力学参数可用于预测AAA进展。Florian Joly等的研究表明，与临床数据相比，形态学参数（腔内血栓体积、腔内血栓覆盖面积、扭曲度等）、血流动力学参数（TAWSS、OSI等）能够更好地预测腹主动脉瘤的扩张。Nikhilesh Bappoo等通过为期两年的随访，发现与中（0.4～0.6Pa）和高（＞0.6Pa）剪切应力组（P=0.010）相比，低剪切应力组（＜0.4Pa）患者经历的动脉瘤相关事件更多，同时，低剪切应力也与AAA扩张率独立相关。同时，与无症状性AAA相比，有症状的AAA也显示出低壁面剪切应力的特征。除低剪切应力外，管腔体积也与AAA进展相关。Olivier Meyrignac等研究表明，管腔体积和剪切应力联合分析可为临床提供更准确的预测预后的价值，特别是对于直径＜50mm的AAA来说意义更大。

血流动力学对于AAA破裂的预测具有重要意义。从生物力学角度来看，当腔内压力超过病变主动脉壁强度时，主动脉会发生破裂。与破裂风险相关的第一个因素是腔内对壁的压力，尤其是垂直于壁的压力被认为是最重要的因素之一。很早之前，研究者采用有限元法测定并研究了收缩压下AAA主动脉壁上的应力分布，AAA患者的主动脉峰值壁应力（PWS）从29N/cm到45N/cm不等，对照受试者非动脉瘤主动脉壁应力相对较低且分布均匀，PWS为12N/cm。而破裂/症状性AAA患者相比于择期手术AAA患者具有更高的PWS，使用PWS对AAA破裂风险进行预测优于使用传统指标，如主动脉最大直径。同时，多项研究表明WSS也能够预测腹主动脉瘤的破裂风险。在AAA中，破裂部位发生在低WSS区域，并且大多数病例靠近血流停滞、腔内血栓沉积较高的区域。近期，邱越等基于CTA影像评估了106例腹主动脉瘤的血流动力学参数，并根据瘤腔内主流道流线形态及回流区涡核数量提出了AAA流动分型，通过回归分析发现WSS、瘤腔压降、Ⅲ型流动分型与腹主动脉瘤破裂显著相关，把流动分型、AAA直径和常规血流动力学参数结合后，整体AAA人群与小AAA亚组人群中预测模型辨别和重分类能力均显著提升。AAA形状在瘤壁形变和应力分布中起重要作用，较大的颈部角度会导致严重的不对称几何形状、流动模式紊乱和近端侧的壁应力集中。此外，高OSI伴随最大VMS值的主动脉瘤区域可能会发生更严重的主动脉退化，进而增大破裂风险。

根据术前的影像学数据进行CFD评估可对AAA进展及破裂风险进行预测。由于AAA支架植入后可能会出现支架易位、支架内血栓形成等并发症，而这些并发症的发生与血流动力学密切相关，因而术后的CFD评估能够帮助临床医师更好地评判术后并发症风险。有研究表明，局部血流动力学参数可以解释EVAR术后支架内血栓的形成倾向。通过使用Quemada流动模型计算的HTC值构建的模型能够很好地预测支架移植物内的血栓形成、形状及沉积部位。血压及血流对支架的摩擦力是支架移位的位移力来源。CFD模拟的研究表明，血压是其中的主要来源，入口截面积、前/后角与峰值位移力呈强正相关，即随着入口截面积或前/后角的增加，产生的位移大小增大。同时，Maurizio Domanin等的研究认为，收缩期WSS是可以决定移植支架运动的潜在力源。

（荆玉辰　张　强）

参考文献

段志泉，辛世杰，2006. 动脉瘤. 北京：科学出版社.

苏志向，郭建明，郭连瑞，等，2020. 症状型与非症状型腹主动脉瘤形态学数据的分析. 腹部外科，33（4）：265-269.

张强，1999. 周围血管血流动力学//段志泉，张强. 实用血管外科学. 沈阳：辽宁科学技术出版社.

张强，罗英伟，徐刚，等，2001. 腹主动脉瘤形态学特点及临床意义. 中华外科杂志，（8）：10-12.

张译丹，舒畅，方坤，等，2022. 基于形态学的腹主动脉瘤破裂风险评估研究. 临床心血管病杂志，38（6）：439-443.

Bappoo N，Syed MBJ，Khinsoe G，et al，2021. Low shear stress at baseline predicts expansion and aneurysm-related events in patients with abdominal aortic aneurysm. Circ Cardiovasc Imaging，14（12）：1112-1121.

Barnes RW，1980. Hemodynamics for the vascular surgeon. Arch Surg，115（2）：216-223.

Boyd AJ，Kuhn DC，Lozowy RJ，et al，2016. Low wall shear stress predominates at sites of abdominal aortic aneurysm rupture. J Vasc Surg，63（6）：1613-1619.

Couchet G，Pereira B，Carrieres C，et al，2015. Predictive factors for type ii endoleaks after treatment of abdominal aortic aneurysm by conventional endovascular aneurysm repair. Ann Vasc Surg，29（8）：1673-1679.

Domanin M，Piazzoli G，Trimarchi S，et al，2020. Image-based displacements analysis and computational blood dynamics after endovascular aneurysm repair. Ann Vasc Surg，69：400-412.

Güntner O，Zeman F，Wohlgemuth WA，et al，2014. Inferior mesenteric arterial type II endoleaks after endovascular repair of abdominal aortic aneurysm：are they predictable? Radiology，270（3）：910-919.

Joly F，Soulez G，Lessard S，et al，2020. A cohort longitudinal study identifies morphology and hemodynamics predictors of abdominal aortic aneurysm growth. Ann Biomed Eng，48（2）：606-623.

Kandail H，Hamady M，Xu XY，2014. Patient-specific analysis of displacement forces acting on fenestrated stent grafts for endovascular aneurysm repair. J Biomech，47（14）：3546-3554.

Koncar IB，Nikolic D，Milosevic Z，et al，2017. Morphological and biomechanical features in abdominal aortic aneurysm with long and short neck-case-control study in 64 abdominal aortic aneurysms. Ann Vasc Surg，45：223-230.

Kontopodis N，Klontzas M，Tzirakis K，et al，2022. Prediction of abdominal aortic aneurysm growth by artificial intelligence taking into account clinical，biologic，morphologic，and biomechanical variables. Vascular，31（3）：409-416.

Meyrignac O，Bal L，Zadro C，et al，2020. Combining volumetric and wall shear stress analysis from CT to assess risk of abdominal aortic aneurysm progression. Radiology，295（3）：722-729.

Oliveira NF，Bastos Gonçalves FM，et al，2015. Clinical outcome and morphologic determinants of mural thrombus in abdominal aortic endografts. J Vasc Surg，61（6）：1391-1398.

Polanczyk A，Podyma M，Stefanczyk L，et al，2015. A 3D model of thrombus formation in a stent-graft after implantation in the abdominal aorta. J Biomech，48（3）：425-431.

Qiu Y，Wang J，Zhao J，et al，2022. Association between blood flow pattern and rupture risk of abdominal aortic aneurysm based on computational fluid dynamics. Eur J Vasc Endovasc Surg，64（2-3）：155-164.

Schuurmann RCL，van Noort K，Overeem SP，et al，2017. Aortic curvature is a predictor of late type Ia endoleak and migration after endovascular aneurysm repair. J Endovasc Ther，24（3）：411-417.

Spanos K，Nana P，Kouvelos G，et al，2020. Anatomical differences between intact and ruptured large abdominal aortic aneurysms. J Endovasc Ther，27（1）：117-123.

Tasso P，Raptis A，Matsagkas M，et al，2018. Abdominal aortic aneurysm endovascular repair：profiling post-implantation morphometry and hemodynamics with image-based computational fluid dynamics. J Biomech Eng，140（11）：111003.

Taylor MG，1973. Hemodynamics. Annu Rev Physiol，35：87-116.

Veshkina N，Zbicinski I，Stefańczyk L，2014. 2D FSI determination of mechanical stresses on aneurismal walls. Biomed Mater Eng，24（6）：2519-2526.

Zhou Z，Teng B，Zhao Y，et al，2021. Comparison of small symptomatic and asymptomatic abdominal aortic aneurysms based on computational fluid dynamics analysis. Medicine（Baltimore），100（39）：e27306.

第六章 动脉瘤影像学检查

第一节 超声多普勒的应用

一、超声成像原理

（一）超声

超声（ultrasound）是指振动频率在20 000Hz以上，超过人耳听觉阈值上限的声波。超声成像（ultrasonography）是利用超声波的物理特性如反射、散射、折射、衍射和多普勒效应等与人体组织器官声学特性相互作用后产生的信息，并将其接收、放大和处理后形成图像或其他数据等，借此进行疾病诊断的成像方法。

（二）二维超声成像

二维超声（two-dimensional，2D）成像的基础主要是根据超声波的反射，通过探头扫查部位所构成的断层图像，获得的任意方位的二维声像图。是以解剖形态学为基础，依据各种组织结构间的声阻抗差的大小以灰度来反映回声的有无和强弱，从而分辨解剖结构的层次，显示组织和病变的解剖结构、空间关系和毗邻关系。在声像图上，液性结构显示为无回声，实质性结构显示为强弱不等的各种回声，如均质性实质结构显示为均匀的低回声或等回声，非均质性实质结构显示为混合性回声，钙化或含气性结构则显示为强回声并伴后方声影。

（三）彩色多普勒血流成像

彩色多普勒血流成像（color Doppler flow imaging，CDFI）是采用一种运动目标显示器计算出血流中血细胞（主要是红细胞）的动态信息，并根据血细胞的运动方向、速度、分散情况，对血管内流动的血细胞产生的多普勒频移信号进行彩色编码，采用红蓝绿或红蓝黄三种基本色彩，并根据光学三原色原理将三种颜色混合成不同颜色和不同亮度的血流信号，将彩色多普勒血流图叠加在二维声像图上，能形象直观地显示血流的方向、速度、性质、时相和走行等，对血流的空间定位能力强。

一般情况下，红色血流信号代表血管腔内的血流是朝向探头方向流动的，蓝色血流信号代表血管腔内的血流是背离探头流动的；血流速度越快，血流信号的颜色越明亮；血流速度越慢，血流信号的颜色变暗甚至无血流信号。当血管腔内存在血栓等病变时，腔内呈现出血栓等阻塞物的回声图像和血流充盈缺损区。

（四）频谱多普勒血流成像

频谱多普勒技术是应用快速傅里叶对血流多普勒频移信号进行转换处理，以坐标的形式显示出时间-速度曲线即频谱，并根据频谱的形态、方向及血流动力学指标的测定判定血流性质。以横坐标为基线，基线上的正向频谱，表示朝向探头的正向血流，反之，基线下的负向频谱，为背离探头的负向血流。纵坐标代表血流速度，其最大值表示血流的峰速。频谱的离散度代表某一瞬间取样容积内红细胞速度分布范围的大小，它是以频谱垂直距离上的宽度来表示的。频谱越宽、频窗越小，表明血流内红细胞速度分布范围越广；反之，频谱越窄、频窗越大，表明血流内红细胞速度分布范围较小。临床超声诊断常用脉冲波多普勒（pulse wave Doppler，PW）和连续波多普勒（continuous wave Doppler，CW）两种。

（五）超声新技术——超声造影

超声造影（contrast-enhanced ultrasound，CEUS）是使用超声增强剂和特殊的显像技术使血管显像的新的超声诊断技术。目前已广泛应用于血管疾病的诊断、随访及疗效评估。

1. 超声增强剂（ultrasonic enhancing agent，UEA）　超声增强剂又称超声对比剂（ultrasonic contrast agent，UCA），是一种用外壳固定气体的微泡，它可以显著增强超声的背向散射，从而增强血流的回波信号和血流在血管中的多普勒信号。微气泡一般由微囊包裹，微囊的选材、厚度与内部的气体成分等形成了各种不同对比剂的特性。理想的对比剂应具备以下条件：安全、无毒，能够通过周围静脉注射，可以通过肺循环，体内性能稳定，能为检查提供足够的增强时间。

2. 成像技术　目前，主要的造影成像技术根据成像的原理有谐波非线性成像和基波非线性成像。根据造影时所采用的机械指数可分为低机械指数造影技术和高机械指数造影技术等。

3. 超声造影的优势

（1）实时低机械指数造影成像技术为连续、动态的成像，而CT及MRI为间断扫描成像，可能导致错过动脉相的极早期成像。

（2）第二代对比剂为纯血池对比剂，不会外渗出血管。而CT及MRI所用的对比剂均为小分子或原子微粒，具有水溶性，进入血管后可通过很薄的毛细血管壁弥散到血管外的细胞间隙。因此，超声造影更能真实地反映微循环灌注。

（3）操作性简便和副作用小。超声对比剂一般不需要预先做过敏试验，用量小，无肝、肾毒性，患者耐受性好，可重复检查。操作相对MRI简便，不需预定扫描时点或做团注跟踪。CT所用含碘对比剂需要做碘过敏试验，用量大，如短期内多次重复检查，影响肝、肾功能。

（4）超声造影因无放射性辐射，可在短期内重复多次检查，且快速、简便、安全，实时性和实用性强。

二、超声伪像

超声伪像是指超声显示的断层图像与其相应解剖断面组织实际之间的差异，表现为声像图中回声信息的增添、减少或失真（包括位置、形态失实）。一般是由于超声束固有的物理性质、人体声学界面的复杂性和超声仪器的技术限制等原因。在超声诊断工作中，超声伪像常见，识别超声伪像并克服伪像干扰，可以避免伪像引起的误诊或漏诊。

1. 多次反射伪像（混响伪像）　超声垂直入射到平整的界面时形成声束，该声束将在探头与界面之间来回反射，出现等距离的多条回声，其回声强度渐次减少，称为多次反射。由多次反射或散射而使回声延续出现的现象称为混响伪像。

2. 振铃伪像　常出现于体内两个非常接近的强反射界面之后，产生很长的强回声，如体内异物或积气。

3. 镜面伪像　是指出现在强反射界面后方的虚像，是声束遇到镜面反射体发生折返所致，常出现在声束主轴方向的界面后方。

4. 回声失落伪像　当入射声束与界面夹角足够大时，因反射声波不能回到探头（回声失落），产生边缘声影。

5. 折射伪像　声束在两种声阻抗不同的介质界面发生折射，使声束方向改变，导致二维图像与相应解剖结构空间位置的差异，也称为棱镜效应。

6. 声影　超声传播过程中，如遇到强反射或高衰减的组织或病变时，其后方形成回声弱甚至接近无回声的平直条状区，称为声影。

7. 后方回声增强　当前方病灶或器官的回声衰减甚小时，其后方回声将强于同深度的周围组织，称为后方回声增强。利用后方回声增强可以鉴别液性与实质性组织。

8. 部分容积效应　由于超声扫查断层较厚，使两个不同平面的回声互相重叠在同一张图像上产生的伪像，亦称切片（断层）厚度伪像。

9. 旁瓣伪像　在旁瓣和主瓣同时检测物体时，二者回声重复所造成的伪像。因旁瓣传播途径较主瓣长，且能量又小，故对同一界面可产生在主瓣回声两侧的图形，常表现为“披纱样”模糊回声。

三、正常动脉超声表现

1. 二维超声　正常动脉管壁从内向外依次为内膜、中层和外膜。内层高回声为动脉内膜与血流形成的界面，中层低回声为平滑肌构成的动脉中层，外层高回声为疏松结缔组织构成的血管外壁（图6-1）。动脉壁随心动周期有规律地搏动，动脉腔内呈无回声，管壁光滑、连续。

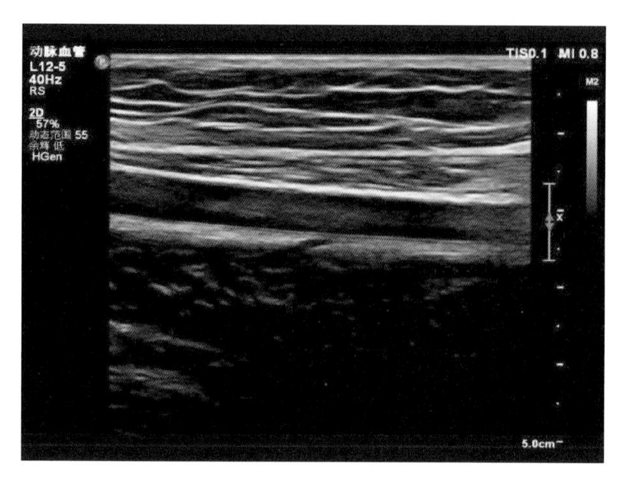

图6-1 正常动脉壁及管腔的二维纵切面图像

2. 彩色多普勒血流成像（CDFI） 正常动脉彩色血流为层流，充盈良好，血流中央的速度略快，其颜色较周边明亮。动脉血流的方向和速度随心动周期而变化，每个心动周期中表现为快速的三相血流（图6-2），即“红-蓝-红”。

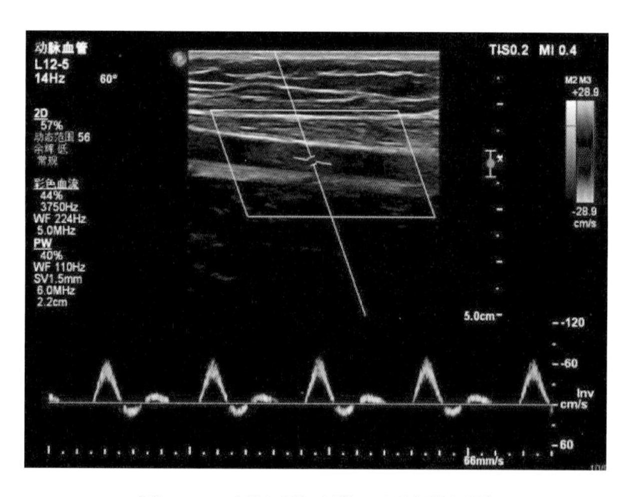

图6-2 正常四肢动脉三相波群频谱

3. 脉冲多普勒（PW） 正常四肢动脉频谱多普勒呈“三相高阻”血流频谱，第一相为收缩早期快速上升形成陡直的向上波峰，然后迅速下降，第二相为舒张早期低速的反向血流，第三相为舒张晚期低速的正向血流（图6-2）。正常动脉频谱在第一波峰下存在频窗，当血流为层流时，频窗清楚；当血流为湍流或速度较低时，频窗充填。下肢动脉收缩期最大血流速度由近及远呈逐渐递减趋势。颈总动脉血流频谱形态介于颈内动脉和颈外动脉之间，频谱频带较窄，频窗较大。老年人或体胖者腹主动脉血流频谱形态可呈“双相或单相”。

四、动脉瘤超声表现

动脉瘤可以发生在全身任何部位。颈动脉以真性动脉瘤为多见，胸主动脉、腹主动脉以真性和夹层动脉瘤为多见，四肢动脉则多发生假性动脉瘤。

（一）腹主动脉瘤

腹主动脉发生不可逆性扩张，超过正常直径的1.5倍或直径≥3cm，即可诊断为腹主动脉瘤。腹主动脉瘤的临床诊断需要结合相关的临床症状和病史，其确诊主要依赖影像学检查，包括超声、CT、磁共振及DSA等。超声具有无创性、简便快捷、重复性好等优点，是腹主动脉瘤筛查或诊断的有效手段，具有较高的敏感度（94%～100%）和特异度（98%～100%），不仅可以用于最初的评估和随访，也可以用于实时动态监测。

1. 二维超声 病变处腹主动脉呈梭状或囊状扩张，超过正常直径1.5倍或直径≥3cm，扩张部位的动脉瘤与正常动脉管壁连续、管腔相通，横断面显示动脉瘤呈圆形或类圆形。瘤体内壁回声增强，呈不光滑或附着斑块样回声。瘤体内呈无回声或有流动的点状弱回声。当动脉瘤合并附壁血栓时，瘤体内可见大小不等、形态各异的同心圆或偏心性层状中等或低回声（图6-3）。

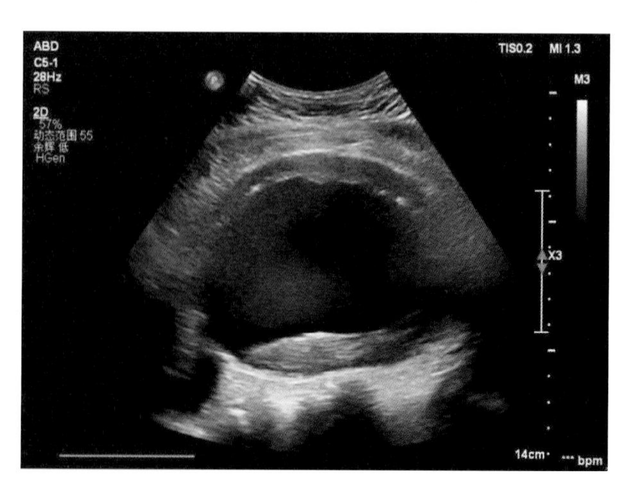

图6-3 腹主动脉瘤及瘤体内血栓形成

2. 彩色多普勒血流成像 瘤体的彩色多普勒成像改变程度与瘤体的大小、形状和瘤体内血流速度等因素有关。瘤体内彩色血流呈紊乱或涡流状态，呈红蓝相间“五彩镶嵌”的图像。较大的动脉瘤体内的血流速度相对缓慢，血流信号的颜色较暗淡。当瘤体内合并附壁血栓形成时，可见彩色血流充盈缺损（图6-4）。

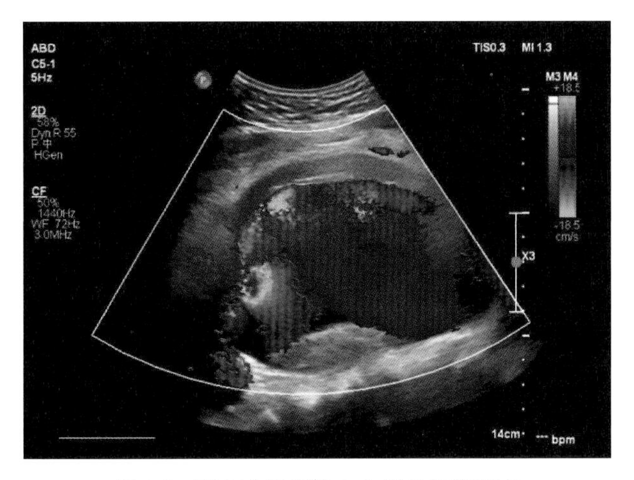

图6-4 腹主动脉瘤体内血流呈涡流状态

3. 脉冲多普勒 真性动脉瘤可于扩张的动脉管腔内探及低速涡流频谱信号。动脉瘤破裂时，于破口处可探及动脉或静脉样血流信号。血栓的部位测不到血流频谱。

4. 超声造影 当血管超声造影应用于腹主动脉检查时，可以清晰显示动脉瘤部位、大小、形态、走行及范围，观察附壁血栓、管壁特征及微血管显像，鉴别假性动脉瘤、主动脉夹层、壁内血肿及主动脉溃疡，判断病变是否累及双肾动脉、双髂动脉及腹主动脉主要分支等，为手术治疗提供更准确的依据（图6-5）。

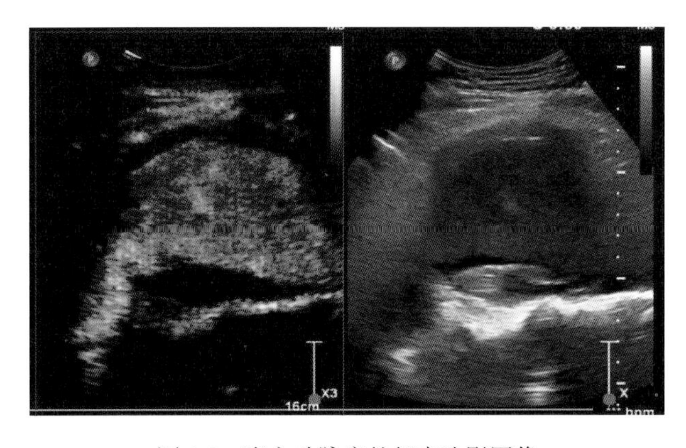

图6-5 腹主动脉瘤的超声造影图像

此外，CEUS可用于对腹主动脉瘤术后移植血管吻合口、人工血管或支架位置、形态及有无内瘘、血栓或狭窄等进行随访观察（图6-6，图6-7）。

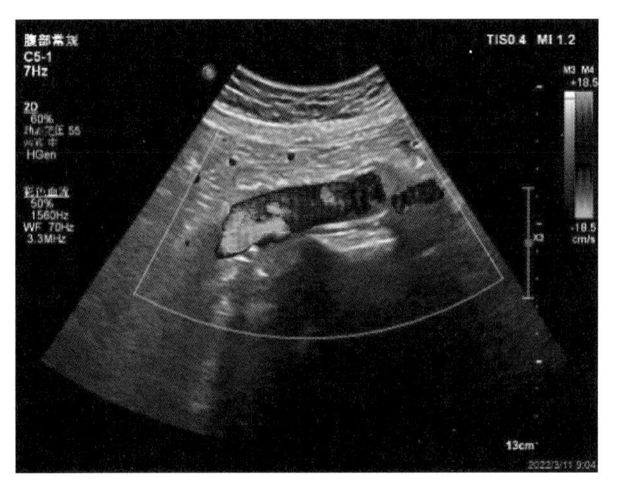

图6-6 腹主动脉瘤开放术后，超声复查：血流通畅

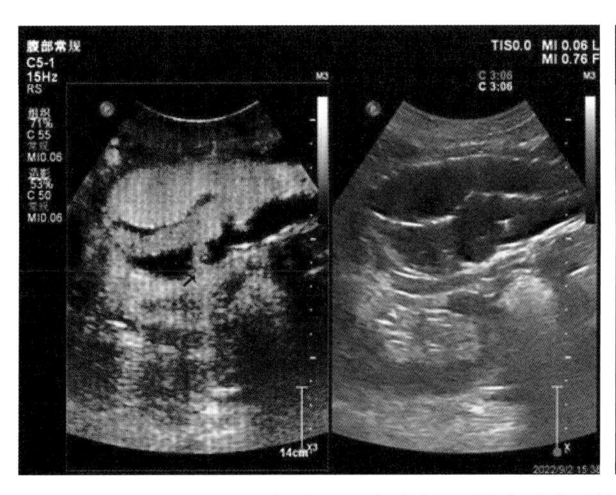

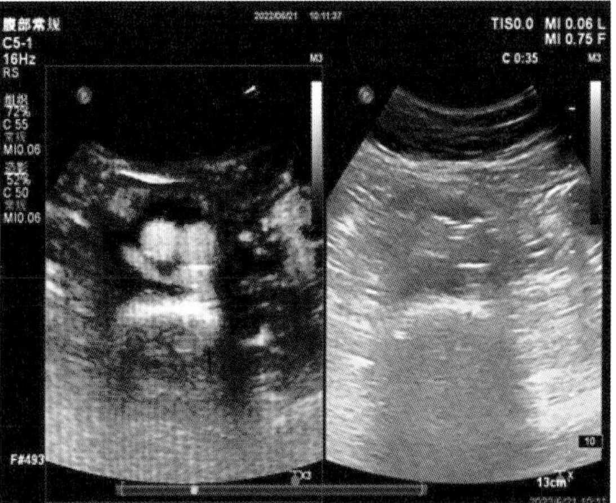

图6-7 EVAR术后，左图可见Ⅰ型内瘘形成（箭头所示），右图为Ⅱ型内瘘形成（箭头所示）

（二）胸主动脉瘤

胸主动脉瘤可发生于主动脉的升段、弓部和降段任何部位，是指由各种原因造成主动脉壁正常结构损害，尤其是用于承受压力和维持大动脉功能的弹性纤维层变性和破坏，在血流压力的作用下胸主动脉呈局限性或多处扩张膨出。一般认为，升主动脉段内径＞40mm，即可考虑升主动脉扩张。

1. 梭形主动脉瘤

（1）二维超声表现：主动脉呈局限性梭形扩张，基底较宽，与正常主动脉分界不清。瘤壁菲薄，前后壁呈逆向运动，即收缩期前壁向前运动而后壁向后运动。

（2）多普勒超声表现：彩色多普勒显示扩张的主动脉内彩色血流呈紊乱或涡流状态。当主动脉瘤累及主动脉根部引起主动脉瓣关闭不全时，彩色多普勒于左心室流出道探及舒张期“五彩镶嵌”反流束。频谱多普勒于主动脉瘤腔内探及涡流频谱信号，当瘤腔内血栓导致管腔狭窄时可探及高速血流频谱信号，管腔闭塞时未见血流频谱信号，主动脉瓣反流时可探及舒张期高速湍流频谱。

2. 囊性主动脉瘤

（1）二维超声表现：主动脉壁局部向外凸出，呈囊袋状扩张，与正常主动脉分界清晰，小者内径仅数厘米，而大者内径可达20cm以上，瘤壁菲薄，有搏动现象，有的甚至以蒂连接在主动脉壁上，易误诊为囊肿。

（2）多普勒超声表现：彩色多普勒可探及瘤内“五彩镶嵌”血流信号，脉冲多普勒显示入瘤的血流和出瘤的血流频谱方向完全相反，血流速度增快。

3. 主动脉假性动脉瘤

（1）二维超声表现：主动脉假性动脉瘤是由外伤使动脉壁破裂而引起，瘤壁由动脉周围组织与机化的血块构成，超声显示主动脉壁局部连续性中断，其周围可见异常无回声区，大多为圆形，并呈偏心性改变，可有附壁血栓形成。

（2）多普勒超声表现：彩色多普勒显示主动脉与瘤体间有异常沟通，通道内呈“五彩镶嵌”血流，瘤体内血流缓慢，呈漩涡状。血栓处有彩色血流充盈缺损。频谱多普勒于瘤颈内测得收缩期由动脉进入瘤体内的高速湍流样频谱，舒张期由瘤体回流入动脉内的低速血流频谱。瘤体内频谱呈涡流样改变，为双相。

4. 主动脉夹层动脉瘤 传统主动脉夹层分型方法中应用最为广泛的是Stanford分型和DeBakey分型。Debakey将胸主动脉夹层动脉瘤分为3型：Ⅰ型，胸主动脉夹层动脉瘤起源于升主动脉并累及腹主动脉；Ⅱ型，胸主动脉夹层动脉瘤局限于升主动脉；Ⅲ型，胸主动脉夹层动脉瘤起源于胸降主动脉，向下未累及腹主动脉者称为ⅢA型，累及腹主动脉者称为ⅢB型。Stanford大学的Daily等将胸主动脉夹层动脉瘤分为两型：无论夹层起源于哪一部位，只要累及升主动脉者称为A型；夹层起源于胸降主动脉且未累及升主动脉者称为B型。Stanford A型相当于DeBakey Ⅰ型和Ⅱ型，Stanford B型相当于DeBakey Ⅲ型。

（1）二维超声表现：主动脉明显增宽，腔内可见撕裂的动脉壁内膜，呈带状，随心动周期而改变位置，将主动脉腔分为真、假两腔。真腔和假腔相通处见带状回声连续性中断，断端呈飘带样摆动。真腔收缩期增大、舒张期减小，而假腔则反之。假腔内常可见血栓回声或云雾状回声（图6-8）。

（2）多普勒超声表现：真、假腔间血流形成交通，入口处血流于收缩期由真腔流向假腔，于舒张期由假腔流向真腔。真腔中血流速度快，颜色明亮，而假腔中血流缓慢，颜色暗淡或不显色。主动脉夹层累及主动脉根部时，可探及不同程度主动脉瓣反流的“五彩镶嵌”血流信号（图6-9）。

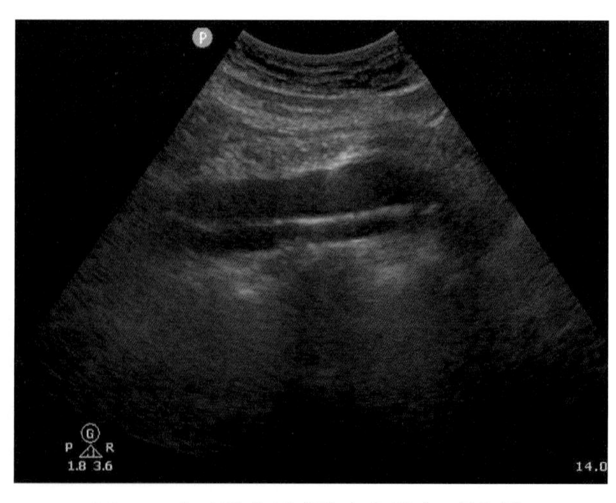

图6-8 主动脉夹层动脉瘤真假腔二维图像

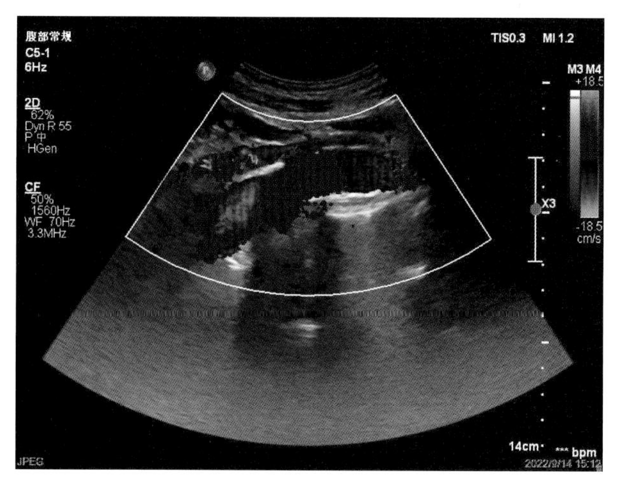

图6-9　主动脉夹层动脉瘤彩色血流图像

（3）鉴别诊断：4种不同类型主动脉瘤的超声表现各有其特点，它们之间的鉴别诊断详见表6-1。

（三）内脏动脉瘤

内脏动脉瘤是指腹腔内除髂总动脉瘤外的其他动脉及其分支发生的动脉瘤，其发生率占人群的0.1%～2%，它最常影响脾动脉，其次是肝动脉和肠系膜上动脉。内脏动脉瘤可能的病因有感染、创伤、妊娠、动脉硬化、结节性动脉炎、门静脉高压、动脉管壁中膜变性、先天性动脉肌纤维发育异常等。

表6-1　四种不同类型胸主动脉瘤的鉴别

鉴别	梭形主动脉瘤	囊性主动脉瘤	主动脉假性动脉瘤	主动脉夹层动脉瘤
病因	多由动脉硬化引起	多见于梅毒	外伤或肿瘤等	高血压、妊娠为主要病因
常见部位	升主动脉	主动脉弓	主动脉峡部	主动脉瓣上约20mm处或左锁骨下动脉起始处
瘤体形态	梭形	囊状	多为圆形	主动脉明显扩张
瘤壁	血管壁稍薄	血管壁薄	纤维结缔组织，较厚	血管壁薄
与正常主动脉分界	无明显分界	分界明显，瘤体呈囊袋状向外突出	分界明显，瘤体表现为主动脉旁无回声区	分界明显
超声变化	血流速度无变化	入瘤的血流和出瘤的血流频谱方向完全相反，血流速度增快	破口较小，瘤体内血流缓慢，呈漩涡状。血栓处有彩色血流充盈缺损	真腔和假腔相通处见带状回声，真腔中血流速度快，颜色明亮，而假腔中血流缓慢，颜色暗淡或不显色

以往内脏动脉瘤多依据血管造影检查进行诊断，但血管造影为有创检查，费用昂贵，对设备及技术要求高，难以重复检查，且术后并发症多。CTA及其后处理技术可清晰、直观显示内脏动脉瘤部位、大小、瘤体内血栓等情况，但其价格昂贵且患者会接受大剂量的放射线，加之某些患者对对比剂过敏也是潜在危险因素，故难以作为常规检查。超声具有价格低廉、方便、无放射损伤及可重复等优势，可实时、动态观察内脏动脉瘤的二维特征及血流动力学改变，是早期筛选内脏动脉瘤的首选影像学检查方法，但超声有时受患者个体差异影响较大，必要时需结合CTA或DSA检查提高内脏动脉瘤诊断准确率，避免或减少误诊误治。

内脏动脉瘤超声共同特点：在腹主动脉所属各内脏动脉主干或初级分支呈囊状膨出、梭形或瘤样扩张，有搏动感，瘤体与内脏动脉相通。CDFI在瘤腔内，呈现涡流或湍流彩色血流信号，即一侧为收缩期流向远端的血流信号，流速较高；另一侧为返回近端的逆向血流信号，流速较低。如果瘤内有附壁血栓形成，则出现边缘或中心部彩色血流充盈缺损。CDFI显示瘤体内充满涡流彩色血流信号，能够与囊性、囊实性肿物或淋巴结等相鉴别。

（四）周围动脉瘤

1. 颈动脉瘤　是一种罕见的颈动脉病变，占颈动脉手术的0.4%～2%，在周围动脉瘤中也仅占0.4%～4%。动脉粥样硬化导致的颈动脉瘤和假性动脉瘤是最常见的类型，枪弹伤、刀刺伤、动脉中层囊性纤维变性及颈动脉内膜剥脱术常会引起颈动脉假性动脉瘤，其他原因包括各种类型的动脉炎、马方综合征、动脉滋养血管的梗死、梅毒或动脉感染等。血管超声为最便捷的颈动脉无创检查方法，可显示颈动脉瘤的大小、瘤壁结构、瘤内有无血栓及动脉瘤的内径等，瘤体与颈内、颈外、颈总动脉的关系，还可显示瘤内血栓及血流量、流速、血流方向等，诊断颈动脉瘤的准确率达95%以上。

（1）真性动脉瘤超声表现：动脉局部内径明显增宽，扩张部位的动脉瘤与正常动脉管壁连续、管腔相通，横断面显示动脉瘤呈圆形或类圆形，当合并附壁血栓时，管腔内可见同心圆或偏心性层状中等或低回声；CDFI显示扩张的管腔内有红蓝相间的涡流血流信号，合并附壁血栓时，血流可变细。

（2）假性动脉瘤超声表现：动脉旁的囊性无回声区，边界清晰且囊壁无明确的动脉壁三层结构。CDFI显示瘤腔内紊乱的收缩期和舒张期连续性血流，在瘤腔与动脉间的通道内探及往复频谱。

2. 颈动脉瘤与颈动脉体瘤的鉴别 颈动脉体瘤是颈总动脉分叉处的动脉外膜内的化学感受器中非嗜铬性细胞的瘤样增生。

（1）二维超声表现：颈动脉体瘤是发生在颈总动脉分叉处的肿物。颈动脉体瘤是呈弱或等回声、边界较清、呈圆形或椭圆形、无搏动的实质性肿物。瘤体内有大量的滋养动脉，其管壁结构不清、边缘不规则、粗细不等，典型的病例可显示出颈外动脉发出的小分支进入瘤体内。颈内、颈外动脉被包埋其内或绕行。

（2）彩色多普勒超声表现：颈动脉体瘤内有细小的、走行不规则的滋养血管，血流信号颜色有红有蓝、一般颜色较暗；瘤体的周围可见颈内、颈外动脉的彩色血流绕行；瘤体也可包绕在颈内或颈外动脉周围，可见血管受压的表现，如彩色血流走行不规则、变细、颜色变亮等。

（3）频谱多普勒超声表现：颈动脉体瘤的实质部分无血流频谱信号，瘤体内的滋养血管血流为低阻力的动脉样频谱。

3. 颈动脉瘤与神经鞘瘤的鉴别 神经鞘瘤可位于颈动脉分叉附近，为实质性肿物。瘤体呈弱或等回声，其内无血流显示。瘤体可使颈内、颈外动脉受压、变细、变形和走行改变，但瘤体一般不包绕颈动脉。

4. 颈动脉瘤与颈内静脉扩张、颈部淋巴结肿大的鉴别 颈内静脉与颈总动脉伴行，因此，颈内静脉扩张也需与颈动脉瘤相鉴别。应用彩色多普勒可以分辨出颈动脉瘤与颈内静脉扩张。颈内静脉扩张时颈内静脉内径呈均匀性或局限性增宽，一般以近心端明显，且在增加胸腔内压如屏气、咳嗽时，内径明显增宽，管壁较薄无搏动，腔内充满彩色血流，血流颜色与颈总动脉相反，且颜色较暗，测其为静脉型频谱。

颈部淋巴结肿大一般与颈动脉无密切关系，为无彩色血流显示、无搏动的实质性的肿物。应用彩色多普勒较易与颈动脉瘤相鉴别。

5. 其他周围动脉瘤 主要包括锁骨下动脉瘤、腋动脉瘤、肱动脉瘤、髂动脉瘤、股动脉瘤及腘动脉瘤等，其中以股动脉及腘动脉瘤居多，股动脉和腘动脉瘤占周围动脉瘤的90%左右。其最主要的病因：①外部损伤，尤其是刀刺伤、枪弹伤，是周围动脉瘤的最常见病因，多为假性动脉瘤；②长期动脉粥样硬化导致，一般为真性动脉瘤；③医源性损伤造成的假性动脉瘤；④其他原因，包括感染、先天性因素等。

在众多辅助检查中，虽然动脉造影是诊断周围动脉瘤的“金标准”，但超声具有无创、操作简便的优点，可清晰地显示动脉瘤形态、结构、大小，并可与动脉硬化闭塞症相鉴别，仍作为首选检查。

典型真性动脉瘤在彩色多普勒超声检查中具有特征性表现，瘤腔内可见红蓝相间的涡流信号及附壁弱回声或等回声。如果瘤腔内已被血栓充填，彩色多普勒超声显示无明显血流信号，诊断有一定的困难。而在彩色多普勒检查中发现的假性动脉瘤，其血流显示情况与瘤体和受损的动脉间沟通口的宽窄及心动周期有关。在假性动脉瘤与动脉瘤破口较大的典型病例中，彩色多普勒血流信号能显示出二者的沟通血流信号。收缩期，动脉与瘤体间的沟通血流呈明亮的甚至为“五彩镶嵌”样，舒张期，两者沟通血流颜色与收缩期相反、变暗（图6-10～图6-16）。

此外，超声可以根据瘤腔内的较为典型的同心圆状的混合回声，与其他囊性病变相鉴别；并且观察附壁血栓及瘤腔内血流动力学情况，还可与局部实质肿瘤相鉴别。

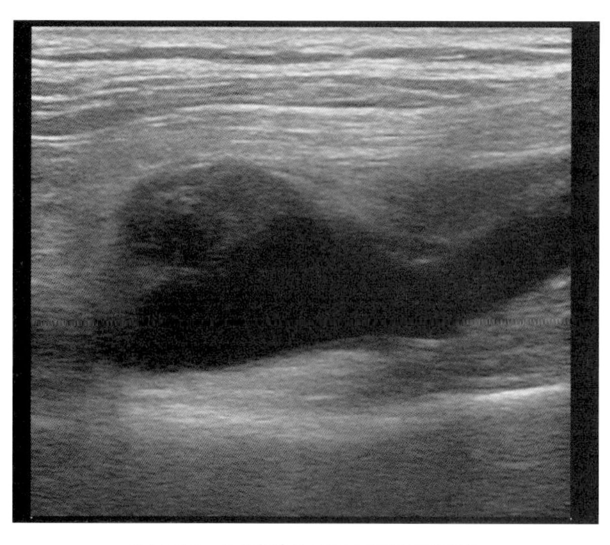

图6-10　腘动脉瘤的二维超声影像

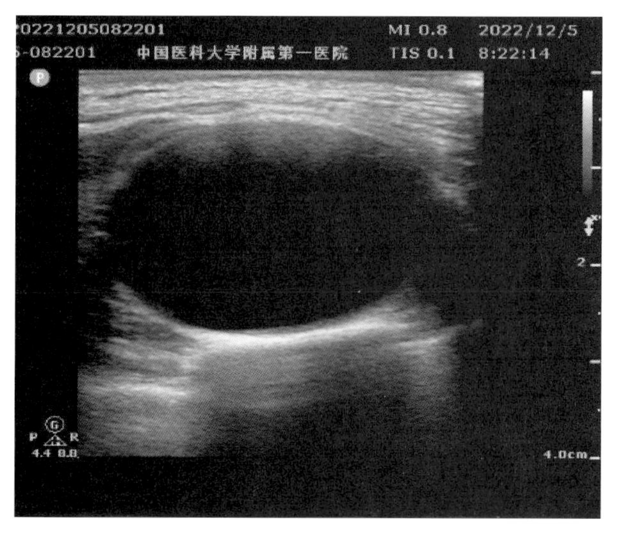

图6-11　锁骨下动脉瘤的二维超声影像

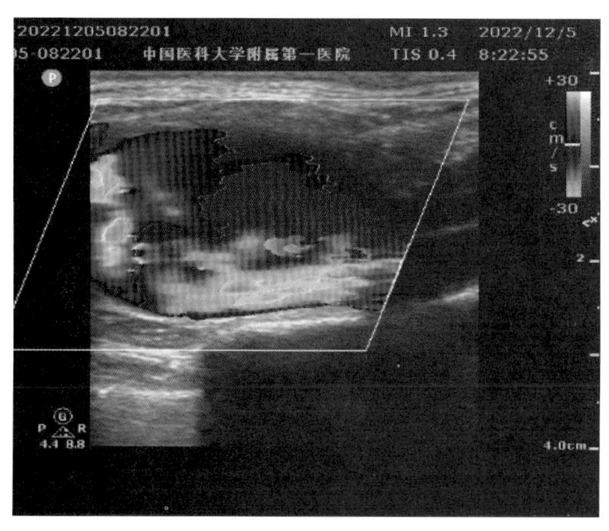

图6-12　锁骨下动脉瘤的彩色多普勒超声影像

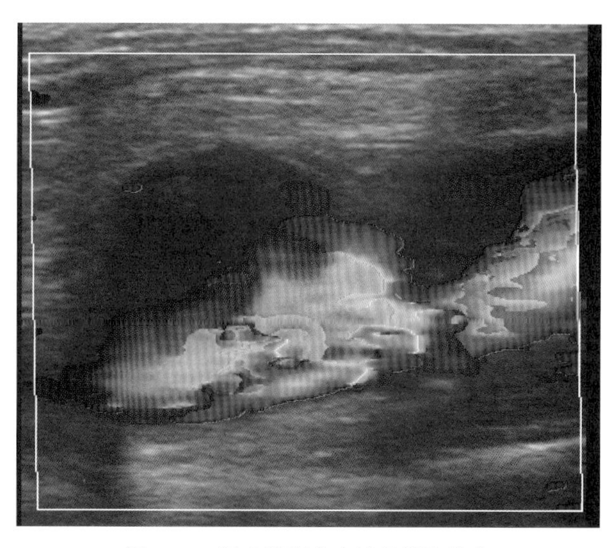

图6-13　腘动脉瘤内血流呈湍流状态

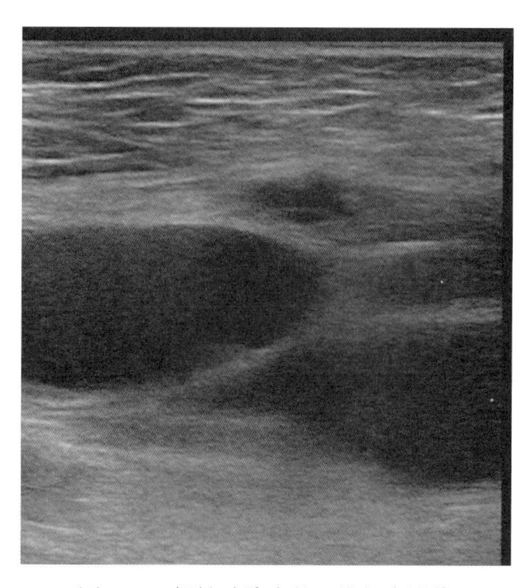

图6-14　假性动脉瘤的二维超声影像

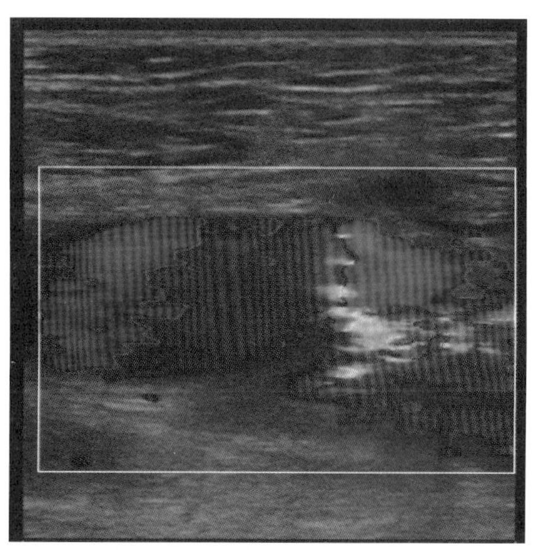

图6-15　假性动脉瘤的彩色多普勒血流图像

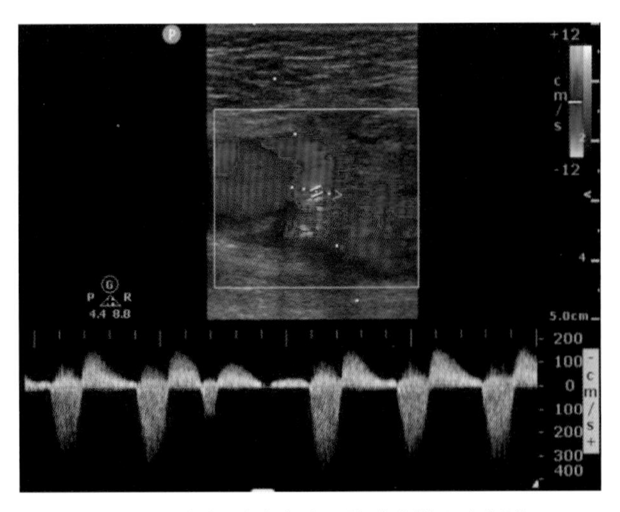

图6-16　假性动脉瘤沟通处湍流样血流频谱

（李　潭　李馨桐）

第二节　CT的应用

计算机断层扫描（computed tomography，CT）是由Hounsfield于1967年开发，并于1971年完成了第一例患者的头部扫描。此后CT扫描机在设计上不断改进，经过了普通CT、单层螺旋CT（spiral CT，SCT）和多层螺旋CT（multislice spiral，CT，MSCT）的发展历程。

普通体部CT采用步进移动方式，即在做断层扫描时，先进床到要扫描的层面，然后固定扫描床位，X线球管和探测器围绕患者转动，转动一圈采集一层数据，得到一层图像。SCT扫描床是连续前进的，球管和探测器连续转动，得到一组图像，但球管每转动一周仅获得一层图像。MSCT探测器与SCT不同，前者采用的是多层探测器，探测器沿*Z*轴方向排列，球管和探测器转动一周，获得4层以上的数据，经计算机重建后生成4层以上的图像。目前最先进的CT是多能谱CT，利用物质在不同X线能量下产生不同的吸收来提供比常规CT更多的影像信息。

普通CT扫描是不连续的，虽然可以硬性进行二维后处理重建，但重建图像无临床价值。SCT实现了连续的容积扫描，可以行二维和三维后处理重建，但在动脉瘤诊断大范围血管扫描时，不能薄层扫描，因此图像质量欠佳。

自MSCT问世并应用于临床以来，CT检查无论在图像质量、精细程度，还是在应用范围和特殊功能方面均已有了划时代的发展和进步。特别是MSCT血管成像（multislice spiral CT angiography，MSCTA）技术，以其准确真实、安全无创的特点，在大血管疾病，特别是动脉瘤的检查中发挥着越来越重要的功能和不可替代的作用。

（一）MSCTA检查的优势

1. 成像范围明显扩大　MSCT球管的一次旋转可采集多层数据，以及球管的热容量增大，可进行较长时间的扫描。因此，允许进行大范围的血管扫描，如进行全身动脉血管成像。若采用3mm层厚，螺距为6.0mm，4层/转，扫描最大范围可达到1.8m；显著超过了SCT的成像范围。MSCT可实现超薄层扫描，提高成像精度，缩短扫描时间。

2. 成像质量大大提高　SCT扫描图像的清晰度随螺距的增加而减低。所以螺距为1.0mm时最好。由于螺距较小，不可能获得较大范围的血管图像；而4排探测器的MSCT的螺距以3.0mm、3.5mm或6.0mm时为宜，这样就可以进行走行范围较广的小血管扫描。

3. 连续扫描能力加强　由于MSCT球管热容量大，可以进行多次较大范围长时间的连续扫描，这样就允许进行血管动态成像，如对夹层动脉瘤扫描，可进行双期甚至多期胸腹主动脉及下肢动脉扫描，从而显著提高了对比剂的利用率和诊断的准确性。

（二）动脉瘤MSCTA检查方法和技术

1. 患者的准备　①MSCTA检查前空腹5～6小时以上，以免注入对比剂时引起恶心、呕吐；②避免服用高密度对比剂如氨基格拉芬等，以免在进行靶血管三维图像后处理重建时受到高密度肠管干扰；③扫描时嘱患者屏住呼吸，一般20秒以内即可完成检查。

2. 对比剂用量及注射速率

（1）MSCT扫描速度快，可减少对比剂的用量，但在胸腹部大血管检查时，为增加血管、动脉瘤与周围软组织的对比仍需要有足够的剂量，建议其用量为1.5ml/kg。

（2）胸、腹部血管扫描时，须有足够剂量的对比剂迅速进入大血管，因此必须采用高压注射器，其速率应为3.0～3.5ml/s。

（3）注射对比剂后的扫描时间：从开始注射对比剂到开始扫描的时间取决于对比剂到达靶血管的时间，这也受患者个体差异的影响。医师采用的方法有两种。①启用“sure start”技术。此技术要求预先设定触发扫描的对比剂浓度，在胸腹动脉扫描时设定为180～200Hu。当血管中的对比剂浓度开始升高时，MSCT自动监视扫描，监视扫描时只有低剂量的射线发出。当血管中的对比剂浓度达到预设值时，即开始正式扫描。②根据经验确定扫描时间。在3～3.5ml/s注射速率时，各部血管扫描的延迟时间为颈胸部动脉10～15秒，腹主动脉20～25秒，门静脉50～55秒，下腔静脉60～70秒。

（4）MSCT扫描的技术条件：为了能够做到既能获得优质的图像又能节省球管，根据不同扫描范围确定的扫描条件如下。①胸腹部动脉单纯一个部位时，采集层厚为2～3mm，螺距3mm或3.5mm。②胸腹部动脉的两个部位时，采集层厚3～5mm，螺距6mm。③采集层厚对MSCTA图像质量影响较大，而在扫描胸腹大血管时，螺距为3mm或6mm对图像的影响并不显著。④MSCT扫描时要尽可能缩小检查野，以免影响分辨率。

（三）动脉瘤MSCTA检查常用的后处理技术

1. 多层面重建技术（multi-planar reconstruction，MPR） MPR图像能显示病变起源，并能观察血管周围的软组织结构，也是日常诊断中常用的后处理方式。其中包括斜面重建（oblique planar reformations，OPR）和曲面多平面重建技术（curved multi-planar reformation，CMPR），可观察血管内部结构及毗邻关系。MPR可重建冠状、矢状和轴位图像，且各方位图像具有各向同性特点，可以选择任意层面观察，可以在3个方位上准确定位病变并测量其大小和范围，可以清晰地分辨管腔、管壁的钙化及动脉瘤与周围组织的关系（图6-17）。

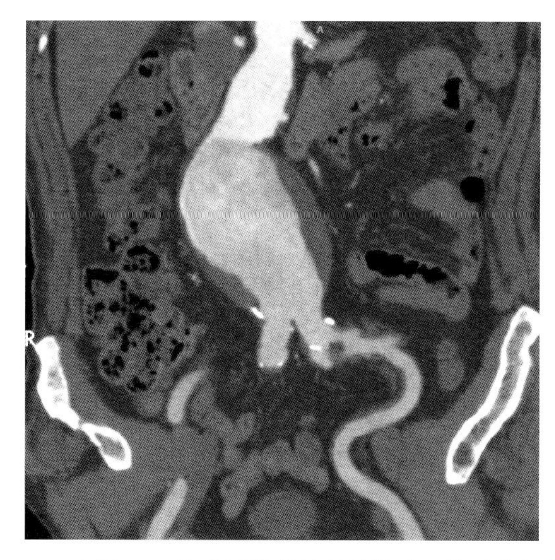

图6-17　应用MPR技术可清晰地显示管腔、管壁的钙化及动脉瘤与周围组织的关系

2. 最大密度投影（maximum intensity projection，MIP） 可显示血管轮廓；显示动脉瘤的最大直径，且可准确反映动脉管壁上的钙化斑（图6-18）。

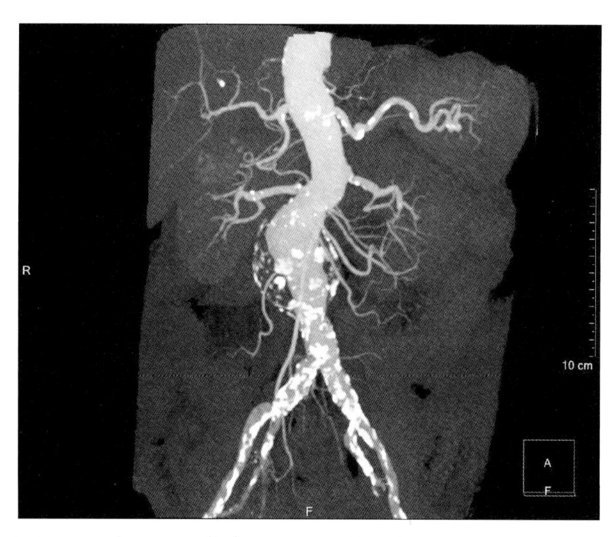

图6-18　应用MIP技术可显示血管轮廓、动脉瘤的最大直径，且可准确反映动脉管壁的钙化

3. 容积重建（volume rendering，VR） 可立体显示血管。三维VR可显示血管病变起源、范围。VR是根据组织密度成像，注射对比剂的血管及高密度的结构，如骨骼、金属支架均可显影（图6-19），在行VR时应注意去除骨骼的遮挡，以更加清楚地显示动脉及其分支（图6-20）。

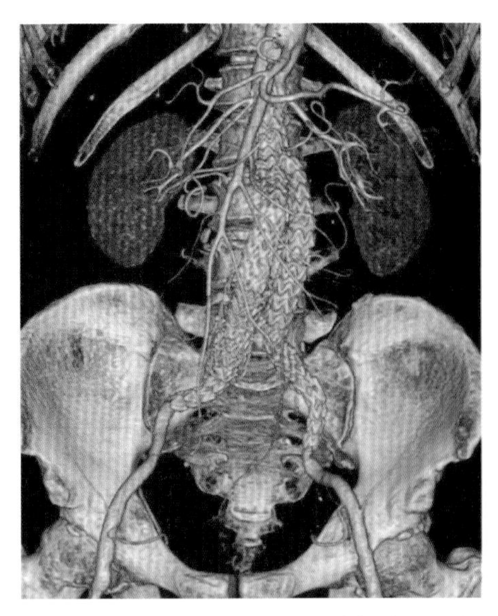

图6-19 VR图像骨骼、金属支架均可显影

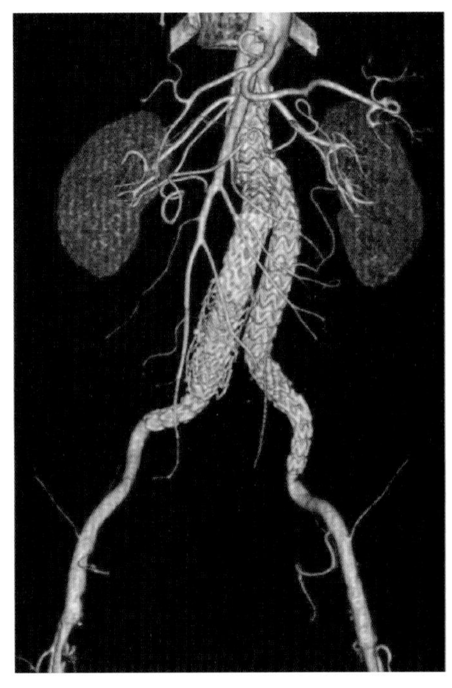

图6-20 VR去除骨骼的遮挡以更加清晰地显示动脉及分支

4. 仿真内镜（virtual endoscopy，VE）**和仿真内镜铸型**（fly through，fly around） 仿真内镜铸型功能可形成血管铸型图像（图6-21），类似VR图像，作用也与其相似，而CT仿真内镜功能形成仿真内镜图像是利用计算机软件技术，利用相邻界面CT值的差异而重建出内镜效果的图像，它与普通CT轴位像及其他MSCT成像方法不同，其展示的是血管腔内部结构，可真切地观察血管腔内形态（图6-22）。

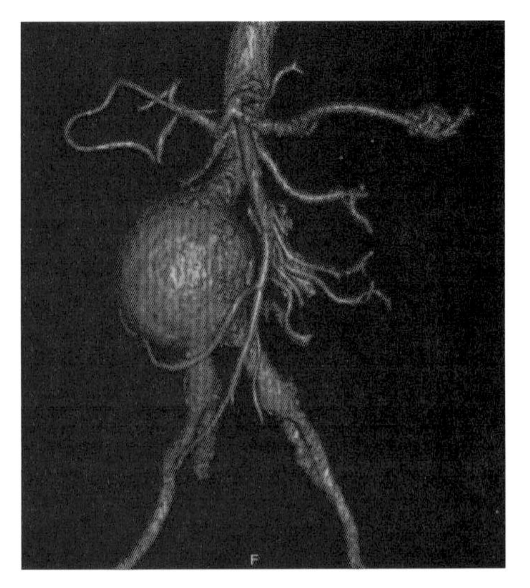

图6-21 仿真内镜铸型功能可形成血管铸型图像

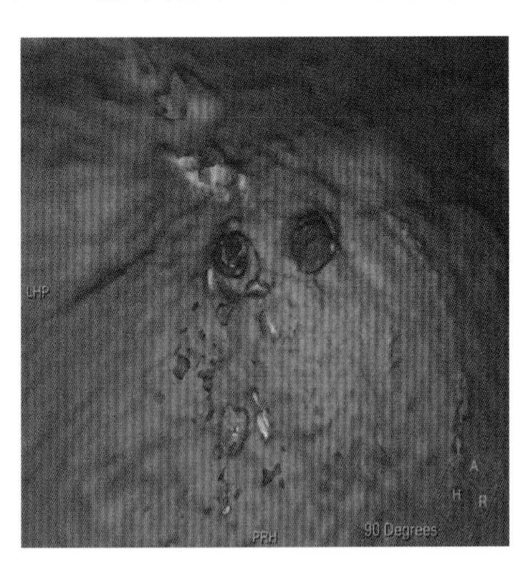

图6-22 CT仿真内镜功能形成仿真内镜图像可真切展示血管腔内结构

（四）MSCTA在动脉瘤检查中的应用

1. 主动脉瘤 在胸腹主动脉瘤和动脉夹层的诊治中，及时发现并制订合适的治疗方案是取得满意疗效的关键。DSA为有创性检查，不便于门诊施行，单层螺旋CT扫描范围及图像质量均有限，MSCT可以在大动脉有高浓度对比剂的短时间内完成胸腹及髂股动脉扫描，在笔者所在医院已代替DSA成为胸腹主动脉瘤和动脉夹层术前常规检查。

在大动脉MSCTA检查中，要同时注意分支血管有无病变。分支动脉有其他血管遮挡，易漏诊，旋转体位后有助于发现分支血管病变，髂动脉瘤、左肾动脉狭窄显示不清（图6-23），旋转三维VR图像后可见左肾动脉狭窄（图6-24）。

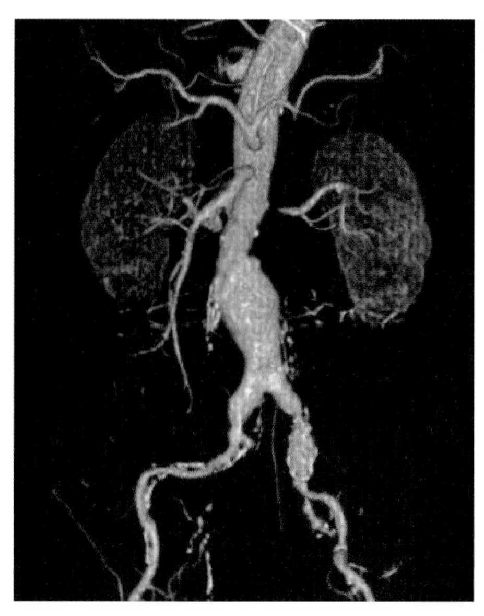

图6-23　MSCTA检查髂动脉瘤，左肾动脉狭窄显示不清

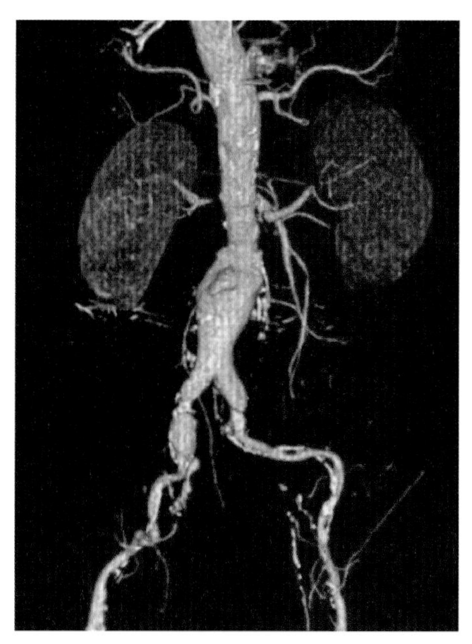

图6-24　MSCTA检查旋转三维VR图像后可见左肾动脉狭窄

腹主动脉检查可进一步确定腹主动脉瘤的诊断，还可以明确内脏血管受累情况，显示病变轮廓范围、钙化、血栓。

2. 动脉瘤血管腔内治疗后疗效观察　单层螺旋CT也可进行腹主动脉SCTA成像，但由于不能行大范围薄层扫描，重建图像质量欠佳，尤其是置入金属内支架后的扫描，有很多伪影。MSCTA扫描时间短，可以用于置入金属内支架介入术后的复查，极少有金属伪影（图6-25），避免了住院复查和造影检查。

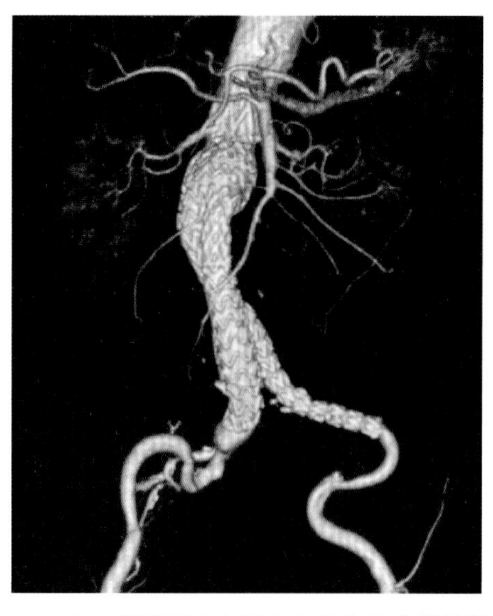

图6-25　MSCTA用于置入金属内支架介入术后的复查，极少有金属伪影

3. 动脉分支动脉瘤　螺旋CT是动脉性疾病影像学检查的重要手段，SCT也可进行小动脉的三维血管成像，但仅能在很小的范围内行薄层扫描，大范围的精细扫描受到限制，MSCT克服了SCT的不足，可以完成全身小动脉的筛查（图6-26），在这一点上与DSA相比也有优势。

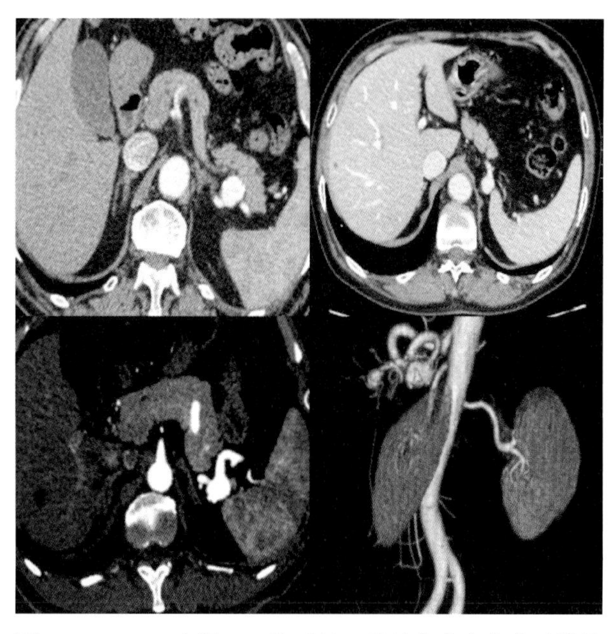

图6-26　MSCT克服SCT的不足，可以完成全身小动脉的筛查，与DSA相比也有优势

4. 夹层动脉瘤　在主动脉夹层的诊断中要重点观察以下内容：①破口位置；②腹腔动脉、肾动脉和肠系膜动脉是由真腔供血还是由假腔供血；

③有无出口及出口位置。出口位置的观察与确定对决定是否可行血管腔内介入治疗有重要意义。动脉夹层病变范围可能较大，可累及胸腹及髂股动脉，破口位置可能很低。另外，动脉瘤的治疗需要测量有关数据，所以进行扫描时一定要完全包括病变及病变上下一定范围内正常的动脉图（图6-27）。

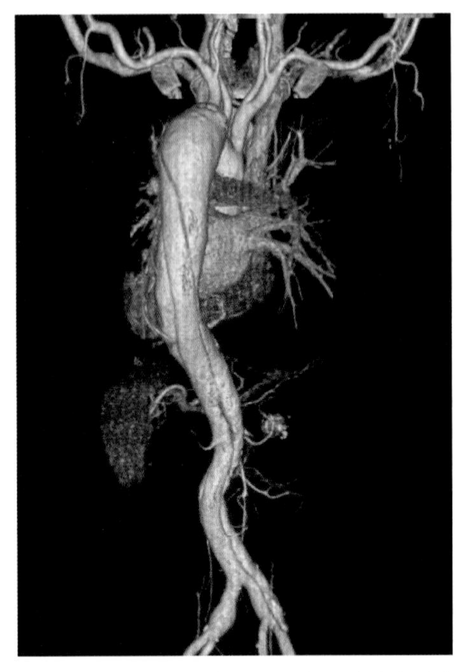

图6-27　MSCTA诊断主动脉夹层，由于动脉夹层病变范围可以较大，破口位置可以很低；另外，动脉瘤的治疗需要测量有关数据，扫描时一定要完全包括病变及病变上下一定范围的正常动脉

5. 器官移植术后动脉瘤并发症的检查　需要明确移植器官动脉和静脉血管走行情况，如有无动脉瘤形成等。

（徐　克　蒋德龙）

第三节　磁共振的应用

磁共振成像（magnetic resonance image，MRI）是20世纪70年代出现的影像学诊断技术。自80年代以来，技术上不断进步，目前不仅能对人体各器官进行断面成像，而且还可以对血管行无创成像检查，这项技术称为核磁共振血管造影（nuclear magnetic resonance angiography，NMRA），为强调其无放射性同位素辐射的特点，目前习惯称为磁共振血管造影（magnetic resonance angiography，MRA）。

近10多年来，MRA技术快速发展，不断完善，图像质量不断提高，根据MRA血管显示的信号不同，把MRA分为黑血成像和白血成像；根据是否注射对比剂，又可分为增强MRA和平扫MRA；平扫MRA根据成像原理的不同，又分为时间飞跃法（time of flight，TOF）、相位对比法（phase contrast，PC）和水成像法；增强MRA根据注射的对比剂种类不同，可分为动态增强（dynamic contrast-enhanced，DCE）MRA及使用血池对比剂的MRA。

下面对上述不同MRA的成像原理及在动脉瘤诊断中的应用价值做概要的介绍。

（一）黑血成像MRA

1. 原理　MRA获得的血管图像为低信号影，为黑色的血管影像，即为黑血成像MRA。其原理为在SE序列时，血管垂直于切层面，不能接受脉冲激励，不能形成回波，不产生信号；当血流平行于切层时，血液流动后，去相位的质子群处于一个与原来磁场强度不同的位置，不能被180°脉冲翻转产生回波，因而MR信号减弱，此外血液在血管中以非等速运动，由于质子群相位移动不一致，引起相位弥散，而使信号减弱或无信号，湍流也可引起相位移动，从而造成流空，出现无信号的结果。

黑血成像SE序列除可获得流空的血管图像外，还可获得血管周围的软组织结构影像（图6-28），起到辅助诊断的价值，获得的断层图像也可在后处理工作站上以最小的密度投影方法重建，从而获得血管的连续影像（图6-29）。

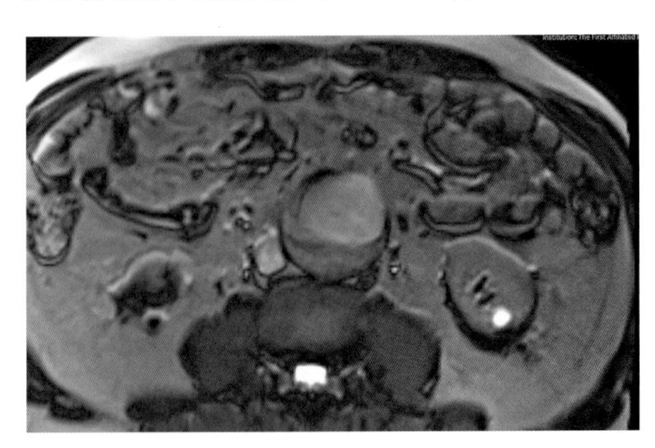

图6-28　黑血成像SE序列MRA

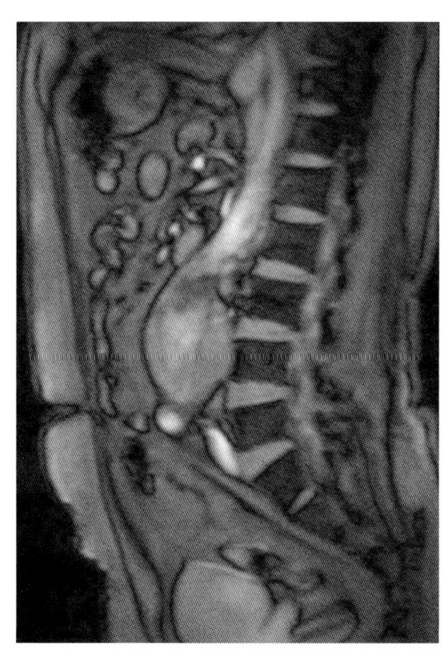

图6-29 黑血成像MRA，以最小的密度投影方法重建，从而获得血管的连续影像

2. 临床应用 在行各部位MRA扫描时，首先要做SE或FSE序列的轴位或冠状位扫描，沿血管长轴方向的扫描可获得黑血成像MRA。黑血成像MRA可应用于胸腹部大血管的动脉瘤成像，由于胸腹部大血管走行规则，管腔宽大，黑血成像MRA图像可以进行初步诊断，以确定下一步的扫描范围和MRA扫描方法。黑血成像MRA已成为大血管动脉瘤基本的扫描序列。

以往黑血成像MRA也用于诊断动脉夹层，但敏感度差，难以发现小的破口，已被动态增强MRA（dimensional contrast-enhanced MRA，DCEMRA）和CTA替代。

在颅部小血管或走行迂曲的血管，黑血成像MRA扫描很难发现小的动脉瘤，故一般不用于肢体血管、分支血管及颅内血管动脉瘤的成像。因此，黑血成像MRA仅用于观察血管与周围组织的结构关系，初步观察动脉病变形态。黑血成像MRA观察动脉瘤破裂较CT有优势，急性期出血为短T_1短T_2信号，即在T_1加权像上血液为高信号，T_2加权像上血液为低信号，有特征性影像学表现。黑血成像MRA还可以根据MRI信号特点区分新鲜和陈旧血栓，急性血栓为短T_1短T_2信号，亚急性血栓为短T_1长T_2信号，随时间延长，血栓纤维化逐渐成为稍长T_1短T_2信号。

（二）TOF MRA

1. 原理 流动的血液在某一时间被射频脉冲激发，而其信号在另一时间被检出，在激发和检出之间的血流位置已有改变，称为TOF MRA。TOF MRA成像使用饱和脉冲，以提高血流的信号，并抑制背景信号，饱和脉冲就是在前一层MRA后对成像组织使用90°脉冲，抑制不需要的静脉或动脉血流信号。TOF MRA有二维成像（2D TOF）和三维成像（3D TOF）。2D TOF扫描速度快，但扫描层厚（不能薄于1.5mm），因此对狭窄的测量不准确；3D TOF信噪比高，源图像每一层1mm或更高，具有良好的空间分辨率和信噪比，它的缺点是覆盖范围较窄。

2. 临床应用 TOF MRA多用于固定不动的靶血管，TOF MRA常用于筛检诊断颅内动脉瘤（图6-30），扫描后需要旋转角度观察（图6-31）。TOF MRA也较多用于肢体血管的成像，根据扫描的靶血管不同，对成像组织使用90°饱和脉冲，选择性抑制不需要的静脉或动脉血流信号，获得单一系统血管的MRA图像。肢体血管扫描范围较大，扫描时间长。TOF MRA检查仍存在如下问题：首先，TOF MRA技术易受曲折血流信号限制，当血流方向呈水平或近于水平走向时血流信号不强；其次，TOF技术通常有阶梯状错位伪影。TOF MRA难以用于诊断动脉夹层，不能用于观察血管与周围组织的结构关系，不能区分新鲜和陈旧血栓，因此除范围较小的头部血管外，其他部位血管TOF MRA已较少应用。

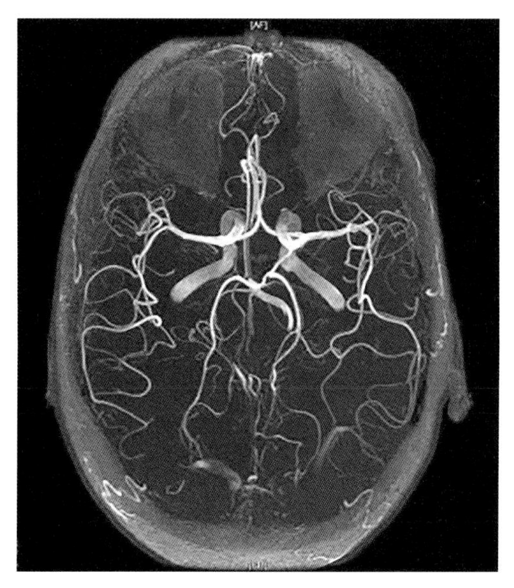

图6-30 TOF MRA筛检诊断颅内动脉瘤

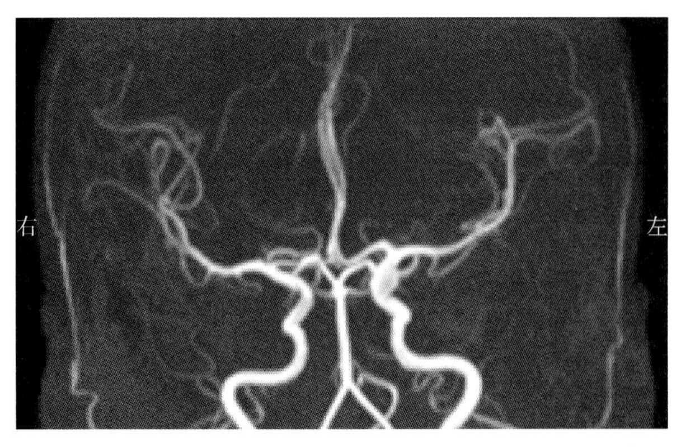

图6-31 TOF MRA诊断颅内动脉瘤扫描后旋转角度观察

（三）相位对比MRA

1. 原理 当流动质子受到梯度脉冲作用而发生相位移动，如果此时再加以宽度相同、极性相反的梯度脉冲，由第一次梯度脉冲引出的相位就会被第二次梯度脉冲全部取消。在相位对比MRA（phase contract MRA，PC MRA）中，信号是根据质子在磁场梯度中自旋时相位的获得或失去而产生，这种相位的获得与流速、梯度场强、梯度的运行时间有关。相位敏感性须沿3个轴分别实现，然后与没有梯度作用的参考图像进行比较，因此PC MRA花费时间较长。

2. 临床应用 PC MRA的优点是可以确定血流方向和流速，另外还可去除颅内亚急性出血对颅内血管成像的干扰，PC MRA主要用于颅内血管。PC MRA有2D、3D和影像。PC MRA影像是把心动周期中许多不同点上的2D MRA图像结合起来的成像方法，PC MRA影像主要用于胸腹大血管。PC MRA采集时间长，对相位改变十分敏感，相位失散会导致信号减弱，故近心脏部位血管易受相位改变的影响，通常由于信号减弱而不能很好地显示。由于动态增强MRA的使用，除颅内动脉瘤外，其他部位动脉瘤目前已较少使用PC MRA诊断。

（四）水成像法MRA

目前实现了血管水成像的MR扫描序列有新鲜血液成像（fresh blood imaging，FBI）序列，其原理及在动脉瘤诊断中的应用价值叙述如下。

1. 原理 FBI是一种使用改良的FSE序列，即以FASE序列为基础，合并使用三维半傅里叶转换等技术而形成的一项新的磁共振血管成像技术，其主要特征：①不使用对比剂，即可进行血管成像；②可选择性地获得动脉或静脉图像；③血管分支显示较好，且无阶梯状伪影。FBI的原理是基于磁共振快速自旋回波序列，T_2加权像中水呈高信号的特点，获得血管中流动的水的信号。以往未能实现磁共振血管水成像是由于无法获得流动速度较快的水的信号。实现FBI，关键是在技术上能够迅速采集到被激励的血流的水信号。在具体实施成像的过程中，必须实现以下技术环节，才能使血管中流动的新鲜血液成像，而不显示流空的无信号影。

（1）采用短的回波链间隔（echo train space，ETS）。回波间隔短，就能在血液被激励后，迅速不断地完成对流动血液中水信号的采集，而不至于使血液流出靶区而采集不到信号。ETS越短，就越能减少血流的模糊。

（2）相位编码方向要设置得同靶血管一致，这样由T_2所激发出的血管信号可重叠多次，就造成了信号强度增强的结果。

（3）使用心电门控技术。新鲜血液成像（fresh blood imaging，FBI）是在靶血管心动周期中血流速度最慢的时间采集，必须先行预扫描，测得此时间。在一个心动周期下获得R波发出后不同延迟时间（以毫秒计）的矩阵较小的二维图像（图6-32），以靶血管二维图像显示最清晰的延迟时间为三维扫描的延迟时间，在三维图像扫描时就以此延迟时间为R波开始后的开始采集时间。这样就能选

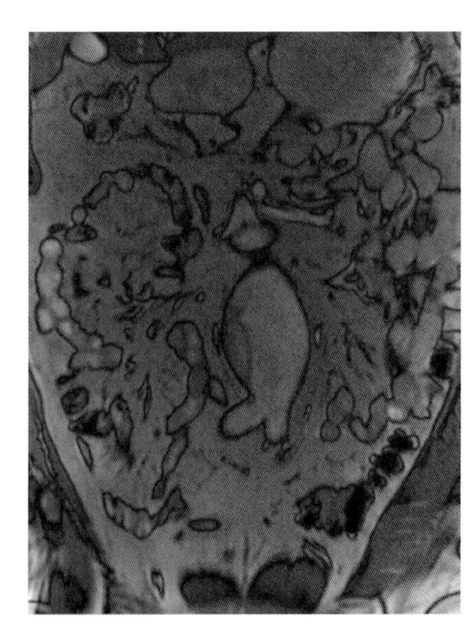
图6-32 FBI MRA：在一个心动周期下获得R波发出后不同延迟时间的矩阵较小的二维图像

择性地使靶血管显影，而不显示邻近的非靶血管结构。用IR脉冲抑制周围器官信号，可提高血管与周边器官的对比度。

2. 临床应用　FBI是基于水成像的原理，因此血管越大显示越清晰，FBI MRA不需要使用对比剂，减少了患者的负担，可清晰显示动脉主干、走行及动脉轮廓，动脉瘤腔内血栓与流动的血液呈不同的信号，显示出了FBI在动脉瘤诊断面有较好的应用前景（图6-33）。

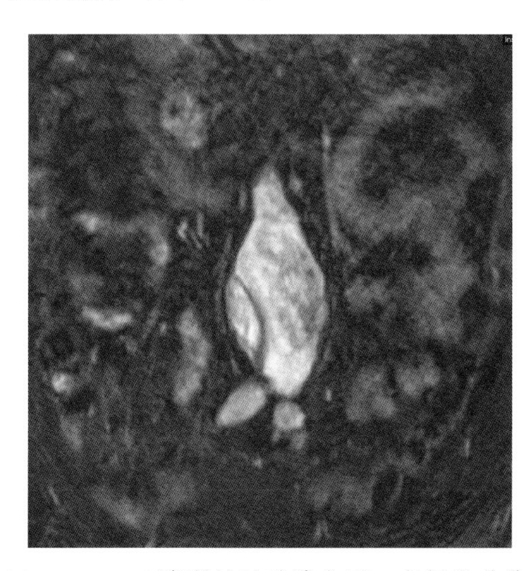

图6-33　FBI MRA清晰显示动脉主干、走行及动脉的轮廓，动脉瘤腔内血栓与流动的血液呈不同的信号

FBI MRA也存在着以下缺点：①在患者心率较快时（＞90次/分）效果不佳，需要用药物控制心率，这是由于被扫描者心率较快时，每一个心动周期较短，留有的扫描时间短，不能完整地采集信号，并且在呼吸门控下，呼吸不规则、急促均会导致在一个心动周期中出现不能触发采集信号的现象，因此FBI适用于心率较慢的患者，且对呼吸应加以训练。②FBI MRA在血流方向改变处信号减弱，这是由于相位编码方向在一处扫描部位只能同一支血管相同，且不同流向的血管其3D FBI扫描的延迟时间也不同，因此不适用于动脉垂直分支处的动脉瘤的诊断。

FBI MRA尚处于研究阶段，但由于其基于水成像原理，其图像不同于其他MRA序列，在动脉瘤成像中将会有良好的应用前景。

（五）对比剂增强MRA

对比剂增强MRA分为动态增强MRA及血池对比剂MRA，现分述如下。

1. 动态增强MRA（DCE MRA）

（1）原理：是使用顺磁性对比剂，缩短自旋质子的T_1时间，在血管中的血液T_1弛豫时间明显小于周围组织T_1时间时，使用三维成像脉冲序列快速扫描，获得血管的三维图像。常用的扫描序列有梯度回波序列和扬回波序列等。顺磁性对比剂现使用的是GD-DTPA（gadolinium-DTPA）。

（2）临床应用：DCE MRA成功的关键，首先在于使用高压注射器快速注射对比剂；其次在于选择恰当的采集时间。由于患者的个体差异，每个人的心排血量不同，因此不同的个体，即使是相同的靶血管，其最佳扫描时间也不一致，因此为了获得最好的血管图像，就要尽可能使用个体化扫描方案，常用的方法：①小剂量测试法。在正式扫描前，注射1～2ml小剂量对比剂，测算对比剂达到靶血管时间，使用二维扫描序列在靶血管处连续扫描，靶血管最亮的时间，即为三维扫描的最佳时间。②智能触发扫描法。利用自动触发扫描的软件，自动测取对比剂达到靶血管的最大信号值，实际扫描时，是在最大信号值到达前的数秒触发扫描，这样在机器开始扫描前，患者有时间做好屏气准备，以利于获得最好的效果。③人工触发扫描法。高压注射器注射对比剂后，以二维扫描方法监测靶血管的对比剂的浓度，在靶血管信号明显升高，目测到达最高信号强度时开始三维扫描。目前上述三种方法中，小剂量测试法使用较多。

关于对比剂的用量，一般来说，用于动脉血管成像为0.1～0.3mmol/kg，注射速度为2～3ml/s，常用量0.2mmol/kg，对比剂用量越大，图像质量越好，但在0.3mmol/kg以上时，费用明显增多，但图像质量却改善不明显。

DCE MRA使用快速扫描序列，常用梯度回波序列，后处理方法多用最大密度投影法，也可以用表面遮蔽重建显示血管，或容积重建法。所得到的图像为三维立体图像，可以旋转以利于从不同角度显示靶血管。DCE MRA显示血管呈高信号，血管周围组织器官呈中等信号，动脉血管显示清晰，DCE MRA动脉瘤表现为局限性地膨大，显示的横径为动脉瘤内腔的大小（图6-34）。近来

DCE MRA越来越多地应用于动脉夹层的诊断，可以显示破口的位置和夹层的范围，以及有无出口等。利用原始图像能进行三维成像，从多角度观察；还可以做血管仿真内镜成像，有利于显示动脉壁上的隆起小斑块。DCE MRA的不足是细小血管显示不理想，不及多层螺旋CTA。

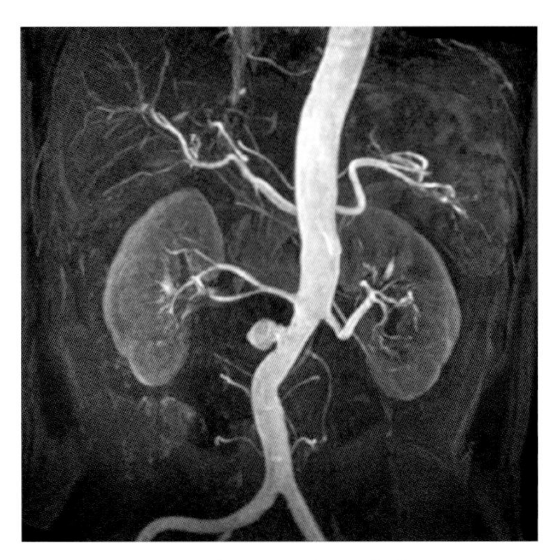

图6-34　DCE MRA成像显示血管呈高信号，周围组织器官呈中等信号，动脉瘤表现为局限性地膨大

2. 血池对比剂MRA

（1）原理：血池对比剂是指大分子对比剂能够长时间在血管内停留，半衰期长，使血管在较长时间均显示高信号，如超顺磁性氧化铁。

（2）临床应用：利用血池对比剂成像的MRA优点是有利于显示外周血管、小血管、静脉，还可以显示小动脉瘤；缺点是有较多血管同时显影，造成血管重叠，可能对靶血管遮挡，不利于观察。目前血池对比剂使用较少。

综上所述，三维增强磁共振血管成像（three-dimensional contrast-enhanced magnetic resonance angiography，3DCE-MRA）具有强大的后处理技术，是一种非损伤性的影像学检查，在血管病变的诊断中具有较高的优越性。

（徐　克　蒋德龙）

第四节　放射性核素的应用

核医学（nuclear medicine）放射性核素显像（radionuclide imaging）方法简便、安全无创，在临床广泛开展和应用。放射性核素显像的基本原理：放射性核素或其标记的化合物作为显像剂，通过口服或静脉注射进入人体后，以弥散、细胞吞噬或拦截、选择性摄取、排泌、代谢、生物区分布和管腔通过等方式，分布浓聚于正常或病变组织细胞。在体外采用核医学显像装置，如单光子发射计算机断层显像仪（single photon emission tomography，SPECT）和正电子发射断层显像仪（positron emission tomography，PET），探测相应部位显像剂发射的γ射线，以图像和定量方式显示和分析人体某一系统、器官和组织的形态、功能、代谢、增殖等的特点和变化，达到对人体正常生理状态进行研究，对疾病进行定位、定性、定量、定期诊断的目的。

放射性核素动脉显像是临床了解较大动脉及其主要分支情况的一种无创影像学检查方法，其优点是通过一次给药可进行多体位、多部位、全身成像，或在短时间内重复、多次显像。不足之处是与X线或MR等影像学手段相比，其影像清晰度和分辨率尚有待提高。

（一）放射性核素动脉显像的原理

将可以快速通过动脉系统的显像剂，如高锝-99m酸盐（$^{99m}TcO_4^-$）、锝-99m-二乙三胺五醋酸（^{99m}Tc-DTPA），或仅在循环系统内反复循环的显像剂，如^{99m}Tc-红细胞（^{99m}Tc-RBC）和^{99m}Tc-人血清白蛋白（^{99m}Tc-HAS），经外周静脉注射后，启动显像仪连续动态和静态显像模式，观察显像剂首次流经动脉系统或在动脉系统内循环和分布的过程，从而判断动脉及其循环通路有无异常或某一特定组织或器官的动脉血流分布情况。但由于显像剂通过肺循环时血液稀释的影响，以及显像仪器空间分辨率的限制，放射性核素动脉显像仅适用于大动脉及其主要分支的显像，较小动脉需借助局部血管床的灌注并依据其状态间接加以判断。

（二）显像方法

1. 显像剂　锝-99m（^{99m}Tc）是目前核医学放射性核素显像最理想的核素，以^{99m}Tc或其标记的化合物进行放射性核素显像在临床应用最为广泛。单纯进行大动脉及其主要分支显像时通常使用$^{99m}TcO_4^-$、^{99m}Tc-DTPA或各器官特定的显像剂；如果在动脉显像后还需进一步做延迟显像以观察血流灌注分布情况时，则通常应用^{99m}Tc-RBC、^{99m}Tc-HAS等血池显像剂。另外，由于$^{99m}TcO_4^-$可由毛细血管弥散入软组织内，用其进行延迟显像有助于判断毛细血管与组织间的交换状态。显像剂的成人注射剂量一般在925MBq，儿童用量酌减。

2. 检查方法　患者无须特殊准备，检查前30～60分钟口服过氯酸钾200～400mg以封闭胃黏膜等。检查时患者一般取仰卧位，必要时可采用其他体位。将显像仪探头尽量靠近被检查部位，建议使用高灵敏准直器，延迟显像时可选用高分辨准直器。一般采用肘静脉“弹丸”式（体积为0.5～1.0ml）注射显像剂。采集时间应根据显像部位决定，通常为0.5～1.0秒/帧，矩阵64×64或128×128。当怀疑多发性大动脉炎时行全身显像有利于对该病的诊断。

（三）正常影像

静脉注射显像剂后，动脉按正常解剖关系由主干至分支顺序显影，表现为充盈迅速，边缘规整，走行自然，有良好的连续性，无局限性狭窄或中断、扩张或迂曲等，解剖上呈对称分布的动脉几近同时显影且显像剂强度基本一致。随着动脉分支的变细，影像的清晰程度逐渐减淡（图6-35）。

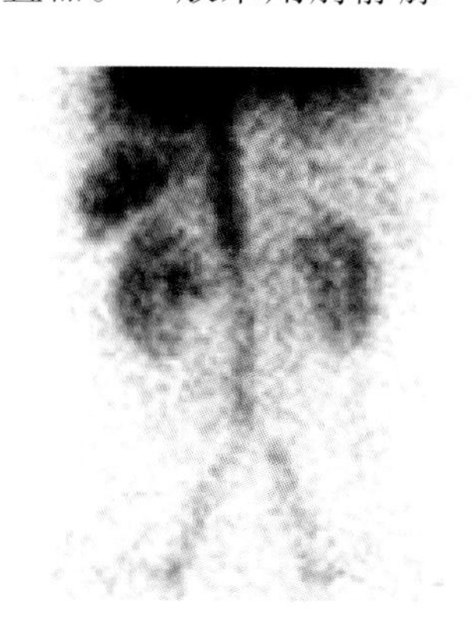
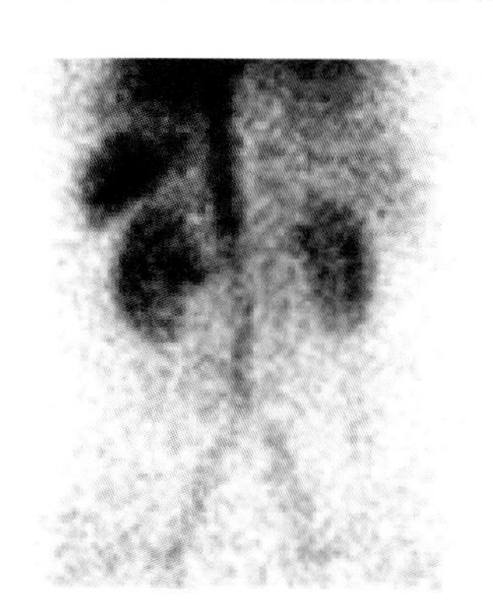
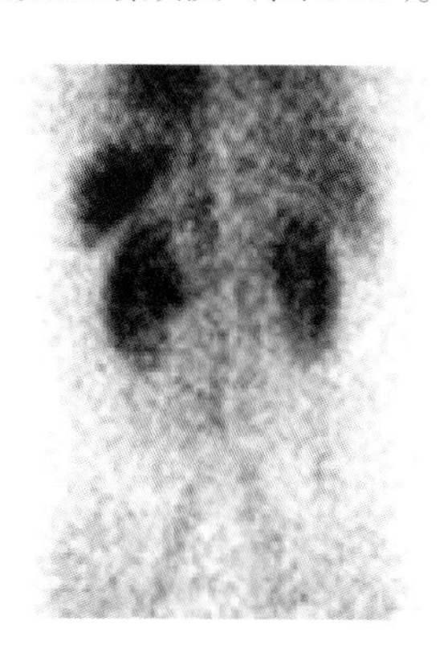

图6-35　正常人腹主动脉与左、右髂总动脉显像

（四）动脉瘤影像

人体任何部位的动脉瘤的放射性核素动脉显像均可表现为瘤体部位血管呈局限性扩张和显像剂异常充盈与滞留的浓聚影像。具体表现：①囊状、梭形显像剂浓聚影，图6-36为一腹主动脉瘤患者的核素动脉显像图，图中可见腹主动脉近左、右髂动脉分支处一囊状充盈的浓聚影像。②内腔不规则的扩张动脉影。③局部动脉管腔扩张，早期显影延迟，晚期显影放射性核素滞留。④许多动脉瘤，尤其是先天性或合并系统性疾病常伴有较大范围或多发的血管壁异常改变，放射性核素动脉显像可同时显示大动脉的迂曲和粗细不均，图6-37为一腹主动脉瘤合并右髂总动脉瘤患者的核素动脉显像图，图中可见腹主动脉近左、右髂总动脉分支处一梭形充盈的浓聚影像，同时与其相连的左、右髂总动脉也表现为局部动脉管腔扩张，显像剂充盈滞留。⑤当动脉瘤内有血栓形成时，核素显像见内腔呈不规则改变，局部可出现放射性充盈缺损改变。

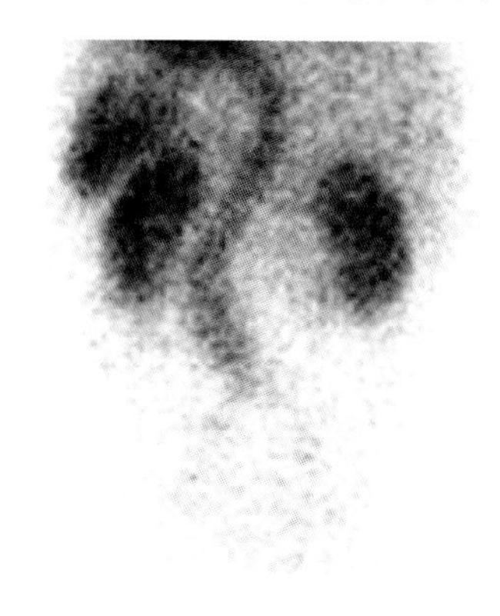
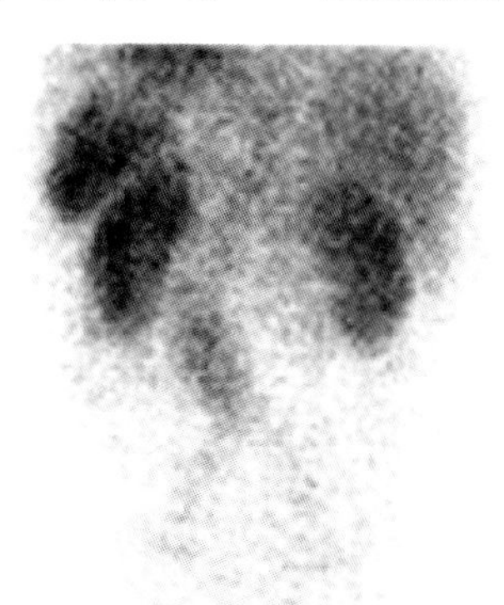
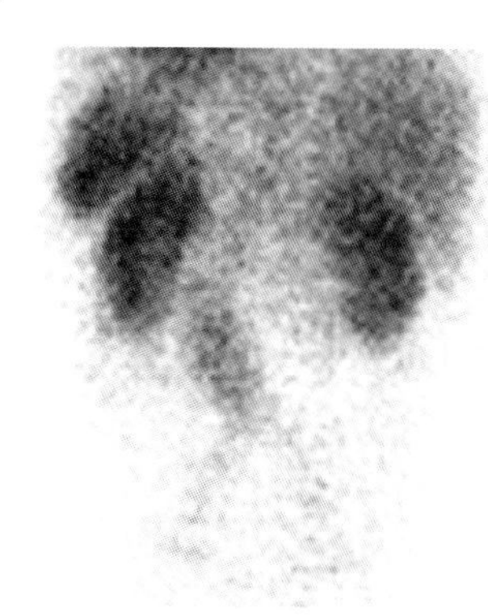

图6-36　腹主动脉瘤显像

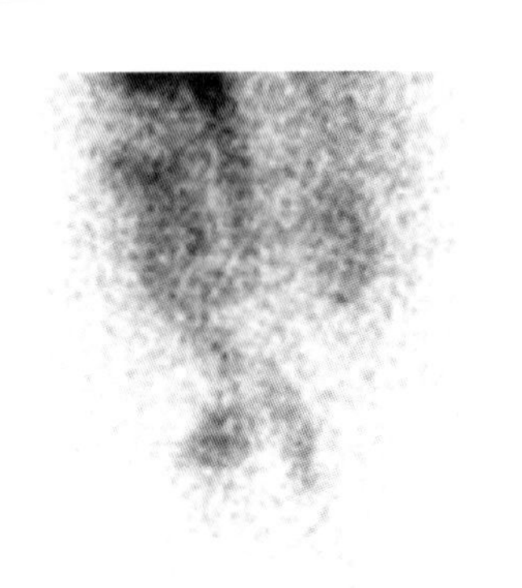
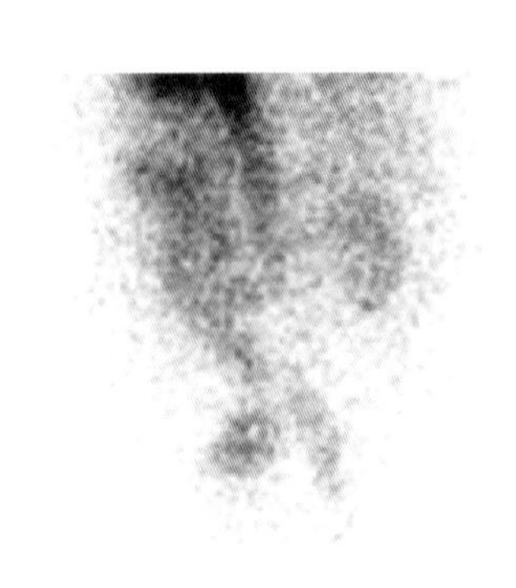
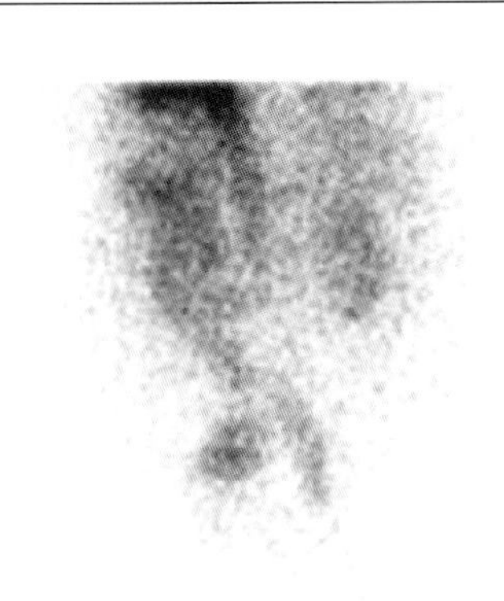

图6-37 腹主动脉瘤合并右髂总动脉瘤显像

夹层动脉瘤核素显像根据假腔是否与动脉管腔相通可有不同表现。两腔相通时，两腔均显影，假腔内显像剂充盈和滞留；两腔不相通时，假腔不显影，动脉腔狭窄（受压所致）。

放射性核素动脉显像不仅有助于动脉瘤的诊断与鉴别诊断，还可用于疗效观察。

（李亚明）

第五节 血管造影

血管造影是指向血管内注入血管造影剂，通过某种影像设备来显示血管本身的解剖、形态及血流动力学的变化，并对疾病进行诊断的一种检查方法。血管造影是伴随着介入放射学这一新的学科的发展而逐渐发展和完善起来的一项微创性血管检查技术。从广义来讲，血管造影应该包括如下几种检查方法：①普通X线血管造影。②数字减影血管造影（DSA）。③计算机体层血管成像（CTA）。④磁共振血管造影（MRA）。⑤超声血管造影（USA）。⑥放射性核素血管造影（radionuclide angiography，RA）。目前，国内外临床常用的血管造影检查方法为DSA、CTA、MRA。其中，CTA、MRA作为最常用的无创性检查，近年来发展十分迅速，但目前尚不能完全代替常规X线血管造影及DSA，然而，由于具有无损伤性，以及独特的三维图像重建技术等特点，使它们具有极大的潜力，并终将成为理想的检查方法。

自1953年Seldinger开创了经皮穿刺插管技术（Seldinger技术）以来，特别是随着带影像增强器X线机、高速摄片机及高压注射器等高档影像学检查设备的不断出现和应用，血管造影技术日趋完善。血管造影也离不开血管对比剂的应用。以往由于对比剂副作用的存在，血管造影的应用在很大程度上受到了限制。随着当今各种非离子型对比剂的开发应用，血管造影在临床上成为一项安全性高、损伤性小的重要检查，特别对于血管本身病变来说血管造影更是一项“金标准”检查。血管造影能够准确直接地显示病变的位置、大小、累及范围、程度以及血流动力学的一些变化。近30年来，越来越多的血管疾病由传统外科手术转为血管腔内治疗，如胸腹主动脉夹层、动脉瘤的腔内隔绝治疗；头颈及四肢周围血管（如颈动脉、锁骨下动脉、髂动脉及肾动脉）的PTA及支架置入技术也获得极大成功，血管造影已成为血管疾病介入治疗不可缺少的检查手段。

（一）血管造影方法及相关事项

1.血管穿刺插管技术 两种方法：一种是直接穿刺注入对比剂的方法，另一种是Seldinger穿刺技术。前者主要用于穿刺四肢周围静脉血管顺行直接注入对比剂来显示静脉的走行、形态、静脉瓣及血液流动状态。Seldinger法又称为Seldinger经皮穿刺插管技术，是当代血管造影最基本和最常用的穿刺技术。穿刺以体表搏动或定位明显的动、静脉作为穿刺点。其中，动脉常用入路有股动脉、腋动脉、肱动脉、锁骨下动脉和颈动脉。静脉常用入路有股静脉、颈静脉和锁骨下静脉。局部以利多卡因麻醉后，于欲穿刺处皮肤做一长2～3mm的切口，以套管针从切口向血管刺入，拔出针芯，将穿刺针外套管缓慢回撤至血管腔，如穿刺动脉，则可见动脉血从管尾喷出，如穿刺静脉，则可于管尾接一注射器，负压回抽出静脉血。之后，再沿套管送入导丝进入血管腔。拔出套管的同时将导丝留置于血管腔，再将导管鞘（sheath）沿导丝缓慢送入，最后拔出导丝和导管鞘的扩张器，至此，完成血管穿刺过程。血管造影时，将欲插入的造影导管沿导管鞘的管尾部直接送入。

2. 血管造影的方式　按血管造影的精细程度可分为非选择性血管造影、选择性血管造影和超选择性血管造影三种方式。非选择性血管造影是指采用造影导管置入大血管（如胸、腹主动脉及上、下腔静脉）管腔中进行的造影过程，主要显示大血管及主要分支的形态学及血流动力学变化。其注入的血管对比剂量较大（每次40～60ml），压力高，显示的范围也较广，但对其分、属支显示精细程度略差。选择性血管造影是指将导管前端插入大血管的某一分、属支进行的血管造影。这样就在很大程度上避免了由于其他血管的显示所导致的不必要的干扰和重叠，使目标血管显示较为细致和清楚，如经主动脉插入腹腔干、支气管动脉和肾动脉进行的血管造影，其对比剂用量相对较少（每次20～40ml），对比剂注入压力也相应减低，显示的范围相对局限。超选择性血管造影是指在选择性血管造影的前提下，进一步将导管前端插入其第二级或第三级分支所进行的造影检查，所显示的血管更加具体、清晰。对比剂用量也将明显减少（每次2～10ml）。临床上将根据拟观察血管的范围、病变程度、病变血管分支显示程度、有无侧支循环形成及术中插管难易程度，来决定选择哪一种或哪几种方式进行造影（图6-38，图6-39）。

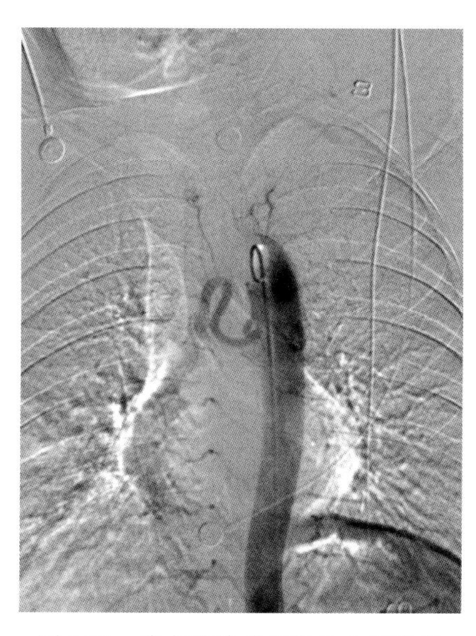

图6-38　胸主动脉非选择性血管造影

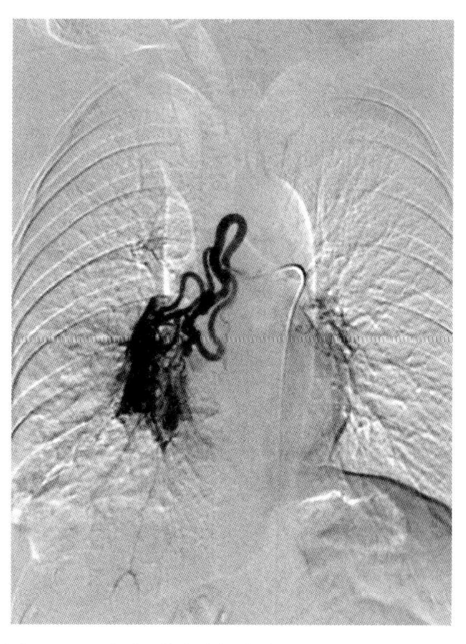

图6-39　右侧支气管动脉选择性血管造影

虽然血管造影已属一项安全的检查技术，但由于穿刺、插管及注入对比剂所带来的一些损伤及副反应依然是目前所不能完全避免的。尽管因血管造影所致严重的损伤及副反应的发生已越来越少，但仍然应引起临床医务工作者特别是从事血管造影检查的有关人员的高度重视，从而使这一项微创检查变得更加安全。常见损伤及副反应包括穿刺处血管损伤（如动、静脉瘘形成，假性动脉瘤形成）、穿刺处皮下血肿、穿刺血管急性血栓形成、血管栓子脱落造成远端缺血栓塞，血管造影引起血管痉挛，操作不当导致导管、导丝断端脱离遗留在血管腔内、造影时误入气体等异物导致栓塞及因对比剂毒副作用所导致的各种不良反应。

3. 血管造影辅助用药　为使所要观察的血管显示得更加清晰，在血管造影中常需要一些辅助用药，此种造影又称为药物性血管造影。常用的辅助用药包括血管收缩剂和血管扩张剂。血管收缩剂可使正常血管平滑肌收缩，但对肿瘤血管不起作用，因此，进入正常血管的对比剂减少，而进入肿瘤血管的相对增多，从而有利于病变血管的显示。常用血管收缩剂有肾上腺素和血管紧张素，可在造影前10～20秒经导管注入。血管扩张剂主要用于对静脉血管的显示。如经肠系膜动脉注入血管对比剂，显示门静脉（动脉性门静脉造影），注入血管扩张剂后，肠系膜血管显著扩张，血流增多、增快，对比剂回流入门静脉后，使门静脉显示得更加清晰。常用的血管扩张药有前列腺素E等。

4. 血管造影常用器材及设备　常用器材包括穿刺套管针（由针芯和外套管组成），导丝[常用0.035in（1in=2.54cm）超滑导丝]，导管鞘（由扩张器和外鞘组成），造影用各种导管（图6-40），连接导管，两路或三路开关接头。

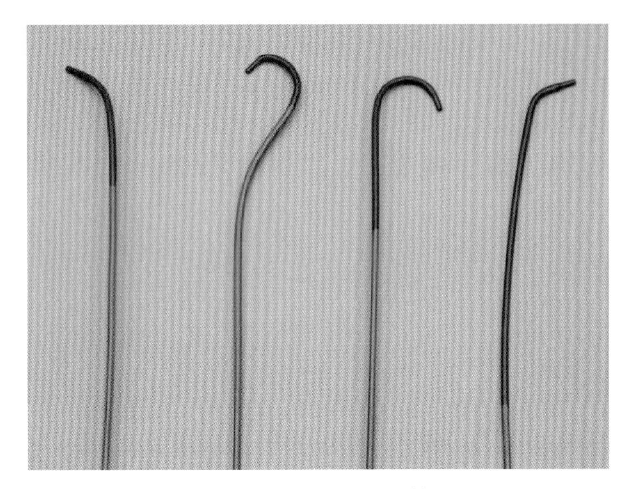

图6-40　常用造影导管

目前血管造影均选用数字减影血管造影机（DSA）来进行。DSA是利用计算机处理数字化的影像信息，为新一代血管造影成像技术。至1977年Nudelman获得第一张DSA图像以来，这种新的血管造影技术的应用已极其普遍。由于DSA处理后的图像消除了骨骼和软组织的干扰，因此，对血管的显示异常清晰。根据将对比剂注入动脉或静脉可将DSA分为动脉DSA（IADSA）和静脉DSA（IVDSA）。由于IADSA血管成像清晰，因此IADSA应用最多。此外，DSA技术还可达到三维立体实时成像，对于血管病变，特别是大、中动静脉的显示更加完整、直观。

5. 关于血管造影剂　20世纪20年代后期，曾以吡啶酮单碘和双碘的有机化合物作为血管对比剂，以后又被含苯环的三碘化合物取代。三碘化合物当中，以泛影酸和异泛影酸的钠盐和葡胺盐的毒性最低，目前此种离子型对比剂仍在国内一些单位应用。对比剂的不良反应发生率在5%左右。20世纪90年代以来，非离子型血管对比剂已较广泛地应用于各种血管造影检查。研究表明，非离子型对比剂的不良反应发生率和致死率均明显低于离子型对比剂。目前我国大型医疗单位均已选用非离子型血管对比剂。常用的非离子型血管对比剂有优维显（Ultravist）、欧乃派克（Ominipaque）等。近两年随着国产化非离子型对比剂的研制成功和大量临床应用，使血管造影检查价格昂贵这一问题得到了很大程度的解决。

一般认为，对比剂不良反应的发生部分与剂量无关，部分与剂量有关。与剂量无关的不良反应是指仅注射极少量（＜1ml）就可发生的不良反应，包括严重的低血压、支气管痉挛、荨麻疹、喉头水肿和突然死亡等。有研究认为，它很可能是过敏反应所致。此种不良反应目前尚无绝对可行的预防方法，因此，在我国规定血管造影前须行对比剂“过敏试验”。但是，需要指出的是，实际工作中，发现这种试验的假阳性率和假阴性率均很高。

另一种目前应用比较广泛的是CO_2气体对比剂，1971年Hawkins首次将CO_2-DSA用于外周动脉和四肢动脉造影并且取得满意的图像。Hawkins的研究结果表明，CO_2-DSA不但可以取得满意、可靠的血管造影图像，而且某些血管及病变的显示优于常规的碘造影。研究发现，影响CO_2在血管中的分布形式的因素不仅有注射CO_2的速度、注射剂量和注射压力，还与患者的血压、脉搏及造影血管的内径大小有关。因此，CO_2造影成像既需要电脑控制注射器，控制气体注射的压力、注射速度和注射剂量，从而使CO_2能够保持线性注入血管，还需要有精密的DSA系统来采集图像，并且在采集图像时需要患者的配合，以减少伪影产生。

关于血管造影的禁忌证，除碘制剂过敏和凝血机制严重障碍作为血管造影的绝对禁忌证以外，下列疾病和因素可致不良反应发生率升高：①肾功能障碍；②糖尿病患者；③多发性骨髓瘤患者；④哮喘患者；⑤荨麻疹患者；⑥有其他过敏性疾病者；⑦心力衰竭、冠心病和心律失常者；⑧年龄在60岁以上的老年人；⑨血管造影的部位，如冠状动脉、肺动脉和脑血管，对比剂不良反应发生率相对较高。

（二）血管造影在血管疾病诊疗中的应用

1. 主动脉瘤　是指主动脉管径大于正常直径1.5倍的动脉局限性扩张。在临床上常把位于肾动脉以上的腹主动脉瘤称为胸腹主动脉瘤，而将位于肾动脉以下者称为腹主动脉瘤。其中腹主动脉瘤是世界上最常见的主动脉瘤之一。当腹主动脉最大直径达到3cm或超过正常直径1.5倍时，称为腹主动脉瘤。据统计，60岁以上男性的腹主动脉瘤患病率为4%～8%，女性为0.5%～1.5%，约83%的腹主动脉瘤患者还同时伴有其他部位的动脉瘤，如髂总动脉瘤、髂内动脉瘤、髂外动脉瘤及股动脉瘤。

根据动脉瘤内壁是否有动脉内膜的存在，可把动脉瘤分为真性动脉瘤和假性动脉瘤。依据动脉瘤的形态特征，又可分为梭形动脉瘤和囊状动脉瘤。梭形动脉瘤是指动脉局部向四周扩大，呈纺锤状，其上下两端逐渐过渡至正常动脉；囊状动脉瘤是指动脉壁某一部分局限性膨隆，形成的动脉瘤与动脉管腔之间常由瘤颈相连。

虽然相当一部分主动脉瘤，特别是腹主动脉瘤常可通过查体初步确诊，但如果要进一步了解动脉瘤的形态特征，其范围、大小及其血流动力学的特点，常需要影像学检查的帮助。近30年以来，随着各种新的影像学技术的不断发展和完善，已有相当多种类的无创伤性或半创伤性检查应用于临床，为主动脉瘤的临床诊断和治疗提供了非常可靠的依据，其中，血管超声对于腹主动脉瘤的诊断具有较高的敏感度和特异度，是一种无痛性、无创伤性、费用相对较低的有效检查，目前已作为腹主动脉瘤的首选诊断及随访检查方法，直径≥3.0cm的动脉即可被发现。CTA和MRA是近年来进行主动脉瘤检查的最新影像学技术。其共同特征：均为无创性检查，均可以得到冠状面、矢状面和横断面等任意断层图像，并可通过重建的方式获得三维立体图像，对主动脉瘤的全貌有一个更直观的描绘。二者的分辨力均较高，并可同时显示主动脉的分支血管情况。二者的检查费用相对较高，MRA可以作为有CTA检查禁忌证人群的替代检查手段，但是其检查时间过长，不适用于危重患者，同时，对有心脏起搏器和术后置放金属夹的患者也不适用。因此，目前临床应用最广泛的影像学检查仍为超声和CTA。

如前所述，DSA是比普通X线血管造影更为先进和完善的检查方法，可以精确测量各种受累血管的内径，了解其分支情况及病变形态、范围，是目前尚无法替代的重要检查方法，可为动脉瘤的外科和介入治疗提供准确和必要的数据（图6-41）。

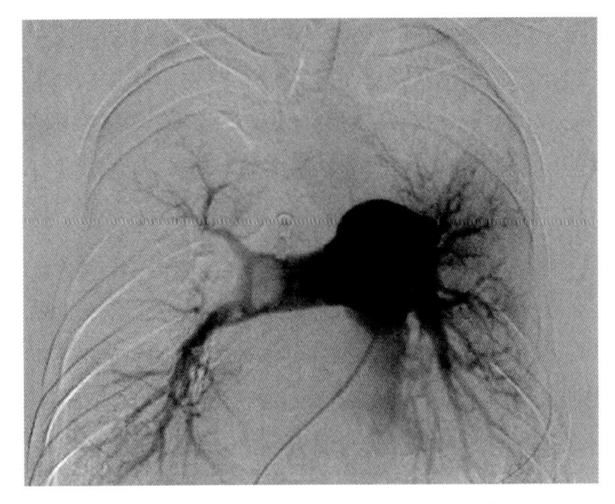

图6-41　DSA检查显示右肺动脉栓塞

在血管造影当中，为了更详细而全面地了解主动脉瘤及其受累情况，常需行全主动脉造影，但在实际工作中，由于受到血管造影显示器直径大小的限制，一次性造影不能达到此目的，因此，常需对主动脉进行分段造影，其上端应包括主动脉弓，下端应包括双侧髂股动脉，为方便观察图像的延续性，每次血管造影所显示的主动脉上下端均应有一定的重叠性。在显示主动脉瘤的造影当中，应将造影导管置于动脉瘤的近心端，有助于更全面地显示瘤体、瘤颈等情况，切记不要将造影导管端部置于瘤腔之内，以防止因血流动力学因素而产生伪影影响对瘤体的观察，以及因高压注射对比剂而可能导致主动脉瘤破裂和附壁血栓脱落。为更好地显示瘤体与管腔之间的关系，还可行侧位或斜位投照血管造影，即显示瘤体的切线位影像学特征。

以腹主动脉瘤血管造影为例，重要的血管造影的投照部位和方向：①前后位，包括肾动脉，肾动脉开口下方的主动脉，以及主动脉分叉下方的髂动脉。造影导管的顶端应比肾动脉开口高出2.0cm。②主动脉侧位和肾动脉开口下方的主动脉，充分显示瘤颈与腹主动脉的成角情况及最下肾动脉开口水平，并做好标记。③髂动脉斜位，可将髂动脉及髂内、外动脉的走行情况充分显示。主动脉造影条件：造影剂总量每次40ml，速率15～20ml/s。在实际工作中，应尽量减少造影次数。

近10年间，中国医科大学附属第一医院血管外科团队收治腹主动脉瘤患者超过千例，其中超过50%的患者采用了腔内治疗手段，现将其有关造影检查、手术步骤与治疗结果简要介绍如下。所有患者术前均行腹主动脉CTA检查，并行三维图像重建。

在全身麻醉下进行手术操作，双侧腹股沟区股总动脉穿刺区域做一长3～4mm的切口。先以21G套管针穿刺双侧股总动脉后，送入导丝，置换6F导管鞘，然后双侧股动脉穿刺点预置两把血管缝合器（雅培ProGlide），而后进入导丝置换11F血管鞘，再沿一侧导管鞘送入5F带金属标记导管（Cook）行腹主动脉及双侧髂动脉血管造影（图6-42），进一步确定重要测定指标：①腹主动脉瘤颈直径与长度；②腹主动脉瘤最大直径与长度（最下方肾动脉至腹主动脉分叉处距离）；③髂总动脉、髂外动脉直径，髂总动脉长度。置换成0.038in超硬导丝，其顶端达主动脉弓水平，再沿导丝将内支架移植物放送系统缓慢送入。根据血管造影显示最低肾动脉开口部位，调整放送系统主体上方的金属标记（位于支架覆涤纶膜部分的近心端），使其位于肾动脉开口以下，准确无误后，开始缓慢释放支架主体，直至主体下部短臂张开。再经对侧股动脉血管鞘，送入导丝，使导丝逆行通过短臂开口伸入至支架移植物的主体内，送入造影导管造影确认无误后，置换成0.038in超硬导丝。沿导丝置入支架的短臂释放系统，调整其位置使其近心端与主体的短臂部分有一定重叠（2.0～3.0cm），而其远端以不覆盖髂内动脉开口为宜，释放髂动脉支架。而后完全释放主体支架，如有必要也可根据需要加用髂动脉支架。最终将造影导管置于支架上约5cm，完全显示双肾动脉、支架、双髂动脉等，观察是否有支架移位、内瘘等（图6-43）。

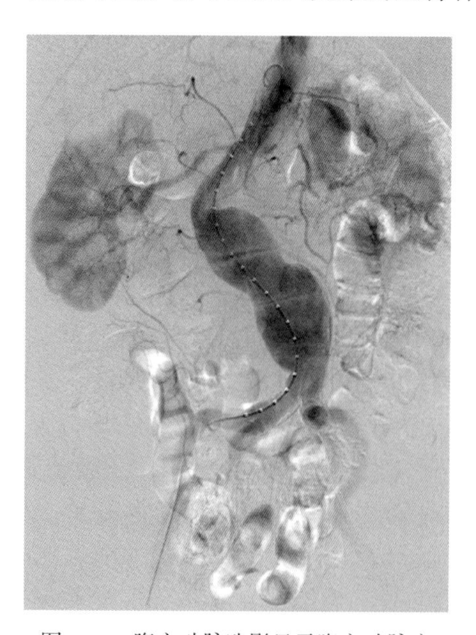
图6-42 腹主动脉造影显示腹主动脉瘤

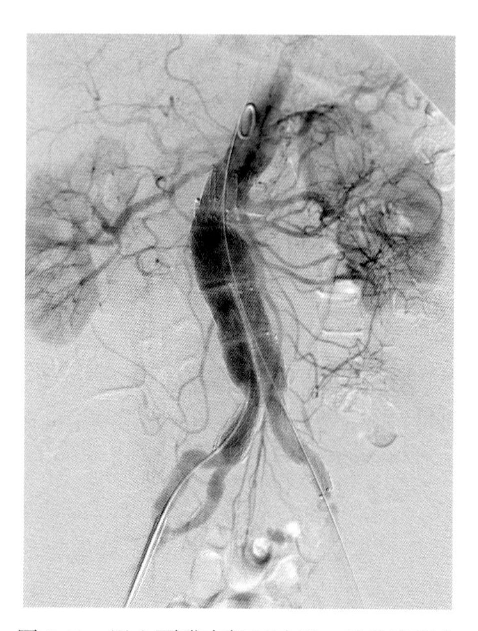
图6-43 置入覆膜支架后造影，动脉瘤消失

置放内支架移植物时应注意以下问题：①血管造影时要置入带标记测量导管，用以标记肾动脉开口水平。②经动脉瘤内操作导管导丝时须小心谨慎，过大动作可能造成瘤体内血栓脱落导致远端堵塞。③通过髂动脉时，由于髂动脉狭窄、钙化、迂曲、成角等因素，可能造成内支架移植物置放困难，应绝对避免暴力推送，否则可能引起灾难性的髂动脉破裂，须缓慢并适当旋转推送。另外，输送支架前应常规应用超强导丝（如Lunderquist超强导丝、Amplaz超强导丝），必要时可再加用一根导丝，以使迂曲动脉尽量变直。④近端瘤颈部过短（＜1.0cm）、扩张、成角、不规则、钙化及附壁血栓等，均属影响内支架移植物置放准确性和有效性的重要因素。应准确掌握手术适应证，术前详细准备和交代，术中仔细操作，以防止产生近端内瘘、支架错放和支架移位等严重并发症的发生。⑤内支架移植物置放成功后，对其每个部位进行球囊扩张也是十分必要的，这样可以确保支架在最短时间内充分展开，并最大限

度地与血管壁严密贴合防止渗漏。

2. 主动脉夹层 是指主动脉腔内血液从主动脉内膜撕裂处进入主动脉中膜，使内膜与中膜分离，并沿主动脉长轴方向扩展，形成主动脉壁的二层分离状态，即形成真、假两腔。本病发病率逐年增高，为（50～100）/100 000，且发病通常急剧，多数患者在两周内死于心脏压塞、心律失常等心脏合并症。其发病高峰为50～70岁，男女发病率之比为（2～5）：1，国际急性主动脉夹层登记处（IRAD）的研究人员建议将主动脉夹层分为4种类型：超急性（＜24小时）、急性（2～7天）、亚急性（8～30天）和慢性（＞30天）。

如患者情况允许，主动脉夹层动脉瘤术前的影像学检查是非常必要的，特别是拟行腔内治疗者，多选择非侵入性的CTA和MRA检查，可清晰显示主动脉真假腔，腔内有无血栓形成及二者之间的分隔，主动脉主要分支受累情况及夹层动脉瘤范围（图6-44），还可显示撕裂处真假腔之间特有的带状低密度影（代表分离的内膜）。造影中应显示升主动脉起始处至腹主动脉分叉处的主动脉全长。其中，升主动脉至胸主动脉处的血管造影条件应为对比剂总量每次40～60ml，速率20～25ml/s。胸腹主动脉及腹主动脉对比剂总量每次40ml，速率20ml/s，可在不同部位多次造影（图6-45）。其中，真、假腔之间特有的带状低密度影，代表分离的内膜。

近几年随着主动脉夹层腔内隔绝术的不断应用，以及其良好疗效的广泛认同，DSA技术在血管外科领域的应用已越来越广泛，越来越多的主动脉夹层选择了腔内治疗（图6-46）。

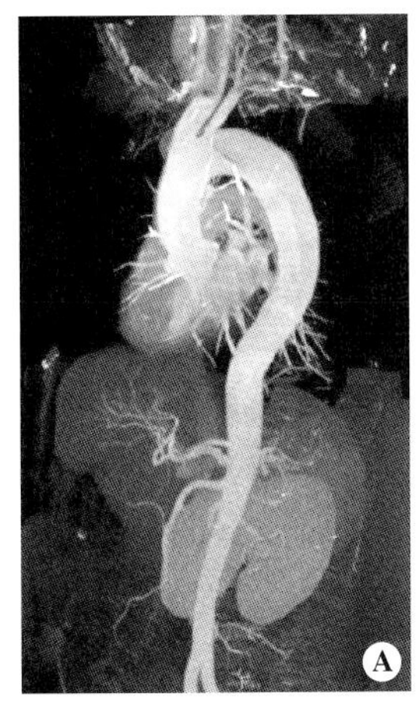

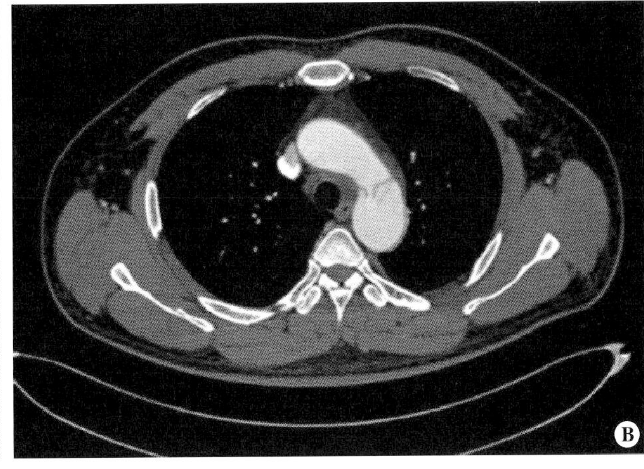

图6-44 主动脉夹层CTA检查后三维重建，显示主动脉峡部内膜掀起形成中隔及真、假两腔（A）；同一病例，横断层CTA示主动脉弓部内膜夹层起始部（B）

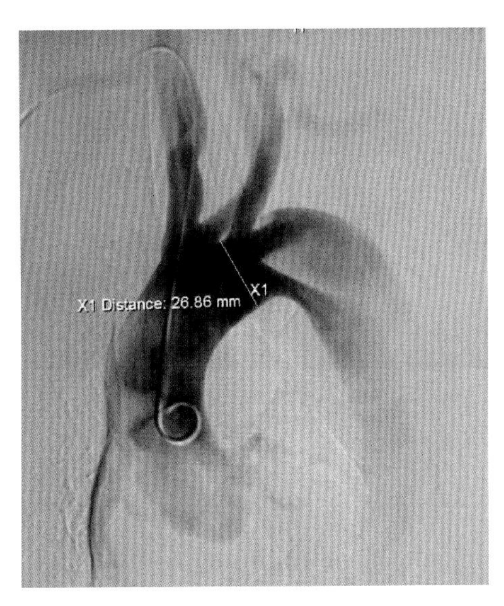

图6-45 经左侧肱动脉行主动脉DSA，显示主动脉峡部及降部DeBarky Ⅲ型夹层动脉瘤

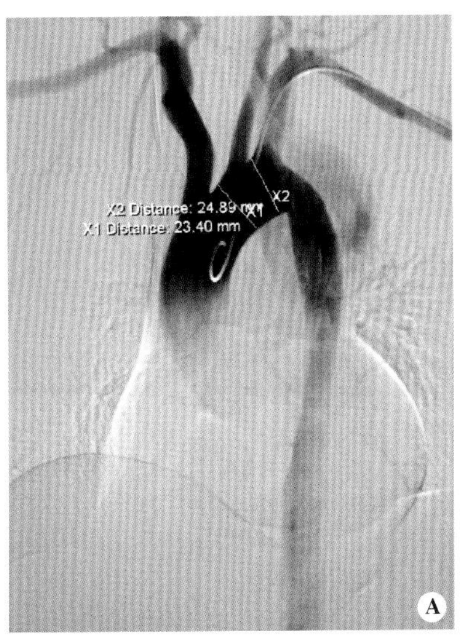

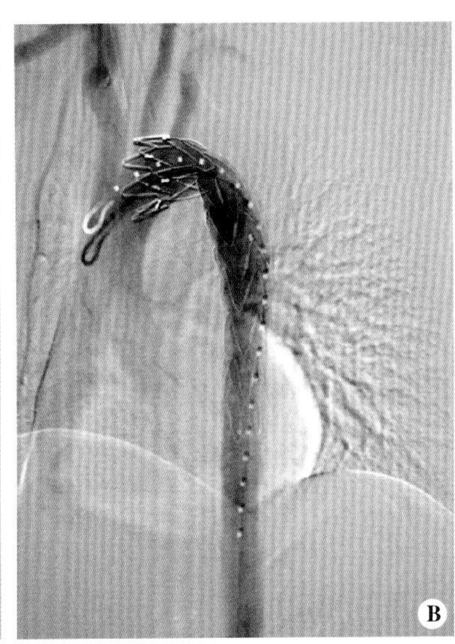

图6-46 主动脉DSA造影，显示主动脉夹层动脉瘤（A）；同一病例，置入覆膜支架后夹层动脉瘤腔消失（B）

3. 其他动脉瘤 主要是指周围动脉瘤，按不同发生部位来分，常见动脉瘤包括颈动脉瘤、锁骨下动脉瘤、腘动脉瘤和内脏动脉瘤（如脾动脉瘤、肝动脉瘤、肾动脉瘤和肠系膜动脉瘤）。其中股、腘动脉瘤最为常见，占周围动脉瘤总数的90%以上。其主要的发病原因是动脉粥样硬化和创伤，其他病因还包括大动脉炎、马方综合征、梅毒或动脉感染及医源性假性动脉瘤等。

虽然部分动脉瘤可根据病史及查体（如搏动性包块、血管杂音等）来做出临床诊断，但绝大多数仍需辅助检查来明确诊断。外科手术治疗前常选择的无创性检查有超声多普勒、CT血管造影和MR血管造影。其中，超声可清晰地显示动脉瘤形态、结构、大小及腔内血栓情况，同时可了解流速、流量等血流动力学信息。CT可显示动脉瘤大小、瘤壁钙化及附壁血栓的情况。并有助于与非血管性肿瘤相鉴别。MR也可显示动脉瘤大小、范围、腔内血栓等情况，还可显示动脉壁的各层情况，因此，可用于鉴别真、假性动脉瘤。

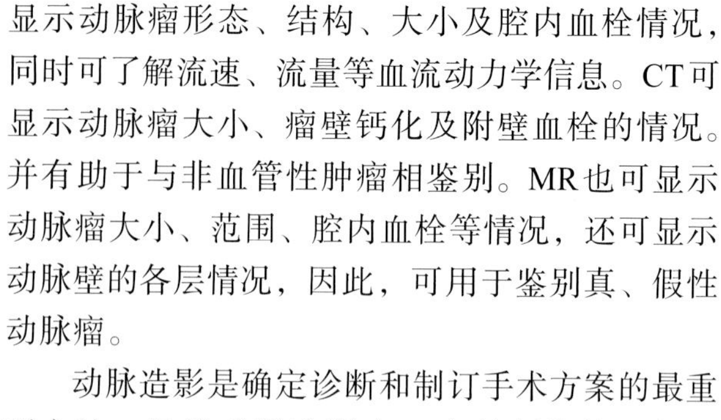

动脉造影是确定诊断和制订手术方案的最重要方法。虽然动脉造影有一定的创伤性，但可精确了解动脉瘤及周围血管的情况，特别是流入道、流出道及侧支循环建立的情况，为动脉瘤切除，外科血管重建或血管腔内治疗等术式的选择提供了重要信息（图6-47～图6-50）。

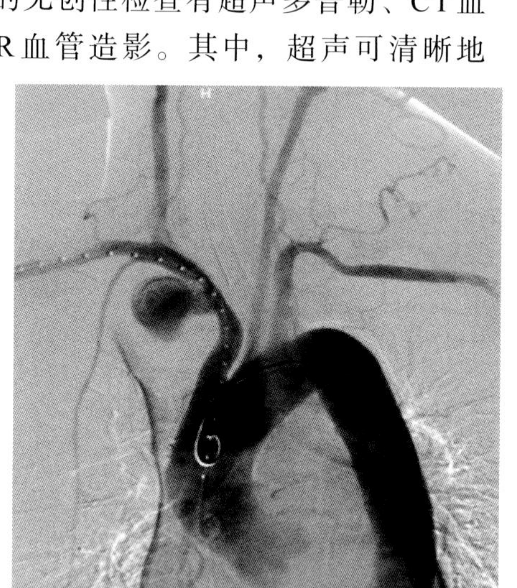

图6-47 头臂干DSA示右锁骨下动脉起始处动脉瘤

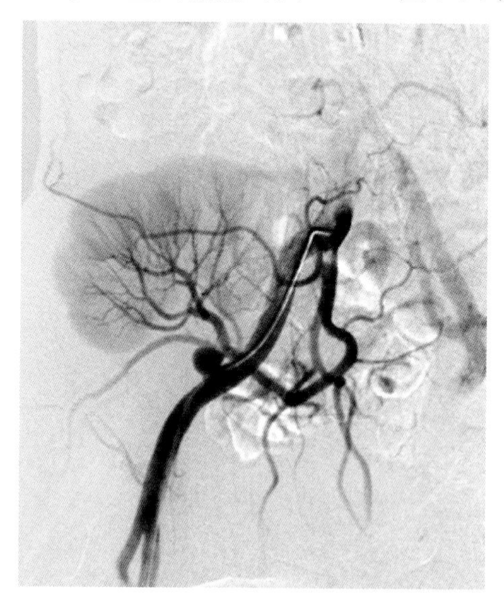

图6-48 肾移植手术损伤右髂外动脉，形成动脉瘤

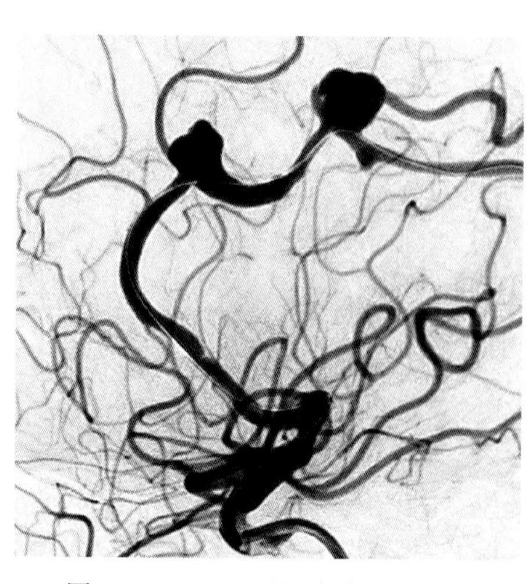

图6-49 DSA显示颅内多发动脉瘤

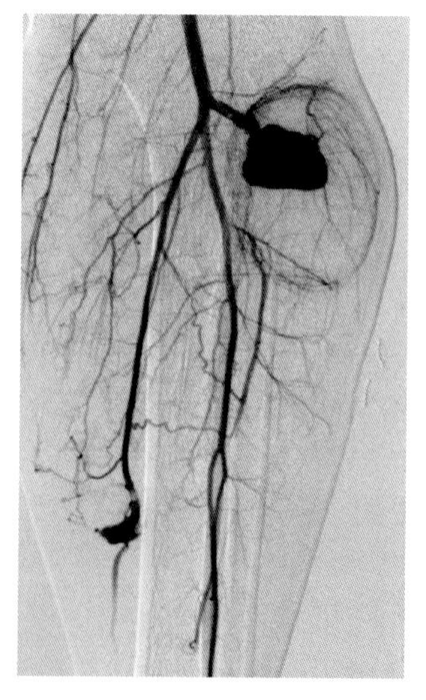

图6-50 DSA显示下肢胫前动脉瘤

（张曦彤 荆玉辰）

参考文献

段志泉，辛世杰，2006. 动脉瘤 . 北京：科学出版社 .

段志泉，张强，1999. 实用血管外科学 . 沈阳：辽宁科学技术出版社 .

侯鹏春，2021. 三维增强磁共振血管成像在主动脉夹层动脉瘤的诊断价值及准确性研究 . 中国药物与临床，21（2）：206-208.

贾译清，2007. 临床超声鉴别诊断学 . 南京：江苏科学技术出版社 .

姜玉新，张运，2020. 超声医学 . 2版 . 北京：人民卫生出版社 .

李光宇，张钦昌，莫婉莹，等，2018. 多层螺旋CT血管成像联合三维重建技术对主动脉夹层动脉瘤诊断的影响 . 现代医用影像学，27（3）：737-738.

李卫芹，严继萍，2013. 超声造影在外周血管疾病中诊断应用的研究进展 . 中国药物与临床，13（5）：619-620.

施勤，2021. 探讨多层螺旋CT血管成像技术在主动脉夹层动脉瘤中的应用价值 . 影像研究与医学应用，5（9）：195-196.

王深明，2011. 血管外科学 . 北京：人民卫生出版社 .

张强，罗英伟，徐刚，等，2001. 腹主动脉瘤形态学特点及临床意义 . 中华外科杂志，39（8）：583-585.

Pellerito JS，Polak JF，2017. 血管超声经典教程 . 6版 . 温朝阳，童一砂，译 . 北京：科学出版社 .

DeBakey ME，Crauford ES，Garrett HE，et al，1965. Surgical considerations in the treatment of areurysms of the thoracoabdominal aorta. Ann Surg，162（4）：650-662.

Klink A，Hyafil F，Rudd J，et al，2011. Diagnostic and therapeutic strategies for small abdominal aortic aneurysms. Nat Rev Cardiol，8（6）：338-347.

Krinsky GA，Kaminer E，Lee VS，et al，1998. The effects of apnea on timing examinations for optimization of gadolinium enhanced MRA of the thoracic aorta and arch vessels. J Comput Assist Tomogr，22（5）：677-681.

Li X，Staub D，Rafailidis V，et al，2019. Contrast-enhanced ultrasound of the abdominal aorta-current status and future perspectives. Vasa，48（2）：115-125.

Long A，Rouet L，Lindholt JS，et al，2012. Measuring the maximum diameter of native abdominal aortic aneurysms：review and critical analysis. Eur J Vasc Endovasc Surg，43（5）：515-524.

Miyazaki M，Sugiura S，Tateishi F，et al，2000. Non-contrast enhanced MR angiography using 3D ECG synchronized half-fourier fast spin echo. J Magn Reson Imaging，12（5）：776-783.

Mondillo S，Ballo P，Agricola E，et al，2002. Noninvasive tests for risk stratification in major vascular surgery. Vasa，31（3）：195-201.

Rakvit A，Meyerrose G，Jenkins LA，et al，2003. Aneurysm of the iliac artery demonstrated on Tc-99m in vitro labeled red blood cell scintigraphy. Clin Nucl Med，28（7）：579-581.

Urata J，Miyazaki M，Wada H，et al，2001. Clinical evaluation of aortic diseases using nonenhanced MRA with ECG-triggered 3D half-Fourier FSE. J Magn Reson Imaging，14（2）：113-119.

Yokoyama K，Nitatori T，Inaoka S，et al，2001. Non-contrast enhanced MR venography using 3D fresh blood imaging（FBI）：initial experience. Radiat Med，19（5）：247-253.

Zur G，Andraous M，Bercovich E，et al，2020. CT-Ultrasound fusion for abdominal aortic aneurysm measurement. AJR Am J Roentgenol，214（2）：472-476.

第七章 动脉瘤手术的麻醉与术中监护

第一节 大动脉瘤手术的麻醉

大血管疾病是指涉及主动脉、肺动脉主干及其主要分支和相应大静脉的各类疾病，大多需手术治疗。大血管疾病患者常病情严重，且合并其他疾病。大动脉瘤手术过程复杂，创伤大，出血量多，阻断和开放大动脉可引起血流动力学剧烈波动及应激反应，造成重要器官如脑、心脏、肾和脊髓的缺血再灌注损伤，增加围手术期并发症及病死率。因此，只有熟悉大血管疾病的病理生理，掌握各种监测技术，精确使用各种血管活性药物及辅助药物，建立完整的心脏主动脉手术麻醉管理体系，才能针对特定病例实施个体化的麻醉管理，降低围手术期风险，加速患者康复。本节重点讨论大血管手术的麻醉管理及器官保护。

一、与麻醉相关的大血管疾病的病理生理

胸腹主动脉瘤的病因多为动脉粥样硬化、主动脉囊性中层坏死、创伤、细菌性感染或梅毒等。动脉粥样硬化病变的发展可造成全身动脉管腔狭窄或闭塞。冠状动脉狭窄可引起心肌供血不足、心律失常、急性心力衰竭及心肌梗死。颈动脉狭窄可导致脑缺血和脑梗死。夹层动脉瘤侵及颈总动脉根部时可出现昏迷、抽搐或偏瘫，而当供应脊髓的血管受累时可能导致截瘫。瘤体压迫除可引起疼痛症状外，如压迫气管或支气管可引起咳嗽，严重者还可造成呼吸道梗阻。压迫食管可引起不同程度的吞咽困难。牵拉喉返神经可引起声带麻痹。腔静脉受压常出现上腔静脉阻塞综合征。侵及椎体、压迫脊髓可引起下肢酸麻，甚至瘫痪。动脉瘤波及肾动脉开口或肾动脉硬化引起的肾动脉狭窄可引起高血压、蛋白尿和血尿，肾衰竭时血清肌酐及尿素氮增加。主动脉管腔狭窄或闭塞，则会造成远端组织或器官缺血，若在肾动脉上方同样会引起肾缺血。

二、麻醉前评估和检查

大血管疾病患者常并存其他疾病，如动脉硬化、心脏病、高血压、糖尿病、肾功能不全及肺等器官和系统疾病。术前应对上述疾病予以充分评估。动脉瘤手术患者多为老年人，这也是围手术期发生并发症和死亡的主要原因。有研究表明，择期血管外科手术患者术前各种合并症的发生率很高（表7-1），以高血压和心肺病变为主。因此，在临床工作中应特别重视临床症状不明显的隐匿性冠心病患者。对此类患者一旦疏忽，通常会造成不良结局。美国麻醉医师协会（ASA）将病情分为5级（表7-2），术前需根据ASA分级评估患者对手术或麻醉的耐受力。

表7-1 择期血管外科手术患者合并症

合并症	发生率（%）
高血压	40 ～ 68
心脏病	50 ～ 70
心绞痛	10 ～ 20
有心肌梗死病史	40 ～ 60
充血性心力衰竭	5 ～ 29
糖尿病	8 ～ 44
慢性阻塞性肺疾病	25 ～ 50
肾病	5 ～ 15

表7-2　ASA病情分级和围手术期病死率

分级标准	病死率（%）
Ⅰ级：体格健康，发育及营养状况良好，各器官功能正常	0.06～0.08
Ⅱ级：除外科疾病外，有轻度合并症，功能代偿健全	0.27～0.40
Ⅲ级：合并症较严重，体力活动受限，但尚能应付日常活动	1.82～4.30
Ⅳ级：合并症严重，丧失日常活动能力，经常面临生命威胁	7.80～23.0
Ⅴ级：无论手术与否，生命难以维持24小时	9.4～50.7

注：急诊病例标注“急”或“E”，表示风险较择期手术增加。

（一）心血管系统的评估

40%～80%的心血管手术患者患有冠状动脉疾病，术后早期死亡的患者中，约半数死于心肌梗死（myocardial infarction，MI）。心脏危险因素包括充血性心力衰竭、MI、高血压、心脏瓣膜病、心绞痛和心律失常。

1. 缺血性心脏病　动脉瘤患者常伴有冠心病（CAD）。为了评估心脏围手术期并发症的发生率，除常规心电图（ECG）检查外，还可做：①ECG运动试验，有助于胸痛的诊断，评价冠心病严重程度，以及评估治疗心绞痛的疗效等。②24～72小时动态心电图，观察心率与ST段，评估冠状动脉血管病变敏感度可达92%，特异度为88%。③超声心动图，是一种无创心室功能、射血分数、局部室壁运动功能和瓣膜功能的检查方法，对评价心脏功能及判断是否存在早期心肌缺血有一定的价值。④心血管造影术，是诊断冠心病的“金标准”，可明确冠状动脉病变部位和狭窄程度，并计算射血分数，还可了解冠状动脉侧支循环建立情况、是否存在冠状动脉痉挛和血栓形成等。如果同时行介入治疗可改善冠心病患者远期预后，但在获益的同时有一定的风险。术前ECG正常，运动试验阴性，心功能良好者则可耐受手术。如患有不稳定型或变异型心绞痛者，应先行冠状动脉搭桥术（coronary artery bypass graft，CABG），或经皮冠状动脉介入治疗术（percutaneous coronary intervention，PCI）再做大血管手术。行CABG或PCI能明显降低患者围手术期心脏并发症的发生率。

有心肌梗死病史的患者，围手术期再发心肌梗死的风险与心肌梗死发生至实施大血管手术的时间间隔有关。若近期（3个月以内）有心肌梗死发作，手术风险高，原则上应推迟手术，但必须实施手术者应在有创监测下及有效治疗后手术，可减少术后再梗死的发生率。无症状性CAD患者，在麻醉中或术后均可能发生心肌缺血或心肌梗死，必须维持心肌氧供/需平衡，避免心动过速和前、后负荷增加。

2. 高血压　约70%的大血管手术患者并存高血压。术前应明确高血压病因及重要器官受累、药物治疗及血压控制等情况。择期手术患者术前应积极控制高血压，除利尿药外，抗高血压药物、抗心绞痛药物、抗心律失常药物或正性肌力药物应服用至术日晨。围手术期应用β受体阻滞剂可有效控制心率，有助于降低围手术期心肌缺血的发生和减少心脏并发症。钙通道阻滞剂对心肌缺血发生率没有明显的影响。由于血管紧张素转化酶抑制剂（angiotensin converting enzyme inhibitor，ACEI）或血管紧张素Ⅱ受体阻滞剂（angiotensin receptor blockers，ARB）可导致麻醉诱导及维持期低血压，因此术前应停用24小时。在条件允许的情况下，围手术期推荐应用短效药物控制高血压。

3. 心力衰竭　10%～15%的主动脉手术患者术前存在心力衰竭，而且术后心力衰竭发生率高达30%。若患者有颈静脉怒张及肺水肿等征象，表明心力衰竭处于失代偿性状态，术后病死率可高达15%～20%。心力衰竭失代偿的患者，小剂量麻醉药即可引起血流动力学的波动，围手术期易出现低血压、低氧血症、肺水肿、代谢性酸中毒及严重的心律失常等。心力衰竭患者术前除了常规限盐、利尿及补钾外，还需给予血管扩张药及正性肌力药提高心肌收缩力。病情允许时应待心力衰竭好转后再行择期手术。术前48小时应停用洋地黄制剂，以免与麻醉药物发生相互作用。术前应用利尿药者，应复查血清钾，低血钾者应补充钾盐。

大血管手术患者心功能储备可以用代谢当量（metabolic equivalent，MET）来表示（表7-3）。对于没有临床症状，心功能储备中度或良好（4～10MET）的患者，无须进一步做心脏评估，能够耐受手术。对于心功能储备不足（＜4MET）或不明确的患者，判断是否存在心功能不全和评价围手术期心脏风险时，应进行心脏的进一步评估。

表 7-3 用MET评估心功能

MET	活动项目
1MET	静息时无不适
2MET	自行穿衣、进食、如厕
3MET	室内或室外散步
4MET	4km/h，步行 200 ～ 500m，平路；做轻便家务如揩灰、洗碗等
5MET	能上一二层楼梯或登小山坡
6MET	6.5km/h，步行
7MET	短程小跑
8MET	从事较重家务，如搬家具
9 ～ 10MET	参加打保龄球、跳舞等中度体育活动
＞ 10MET	参加游泳、打网球、踢足球等剧烈活动

评估：优良，7MET以上；中等，4～7MET；差，4MET以下。1MET相当于男性40岁，70kg，静息状态下氧耗量=3.5ml/（kg · min）。

（二）呼吸功能的评估

大血管疾病患者常伴有肺功能损害，尤其高龄患者，有长期吸烟史的胸、腹主动脉瘤患者还可能合并慢性阻塞性肺疾病（chronic obstructive pulmonary disease，COPD）。在术前应做肺功能测定，也可用简易的屏气和吹气试验进行初步估计。屏气试验在10秒以下者对手术和麻醉不能耐受；吹气试验在5秒以上则提示有阻塞性通气功能障碍。低氧血症在行大血管手术的患者中较常见。$PaCO_2$≥45mmHg预示术后病死率增加。对术前有明显阻塞性通气功能障碍或哮喘的患者，术前可以应用短效糖皮质激素（如甲泼尼龙每天40mg，连用2天）。围手术期应持续给予支气管扩张药。对合并肺动脉高压者，应了解其严重程度，术前给予吸氧和降压治疗。

（三）肾功能的评估

由于动脉硬化、高血压、心功能低下、糖尿病肾病及腹主动脉瘤压迫等可降低肾灌注，肾功能呈进行性下降；术前肾动脉对比剂的直接肾毒性或由于其高渗性利尿作用，可损害肾功能；此外，术中大失血或钳夹血管造成肾缺血也可引起术后急性肾衰竭。血肌酐和肌酐清除率通常用来评估围手术期肾功能。术前血肌酐水平＞176.8μmol/L（2mg/dl）是大血管手术后心脏并发症的独立危险因素。术前肌酐清除率＜60ml/min是择期血管外科手术后短期及远期病死率增加的独立危险因素。对肾功能受损的血管外科手术患者，术前应行扩容治疗，并进行尿液分析、血尿素氮、肌酐和内生肌酐清除率的测定等，纠正水、电解质及酸碱平衡紊乱。麻醉中尽量选择对肾功能影响小或不经肾排泄的麻醉药和肌松药。

（四）内分泌功能的评估

糖尿病是血管疾病的重要病因，能够加速动脉血管硬化。糖尿病患者可伴有广泛的日趋加重的动脉粥样硬化及末梢小血管疾病。糖尿病患者可伴有自主神经系统病变、无痛性心肌缺血、糖尿病肾病及抗感染能力下降。为避免低血糖和严重的高血糖，推荐围手术期血糖控制在7.8～10.0mmol/L（140～180mg/dl）。接受二甲双胍治疗的患者可能发生严重的乳酸酸中毒，造影前应至少停用48小时。口服降血糖药应在术前1天停用，改用胰岛素。术中血糖波动风险高，低血糖表现难以发现，危重患者、大手术或持续静脉输注胰岛素的患者，每0.5～1小时监测血糖1次。体外循环手术中，降温复温期间血糖波动大，应每15分钟监测1次。血糖≤5.6mmol/L（100mg/dl）或下降速度过快时，应增加监测频率。血糖≤3.9mmol/L（70mg/dl）时每5～15分钟监测1次并及时处理，直至血糖恢复至5.6mmol/L（100mg/dl）以上。

三、术前用药

除ACEI或ARB类药物外，抗高血压药物常应用持续至手术当日。大血管手术患者可能会出现焦虑及严重疼痛，术前应用镇痛药物不仅使患者舒适，也有助于控制血压和心率；但应避免过度镇痛、镇静，以便对患者进行持续评估。

四、术中监测

（一）常规监测

常规监测包括无创血压、心电图、脉搏血氧饱和度、体温及尿量监测。大血管手术，尤其体外循环期间应做好体温监测和体温保护。建议同时监测鼻咽温和膀胱温或直肠温。肢体的覆盖保温、空气毯加温、输血输液加温及温水冲洗术野等措施都可以有效防治低体温。观测每小时尿量（多使用测温尿管），肾动脉区域操作应观察尿液流速。

1. 动脉压监测　大血管手术推荐直接动脉压监测，多选择桡动脉、股动脉或足背动脉。升主动脉和主动脉弓夹层动脉瘤手术体外循环时，有必要同时进行上、下肢动脉血压监测，推荐采取左桡动脉和左股动脉监测。深低温体外循环期间可以根据上、下肢的血压分别调整上、下肢转机流量。停机后可能出现压力阶差现象或传导异常（桡动脉甚至股动脉压力偏低），必要时可直接行主动脉根部或人工血管端测压校对。如手术需要剖开右腋动脉，应选择左侧桡动脉测压及脉搏血氧饱和度监测。

2. 中心静脉压监测　大血管手术常进行颈内静脉穿刺置管，测量中心静脉压。复杂病例可在颈内静脉置入两条导管，放置Swan-Ganz导管和连接液体加温系统用于快速输液。

（二）特殊监测

拟行术中阻断脑循环，应监测局部脑氧饱和度（regional cerebral oxygen saturation，$rScO_2$）、脑血流量（经颅多普勒）、脑电图等。建议心脏主动脉手术常规监测$rScO_2$。

1. $rScO_2$近红外光谱（near infrared spectroscopy，NIRS）是一种无创技术，通过透光率测量$rScO_2$，是升主动脉和主动脉弓手术中最有效的脑氧监测手段，特别是在使用顺行性脑灌注时。当左侧传感器数值较右侧传感器数值显著降低时，可能表明Willis环不完整，建议使用双侧顺行性脑灌注。脑氧饱和度基线值在不同患者中存在很大变异，一般认为，60%～90%为正常范围，50%～60%或90%～100%需要引起注意，$rScO_2$＜50%或下降超过基线值的20%预示脑氧供需失衡，需要干预，以防止潜在的脑损伤。

2. 脑电双频指数（bispectral index，BIS）**监测**　建议使用BIS监测镇静深度，避免术中知晓。但深低温期间BIS会随温度降低而降低，复温后又逐渐回升。

3. 脊髓功能监测　如手术可能涉及脊髓供血血管，应行脊髓功能监测，如脑脊液压力监测及引流、躯体感觉诱发电位（somatosensory evoked potential，SSEP）和运动诱发电位（motor evoked potential，MEP）的监测，但应注意低温和吸入麻醉药对监测结果的影响。

4. 经食管超声心动图（trans esophageal echocardiography，TEE）**监测**　建议主动脉手术常规进行TEE监测。可以利用经胸超声心动图（transthoracic echocardiography，TTE）或TEE评估心功能、循环容量及大血管内导丝定位及主动脉插管操作等。超声评估可以快捷地鉴别低血压的原因是容量缺失还是心功能受损（TEE多选择食管中段四腔心切面或经胃中部心室短轴切面）或者两者兼有。可以在超声指导下充分排出左心室中残余气体，避免出现严重的空气栓塞等并发症。建议关胸后再撤出TEE，有利于血流动力学的持续监测。由于肝素化可能造成口、咽黏膜持续出血，使用TEE期间要注意对口腔黏膜的保护，可以使用纱布压迫止血，适度吸引防止血块残余。

5. 血栓弹力图（thromboelastography，TEG）**监测**　可以全面展现血凝块发生发展的全过程，对凝血因子、纤维蛋白原、血小板聚集功能及纤维蛋白溶解等方面进行凝血全貌的检测和评估，可以监测术中凝血功能，并指导纤维蛋白原、凝血酶原复合物、凝血因子、冷沉淀、血小板等血液制品的应用。

五、大动脉瘤手术不同手术类型麻醉管理要点——升主动脉和主动脉弓夹层动脉瘤手术的麻醉

升主动脉和主动脉弓夹层动脉瘤手术根据修复部位不同，包括Wheat、Bentall、David、全弓置换术、半弓置换术等术式。多采用胸骨正中切口。人工血管修复升主动脉和主动脉弓夹层动脉瘤，术中多采用深低温停循环技术进行脑保护。很多时候采用右腋动脉、股动脉建立体外循环。术中出血多，手术创伤大，手术难度高，给麻醉管理带来新的挑战。

麻醉管理

1. 麻醉诱导和维持　全身麻醉的诱导应在意识消失、喉镜暴露、气管插管及诱导后各阶段维持血流动力学稳定，可以应用静脉麻醉药（依托

咪酯或丙泊酚）和阿片类药物如舒芬太尼或芬太尼及肌松药进行麻醉诱导。使用2%利多卡因1mg/kg静脉注射及咽喉部和气管内表面麻醉，可以减轻喉镜暴露及气管插管引起的高血压和心动过速。许多胸主动脉手术是急诊手术，建立气道时要防止反流和误吸。对于急诊胸腹主动脉病变饱胃患者，可采取改良的快速序贯的诱导方法。诱导期间应备好艾司洛尔、尼卡地平、硝酸甘油和去氧肾上腺素或去甲肾上腺素，根据具体情况选用以维持血流动力学稳定。正中劈胸骨手术可以选择胸骨旁第3、4肋间实施超声引导下的胸横肌平面阻滞（transversus thoracic muscle plane block，TTMP）。TTMP可以抑制手术的应激反应，减少围手术期镇痛药物的使用剂量等。

麻醉维持常采用静吸复合麻醉。阿片类药物建议选择对循环抑制较小的药物，如舒芬太尼和芬太尼等。术中及术后均可以辅助应用右美托咪定，以适当减少其他麻醉药物用量并提供良好的术后镇静。

2. 重要器官保护

（1）心肌保护：外科医师多采用冠状窦连续逆行灌注联合间歇性直接冠状动脉口顺行灌注（每20～30分钟灌注1次，直至主动脉开放）4℃心脏停搏液进行心肌保护。有文献证实吸入麻醉药（七氟烷、异氟烷）有一定的心肌保护作用，推荐在体外循环期间使用（体外循环机上配备挥发罐，体外循环期间持续使用）。但关于吸入麻醉药产生心肌保护作用的浓度和所需阈值还存在一些争议，需进一步研究。低钾血症会降低心室颤动阈值，因此大血管手术要维持K^+浓度，有文献认为最理想的K^+浓度是4.2mmol/L。

（2）脑保护：重建主动脉弓时需要阻断或者改变脑部血流，这可能会导致术后脑卒中和认知功能障碍。在远端主动脉吻合和弓形血管重建期间，使用顺行性或逆行性脑灌注是目前深低温停循环期间脑保护的常用做法。大血管手术期间应监测$rScO_2$。当$rScO_2$出现下降时，可以采取提升血压、升高吸入氧浓度、提高红细胞比容和允许性高碳酸血症等方式提升$rScO_2$。同时监测BIS和$rScO_2$可能存在患者额部位置的互相干扰，但实际工作中是可行的。

（3）肺保护：由于主动脉夹层的特殊病理生理原因，多数患者术前都有不同程度的肺损伤。急性肺损伤（acute lung injury，ALI）作为常见并发症之一，以弥散性肺泡上皮细胞损伤和毛细血管渗透性增加为特征，其发生率高达50%以上，多表现为低氧血症和呼吸道阻力增加。术中避免吸入纯氧，防止肺不张。术中应遵循保护性肺通气策略：①限制潮气量和气道压，即用小潮气量进行机械通气；②在吸气时加用足够的压力使萎陷的肺泡复张，呼气时用适当的呼气末正压通气（positive end expiratory pressure，PEEP）保持肺泡开放；③间断吸痰和胀肺（足够的压力30～40cmH_2O），尤其体外循环后开始呼吸机辅助通气前彻底地吸痰、胀肺。如确定有胸腔积血和积液，外科医师应打开胸膜清除。

（4）肾保护：在主动脉重建手术期间，肾功能的保护十分重要。行肾动脉上主动脉阻断可使肾血流量减少83%～90%。肾动脉下主动脉阻断可使肾血管阻力增加75%，肾血流量下降38%。在主动脉手术中，不能依靠尿量评估肾灌注是否充足，术中尿量也不能预测术后肾功能。术前肾功能不全的程度仍然是预测是否会出现术后肾功能障碍最有效的指标。除了主动脉阻断导致肾血流量减少以外，缺血再灌注损伤、血容量不足、粥样硬化碎片栓塞肾血管及手术损伤肾动脉均与肾功能障碍有关。传统肾保护药物及利尿剂如多巴胺、呋塞米、甘露醇等应谨慎使用。目前研究认为，人为增加的尿量不能提示肾功能改善及保护。血容量不足的患者应用利尿剂后可能会使肾功能进一步恶化。甲磺酸非诺多泮是一种选择性多巴胺Ⅰ型受体激动剂，可优先扩张肾和内脏血管床，被认为具有一定的肾保护作用。但该药在预防主动脉手术后肾功能不全的作用上尚不清楚。主动脉阻断期间及阻断后最有效的肾功能保护措施是使体循环血流动力学达到最佳状态，包括充足的血容量，从而保证一定的前负荷。当然，也应避免血容量过多。对于心肌功能储备不足的患者，血容量过多会使前负荷过重或导致肺水肿的发生。

（5）血液保护：围手术期血液保护的目的是减少失血、异体输血和输血相关并发症，节约血液资源和降低医疗成本。自体输血是临床上最常用的血液保护方法。

1）术前预留自体输血：主动脉手术复杂，增加了围手术期出血风险。预先充分纠正低血容量和贫血非常重要，以使患者达到最佳的术前状态。如果患者条件允许，建议考虑术前预留一定数量的全血备术中使用，一般可以采血2～3次，采集全血20%～30%。血液预留需要术前使用促红细胞生成素2～3周，纠正贫血和增加红细胞比容，因此不适用于急诊手术患者。

2）术中自体血回收回输：主动脉手术中应最大限度地保存患者的红细胞。常规自体血回收机洗涤过程中仅保留浓缩红细胞，不包含血浆、血小板和凝血因子等成分。自体失血回输的总量建议限制在3500ml内，大量回输时适当补充新鲜冰冻血浆或血小板。

3）急性等容血液稀释：即在麻醉诱导后立即采集患者一定量的全血，并同时输入液体（晶体液和胶体液）进行容量补充。采集的全血可以在室温下保存6小时（否则低温保存），需要时再回输给患者。急性等容血液稀释的优点是血液稀释本身虽然会降低绝对红细胞数量，但可获得新鲜的全血用于术中和术后输血。需要注意的是因采集患者的是全血，采集过程中虽然同时补充容量，仍有可能出现血流动力学的波动，需根据情况控制采集速度。

4）术中自体血血液分离技术即自体富血小板血浆（autologous platelet-rich plasma，aPRP）分离技术：这项技术的主要优点是保存全血红细胞以外的血液成分。通过大口径通路采集全血（抗凝剂推荐使用枸橼酸），通过血液分离机器（还可继续作为术中自体血回收回输系统使用）将提取的全血分离为浓缩红细胞和aPRP。aPRP的成分包括患者自身一定数量的血小板（至少20%以上），还包括血浆内所有成分，如凝血因子、血浆蛋白、免疫球蛋白、抗体和白细胞。血小板和血浆对于纠正体外循环后的渗血是非常重要的，而免疫球蛋白、抗体和白细胞有效增加对感染的免疫应答。采集和分离过程中要密切监测患者血流动力学情况，输入平衡盐溶液和（或）胶体液（建议白蛋白）的容量比大于1∶1.5即可保持血容量和血流动力学稳定。分离后的浓缩红细胞可根据需要随时回输给患者。aPRP在鱼精蛋白中和肝素后回输给患者，可以最大限度地恢复患者的凝血功能。

5）抗纤溶药物：氨基己酸和氨甲环酸是合成的抗纤维蛋白溶解药物。这些药物分别阻断纤溶酶原的结合位点，从而抑制纤溶酶的形成，降低纤维蛋白原和纤维蛋白的分解，达到减少出血的效果。目前文献证明，抗纤溶药物氨甲环酸可以减少异体血液制品的使用，但对于使用剂量尚无定论。推荐氨甲环酸使用剂量为体外循环前使用负荷剂量10mg/kg，然后持续输注1mg/（kg·h）至手术结束。

六、大动脉瘤手术不同手术类型麻醉管理要点——降主动脉和胸腹主动脉瘤手术的麻醉

胸腹主动脉瘤涉及许多重要的主动脉分支，如主动脉弓、腹腔干、肠系膜上动脉和肾动脉等，手术损伤大，术中血流动力学波动剧烈。手术多通过胸腹联合切口修复降主动脉和胸腹主动脉瘤。脊髓缺血一直是此类手术围手术期的巨大挑战。降主动脉和胸腹主动脉瘤手术需要注意心、脑、肾等重要器官保护，还有一些特殊注意事项，如单肺通气、脊髓保护、左心分流、失血量大因而需要快速输血输液调整凝血功能等。

（一）单肺隔离/通气

在行胸降主动脉手术时，应使用双腔气管插管或支气管阻塞器进行肺隔离，以便于术野的显露。推荐选择左侧双腔管。如果瘤体压迫左主支气管使其向胸骨侧移位，建议选择右侧双腔管。在手术结束时应将双腔气管导管更换成单腔气管导管，以利于术后进行呼吸道护理和减少呼吸阻力。当无法置入双腔管，或者预计双腔管换成单腔管困难时，如患者有困难插管史，也可以考虑用单腔气管导管和支气管封堵器替代。无论采用哪种技术，需使用纤维支气管镜确认导管的位置。

（二）阻断主动脉期麻醉处理

主动脉阻断会引起血流动力学的剧烈波动，其程度主要取决于阻断的位置。阻断水平以上出现动脉血压升高，阻断水平以下则出现动脉血压

降低或测不出。膈肌以上的主动脉阻断导致的血压升高最为明显。为了维持血流动力学稳定，采用以下方法。

（1）阻断主动脉后动脉压可发生明显变化，阻断的近心端平均动脉压（mean arterial pressure，MAP）可升高40%左右，而阻断的远心端则可发生低血压，心脏指数（cardiac index，CI）降低。主要原因是阻断后全身血管阻力（systemic vascular resistance，SVR）升高，心排血量可维持不变。在术前如有左心室功能不良，还可能发生急性心力衰竭，阻断的近心端反而出现低血压。因此必须积极处理，包括阻断前应用尼卡地平降低心脏后负荷，控制高血压。尤其当患者有冠状动脉狭窄等合并症时，多以硝酸甘油加用小剂量钙通道阻断药同时输入，降低心脏前、后负荷。如果患者心功能不良，阻断后近心端出现低血压，给予扩血管药物的同时，应使用增加心肌收缩力的药物，如小剂量肾上腺素等。全身麻醉期间也可应用吸入麻醉药七氟烷加深麻醉，降低血压。采用临时分流或半身体外循环有利于阻断期血流动力学的稳定和防止左心衰竭。术者应根据患者血压情况逐步阻断主动脉。在阻断期，动脉压一般需维持在阻断前水平或稍高水平。

（2）心动过速的处理：由于阻断期应用尼卡地平等血管扩张药，常发生心动过速，在无禁忌证的情况下可选用β受体阻滞剂（如艾司洛尔）控制心率。如因血容量不足所致，可快速输入醋酸林格液或胶体溶液，维持中心静脉压在合适水平。

（三）开放主动脉期处理

主动脉开放的血流动力学变化取决于多个因素，包括主动脉阻断的位置、阻断总时间、是否采用分流支持措施及血容量状况。主动脉开放后最常见的是低血压。在腹腔动脉以上阻断开放后，可能会出现严重的低血压。

1. 低血压的防治和处理　主动脉开放是麻醉管理的关键时刻。主动脉血流开通后，由于后负荷和周围血管阻力降低，缺血状态的血管床从中心循环中“窃血”，动脉压急剧下降，称“松钳性低血压或休克”。主要原因：①松钳后阻断区血管突然完全开放，下半身血流骤然增加，导致周围血管阻力降低；加之缺血区局部酸性代谢产物的蓄积，使血管扩张，导致有效循环血量不足，回心血量急剧减少。②缺血区域产生的酸性代谢产物及高钾离子进入循环，可降低心肌收缩力或引起心律失常，严重时出现心室颤动。③血管扩张药的残余作用。④血容量不足。松钳时的低血压程度与钳闭主动脉的位置和时间呈正相关，因此需要记录阻断时间。术前病变远端若存在血流障碍，可能会发生更严重的低血压。有心肌损害者易发生心室颤动。

预防措施：①开放主动脉前补足血容量；②停用扩血管药和吸入麻醉药；③从阻断主动脉时开始给予碳酸氢钠纠正酸中毒；④与术者密切配合，缓慢松开阻断钳或部分开放，当血压过低时需再次阻断，给予快速补液并使用血管收缩药物，待血压回升后再次开放；⑤如出现严重高钾血症，应在积极纠正酸中毒的同时，给予氯化钙或静脉输注葡萄糖加胰岛素（4～6g葡萄糖加1U胰岛素），促进钾离子转移到细胞内。

2. 代谢性酸中毒及高钾血症的防治　在钳夹主动脉期的下半身低灌注区代谢产物，在开放主动脉后大量进入血液循环；主动脉开放后下半身再灌注区“负债”供氧，使耗氧量突然增加；同时因代谢加快，CO_2产生增多，开放后常伴有$PaCO_2$升高。加之阻断后纠正酸中毒给予的碳酸氢钠，在开放主动脉后短时间内可发生代谢性酸中毒及呼吸性酸中毒。但临床中，只要术前肝、肾功能正常，开放主动脉恢复血流后可迅速消除酸性物质，pH可自行恢复正常。阻断主动脉后及开放主动脉前后需要频繁进行动脉血气分析，以指导纠正酸碱平衡紊乱及调整呼吸参数。预防和治疗高钾血症的措施包括积极纠正酸中毒、静脉给予葡萄糖加胰岛素、利尿等，使得钾离子转移至细胞内或排出体外，如出现危及生命的高钾血症时可以进行紧急血浆置换。

3. 低体温预防及处理　因胸腔或腹腔暴露时间长、输注库存血及大量冷液体等因素，胸和腹主动脉瘤手术可导致患者体温下降，如下降至32℃以下可能发生心律失常或患者术后苏醒延迟。低体温应以预防为主，给予患者全面的保温措施，包括采用空气毯加温、输血输液加温、麻醉机呼吸环路附加热湿化器等保温及复温措施。特别是缺血远端的肢体需要给予保温处理。

（四）脊髓损伤及保护

有些脊髓节段由于脊髓动脉之间吻合不够充分，形成血液供应的薄弱区，如T_4和L_1，其中T_4最易发生缺血性损害。使用脊髓功能监测、远端主动脉灌注、适当的中度低温和脑脊液（cerebrospinal fluid，CSF）监测及引流技术，显著减少了胸腹主动脉瘤修复后截瘫的发生率，表明上述手段有良好的脊髓保护作用。

针对脊髓功能，可以采用SSEP和MEP进行术中神经生理学监测（须专业技术人员操作）。如果阻断期间运动电位保持完整，那么无须重新吻合腰动脉或肋间动脉。术中如果观察到MEP和SSEP信号消失，要尽快重建肋间动脉（T_8～T_{12}）和腰动脉，同时将收缩压升高到140mmHg以上，血红蛋白维持在100g/L以上。

脑脊液压力监测及引流管置入一般在术前1天进行，急诊手术时也可当天置入。脑脊液引流的目的是在术中和术后当脑脊液压力升高时用以保证脊髓灌注压（脊髓灌注压=MAP–脑脊液压力）。将CSF导管置于L_3～L_4或L_4～L_5的水平，CSF导管置入深度5～10cm。整个手术过程中应持续监测脑脊液压力，并通过引流保持脑脊液压力低于10mmHg，引流量应低于10ml/h。脑脊液引流管在术后应保留3天，持续观察神经系统状态。患者苏醒后立即评估神经功能，然后每小时监测1次，持续72小时。迟发性神经功能缺损通常发生在术后1～2天。预防脊髓损伤应维持收缩压120～140mmHg。如果CSF压力高于10mmHg，则以15ml/h进行引流。如果观察到神经功能出现损伤（甚至截瘫），要立即启动改良的COPS预案：①增加脑脊液引流，使脑脊液压力保持低于5mmHg。②保持血红蛋白＞100g/L。③应用血管活性药物，使心脏指数＞2.5L/（min・m^2），收缩压＞140mmHg，直至术后第7天。需要注意，对接受抗凝治疗，术中应用全量肝素的患者，以及术后早期有凝血功能障碍的患者，脑脊液压力监测及引流的操作可能增加硬膜外血肿的风险。

七、大动脉瘤手术不同手术类型麻醉管理要点——主动脉瘤腔内修复术的麻醉

主动脉瘤腔内修复术（EVAR）与传统的开放式主动脉重建手术相比，不仅具有创伤小、并发症少和致死率低等优点，而且给一些老年人及合并全身严重疾病的患者提供了治疗手段。但该项手术的开展也向麻醉处理提出了新的挑战，患者术前的基础性疾病或者复杂的并发症都会影响围手术期麻醉管理。

（一）手术主要步骤及对血流动力学的影响

腔内支架血管修复术是通过介入治疗手段，将血管内支架和人工血管复合体放置在动脉瘤颈及远近端的主动脉血管内壁，以达到封闭动脉瘤颈部、使动脉瘤囊腔与主动脉腔相隔绝的目的。当主动脉内气囊充胀和支架撑开时，主动脉血流被短暂阻断，阻断的近端压力将迅速升高。这种血流动力学急剧变化对手术十分不利，一方面对血管内支架-人工血管复合体形成强大的推动力，容易导致复合体的脱落和移位；另一方面可能导致主动脉夹层形成和主动脉瘤破裂。心脏后负荷的突然增加可能引起急性心脏扩张，左心室压升高，左心室功能抑制和肺水肿。全身肝素化情况下还可能发生脑卒中等。

（二）麻醉管理

1. 麻醉监测　除采用常规麻醉方法和监测外，有创动脉压监测可以在控制性降压及血压回升期间实时动态观察血压的变化，还可以随时采集动脉血进行血气分析。除非进行主动脉造影时需经左侧肱动脉置管，一般选择行左侧桡动脉穿刺置管测压。可以实施TEE监测，该技术对识别支架移植物两端的附着区、夹层的入口及出口、真腔及假腔及动脉瘤的隔绝状况有极大帮助。一般情况下，术中失血和液体需求不多，但存在急性失

血的可能，推荐建立中心静脉通路或粗口径输液通路以备术中大量输血和输液。大部分情况下都需要留置导尿管，监测尿量有助于液体管理，尤其是使用大量肝素化的冲洗液、对比剂和利尿剂（即甘露醇或呋塞米）时。液体管理的主要目的是维持血容量的正常。等渗碳酸氢盐注射液通常用于肾功能不全患者，以降低对比剂诱导的肾病发生率。在长时间手术操作时应采取积极的保温措施以预防低体温。

2. 麻醉诱导和维持 由于有出血、动脉瘤破裂和移植物脱落等意外发生的可能，手术应在复合手术室进行。为确保手术的顺利进行和维持血流动力学稳定，该手术多在气管插管下全身麻醉或局部神经阻滞联合全身麻醉下实施。麻醉诱导和气管插管时避免血流动力学波动。

尽管新一代移植物展开后减少了发生位置移动的可能性，涉及胸内降主动脉血管的腔内修复术在展开过程中仍须行控制性降压（收缩压降至100mmHg以下或根据患者术前基础血压决定降压水平）。腹主动脉瘤腔内修复术对血压的要求并不高，但依然推荐收缩压控制在120mmHg以下。常用药物为尼卡地平或硝酸甘油，控制降压的同时需要补充血容量，以免因容量不足引起反射性心率增快。支架放置成功后应停止控制性降压，避免血压回升过快过高，造成支架移位的风险。胸段降主动脉腔内修复术后的并发症包括截瘫，其发生率高达8%。脑脊液压力监测及引流术可预防和逆转胸段降主动脉腔内修复术后即发和迟发性神经功能障碍。因此，许多中心对所有的高危患者均进行脑脊液压力监测和引流。术中监测脊髓诱发电位，或在支架移植物展开前进行临时性（15分钟）胸主动脉球囊阻断，可以评估发生脊髓缺血的风险。腹主动脉瘤腔内修复手术的主要并发症是肾损伤、内脏和下肢缺血。维持肾灌注和充足的血容量可以有效降低围手术期肾损伤。在离开手术室前，要充分评估双下肢灌注，确保灌注充足。

八、麻醉恢复期处理

大血管手术创伤大，手术时间长，术中血流动力学波动及围手术期存在各种并发症，因此术后须保持血流动力学稳定，保证足够的氧合和组织灌注及完善的镇痛等。

（一）加强呼吸管理，保持气道通畅

部分患者在手术结束后即能拔除气管导管。但大部分患者，尤其是术前呼吸功能差的患者应保留气管插管4～24小时，机械通气辅助呼吸，有利于维持术后呼吸及循环功能稳定。待患者情况稳定、呼吸功能良好后再拔除气管导管。

（二）维持血流动力学稳定，防止心肌缺血

心肌缺血和心脏相关并发症最容易发生在术后阶段，因此要严密监测患者心肌缺血的症状和体征，但约90%的心肌缺血事件是无症状的。对高危患者检测肌钙蛋白是有益的。所有术后患者均应维持心肌氧供/需平衡，防止心肌缺血的发生。大血管手术患者术后心律失常十分常见。对心房颤动或少见的室性心律失常，应积极治疗心动过速（心率＞90次/分），因为心率快时心房失去充盈，可引起低血压和心肌缺血。用小剂量β受体阻滞剂艾司洛尔10～20mg或拉贝洛尔5～25mg，可使心率降至70～90次/分。若出现急性心源性休克、心肌缺血或心肌梗死、大面积肺梗死、失代偿的心力衰竭等，可能需要体外膜肺氧合（extracorporeal membrane oxygenation，ECMO）辅助心功能。

（三）术后镇痛

手术后疼痛治疗的目的是在安全和最少副作用的前提下达到良好的镇痛。多模式镇痛是大血管手术术后镇痛的基石（表7-4）。患者自控镇痛是大血管手术术后镇痛最常用的方法，适用于手术后中到重度疼痛。对接受抗凝治疗的患者或围手术期有凝血功能障碍的患者，采用硬膜外镇痛可能增加硬膜外血肿的风险；胸段硬膜外还可能延误脊髓缺血的诊断和治疗，当患者术后不能移动腿时，需要考虑硬膜外血肿或局部麻醉药相关的运动阻滞的可能性，因此限制了此项技术的临床使用。

表7-4　疼痛分级与多模式镇痛方案选择

疼痛级别	手术类型	多模式镇痛方案
重度疼痛	开腹、开胸术 大血管（主动脉）手术 全膝、髋关节置换术	（1）单独超声引导下外周神经阻滞（如胸部：胸椎旁神经阻滞；腹部：腹横肌平面阻滞），或配合NSAID或阿片类药物PCEA （2）对乙酰氨基酚+NSAID和局部麻醉药切口浸润（或超声引导下外周神经阻滞） （3）NSAID与阿片类药物（或曲马多）的联合 （4）硬膜外局麻药复合高脂溶性阿片类药物PCEA
中度疼痛	膝关节及膝以下下肢手术 肩背部手术 子宫切除术、颌面外科手术	（1）超声引导下外周神经阻滞（如上肢臂丛神经阻滞或下肢全膝关节股神经阻滞或收肌管阻滞），或与局部麻醉药局部阻滞配伍 （2）方案（1）+对乙酰氨基酚或NSAID和局部麻醉药切口浸润（或超声引导下外周神经阻滞） （3）硬膜外局部麻醉药复合高脂溶性阿片类药物PCEA （4）NSAID与阿片类药物联合行PCIA
轻度疼痛	腹股沟疝修补术 静脉曲张手术 腹腔镜手术	（1）局部麻醉药切口浸润和（或）外周神经阻滞，或全身应用对乙酰氨基酚或NSAID或盐酸曲马多 （2）方案（1）+小剂量阿片类药物 （3）对乙酰氨基酚+NSAID

注：PCEA. 硬膜外自控镇痛；PCIA. 静脉自控镇痛；NSAID. 非甾体抗炎药。

（四）术后低体温与寒战

术后低体温和寒战发生率高达60%，可增加心肌耗氧量，与心肌缺血及心脏并发症增加密切相关，因此应严密监测和维持术后患者的体温。大血管手术后核心体温低于35℃时，术后早期心肌缺血发生率增加2～3倍。一项前瞻性、随机对照研究表明，通过应用保温装置维持正常体温的患者，术后早期心脏并发症的相对危险性降低55%。因此术后应维持正常体温，避免低体温与寒战的发生。治疗寒战的药物有奈福泮、哌替啶、盐酸曲马多及右美托咪定等。

（五）术后恶心呕吐的防治

术后恶心呕吐（postoperative nausea and vomiting，PONV）是全身麻醉后常见的并发症。在一般外科手术患者中发生率为30%，在高危患者中高达80%。PONV多发生在手术后24～48小时。其发生与患者情况、麻醉用药及手术种类有关。PONV不仅使患者痛苦，也易引起水和电解质紊乱，酸碱失衡，伤口裂开，切口疝形成，误吸和吸入性肺炎等。PONV的预防和治疗是基于PONV危险因素的多模式防治策略（表7-5），其预防要重于治疗。确定患者发生PONV的风险，对中危以上患者给予有效的药物预防，如单独或联合应用地塞米松、5-HT_3受体拮抗药及氟哌利多等药物。尽可能降低PONV的危险因素和触发因素，如纠正脱水和电解质紊乱，尽量减少吸入麻醉药的使用，术中应用非甾体镇痛药及区域神经阻滞等技术减少围手术期阿片类药物用量，维持足够的血容量等。

表7-5　成人PONV管理流程

第一步：识别高危因素	（1）女性 （2）不吸烟 （3）年轻 （4）既往PONV史/情感障碍史 （5）手术类型 （6）阿片类药物镇痛
第二步：降低风险	（1）尽可能减少笑气、吸入麻醉药或大剂量新斯的明的应用 （2）减少阿片类药物/多模式镇痛（加速康复路径） （3）考虑采用区域麻醉
第三步：风险分层（依据危险因素判断风险等级并指导预防）	（1）1～2个危险因素给予两项预防措施 （2）大于2个危险因素给予3～4项预防措施
第四步：预防措施	（1）5-羟色胺受体拮抗剂 （2）糖皮质激素 （3）抗组胺药 （4）多巴胺受体拮抗剂 （5）丙泊酚麻醉 （6）NK1受体拮抗剂 （7）针刺治疗 （8）抗胆碱能药物
第五步：补救治疗	采用与预防措施不同的补救治疗方案

（六）术后谵妄的防治

谵妄是一种急性发作且病程短暂的脑功能障碍，其特点是注意力障碍、意识水平紊乱和认知功能改变，并有明显的波动性，主要发生在术后24～72小时，在心血管手术术后较为多见。在谵妄的危险因素中，术前酒精滥用、手术时间长及术后疼痛与术后谵妄的发病密切相关。高龄是独立危险因素。谵妄诊断推荐使用DSM-5或ICD 10评分。围手术期谵妄的预防包括加强术中监测管理，全身麻醉期间应避免麻醉过深，术中应避免血压、血糖大幅波动，避免低体温或体温过高；高危患者可考虑在脑氧饱和度监测下维持循环。围手术期使用右美托咪定可以降低谵妄发生风险。术后推荐在神经阻滞基础上给予多模式镇痛，以改善镇痛效果，降低谵妄发生率。对于躁动型谵妄患者，可以考虑给予药物治疗，推荐右美托咪定或非典型性抗精神病药奥氮平、利培酮等。

（田阿勇　马　虹）

第二节　影响脑循环的血管手术的麻醉

影响脑循环的血管疾病主要有颈动脉狭窄和颈动脉瘤，后者因瘤体压迫导致脑血流降低，引起脑缺血，造成中枢神经系统功能障碍。分别采用颈动脉内膜剥脱术（carotid endoarterectomy，CEA）及颈动脉瘤切除术或颈动脉支架术（carotid artery stenting，CAS）进行治疗。

一、术前评估和准备

近期发生短暂性脑缺血发作（transient ischemic attack，TIA）或脑卒中的颈动脉手术患者，颈动脉窦压力感受器的敏感性会发生变化，可能会增加围手术期血流动力学波动的风险。神经系统症状、双侧颈动脉粥样硬化、既往行对侧的CEA或根治性颈部手术、术前高血压控制不良等，都会增加围手术期血流动力学不稳定的风险。

（一）脑缺血程度

颈动脉疾病最常见的病因是动脉粥样硬化及硬化斑块引起的颈动脉管腔变窄或堵塞，常累及颈总、颈内、颈外动脉或颈总动脉分叉部位。其他病因包括由动脉硬化、感染、创伤、先天性或动脉中层囊性病变。颈动脉疾病引起脑缺血的原因：①动脉粥样硬化斑块脱落致脑血管栓塞；②低血压引起的脑灌注不足。施行CEA的患者还应检查对侧颈动脉和椎动脉循环状况，有条件者还应测定Willis环的循环状态。如颈动脉狭窄超过75%或侧支循环尚未充分建立，即使血压一过性下降也可引起脑血流减少，因此术中应积极处理低血压。无明显颈动脉狭窄或有明显狭窄但有良好侧支循环的患者，对术中低血压有良好的耐受性。在术前需要充分了解脑缺血的发作频率、最后一次发生的时间及症状，还应了解患者头部位置，如过度伸展、屈曲或旋转对其颈动脉的压迫程度，防止麻醉期间因为头部位置改变影响脑血流。当颈总或颈内动脉瘤影响供血时，会引起不同程度的脑缺血症状，如头晕眼花、复视、记忆力减退、晕厥、失语及偏瘫等。

（二）心血管系统

影响脑循环的血管疾病多伴有心血管疾病（50%～70%），包括高血压、冠心病等。冠心病是行颈动脉内膜切除术的患者早期和晚期死亡的首要原因。因围手术期心肌梗死（MI）发生率（4%）明显高于脑卒中，术前应全面评估心血管功能。了解患者对最高或最低血压的耐受性，高血压患者易发生术中脑缺血和术后脑卒中，术前控制高血压可以降低术后脑卒中的发生率，减少术中血压波动。无冠心病史者围手术期MI发生率约为1%；有冠心病史者MI发生率约为5%，其病死率占CEA围手术期总病死率的25%～50%。如术前伴有明确心绞痛、6个月内患过MI、充血性心力衰竭、严重高血压的患者，术后病死率增加3倍以上，术前应将心血管功能调整至最佳状态。

（三）邻近器官受累情况

颈动脉瘤压迫食管可引起吞咽困难，压迫气管可引起呼吸困难，累及喉返神经可引起声音嘶哑，压迫臂丛神经可引起患肢麻木、感觉运动异常及疼痛；压迫颈交感神经节还可出现霍纳征。

（四）其他方面的评估

（1）这类患者术前常服用多种药物，除了ACEI类或ARB类药物外，扩张脑血管及抗高血压药物通常用至手术当日。

（2）颅内侧支循环情况。颈动脉瘤及颈动脉硬化性血管疾病随病情进展，可形成侧支循环，部分代偿脑血流供应。颈动脉压迫试验可以评估患者是否建立侧支循环，即用手指压迫患者患侧颈总动脉根部，完全阻断血流，观察患者有无意识改变、肢体感觉及运动异常、失语、视物模糊等脑缺血症状。无脑缺血症状则提示侧支循环有可能建立；反之，手术风险增加。

（3）了解肺功能、肾、内分泌及外周血管功能情况。

（4）辅助检查应包括心电图及胸部X线、血液生化、电解质、血小板计数、出凝血时间、尿便分析等。有肺部疾病者还需肺功能测定及血气分析。

二、围手术期麻醉监测

颈动脉手术的麻醉管理重点在于维持脑和心脏的灌注。颈动脉手术患者围手术期常发生低血压和高血压，血流动力学波动可以增加颈动脉手术术后并发症的发生率和病死率。研究发现，Ⅲ级高血压伴外周动脉疾病的患者术中低血压发生率较高。基础血压高的患者因为脑自主调节机制的受损，围手术期可能存在脑缺血的风险。影响脑血流的颈部血管疾病手术，围手术期主要监测心血管及中枢神经系统功能。

（1）手术期心率及血压波动较大，除常规行无创动脉压及心电图等监测外，推荐CAS或CEA手术行有创动脉压监测。中心静脉压及Swan-Ganz导管监测并非常规应用。

（2）中枢神经系统监测：脑灌注监测被许多中心用于评估CEA和颈动脉支架植入术（CAS）期间的脑缺血或栓塞事件。这类监测分为3类：①脑血流监测；②脑电活动监测；③脑氧饱和度监测。中枢神经系统监测的目的在于测定围手术期脑氧供/需平衡。

1）脑电图（electroencephalogram，EEG）：记录大脑皮质自发电位波形，可监测大脑皮质锥体细胞产生兴奋性和抑制性突触后电位，敏感度达70%，特异度为100%。EEG还可以监测脑血流是否充足。大脑50%的氧供用于自发EEG的产生，50%的氧供用于维持大脑细胞生物活性。如脑血流降低或发生低氧血症，大脑氧供就会减少。在脑缺氧时，脑的氧供主要维持大脑细胞生物活性，而脑电活动则减弱或停止。当脑血流降至20ml/（100g·min）时，EEG活动首先减慢，当脑血流降至10ml/（100g·min）时，EEG显示等电位，脑电活动停止，即为EEG等电位域值脑血流量。异氟烷麻醉可引起EEG等电位域值减低，因此应用吸入性麻醉药实施全身麻醉可影响EEG的诊断，多出现假阳性脑缺血波形。如脑血流降至10ml/（100g·min），应警惕产生不可逆性脑损害。许多中心推荐术中应用EEG监测脑缺血的发生，并为后续选择性分流提供依据。

2）经颅多普勒超声（transcranial Doppler，TCD）：通过测定大脑中动脉和基底动脉的血流速度，其波型类似动脉搏动波型，可进行定量分析大脑血流及灌注情况。TCD监测能够早期发现无症状性颈动脉闭塞，以及颈动脉内膜切除术后的高灌注综合征。

3）局部脑氧饱和度（$rScO_2$）监测：在临床应用越来越广泛。近红外光谱法是一种无创技术，可通过头皮和颅骨对$rScO_2$进行连续监测。脑氧饱和度基线值在不同患者存在很大差异，$rScO_2$目前为止还没有确定绝对的阈值可以提示是否需要行分流术，一般认为：60%～90%为正常范围，50%～60%或90%～100%需要引起注意，$rScO_2$＜50%或下降超过基线值的20%预示脑氧供/需失衡且需要干预，以防止潜在的脑损伤。

三、麻醉方法及麻醉管理

（一）麻醉前用药

麻醉前用药的目的是抑制患者的焦虑和紧张。但术前用药可增加患者术后嗜睡，易与脑缺血或心肌梗死症状相混淆，因此，应避免使用长效镇静催眠类药物。

（二）麻醉方法

此类患者手术麻醉选择主要以维持心血管和脑功能为原则，即保持循环稳定及使患者术后尽快苏醒，以利于对中枢神经功能恢复的判断。根据颈部动脉疾病部位及患者术前状况不同，可选用以下麻醉技术。

1. 区域阻滞 患者术中清醒有利于神经功能的评估，如局部浸润、超声引导下的颈浅丛神经阻滞或颈深丛神经阻滞均可获良好的麻醉效果。利用超声引导行颈浅丛神经阻滞或颈深丛神经阻滞，可以提高神经阻滞的成功率，同时降低神经阻滞并发症的发生率，在临床上得到越来越广泛的应用。优点：①能保持患者清醒，以利于颈动脉钳闭期间神经功能的评估，尤其在临时阻断时，如患者发生脑缺血症状，可以立即解除阻断，或通过提高血压再重新阻断；②抑制应激反应，使心血管功能稳定，减少血管活性药物的应用；③术后恢复快等。缺点：①患者不适或不能合作；②如应用镇静药物致患者处于睡眠状态，易与脑缺血症状相混淆；③局部麻醉药毒性反应；④膈神经麻痹发生率较高；⑤声音嘶哑和吞咽困难发生率为50%，妨碍术中对喉返神经损伤的判断。现在颈丛神经阻滞多采用颈浅丛神经阻滞。相比颈浅丛神经阻滞，颈深丛神经阻滞没有明显提升术中镇痛的效果，且并发症多，包括霍纳综合征、喉返神经损伤、蛛网膜下腔阻滞和膈神经阻滞等。如果行区域阻滞麻醉出现镇痛不全时，术者可补充局部浸润麻醉。如果术中患者出现呼吸骤停、脑血管意外或脑卒中等并发症时，需行紧急气管插管和全身麻醉。

实施区域阻滞时，应对患者进行连续面罩吸氧，调整头颈至适宜位置，保持呼吸通畅；术者应有熟练的手术技巧，与麻醉医师密切配合，避免手术时间过长。

2. 全身麻醉 大部分CEA及颈总、颈内或颈总分叉部位动脉瘤手术选用全身麻醉。麻醉诱导期力求平稳，减少血流动力学波动，维持脑灌注。麻醉诱导期应用2%利多卡因（1～2mg/kg）静脉注射和咽喉部及气管内表面麻醉可以有效抑制气管插管引起的心血管反射。麻醉维持可采用舒芬太尼或芬太尼及吸入麻醉药和（或）丙泊酚及肌松药物，多能维持术中循环功能稳定。在全身麻醉下行神经监测如EEG时，避免使用大剂量吸入麻醉药抑制脑电图。

与区域阻滞或局部麻醉相比，CEA患者实施全身麻醉术后发生心脏不良事件的总体风险较低，因此需个体化考虑麻醉方式的选择。CEA麻醉方法的选择应根据团队的经验和患者的危险因素来决定。

（三）麻醉维持期管理

1. 维持脑的氧供及脑灌注压（cerebral perfusion pressure，CPP） 脑组织的供血来自颈内动脉（67%）和椎动脉（33%）。双侧椎动脉和颈内动脉在脑底部互相吻合形成动脉环，称Willis环。脑为高代谢器官，其重量仅占体重的2%，而耗氧量却占全身总量的20%～25%。在静息状态下，成人的脑血流量（cerebral blood flow，CBF）约750ml/min，占心排血量的15%～20%。因此脑对缺血及缺氧耐受性差。正常体温下每100g脑组织血流量＜40ml/min时出现脑缺血症状；血流中断数秒意识丧失，血流中断4～6分钟产生不可逆脑损伤。

为防止围手术期发生脑缺血缺氧，维持脑灌注压是关键。CPP为脑血流驱动压。CPP是平均动脉压（MAP）与颅内压（intracranial pressure，ICP）的压差（CPP=MAP−ICP）。MAP是CPP的决定因素。正常情况下ICP与脑静脉压相等（15mmHg），脑最低灌注压不应低于65mmHg。因此MAP要维持在80mmHg以上才能保证正常的脑灌注压。正常人脑循环有非常有效的自身调节机制，成人MAP在60～160mmHg范围内脑血流基本保持不变。但对于脑缺血性血管疾病的患者，脑循环自动调节功能受损，MAP变化可致CBF发生改变，这主要是因为：①脑缺血部位血管的自身调节机制受损；②高血压患者因血管壁变厚，管腔变窄，使脑血管自动调节曲线右移，自动调节上限和下限都高于正常人。在施行颈动脉瘤或CEA手术时，尤其在钳闭颈动脉期间，患侧脑血流主要靠侧支循环和对侧供血。因此，在手术期所谓正常血压已不能维持CPP，可以应用血管活性药物和输液维持MAP在较高水平，通常比术前基础值提高20%。还需要根据对大脑的监测或神经系统症状，适当调整动脉压的目标。因此，麻醉维持期应选择对心肌抑制轻和对血流动力学影响小的麻醉药物。

2. 维持正常动脉二氧化碳分压（$PaCO_2$）　脑血管对$PaCO_2$的升高和降低高度敏感。低$PaCO_2$时，脑血管收缩，脑血流减少；高$PaCO_2$时，脑血管扩张，脑血流增加。脑血管对CO_2变化的反应被称为“脑血管反应”（CVR），是脑血流调节的一个关键机制。然而，因缺血区脑血管已经处于最大限度扩张状态，所以$PaCO_2$升高时只能扩张非缺血区血管，使缺血区发生“窃血”现象，进一步加重了脑缺血损害。因此，在手术期应通过动脉血气分析，调节潮气量，维持$PaCO_2$在正常范围（35～45mmHg）。

3. 维持血流动力学稳定　在颈动脉手术操作时，刺激颈动脉窦可引起反射性心动过缓和低血压，甚至心搏骤停。可在颈动脉窦应用1%利多卡因实施局部封闭进行预防。在颈动脉钳闭时可发生心动过速和高血压。手术期可通过应用血管活性药物维持血流动力学稳定。低血压时可以应用去氧肾上腺素或麻黄碱；高血压时可以应用钙通道阻滞剂，如果血压升高伴有心率增快，排除浅麻醉的原因，可使用艾司洛尔。需要注意，应用钙通道阻滞剂降压时可以引起反射性心动过速，尤其在低血容量时容易发生。在颈动脉阻断前维持血压不低于术前水平，在阻断颈动脉期应将MAP提高20%。另外，早期输液补充血容量也有利于防止术中血压波动。术中不推荐通过加深麻醉来控制高血压，这会抑制脑电信号，无法对术中脑缺血进行持续的监测。

4. 血糖的管理　脑组织葡萄糖的消耗量占身体总消耗量的65%（每100g脑组织5.5mg/min）。脑细胞没有氧和糖原储备，主要靠脑血流中的氧和葡萄糖来供应。当脑血流中断时，即刻引起葡萄糖的无氧代谢。动物实验证实脑缺血期大脑损害程度与高血糖呈正相关。建议颈动脉疾病患者术中不输含糖溶液，并持续测血糖，调整血糖水平在7.8～10.0mmol/L（140～180mg/dl）范围内。5%葡萄糖溶液属于低渗液体，可引起脑水肿的发生，颈动脉疾病患者围手术期应避免使用。糖尿病患者术中血糖波动较大，除了避免高血糖，还应防止低血糖的发生，血糖＜3.9mmol/L（70mg/dl）同样可能造成脑损害。

（四）麻醉苏醒期管理

手术结束后，全身麻醉苏醒期可能因为气管导管刺激引起高血压和呛咳，这可能导致颈部血肿的形成和潜在的出血性脑卒中风险。可以应用瑞芬太尼或右美托咪定，采取一定镇静镇痛深度下拔管技术，使颈动脉手术患者从全身麻醉中平稳苏醒。

四、术后管理

手术结束后，在保证患者安全的前提下应使患者尽快苏醒，在手术室内完成神经系统检查。如出现新的神经损害症状应尽快明确诊断和制订诊疗方案。如出现循环功能不稳定、呼吸系统并发症及神经损害症状时应明确诊断或送ICU进一步治疗。术后主要并发症为高血压或低血压，严重的并发症是心肌梗死和神经功能缺陷，应予积极治疗。

（一）高血压

在有糖尿病、外周血管疾病及颈动脉高度狭窄的患者中更易发生，病因尚不完全清楚。术后高血压可能与手术去除了同侧颈动脉压力感受器的神经支配有关，同时去除了颈动脉体的神经支配将削弱机体对低氧血症的反应。

（二）低血压

术后低血压应警惕MI的发生。CEA术后MI发生率为0.7%～1.8%，尤其是肥胖患者。术后颈动脉窦功能亢进对压力感受器的刺激，导致低血压。另外，术中容量不足是导致术后低血压的另一个主要原因。可根据病因应用血管活性药物、输液或颈动脉窦局部封闭进行治疗。

（三）心动过缓

CEA后心动过缓发生率约为50%，多因硬化斑块清除后刺激颈动脉压力感受器引起。若心率＜50次/分或因心动过缓影响血流动力学，应尽快应用阿托品治疗。

（四）神经功能障碍

神经功能障碍多数因脑栓塞，个别因颅内出

血或脑血管痉挛引起。如迷走神经和舌咽神经受损可累及声带和吞咽功能，舌下神经功能障碍可致舌软弱而出现舌后坠，这些均需延迟气管拔管时间或重新插管。

（五）呼吸功能不全

呼吸功能不全多因声带麻痹引起。如果出现双侧声带麻痹，则需要机械通气治疗。血肿压迫气道致呼吸道梗阻，应立即拆除切口缝线进行引流。颈动脉体损伤可引起呼吸功能障碍，抑制对缺氧反应性，使$PaCO_2$升高，术后应常规给氧治疗至病情稳定。

（六）高灌注综合征的防治

CEA术后30%的病例发生高灌注综合征，但仅1%～2%的患者有症状。近期同侧缺血性脑卒中、严重的同侧或对侧颈动脉疾病、血流恢复后脑灌注明显增加、严重的术后高血压都会增加脑高灌注综合征的风险。可能的发病机制是缺血期脑血管极度扩张，当恢复正常灌注时，脑自动调节功能受损。其症状包括同侧头痛、认知功能障碍、癫痫发作及出血。症状高峰期在术后6～12小时，可持续7天。可通过经颅多普勒诊断。治疗包括头部抬高，利用钙通道阻滞剂（如硝苯地平）等严格控制血压。

（七）镇痛的治疗

颈动脉疾病患者可以采用超声引导下颈浅丛神经阻滞或局部刀口浸润，无禁忌证的患者也可以应用非甾体镇痛药物。其他镇痛方案可以参考本章第一节。

（八）其他麻醉后并发症的防治

PONV可以采取基于患者危险因素的术后防治策略。术后谵妄和寒战的具体防治方案参考本章第一节。

（曹学照　马　虹）

第三节　外周血管手术的麻醉

近年外周血管疾病的发病率有明显上升的趋势，常见的外周血管疾病包括动脉硬化性闭塞症、动静脉血栓形成、动脉瘤等。外周动脉瘤是血管外科常见疾病，如股动脉瘤、腘动脉瘤等。部分动脉瘤可累及静脉，造成动静脉瘘。外周血管疾病手术需要在复合手术室进行，治疗目的常是防止缺血性损伤加重，包括狭窄动脉的旁路移植或支架治疗、闭塞动脉的栓子清除术和外周动脉瘤的修复术。与大血管手术相比，外周血管手术伤害刺激小，血流动力学波动小，但患者常并存多种疾病，导致发生麻醉相关并发症的风险增加，需要特殊的麻醉评估和管理。

（一）麻醉前病情评估及监测

外周血管疾病患者常伴有动脉粥样硬化或瓣膜性心血管疾病，如高血压、冠心病或风湿性心脏病。11%～20%的外周血管疾病患者有颈动脉杂音，其中75%是由颈动脉狭窄引起的，因此外周血管疾病患者常伴有脑血管疾病。麻醉前病情评估可参照大血管及影响脑血流的血管手术进行。还需要评估患肢的受累情况，如锁骨下动脉盗血综合征患者，患侧血压比对侧血压至少低20mmHg，因此术前要分别测量两侧的动脉血压。术前也应针对糖尿病患者的血糖及并发症情况进行相应的评估。

关于围手术期监测，由于外周血管疾病本身对肢体或受累部位造成病理改变，有创监测有可能加重其损害，推荐采用无创监测，包括无创血压、血氧饱和度和心电图等。若患者并存心、脑血管等疾病或手术复杂，可能需要进行有创血压监测。对所穿刺的血管进行评估，了解侧支循环情况，避免造成肢体缺血坏死。

此外，外周血管疾病患者常并存糖尿病、高血压、肾功能不全及肺部疾病。术前应控制患者的血糖和血压，改善内环境，鼓励患者戒烟。术前评估和优化的管理可降低患者围手术期的风险，严密监测有助于及早发现潜在风险。

（二）麻醉方法

目前尚无证据支持任何一种特定的麻醉技术和方法在外周血管手术中更有优势。因此，必须结合全身麻醉和区域麻醉的优点，根据患者的术前评估及手术类型选择麻醉技术和方法。患者并存的基础疾病，特别是抗凝血药物的使用，对麻醉方法的选择有很大影响。对于危重患者，如并存严重心血管疾病，推荐全身麻醉复合区域神经阻滞，这种方法能够确保患者安全及改善预后。

1. 全身麻醉　对于病情较重，耗时较长的复杂手术，推荐选用全身麻醉。全身麻醉易维持血流动力学稳定，保证氧供，可以应用静脉麻醉药、阿片类药物或低浓度吸入麻醉药及肌松药进行复合麻醉。麻醉诱导期可以静脉注射利多卡因（0.5～1mg/kg）及辅以咽喉部或气管内表面麻醉以预防插管刺激引起的心血管不良反应。麻醉维持多采用静吸复合维持麻醉。全身麻醉也可以应用喉罩通气或监护麻醉（MAC）复合局部浸润或神经阻滞，尤其适用于短小手术及下肢动脉瘤切除后血管搭桥手术、血栓取出术、动静脉瘘修复术等。

2. 区域麻醉　优点包括阻滞交感神经，抑制减轻应激和促炎症反应，改善组织灌注，而且有利于术后镇痛。此外，患者清醒有助于发现心肌缺血的症状，但长时间的手术操作会使患者感到不适。

大多数外周动脉瘤手术可以在椎管内麻醉下完成，多选用连续硬膜外麻醉或腰-硬联合麻醉。如果可以保证手术时间在预定时间内完成，也可以采用单次脊椎麻醉。髂-股动脉旁路移植术需要椎管内麻醉平面达到T_8～T_{10}。硬膜外麻醉还能提供完善的术后镇痛，有利于心肌缺血患者的康复。对于COPD患者，使用区域麻醉可降低肺炎、长时间呼吸机依赖和术后非计划插管的发生率。实施椎管内麻醉前应检查患者的凝血功能，近期使用抗凝血药物或凝血功能异常是实施椎管内麻醉的禁忌证。糖尿病患者行区域神经阻滞或椎管内麻醉，需评估是否存在糖尿病引起的末梢神经病变，所使用的局部麻醉药可能引起有病变的末梢神经进一步损害，严重时可引起阻滞区域的运动及感觉恢复延迟，甚至不能恢复，应慎重选择。

另外，小的动脉瘤还可以应用周围神经阻滞或局部浸润麻醉完成手术。即使在抗凝的患者中，超声引导下周围神经阻滞也是一个良好的选择。

（三）麻醉管理

经皮球囊血管成形和支架术需要在血管造影条件下进行，常规局部麻醉辅以充分的镇静和镇痛即可满足手术要求。外科医师常在动脉内应用血管扩张药缓解因导管或导丝引起的血管痉挛，此时麻醉医师需要关注血管扩张药引起的低血压。下肢血管旁路移植术通常失血很少，可以实施常规监测。由于手术无须阻断主动脉，通常无主要器官缺血损害。但对严重血管闭塞、大的血栓等，需要行外周血栓清除术。在栓塞取出后，全身血流动力学也可能发生较大波动，多因闭塞以下部位产生的有害介质、酸性代谢产物等突然进入血液循环，导致血管扩张或对心肌产生抑制作用，特别是高钾血症和酸中毒，会产生严重的低血压，甚至心搏骤停。有时也会发生大量失血。低血压的治疗：快速扩容，必要时应用α肾上腺素能受体激动药等血管升压药物；预防和治疗高钾血症，包括积极纠正酸中毒，静脉给予葡萄糖加胰岛素及利尿等措施，使得钾离子转移至细胞内或排出体外，必要时还可以进行血浆置换。

对于动脉瘤合并急、慢性动脉栓塞，麻醉处理的关键是避免术前已有缺血的血管进一步损害。手术期间采取适宜体位减少对患肢的压迫；适当提高手术间的温度，防止由于寒冷引起血管收缩；区域麻醉时，所有局部麻醉药液中禁用肾上腺素等收缩血管药物。

无脉症、锁骨下动脉盗血综合征患者应按动脉硬化缺血性心脏病患者进行麻醉管理。麻醉期间应防止低血压，维持心肌氧供/需平衡。预防高血压可以降低因剪切力增加导致的动脉粥样硬化血管斑块破裂的风险，或者可降低因动脉瘤壁张力增加导致破裂的风险，预防低血压将有助于充分的组织灌注。

外周动脉瘤虽很少破裂，但血栓形成和栓塞的发生率很高。术中需用扩血管药、抗凝血药物，应注意凝血功能的测定，尤其还应定期检查血红蛋白（Hb）、红细胞比容（Hct）、血小板等指标，防止术后发生高凝状态。

（四）术后管理

应该经常检查外周脉搏，以确认移植血管是否通畅。当外周有低灌注表现时，需要提升血压和行抗凝治疗，必要时可能需要急诊手术。

完善的术后镇痛可缓解患者的疼痛和焦虑问题，避免患者术后应激反应和心肌缺血。术后镇痛可以采用多模式镇痛，包括局部浸润、区域神经阻滞的镇痛方法。如果手术采取的是硬膜外麻醉，可以在术后继续使用PCEA方式。若采用局部麻醉药进行PCEA，应使用低浓度局部麻醉药，如低浓度罗哌卡因或盐酸布比卡因，以方便进行对下肢的神经学检查，及时发现脊髓或硬膜外血肿及末梢神经病变的加重。无禁忌证的患者可给予非甾体镇痛药。

外周血管疾病患者治疗的主要目标是维持患肢功能状态，避免截肢，降低心血管疾病的发生率。虽然药物治疗、戒烟、运动和二次风险调整是治疗的基石，但通常需要进行血运重建等外科手术干预，围手术期恰当的麻醉前评估、最优麻醉方法的选择、妥善的术中管理和充分的术后镇痛都对减少患者术后并发症和改善预后有积极作用。

（曹学照　马　虹）

第四节　颅内动脉瘤手术的麻醉

颅内动脉瘤（intracranial aneurysm）是由于脑血管异常改变产生的脑血管瘤样突起，其主要症状多由脑出血引起，部分因瘤体压迫及动脉痉挛造成。颅内动脉瘤通常发生在脑底大动脉分叉处，最常见于Willis环的前部。10%～30%的患者为多发动脉瘤。研究报道，囊状动脉瘤的发病率为5%，但其中只有少数会出现症状。囊状动脉瘤破裂是造成蛛网膜下腔出血（subarachnoid hemorrhage，SAH）的首要病因。动脉瘤破裂急性期的病死率约为10%。出血后生存的患者约25%于3个月内会因延迟性并发症而死亡。此外，高达50%的幸存者会遗留神经功能障碍。因此，动脉瘤治疗的重点在于防止其破裂。

（一）麻醉前评估

1. 未破裂动脉瘤　大多数患者发病年龄为40～60岁。患者可能出现提示病情进一步加重的先兆症状和体征，最常见的症状是头痛，最常见的体征是动眼神经麻痹。其他临床表现有脑干功能障碍、视野缺损、三叉神经功能障碍、海绵窦综合征、癫痫及下丘脑-垂体功能紊乱。最常用的诊断方法有MRI、血管造影，螺旋CT血管造影等。确诊后患者将进入手术室或复合手术室行动脉瘤夹闭术或栓塞术。

2. 破裂动脉瘤　动脉瘤破裂通常表现为SAH，突发剧烈头痛，常伴有恶心和呕吐，但不伴有局灶性神经功能缺失。由于ICP的突然上升和脑灌注压的急剧下降，患者可能出现短暂的意识丧失。如果ICP在突然升高后未能迅速下降，通常会导致死亡。巨大血肿会导致部分患者出现局灶性神经功能缺失。少量出血可能只引起轻微的头痛、呕吐和颈项强直。

Hunt及Hess将颅内动脉瘤患者按照临床状态分为5级，评价手术的危险性和患者的预后（表7-6）。Fisher分级量表（表7-7）采用CT检测评估出血量，预测脑血管痉挛发生的可能性及患者预后。

表7-6　Hunt-Hess SAH分级量表

分级	临床表现
Ⅰ	无症状或轻微头痛及轻度颈项强直
Ⅱ	中度及重度头痛，颈项强直，除有神经麻痹外，无其他神经功能缺失
Ⅲ	倦怠嗜睡，意识模糊，或轻微的局灶性神经功能缺失
Ⅳ	神志不清，中度至重度偏瘫，可能有早期的去大脑强直及自主神经系统功能障碍
Ⅴ	深昏迷，去大脑强直，濒死状态

表7-7　头颅CT Fisher分级量表

分级	CT表现
1	无SAH
2	出血弥散或垂直厚度≤1mm
3	局灶出血和（或）垂直厚度＞1mm
4	颅内或脑室内血肿，伴弥漫性出血或未发现SAH

注：SAH. 蛛网膜下腔出血。

3. 其他相关疾病　术前评估除了评估和记录神经系统病变之外，还应包括对并存疾病，如高血压和肾病、心脏疾病或缺血性脑血管疾病的评估。SAH患者常伴有心电图异常，但并不一定表示有潜在的心脏疾病。但是，在SAH期间肌钙蛋白水平升高与心肌损伤有关，并提示预后不良。患者也可能存在应激性心肌病。对于已经发生破裂出血，但神志清楚、ICP正常的患者，应给予镇静以防再次出血，并应持续到麻醉诱导前。ICP持续升高的患者应避免或小剂量应用术前药，以防出现呼吸抑制及高碳酸血症。

（二）麻醉监测

1. 有创动脉压监测　神经外科手术麻醉中应行有创动脉压监测。ICP升高的患者可能不能耐受浅麻醉下血压骤然升高。外科手术开颅后ICP降低，脑干受压被解除，可能导致突发的低血压，直接动脉压监测可以及时发现这种血流动力学波动。脑组织大多无感觉，因而许多神经外科手术在颅内操作时无明显的刺激性，较浅的麻醉即可维持循环稳定。此时应注意突发的躁动（大多数是由脑神经受牵拉或刺激引起的），在利于面部肌电图仪监测脑神经功能而减少肌松药用量时容易发生。血压的变化可提示即将发生的躁动，也可提示外科医师存在过度牵拉或神经组织受压。这些情况多发生在颅后窝的脑干或脑神经手术中，应将血压的突然变化告知手术医师。

2. 中心静脉压监测　如需中心静脉压监测或快速输血输液，可放置中心静脉导管。

3. 神经生理监测　诱发电位和脑电图已用于临床监测。脑电图监测用于指导血流阻断期间的管理或阻断前指导使用麻醉药物降低脑代谢率。

（三）麻醉管理

1. 麻醉前用药　麻醉前宜采用小剂量镇静药；不推荐应用麻醉性镇痛药，避免呼吸抑制，CO_2蓄积。后者可引起ICP升高和脑血管扩张。麻醉性镇痛药如阿片类药物，还能降低术后反射活动和意识程度，使瞳孔缩小或无反应，不利于对脑功能的评估。

2. 麻醉方式的选择　凡是能精准调控MAP的麻醉技术都可选用，但当ICP升高或手术野张力增大时，不推荐应用全凭吸入麻醉，现多采用静脉-吸入复合麻醉。在动脉瘤夹闭术中，应绝对避免阵发性高血压，防止致命性再出血。SAH早期行颅内动脉瘤夹闭术时，动脉瘤上的血凝块不牢固，极易发生再出血。麻醉诱导期的再出血后果严重。从破裂口处流出的动脉血难以通过脑脊液流出（被血凝块填塞）而被迫渗入脑组织。由于颅内顺应性低（脑肿胀、脑积水），可导致ICP急剧升高。麻醉诱导必须力求平稳。如血压过高，应先将其控制在合理的水平后再开始诱导，严禁清醒或浅麻醉下行气管插管。避免呛咳、屏气、呼吸道梗阻，并尽可能减少气管插管所引起的心血管反应。麻醉诱导静脉给予丙泊酚或依托咪酯、舒芬太尼或芬太尼及非去极化类肌松药。麻醉诱导期静脉给予0.5～1mg/kg利多卡因及4%利多卡因或2%丁卡因行咽喉部和气管内表面麻醉，基本可抑制气管插管反应。超声引导下的头皮神经阻滞具有明显的镇痛作用，可以减少术中麻醉性镇痛药物的用量，有效抑制手术应激反应，有利于患者术后快速苏醒，及时行神经功能评估。头皮神经阻滞也有术后镇痛的作用。

3. 围手术期血流动力学和容量管理

（1）控制性降压：为了便于剥离动脉瘤，降低血管壁张力和减少出血，在接近动脉瘤所属动脉前即开始实施控制性降压。常用的降压药物有尼卡地平及乌拉地尔等，既可降低平均动脉压，还可降低动脉瘤跨壁压，减少破裂（或再出血）的风险，并且有助于动脉瘤的夹闭。控制性降压也可在出血时减少失血并改善术野条件。轻度的头高位联合吸入麻醉药可以提高常用降压药的作用效果。一旦动脉瘤突然破裂，外科医师会要求一过性降低血压，以便控制动脉瘤出血。在夹闭动脉瘤时，可能需要神经电生理监测判断是否存在潜在的缺血。

虽然控制性降压已不再作为常规。然而，麻醉医师应做好控制性降压的准备，一旦需要，可立即实施。在诱导前准备好降压药物。当出现活动性动脉出血时，麻醉医师需要将MAP控制在所需要的范围内，如果出血开始时患者处于低血容量状态，降压的同时需要及时补充血容量。

（2）控制性高血压：在临时性动脉阻断时，为了增加侧支循环的脑血流量，需要提升血压。此外，在钳夹动脉瘤后，外科医师需要穿刺动脉瘤的顶部以确定钳夹部位是否合适，此时可能需要暂时升高收缩压至150mmHg。在以上两种情况下，均可使用去氧肾上腺素提升血压。

（3）液体管理和血糖管理：术中补液应根据失血量、尿量、中心静脉压等调整入量。麻醉诱导前、动脉瘤夹闭及控制性低血压时需快速扩容，防止血压降低。维持Hct在30%～35%。动脉瘤夹闭前应维持正常血容量，夹闭后血容量可稍高于正常。维持电解质酸碱平衡。液体管理建议避免使用含糖及低渗溶液。对于颅内动脉瘤，有研究表明动脉瘤夹闭术中血糖超过7.17mmol/L（130mg/dl）可增加患者认知功能改变的风险，血糖超过8.44mmol/L（150mg/dl）可增加神经功能缺损的风险。麻醉中应定期监测血糖，避免低血糖和严重的高血糖，推荐围手术期血糖控制在7.8～10.0mmol/L（140～180mg/dl）。血糖＞10.0mmol/L（180mg/dl）应开始胰岛素治疗。

4. 麻醉过程中的注意事项

（1）动脉瘤破裂：围手术期动脉瘤发生破裂多见于麻醉诱导期，也可发生在分离动脉瘤、夹闭动脉瘤、持夹钳脱离、剪开硬膜ICP降至大气压水平时及过度的脑回缩引起反射性高血压时。动脉瘤破裂势必造成致残率和病死率增加。因此，整个麻醉过程中应强调：①避免升高动脉瘤的跨壁压（transmural pressure，TMP）：正常人的TMP=CPP=MAP–ICP。麻醉手术中，不论是MAP的升高（如浅麻醉、通气障碍等），还是ICP的过度降低（如脑室引流、过度通气、脑过度回缩），都将增加动脉瘤的跨壁压和瘤壁的应力，增加动脉瘤破裂的风险。②维持适当的较低MAP或收缩压，可防止动脉瘤破裂。但要考虑脑血管自动调节的范围，MAP应保持在60mmHg以上，以防脑缺血。

动脉瘤手术中可因动脉瘤破裂或再出血而引发大量失血，因此手术开始前应准备充足的血制品。合理的容量负荷既能保证手术所需要的麻醉深度，而且不会引起血压的过度下降。由于钙通道阻滞剂、ACEI、ARB可致全身血管舒张，降低全身血管阻力，术前使用此类药物的患者术中易发生低血压。

（2）脑血管痉挛：颅内动脉瘤破裂发生SAH后，30%～50%患者出现脑血管痉挛。近年来多数学者认为各种原因引起脑血管平滑肌内钙离子浓度增高，从而导致脑血管痉挛。因此，应用钙通道阻滞剂尼莫地平（nimodipine）和硝苯地平阻断钙通道，防止细胞外钙离子进入胞质内，从而防止血管收缩。尼莫地平口服有效，对血流动力学影响小；尼卡地平被认为是尼莫地平的针剂替代品，研究表明其可降低症状性血管痉挛的发生率，但并不能改善预后。因此临床上更多选择尼莫地平治疗脑血管痉挛。

（3）颅内压升高：大部分行颅内动脉瘤夹闭术的患者，ICP已正常，但如果存在脑血管扩张、脑水肿、血肿或脑积水，引起ICP增加，则可能需要紧急手术。对已有颅内压升高的患者，应避免发生高血压、麻醉过浅、呛咳及高碳酸血症等，防止ICP进一步升高。

（4）肾上腺素的应用：为确保在分离、钳夹动脉瘤前，维持动脉瘤及所属动脉透壁压的稳定，实施超声引导下的头皮神经阻滞或头皮浸润时，局部麻醉药中禁忌加入肾上腺素，避免肾上腺素吸收后引起的高血压。

5. 围手术期降低颅内压的措施

（1）低碳酸血症：作为松弛脑组织的辅助手段，低碳酸血症曾一度常规使用，但因其可能加重脑缺血，除非需要降低ICP和保持脑松弛，否则不推荐使用。围手术期保持$PaCO_2$在35～45mmHg。

（2）腰段脑脊液引流：实施脑脊液引流可以使手术野显露得更清晰，但现在越来越少使用。因为外科医师在手术中可以通过大脑基底池排放脑脊液来达到同样的脑松弛效果。如果放置腰段脑脊液引流管，应避免脑脊液流失过多、过快，防止发生脑疝。引流脑脊液时，应当避免动脉瘤壁与外界之间的压力梯度突然降低（脑脊液过度引流导致ICP突然降低），这种突然性的减压可引起再出血。在确认腰段引流系统通畅后，关闭引流，直至手术医师打开硬膜后再开放脑脊液引流。在撤除撑开器后，应及时停止引流，以便脑脊液重新汇集，减轻颅内积气的程度。术后一般立即拔除脑脊液引流管。

（3）甘露醇的使用：有些情况需要使用大剂量（例如2g/kg）甘露醇。围手术期使用可降低颅内压，在一定程度上使手术野显露更清晰，并减轻撑开器对脑组织的压力。有证据显示，动物实验和人体试验均表明甘露醇可提高中度缺血区域的脑血流量，其机制可能是甘露醇降低毛细血管周围组织的静水压或改变了血液流变学（或二者均存在）。通常在打开硬膜前使用剂量为1g/kg的甘露醇，或在临时阻断血流前15分钟再次输注1g/kg

的甘露醇，认为具有增加脑组织灌注的作用。在利尿前快速输入甘露醇时，可能增加血容量，对于老年人和左心室舒张功能减低的患者有造成心力衰竭的风险。同时应注意甘露醇的利尿作用，可引起血容量不足和低钾血症。

6. 临时阻断供应动脉瘤的血管　在放置永久性血管夹前，为了限制动脉瘤内的血流，外科医师会在瘤体流入血管的近段先放置临时性的动脉夹。有时为了能暴露动脉瘤的颈部并完成夹闭，需要先“隔离”出动脉瘤（即需临时性阻断瘤体两端的血管）。这种方法常用于较大的动脉瘤。对于颈动脉虹吸段附近的巨大动脉瘤，可通过单独的颈部切口在颈内动脉根部水平进行阻断。Samson等通过对神经功能预后的临床观察发现，体温和血压正常的患者可耐受14分钟以内的临时阻断。阻断时间越长，脑缺血损伤的可能性越大。如果阻断时间超过31分钟，则脑缺血性损害达100%。另一项研究显示，阻断引起脑缺血的时间阈值为20分钟。有时对单个血管的临时阻断也会采用非正式的所谓“7分钟原则”。阻断期间应将平均动脉压维持在正常高限水平，以提高侧支循环的血供。

7. 脑保护　主要措施包括维持平均动脉压以保证侧支循环的血流及撑开器下脑组织的灌注，保持脑松弛以利于手术进行并减轻撑开器对脑组织的压力，限制临时阻断的时间，以及应用浅低温。某些麻醉药被认为具有脑保护作用，但尚无证据支持这些麻醉药物能改善患者的预后。选择麻醉药物最重要的目的是能精确控制血流动力学，而且及时苏醒以利于神经功能评估。这两点决定了大多数动脉瘤手术的麻醉方案的制订。对存在脑血管痉挛或者发生脑血管痉挛风险很高的患者，维持血红蛋白水平不应低于90g/L。

当高热及需要较长时间阻断脑的主要供应血管或应用体外循环时，可采用低温麻醉。一项前瞻性研究显示，浅低温用于动脉瘤手术并不能改善神经功能的预后，低温可降低脑血流量。但是，一些曾经使用过浅低温的神经外科团队在临时阻断血管时仍然使用浅低温（32～34℃）。使用低温技术需要延迟麻醉苏醒，以保证患者在苏醒前能得到充分的复温，从而避免患者在低体温下苏醒可能出现的严重高血压和寒战等并发症。

（四）麻醉苏醒期管理及术后镇痛

动脉瘤患者从麻醉中苏醒力求平稳，在完善的镇痛下，可以使用右美托咪定或瑞芬太尼等，抑制气管导管的刺激，保证患者平稳苏醒。如没有反流误吸的风险，也可以采取在一定镇痛镇静下拔管技术或改为喉罩通气。

患者术后疼痛可引起躁动及血流动力学波动。完善的术后镇痛可以加速患者康复。可以采用多模式镇痛的方式。超声引导下的头皮神经阻滞及刀口局部浸润阻滞可以提供有效的术后镇痛，并得到越来越广泛的应用。若需使用麻醉性镇痛药物，推荐使用小剂量，避免此类药物引起的呼吸抑制和镇静作用。

其他麻醉后并发症防治详见本章第一节。

（五）动脉瘤的介入治疗

介入方法可以治疗大多数颅内动脉瘤。动脉瘤的介入治疗，由于手术时间、患者的个体因素及有时需要精确控制生理指标等原因，可能需要监护麻醉或全身麻醉。目前有些医疗中心在神经介入治疗后需要给予患者持续镇静，麻醉医师可在严密监测下持续静脉输注丙泊酚或右美托咪定。如需要动脉瘤介入治疗时绝对制动，则推荐采用全身麻醉。当介入治疗中动脉瘤破裂时，常需要采用控制性降压措施。当弹簧圈移位引起缺血时，在取出这些装置过程中，麻醉医师需要补充液体和升高血压来提高侧支循环的脑血流量。

动脉瘤患者病情多很严重，且合并其他器官疾病，手术复杂、出血量多，术中常需阻断血流脑缺血，术后并发症较多。因此要求麻醉医师必须熟悉疾病的病理生理改变，选择适当的麻醉方法，围手术期处理妥善、及时，以保证患者安全。

（曹学照　马　虹）

参考文献

盛卓人，王俊科，2009. 实用临床麻醉学. 北京：科学出版社.

Pino RM，2018. 麻省总医院临床麻醉手册. 8版. 王俊科，译. 北京：科学出版社.

Ronald，D Miller，Neal，等，2017. 米勒麻醉学. 8版. 邓小明，曾因明，黄宇光，等，译. 北京：北京大学医学出版社.

American Society of Anesthesiologists and Society of Cardiovascular Anesthesiologists Task Force on Transesophageal Echocar-diography, 2010. Practice guidelines for perioperative transesophageal echocardiography. An updated report by the American Society of Anesthesiologists and the Society of Cardiovascular Anesthesiologists Task Force on Transesophageal Echocardiography. Anesthesiology, 112(5): 1084-1096.

Bederson JB, Connolly ES Jr, Batjer HH, et al, 2009. Guidelines for the management of aneurysmal subarachnoid hemorrhage: a statement for healthcare professionals from a special writing group of the Stroke Council, American Heart Association. Stroke, 40(3): 994-1025.

Bouman E, Dortangs E, Buhre W, et al, 2014. Current techniques and strategies for anesthesia in patients undergoing peripheral bypass surgery. J Cardiovasc Surg (Torino), 55(2 Suppl 1): 207-216.

Engelman DT, Ben AW, Williams JB, et al, 2019. Guidelines for perioperative care in cardiac surgery: enhanced recovery after surgery society recommendations. Jama Surg, 154(8): 755-766.

Erickson KM, Cole DJ, 2010. Carotid artery disease: stenting vs endarterectomy. Br J Anaesth, 105 Suppl 1: i34-i49.

Fassaert LM, de Borst GJ, 2019. Technical improvements in carotid revascularization based on the mechanism of procedural stroke. J Cardiovasc Surg(Torino), 60(3): 313-324.

Hause S, Schönefuß R, Assmann A, et al, 2022. Editor's choice - relevance of infarct size, timing of surgery, and peri-operative management for non-ischaemic cerebral complications after carotid endarterectomy. Eur J Vasc Endovasc Surg, 63(2): 268-274.

Hausman MS Jr, Jewell ES, Engoren M, 2015. Regional versus general anesthesia in surgical patients with chronic obstructive pulmonary disease: does avoiding general anesthesia reduce the risk of postoperative complications? Anesth Analg, 120(6): 1405-1412.

Hiratzka LF, Bakris GI, Beckman JA, et al, 2010. 2010 ACCF/AHA/AATS/ACR/ASA/SCA/SCAI/SIR/STS/SVM guidelines for the diagnosis and management of patients with thoracic aortic disease: A report of the American College of Cardiology Foundation/American Heart Association Task Force on Practice Guidelines, American Association for Thoracic Surgery, American College of Radiology, American Stroke Association, Society of Cardiovascular Anesthesiologists, Society for Cardiovascular Angiography and Interventions, and Society for Vascular Medicine. Circulation, 121(13): e266-e369.

Jia YT, Feng G, Wang Z, et al, 2022. Prediction of risk factors for intraoperative hypotension during general anesthesia undergoing carotid endarterectomy. Front Neurol, 13: 890107.

Kerz T, Boor S, Beyer C, et al, 2012. Effect of intraarterial papaverine or nimodipine on vessel diameter in patients with cerebral vasospasm after subarachnoid hemorrhage. Br J Neurosurg, 26(4): 517-524.

Linfante I, Delgado-Mederos R, Andreone V, et al, 2008. Angiographic and hemodynamic effect of high concentration of intra-arterial nicardipine in cerebral vasospasm. Neurosurgery, 63(6): 1080-1086.

Macrea LM, Tramèr MR, Walder B, 2005. Spontaneous subarachnoid hemorrhage and serious cardiopulmonary dysfunction—a systematic review. Resuscitation, 65(2): 139-148.

Miller RD, 2005. Miller's Anesthesia. 6th ed. Philadelphia: Eisevier Churchill Living-stone.

Naidech AM, Kreiter KT, Janjua N, et al, 2005. Cardiac troponin elevation, cardiovascular morbidity, and outcome after subarachnoid hemorrhage. Circulation, 112(18): 2851-2856.

Neves SE, 2016. Anesthesia for patients with peripheral vascular disease and cardiac dysfunction. Anesthesiol Clin, 34(4): 775-795.

Schmidt JM, Ko SB, Helbok R, et al, 2011. Cerebral perfusion pressure thresholds for brain tissue hypoxia and metabolic crisis after poor-grade subarachnoid hemorrhage. Stroke, 42(5): 1351-1356.

Senbokuya N, Kinouchi H, Kanemaru K, et al, 2013. Effects of cilostazol on cerebral vasospasm after aneurysmal subarachnoid hemorrhage: a multicenter prospective, randomized, open-label blinded end point trial. J Neurosurg, 118(1): 121-130.

Society of Thoracic Surgeons Blood Conservation Guideline Task Force, Ferraris VA, Brown JR, et al, 2011. 2011 update to the society of thoracic surgeons and the society of cardiovascular anesthesiologists blood conservation clinical practice guidelines. Ann Thoracic Surg, 91(3): 944-982.

Stoneham, MD, Thompson JP, 2009. Arterial pressure management and carotid endarterectomy. Br J Anaesth, 102(4): 442-452.

Treggiari MM, Walder B, Suter PM, et al, 2003. Systematic review of the prevention of delayed ischemic neurological deficits with hypertension, hypervolemia, and hemodilution therapy following subarachnoid hemorrhage. J Neurosurg, 98(5): 978-984.

第八章 动脉瘤围手术期系统和器官功能的评价

近年来随着血管外科的飞速发展，血管外科手术复杂性不断增加，手术适应证也逐渐放宽，而手术病死率也明显降低。以往被视为绝对手术禁忌的某些情况，如腹主动脉瘤患者术前基础体质较差或合并有其他重要器官功能障碍者，现在亦可积极寻求手术治疗。这些变化很大程度上得益于术前对器官功能的详细评价和完善的术前准备。当今血管外科医师越来越清晰地认识到在制订手术方案时，对心、肺及其他重要器官功能进行详细的术前评估是非常必要的。就技术而言，如何正确分析和评价患者可能存在的危险因素，并将手术风险降低至最低程度，常比单纯动脉瘤切除和血管重建更为重要。

Feigal和Blasidel将手术死亡分为围手术期死亡（术中或术后48小时内死亡）和术后死亡（术后48小时至6周内死亡）。经分析死亡原因发现，围手术期死亡占全部手术例数的0.3%，其中10%发生于手术诱导时，35%发生于术中，55%发生于48小时以内。通气不良，心律不齐，麻醉药物引起的心肌抑制和血压下降等是围手术期死亡的主要原因，麻醉死亡与低氧血症有关。术后6周内死亡的原因，依次分别为肺炎（20%）、腹膜炎及革兰氏阴性菌败血症（30%）、心搏骤停（15%～20%）、肺梗死（5%～10%），其余为肾衰竭、低血容量性休克、恶性肿瘤晚期未能切除、脑出血等。

本章着重论述大血管手术，尤其是动脉瘤术前心脏、肺、肝、肾及凝血功能等方面的评价。

第一节 循环功能

早在1977年Goldman等即提出了多因素心脏危险指数（multifactorial cardiac risk index，MCRI）来客观评价围手术期心脏功能。他们通过对1001例接受全身麻醉的手术患者进行前瞻性分析研究，发现9个能明显反映心脏高危状态的独立因素，并按这些因素将心脏功能分为4级：1级，0～5分；2级，6～12分；3级，13～25分；4级，25分以上（表8-1）。

表8-1　与围手术期心脏并发症相关的临床因素

临床因素	分数
（1）既往史	
年龄＞70岁	5
6个月内发生心肌梗死	10
（2）体格检查	
第三心音奔马律或颈静脉怒张	11
明显主动脉缩窄	3
（3）心电图	
非窦性节律或非房性期前收缩节律	7
室性期前收缩每分钟超过5次	7
（4）全身状态	
长期卧床或合并低氧血症、高碳酸血症、低钾血症、慢性肝病、肾功能不全	3
（5）手术	
腹腔、胸腔或主动脉大手术	3
急诊手术	4

根据此分类，严重的心脏并发症和心脏病致死的发生率：1级，0.7%和0.2%；2级，5%和2%；3级，11%和2%；4级，22%和56%。在表8-1的53分中有31分术前可以得到纠正。心肌梗死时应该将手术延期至少6个月，心力衰竭时应积极治疗以改善心功能，尽量争取使第三心音奔马律或颈静脉怒张消失，心律不齐时亦应首先积极治疗。

但MCRI并非判断心脏功能的唯一标准，它对于如何预测轻度心脏并发症并未探讨。Evans在对566例接受血管手术患者的分析中提出与心血管并发症有明显相关性的六大因素。当其他危险因素相同时，可以利用这些因素来预测血管外科手术可能出现的心脏并发症。无论应用哪种分类标准，均应针对不同患者的实际病情，结合各项辅助检查结果来采取有效措施，以减少并发症的发生和降低病死率。以下就临床常用的循环功能检查方法和常见心脏疾病分别论述。

2022版《ESC非心脏手术患者心血管评估和管理指南》（以下简称“指南”）基于近年来不断丰富的循证证据建议，对于所有计划接受非心脏手术（non-cardiac surgery，NCS）的患者都应进行充分的术前评估并适当选择外科手术的类型和时间。在患者相关风险的评估中，新增了检测到杂音、呼吸困难、水肿或外周水肿患者的术前评估要求。指南建议在新发现杂音或心血管疾病相关体征症状的患者中，应在NCS前进行经胸超声心动图（TTE）。关于术前风险评分，指南建议可作为手术相关和患者相关风险因素评估的附加或替代方法，进一步术前检查的选择标准应该是基于临床标准判断，而不是基于具体评分特征。指南建议对于年龄≥70岁，需要择期中危或高危NCS的患者应考虑使用经过验证的虚弱筛查工具进行评估。指南建议对于具有已知心血管疾病或心血管风险因素（包括年龄≥65岁）或提示心血管疾病的症状或体征的患者，在中危或高危NCS之前进行术前12导联心电图检查，并且提高了生物标志物筛查的推荐等级，建议对于已知存在心血管疾病心血管风险因素（包括年龄≥65岁）或提示心血管疾病症状的患者，应在中高危NCS之前及之后24小时和48小时测量hs-cTnT或hs-cTnI。针对糖尿病或糖代谢紊乱患者心血管危险因素管理建议，如果在过去3个月内未进行该测量，应进行术前糖化血红蛋白（HbA1c）检测。在HbA1c≥8.5%（≥69mmol/mol）的情况下，如果安全可行，应推迟择期进行NCS。并建议对疑似或已知冠心病的糖尿病患者，以及伴有自主神经病变、视网膜病变或肾病并计划接受中危或高危NCS的患者，进行伴心脏疾病术前评估。

一、循环功能常用检查

（一）临床表现

术前应了解患者有无心脏病史及可能存在的家族史。询问病史时要详细，全面掌握患者有无呼吸困难、胸闷胸痛、心悸气短、下肢水肿及发绀等表现。呼吸困难常是左心功能不全、肺淤血的主要症状，胸闷胸痛常是冠状动脉供血不足的主要症状，而心悸气短则是由心动过速、心律失常或高动力循环状态所引起；发绀为缺氧的表现，当血液中还原血红蛋白超过50g/L时，即可出现发绀。而颈静脉怒张、水肿和肝大则是右心功能不全的表现。另外，心脏杂音既可在器质性心脏病中听到，也可见于功能性心脏病，但舒张期杂音都有病理意义。

（二）心电图检查

动脉瘤患者术前应常规行心电图检查，特别注意ST-T段改变，异常Q波和心律不齐。必要时加行心电图负荷试验，有助于提高冠心病的诊断率和对动脉瘤患者围手术期心脏负荷能力的判断。Gage等对50例动脉瘤患者中的38例行负荷试验，发现25例异常，经冠状动脉造影后证实其中的15例为冠心病。

（三）胸部X线检查

胸部X线检查是动脉瘤患者的术前常规检查，可以了解心脏及其各腔室大小，了解心脏、主动脉和肺门血管情况，以及肺动静脉充血的情况。心胸比值增大表明心脏肥大，应详细查明原因。肺血管阴影增强多是肺血流量增加的表现，一般由肺静脉淤血引起。

（四）超声检查

超声检查为无创性检查，具有可重复性，可判断有无心内分流。应用超声可了解有无反流及反流程度，而且超声能够算出左心室舒张末期和收缩末期容积、每搏输出量和心脏射血分数。最近在临床应用经食管超声技术，对诊断破裂型腹主动脉瘤及心内肿瘤等有所帮助。

（五）放射性同位素检查

放射性同位素检查主要包括核素心血管造影和心肌灌注显像。放射性同位素心血管造影可明确收缩末期和舒张末期心脏容量，检测有无心内分流及观察心脏大血管有否形态异常。对于腹主动脉瘤患者，因手术侵袭较大，术前积极完善核素心血管造影相当有意义。Pasternack等对拟接受腹主动脉重建术的患者术前行门控式核素心室造影，发现其描记射血分数为56%～85%的患者围手术期心肌梗死发生率为0，而射血分数不足35%的患者其心肌梗死的发生率高达80%。

静脉注射的同位素铊成比例分布于冠状动脉血流中，正常心肌细胞摄取同位素铊，而梗死或缺血部位不摄取或少摄取。因此，同位素铊心脏扫描可观察心肌血流情况，了解冠状动脉缺血及其程度。心肌灌注显像结合心脏负荷试验，并应用单光子发射计算机断层显像技术，诊断冠心病的敏感度和特异度可达80%～90%。Gutter等应用此方法发现，术前心肌灌注显像异常的腹主动脉瘤患者术中发生心肌梗死的危险性是核素显像正常患者的12倍。

（六）CT和MRI检查

近年来电子计算机化X线断层显像（X线-CT）诊断已应用于临床的心血管病检查，特别是X线-CT心血管造影明显提高了对主动脉夹层和心肌梗死部位的诊断水平。超快速CT能精确分辨冠状动脉钙化情况，有助于冠心病的诊断。MRI对心血管系统病变的诊断，如动脉硬化斑块的显示，有了进一步提高。

（七）心导管检查与心血管造影

心导管检查适用于心脏疾病的解剖学、病理生理学方面的诊断，通过测定心脏大血管内血流动力学变化及血气分析，可以计算分流率、肺体血流量比和肺体血管阻抗比。Swan-Ganz导管不仅能够测量肺动脉楔压，而且通过与热稀释法结合可以在术中术后测量心搏出量，该方法也是床旁监测患者血流动力学变化的重要手段。通过术中应用Swan-Ganz导管监测心脏指数和PCWP等指标发现，在腹主动脉重建术中钳夹瘤体近端阻断血流时，应用硝普钠等药物来扩张血管迅速降低血压有时是相当危险的。

冠状动脉造影是确证拟接受血管手术患者的冠状动脉疾病是否可经手术医治的最准确方法。因其是有创性检查，不常规用于所有动脉瘤术前的患者。如果无创性检查，如心脏负荷试验或核素心肌灌注显像呈阳性结果，则患者应接受冠状动脉造影检查。

二、几种常见循环系统疾病的术前评估

（一）冠状动脉粥样硬化性心脏病

动脉瘤患者常合并冠状动脉粥样硬化性心脏病。其中心肌梗死病死率高，半数以上的患者无任何症状，是最严重的并发症。此并发症可发生于术后相当长的一段时间内，以术后第3天发生频率最高，因此对有心肌缺血症状和体征的患者，以及MCRI分级3级或4级的患者，手术当天和术后3～4天常规行心电图检查。心肌梗死发作后不久的患者术后再发心肌梗死的危险性极高，心肌梗死发作后2～3个月再发心肌梗死的危险性约30%，3～6个月其危险性降至10%，6个月以后降低至5%左右，此后再发心肌梗死的危险性基本不变，因此既往心肌梗死发作的患者除非急诊手术，一般6个月以内不宜手术。

血管手术对心脏影响最大，尤其是腹主动脉瘤或胸腹主动脉瘤需要阻断主动脉的手术。对于术前心绞痛症状较明显的患者，应行动态心电图、运动试验及放射性同位素等检查，以评价心肌缺血耐受程度。对于心绞痛发作频繁、心肌缺血范围大而又非急诊手术的动脉瘤患者，术前应该行冠状动脉造影检查。对于适合冠状动脉成形术或冠状动脉旁路移植术者，可考虑先行此类手术以缓解心肌供血不足，然后再考虑行动脉瘤手术。

（二）心力衰竭

动脉瘤手术与心脏功能密切相关。对于既往有心力衰竭病史的患者，术前必须应用药物改善心脏功能，因为术中或术后心力衰竭常发生于既往有心力衰竭病史的患者。动脉瘤患者的术前用药，一般需在ACEI、利尿剂、洋地黄等药物基础上加用扩血管药物，以降低心脏负荷并改善血流动力学状况。既往无充血性心力衰竭患者发生术后心力衰竭的危险性仅为2%；有既往史而术前各项检查未发现阳性表现者的危险性仅为6%；术前闻及第三心音奔马律或有颈静脉怒张时其危险性达30%以上。有文献报道，心功能Ⅳ级患者的死亡率高达67%。心力衰竭发病时间一般有两个高峰，第一个高峰为术后当天，第二个高峰为术后24～48小时。Goldman认为MCRI 4级的患者或

3级合并心力衰竭、主动脉缩窄、近期心肌梗死发作的患者，应严密监测围手术期血流动力学状态。

（三）心律不齐

心律不齐对多数手术患者没有太大的影响，偶发性期前收缩并不增加手术的危险性。但频发室性期前收缩有转变为室性心律的可能，使循环状态恶化，应及时用药控制。利多卡因每次1～2mg/kg缓慢静脉注射大多可缓解症状，如无效可5分钟后再次注射。室上性心律不齐常伴发心脏疾病，有必要就其基础疾病如心力衰竭、心肌梗死、心内膜炎、低氧血症、酸中毒、低钾血症、贫血等进行检查，并予以对症治疗。无症状的一度或二度房室传导阻滞及病态窦房结综合征一般可耐受动脉瘤手术，但麻醉及术中须避免刺激迷走神经，以免引起三度房室传导阻滞或心搏骤停。对于三度或二度Ⅱ型房室传导阻滞、双束支阻滞及阿斯综合征患者，宜在手术前安装临时或永久性起搏器，以防术中发生意外。若急诊手术来不及安装起搏器者可用异丙肾上腺素或阿托品以提高心率。慢性心房颤动患者只要控制好心率，一般均可耐受动脉瘤手术，但应随时警惕发生栓塞性并发症的可能。

建议术前编程的所有植入心脏植入式电子设备（cardiac implantable electronic device，CIED）的患者在术后尽快进行重新检查和必要的重新编程。在高危、非紧急NCS之前，应考虑对复发或持续性室性心动过速（SVT）的有症状患者进行消融。在高危NCS的CIED患者［如植入型心律转复除颤器（ICD）或起搏依赖者］中，应考虑在术前立即进行CIED检查和必要的重新编程。对于有症状、单形性、持续性室性心动过速伴心肌瘢痕的患者，尽管进行了最佳药物治疗，但仍会复发，建议在择期NCS前消融治疗心律失常。对于接受NCS的急性或恶化血流动力学不稳定的心房颤动患者，建议紧急电复律。如果存在2021ESC心脏起搏和心脏再同步治疗指南中描述的起搏指征，则应推迟NCS手术，并考虑植入永久起搏器。

（四）心脏瓣膜疾病

心脏瓣膜疾病患者接受动脉瘤手术的主要危险是心力衰竭，其他还有快速心律失常、栓塞及心内膜炎等。但没有必要闻及心脏杂音就延期或取消手术，因为功能性杂音并不增加手术的危险。有文献报道心功能在Ⅱ级以下者，若无风湿活动或严重心律失常，动脉瘤手术的危险性并不比心功能正常者大。主动脉瓣和二尖瓣的杂音是否影响血流动态，通常通过杂音的强弱、持续时间长短、是否放散、可否触及主动脉搏动等做出判断。重度二尖瓣或主动脉瓣狭窄或关闭不全时，手术危险性大，术后发生心力衰竭约20%，此类患者应尽可能改善症状并把心功能控制在Ⅱ级以下或行瓣膜病变纠正手术后再考虑血管手术。有风湿活动时除急诊手术外一般不做手术，应待风湿活动控制后2～3个月再予考虑。另外，心脏瓣膜疾病患者术前预防性应用抗生素也是必要的。

相对而言，主动脉瓣狭窄时的手术危险性更大一些。临床上如果闻及向颈部放散的粗糙杂音，颈动脉搏动减弱，心电图表现为左心室肥大，X线显示主动脉瓣钙化，那么高度怀疑主动脉瓣狭窄，这种情况下心脏超声检查基本可以确诊。轻度主动脉瓣狭窄或重度主动脉瓣狭窄无症状时，可以接受外周血管手术，但对于腹主动脉瘤或胸腹主动脉瘤等大手术患者来讲，必须把调整术前心功能放在首位。

在有症状严重主动脉瓣反流（aortic regurgitation，AR）或无症状严重AR患者中，左心室收缩末期内径（LVESD）＞50mm或收缩末径指数（LVESDi）［LVESD/体表面积（BSA）］＞25mm/m^2（在体型较小患者中）或静息左心室射血分数（left ventricle ejection fraction，LVEF）≤50%，建议在择期中危或高危NCS前进行瓣膜手术。

（五）高血压

轻度高血压并不构成手术的危险因素，但舒张压如果高于110mmHg，则必须延期手术。未经治疗的高血压患者若术中血压稳定，要注意有发生低血压的危险。术后高血压患者并非都需要控制血压，仅对术后高血压持续3小时以上且不超过20%的患者用药控制血压。长期服用降压药物的患者要一直服用至手术前，术后也要尽早恢复用药。术后24～48小时仍不能口服给药的患者要静脉给药，直至血压平稳或可以口服给药。

（杨　栋　李　璇）

第二节　呼吸功能

血管外科患者常有多年的吸烟史，甚至合并不同程度的肺部损害。据文献报道，腹主动脉瘤患者约有7%合并慢性阻塞性肺部病变。虽然肺功能障碍不像心脏疾病那样给患者带来突发的致命性危险，但临床上也常能遇到动脉瘤患者术后呼吸功能衰竭需要长期呼吸机辅助通气，或合并致命性肺部感染等情况。与COPD患者相比，限制性肺通气功能障碍患者手术危险性相对较低。COPD患者通气量不足，不能有效地咳嗽排痰，气道得不到净化，易导致肺不张及合并肺炎，增加使用呼吸机的机会，是重要的手术危险因素。术后呼吸系统并发症增多的主要因素包括长期吸烟、肥胖、高龄（60岁以上）、超过3小时以上的麻醉等，特别是胸腹主动脉瘤需要开胸手术的患者，因此术前对呼吸系统的功能评价相当重要。Duke医疗中心对术前呼吸功能障碍的腹主动脉瘤患者进行了充分而详尽的术前评估，并采取有效的预防性措施，如术前禁烟、应用抗生素控制肺内感染、雾化吸入支气管扩张剂和湿化空气、呼吸肌功能锻炼等，术后仅有20%需要较长时间机械通气，且没有死于呼吸系统并发症者。充分的肺功能评价，依赖于详细地获得病史、特异性的体格检查、肺功能测定及动脉血气分析等，其中肺功能检查是判断手术危险性最准确的指标。本节论述呼吸功能的检查方法及临床常见的几种呼吸系统疾病。

一、呼吸功能检查

（一）临床表现

呼吸系统检查时，首先要详细询问病史及不良嗜好史。吸烟史长短很重要，一般认为20年的吸烟史是使肺脏处于手术高危状态的临界年限。要注意询问患者有无咳嗽、咳痰、咯血、呼吸困难、胸闷胸痛及气短病史。如患者自诉有气短，呼吸困难或哮喘发作病史时，一定要询问症状何时开始、发作诱因及与体位的关系等，以便了解发病的原因和判断病情严重程度。体格检查时要注意虚弱患者是否存在低通气状态，伴有慢性阻塞性肺疾病的患者是否存在肺部的高度膨胀状态。胸部叩诊和听诊对诊断疾病和判断疗效有帮助，尤其是急重症患者胸部X线检查困难的情况下更为实用。

（二）胸部X线检查

胸部X线检查在临床最为常用，且简便易行，一般是摄正侧位像，必要时可以行断层摄片检查。如果术后估计可能出现呼吸系统并发症时，采取与术前相同条件的术后拍片是十分有用的对照检查方法。另外，采用高千伏摄影能够更清晰地显示肺内浸润灶及细小结节、肺门、纵隔、气管和主支气管病变。血管造影结合介入放射学技术，不仅用于诊断部分疑难病症，还可用于疾病治疗（如灌注药物、栓塞、腔内成形等）。

（三）其他物理学检查

胸部CT对发现肺内细微病变，以及纵隔、胸膜及隐蔽区域病变优于常规X线检查，高分辨CT有助于肺间质病变的早期发现和诊断，但它不能取代常规X线检查，亦并非必需的检查，只是常规X线检查的补充。胸部MRI具有良好的组织分辨特性，在呼吸系统疾病诊断中主要用于血管、锁骨上窝区、纵隔、胸膜及胸壁病变。胸部超声用于检查胸腔积液、胸膜肿瘤、纵隔肿瘤，有时也用于肺动脉高压的研究。

（四）肺功能检查

肺功能检查在诊断有否通气功能障碍及其程度、判定肺功能障碍的治疗效果及判断预后方面发挥重要的作用，它也是判断手术侵袭危险程度的重要指标及诊断呼吸衰竭的方法。肺功能检查方法较多，如小气道功能测定、气道反应性、动脉血气分析、弥散功能测定等。呼吸描记器较为常用，热电式流量计代替过去的那种Benedict-Roth型呼吸描记器，并将流速转换为容量后用电子计算机算出通气量各值，从而可以判断是否存在限制性、阻塞性或混合性通气功能障碍及严重程度。电子计算机微处理技术的应用，使一些呼吸功能测量仪小型化，便于携带和床旁测定。下面介绍通气功能测定的一些常用参数及动脉血气分析的意义。

1. 潮气量（V_T） 是指平静呼吸时每次呼出或吸入的气量，成人正常值约为500ml。

2. 肺活量（VC）**和百分肺活量**（%VC） 从最大吸气位开始行最大呼气称呼气肺活量。相反从最大呼气位开始行最大吸气称吸气肺活量，通常肺活量是指呼气肺活量，正常值为2500～3500ml。肺活量实测值与预测值之比称百分肺活量，表示限制性通气障碍的程度。肺活量预测值：

男性：[27.63–0.112×年龄（岁）]×身高（cm）

女性：[21.78–0.101×年龄（岁）]×身高（cm）

%VC低于80%时认为存在限制性通气障碍。

1秒量（FEV_1）和1秒率（$FEV_1\%$）测量肺活量时加上时间因素，从最大吸气位尽快完全地呼气时的肺活量称为用力肺活量（forced expiratory volume，FEV），从呼气开始计算1秒呼出气量称为1秒量（FEV_1），正常范围为50～60ml/kg，1秒率低于80%时存在阻塞性通气障碍。

3. 最大通气量（MVV） 是指以最大努力所能取得的每分钟通气量，反映抵抗呼吸肌、肺胸廓顺应性、气管阻力的呼吸储备能力。其结果受患者配合程度的影响，临床上常用百分最大通气量（%MVV），即最大通气量实测值与预测值之比，MVV预测值：

男性：[86.5–0.552×年龄（岁）]×体表面积（m^2）

女性：[71.3–0.472×年龄（岁）]×体表面积（m^2）

4. 气体陷闭指数 表示有无气道阻塞。

气体陷闭指数=（VC–FEV）/VC×100%

5. 残气量（RV）**和功能残气量**（FRC） 残气量是指深呼气后肺内存留气体量。为排除体表面积对残气的影响，通常将残气占肺总量的百分比作为肺泡内气体滞留的指标，即残气率。功能残气量是平静呼气末的肺内残留气量，包括残气和补呼气两部分。

6. 最大呼气中段流量（MMFR） 是测定用力肺活量的25%～75%的流量，其意义和最大通气量及用力肺活量相似，但其灵敏度较高。

7. 动脉血气分析 肺的最终作用是将吸入的氧运载到末梢组织并将组织产生的二氧化碳排出体外，所以测定动脉血氧分压（PaO_2）和二氧化碳分压（$PaCO_2$）对了解肺功能至关重要。它与X线、心电图一起被称为临床处理重危患者所必备的"三大常规"检查。PaO_2正常值为10.7kPa（80mmHg）。PaO_2下降的原因：①肺通气功能低下，如胸廓运动障碍、呼吸中枢障碍、气道阻塞；②弥散障碍，如氧中毒、ARDS；③分流量增大，如肺不张、肺水肿、ARDS等；④循环障碍，如肺血管床减少的所有疾病。$PaCO_2$升高的原因：①肺泡通气功能低下；②胸廓变形；③通气血流分布不平衡。$PaCO_2$和PaO_2同时下降的原因：①代谢性酸中毒；②发热；③呼吸机辅助通气等。

判断COPD患者手术危险性时，1秒量和1秒率是最好的指标，可依据"1～2L"原则大致判定，即1秒量2L以上时危险性低；1～2L时属中等度危险；1L以下时危险性最大，术后常需长期的呼吸机辅助通气。1秒率是实测值与预测值之比，比1秒量更有用，1秒率低于70%时需加以注意，低于50%时危险性明显增加。最大通气量为预测值50%以下时，手术危险性特别大。表8-2是所述各项参数对动脉瘤术前的肺功能评价。

表8-2 术前肺功能评价

参数	正常	高危
肺活量	30～50ml/kg；大于预测80%	小于30%
1秒量	大于预测80%	小于40%
最大呼气中段流量	150～200L/min；大于预测80%	小于35%
最大通气量	150～500L/min；大于预测80%	小于35%
动脉血氧分压	（11.3±0.667）kPa	小于6.67
动脉血二氧化碳分压	（5.33±0.533）kPa	大于6.00

二、呼吸系统疾病的术前准备

Tisi和Luce提出，对于呼吸功能障碍患者，术前一般性处置原则：①术前至少戒烟1～2周，对于胸腹主动脉瘤患者需要开胸者，术前应戒烟2个月以上；②哮喘患者或可逆性气管疾病患者，使用扩支气管药物，可以使1秒率改善15%以上，术前应吸入茶碱等扩张支气管类药物，尽可能改善肺功能；③咳脓性痰时术前应使用抗生素，根据痰菌培养和药物敏感试验选用相应抗生素。具体而言，合并呼吸系统疾病者的术前准备如下所述。

（一）急性炎症

急性支气管炎是由于病毒或细菌感染、物理、化学性刺激或过敏反应等导致气管支气管黏膜的急性炎症。初始时通常先有上呼吸道感染症状，以后逐渐出现咳嗽咳痰，痰由黏液性转为黏液脓性。当伴发支气管痉挛时可出现哮喘和气急。肺部听诊可闻及粗的干啰音或较少的湿啰音。胸部X线检查可仅有肺纹理增强。

由于急性支气管炎的气道分泌物增多，加上麻醉和手术的侵袭，术后易导致感染扩散，合并肺不张和肺炎的危险性增大，所以除急诊手术外均应首先应用止咳祛痰类药物。对刺激性咳嗽患者，宜加用蒸气吸入或生理盐水雾化吸入，合并支气管痉挛患者适量应用茶碱类扩张支气管类药物，合并细菌感染者应用抗生素控制气道炎症，待炎症完全治愈后1～2周再行手术治疗。

动脉瘤合并肺炎的患者，无论是细菌性、病毒性还是其他类型肺炎，均应先内科用药控制炎症或增强机体免疫力，然后考虑外科手术。

（二）慢性支气管炎

慢性支气管炎是由于感染或非感染性因素引起气管、支气管黏膜及其周围组织的慢性非特异性炎症。早期表现主要为内径＜2mm的小气道受累，术前胸部X线检查及肺功能检查多无异常所见，重症时胸部X线摄片可发现肺纹理增强，肺功能检查时最大通气量、1秒量、1秒率及最大呼气中段流速轻度降低，残气量增加，但肺活量基本正常，血气分析大多正常。

术前准备：重要的是去除病因。慢性支气管炎患者气道内黏液分泌多，故治疗以祛痰、排痰为主。使用祛痰药物及雾化吸入，排痰不充分时，可采取体位引流。伴有支气管痉挛时，易引起气道狭窄，可使用茶碱类扩张支气管药物，术前抗炎治疗也是必要的。

（三）阻塞性肺气肿

阻塞性肺气肿是指终末细支气管远端部分（包括呼吸性细支气管、肺泡管、肺泡囊和肺泡）膨胀，并伴有气道腔壁的破坏。其病理生理特征是肺泡壁破坏致使终末支气管以下的末端含气区域异常扩大，肺泡张力下降，呼气时气道阻力增大，呼吸功能随之降低，而且由于肺及胸廓膨胀过度致使膈肌下降。本病大部分合并慢性支气管炎和支气管哮喘，属重度阻塞性通气功能障碍，动脉瘤患者常合并此类疾病，术后并发症亦相应增多。

体格检查时患者呈桶状胸，胸部叩诊呈过清音，胸部X线表现为膈肌下降平坦，肺透过度增加，肺血管影减少或消失，肺功能检查1秒率下降是本病的主要特征，随病情进展肺活量逐渐降低，相反全肺容量增加，残气率亦相应增加。血气分析表现为低氧血症，伴有中度以上的高二氧化碳血症，重症可出现呼吸性酸中毒。

术前准备：以吹口哨法锻炼腹式呼吸促进呼气，改善肺内气体交换，吸烟患者必须戒烟。除口服祛痰药物以外，还要应用扩张支气管药物，以解除支气管狭窄改善肺内通气，促进气体弥散。合并感染时根据痰菌培养结果和药物敏感试验选用抗生素。

最近有文献报道慢性阻塞性肺疾病虽然并不增加腹主动脉瘤的手术病死率，但可增加动脉瘤破裂的概率，还可明显延长术后机械通气时间。因此，慢性阻塞性肺疾病患者的术前系统治疗是相当必要的。

（四）支气管哮喘

支气管哮喘是气管和支气管对各种刺激的反应性增强，从而引起广泛的气道狭窄为特征的疾病。哮喘的重要特点是气道的高反应性。各种吸入物、感染及气候变化等均可诱发哮喘发作。轻症时胸部X线检查可见肺过度膨胀，肺纹理增强，肺功能检查残气量及潮气量基本无变化，重度支气管哮喘双肺可闻及弥漫性、以呼气相为主的哮鸣音。肺功能检查可表现为潮气量、1秒量、1秒率均降低，残气量增加，血气分析$PaCO_2$和PaO_2均下降，随病情进展$PaCO_2$明显升高。哮喘发作时FEV_1在呼入β_2受体激动剂时增加15%以上，支气管激发试验阳性。此外支气管哮喘可并发自发性气胸、肺不张、肺气肿、慢性支气管炎、肺结核等。

支气管哮喘发作是外科手术的禁忌证，未发作时可以手术，但围手术期必须密切监测肺功能变化，消除一切可能诱发哮喘发作的因素。支气管哮喘发作时的气道狭窄可以自然缓解或靠药物治疗得以改善。如果术前时间充分，可试行脱敏治疗；吸烟患者应戒烟；轻症病例口服氨茶碱、麻黄碱等扩张支气管药物和祛痰药；发作频繁时除上述药物外，尚需应用肾上腺皮质激素，如泼尼松30～40mg/d口服，逐渐减量至10mg/d维持，这样的患者须长期应用激素类药物，术中和术后经静脉注射较为安全。即使经上述处置也不能控制哮喘发作的患者应延期手术。如必须急诊手术者，术前可临时经静脉给予氢化可的松、甲泼尼龙等速效皮质激素。

（五）支气管扩张症

支气管扩张症是支气管管腔的不可逆性扩张，多数合并感染，伴有支气管壁及其周围的炎症性改变，主要临床表现是慢性咳嗽、咳大量脓性痰、反复咯血及杵状指等。痰细菌学检查，一般无特异性细菌检出。在反复感染应用抗生素的情况下，可检出铜绿假单胞菌、大肠埃希菌等，胸部X线检查显示扩张支气管周围的纤维化，断层拍片和支气管造影能够发现扩张的支气管而明确诊断。

术前准备：吸烟患者应戒烟，应用体位排痰及雾化吸入；大量咳痰者应注意观察每天排痰量的变化；若痰液黏稠不易咳出时，可应用氨溴索（沐舒坦）30～60mg每日2次静脉注射并与体位排痰相结合。支气管扩张伴有大量脓性痰且引流不畅者，可经纤维支气管镜检查排除支气管内阻塞，吸出痰液做细菌培养并注入抗生素，使引流通畅。支气管扩张患者应常规选用相应抗生素。

（杨 栋 李 璇）

第三节 肝 功 能

肝是机体各种代谢的重要器官，同时参与体内消化、代谢、排泄、解毒及免疫等过程。肝血流量极其丰富，约占心排血量的1/4。虽然大多数动脉瘤手术不直接侵袭肝，但胸腹主动脉瘤等大血管手术，术中大量失血导致的低血容量性休克及术中动脉阻断前后血压的急骤变化，均对肝产生较大影响。Sprung等在对一项942例肾下腹主动脉瘤围手术期肝功能观察中发现，0.3%的患者可出现急性缺血性肝病。肾下腹主动脉瘤患者围手术期死于肝功能障碍者约为0.021%。国内资料报道腹主动脉瘤患者术后出现肝衰竭的比例为1.1%。因此，术前全面检查肝功能及正确地评价肝储备能力，并预先对症保肝治疗，对预防围手术期肝功能损害乃至提高动脉瘤手术的成功率均十分重要。

一、术前肝功能检查及评价

动脉瘤术前的肝功能检查应既全面又有针对性，主要包括血清酶学、蛋白质代谢、胆红素代谢、生物化学、免疫学和病毒性肝炎等能反映急性肝炎和慢性肝病的多种检查。肝功能检查是相互关联的各项代谢功能的检查，常是几项指标同时恶化或同时改善，为此必须把握各项检查的特征。以下就临床较为常用的肝功能检查及相关功能评价进行论述。

（一）一般肝功能检查

1. 白蛋白 在肝细胞内质网内合成，约占血浆蛋白质的50%，其作用在各种蛋白质中最为重要，主要是维持血浆胶体渗透压和参与一些物质的转运。当肝实质损害时，白蛋白合成及分泌能力均低下。在肝炎早期白蛋白浓度常作为判断肝炎严重程度的依据。另外，白蛋白减少也是肝硬化的特征之一。当肝硬化患者白蛋白减少至30g/L以下时，多数患者出现腹水。动脉瘤患者若白蛋白＜30g/L，除急诊手术外均应保肝支持治疗以提升蛋白水平。

2. 转氨酶 人体中转氨酶有数十种，其中谷草转氨酶（GOT）、谷丙转氨酶（GPT）最为重要。二者又分别称天冬氨酸转氨酶（AST）、谷氨酸转氨酶（ALT）。血清转氨酶活性是肝细胞损害的敏感指标，其水平的升高在一定程度上反映了肝细胞损害和坏死的程度，但升高幅度并不一定与肝功能损伤程度和范围成正比，如急性重型肝炎患者肝细胞受损严重，但ALT仅轻度升高，而黄疸升高明显，即“酶黄分离”现象。动脉瘤患者术前GOT和GPT超过200U/L时，同样要积极地进行内科治疗，以免手术和麻醉打击造成不可逆性的肝衰竭。术前建议使二者水平降至100U/L以下。

3. 单胺氧化酶和胆碱酯酶　二者均在肝内合成，是反映肝纤维化的主要酶类。单胺氧化酶（monoamine oxidase，MAO）在肝硬化时水平增高，且与肝表面结节形成过程平行。胆碱酯酶（choline esterase，CHE）在肝细胞受损时合成减少，它同时也是反映肝储备功能的一项指标。

（二）凝血系统的检查

大部分凝血因子在肝合成。其中第Ⅷ因子半衰期只有4～6小时，且当纤溶不足时不易消耗，最适合用于了解肝的蛋白合成功能。

1. 凝血酶原时间　反映外源性凝血因子水平（凝血因子Ⅰ、凝血因子Ⅱ、凝血因子Ⅴ、凝血因子Ⅶ、凝血因子Ⅹ等）。

2. 活化部分凝血酶原时间　反映内源性凝血机制，有关凝血系统的检查请参照本章相关小节。

（三）负荷试验

1. 吲哚菁绿试验　吲哚菁绿（indocyanine green，ICG）几乎全部经肝代谢，而且均为游离型，是最常用的负荷试验。现在广泛应用的是吲哚菁绿15分钟滞留率（$ICGR_{15}$）和血浆清除率（KICG）。前者是指患者安静卧床清晨空腹采血后，按0.5g/kg标准静脉注射ICG，15分钟后从对侧肘静脉采血送检。后者是指患者安静卧床清晨空腹采血后，按0.5g/kg标准静脉注射ICG，于5、10、15、20、30、40、50、60分钟后从对侧肘静脉采血送检。

2. 糖负荷试验　肝是机体代谢的中心，也参与糖代谢和控制血糖，肝功能障碍时可表现为糖代谢异常。其检查方法包括口服葡萄糖耐量试验和半乳糖耐量试验等。血液中不存在半乳糖，静脉注射半乳糖后约70%从肝代谢转变为葡萄糖，通过测定静脉血中半乳糖浓度可计算其半衰期和肝清除能力，从而判断肝细胞的破坏程度。

（四）肝储备能力的相关评价

术前肝储备能力的相关评价也是必不可少的。长期以来，人们一直试图从肝功能检查的各项指标中找出一些项目少、应用方便和预测准确性高的指标，来评估肝病患者术前肝功能状况和肝储备能力，以指导制订麻醉和手术治疗方案，从而减少肝病患者手术和麻醉的危险性。Stone主张以Child分级预测肝硬化患者接受任何大手术的危险性。Garrision回顾了100例接受各种非肝病的肝硬化患者的术前、术中及术后54个因素对术后生存率和并发症的影响，经统计学分析，术前10个因素与术后生存质量密切相关，依其重要性排列是Child分级、腹水、腹腔活动感染或污染、急诊手术、营养不良、血清总胆红素≥51.3μmol/L、白蛋白＜30g/L、凝血酶原时间大于正常对照时间、活化部分凝血酶原时间大于正常对照时间、外周血白细胞计数＞10×10^9/L。Pugh推荐一项用于判断肝储备能力的计分法，它与Child分级标准组成Child-Pugh分级计分法修正标准（表8-3），为目前公认作为术前评估肝功能和预测手术预后有实用价值的标准。当Pugh计分法＞7分时，手术时机的选择应格外谨慎，术前用药应减少或不用。

表8-3　Child-Pugh分级计分法

Child 分级标准				Pugh 异常计分			
项目	A	B	C	项目	1分	2分	3分
胆红素（μmol/L）	＜34.2	34.2～51.3	＞51	血清胆红素（μmol/L）	＜25	25～40	＞40
白蛋白（g/L）	＞35	25～30	＜30	血清白蛋白（g/L）	35	28～35	＜28
腹水	无	易消退	不易消退	凝血酶原时间延长（秒）	＜4	4～6	＞6
脑病	无	轻度	高度	脑病分级	无	1～2级	3～4级
营养状态	优良	中等	低下	手术危险性	危险性小	中度危险	很危险

二、合并肝病患者的术前评价与准备

众所周知，接受外科手术可使患者术前已经存在的肝功能障碍加重，一般不单独诱发肝功能障碍。因此对于合并肝功能障碍的患者，应尽可能避免外科手术或将外科手术侵袭降低至最小。以下就合并肝病的外科手术患者进行论述。

（一）急性肝炎

急性肝炎是肝细胞迅速变性坏死的疾病，若这一时期加以手术侵袭，将导致肝细胞广泛坏死，发展成重症肝炎。急性甲型肝炎和急性乙型肝炎一般数周至2～3个月治愈，有时也可达5个月以上，所以手术应避开急性期，为了安全起见宜在发病半年以后考虑手术治疗。单纯HAsAg阳性者并非手术禁忌。但手术室应严格消毒隔离，避免交叉感染。非甲非乙型肝炎和一部分乙型肝炎病情容易迁延，将在慢性肝炎一节中详述。

HbsAg阳性、ALT升高的乙型肝炎患者，在急性期或慢性活动期原则上不应实行手术，待ALT恢复正常，病情稳定后再手术。只有ALT升高，其他各项肝功能正常的患者，当病情需要时可进行手术，围手术期应采取积极的保肝治疗措施。

急性肝炎时除血清酶学检查、凝血系统检查以外，也推荐负荷检查。凝血系统检查异常和肝储备能力明显低下者不宜手术治疗。当GPT＞200U/L时应延期手术，待GPT恢复后考虑外科治疗。

（二）慢性肝炎

慢性肝炎依其病因可分为病毒性肝炎和自身免疫性肝炎。在我国大部分慢性肝炎为病毒性肝炎，而且依其临床表现和组织学特点又分为活动性和非活动性。慢性活动性肝炎的组织学特点是明显的肝细胞片状坏死和纤维增生，有可能发展为肝硬化。此时转氨酶进一步升高，有时伴有轻度黄疸。术前如怀疑慢性肝炎，要详细检查以确诊是活动性还是非活动性，必要时行肝活检。慢性活动性肝炎患者血清转氨酶超过300U/L且有轻度黄疸时，属活动性肝炎的进展期，绝对禁忌手术。即使为非进展期，也要使患者卧床休息，并行保肝治疗，争取使转氨酶降至100U/L以下时再手术。

（三）肝硬化

肝硬化患者术后易合并各种器官的功能障碍，由于肝合成蛋白能力下降，切口不易愈合，并易导致切口感染和腹腔感染。此外，肝硬化患者循环动态发生改变，心搏出量增加，末梢血管阻力下降，动脉压降低，术后很容易出现低血容量性休克。而术后输液过多又易导致肺水肿、心力衰竭及腹水的发生。因此多数学者认为应该从严掌握手术指征，特别是尽量避免急诊手术。肝功能在Child C级或Pugh计分超过9分的肝硬化患者属于手术禁忌。肝硬化活动期也不宜手术。肝功能A级和B级患者应结合其他肝储备能力检查慎重决定手术与否。肝硬化必须手术治疗的患者，术前应全面了解其肝代偿功能和储备功能，充分做好术前准备，努力减少对肝功能有损害的因素，特别是避免术中大量失血和发生术后并发症。动脉瘤的腔内修复术由于手术创伤小，尤其适用于终末期肝功能障碍患者。

术前处置包括饮食疗法、补充蛋白，要保证白蛋白在30g/L以上；凝血酶原时间＜50%的患者要输注新鲜冷冻血浆；限制盐分摄取，使用利尿剂以控制腹水和水肿；口服乳果糖和应用抗生素抑制肠道毒素产生，预防术后感染；纠正糖代谢异常。

（杨　栋　李　璇）

第四节　肾　功　能

肾通过肾小球的过滤作用及肾小管的再吸收和分泌作用而维持体液的平衡，具体地讲就是通过肾小球的过滤作用和肾小管的分泌作用，排泄代谢产物、废弃物；通过肾小管再吸收HCO_3^-，分泌OH^-、NH_4^+来调节体内酸碱平衡；并通过在肾小管髓袢升支和远曲小管实现Na^+和Cl^-的主动再吸收，使尿液浓缩或稀释以调节体内的渗透压与体液的组成。

肾功能包括肾小球功能和肾小管功能，前者以肾小球滤过率表示，后者以肾小管分泌极限量和再吸收极限量来表示。亦有学者将肾功能分为皮质功能和髓质功能，皮质功能是指肾小球和近曲小管功能，髓质功能是指髓袢和集合管功能。肾积水和肾盂肾炎患者，髓质功能障碍先于皮质功能障碍出现。肾是靠肾的血液循环来发挥功能的，故肾血流量或肾血浆流量也是代表肾功能的指标。很多肾病患者缺乏主诉，患者本人并没有意识到，而是术前才发现肾病和肾功能障碍。肾病患者术后合并肾衰竭的可能性大，近来随着血液透析疗法的进步，合并高度肾衰竭或没有肾功能的患者通过血液透析治疗也可行手术治疗。

了解肾功能障碍程度对判断患者接受血管外科手术的耐受力十分重要，尤其是主动脉瘤切除等影响肾血流的血管外科手术。术前需要正确判断肾功能，估测术后肾衰竭出现的可能性并采取相应对策。

对于围手术期需要行增强造影的肾病患者，应考虑使用静脉等渗液平衡水合，使用最低剂量的对比剂，以及使用低渗或等渗对比剂。如果可以使用胱抑素C测定法，则应考虑对肾小球滤过率（eGFR）受损的患者[45～59ml/（min・1.73m^2）]进行胱抑素C测定，以确诊肾病。

（一）肾功能检查方法

对于血管外科手术，尤其是周围血管外科来讲，不需要了解肾功能状态，尽量避免不必要的检查。但对于腹主动脉瘤患者，因手术侵袭较大，且术中可能切断左肾静脉，术后容易出现肾衰竭，术前必须详细了解肾功能，除常规检查外，尚需进行肌酐清除率、尿浓缩试验、酚红排泄试验及肾图测定等检查。但急诊手术时不应因检查而延误手术时机。

1. 尿常规检查　是最简单实用的基本检查方法，尽管不能正确判断肾功能，但对了解肾功能障碍和有无泌尿系统疾病是必不可少的。尿常规检查包括24小时尿量、尿蛋白定性、尿糖定性、尿比重、尿pH和尿沉渣镜检等。当尿蛋白或隐血阳性时，应考虑有无泌尿系统疾病存在，必要时进一步详细检查，包括腹部影像学检查。尿沉渣镜检发现大量白细胞时说明存在尿路感染，要确定感染灶的部位，并应取中段尿做菌培养，根据药物敏感性选用抗生素，以防术后发生败血症。

2. 血液生化学检查　当肾小球滤过率下降为50ml/min时，血液中肌酐和尿素开始潴留，血清肌酐清除率与肾功能关系密切，其个体差异不大，成人血清肌酐155μmol/L以下属正常。血清肌酐265μmol/L以上，血尿素氮（blood urea nitrogen，BUN）8.9mmol/L以上时说明存在肾功能障碍。而当血清肌酐达707mmol/L以上时，是典型的尿毒症，需要血液透析。

3. 电解质检查　血清钠浓度是决定血浆渗透压的重要因素，肾功能障碍时表现为低钠血症，肾衰竭时BUN每升高2.5mmol/L，血清钠下降0.5mmol/L以维持血浆渗透压；同时肾衰竭时易发生高钾血症，但这并非钾总量的增加，而是由于代谢性酸中毒使钾从细胞内分布到细胞外所致。此外，肾衰竭抑制经肠道的钙吸收导致血钙浓度下降，相反血磷浓度上升。

4. 超声检查　是泌尿系统的形态学检查方法，并非肾功能检查方法，但由于该检查简便易行且无创伤，可与其他肾功能检查方法并用以利于综合诊断。所以有条件时要尽可能实施超声检查。超声检查可以诊断泌尿系统结石、肾积水、肾囊肿等。

5. 肌酐清除率　为准确地评估肾功能，术前测定肌酐清除率是必要的，它是肾小球功能的检查方法，代表肾小球滤过率。当肾小球滤过率＜50ml/min时血清肌酐开始上升。

6. 酚红排泄试验（PSP试验）　是近曲肾小管功能的检查方法。酚红排泄速度与肾血浆流量成正比，可以了解肾血流动态和近曲肾小管功能。正常成人PSP 15分钟值为25%以上，2小时值为70%以上，如15分钟值低于15%，2小时值低于50%，术后发生肾衰竭的可能性大。

7. 尿浓缩试验　是远曲小管、集合管等下位肾单位功能的检查方法。一般以尿比重来表示，当存在血尿、糖尿、蛋白尿时渗透压比测尿比重更为准确。最大尿比重为1.036，最大稀释尿比重为1.001。在肾病初期尿比重尚可反映肾功能，随着病情进展尿比重逐渐固定，此时必须靠测肌酐清除率来判断肾功能。

8. 肾图检查 可了解单侧肾功能，当腹主动脉瘤手术需要切除单侧肾时必须了解对侧肾功能。

（二）肾功能障碍患者的术前准备

在透析疗法高度发达的今天，即使存在重度肾功能障碍，只要存在适应证也可以进行手术。关键在于把握患者术前的肾功能状态并及时处理，肾功能状态大致可分为4期。

第1期：肾功能储备减少期。此期肾小球滤过率在50ml/min以上，肾排泄及调节机制均保持正常，BUN也正常，只要没有过大的手术侵袭，很少发生肾衰竭。

第2期：肾功能低下期。此期肾小球滤过率在30～37ml/min，属肾功能代偿期，表现为尿浓缩障碍，夜尿增多，可有轻度贫血，BUN轻度升高。如果术后补液恰当并适当应用利尿剂多不会发生肾衰竭。

第3期：肾衰竭期。肾小球滤过率为10～30ml/min，属失代偿期。机体不能维持内环境稳态，多并存氮质血症、高钾血症和代谢性酸中毒，贫血较明显，术后肾衰竭进一步加重，须靠透析维持。

第4期：尿毒症期。肾小球滤过率＜10ml/min，除第3期的临床症状外，尚存在代谢性酸中毒症状，甚至出现消化道症状和心肌受累表现，术后并发症发生率极高，易并发多器官功能障碍。

对于第3、4期的患者，术前应尽量纠正高钾血症和代谢性酸中毒，以防止多器官功能衰竭的发生。除非急诊手术，一般均应确保手术在第1、2期进行。当肾功能检查发现肾功能障碍时，需结合腹部超声、CT及尿路造影等影像学检查确定肾功能障碍的原因。

1. 肾积水 分为先天性和后天性两种。尿路任何部位的梗阻都可导致肾积水。只要对侧肾功能正常，单侧肾积水时肾功能亦可维持正常。后天性双侧肾积水原因多为骨盆内肿瘤或后腹膜淋巴结转移等。此外，脊髓损伤和神经系统疾病如神经源性膀胱功能失调也可导致双侧肾积水，这种情况下要清楚术前是否存在排尿困难。确诊除尿常规、血液生化学、血清电解质、肌酐清除率、腹部超声及肾图检查外，尚需测定尿流量和残余尿量，行动脉瘤手术前尽量解除梗阻因素以保证肾功能在第1、2期水平。

2. 肾囊肿 是双侧发生的先天性疾病，50岁左右肾功能开始下降，超声波和CT检查容易确诊。轻度肾功能障碍不影响手术。

3. 尿路畸形 一般不影响手术，但是重复肾盂、重复输尿管也可成为肾功能障碍、肾盂积水的原因。即使无肾功能障碍，术前也应确定有无尿路畸形以防术中误伤。

4. 泌尿系统感染 也可导致肾功能障碍，急性泌尿系统感染时伴有发热和疼痛等症状，一般较容易诊断。慢性泌尿系统感染因缺乏典型症状值得注意。治疗原则为控制感染，解除尿路梗阻，并根据尿细菌学检测结果合理使用抗生素。

以上就肾功能障碍的术前评价与肾功能障碍患者的术前准备进行了论述，重要的是针对病因改善患者术前肾功能。除非急诊手术，应将肾功能维持在安全范围内，尽量降低术中及术后肾衰竭发生的可能性，以提高手术安全性。

（杨 栋 李 璇）

第五节 凝血功能

血管外科医师必须依靠精湛的技艺和先进的手术器械来完成血管外科手术，以重建或维持动脉血运。少数情况下，血运重建虽然获得成功，但术中术后难以控制的渗血或出血却最终导致手术失败，甚至有腹主动脉瘤患者术后死于弥散性血管内凝血（disseminated intravascular coagulation，DIC）等少见情况。一些患者先天性或后天性凝血、纤溶系统异常导致纤溶系统亢进、凝血机制障碍。本节着重论述动脉瘤术前凝血功能的检查及常见的凝血机制障碍性疾病的术前准备。

（一）凝血功能检查

对于动脉瘤术前的患者，尤其是腹主动脉瘤患者，采集病史时详细询问是否有凝血功能障碍是十分必要的。必须注意是否有轻微损伤时的创口出血不止，拔牙时是否出血不止，是否有月经过多及分娩时大出血，家族内是否有先天性出血性疾病患者，是否服用过有抗血小板作用的药物。身体检查时要注意皮肤和黏膜是否有出血性瘀斑或紫癜等。

凝血系统的检查方法多种多样，动脉瘤术前的常规凝血功能检查应包括血小板计数、出凝血时间、凝血酶原时间（PT）、活化部分凝血酶原时间（APTT）、纤维蛋白原和纤维蛋白原降解产物定量（FDP）等。条件允许的情况下，还可测定组织型纤溶酶原激活物（t-PA）活性及纤溶酶原激活物抑制剂活性。有文献报道，腹主动脉瘤患者术前凝血功能检查均可发现不同程度的凝血功能异常。其中58%的患者D-二聚体＞3.4mg/ml，动脉瘤最大直径与D-二聚体水平升高的相关度达0.664，与FDP水平异常的相关度达0.561。这提示腹主动脉瘤患者凝血与纤溶系统的激活状态与动脉瘤瘤体的形态学特征有关。直径较大的腹主动脉瘤患者，凝血功能出现异常是由于动脉瘤局部管腔的明显扩张和变形造成血液湍流，增加了对血管内皮细胞的剪切力，导致局部持续的纤维蛋白和（或）血小板沉积，并继发纤溶亢进。对于动脉瘤瘤体较大或有破裂倾向的患者，尤其是纤维蛋白原在2g/L以下，血小板计数在100×10^9/L以下时，术前应进行小剂量肝素抗凝治疗，否则由于消耗性凝血因子的减少，容易引起术后DIC及多系统器官功能衰竭。

（二）血小板异常

血小板是从骨髓中成熟的巨核细胞胞质裂解脱落下来的小块细胞胞质，对机体的止血功能极为重要。当手术或外伤致血管损伤时，血小板在VWF因子作用下迅速黏附于血管内皮下暴露的胶原组织并聚集成团，形成较松软的止血栓子，促进血凝并进一步形成坚实的红色血栓。

血小板无论质还是量的异常均可导致止血障碍。造成血小板数量减少的疾病主要为各种类型的血小板减少性紫癜，包括先天性和后天性因素。外科常见的是肝硬化脾功能亢进导致的血小板减少。动脉瘤术前一般应保证血小板在100×10^9/L以上，低于50×10^9/L时有渗血可能，低于20×10^9/L则常有严重出血甚至导致DIC的危险。当血小板数量较少时，术前应提升血小板水平。血小板成分输血是行之有效的方法。一般输入血小板10U可使血小板增加30×10^9/L，但波动范围较大，输入后应注意复查，必要时可多次输入补充。

引起血小板功能异常的疾病较多，同样包括先天性和后天性因素。临床常见血小板功能异常的患者，多为尿毒症患者和非类固醇类抗炎药物使用者。前者血浆中的尿素及其代谢产物可造成血小板功能的损害，应用血液透析治疗可以改善血小板功能。非类固醇类抗炎药物，如阿司匹林可抑制血小板环氧化酶，使花生四烯酸不能合成前列腺内过氧化物和TXA_2，影响血小板聚集。对于此类患者应在术前1周左右停药，其他类固醇类抗炎药仅在其存在于血液循环的期间内才使血小板功能发生障碍，故可于手术前1～2天停药。血管性血友病（von Willebrand病）患者的血小板功能异常与凝血因子Ⅷ异常有关，患者或家属有异常出血或创伤及术后出血的既往史，血小板计数正常而出血时间明显延长时，要考虑到本病的可能性，阿司匹林耐量试验阳性可作为本病的一种诊断方法。确诊后术前要输注新鲜血、血浆或凝血因子Ⅷ浓缩物以补充缺乏的凝血因子。对于急诊术前怀疑血小板功能异常且出血时间明显延长者，可行血小板成分输血以暂时增强血小板功能。

（三）凝血因子异常

因凝血因子缺乏引起的凝血机制障碍性疾病，分为遗传性和获得性两大类。前者以血友病最常见，后者多为其他基础疾病的影响，引起血浆中凝血因子的减少或缺乏，或循环中产生抗凝物质。各种凝血因子缺乏常导致异常出血，现已清楚的凝血因子如表8-4所示。

表 8-4 血液凝血机制的成分及其特点

凝血因子	常用名称	血浆浓度（g/L）	生物半衰期	凝血中的作用
Ⅰ	纤维蛋白原	2～4	90h	形成纤维蛋白的前体
Ⅱ	凝血酶原	20	60h	能转变为凝血酶，促进纤维蛋白原成为纤维蛋白激活凝血因子Ⅴ、凝血因子Ⅷ，激活蛋白C
Ⅲ	组织因子促凝血酶原激酶			为凝血因子Ⅶ a的辅因子
Ⅳ	钙离子			辅因子
Ⅴ	易变因子	0.5～1	12～36h	激活凝血酶原
Ⅶ	稳定因子	0.2	6～8h	为维生素K的依赖因子，与组织因子形成复合物，激活凝血因子Ⅹ及凝血因子Ⅸ
Ⅷ	抗血友病球蛋白	＜1	12h	与凝血因子Ⅴ有相同的作用特点，为凝血因子Ⅸ a的辅因子，可激活凝血因子Ⅹ a
Ⅸ	血浆凝血活酶成分	0.3～0.4	12h	为维生素K的依赖因子，激活凝血因子Ⅹ
Ⅹ	Stuart Prower因子	0.6～0.8	48～72h	为维生素K的依赖因子，可形成复合物激活凝血酶原
Ⅺ	血浆凝血活酶前质	0.4	48～84h	与高分子量激肽原结合成复合物
	Fletcher因子激肽释放酶原	0.15～0.5		在接触激活中激肽酶被凝血因子Ⅻ a激活激肽酶又使凝血因子Ⅻ激活为凝血因子Ⅻ a在血液中与HMWK结合成复合物
	Fitzgerald因子高分子量激肽原（HMWK）	1.26	6.5天	在血液循环内与凝血因子Ⅺ及激肽释放酶原形成复合物
Ⅻ	接触因子			凝血因子Ⅻ a被带负电荷的表面或激肽释放酶激活
	Hageman因子	0.29	48～52h	在内源系统凝血因子Ⅻ a激活激肽释放酶及凝血因子Ⅸ在外源系统中激活凝血因子Ⅶ由凝血酶激活

临床最常用的凝血功能检查是凝血酶原时间和活化部分凝血酶原时间。某些药物如华法林使凝血酶原时间延长，其机制是抑制凝血因子在肝的合成，故停药后凝血酶原时间延长仍可以持续数天，择期手术时华法林必须在术前3～4天停药。当手术无法延期时，静脉注射维生素K 10～30mg常有效，急诊手术时有必要输注新鲜冷冻血浆，其优点是当需要华法林治疗时可立即给药，而维生素K抑制华法林的作用却持续数天。

与凝血酶原时间延长关系最为密切的疾病是肝功能不全。肝合成功能具有相当的储备能力，凝血酶原时间延长说明肝功能障碍严重。除重症肝炎外，急性肝炎时凝血酶原时间并不延长，一般来讲凝血酶原时间延长代表着慢性肝病，慢性肝病患者手术前需要使用人体冻干血浆。维生素吸收异常、凝血因子消耗过多和弥散性血管内凝血的情况下也可使凝血酶原时间延长。

使用肝素导致活化部分凝血酶原时间的延长，是通过抑制凝血因子起作用的，由于肝素从体内代谢后其作用也立即消失，因此使用肝素的患者只需术前数小时停药就不必担心凝血功能。急诊手术的患者用鱼精蛋白也能中和肝素的作用。值得一提的是，约21%接受血管重建术的患者可产生肝素相关性抗血小板抗体，此类患者若再接受肝素治疗，即可促进血小板的聚集导致血栓形成。

一般而言，血友病是血管外科手术的禁忌证，其术中或术后出血常是致命性的。如患者必须手术，术前、术中及术后充分补充所缺乏的凝血因子是唯一的有效方法。对于轻型血友病患者，术前输入1000ml新鲜血浆可使凝血因子Ⅷ的含量提高至正常的20%～25%。输注凝血因子Ⅷ、凝血因子Ⅸ的浓缩血液制剂1U/kg后，可使血友病A、血友病B患者的凝血因子浓度分别上升2%和1%，但凝血因子Ⅷ、凝血因子Ⅸ在循环中的半衰期短，必须每12小时补充1次，以维持较高水平。

（李 璇 杨 栋）

参考文献

段志泉，辛世杰，2006. 动脉瘤. 北京：科学出版社.

段志泉，张强，1999. 实用血管外科学. 沈阳：辽宁科学技术出版社.

Akaike M，Yokoi K，Wada M，et al，1993. Activation of coagulation and fibrinolysis in patients with abdominal true aortic aneurysm associated with disseminated intravascular coagulation. Kokyu To Junkan，41(3)：267-270.

Axelrod DA，Henke PK，Wakefield TW，et al，2001. Impact of chronic obstructive pulmonary disease on elective and emergency abdominal aortic aneurysm repair. J Vasc Surg，33(1)：72-76.

Chassot PG，Delabays A，Spahn DR，2002. Preoperative evaluation of patients with，or at risk of，coronary artery disease undergoing non-cardiac surgery. Br J Anaesth，89(5)：747-759.

Cooperman M，Pflug B，Martin EW Jr，et al，1978. Cardiovascular risk factors in patients with peripheral vascular disease. Surgery，84(4)：505-509.

Goldman L，Caldera DL，Nussbaumet SR，et al，1977. Multifactorial index of cardiac risk in noncardiac surgical procedures. N Engl J Med，297(16)：845-850.

Halvorsen S，Mehilli J，Cassese S，et al，2022. 2022 ESC Guidelines on cardiovascular assessment and management of patients undergoing non-cardiac surgery. Eur Heart J，43(39)：3826-3924.

Luce JM，1980. Preoperative evaluation and perioperative management of patients with pulmonary disease. Postgard Med，67(1)：201-203，206-207.

Nishimura M，Ohtake S，Sawa Y，et al，1998. Endovascular stent graft placement for patients with aortic aneurysm and end-organ dysfunction. ASAIO J，44(5)：M511-M515.

Smith PK，Fuchs JCA，Sabiston DC，1980. Surgical management of aortic abdominal aneurysms in patients with severe pulmonary insufficiency. Surg Gynecol Obstet，151(3)：407-411.

Sprung J，Levy PJ，Tabares AH，et al，1998. Ischemic liver dysfunction after elective repair of infrarenal aortic aneurysm incidence and outcome. J Cardiothorac Vasc Anesth，12(5)：507-511.

第九章
动脉瘤的围手术期监测和并发症的处理

第一节　呼吸功能监测

多数动脉瘤开放手术及部分动脉瘤腔内治疗需要全身麻醉，监测呼吸力学指标及评价通气储备，充分、有效、动态地评估患者的呼吸功能，以此指导选择机械通气模式和呼吸治疗策略，可以有效预防围手术期呼吸系统并发症。下面是一些临床常用的监测指标。

（一）脉搏血氧饱和度

脉搏血氧饱和度（pulse oxygen saturation，SpO_2）监测是连续无创监测方法，成人SpO_2正常值为≥95%。一般情况下，其能较好地反映动脉血氧饱和度（arterial blood saturation，SaO_2），相应的计算公式为$SpO_2=HbO_2\times(HbO_2+RHb)\times100\%$；其中，$HbO_2$为氧合血红蛋白，RHb为还原血红蛋白。

通过SpO_2测定出血液在一定的氧分压下，氧合血红蛋白（oxyhemoglobin，HbO_2）占全部血红蛋白（hemoglobin，Hb）的百分比值，可以及时有效地评价血氧饱和状态，了解机体围手术期的氧合程度，为早期发现低氧血症提供了有价值的信息，可有效预防或减少围手术期的意外死亡。

临床应用时，还应该熟悉影响SpO_2监测的因素。

1. 其他血红蛋白的影响　碳氧血红蛋白（carboxyhemoglobin，COHb）在660nm波长的红光处与HbO_2有类似的光吸收量，一氧化碳（CO）中毒的患者测得的SpO_2呈假性高值。高铁血红蛋白（methemoglobin，MetHb）在660nm波长的红光处具有与还原血红蛋白（reduced hemoglobin，RHb）相同的吸收量，在940nm波长的红外光处的吸收量又明显大于HbO_2和RHb。当患者存在高铁血红蛋白血症时，如MetHb含量＜20%，SpO_2下降值约为MetHb含量的1/2，当MetHb含量更高时，SpO_2监测仪所测得的SpO_2接近85%，而与真实的SaO_2无关。

2. 贫血　贫血时，SpO_2在一定程度上低于SaO_2，Hb越低，偏差越大（Hb＜50g/L时有明显偏差）。

3. 低灌注　心排血量（cardiac output，CO）降低、低温、体循环血管阻力增加、休克、应用血管收缩剂等导致组织低灌注的因素可造成SpO_2监测仪的信号减弱，导致SpO_2无法读取或读取SpO_2的值偏低。当收缩压＜80mmHg时，SpO_2准确性显著降低。

4. 指甲油　蓝色指甲油的光吸收波长接近660nm，对SpO_2有显著影响，造成SpO_2假性降低。黑色指甲油有明显的阻光效应，影响SpO_2测量。其他颜色指甲油也可造成SpO_2假性降低，但程度较轻。

临床应用SpO_2的注意事项：①贴附传感器，如有可能，将其放在与心脏同样高度的位置上；②不要将传感器放在有动脉导管或静脉注射管及有血压计袖带的肢体上；③确认光发射管与光检出器的位置是正好互相对应的，所有发射的光线均穿过患者的组织；④不要在高湿度的环境下监测；⑤不要在温度超过37℃的环境下贴附传感器，避免造成严重烧伤；⑥每2～3小时变换1次测量部位，以免因长时间佩戴在固定手指血液循环受阻而影响测量精度。

（二）呼气末二氧化碳分压监测

呼气末二氧化碳分压（partial pressure of end-tidal carbon dioxide，$PetCO_2$）已经被认为是除体温、呼吸、脉搏、血压、动脉血氧饱和度以外的第6个基本生命体征。

利用监测仪连续无创测量$PetCO_2$已经广泛应用于临床，可以监测通气、确定气管插管的位置，及时发现呼吸机的机械故障、调节呼吸机的参数和指导呼吸机的撤除，也能反映循环功能和肺血流情况。二氧化碳监护现在已经成为监护生理参数保障患者安全的一个全球性指标。单独应用 SpO_2 监测仪可减少40%的麻醉意外，如果与 CO_2 监测仪并用则可减少91%的麻醉意外。$PetCO_2$ 监测技术在临床麻醉期间、围手术期及ICU等都有重要的应用价值，得到临床普遍欢迎和广泛应用。

（三）呼吸力学监测

对患者进行机械通气治疗时，进行与呼吸相关的压力、容量、流量、顺应性、阻力等监测，包括对呼吸功能的评价，有利于发现病情变化和指导呼吸机合理应用，已广泛应用于围手术期并发症的诊断和治疗。

1. 气道压力监测　气道压力（airway pressure，Paw）在每一呼吸周期内不断变化，监测气道压力可以在使用机械通气时评估胸肺弹性回缩力、呼吸肌的力度和患者自主呼吸能力；评估心脏、血管承受的压力。

（1）气道峰压（peak pressure，Ppk）：是指呼吸周期中气道内达到的最大压力，正常人低于 $20cmH_2O$。气道峰压与气道阻力和胸肺顺应性相关，一般限制在 $40cmH_2O$ 以下，Ppk＞$40cmH_2O$ 会造成气压损伤。

（2）平台压（plateau pressure，Pplat）：为吸气末到呼气开始前气道内压力，潮气量不变，只与胸肺顺应性相关。平台压维持时间约占整个呼吸周期的10%，正常值为5～$13cmH_2O$（0.49～1.27kPa）。

（3）呼气末正压（positive end-expiratory pressure，PEEP）：为呼气末至吸气开始前肺内平均压力，自主呼吸时为零。呼气末在呼吸道保持一定正压，避免肺泡早期闭合，使一部分因渗出、肺不张等原因失去通气功能的肺泡复张，增加功能残气量，以提高血氧水平。

（4）平均气道压（mean airway pressure，Pmean）：是指单个呼吸周期中气道压的平均值，近似于平均肺泡压，与影响气道峰压的因素及吸气时间长短有关，其大小与对心血管系统的影响直接相关。

2. 肺容量监测　肺容量是指肺（包括气道和肺泡）内容纳的气体量。可测定不同呼吸状态（平静、最大深呼吸等）时的肺容量。围手术期最基本的肺容量测定包括潮气量（tidal volume，TV）、静息每分钟通气量（minute ventilation at rest，VE）等。

（1）潮气量：是指平静呼吸时每次吸入或呼出的气量，正常人为5～7ml/kg。全身麻醉术后第1～3天明显低于术前。

（2）静息每分钟通气量：指平静呼吸时每分钟吸入或呼出的气量。VE=潮气量×呼吸频率，正常值为3～10L/min，平均值为6L/min。

3. 气道阻力监测　包括气道对气体流速（量）所存在的阻力，呼吸机输送气体到肺泡所需克服的阻力。气道阻力（Raw）=压力差（kPa）/流速（V）（注：压力差为口腔与肺泡的压差），成人正常值为2～4mmHg/（L·s）。气道阻力直接反映气道的阻塞情况，当气道内分泌物增加、气道痉挛、上呼吸道梗阻（气管导管阻塞等），以及支气管哮喘发作时气道阻力异常升高。气道阻力峰值突然升高可能是气胸、气道阻塞的一个有价值的早期指标。

4. 顺应性监测　肺顺应性（lung compliance，CL）代表肺的扩张性，与压力呈负相关，与容量呈正相关。静态CL反映肺组织弹性阻力，动态CL除了反映肺弹性阻力外，还受气道阻力影响。监测肺顺应性对病情观察及呼气末正压的调节有重要意义。如调节呼气末正压后，肺顺应性升高，说明呼气末正压调节恰当。CL＜25ml/kPa时，脱机很难成功。

（四）呼吸机管理基础

对于没有自主呼吸的患者，要通过机控方式进行呼吸管理，此时要视具体情况设定呼吸频率和潮气量，并间断测定血气分析，根据指标不断调整呼吸参数，直至效果满意。注意气道压力过高时，可能存在气道阻塞，应及时吸痰。但对患者进行气管内吸痰时必须在患者吸入充足的氧气、血氧水平不低的条件下进行。由于气管内吸痰有时可诱发心律失常，所以必须在心电监护下小心进行。而气道压力过低可能是由于氧气压力过低或气道漏气，应及时检查。

对功能残气量较低、支气管阻塞倾向较大的患者进行辅助呼吸时，有必要采取持续气道正压

（continuous positive airway pressure，CPAP）通气或呼气末正压（PEEP）通气。虽然PEEP通气可以持续使肺泡得到良好的扩张并改善和提高动脉血中的氧含量，但过高的压力（1.47kPa以上）可导致心排血量减少，从而影响患者的循环功能。心排血量减少的机制比较复杂，与胸腔内压升高、静脉回流减少、心室中隔左偏、收缩前左心室扩张受限等有关。

患者有自主呼吸但血氧饱和度不足时，为防止换气不足和呼吸性酸中毒，可以采用辅助自主呼吸的辅助呼吸法，作为撤离呼吸机前过渡方式。辅助呼吸的最佳方法是间歇指令通气（intermittent mandatory ventilation，IMV）。患者自主呼吸可触发呼吸机通气。同时呼吸机按规定的次数进行（如6～8次/分），以保证患者的最低通气要求。随着患者的呼吸状态逐步改善，正压呼吸的次数将逐渐减少以至停止而改为侧管吸氧。当带管吸氧时，呼吸频率、血氧饱和度均在正常范围，血气分析各项指标正常时，可将患者的气管插管拔除，改为面罩或鼻导管吸氧。需要注意的是，在评估患者呼吸功能的各项指标时，需要结合患者的临床表现加以判断。

对患者来说，拔掉气管插管进行自主呼吸后，增加深呼吸和咳痰的次数被认为是预防肺不张的最佳方法。将患者头部和胸部抬高30°～40°能增大患者的功能残气量。叩击胸背部协助排痰。适当的床上活动也有利于患者呼吸功能恢复。一般在术后应适当给予支气管扩张药和吸入性化痰药物。

（五）血气分析

人体内环境必须具有适宜的气体分压和酸碱度才能维持正常的代谢和生理功能。细胞代谢需要氧，并将CO_2排出体外。在代谢过程中，不断产生碳酸（挥发酸）及乳酸、硫酸、磷酸等固定酸（非挥发酸），也会经常摄入酸性或碱性物质，通过缓冲系统及肺、肾的调节，使血液酸碱度仍稳定在正常范围。血气分析得以广泛采用，对精确判断患者的呼吸和酸碱失衡极为重要，是围手术期和ICU危重患者诊治中的常规监测项目。部分指标的临床意义如下。

1. 氧分压（PO_2） 指血液中物理溶解氧所产生的压力。氧在血液中的溶解量与吸入氧分压成正比，而吸入氧分压决定于吸入气中的氧浓度。

（1）动脉血氧分压：在海平面大气压呼吸空气时，动脉血氧分压（PaO_2）正常值为80～97mmHg。PaO_2＜80mmHg为缺氧，PaO_2＜61mmHg为重度低氧血症，PaO_2＜50mmHg时患者一般可出现发绀，PaO_2＜30mmHg提示生命面临极度危险，PaO_2＜20mmHg时，脑组织就失去了从血液中摄取氧的能力，组织细胞处于无氧代谢状态。

（2）混合静脉血氧分压（$P\bar{v}O_2$）：正常值为40～60mmHg。$P\bar{v}O_2$能反映细胞呼吸功能，＜40mmHg提示组织摄氧增加，＜30mmHg提示细胞缺氧。

（3）动静脉氧分压差：反映组织对氧的利用能力，吸入空气时正常值为20～60mmHg。差值小，提示组织摄氧能力受到损害（如氰化物中毒）；差值大，说明组织摄氧能力增加。

2. 二氧化碳分压（PCO_2） 是指物理溶解在血浆中CO_2所产生的压力。由于CO_2弥散能力很强，动脉血与肺泡气中的CO_2几乎是完全平衡的。$PaCO_2$约为40mmHg，正常范围为35～45mmHg。$PaCO_2$＞45mmHg属于高碳酸血症，反映肺泡通气不足；$PaCO_2$＜35mmHg属于低碳酸血症，反映通气过度。$PaCO_2$是反映呼吸性酸碱失衡的重要指标，也是人体血气内环境与酸碱内环境的联系环节。

3. 氧饱和度（SO_2） 是指血红蛋白被氧饱和的百分比，即血红蛋白的实际氧含量与能结合的氧总量（氧容量）的百分比。SO_2与血红蛋白绝对值的多少无关。动脉血氧饱和度（SaO_2）正常值为92%～98%，混合静脉血氧饱和度（SvO_2）正常值为64%～70%。

4. 氧含量（$C\text{-}O_2$） 是指血液中所含氧量的总和，除溶解于血液中的氧量之外，还包括与血红蛋白结合的氧量，可按以下公式计算：$C\text{-}O_2(Vol\%)=(1.34\times Hb\times SO_2)+0.03\times PO_2(mmHg)$。

PO_2超过100mmHg，SO_2已达100%，与血红蛋白结合的氧量不随PO_2而增加，但全血$C\text{-}O_2$与血浆中物理溶解氧量的增加呈现平行的比例关系。PO_2每上升1mmHg，每升血中可多溶解0.03ml氧。动脉血氧含量（CaO_2）正常值为8.55～9.45mmol/dl（19～21ml/dl）。PaO_2低于正常，或虽不低，但CaO_2低于正常，都为低氧血症。PaO_2＞61mmHg，

SaO_2＞90%时，每增加10g/L血红蛋白，每升动脉血CaO_2增加12ml/dl。

5. 酸碱平衡参数

（1）酸碱度（pH）：由缓冲系统、肺及肾调节，pH是氢离子活性的负对数值，是临床判断血液偏酸或偏碱的指标。正常动脉血pH为7.40（7.35～7.45），静脉血pH比动脉血pH低0.05。一般情况下由于呼吸性和代谢性因素的相互补偿，pH可保持稳定，pH超出正常范围通常说明酸碱平衡紊乱已经达到显著程度。

（2）PCO_2：是反映呼吸性酸碱失衡的重要指标，也是人体血气内环境与酸碱内环境的联系环节。相关参数前文已描述。

（3）缓冲碱（BB）：是指全血缓冲系统阴离子浓度的总和，包括血浆中和血细胞内的碳酸阴离子（HCO_3^-）、血浆蛋白阴离子（Pr^-）、血红蛋白阴离子（Hb^-）、一价磷酸根（$H_2PO_4^-$）和二价磷酸根（HPO_4^{2-}）。BB正常值为45～50mmol/L。

（4）标准碳酸氢盐（SB）和实际碳酸氢盐（AB）：血液在37℃、PCO_2 40mmHg及血红蛋白完全氧合的条件下，测得的全血HCO_3^-浓度即为标准碳酸氢盐（SB）。SB正常值为24（22～27）mmol/L。SB是判断代谢性酸碱平衡紊乱的可靠指标。实际碳酸氢盐（AB）为血浆中HCO_3^-的实际含量，受呼吸、代谢双重影响。正常时，AB和SB很接近，为24（22～27）mmol/L。

（5）剩余碱（BE）：37℃氧合全血、PCO_2 40mmHg的条件下，将全血pH滴定到7.40所需的酸量或碱量。负值升高，说明碱储备减少。

（6）阴离子间隙（AG）：为血浆中未测定的阴离子（UA）与未测定的阳离子（UC）之间的浓度差，即Na^+和K^+与Cl^-和HCO_3^-浓度之差，正常值为10～14mmol/L，AG＞14mmol/L提示代谢性酸中毒。

（7）二氧化碳总量（TCO_2）：指血浆中各种形式存在的CO_2总含量，受呼吸和代谢双重因素的影响。TCO_2正常值为28（24～32）mmol/L。TCO_2增加提示CO_2潴留或HCO_3^-增加，CO_2潴留伴有代谢性酸中毒或HCO_3^-减少时，虽然pH下降明显，但TCO_2却在正常范围。

（辛世杰　亓　明）

第二节　循环功能监测

血流动力学监测（hemodynamic monitoring）是反映心血管功能、血流和组织灌注，以及氧供、氧耗等的检查，可分为无创性和有创性两大类。无创监测使用安全方便；有创监测是指经体表插入各种导管或探头到心腔或血管腔内直接测定心血管功能参数，能获得较全面的血流动力学参数，适用于危重患者，操作不当会引起并发症。下面列举围手术期常用有创监测方法。

（一）动脉压监测

动脉压（arterial blood pressure，ABP）可以反映心排血量和总外周血管阻力，同时与血容量、血管壁弹性、血液黏稠度等因素有关，是评估心血管功能最主要的指标。围手术期随时需要根据动脉压及其波形变化判断心功能。

压力测量系统包括动脉内导管、连接系统、换能器、分析和显示系统、冲洗装置等。在测压的过程中用含肝素的生理盐水进行加压间断冲洗，可以预防导管内血栓形成。换能器测压之前，打开三通开关使传感器与大气压相通，进行零点校准。在测压的过程中，要保证传感器位置准确，使其与患者的心脏位置齐平。

动脉穿刺置管首选桡动脉，也可选用肱动脉、足背动脉、股动脉及尺动脉。临床上常用的动脉穿刺方法为直接置管法，有时也可以采用贯穿法，动脉搏动微弱或穿刺失败的情况下可以应用超声成像技术进行动脉穿刺置管。

动脉血压与心排血量和总外周血管阻力有直接关系，反映心脏后负荷、心肌耗氧和做功及周围组织和器官血流灌注，是判断循环功能的有用指标。但应注意组织器官灌注除了取决于血压外，还决定于周围血管阻力，若周围血管收缩，阻力升高，虽血压不低，但组织灌注仍不足。

收缩压（systolic blood pressure，SBP）可以反映心肌收缩力和心排血量，其主要特性是克服器官临界关闭压，以维持器官血流供应。SBP＜90mmHg为低血压，SBP＜70mmHg时器官血流减少，SBP＜50mmHg易引发心搏骤停。舒张压（diastolic blood pressure，DBP）主要与冠状动脉血流有关，冠状动脉灌注压（CPP）=DBP–PAWP（肺动脉楔压）。平均动脉压（MAP）是心动周期的平均血压，MAP=DBP+*K*（SBP–DBP）。*K*是计算因子，取决于测压部位，主动脉*K*=0.41，肱动脉*K*=0.33，股动脉*K*=0.30，足背动脉*K*=0.24。MAP与心排血量（CO）和全身血管阻力（SVR）有关，即MAP=CO×SVR，MAP可用来计算SVR（按"mmHg"计）。MAP还与脑血流灌注有关，脑灌注压（CPP）=MAP–ICP，MAP降低和颅内压（ICP）升高提示脑血流量减少。

并发症及其防治方法

（1）并发症：动脉穿刺和导管留置期间的并发症包括血栓形成与栓塞、空气栓塞、渗血、出血和血肿、局部或全身感染等。

（2）防治方法

1）动脉栓塞防治方法：①Allen试验阳性或并存动脉病变者，避免桡动脉穿刺插管；②严格无菌操作；③减少动脉损伤；④排尽空气；⑤发现血块应及时抽出，严禁注入；⑥测压肢体末梢循环不良时，应及时更换测压部位；⑦导管妥善固定，避免移动；⑧定时用肝素盐水冲洗；⑨发现血栓形成和远端肢体缺血，应立即拔除测压导管，必要时可手术取血栓，以挽救肢体。

2）动脉置管期间严格无菌和局部消毒，置管时间最长1周，如需要继续，应更换测压部位。

3）严防动脉空气栓塞：换能器圆盖和管道必须充满肝素盐水，排尽空气，应选用袋装盐水间断加压冲洗测压管道。

（二）中心静脉压监测

中心静脉压（central venous pressure，CVP）导管用来测量右心房的充盈压，评估血容量状态及右心功能，远端须置于胸腔内的大血管或右心房内。CVP的正常值为5～12cmH_2O，CVP＜2.5cmH_2O表示心腔充盈欠佳或血容量不足，15～20cmH_2O提示右心功能不全，但CVP不能反映左心功能。CVP升高见于右心衰竭及左右心室心力衰竭、心房颤动、输血补液过量、腹内压升高的各种疾病。CVP降低的原因有失血和脱水引起的低血容量及周围血管扩张（如神经性休克和过敏性休克）等。

经皮穿刺中心静脉，主要经颈内静脉和锁骨下静脉，将导管插入到上腔静脉，也可经股静脉或肘静脉，用较长导管插入到上腔静脉或下腔静脉。穿刺部位应根据操作者的经验、使用的便捷性、是否存在解剖变异及患者所能耐受的穿刺体位选择。颈外静脉收集面部和耳周围静脉血流，在颈根部回流到锁骨下静脉，容易穿刺插管，成功率可达85%～95%，对于凝血机制障碍或出血性疾病患者，其也是较好的选择途径，如有皮下出血，比较容易控制。

颈内静脉和锁骨下静脉穿刺插管法常见并发症包括感染、心律失常、血肿、血气胸等，其他罕见并发症包括动静脉瘘、锁骨下动脉穿孔、假性动脉瘤等，超声引导穿刺、根据心电图变化调整导丝导管深度、X线定位等方法有助于避免或减少并发症发生。

（三）肺动脉压监测

肺动脉导管（pulmonary artery catheter，PAC）是右心导管的一种，导管经上腔静脉或下腔静脉到右心房、右心室，再进入肺动脉及其分支。PAC对大血管开放手术的血流动力学监测具有重要作用。

通过PAC能监测中心静脉压（CVP）、右心房压（RAP）、右心室压（RVP）、肺动脉平均压（PAP）、肺动脉收缩压（PASP）、肺动脉舒张压（PADP）及肺动脉楔压（pulmonary artery wedge pressure，PAWP）。除测压外，选择不同类别的导管，还可进行心排血量、混合静脉血氧饱和度测定。同时，通过公式计算，能获得重要的血流动力学参数，如全身血管阻力（SVR）、肺血管阻力（pulmonary vascular resistance，PVR）、每搏量（stroke volume，SV）、每搏指数（stroke volume index，SVI）、心脏指数（cardiac index，CI）和氧输送（oxygen delivery，DO）、氧耗（VO）等。

1. 左心功能评估 心室舒张时，肺微血管和肺静脉床、左心房及左心室成一共同腔室，PAWP也可代表左心室舒张期末压（LVEDP），因此可反映左心室前负荷。如果排除其他原因，如缺血、二尖瓣病变等，肺动脉压和PAWP可以估计左心功能。体循环低血压、心排血量减少，同时肺动脉压和PAWP升高，是左心功能不全的标志。

平均PAWP能反映左心功能。在心排血量正常时，若PAWP为8～12mmHg，提示心室功能良好；在有低心排血量或循环障碍征象时，若PAWP＜8mmHg，提示血容量相对不足；PAWP＞20mmHg表明左心室功能欠佳；若PAWP高达30mmHg或以上，则出现肺水肿。

2. 肺动脉高压和肺栓塞诊断　正常肺血管阻力状态，肺动脉舒张压和PAWP非常接近。肺动脉舒张压升高，提示肺动脉高压。正常时肺动脉舒张压较PAWP略高，但若相差达6mmHg以上，则表示肺小动脉与肺微血管间存在着明显阻力。此时如能排除由慢性肺源性心脏病、肺纤维化或其他原因引起者，则应考虑肺栓塞。

3. 瓣膜病变评估　依靠肺动脉导管，通过测量跨瓣压差，可以诊断三尖瓣狭窄和肺动脉瓣狭窄。三尖瓣跨瓣压差为CVP与右心室舒张期末压力（RVEDP）之差，肺动脉跨瓣压差为右心室收缩压和肺动脉收缩压之差。二尖瓣病变可以通过PAWP波形的变化相差达6mmHg以上时反映出来。

4. 混合静脉血氧饱和度监测　混合静脉血氧饱和度（SvO_2）是反映组织氧供给和摄取关系的有用指标，通过漂浮导管测定肺动脉血中的SvO_2，可判断是否有假性呼吸性碱中毒，并分析与心脏指数（CI）之间的关系，可以更好地反映患者的氧供与氧耗。SvO_2测定既可通过从肺动脉取混合静脉血样做血气分析，也可通过光纤肺动脉导管直接测定，危重患者SvO_2值为70%。

5. 置管入路与适应证　PAC置管途径的选择与CVP相似，右侧颈内静脉入路仍为首选。也可经锁骨下静脉置入PAC。PAC监测是有创监测，有一定的并发症和风险，严重心律失常最为常见，有的并发症如肺动脉破裂发生率虽低，但一旦发生，则死亡率很高，且所耗材料费用高和监测仪器昂贵，应严格把握适应证，一般仅在心功能不全的主动脉瘤手术考虑应用。

（四）心电图

心电图（electrocardiogram，ECG）监测是直接有效的监测手段。ECG除监测心率与心脏节律外，还反映心肌缺血表现，即ST段改变，特别是术前已存在左心室肥厚伴劳损患者，一般最好同时监测Ⅱ导联与V_1～V_6导联，若监测仪具有ST段分析功能，则更理想。

（辛世杰　亓　明）

第三节　肝肾功能监测

血管外科开放手术，特别是胸腹主动脉瘤或累及肾动脉、肠系膜上动脉、腹腔干区域的腹主动脉瘤手术，术中需要阻断腹腔器官供血动脉，容易发生缺血再灌注损伤；复杂动脉瘤腔内治疗时主动或被动丢失器官供血动脉、应用大量对比剂等因素均可导致肝、肾功能损害，因此围手术期应对患者的肝、肾功能进行监测。

（一）肝功能监测

肝具有维持代谢平衡、支持免疫系统、信号转导和稳态调节等多种功能。在手术、创伤等应激状态下，肝代谢、再生、创伤修复的能力与其储备功能密不可分。肝功能亦可能受到严重缺血缺氧及手术创伤的损害，术后出现肝功能不全甚至肝衰竭，对于术前有肝功能障碍的患者，术后应特别注意保肝治疗。围手术期常用监测项目包括以下几个。

1. 蛋白监测　血清白蛋白仅由肝合成，半衰期为20天，可反映肝在一定时间段内合成功能的状态。当肝细胞出现大量坏死，剩余功能不能完全代偿时，血清白蛋白水平下降。此外，血清白蛋白水平还受个体营养状态及医源性治疗因素的影响。血清白蛋白仅能部分反映肝的合成能力。参考值：血清总蛋白60～80g/L，白蛋白40～45g/L，球蛋白20～30g/L，白蛋白/球蛋白比值（1.5～2.5）：1。

2. 胆红素监测　血清胆红素水平反映了肝细胞通过肝脏网状内皮系统对胆红素进行摄取、结合和排泄的能力。当肝细胞受损时，肝对胆红素的处理能力下降，血胆红素水平升高。参考值：血清总胆红素1.71～21μmol/L（0.1～1.0mg/dl），血清直接胆红素0～7.32μmol/L（0～0.2mg/dl）。

3. 血清酶学检查　包括天冬氨酸转氨酶（AST）、丙氨酸转氨酶（ALT）、乳酸脱氢酶（LDH）、碱性磷酸酶（ALP）、γ-谷氨酰转移酶（GGT）、胆碱酯酶等。血清ALT和AST是两种常用的肝损伤生化标志物，与AST相比，ALT敏感度较高。ALP主要存在于肝的毛细胆管、骨、肾和胎盘；GGT主要存在于肝、胰、脾、肾、心、脑等细胞膜上。存在肝实质损害或毛细胆管到胆总管开口任何层面的胆汁淤积或胆道梗阻时均可出现ALP和GGT升高。

4. 凝血酶原时间（PT） 严重肝实质细胞损害可导致凝血因子Ⅰ、Ⅱ、Ⅴ、Ⅶ、Ⅹ合成障碍及生物活性下降，从而导致凝血酶原时间延长。在国际上通常将国际标准化比值（INR）＞1.5作为肝衰竭诊断标准之一，而在国内则更多将凝血酶原时间比值（PTR）＜40%作为公认的肝衰竭诊断界限。

（二）肾功能监测

肾的基本生理功能是排泄代谢产物，调节水、电解质和酸碱平衡，以及分泌一些内分泌激素，维持机体新陈代谢正常运行。由于肾具有较强的储备能力，部分急性肾损伤（acute kidney injury，AKI）患者可无任何临床表现，到出现临床症状时，肾功能不全已达严重程度。因此，肾功能的检查和评价对判断肾功能损害程度与发展速度、制订治疗方案和判断预后具有十分重要的意义。

1. 尿液一般监测

（1）尿量的动态监测：是围手术期评估肾功能最快捷和最有效的手段。正常人每昼夜尿量为1000～2000ml。24小时尿量持续小于400ml或每小时少于17ml者称为少尿；24小时尿量少于100ml者称无尿。正常尿液多透明，呈淡黄色。血红蛋白尿呈浓茶色或酱油色。

（2）尿比重：波动于1.015～1.025。尿比重升高见于心功能不全、高热脱水、糖尿病等，尿比重降低见于肾功能不全。

（3）尿常规检查：尿蛋白、尿糖、尿酮体及显微镜下尿中各种细胞、管型的情况。

2. 肾小球滤过功能监测

（1）血清肌酐浓度测定：血清肌酐（serum creatinine，SCr）浓度是反映肾小球滤过功能的常用指标。SCr的正常值为88.4～176.8μmol/L（1～2mg/dl）。在外源性肌酐摄入量稳定的情况下，SCr浓度取决于肾小球的滤过功能。SCr可能成为反映肾小球滤过率（glomerular filtration rate，GFR）的理想指标，但是注意两点：首先，只有当GFR降至正常的75%时SCr才会超过正常值；其次，许多非肾性因素如性别、肌肉容积均在一定程度上影响SCr数值。

（2）血清尿素氮水平测定：血尿素氮（BUN）水平也是反映肾小球滤过功能的常用指标。一般情况下，GFR降至正常的1/2以下时，BUN水平才会升高。血清BUN水平的正常值为3.2～7.1mmol/L（8～20mg/dl），若超过8.9mmol/l（25mg/dl），即可诊断为氮质血症。

（3）尿素氮/肌酐比值：是评估急性肾小管坏死的方法。肾功能正常时尿素氮/肌酐比值通常为10，发生氮质血症时，若尿素氮/肌酐比值升高，说明此氮质血症是由肾前性因素（即由于各种原因引起的肾血流量下降）引起的，当患者的尿素氮/肌酐比值从低于10上升到超过10时，就不再有无法控制的电解质和水丧失的危险，若尿素氮/肌酐比值下降，多为肾实质性疾病所致。

（4）肾小球滤过率（GFR）：单位时间内（每分钟）经肾小球滤过的血浆量称为GFR。GFR是反映肾小球滤过功能的客观指标，包括菊粉清除率、肌酐清除率、尿素清除率，以及近年来研究得较多的新方法血β_2-微球蛋白、胱抑素A、胱抑素C等测定。

（5）放射性核素肾功能检查：通过血管内注射放射性标志物计算GFR的方法，与上述方法相比，更为简单和精确，因为该方法探测放射性衰变，不用计时收集尿。

3. 肾小管功能检查

（1）酚红排泌试验：酚红又称酚磺酚（phenolsulfonphthalein，PSP），是一种对人体无害的染料，经静脉注射后，大部分与血浆白蛋白结合，主要由肾排出（80%），其余经胆道排出。尿液中PSP排泌量可作为判断近端小管排泌功能的指标，但在很大程度上受肾血流量的影响，如休克、心力衰竭、水肿等都可使排泌量降低。

（2）尿比重与尿浓缩稀释试验：正常人尿比重为1.015～1.025，最高与最低尿比重之差应＞0.009，且至少有一次尿比重＞1.020。如果尿比重持续在1.010左右，称为尿比重固定。尿比重是反映肾小管功能的常用指标，其测定方法极为简单易行。但也有许多物质和条件能改变尿比重，所以尿比重不可靠。因为这些急性肾小管坏死的肾生理学提示小管破坏的多相性，所以尿比重作为评估指标取决于破坏程度，只有证实肾小管破坏时，尿比重检测才相对可靠。

（3）尿渗透压和渗透溶质清除率测定：尿渗透压，也称尿渗量（Uosm），是反映肾脏浓缩与稀释功能的另一常用指标，指单位容积尿液中溶质分子的总颗粒数，以“mmol/L”为单位。在肾前性少尿时，尿渗透压一般不超过400mmol/L。尿渗透压＞500mmol/L时，诊断为肾前性氮质血症的阳性率为60%～100%；尿渗透压＜350mmol/L时，诊断为急性肾小管坏死的阳性率为69%～95%。在急性肾损伤时，因浓缩功能受损，尿渗透压为285～300mmol/L。

（4）尿钠及钠排泄分数：传统观念认为，尿钠水平＜20mmol/L提示肾前性因素，而尿钠水平＞40mmol/L，则提示肾失去浓缩功能。肾前性少尿状态下，肾具有重吸收和尿浓缩的功能，远端肾小管对钠的重吸收，使尿钠浓度降至20mmol/L以下。但AKI时，肾小管重吸收钠的功能受损，使尿钠浓度＞40mmol/L。

4. 肾血流量的监测　监测肾血流量有助于了解肾的灌注情况，但由于测定程序繁杂或需要侵入性操作，临床应用受到一定限制。有报道，缺血导致的AKI，肾脏各部分的损伤并不相同，这可能也反映了肾血流分布的不同；对于肾毒性物质导致的AKI，坏死的近端小管细胞管型样物质阻塞小管腔，且肾各部分损伤相对均匀，肾毒性和肾低灌注的协同作用可增加AKI的危险。

（辛世杰　亓　明）

第四节　凝血功能监测

凝血过程是一个大量因子和酶参与的高度复杂的过程，凝血过程可分为初始、放大和延伸阶段。围手术期凝血功能异常的对症处理是临床处理的重要环节。围手术期的出凝血异常可以通过实验室检查证实，凝血功能方面的主要指标如下。

（一）血小板计数

血小板计数（blood platelet count，BPC）是指单位容积的血液中血小板的含量，正常值为（100～300）$\times 10^9$/L。血小板减少常见于生成减少（如再生障碍性贫血）、破坏或消耗增多（如紫癜、DIC）及分布异常。血小板＜50$\times 10^9$/L会引起创面渗血过多，＜20$\times 10^9$/L时可自发性出血。术前血小板计数应至少＞70$\times 10^9$/L，老年人及心功能不全、凝血障碍患者要求血小板计数＞100$\times 10^9$/L。另外，长期使用阿司匹林/非甾体抗炎药的患者、尿毒症患者等需要注意血小板功能是否正常。

（二）凝血酶原时间

PT是反映外源性凝血系统的筛选试验，正常值为11～13秒，超过对照值3秒以上为异常。PT延长常见于凝血因子（F）Ⅱ、FⅤ、FⅦ、FⅩ或纤维蛋白原缺乏或有相应抗体，这在肝病、维生素K缺乏、使用华法林和纤溶亢进患者中比较常见；PT缩短常见于血液高凝状态和血栓性疾病，如DIC早期、心肌梗死、脑血栓形成、长期口服避孕药等。

（三）活化部分凝血活酶时间

活化部分凝血活酶时间（activated partial thromboplastin time，APTT）主要反映内源性凝血系统功能，正常值为32～42秒，超过正常值（10秒）有诊断意义。APTT异常与FⅤ、FⅧ、FⅨ、FⅩ、FⅪ或纤维蛋白原缺乏或自身拮抗相关，常见于血友病A（FⅧ缺乏）、血友病B（FⅨ缺乏）、狼疮性凝血异常和使用肝素或凝血酶抑制剂的患者。

（四）国际标准化比值

国际标准化比值（international normalized ratio，INR）是患者PT值与对照PT值的比值，是标准化PT值的表示方法，以便在不同的实验室之间或不同的时间点之间进行比较，参考值为1.0±0.1。INR是临床上监测口服抗凝剂的可靠指标，抗凝治疗的合适范围以INR维持在2.0～3.0为宜。

（五）激活全血凝固时间

将血液放入含硅藻土的试管中，硅藻土对血

液而言是一种异物，通过激活FⅫ促使血液发生凝固。激活全血凝血时间（activated coagulation time，ACT）本质上是一种可非常准确反映药物预防接触性血栓能力的指标，正常值为90～130秒。ACT常用于体外循环监测肝素抗凝效果，并用于计算鱼精蛋白拮抗肝素的用量。除肝素作用外，ACT值还依赖于血小板和纤维蛋白的相互作用。

（六）凝血酶时间

在被检血浆中加入标准凝血酶溶液后血浆凝固所需要的时间为凝血酶时间（thrombin time，TT）。正常值为16～18秒，较对照值延长3秒以上有诊断意义。TT延长常见于血中纤维蛋白降解产物增多、血浆中肝素或肝素样物质增多、纤维蛋白原减少、DIC纤溶亢进期等。

（七）血浆纤维蛋白原测定

血浆纤维蛋白原（fibrinogen，Fg）用双缩脲法测定的正常值为2～4g/L（200～400mg/dl）。Fg降低见于DIC消耗性低凝血期及纤溶期、重症肝病等，Fg＜1g/L时有自发性出血危险。Fg升高见于高凝状态。

（八）纤维蛋白降解产物

采用胶乳凝集法检测纤维蛋白降解产物（fibrinogen degradation product，FDP），其正常值为0～5mg/L，FDP＞20mg/L有诊断意义。FDP升高见于原发或继发性纤溶亢进、恶性肿瘤、肺梗死、深静脉血栓、溶栓治疗后及尿毒症等。

（九）凝血有关的分子标志物

在内皮损伤、血小板活化及凝血激活过程中，血管内皮、血小板及凝血因子可分泌、释放或降解出多种具有特异性标志意义的物质，这些物质统称为分子标志物。

1. 凝血酶-抗凝血酶复合物测定（TAT） 可间接测定凝血酶的激活状态及其血浆水平。

2. 凝血酶原碎片1+2 为凝血酶原转变为凝血酶过程中的降解产物，能直接反映凝血酶的激活水平。

3. D-二聚体（D-dimer，D-D） 是交联纤维蛋白单体经活化因子ⅩⅢ交联后，再经纤溶酶水解所产生的一种特异性降解产物，是一个特异性纤溶过程标志物。D-二聚体主要反映纤维蛋白溶解功能。胶乳凝集法检测正常时D-二聚体为阴性，阳性是鉴别继发性纤溶亢进的重要指标。正常值为小于250μg/L或小于250ng/ml，DIC时升高。D-二聚体是一项阴性排除试验，在脑梗死、肺栓塞、弥散性血管内凝血、急性静脉血栓形成时升高，但是只要机体血管内有活化的血栓形成及纤维溶解活动，D-二聚体就会升高，如手术、肿瘤、感染及组织坏死等均可导致D-二聚体升高。特别是80岁以上人群及住院患者，因患感染性疾病等易出现凝血异常而导致D-二聚体升高，应注意结合临床情况综合分析，国际上D-二聚体检测的特异度一般为50%左右。

4. 纤维蛋白肽A（fibrinopeptide-A，FPA） 是纤维蛋白原在凝血酶作用下转变为纤维蛋白过程中最先释放出的肽链片段，其在血、尿中水平升高，可间接反映凝血酶活性升高及凝血激活过程的启动。

5. 内皮素（endothelin，ET） 主要是血管内皮合成的一种具有强烈收缩血管及调节凝血和纤溶作用的生物活性物质，在血管内皮细胞损伤时释放入血，血浆ET含量升高，其可敏感而特异地反映内皮细胞合成ET的能力及内皮损伤的程度。

6. 凝血酶调节蛋白（thrombomodulin，TM） 为凝血酶受体。TM与凝血酶形成的复合物具有极强激活蛋白C的作用。血浆TM水平主要反映内皮合成TM的能力及损伤程度。

（十）血栓弹力图

血栓弹力图（thromboelastography，TEG）系统是一种检测血凝块切应弹力的仪器，TEG可以动态观察血液凝固过程的变化，包括凝血酶原、凝血酶和纤维蛋白的形成速度，纤维蛋白溶解的状态及所形成凝血块的坚固性和弹力度等，还可以用于检测血小板的数量和功能异常。其结果快速准确，而且能较全面地反映整体出凝血功能状态。TEG的基本参数包括反应时间（R）和血浆凝血因子及循环抑制物活力的功能状态等，反应时间（R）的正常值为2～8分钟，血凝块生成时间（K）取决于内源性凝血因子、纤维蛋白原和血小板的活力，R＋K正常值为10～12分钟。血凝块生成率（α角）：与纤维蛋白原浓度及血小板功能状态有关，正常值为50°～60°；最大宽度（MA）：纤维蛋白及血小板的状态对其数值影响最大，正常值为50～70mm；血凝块溶解指数（CLI）：正常值应大于85%；全血凝块溶解时间（F）：正常值大于300分钟。低凝状态时，R、K延长，α角缩小，MA减小。血小板减少或功能不良时，MA减小。当CLI＜85%或F＜300分钟时，结合临床症状就可检出纤溶亢进的存在。为了解凝血酶的产生状况，包括纤维蛋白多聚体的形成、FⅩⅢ激活、FⅩⅢa与多聚纤维蛋白的交联和血小板激活，根据原始的TEG和旋转血栓弹性检测（rotational thromboelastometry，ROTEM）曲线结果，最近已经开始推出新的检测参数：凝血块形成的最大速率、到达凝血块形成最大速率所需时间和总血栓量（曲线下面积），这些参数对FⅦa的监测更为敏感。

（辛世杰　亓　明）

第五节　并发症的处理

虽然目前血管外科手术包括动脉瘤的治疗进入微创腔内时代，但是随着患者术前合并症的增加，大多数血管外科手术仍为中高风险手术。术中操作流程和周围组织情况对术后康复及并发症发生也有重大影响。高风险手术如开放主动脉瘤修复术，需要高水平的术后管理，术后应常规从手术室直接送至ICU。即使行再小的血管外科手术，患者术后也可能具有较高的并发症发生风险。本节将介绍血管外科手术常见的术后并发症。

一、围手术期心肌缺血

围手术期心肌缺血是血管外科手术后常见并发症，总体发病率可达20%～63%。文献表明，大血管和外周血管手术围手术期心肌缺血发生率高，67%的心肌缺血发生于手术结束后2小时之内。

与非手术患者相比，围手术期心肌缺血有其特点：ST段改变以水平型或下移型压低为主，且围手术期心肌梗死呈非Q波型；绝大多数是无症状的，术中麻醉药、镇痛药的使用，手术切口疼痛竞争性掩盖作用，糖尿病或其他原因导致疼痛和感觉的改变或缺失，可能干扰了对心肌缺血症状的识别；间歇性短暂的心肌缺血具有累积效应，可引起心肌坏死；多数研究表明，ST段压低型心肌缺血实质上是心内膜下心肌缺血受损，可能是一个可逆的过程。

基于围手术期心肌缺血的以上特点，在缺少连续ECG监测的情况下，围手术期心肌缺血常容易被忽视。心肌缺血持续时间越长，心脏意外事件的发生率越高。心肌缺血可影响心脏的收缩功能及舒张功能。冠状动脉血流量减少80%～90%时，心功能可发生严重障碍，心室舒张期末压明显上升，导致左心衰竭、肺水肿。急性心肌缺血时，在短暂的严重缺血后，心脏的收缩功能可能逐渐恢复；严重的慢性心肌缺血则导致收缩功能减弱，可出现相应的室壁活动异常和心脏射血分数显著下降。

近年对围手术期心肌缺血的诊断及预防已经有了更多的共识及进展。经食管超声心动图（trans esophageal echocardiography，TEE）下室壁运动的监测和心肌肌钙蛋白的研究进展为加强心肌缺血的监控和围手术期心肌的保护提供了更好的依据。

（一）心肌缺血的诊断

围手术期心肌缺血的监测与诊断非常重要，监测诊断方法包括连续ECG、心肌肌钙蛋白、心肌酶谱、冠状动脉造影、TEE等。

1. 连续ECG监测　ECG对ST-T段的监测常作为心肌缺血的重要指标，J点后ST-T段水平压低≥1mV或J点后ST段抬高15mV，维持时间超过1分钟即可诊断为心肌缺血。心肌缺血的心电图其他表现有T波倒置、QT间期延长、QRS波群增宽、新出现的心律失常或传导异常等。12导联ECG敏感度高，但是术中无法使用，只能使用监护仪的模拟导联。

2. 经食管超声心动图（TEE）　是将探头置于食管或胃底部，紧邻心脏，采用高频率进行检查，图像分辨率较经胸超声心动图明显提高。目前TEE用于反映心肌血供的主要指标是二维超声心动图所显示的节段性室壁运动异常（regional wall motion abnormality，RWMA），其可能是心肌缺血最敏感的指标，并提示预后不良的概率增加。冠状动脉血流量下降25%就可引起RWMA，而无ECG变化时冠状动脉血流量下降50%才导致心肌缺血性变化。文献报道，RWMA诊断冠心病的敏感度为27%～85%，推荐作为检测心肌缺血的高敏感性指标。

心肌缺血时舒张功能障碍为首要表现，接着发生RWMA。冠状动脉的左前降支在左心室前壁和室间隔的供血区相对独立，且此区域为心肌缺血最常发生的部位，因此通过TEE 监测左前降支的血流量可以更早地发现心肌血液供应障碍。但使用TEE测量冠状动脉血流有一定的难度，因此手术麻醉过程中经TEE监测冠状动脉血流并不常见。

3. 心肌酶谱和肌钙蛋白 血清肌酸激酶（creatine kinase，CK）、肌酸激酶同工酶（CK-MB）及心肌肌钙蛋白（cTn）在检测围手术期心肌缺血方面具有较高的敏感性。CK、CK-MB浓度在心肌受损后3～4小时可以达到峰值，36～48小时恢复至正常水平；cTn浓度峰值出现较晚（cTnI于心肌梗死后1天，cTnT于心肌梗死后2～4天），并且心肌梗死后3～14天仍保持升高的水平。CK、CK-MB广泛存在于骨骼肌，并且在肾功能不全患者中也会出现升高，所以其特异性低。cTn水平是心肌损伤的高度特异性标志物，是目前围手术期检测心肌缺血的金标准。美国心脏协会/美国心脏病学会（AHA/ACC）最新指南中，在围手术期出现ECG改变的可疑心肌缺血或典型胸痛患者，强烈推荐围手术期进行cTn监测（证据等级Ⅰ级）。cTnT是比cTnI和CK-MB更好的生化指标，并且cTnT比ECG预测术后心肌缺血更有意义。而当肾功能受损时cTnT水平会升高，此时宜使用cTnI。

4. 血流储备分数CT成像 目前临床广泛应用的冠状动脉CT血管造影（CCTA）被认为是无创评估冠状动脉病变的金标准之一，近年来，基于CCTA技术的血流储备分数CT成像（CT-FFR）为冠状动脉狭窄无创功能学的评价提供了有效方法。CT-FFR是以静息CTA数据为基础，采用CFD方法模拟冠状动脉内血流与压力，再经过图像分割和冠状动脉树提取，微循环阻力估算，通过Navier-Stokes方程计算流体力学，获取冠状动脉树任意一点的FFR值。CT-FFR不需要额外应用腺苷等药物，也不用冠状动脉FFR导丝介入操作，可以在不增加射线量的前提下提供无创“一站式”的解剖和功能评价。CT-FFR对冠状动脉狭窄病变预测的准确度（84.5% vs 58.5%）、阳性预测率（73.9% vs 46.5%）及阴性预测率（92.2% vs 88.9%）均明显高于CCTA的诊断效果。

（二）围手术期心肌缺血诱因的处理

β受体阻滞剂、降低心室后负荷药物、他汀类降脂药、抗血小板药物在围手术期心肌缺血的防治中发挥了重要作用，患者的自我调控如饮食调整、戒烟、血糖控制、适度运动等也很重要，都有助于提高机体对围手术期心肌缺血的耐受能力。围手术期心肌缺血治疗包括病因治疗和对症处理两个方面，病因治疗是首位。心肌缺血常见诱发因素处理如下。

1. 心动过速 对心肌的血供（舒张期灌注时间缩短）和心肌的氧耗（每分钟做功增加）均产生不利影响。没有明显左心室收缩功能不全，可采用选择性β_1受体阻滞剂美托洛尔，增加剂量2.5～5mg，总量0.5mg/kg。对于PAWP升高的患者，为防止CPP降低，可以使用硝酸甘油0.5～1.0μg/（kg・min），但需要密切观察，调整用量，以防发生低血压。某些患者可能需要超短效的β受体阻滞剂艾司洛尔，其清除半衰期仅9分钟，被红细胞酯酶代谢，使用时初始剂量为0.5mg/kg，缓慢注射，随后持续滴注50μg/（kg・min），必要时可逐步滴定增加至300μg/（kg・min）。对于心室功能较差或有支气管痉挛病史的患者，如果需要使用β受体阻滞剂治疗，也首选艾司洛尔，该药最大的优点是半衰期短，易于控制，而不必担心药物作用会持续到准备脱离体外循环时。

2. 低血压 主动脉灌注压下降达到一定程度时会影响冠状动脉灌注，同时低血压造成反射性心动过速，会缩短心肌灌注时间，所以低血压应当迅速予以纠正。首先明确低血压的原因，根据心排血量和体循环阻力判断和指导治疗。如果低血压由心排血量下降引起，需要适当提高心率和前负荷，如果无效，需要考虑使用正性肌力药物，同时适度降低吸入性麻醉药的浓度（防止其过度使用产生的负性肌力作用）。体循环阻力降低的患者可以使用α受体激动剂如去氧肾上腺素40～100μg静脉注射，注意α受体激动剂可以使冠状动脉收缩，从小剂量开始试用。如果PAWP升高，CPP会降低，可以使用硝酸甘油0.5～1.0μg/（kg·min）治疗。

3. 高血压 与心动过速同时影响心肌的氧供和氧耗，两者都是造成心肌缺血的原因。围手术期高血压可以使用血管扩张药，硝酸甘油扩张静脉血管床，高剂量时可以扩张动脉，不增加冠状动脉窃血的风险，相对安全，其他可选的药物如乌拉地尔、α受体阻滞剂、β受体阻滞剂、钙通道阻滞剂等在使用时应注意从小剂量开始滴定，避免血压降低引起心动过速。

4. 其他 贫血的纠正、低温的防治、血糖的控制等对预防围手术期心肌缺血也很重要。合理的Hct水平需要采用个体化原则，一般推荐冠心病患者Hct应当维持在30%以上。而围手术期严格的血糖控制也有利于改善预后，预防心肌缺血造成的损伤，一般认为血糖不应高于11.1mmol/L，主张血糖高于8.3mmol/L时开始应用胰岛素，但需要密切监测血糖，注意平稳降糖，避免血糖剧烈波动和低血糖，糖尿病患者发生低血糖造成心肌缺血的风险更大。

（三）围手术期心肌缺血的药物治疗

1. β受体阻滞剂 是迄今为止唯一被证实能预防心肌缺血的有效药物，并可降低冠心病患者在围手术期的发病率和死亡率。术后心肌缺血常与血流动力学改变尤其是心率增快相关，β受体阻滞剂能延长冠状血管在心脏舒张期的充盈时间，减少心肌应激，纠正心肌氧供与氧耗失调，预防心肌梗死。β受体阻滞剂还有抗心律失常作用。围手术期β受体阻滞剂的使用可降低高危患者住院期间的死亡率。围手术期应用β受体阻滞剂控制心率时，一般推荐至少在手术前7天开始服用，使心率减慢至60次/分左右，术中应用常以短效的艾司洛尔为首选。

2. 他汀类药物 是目前非常有前景的围手术期心脏保护药物，可减少围手术期心脏不良事件。在对一系列随机对照研究进行的系统综述中，他汀类药物可以降低血管外科手术患者围手术期53%的死亡率，并能减少心肌梗死、卒中的发生。基于已有的研究结果，目前推荐具有心肌缺血且要行血管外科手术等高风险的手术患者，术前即开始服用他汀类药物。

3. α受体激动剂 如可乐定、右美托咪定、米伐折醇（mivazerol）等能降低中枢交感神经系统活性产生心血管保护效应，预防心动过速、高血压和交感神经紧张度增强。右美托咪定为高效、高选择性的α受体激动剂，有镇静、镇痛、抗焦虑、抗交感神经兴奋作用。其通过降低血液中儿茶酚胺水平，降低心脏负荷，减少心肌耗氧量；通过延长舒张期而增加左心室冠状动脉血流，使心肌氧供和氧需趋于平衡，具有显著的抗心肌缺血作用。

4. 硝酸盐及钙通道阻滞剂 硝酸盐是治疗心肌缺血的主要药物，硝酸甘油可通过降低左心室前负荷和舒张期末压降低心肌氧耗，能扩张心外膜下大的冠状动脉和并行血管，增加冠状动脉的灌注，用于治疗正在发生的心肌缺血，对心肌缺血的预防作用不大。钙通道阻滞剂如尼莫地平和尼卡地平主要影响外周动脉的紧张度，通过压力反射可使心率增加，反而增加心肌耗氧量；地尔硫䓬能降低心率，也可用于治疗术中发生的心肌缺血，但尚需要大量的临床试验证实。

二、围手术期心功能不全

心功能不全是多种原因造成的心肌收缩功能下降，心脏前向排血减少，血液淤滞在体循环或肺循环而产生的病理生理改变。基础和临床研究发现在多种神经体液因子的参与作用下，心功能不全不是单纯的血流动力学障碍，而是一种持续发展的临床综合征，分为无症状和有症状两个阶段。血管手术围手术期预计有超过20%的患者发生心力衰竭，其临床表现包括心源性休克、肺水肿、充血性心力衰竭，甚至有时伴有高血压及高心排血量表现。近年来心力衰竭新的治疗策略包括以神经内分泌拮抗剂为主的三大类或四大类药物的联合应用，即利尿剂、血管紧张素转化酶抑制剂（ACEI）、血管紧张素Ⅱ受体阻滞剂（ARB）及β受体阻滞剂的联合应用，必要时加用地高辛。

（一）围手术期心功能不全的临床特点与诊断

围手术期心力衰竭主要包括两个方面原因：术前即存在慢性心功能不全，围手术期各种原因导致心肌收缩力下降和（或）心脏前后负荷变化时发生急性失代偿性心力衰竭；心肌顿抑、缺血再灌注损伤及β受体下调等导致心肌收缩严重抑制，发生急性低心排血量综合征。无论何种病因导致慢性充血性心力衰竭失代偿或急性心功能抑制，出现心源性休克，是最严重的临床状况，预后恶劣。

欧洲多中心研究（EHFS Ⅱ研究及EFICA研究）发现，术后心力衰竭诊治复杂，缺乏典型症状且监测结果受到治疗措施影响而导致结果不一致，欧洲心脏病学会及ACC和AHA对心力衰竭的分类并不适用于心血管手术围手术期急性心力衰竭的诊治。

血浆脑钠肽（brain natriuretic peptide，BNP）测定有助于心力衰竭的诊断和预后判断。BNP是心室壁张力升高时，由心肌细胞释放的一种缓和的血管扩张物质，并可利尿及促进排钠。循环中BNP浓度与心力衰竭的严重程度相关。BNP正常的呼吸困难，基本可除外心源性因素。大多数心力衰竭呼吸困难的患者BNP水平在400pg/ml以上；BNP水平＜100pg/ml时不支持心力衰竭的诊断；BNP水平100～400pg/ml时还应考虑其他原因，如肺栓塞、慢性阻塞性肺疾病、心力衰竭代偿期等。

NT-pro BNP是BNP激素原分裂后没有活性的N末端片段，与BNP相比，NT-pro BNP的半衰期更长，更稳定，其浓度可反映短暂时间内新合成的而不是储存的BNP释放，因此更能反映BNP通路的激活情况。在左心室功能障碍时，血浆NT-pro BNP的水平可超过BNP水平的4倍，其水平也随心力衰竭程度加重而升高。50岁以下患者的血浆NT-pro BNP浓度为450pg/ml，诊断急性心力衰竭的敏感度和特异度分别为93%和95%，50岁以上患者血浆NT-pro BNP浓度为900pg/ml，诊断心力衰竭的敏感度和特异度分别为91%和80%。血浆NT-pro BNP浓度＜300pg/ml为正常，可排除心力衰竭。

（二）围手术期急性心力衰竭的药物治疗

心血管治疗药物具有高度选择性和特异性，种类多，药理机制复杂，且个体差异较大，易产生不良反应和并发症。因此必须科学合理用药，精确调节药物剂量，最大程度减少不良反应，使药物发挥更加积极的作用。

1. 儿茶酚胺类正性肌力药 常用儿茶酚胺类正性肌力药物包括多巴胺、多巴酚丁胺、肾上腺素、去甲肾上腺素、去氧肾上腺素、异丙肾上腺素及多培沙明。这类药物主要作用于心肌细胞膜上的α、β受体，有些还作用于多巴胺受体，在最初应用时可产生预期的生物学效应，但持续应用则使受体反复被刺激而使其效用下降，影响临床治疗效果。

（1）多巴胺：心血管手术后治疗心功能不全最常应用多巴胺。多巴胺既可作用于α受体和β受体，也可作用于多巴胺受体DA1受体及DA2受体。多巴胺作用于β受体可增强心肌收缩力，间接促使交感神经末梢释放去甲肾上腺素；作用于多巴胺受体可扩张冠状动脉、肾脏和肠系膜血管。多巴胺随剂量不同而作用于不同受体，1～3μg/（kg·min）主要作用于多巴胺受体，3～10μg/（kg·min）主要作用于β受体，剂量超过20μg/（kg·min）主要兴奋α受体。临床上多应用小剂量[2～10μg/（kg·min）]静脉滴注兴奋β受体和多巴胺受体，增加心肌收缩力及扩张肾血管，对肺血管也有轻度扩张作用，降低右心室后负荷。剂量＞10μg/（kg·min）时，主要兴奋α受体，以导致血管收缩为主，可使肺血管收缩增加，肺循环阻力增加。临床上小剂量多巴胺不显效时不应加大多巴胺剂量，而以加用其他正性肌力药为宜，因为这种缩血管作用将显著削弱其正性肌力效应。

（2）肾上腺素：具有兴奋β受体和α受体的双重作用。其不同剂量或浓度对心血管受体产生不同效应。0.5～2μg/min主要兴奋β_1受体和β_2受体，增加心肌收缩力和心排血量，扩张外周血管；2～10μg/min可兴奋α_1受体和β受体，并以α_1受体为主；10～20μg/min主要兴奋α_1受体，其强烈收缩血管作用可掩盖β_1受体的心脏效应。目前心血管手术后出现低心排血量综合征时广泛采用小剂量肾上腺素[0.03～0.1μg/（kg·min）]作为增强心肌功能的首选药物，且其正性肌力效应远较强心苷及其他多巴胺类药物显著，与扩血管药合用可减轻对内脏和肾血流的不良影响。应用肾上腺素的主要并发症为ST段压低和心律失常发生率增加，还应注意可能导致高乳酸血症及高血糖。

（3）去甲肾上腺素：主要作用于α受体，激活血管α_1受体，使血管收缩，外周阻力升高，血压上升，冠状动脉血流增加，同时具有较弱的兴奋心脏β受体的作用，使心肌收缩力增强，心率加快，传导加速，心排血量增加。剂量过大时，心脏自动节律性增强，也会出现心律失常，但较肾上腺素少见。去甲肾上腺素对慢性肺动脉高压患者的肺循环血流动力学影响轻微，而对于急性肺动脉高压患者，其可使平均肺动脉压增加及其与平均动脉压的比值下降。去甲肾上腺素适用于外周血管阻力（systemic vascular resistance，SVR）明显下降导致的严重低血压及手术后由心肌缺血再灌注导致的心源性休克，常用剂量为0.01～0.1μg/（kg · min）。以往认为去甲肾上腺素可使内脏血管收缩、肾血流量下降，影响患者肾功能，限制其临床应用。目前大量的研究显示，在大剂量多巴胺和多巴酚丁胺治疗无效的脓毒症休克患者中，去甲肾上腺素可使SVR升高，增加平均动脉压，代偿性降低心率，并且心律失常、肾功能不全等不良事件较多巴胺少。去甲肾上腺素使用剂量可从0.01μg/（kg · min）开始，根据血流动力学效应调整剂量，可高达0.7μg/（kg · min）。

（4）去氧肾上腺素：主要激活α受体，引起血管收缩，外周阻力增加，升高收缩压及舒张压，可使内脏、皮肤及肢体血流减少，由于去氧肾上腺素为非选择性α受体激动剂，所以对冠状动脉也有收缩作用，故应用于冠心病患者时应慎重。去氧肾上腺素作用与去甲肾上腺素相似，但相比之下，去氧肾上腺素作用较弱而持久，对心肌无兴奋作用。随血压升高其可激发迷走神经反射，使心率减慢，由此可治疗室上性心动过速。研究显示，应用去氧肾上腺素0.5～8μg/（kg · min）可提高心排血量和平均动脉压，改善血乳酸水平和尿量并使氧供增加约15%。然而去氧肾上腺素可导致肺血管收缩，平均肺动脉压升高，影响右心室的血流动力学。

（5）异丙肾上腺素：是常用肾上腺素能药物中唯一的纯β受体兴奋剂，使肠系膜血管扩张，增加肾血流，引起明显的外周血管阻力下降。作用于β_1受体的异丙肾上腺素可直接兴奋窦房结，纠正心动过缓，在不具备植入心脏起搏器的条件下，可用于增快心率。异丙肾上腺素还可明显降低肺血管阻力（PVR），在右心衰竭时，可将它作为一种辅助性正性肌力药和肺血管扩张剂。异丙肾上腺素可扩张血管，引起低血压、心动过速和心律失常，减少右心室冠状动脉血流而造成心肌缺血。应用异丙肾上腺素必须严格控制其剂量范围，初始低剂量为0.01μg/（kg · min），同时用血浆扩容剂维持充盈压，此后可增加用量至0.03～0.06μg/（kg · min）。当心率＞120次/分时，其常可诱发室性心律失常，应予以减量或停用。

2. 磷酸二酯酶抑制剂正性肌力药物　通过阻滞心肌细胞内环磷酸腺苷（cAMP）代谢，提高细胞内cAMP浓度，促进Ca^{2+}内流和释放，从而增强心肌收缩力，还可作用于血管平滑肌细胞导致血管扩张，降低SVR及PVR。磷酸二酯酶抑制剂主要包括氨力农、米力农及依诺昔酮，由于它们对血流动力学的效用类似，而米力农正性肌力作用更强，且不良反应少，目前在血管手术围手术期更为常用。心脏手术后的低心排血量综合征多为心肌收缩力欠佳及后负荷增加所致，既往应用β_1受体激动剂和血管扩张剂治疗，目前认为磷酸二酯酶抑制剂，尤其是米力农可以取代或联用β_1受体激动剂，作为改善心肌收缩力和扩张血管的第一线药物。

（1）米力农：为双吡啶衍生物，选择性抑制磷酸二酯酶Ⅲ（PDE Ⅲ），使心肌细胞内cAMP水平升高，加快Ca^{2+}内流，同时增加肌丝对Ca^{2+}的敏感性，从而增强心肌收缩力，增加心排血量，扩张循环血管，降低SVR和PVR，还可降低左心室壁张力，同时不加重心肌耗氧量（MVO），避免发生术后心肌缺血事件。米力农在血浆浓度范围内能基本保持心率不变，LVEF提高14%，SVR降低10%，PVR下降36%，适用于体外循环心血管手术后低心排血量综合征和心力衰竭、心脏瓣膜病变伴肺动脉高压及瓣膜手术后右心衰竭、舒张性心力衰竭。

米力农负荷剂量为25～75μg/kg，维持剂量为0.375～0.5μg/（kg · min）。患者有低血压、心动过速、严重主动脉瓣或肺动脉瓣疾病时慎用米力农。

（2）左西孟旦：是强效Ca^{2+}增敏剂，兼有抑制PDE Ⅲ作用。左西孟旦能增加心肌收缩蛋白对Ca^{2+}的敏感性，但不改变心肌细胞内Ca^{2+}浓度，使心肌收缩力增强而不增加心肌耗氧量，对心律没有影响；还能通过激活ATP依赖性K^+通道而产生血管扩张作用，降低心脏前、后负荷。左西孟旦不仅促进收缩期Ca^{2+}与肌钙蛋白结合，还对舒张期Ca^{2+}与肌钙蛋白结合没有影响，增加心肌收缩力的同时不影响心脏舒张功能。

左西孟旦适用于急性失代偿心力衰竭、术后低心排血量综合征及右心衰竭患者。推荐剂量为静脉注射6～24μg/kg后，以0.05～0.2μg/（kg · min）维持，超过推荐剂量可致心动过速。临床应用左西孟旦与多巴酚丁胺比较，可缩短心血管手术后拔管时间，降低术后心房颤动、心肌梗死、室性心律失常及肾衰竭的发生率，减少ICU停留时间。研究表明，主动脉瓣置换术后应用左西孟旦可促进心脏舒张而不增加心肌氧耗量。

（3）正性肌力药物的联合应用：正性肌力药物可以单独应用，也可联合应用，以更好地改善心肌收缩功能抑制。临床常用的联合方案包括去甲肾上腺素+多巴酚丁胺、去甲肾上腺素+PDE Ⅲ抑制剂、多巴酚丁胺+左西孟旦。PDE Ⅲ抑制剂与儿茶酚胺类药物有协同或互补作用，使疗效增加，正性肌力作用强于两者单独应用。β受体下调的慢性心力衰竭患者，联合用药可促进β受体反应性恢复。PDE Ⅲ抑制剂单独应用可致MAP下降和反射性心率增快，需要用儿茶酚胺类药物预防或纠正。然而这些正性肌力药物的联合应用治疗心脏手术后低心排血量患者，是否能改善患者预后，需要多中心研究进一步证实。

3. 血管扩张药 可降低心脏前后负荷、减轻肺淤血，减少心肌氧耗量，与正性肌力药物合用可明显增加心排血量，改善心功能不全患者的临床症状。心血管手术围手术期急性心力衰竭时可用的血管扩张药包括硝酸甘油、硝普钠及奈西立肽。

（1）硝酸甘油：是治疗急性心力衰竭的常用血管扩张药，主要作用于静脉容量血管，可引起外周血管扩张，减少右心房的静脉血液回流。硝酸甘油也可以轻度扩张动脉血管平滑肌，从而降低全身血管阻力。低剂量硝酸甘油是以扩张静脉为主，使心室容积变小，舒张期末压降低，而对血管阻力影响很小，动脉压可能稍降，心率不变或稍有反射性加快，肺血管阻力和心排血量稍降。高剂量硝酸甘油可同时扩张动脉，降低小动脉阻力，并使静脉回流进一步减少，使血压及心排血量降低。硝酸甘油也可扩张冠状动脉，尤其是心外膜血管，从而减少心肌缺血的可能。硝酸甘油还可作用于肺血管，降低肺动脉楔压（PAWP）、肺动脉压（PAP）和右心房压（RAP），改善肺淤血。有证据表明，硝酸甘油对肺血管的扩张作用要大于硝普钠。

硝酸甘油起始推荐剂量为5～10μg/min，逐渐增加剂量以达到理想的血流动力学参数。硝酸甘油半衰期为3分钟，但在24小时内连续使用可因硫氰化物消耗而产生快速耐药。其他可能的不良反应有头痛、低血压和高铁血红蛋白血症。

（2）硝普钠：是一种速效和短时作用的血管扩张药，可直接松弛小动脉和静脉平滑肌而扩张血管。硝普钠由肝代谢为NO和氰化物，NO激活位于血管平滑肌细胞和内皮细胞的鸟苷酸环化酶，增加细胞内环鸟苷酸浓度而导致血管平滑肌松弛和血管扩张，故对动脉和静脉平滑肌均有直接扩张作用，使心脏前、后负荷均降低，心排血量改善。硝普钠可使心力衰竭患者的心排血量、每搏量明显增加，同时降低PAWP、PAP、RAP、SVR和PVR。

硝普钠可用于外科麻醉期间进行控制性降压，以及高血压急症、急性心力衰竭及急性肺水肿的治疗，也可用于急性心肌梗死、二尖瓣或主动脉瓣关闭不全时的急性心力衰竭的治疗。血流动力学研究表明，硝普钠与多巴胺联合应用治疗急性左心衰竭，可使PAWP降低22%，射血分数增加71%，PAP下降25%，SVR降低42%，较单用硝普钠或多巴胺为佳。

硝普钠推荐剂量为0.3～10μg/（kg · min），持续静脉滴注，起效时间为2～5分钟，半衰期为3分钟。

低血压是硝普钠常见不良反应，故需要密切监测血压。快速停用硝普钠会出现血流动力学反弹现象，硝普钠可导致冠状动脉窃血综合征，故在急性冠脉综合征时不宜使用硝普钠；此外，硝普钠还可削弱低氧性肺血管收缩机制，导致肺内分流增加和低氧血症。

（3）奈西立肽：是注射用重组脑钠肽，于2001年8月经美国食品药品监督管理局（Food and

Drug Administration，FDA）批准在美国上市，并用于急性失代偿性心力衰竭患者的临床治疗。奈西立肽主要与血管平滑肌和内皮细胞细胞膜上的脑钠肽受体结合，激活鸟苷酸环化酶，增加细胞内第二信使环磷酸鸟苷的浓度而发挥扩张动静脉、利尿排钠、抗交感神经系统、降低血浆醛固酮和内皮素的作用，其没有强心作用，不抑制磷酸二酯酶，不依赖β受体。

多项前瞻性临床试验证明了重组脑钠肽对住院期间急性失代偿性心力衰竭患者治疗的有效性和安全性。目前一些临床试验将奈西立肽应用于慢性充血性心力衰竭和围手术期心力衰竭患者也收到了很好的效果。NSGEF试验发现，与安慰剂组相比，奈西立肽组PAWP、SVR显著降低，CI明显升高，慢性心力衰竭患者的症状和体征明显改善。PRECEDENT试验发现，与多巴酚丁胺组相比，奈西立肽组心律失常发生率明显降低，心率减慢，心肌耗氧量减少，6个月生存率明显升高。VMAC试验显示，在标准治疗的基础上加用奈西立肽，与安慰剂和硝酸甘油相比，奈西立肽可明显降低PAWP，但在改善呼吸困难和整体临床状况等方面无明显差异，因此奈西立肽能否取代硝酸甘油成为一线抗心力衰竭药物还有待于进一步的临床试验评价。NAPA试验表明，左心功能不全行冠状动脉旁路移植术（CABG），术中给予奈西立肽的患者血肌酐升高峰值低、肾小球滤过率及尿量早期增加、ICU停留时间及住院时间短、30天及6个月死亡率低。这为围手术期心力衰竭患者的治疗提供了新的选择。

奈西立肽建议依据VMAC试验剂量于2μg/kg静脉注射后，继以0.01μg/（kg·min）静脉滴注维持，推荐使用24小时，不主张超过48小时。奈西立肽起效时间15分钟，半衰期18分钟。与其他血管扩张剂比较，它能更好地控制急性心力衰竭。奈西立肽的主要副作用为剂量依赖性低血压。目前认为奈西立肽致低血压的发生率极低，如在使用过程中出现低血压，大多症状轻，减药或停药后可自行缓解或经补充适量液体而得到纠正。

（三）围手术期急性心力衰竭的非药物治疗

对于难治性急性心力衰竭，需要进一步支持治疗，包括主动脉内球囊反搏（intra-aortic balloon pump，IABP）、使用机械通气或心室辅助装置，作为心力衰竭恢复前或心脏移植的过渡准备。IABP可辅助维持全身和心肌的血液循环，增加心肌灌注、提高心排血量和MAP，并且能降低PAWP、左心房压（LAP）和LVEDP，适用于左心室衰竭及无法脱离体外循环时作为短时间内使用的辅助脱机方法。心室辅助装置适用于重度心力衰竭经药物及IABP治疗仍难控制但有希望恢复的患者，以及作为心脏移植前的过渡准备。对于继发于心肌梗死后的心力衰竭，治疗原则是尽快建立侧支循环和维持栓塞血管的开通，需要行急诊冠状动脉旁路移植术和经皮介入冠状动脉血管成形术。

三、围手术期心律失常

术后出现心律失常也是循环系统的常见并发症之一，一般常见原因有低氧状态、低体温状态（33℃以下）、低钾血症、高钾血症、酸碱平衡失调及术中心肌梗死。这些原因通过体温、动脉血气分析、血清电解质、心肌脱氢酶谱加上12导联心电图等检查一般比较容易得以确诊。

房性或室性心律失常最重要的生理学影响为心排血量降低，由此而带来的脑、心脏、肾和腹部器官等血流减少。由于动脉硬化性狭窄，这些器官的供血已经减少，而血管疾病患者经常合并未经治疗的冠状动脉疾病。所以有可能由于重度心律失常加重心肌缺血而导致心肌梗死。

对血管疾病患者心律失常的早期治疗以一般内科心律失常的有关治疗方针为基础。

1. 室上性心动过速　心率＞160次/分或合并低血压或心力衰竭应给予药物治疗。甲氧胺5～10mg或去氧肾上腺素0.3～0.5mg稀释后缓慢静脉注射，适用于血压降低者；维拉帕米（异搏定）5mg或普萘洛尔（心得安）1～2mg稀释后缓慢静脉注射，适用于心功能良好且无低血压者。两种药物禁忌联合使用。毛花苷丙（西地兰）0.3～0.4mg稀释后缓慢静脉注射适用于心力衰竭而无洋地黄中毒者。

2. 心房颤动或心房扑动　心率＞120次/分首选毛花苷丙0.3～0.4mg静脉注射，控制心率在80～100次/分。心房扑动还可选择同步直流电复律。

3. 高危室性期前收缩或短阵室性心动过速 首选利多卡因，首次1～2mg/kg，20分钟内总量不宜超过5mg/kg；控制后以1～4mg/min速度静脉滴注。洋地黄中毒所致者选用苯妥英钠，首次剂量为100～200mg，溶于20ml注射用水中，以50mg/min的速度静脉注入；必要时可每隔10分钟注射100mg，但总量不能超过250～300mg。对顽固性室性心动过速宜选胺碘酮3～5mg/kg。稀释后0.5～3分钟静脉注射或使用普罗帕酮（心律平）1～1.5mg/kg静脉注射。在室性心动过速治疗中，原则应单一用药，当一种药物无效时可及时更换另一种药物。当室性心动过速合并高度房室传导阻滞不宜使用抑制心肌的抗心律失常药物时，应首选同步电复律，但洋地黄中毒所致者禁忌使用本法。

4. 心室颤动 应按心搏骤停抢救，并使用同步电除颤。

5. 缓慢性心律失常 如窦性停搏、病态窦房结综合征、房室传导阻滞，心率＜50次/分，或心率虽大于50次/分但有血压下降时，应进行处理。可用阿托品0.5～1mg静脉注射；但对于心肌收缩无力或房室传导阻滞位置在希氏束以下者，则只有用异丙肾上腺素才有效，用法为1mg加入250ml液体内静脉滴注。三度房室传导阻滞及病态窦房结综合征患者，最好使用心脏起搏器。

6. 心动过速 特别是在合并高血压时，心肌耗氧量将显著增加，如果同时存在冠状动脉疾病，则比较危险。应努力控制心率在100次/分以下。

7. 室性期前收缩 作为术后早期心律失常，是极为常见的，特别是在患者低体温和酸中毒时更为常见。对于多源性或频发的、伴有二联律等的室性期前收缩，应进行治疗。多数患者可以通过利多卡因（50～100mg静脉注射）得以控制。对持续性室性期前收缩，在经口给药开始以前，有必要持续静脉滴注利多卡因（1～4mg/min）。

四、脊髓缺血

脊髓缺血常发生于区域性和全身性血流动力学损害之后，根据发作时间可分为早发型（麻醉苏醒后到术后24小时内）与迟发型（术后24小时到2个月），可表现为运动障碍、感觉分离、大小便失禁。主动脉瘤尤其是胸腹主动脉瘤常累及供应脊髓血液的节段动脉，在发生夹层、血栓脱落及手术阻断时常导致脊髓缺血以至发生轻瘫或截瘫。

20世纪70年代报道了最早的主动脉成形术后截瘫，之后随着血管外科手术的增加，这一并发症尤为突出；虽然近年来主动脉外科术后截瘫率有所下降，但脊髓缺血性损伤仍是血管外科尚未解决且急需解决的问题之一。①所有主动脉外科手术（无论狭窄、动脉瘤或创伤性破裂）均需要不同时间的主动脉阻断，使脊髓的节段性动脉发出的根动脉特别是Admkiewicz动脉血流中断而导致脊髓缺血发生。而胸主动脉瘤和腹主动脉瘤手术须在较高位置阻断主动脉，危险性更大。②研究表明，血管腔内治疗的主动脉覆盖长度是术后发生脊髓缺血的独立危险因素，大于205mm将增加脊髓缺血损伤的风险。③与大脑一样，脊髓的血供受自体调节控制，脊髓灌注压（平均动脉压减去脊髓脑脊液压）在6.67kPa（50mmHg）水平以上时血流不发生变化。胸主动脉阻断后伴随着远端平均动脉压下降，同时脊髓脑脊液压力升高影响灌注压，加重脊髓缺血。④大血管手术围手术期严重的低血压及低氧血症均加重了脊髓缺血性损伤，常并发缺血性脑病。⑤术前合并慢性肾功能不全的患者接受腔内修复术后发生脊髓缺血的风险增加，肾功能不全（血肌酐＞132μmol/L）是脊髓缺血发生的独立危险因素。

在胸、腹主动脉瘤手术过程中，不可避免的脊髓暂时缺血可能会造成严重的并发症——截瘫和轻瘫；但是随着手术技术改进、辅助措施和药物的应用，术后脊髓神经并发症已明显减少，其具体措施贯穿围手术期处理中。完善的术前检查提供动脉瘤患者的资料，对指导手术操作和选择辅助措施有一定的意义；术中麻醉医师须进行生命体征的监控、维持血容量和应用抗凝剂并使用辅助管理措施，另外麻醉医师可以在术中进行辅助单肺通气和脑脊液引流；术后的监测和护理能早期发现轻瘫及其他并发症，尽量避免不良后果，同时术后持续脑脊液引流也可以明显减少神经并发症发生。

由于胸、腹主动脉术中和术后出现的脊髓缺血性损伤与多种因素有关，所以没有一种措施能完全有效防止神经损伤发生，故对胸、腹主动脉手术的脊髓保护需要多种手段联合应用来进行。而手术作为一切方法的基础，改良术式是防治之本，应用辅助保护设施则使脊髓缺血损伤的危险性进一步下降，而一部分患者术后出现的截瘫是可逆性的。故下文从脊髓供血的监测、手术方式的发展和避免脊髓缺血性损伤（包括保证脊髓血供、提高脊髓对缺血的耐受力、减少再灌注损伤及术中、术后的血压控制）及截瘫后处理等方面阐述脊髓缺血性损伤的预防和治疗。

（一）脊髓供血的监测

1. 脊髓功能的监测　脊髓功能可以反映脊髓的灌注情况，而脊髓功能通常可以通过监测得到预测。已有学者将经颅运动诱发电位（transcranial motor-evoked potential，tc-MEP）与躯体感觉诱发电位（somatosensory evoked potential，SSEP）监测用于胸主动脉腔内修复治疗期间的脊髓缺血诊断与管理，取得了理想的效果。这两种方式均可以使外科医师在术中随时掌握脊髓缺血情况的变化。SSEP有4种类型：①正常的SSEP在30～50分钟逐渐消失，这表明血管极度舒张和阻断，远端动脉存在病变，即使阻断远端血压正常，其灌注仍然不足。手术医师必须尽快重建远端灌注并保持灌注压＞9.33kPa（70mmHg）。②于主动脉阻断3～5分钟后波幅下降，潜伏期延长，这表明阻断远端血压＜8.00kPa（60mmHg）。③在动脉瘤近端被阻断时感觉传导突然中断，这表明脊髓重要的营养血管位于这一节段的动脉上，须再灌注和再植远端肋间动脉。④SSEP在主动脉阻断期间无变化，表明阻断远端血流灌注满意，也说明比较重要的节段动脉没有起源于血管阻断区域。临床研究表明，SSEP在胸、腹主动脉手术中对脊髓损伤的预测非常灵敏。但是SSEP仅能记录脊髓侧索上的诱发电位，不能监测脊髓上的运动功能和运动束的血供。在总结了上述缺点后，人们提出了tc-MEP。tc-MEP可以从3个方面被记录：脊髓、神经、肌肉。实验表明，肌肉MEP对截瘫的预测十分灵敏，尚无假阳性和假阴性的报道。但MEP的缺点是受挥发性麻醉药及神经肌肉阻滞剂的影响较大，且灵敏性较SSEP差。2011年研究者首次使用近红外光谱（NIRS）技术在胸主动脉腔内修复治疗期间监测脊髓缺血，发现发生脊髓缺血的患者脊髓NIRS信号下降。NIRS对棘旁肌的监测可以间接反映脊髓氧合，但是目前临床验证较少。

2. 重要节动脉的鉴定　因为脊髓血供在解剖上的多样性，盲目重建肋间动脉对防止术后截瘫没有必要，相反却延长了主动脉阻断时间，从而增加了发生截瘫的危险。术前通过Adamkiewicz动脉注射小剂量低毒的对比剂，可在85%患者中定位Adamkiewicz动脉，从而使截瘫发生率降至5%，但由于耗费时间，而且需要全身麻醉，因此未能广泛采用。氢定位法是指在脊髓上应用铂电极并且向肋间动脉注射氢离子，以此来确认脊髓供血的血管。将术中确认的肋间动脉重新吻合可显著缓解动物脊髓缺血的进展，由于不为脊髓供血的肋间动脉未重建，脊髓缺血的时间缩短了。同样，极谱描记术（研究脊髓氧合）也可以用于定位重要的节动脉。对脊髓血供中氧含量的监测也是判定脊髓损伤的一种灵敏方法。但它仍被限于科学研究领域，而没有应用于临床。最近磁共振血管造影作为一种无创术前定位Adamkiewicz动脉的方法被提出。研究表明，应用此种方法，69%的患者Adamkiewicz动脉可以被定位。

（二）手术方式的发展

自1955年Etheredge等最先进行了胸、腹主动脉瘤手术后，Debakey及Hardy、Schumacker、Crawford等分别于不同时期报道了不同的术式。初期手术方法都不采用辅助设施，随着技术的进步，不同的辅助设施也应用于术中。尤其是1974年Crawford报道的、目前逐渐被广为采用的Crawford法，应用辅助循环设施后明显提高了术后生存率，并降低了术后截瘫率，但这种手术方式对手术室的条件和术者的手术技术及医院的综合实力要求很高。Etheredge法因其有器官灌注不足、耗费时间等缺点已基本废弃不用，Debakey法则有创伤大、近端端侧吻合术后吻合口假性动脉瘤发生率高的缺点。Hardy法相对简单、出血少并且对防止术后截瘫很有益处，对于状态差的病例或条件差的医院，仍不失为一种有效的手术方法。最近国内学者在改良Hardy法、Crawford法手术方式的探讨方面也取得了一定的经验，截瘫率有所下降，并且比较适用于国内医疗条件及广泛推广，当然仍需要进一步临床验证和完善。

（三）保证脊髓血供

1. 缩短脊髓缺血时间 主动脉阻断时间少于15分钟一般不发生截瘫，但如果阻断时间超过60分钟，则截瘫的发生率上升为25%～100%。因此，尽量缩短主动脉阻断和脊髓缺血时间至关重要。在血管外科手术中阻断血管是重要而且必需的步骤，尽量缩短脊髓缺血时间的方法：尽早进行内脏低温保护、脑脊液引流等辅助措施。因手术技术的改进，缺血时间已经减少了，但仍然有一部分患者术后发生了神经功能损害。

2. 维持远端灌注 大部分患者供应腰髓的根动脉起源于动脉阻断部位以下，可以应用左心转流、暂时性体外分流、部分体外循环、经皮心肺支持的部分体外循环法、提高近端动脉压等方法来增加远端动脉压。其中Gott分流置管于近端的升主动脉、主动脉弓或左心室顶部和远端的降主动脉或股动脉之间，但有不能控制流量和近远端动脉压的缺点；带有BioMedicus泵的无肝素左主动脉到股动脉旁路循环则可以控制远近端血流动力学变化，但有需要进行全身肝素化的缺点。Najafi描述了一组应用了远端灌注的旁路技术后零截瘫率病例，亦有学者报道择期胸主动脉瘤修复术应用Gott分流可显著减少截瘫的发生。中国医科大学附属第一医院血管外科对胸、腹主动脉瘤的治疗应用改良Hardy手术，能维持患者的远端主动脉灌注，23例患者中无1例发生术后截瘫；应用犬进行的实验研究结果同临床一致，没有截瘫发生，并证实了手术对脊髓的血流灌注量亦没有影响。

8.00kPa（60mmHg）是维持脊髓正常灌注的最低远端平均动脉压，血压过低时脊髓的自身调节将不起作用。选择性器官和肋间动脉灌注低温灌注液可以保证各个器官和脊髓的血供及缩短单个器官或血管供血区的缺血时间，减少或减轻器官和脊髓的损伤。

3. 降低脑脊液压力 脊髓灌注压是与阻断主动脉后引起的神经系统并发症有关的生理指标，脊髓灌注压等于脊髓动脉压和脑脊液压力之差。脑脊液引流从1988年开始应用，至今已被广泛接受，Acher等在胸主动脉瘤和胸腹主动脉瘤的修复术中辅以脑脊液引流，结果术后截瘫发生率明显降低。Acher同时也指出，脑脊液引流有助于减少脊髓缺血损伤，但不能完全保护脊髓，仍有一定的时间限度，应协同应用其他方法。具体要求是在手术开始至术后48小时保持其压力在0.686～0.981kPa（7～10cmH$_2$O）水平。也有报道认为脑脊液压力在0.686kPa（7cmH$_2$O）水平以上就应该给予持续48小时引流。而在一项前瞻、随机试验中Crawford认为在主动脉修复术中，如果脑脊液压力水平没有高于或低于正常水平，盲目行脑脊液引流对保护脊髓没有价值。对于迟发型截瘫患者，术后脑脊液引流的价值存在争议。研究表明，围手术期脑脊液引流可降低主动脉手术后截瘫的发生率，但不能明显降低迟发型截瘫的发生率。由于迟发型截瘫机制尚未明确，因此不能完全证明脑脊液引流在这种情况下的使用是合理的。

4. 腰动脉和肋间动脉的重建 在1986年，Crawford报道了胸、腹主动脉瘤患者采取腰动脉和肋间动脉重建增加了神经损伤的危险，并认为寻找定位的血管增加了手术操作时间。尽管如此，许多学者认为，虽然这项技术的应用有一定难度，但术中仍应该进行肋间动脉重建；他们推荐同时应用远端主动脉灌注、硬脊膜内注射药物、脑脊液引流。目前的数据建议对累及T_7～L_4肋间动脉的动脉瘤行上述动脉重建术，并且强调注意T_{11}～T_{12}和L_1水平。动物实验表明，若胸、腹主动脉瘤累及T_6～L_2的肋间动脉，在进行动脉瘤切除术时只要可行，就要进行动脉重建。一项旨在改进动脉重建术的前瞻性研究也支持肋间动脉重建术这一技术的应用，因此术前的动脉造影、术中良好的缝合对脊髓缺血的保护有一定的作用。Hollier同时应用腰动脉和肋间动脉重建和脑脊液引流技术，在一组24例患者中无1例发生截瘫。

5. 应用血管活性药物 许多研究者采用硬脊膜内途径给予神经保护药物，起到了一定的脊髓保护作用。选择性肋间动脉或腰动脉灌注罂粟碱、利多卡因、前列腺素E等血管活性药物也被应用于临床和实验研究中，并取得一定效果。

（四）提高脊髓对缺血的耐受力

深低温停循环（deep hypothermia circulatory arrest）是一种采用低温麻醉并结合部分体外循环的技术。低温能降低机体组织的能量消耗，在神经组织中其与温度下降的程度呈正相关。低温状态可以使神经组织维持正常血流、降低耗氧量、保障正常细胞代谢、减轻乳酸堆积、抑制白三烯生成等。Kouchoukos发现全身深低温停循环可以阻止脊髓损伤，并相对安全。较其他方法相比，优点在于减少了对主动脉的游离，不需要阻断近端主动脉，提供了一个无血的术野，并且增强了重要器官对缺血的耐受性，有利于减少术后并发症。但肝素化后出血、心律失常、心搏骤停、肺水肿等并发症限制了这项技术的应用与普及。Marsala认为32～34℃的亚低温状态可以避免各种严重并发症发生，也有较好的脊髓保护作用，在临床应用前景良好，而局部低温技术也显示了脊髓保护作用。

（五）减少再灌注损伤

1. 免疫调节　可以减少再灌注损伤，秋水仙碱和氯喹可以抑制单核吞噬细胞的抗原呈递作用、吞噬功能和分泌功能，减轻兔脊髓缺血性损伤的病理改变和神经功能减退。

2. 自由基清除剂　组织缺血再灌注损伤与自由基有很大关系。在脊髓缺血模型动脉阻断前静脉给予自由基清除剂超氧化物歧化酶（SOD）可以保护脊髓，但也不能使损伤完全消失。一项研究表明，SOD与聚乙烯乙二酸结合后可以延长其半衰期为原来的几十倍，从而延长其保护作用的时间。甲泼尼龙可以改善缺血后脊髓功能的恢复，但对脊髓水肿改变没有影响。

3. 缺血预处理　在各种器官的缺血再灌注损伤中的预防和保护作用已得到了确切的证实，在脊髓的缺血再灌注损伤保护中也被大量动物实验所证实，并探讨了在临床上应用的可行性及有效性。中国医科大学附属第一医院利用犬进行缺血预处理实验研究，发现经缺血预处理8分钟的动物在随后缺血35分钟缺血对脊髓功能和病理变化影响明显小于对照组无缺血预处理动物；并且有明显的热休克蛋白70表达。同样，Sakurai等用家兔作为动物模型对脊髓缺血进行研究证实，缺血预处理组动物的热休克蛋白70 mRNA的表达时限明显长于对照组，进而认为热休克蛋白70对缺血后的脊髓具有保护作用。

（六）术中和术后血压的控制

术中阻断时、开放后及术后的血压控制也将对脊髓的血液灌注产生极大的影响，所以上述关键时刻的血压控制也将成为防止截瘫发生的决定性因素。手术中应用降压药，适当控制血压以防止大出血是必要的，但是近端动脉压过低也增加了脊髓损伤的危险。在大鼠脊髓缺血模型中评价了近端动脉压对神经功能的影响，结果表明过低近端动脉压造成神经功能不全加重。所以在心脏承受能力范围内可以适当升高近端动脉压，但具体数值仍有待研究。在完成人工血管移植后血管阻断钳松开要缓慢，并在血流动力学监测下应用血管活性药物和补充血容量，避免发生“开钳性休克”引起脊髓灌注压下降。而术后的生命体征和脑脊液压力监测及调整对预防截瘫也有重要意义。

五、出　　血

血管手术或术后早期的持续性出血最常见的原因如下：①术中止血不彻底或腔内治疗导丝等器具的副损伤；②抗凝血药的使用；③稀释性血小板减少症；④弥散性血管内凝血；⑤凝血因子缺乏等。结合患者的临床表现和检查结果，多数情况下可以查明出血原因。

（一）术中止血不彻底或副损伤

手术中应严密止血，在关闭手术切口前应再彻底复查一遍。对于重要部位的结扎，应仔细检查结扎是否确实，冲洗术野，用干纱布蘸净，明确无小血管活动性出血后，方可关闭切口。对于渗血，可采用电刀电凝、氩气止血、生物胶涂抹、明胶海绵填塞等方法，大多数能取得满意效果。腹部血管手术后的最初6～12小时，如必须输血1000ml以上才能维持正常的血细胞比容，应高度怀疑腹腔内出血。对于少量出血，可静脉给予止血药物、输血补液治疗。如短期观察不见好转，应尽早探查止血。对手术部位较大的血肿的吸引和出血源的处理应严格无菌操作。未加引流的血肿，其感染的危险增加，如感染累及人工血管，则病情将加重，死亡率增加。腔内治疗应注意穿刺点确切压迫或缝合，注意稳定导丝位置避免器官损伤，腔内治疗后如怀疑出血，则应尽快完善彩超、CT等相关影像学检查，及时进行输血输液和必要的腔内或开放手术治疗。

（二）抗凝血药的使用

血管手术患者术中经常应用肝素，有时其会成为手术部位出血的原因。如果术中止血比较彻底，那么这种出血通常不会很多。如肝素过量，常使用鱼精蛋白（每1mg肝素使用0.5～1.0mg鱼精蛋白）中和，激活全血凝血时间（ACT）是用来确认中和肝素效果的指标。新鲜冻干血浆也可用来拮抗肝素作用。其使用量一般约为10mg/kg。

长期使用抗血小板药物的患者，有时会出现手术部位持续性少量出血。这多是因为抗血小板药物在停药后药效还会持续3～7天。

（三）稀释性血小板减少症

当输入库存血超过5000ml时，由于大量输血会导致血液稀释而引起血小板减少症，故有必要考虑补充适当的血小板。血小板计数在5×10^9/L以上时术中止血一般没有问题。如果需要补充血小板，首次剂量应以6U的浓缩血小板为宜。术后只要血小板计数不低于20×10^9/L，一般不会出现自然性出血。

（四）弥散性血管内凝血

1. 弥散性血管内凝血（DIC）诊断标准

（1）存在易于引起DIC的基础疾病。

（2）有下列两项以上的临床表现

1）多发出血倾向。

2）不易以原发病解释的微循环衰竭或休克。

3）多发性微血管栓塞的症状和体征。

4）抗凝血治疗有效。

（3）实验室检查有下列3项以上异常

1）血小板计数＜100×10^9/L或呈进行性下降。

2）凝血酶原时间延长或缩短3秒以上，或呈动态性变化，或部分凝血活酶时间缩短或延长10秒以上。

3）纤维蛋白原＜1.5g/L，或呈进行性下降，或＞4.0g/L。

4）3P试验阳性或FDP＞20mg/L。

5）优球蛋白溶解时间缩短或纤溶酶原降低。

2. DIC治疗

（1）肝素治疗：通常使用剂量为每次0.5～1mg/kg，静脉滴注，4～6小时用量以使试管法凝血时间延长15～30分钟为宜；病情好转，可减至0.25～0.5mg/kg；临床出血停止，DIC试验恢复正常时停药，疗程通常为5～7天。

（2）其他抗凝血药物治疗

1）双嘧达莫：多与肝素配合使用，剂量为80～160mg，每6小时静脉滴注。

2）抗凝血酶Ⅲ：可与肝素配合使用，剂量为0.2～0.7mg/kg。

3）丹参或复方丹参注射液：可单独使用或与肝素配合使用，剂量为30～40ml，每天3次静脉滴注。

（3）抗纤溶制剂：应用宜慎重。早期使用后可加重DIC的发展，中期应在足量肝素应用的基础上，予以小剂量抗纤溶制剂，晚期可在适量肝素应用的基础上，大剂量应用抗纤溶制剂。常用药物有氨甲苯酸（止血芳酸）、酚磺乙胺（止血敏）、6-氨基己酸。

（4）血小板及凝血因子的补充：在上述治疗的基础上宜使用新鲜全血、血小板制剂、新鲜冰冻血浆或纤维蛋白原等。

（五）凝血因子缺乏

凝血因子缺乏在肝病患者中比较常见，一般通过病史、部分凝血激酶时间或凝血酶原时间异常等可以明确。手术前后补充特定的凝血因子通常是对凝血因子异常的有效治疗手段。

六、应激性溃疡

血管外科手术后有时合并消化道应激性溃疡和出血。溃疡一般在胃体部多发，偶尔也会在大肠中出现。在黏膜层发生溃疡的患者约10%在手术后6～7天出现消化道出血。多数出血可经保守治疗控制，对应激性溃疡出血进行外科治疗的死亡率超过50%。消化道应激性出血的治疗重点应在预防。

控制和调节胃内pH是预防应激性溃疡的关键。胃内pH维持在4以上时由应激引起的消化道出血就会减少。必要时可每小时测1次胃内pH。在预防应激性溃疡的药物中，抑酸药（镁乳或氢氧化铝）与西咪替丁相比，既经济，又有较好的疗效，应首选预防用药，用法是每小时经胃管灌注30～50ml。西咪替丁是H_2受体阻滞剂之一，能使胃内酸度降低。在重症病例中，质子泵阻滞剂奥美拉唑（洛赛克）常可取得满意效果。

七、肾　衰　竭

术后肾衰竭是大血管手术尤其是胸、腹主动脉瘤手术后出现的棘手问题。有潜在肾功能障碍、糖尿病的患者在容量不足状态下容易发生术后肾衰竭。一般在择期行主动脉手术时，阻断主动脉之前经静脉补给充足的水分和给予甘露醇，大多可以防止肾衰竭。

肾衰竭的诊断比较容易。具体监测指标参照本章第三节“肝肾功能监测”。

只要构成早期急性肾衰竭或肾衰竭先兆诊断，即应按急性肾衰竭进行规范化系统治疗。

（1）积极进行对因治疗。

（2）严格控制液体入量是治疗肾衰竭的关键。应坚持“量出为入、宁少勿多”的原则。

（3）供给足够的热量和营养，减少蛋白质分解，同时应限制蛋白质的摄入量。

（4）维持电解质、酸碱平衡，纠正高钾血症、低钠血症和代谢性酸中毒。

（5）防治感染。尽量避免使用肾毒性药物和含钾制剂。

（6）血液透析。

适应证：①血尿素氮＞35.7mmol/L，血清肌酐＞530μmol/L；②血钾＞6.6mmol/L；③进行性酸中毒；④临床有明显的尿毒症症状；⑤严重的肺水肿、脑水肿或体内水过多；⑥误输异型血或药物中毒。

八、感　　染

血管手术后一旦出现感染，早期发现和早期治疗至关重要。常见原因有以下几种。

1. 肺不张　术后24～48小时出现发热、肺部呼吸音减弱，出现啰音及胸部X线片显示浸润阴影时，首先考虑肺不张。在痰细菌培养加药敏试验结果未出结果前应使用广谱抗生素。经深呼吸运动和气管内吸痰多可缓解。

2. 中心静脉插管　由静脉置管引起败血症的典型症状是突发寒战、高热、低血压。此时应拔除静脉插管，进行导管尖端和血液细菌培养。由于菌血症有波及人工血管的危险，所以应使用广谱抗生素控制革兰氏阳性菌和革兰氏阴性菌及厌氧菌感染。在查明细菌种类后改用对该种细菌有特效的抗生素。如果抗生素使用得当，大多数患者在拔除静脉插管后会很快退热，而至血液培养转阴尚需持续使用抗生素5～6天。

3. 缺血性肠炎　主动脉手术后如出现伴有腹泻症状的发热，要想到缺血性肠炎的可能，应进行结肠镜检。合并局部压痛和全身败血症的缺血性肠炎，如镜检时发现有广泛的黏膜缺血坏死，应手术切除病变肠段。但如果不伴有败血症，即使有中等程度的黏膜出血，也可不手术而采取保守治疗。通常经过是：①肠道休息；②应用有效的抗生素；③调整水、电解质平衡，维持正常的心排血量等。

4. 尿路感染　在使用气囊导尿管期间或拔除气囊导尿管后出现排尿障碍及发热，应怀疑尿路感染所致。可行尿液涂片、尿液细菌培养加药敏试验，明确致病细菌并指导用药。

5. 切口感染　直到术后5～7天才被发现的切口感染并不少见，下肢的切口感染有可能引起移植血管感染，应予以重视，必要时在手术室进行感染部位清创和引流。

6. 腹腔内感染　由腹腔内感染所致的败血症往往不容易被发现，因此若败血症于术后10～14天尚未明确病因，要考虑腹部感染。必要时可进行CT检查。近年来开展的同位素标记白细胞扫描技术对探明败血症的感染源有一定价值。

7. 血栓性静脉炎　术后5～14天出现难以解释的发热时，应想到浅表性或深部下肢静脉炎的可能。如果对下肢进行细致的检查，多数情况下会有压痛、肿胀及条索状静脉等临床表现，行床旁多普勒超声检查，可以直接了解下肢静脉的血流图形、管腔内面和是否有血栓形成等改变，诊断价值较大。

8. 急性呼吸窘迫综合征（acute respiratory distress syndrome，ARDS） 是一种特殊类型的呼吸衰竭，多发生于胸腹主动脉瘤和腹主动脉瘤术后。其临床特征为进行性呼吸困难、顽固性低氧血症，X线检查可见双肺弥漫性浸润。本病的病死率为40%～70%，由严重感染引起者可高达90%。

（1）诊断标准

1）在基础疾病的过程中突然发生进行性呼吸窘迫，呼吸频率＞35次/分，采用通常给氧方法不能改善。

2）X线检查见双肺有边缘模糊的肺纹理增多或斑片状阴影，迅速扩展融合，形成大片突变。

3）血气分析：PaO_2＜8.0kPa（60mmHg），早期$PaCO_2$＜4.67kPa（35mmHg）或正常。

（2）治疗

1）针对原发基础疾病的治疗。

2）消除肺间质水肿，限制入水量，控制输液。

本病早期血清蛋白浓度无明显减少时，补液应以晶体液为主，在后期为提高胶体渗透压考虑多补充胶体液。酌情应用利尿剂。单纯使用白蛋白仅增加血浆容量，并不提高血浆蛋白浓度。在蛋白浓度不低的病例中，白蛋白的疗效多不理想。

（3）纠正肺微循环障碍：早期大量应用糖皮质激素具有积极作用。肝素应用于有高凝倾向、血流缓慢的病例，以防止DIC发生。血管扩张药可改善微循环，提高输氧效率，纠正或减轻组织缺氧，有山莨菪碱等药物取得较好疗效的报道。

（4）纠正低氧血症，克服进行性肺泡萎陷，采用机械通气加PEEP通气治疗可显著提高疗效；应用广谱抗生素防治感染。

9. 谵妄 大多数血管手术患者年龄＞65岁，谵妄是一种常被忽略的术后并发症。研究表明，谵妄的发生率高达80%～90%，取决于患者人群、手术操作及患者所承受的整体临床诊疗压力。与术后谵妄相关的危险因素包括高龄（＞65岁）、痴呆或其他形式的认知功能障碍、视力或听力低下、术前功能状态差、合并感染和有多种严重合并症。除此之外，对手术的精神压力是导致谵妄的另一种风险。

谵妄分为3种：活力减退型、活力过度型和混合型。活力减退型谵妄是3种类型中最常见的，占所有类型总和的2/3。可能由于患者多表现出平静、安静和非破坏性行为举止，所以活力减退型谵妄通常不易被察觉。在出现谵妄之后，可以用简易精神状态量表或重症监护病房的意识模糊评估法排除器质性病变，包括实验室检查评估、常见感染检查、药物检查，以及必要时的影像学检查。如果发现器质性病因，可以进行针对性治疗。

非特异性术后谵妄通常很难纠正。预防这一情况需要从手术室开始，如维持血流动力学稳定、提供充足的组织氧合、减少酸中毒。已被证明可以减少谵妄的术后预防性措施包括对术后环境和护理团队的不断优化、无干扰的夜间睡眠、早期日常行走锻炼、适时拔除导尿管和去除仪器线路，以及使用便于操作的视听力设备。当急性躁动和（或）护理治疗被迫中断时，可能需要药物和非药物的约束。术后谵妄的识别和治疗至关重要，它可导致更多的围手术期并发症、延长住院时间和增加患者死亡率。

10. 脑卒中 是一种急性脑血管疾病，是由各种血管性病因（包括出血和缺血）引起的急性或局灶性脑功能障碍。脑卒中分为缺血性脑卒中和出血性脑卒中，可表现为偏瘫、单瘫、偏身感觉障碍、偏盲、象限盲、皮质盲等局灶性中枢神经功能缺损及不同程度意识障碍甚至昏迷。缺血性脑卒中又称脑梗死，是各种原因导致脑动脉血流中断，局部脑组织发生缺血缺氧性坏死，进而出现相应的神经功能缺损。主动脉弓部手术或腔内治疗患者术后的脑损伤多为缺血性脑卒中，年龄是术后脑卒中发生的主要危险因素，可能与老年患者严重的主动脉粥样硬化有关。来自升主动脉或主动脉弓的钙化或粥样硬化斑块栓子和心房颤动心房栓子脱落是导致术后发生脑卒中的主要原因。

CT检查有助于早期诊断或排除脑出血，但CT检查正常并不能早期诊断缺血性脑卒中，有条件者可以进行MRI检查来诊断。

发病后尽早恢复血流通畅和脑灌注是治疗脑栓塞的关键。维持呼吸功能、调整血压、控制血糖、控制体温、营养支持对减轻缺血缺氧性脑损伤有重要作用。发病后4.5小时内溶栓治疗或取栓是恢复低灌注区血流的重要方法。另外可进行降纤治疗、抗凝治疗、扩血管治疗、脑保护治疗、中医中药治疗及外科手术等，昏迷患者可接受脱水、冬眠、低温、激素及溶栓治疗等。气栓患者，若呼吸循环情况允许，应尽早行高压氧治疗，以取得满意疗效。

（辛世杰　亓　明）

参考文献

段志泉，辛世杰，2006. 动脉瘤. 北京：科学出版社.

王铭，唐红，2017. 肝功能评价体系现状和研究进展. 中国肝脏病杂志（电子版），9（2）：26-31.

吴肇汉，秦新裕，丁强，2016. 实用外科学. 4版. 北京：人民卫生出版社.

Buth J，Harris PL，Hobo R，et al，2007. Neurologic complications associated with endovascular repair of thoracic aortic pathology：incidence and risk factors. A study from the European Collaborators on Stent/Graft Techniques for Aortic Aneurysm Repair（EUROSTAR）registry. J Vasc Surg，46（6）：1103-1110.

Coselli JS，LeMaire SA，Koksoy C，et al，2002. Cerebrospinal fluid drainage reduces paraplegia after thoracoabdominal aortic aneurysm repair：results of a randomized clinical trial. J Vasc Surg，35（4）：631-639.

Crawford ES，Crawford JL，Safi HJ，et al，1986. Thoracoabdominal aortic aneurysms：preoperatic and introperative factors determining immediate and long-term results of operations in 605 patients. J Vasc Surg，3（3）：389-404.

Crawford ES，Svensson LG，Hess KR，et al，1990. A prospective randomized study of cerebrospinal fluid drainage to prevent paraplegia after high-risk surgery on the thoracoabdominal aorta. J Vasc Surg，13（1）：36-46.

Haan P，Kalkman CJ，Mol BA，et al，1997. Efficacy of transcranial motor-evoked myogenic potentials to detect spinal cord ischemia during operations for thoracoabdominal aneurysms. J Thorac Cardiovasc Surg，113（1）：87-101.

Hans SS，Conrad MF，2021. Vascular and endovascular complications：a practical approach. Boca Raton：CRC Press.

Hollier LH，Symmonds JB，Pairolero PC，et al，1988. Thoracoabdominal aortic aneurysm repair：analysis of postoperative morbidity. Arch Surg，123（7）：871-875.

Koji H，Kenji O，Yuji T，et al，2000. Activated protein C reduces the ischemia/reperfusion-induced spinal cord injury in rats by inhibiting neutrophil activation. Ann surg，232（2）：272-280.

Kwok PC，Chung TK，Chong LC，et al，2001. Neurologic injury after endovascular stent-graft and bilateral internal iliac artery embolization for infrarenal abdominal aortic aneurysm. J Vasc Interv Radiol，12（6）：761-763.

Sidawy AN，Perler BA，2019. Rutherford's vascular surgery and endovascular therapy. 9th ed. Amsterdam：Elservier.

Svensson LG，1999. An approach to spinal cord protection during descending or thoracoabdominal aortic repairs. Ann Thorac Surg，67（6）：1935-1936.

Svensson LG，Crawford ES，Hess KR，et al，1993. Experience with 1509 patients undergoing thoracoabdominal aortic operations. J Vasc Surg，17（2）：357-368.

Townsend CM Jr，Beauchamp RD，Evers B，et al，2017. Sabiston textbook of surgery：the biological basis of modern surgical practice. 20th ed. Amsterdam：Elservier.

Ullery BW，Cheung AT，Fairman RM，et al，2011. Risk factors，outcomes，and clinical manifestations of spinal cord ischemia following thoracic endovascular aortic repair. J Vasc Surg，54（3）：677-684.

Weigang E，Hartert M，von Samson P，et al，2005. Thoracoabdominal aortic aneurysm repair：interplay of spinal cord protecting modalities. Eur J Vasc Endovasc Surg，30（6）：624-631.

第十章 动脉瘤的围手术期护理

第一节 颅内动脉瘤的护理

一、护理评估

（一）术前评估

1. 健康史

（1）一般情况：包括患者的年龄、性别、精神状态、居住工作环境及疾病发生的时间和原因，了解患者的自理能力。

（2）既往史：了解有无颅内动脉瘤的相关病史，有无脑出血、高血压、心脏病病史，有无吸烟、饮酒史，有无手术、外伤及住院史，评估有无其他全身性严重疾病及药物过敏史。

（3）家族史：了解家族中有无颅内动脉瘤、高血压、动脉粥样硬化等相关病史。

2. 身体状况

（1）症状与体征：评估患者血压、肢体活动，有无便秘、激烈活动、剧烈咳嗽等及其程度，倾听患者主诉。评估动脉瘤的大小、部位、性质及有无血管痉挛和颅内血肿。评估有无局部头痛、眼痛、面痛、视力减退、恶心、颈部僵硬及癫痫发作症状等，出现先兆时，应警惕动脉瘤破裂的可能。同时注意观察有无神志、瞳孔、生命体征的变化，如有颅内压升高表现，应报告医生。评估有无意识障碍、偏瘫、失语等脑梗死症状。

（2）辅助检查：了解脑DSA、CTA、MRA等检查结果。

3. 心理-社会状况 评估患者的情绪状态，了解患者及其家属有无焦虑、恐惧不安等情绪；了解患者患病后的心理应激反应，有无情绪巨大波动，评估患者家庭经济承受能力和社会支持状况。

（二）术后评估

1. 手术情况 评估麻醉方式、手术方式及术中出血、补液、输血情况和术后诊断，评估有无留置脑室引流管及脑脊液引流管，引流情况如何。

2. 身体状况 评估生命体征是否平稳，观察意识、瞳孔变化及神经系统症状和体征，了解颅内压的变化情况，判断患者出现了哪些中枢神经系统症状，进而推断患者的病变部位；评估伤口是否干燥，有无渗液、渗血；各引流管是否引流通畅，引流液的颜色、性状与量等。

3. 心理-社会状况 了解患者有无精神紧张；早期活动和康复训练是否配合；对出院后的继续治疗是否清楚。

二、护理措施

（一）一般护理

1. 心理护理 对神志清醒者讲解手术的必要性及手术中需要患者配合的各项事宜，消除其焦虑心理；对意识障碍者，术前做好家属的心理护理；向患者及其家属讲解手术的目的和意义、术前准备的内容，交谈时语言简练、温和、轻松，不要夸大病情，应提供真实、准确的医疗信息，以取得患者和家属的配合。

2. 休息与活动 保持患者绝对卧床，床头抬高，可在床上轻微活动，防止因剧烈活动而血压升高，增加出血或再出血的可能。随时观察患者的生命体征及意识变化，及早发现出血情况。对于伴有癫痫者，注意保证其安全，防止发作时受伤，保持呼吸道通畅，给予吸氧，并记录其抽搐时间，按医嘱给予抗癫痫药。

3. 饮食 给予合理饮食，勿食用易导致便秘的食物，保持大便通畅，吞咽障碍或不能自行进食者给予肠内营养支持。保持室内通风，温度适宜，防止因着凉而引起患者用力打喷嚏或咳嗽，以免增加腹压及反射性颅内压增高而引起颅内动脉瘤破裂。术前完善各项检查。

4. 预防深静脉血栓形成　可采用Caprini评分量表进行深静脉血栓危险评分，并结合患者实际情况，指导其进行机械预防和（或）药物预防。

（二）专科护理

1. 术前护理

（1）预防出血或再次出血

1）卧床休息：抬高床头30°以利于颅内静脉回流，减少不必要的活动。保持病房安静，尽量减少外界不良因素的刺激，稳定患者情绪，保证充足睡眠，预防再出血。

2）控制颅内压：颅内压波动可诱发出血。①预防颅内压骤降：颅内压骤降会加大颅内血管壁内外压力差，诱发动脉瘤破裂，应维持颅内压在100mmH_2O左右；应用脱水剂时，控制滴注速度，不能加压滴注；行脑脊液引流者，引流速度要慢；脑室引流者，引流瓶（袋）位置不能过低。②避免颅内压升高的诱因，如便秘、咳嗽、癫痫发作等。

3）维持血压稳定：血压波动过大可导致动脉瘤破裂，应避免引发血压骤升骤降的因素。高血压患者应特别注意气候变化，规律服药，保持情绪稳定，将血压控制在适当水平，切忌血压忽高忽低。由于动脉瘤出血后多伴有动脉痉挛，血压下降过多可能引起脑供血不足，通常使血压下降10%即可。密切观察病情，注意血压的变化，避免血压偏低造成脑缺血。

4）抗凝治疗：若患者有抗凝的确切适应证，且动脉瘤破裂的预估风险较低，则适当给予抗凝血药物且不修复动脉瘤。动脉瘤破裂风险较高的患者及抗凝治疗绝对益处较小的患者，决定是否抗凝治疗时必须进行个体化治疗。一般推荐使用阿司匹林。

（2）术前准备：除按术前常规准备外，介入栓塞治疗者还应双侧腹股沟区备皮。动脉瘤位于Willis环前部的患者，应在术前进行颈动脉压迫试验及练习，以建立侧支循环。实施颈动脉压迫试验时，可用特制的颈动脉压迫装置或手指按压患侧颈总动脉，直到同侧颞浅动脉搏动消失。开始每次压迫5分钟，以后逐渐延长压迫时间，直至持续压迫20～30分钟患者仍能耐受，不出现头晕、眼花、对侧肢体无力和发麻等表现时，才可实施手术。

2. 术后护理

（1）体位与活动：麻醉未清醒前去枕平卧，头偏向健侧，待意识清醒后抬高床头30°，以利于颅内静脉回流。头部应处于中间位，避免压迫手术伤口。介入栓塞治疗术后穿刺点加压包扎，应用封堵器进行止血者，在使用时严格按照血管封堵器的操作步骤进行，血管定位、放锚、勒紧海绵，封堵穿刺口，术后2～4小时卧床休息，并限制穿刺侧下肢剧烈活动。关注患者穿刺肢体的变化，如肤色、皮温等，一旦发生搏动减弱、皮温降低等症状，首先查看是否为包扎过紧或出现栓塞，然后及时进行针对性处理。通过观察敷料判断是否有出血、血肿的现象。当没有渗血症状12小时后可将止血器去除。术侧下肢呈伸直状态，并予以制动，健侧做相应的锻炼。搬动患者或为其翻身时，应扶持头部，使头颈部成一条直线，防止头颈部过度扭曲或震动。

（2）病情观察：密切监测生命体征，其中血压的监测尤为重要。注意观察患者的意识状况、神经功能状态、肢体活动、伤口及引流液等的变化，观察有无颅内压升高或再出血迹象。介入手术患者应观察穿刺部位有无血肿，触摸穿刺侧足背动脉搏动及皮温是否正常。

（3）综合护理：①保持呼吸道通畅，给氧；②术后当日禁食，次日给予流质或半流质饮食，昏迷患者经鼻饲提供营养；③遵医嘱使用抗癫痫药物，根据术中情况适当脱水，可给予激素、扩血管药物等；④保持大便通畅，必要时给予缓泻剂；⑤加强皮肤护理，定时翻身，避免发生压力性损伤。

（三）用药护理

（1）服用降压药期间，要按时测量血压。一般血压维持在110/70mmHg左右，避免血压升高引起继发性脑出血，对于长期高血压患者，将血压控制在基础血压的80%左右，以保持脑血流灌注，避免血压过低导致脑梗死发生。不可自行增加或减少剂量或更改药物种类，出现不适（如低血压、头晕、嗜睡、恶心、晕厥等症状）时，应立即通知医生。

（2）开颅颅内动脉瘤夹闭术后患者遵医嘱口

服营养神经药物及抗血管痉挛药物，注意保持头部伤口清洁。

（3）颅内动脉瘤介入手术后如使用支架，需要长期服用抗血小板药物，服药期间观察的主要部位包括牙龈、鼻腔、全身皮肤黏膜，判断有无出血，观察大小便颜色，如出现皮肤黏膜瘀点、瘀斑，或血尿、血便，或身体其他部位出血，应立即通知医生，调整药物剂量。

（4）使用甘露醇注射液降颅内压时，准确记录液体出入量，并记录在护理记录单中。

（5）详细询问患者有无过敏史，必要时进行碘过敏试验，并监测患者肾功能，根据具体病情评估是否耐受介入术中使用的大量碘对比剂，做好高危人群的提示和记录。

（四）并发症的护理

1. 脑出血

（1）原因：动脉瘤栓塞后再出血是血管栓塞术后最严重的并发症之一，多为血压波动、过度灌注和术中应用抗凝药导致凝血机制改变引起。

（2）表现：患者通常先有意识改变，表现为意识清醒后又逐渐嗜睡、昏睡甚至昏迷。每30分钟观察瞳孔及肢体活动情况，若患者意识改变，瞳孔不等大，血压升高，则可能发生颅内出血，须立即通知医生。

（3）护理：保持病室安静舒适，患者情绪平稳；控制血压，尤其避免血压一过性升高；避免颅内压升高的诱发因素；术后严密观察病情变化，对凝血状态进行严密监测。

2. 脑血管痉挛

（1）原因：动脉瘤栓塞治疗或手术刺激脑血管，因导管需要长时间留在血管内，极易产生机械性刺激，易诱发脑血管痉挛，常发生在术后24小时之内。

（2）表现：一过性神经功能障碍，如头痛、短暂的意识障碍、肢体瘫痪和麻木、失语症等。

（3）护理：密切关注患者生命体征的变化，予以全程心电监护，同时密切观察各血管的血流等数据，一旦发生异常情况，应及时报告医生，早期发现、及时处理，可避免脑缺血缺氧造成不可逆的神经功能障碍；使用尼莫地平可以缓解血管痉挛，用药前询问患者是否对酒精过敏，给药期间观察有无血压下降、皮肤刺痛、胃肠道不适、面色潮红等不良反应。

3. 脑梗死

（1）原因：脑梗死由术后血栓形成或血栓栓塞引起。

（2）表现：患者出现一侧肢体无力、偏瘫、失语甚至意识障碍等。

（3）护理：嘱患者绝对卧床休息，保持平卧姿势，遵医嘱给予扩血管、扩容、溶栓治疗。若术后患者处于高凝状态，常应用肝素预防脑梗死。

4. 穿刺点局部血肿

（1）原因：穿刺点局部血肿常发生于介入栓塞治疗术后6小时内，可能因动脉硬化、血管弹性差，或术中肝素过量、凝血机制障碍，或术后穿刺侧肢体活动频繁、局部压迫力度不够导致。

（2）护理：介入栓塞治疗术后穿刺点加压包扎，患者卧床休息24小时，术侧髋关节制动6小时。严密观察穿刺部位有无渗血、瘀斑及血肿，观察术侧足背动脉搏动、皮温、皮色等；股动脉入路患者术侧肢体伸直，不可弯曲。

三、健康教育

1. 疾病预防 ①指导患者注意休息，避免情绪激动和剧烈运动；②合理饮食，多食蔬菜、水果，保持大便通畅；③遵医嘱按时、按量服用降压药和抗癫痫药，不可随意减量或停药；④注意安全，不要单独外出或锁门洗澡，以免发生意外时影响抢救。

2. 疾病相关知识 动脉瘤栓塞术后，定期复查脑血管造影；出现动脉瘤破裂出血表现，如头痛、呕吐、意识障碍和偏瘫时，及时诊治。

四、出院指导

鼓励患者坚持进行康复训练，告知注意休息，避免劳累，避免情绪激动，预防感冒，保持大便通畅；合理饮食，宜进食低盐、低脂、高纤维、易消化、清淡食物。规律监测血压，保持血压稳定。不要从事危险作业或高空作业，不要从事过重的体力劳动。血管旁路移植术后患者还应注意观察伤口周围皮肤有无红肿、渗出等，桡动脉取出侧的手部皮温、颜色及感觉情况；测量血压时避免使用腕式血压计测量患侧肢体，以免桡动脉取出后影响血压观察。按时服用药物，向患者介绍应用抗凝血药、抗血小板药等的注意事项，不可随意漏服或停服。注意定期复查，如有不适，及时就诊。

（杨 昱）

第二节 胸主动脉瘤的护理

一、护理评估

（一）术前评估

1. 健康史

（1）一般情况：包括患者的年龄、性别、疾病发生的原因和过程。

（2）既往史：了解患者有无高血压、血脂异常、糖尿病和呼吸系统疾病及用药情况。有无过敏史、手术史、外伤史和吸烟史。

（3）家族史：了解家族中有无高血压、动脉瘤，以及其他心脏疾病和遗传性结缔组织疾病病史。

2. 身体状况

（1）症状与体征：评估患者高血压表现及心肺功能状况，了解全身其他重要器官功能状态；评估患者疼痛的部位、性质和诱发因素，以及疼痛时的伴随症状；了解瘤体大小、部位及瘤颈等情况，以及有无瘤体压迫症状。

（2）辅助检查：包括各项实验室检查、心电图、X线检查、超声心电图、CTA和MRI等影像学检查。

3. 心理-社会状况 了解患者和家属对疾病、治疗方案、手术风险、术前配合、术后康复和预后知识的认知程度和接受情况；评估患者是否存在焦虑、恐惧和无助的心理；评估患者家庭的经济承受能力和社会支持状况。

（二）术后评估

1. 手术情况 了解手术名称、手术方式和麻醉方式，了解穿刺部位皮肤情况、血管活性药物的使用情况等；了解术中各系统器官功能状况及术中有无意外和特殊处理等情况。

2. 身体状况 评估生命体征、意识、循环和呼吸功能、外周血管循环状况；评估血气分析和其他实验室检查结果；评估伤口敷料是否干燥，有无渗血和渗液；各引流管是否通畅，引流液的颜色、性状和量等。

3. 心理-社会状况 了解患者及其家属术后的心理感受、对疾病预后的了解情况，是否担忧住院给工作和生活带来影响，康复训练和早期活动是否配合，对出院后的延续护理是否清楚。

二、护理措施

（一）一般护理

1. 卧床休息 保持环境安静，绝对卧床休息，保证充足睡眠，避免情绪波动，严格控制活动量，必要时应用镇静剂。

2. 心理护理 由于该病发病急，病死率高，应向患者及其家属介绍疾病和手术相关知识，理解患者的异常心理反应，并耐心解答患者及其家属的问题，以缓解其对手术的恐惧和焦虑。术后早期及时予以心理疏导，护理人员不断予以鼓励、支持，促使患者积极主动地接受后期有关治疗和护理。

3. 营养支持 嘱患者摄入高蛋白、高纤维素、丰富维生素、易消化的软食，纠正贫血、低蛋白血症，防止便秘发生。

（二）专科护理

1. 术前护理

（1）病情观察：①观察患者生命体征，及时了解血压变化。②观察主动脉主要分支供血情况，四肢动脉搏动情况，四肢皮肤温度、色泽，监测四肢血压，若与患者之前血压差距很大，通知医生找出原因。③观察有无压迫症状，压迫气管患者可有呼吸频率、节律、幅度的改变，咳嗽、呼吸困难等症状。若压迫上腔静脉，患者可出现上腔静脉阻塞综合征的表现；压迫喉返神经可出现声音嘶哑；压迫食管可出现吞咽困难；当瘤体破裂时，可出现食管或气管瘘，导致咯血或呕血。

（2）疼痛管理：评估疼痛的部位、性质、持续时间、诱因等；集中进行护理操作，减少环境刺激；指导患者放松，禁止用力；必要时按医嘱给予吗啡等镇痛药缓解疼痛。

（3）控制血压：监测血压，遵医嘱使用降压药严格控制血压。血压过高易引起渗血和动脉瘤破裂出血，过低则可引起重要器官缺血、缺氧。控制目标：24小时内上臂平均血压130/80mmHg，白天维持在135/85mmHg，夜间控制在120/70mmHg，或在保证心、脑、肾等重要器官灌注的前提下控制动脉血压下降幅度不超过基础值的20%～30%。

（4）预防感染：术前3周戒烟，严格无菌操作，彻底治疗潜在感染灶，术前预防性应用抗生素。

（5）观察重要器官血流灌注情况：观察四肢动脉搏动情况，温度、活动有无异常及上、下肢血压差异；观察神志变化、眼球活动；观察有无少尿、无尿、血尿，详细记录每小时尿量及出入液量。

2. 术后护理

（1）循环系统的监测：中心静脉压代表右心房充盈压力，因此要严密监测，保持心血管功能在最佳平衡状态，维持中心静脉压在正常范围，这对维持循环系统稳定有重要意义。心动过速、心动过缓和其他心律失常均可导致心排血量进一步减少，并伴有严重低血压，会使病情趋于恶化。尿量是反映有效循环血量及器官灌注情况的重要指标。术后应使用精密测尿器进行每小时尿量监测。术后应监测中心静脉压，结合血压、心率、尿量进行综合分析，判断右心功能和血容量的状态，进而指导补液量和速度。

（2）维持血压稳定：血压过高易引起渗血和动脉瘤破裂出血，过低可引起重要器官缺血、缺氧。因此，术后维持血压稳定尤其重要。术后仍需要积极控制血压，控制标准同术前：①遵医嘱合理使用利尿剂和血管扩张剂等降压药，严格控制输液的速度和量。②适量应用镇静、镇痛药物，防止紧张、疼痛引起血压升高；对于使用呼吸机辅助呼吸的患者，给予充分镇静，避免由于躁动而血压升高。③术后复温，注意保暖。④为防止吸痰刺激引起血压骤升，吸痰前，可适当给予镇静降压药，吸痰时动作要轻柔。

（3）呼吸系统的监测：每小时记录呼吸频率和节律、血氧饱和度及观察动脉血气分析结果（PaO_2和$PaCO_2$），根据血气分析结果调整潮气量、呼吸机给氧浓度、呼吸频率和呼吸模式。

（4）引流管的护理：术后随时观察引流液的性状及量，每30分钟或每小时记录1次；间断挤压引流管，若引流出血性液体持续2小时超过4ml/（kg·h），考虑有活动性出血，及时报告医师，并做好再次开胸止血的准备。术后遵医嘱使用巴曲酶、酚磺乙胺、维生素K等药物，以减少渗血。

（5）纠正水、电解质及酸碱失衡：由于术中丢失大量液体，术后引流液多、组织灌注不足可引起代谢性酸中毒；呼吸机辅助呼吸参数调节不当易引起呼吸性酸中毒或碱中毒；术中血液稀释引起低血钾等情况，因此术后应积极补液，适当补充钾、钙和镁等。

（三）用药护理

1. 术前用药 使用降压药是控制血压的主要方法。通过服药前的血压测量做到合理安全用药。保持大便通畅，必要时遵医嘱应用通便药物。保持良好的睡眠，睡眠障碍者睡前可给予地西泮等镇静药物。

2. 术后抗感染治疗 严格执行无菌操作，广谱抗生素联合用药，剂量大、疗程短，一般用药3天，若持续发热，应更换抗生素，防止细菌感染，观察创口、穿刺点情况，有症状及时处理。保持留置导尿管通畅，导尿管及接尿器依据材质定期更换。必要时进行痰培养、尿培养，根据药敏试验结果选用抗生素。及时更换股动脉插管处纱布并观察有无异常。每天更换输液管及微量泵延长管等，保持静脉输液通路清洁、通畅、无污染，根据医嘱按时给药。

（四）并发症的护理

1. 出血 是胸主动脉瘤腔内支架术后常见并发症，可能与血液流经支架管造成机械性损坏及移植中易引起的免疫反应造成血小板降低有关，也可由凝血机制异常所致。为预防血栓形成，术后使用一定剂量的肝素、低分子右旋糖酐、抗凝血药物是增加出血的诱因。因此，术后应平卧24小时，局部加压包扎以防止穿刺部位出血和血肿，并严密观察胃管有无血性液体引出，有无黑便，有无突发性胸闷、胸痛，皮肤黏膜有无瘀斑，穿刺部位有无异常及穿刺侧下肢血运情况等。

2. 呼吸功能不全　术后早期采取肺保护性通气策略；定期肺复张，制订合适的肺复张训练计划；加强体位管理，取30°～45°半卧位，勤翻身；鼓励患者深呼吸、咳嗽，及时清理呼吸道分泌物，防止呼吸道感染。

3. 神经系统功能障碍　包括脑部并发症和脊髓损伤，主要表现为苏醒延迟、昏迷、躁动、癫痫发作、偏瘫、双下肢肌力下降等症状。观察神志、瞳孔大小及对光反射、意识状态、双下肢感觉和活动功能。处理：镇静、脱水、应用激素和改善脑微循环治疗，冬眠疗法，头部降温；截瘫是主动脉术后最严重的并发症，注意观察四肢活动、皮肤的温度和色泽、脉搏及患者有无肢体疼痛、麻木情况等主动脉主要分支阻塞症状；出现阻塞相应症状，应尽快确诊，一旦确诊，应尽快手术。

4. 肾功能不全　术中停循环导致的组织缺血和体外循环产生的再灌注损伤可导致肾功能损害，术后加强肾功能监测，密切观察尿量，监测尿比重、尿素氮和血清肌酐等指标的变化；记录液体出入量，补液或利尿维持平衡。疑为肾功能不全者，限制水和钠的摄入，控制高钾食物的摄入，并停止使用肾毒性药物；若证实为急性肾衰竭，应遵医嘱透析治疗。

5. 胸主动脉瘤腔内修复（thoracic endovascular aneurysm repair，TEVAR）**术后并发症**　TEVAR常见的术后并发症是进行性主动脉扩张和内瘘。其与支架移植物近端或远端隔绝不良，主动脉分支如腰动脉、肠系膜下动脉血液逆流，支架移植物接缝或孔隙之间无效隔绝有关。严密监测患者有无新发腹部或胸部疼痛、严重或异常腹痛或胸痛、突发虚弱、晕厥或跌倒，对内瘘进行评估，及时发现并正确处理。

三、健康教育

（1）改善生活方式：适当进行运动锻炼，避免剧烈运动，低盐、低脂、清淡、高蛋白质饮食，多吃蔬菜、水果，忌辛辣刺激食物，保持均衡饮食；少食多餐，切忌暴饮暴食；避免情绪激动，积极控制血脂、血糖。

（2）积极预防动脉粥样硬化发生，如已发生，应积极治疗，防止病变发展并争取其逆转；已发生并发症者，及时治疗，防止其恶化。

（3）若出现胸、背、肩部隐痛或撕裂样疼痛，以及其他异常症状，请立即到医院就诊。

四、出院指导

（1）休息与活动：保证休息，避免劳累；术后心功能Ⅰ～Ⅱ级者，可恢复适当的学习、工作；坚持康复锻炼，但应避免重体力劳动和剧烈运动。

（2）控制血压及心率：遵医嘱规律口服降压药，将血压控制在正常范围内，尤其避免血压波动。一般建议每天早晨和晚上测量血压，每次测2～3遍，最好能够详细记录每次测量血压的日期、时间及所有血压读数，记录平均值。

（3）术后1个月、6个月、1年要定期进行血管超声和CTA复查，以排除新的动脉瘤和假性动脉瘤形成。

（李　丛）

第三节　腹主动脉瘤的护理

一、护理评估

（一）术前评估

1. 健康史　了解患者的年龄、性别、身高、生命体征等，既往病史，有无吸烟饮酒史，有无高血压病史、腹主动脉瘤家族史及其他动脉瘤病史。本次疾病的发病时间及用药过程，近期是否服用抗凝血药物及其他药物，有无创伤、感染。

2. 身体状况

（1）症状与体征：评估患者有无腹部疼痛及肿块，疼痛性质、部位、持续时间，肿块大小及搏动情况。评估患者有无胃肠道压迫症状（如恶心、呕吐、排便不畅）；有无压迫肾盂、输尿管症状（如腰部胀痛、泌尿系绞痛、肉眼或镜下血尿等）；有无压迫下腔静脉症状。

（2）辅助检查：包括各项实验室检查、影像学检查（如超声心动图、CTA和MRI等）。

3. 心理-社会支持情况 患者对拟采取的手术方式、术前和术后疾病知识及疾病预后的了解程度；手术导致的潜在并发症及术后康复所产生的恐惧、焦虑程度及心理承受能力；家属对疾病及其治疗方法、预后的认知程度及心理承受能力；家庭及社会支持系统对患者在心理和经济上的支持帮助能力。

（二）术后评估

1. 手术情况 了解手术名称、手术方式和麻醉方式，术中出血、补液、输血、用药等情况。

2. 身体状况 评估患者生命体征是否平稳，神志、尿量、腹部情况；远端肢体血运情况；伤口敷料是否清洁，伤口有无血肿、渗血等情况。

3. 心理-社会支持情况 了解患者及其家属术后的心理感受，对疾病预后的了解情况；是否担忧住院费用；对出院后的延续护理是否清楚。

二、护理措施

（一）一般护理

1. 心理护理 向患者及其家属耐心介绍腹主动脉瘤疾病的相关知识，结合患者及其家属担心的问题，减轻恐惧心理，保持其情绪稳定，避免精神紧张导致血压升高或动脉瘤破裂，使患者以积极的心态配合治疗。

2. 行为指导 保持环境安静，卧床休息，限制活动，尤其是剧烈活动，避免情绪激动，防止血压波动过大造成不良后果，保持大便通畅。术前戒烟忌酒2周以上，以减少呼吸道分泌物。

3. 饮食指导 进食高蛋白、高维生素、中等热量的食物，注意食物搭配，多食蔬菜、水果、杂粮，少食动物脂肪及胆固醇含量较高的食物，如动物内脏、猪油、蛋黄等。高血压患者应给予低盐饮食，盐量控制在2g/d左右，肾功能不全的患者应给予低蛋白饮食，蛋白质摄入量限制在40g/d左右。

（二）专科护理

1. 术前护理

（1）预防腹主动脉瘤破裂：术前最致命的并发症是腹主动脉瘤破裂，动脉瘤直径大、扩张快及吸烟、高血压、瘤壁峰压升高、心脏或肾脏移植史、用力呼气容积下降等都是腹主动脉瘤破裂的风险因素。因此护理时应注意控制风险因素，避免瘤体破裂：①绝对卧床，避免床上用力翻身等剧烈活动；②控制血压，定时测量血压（“四定”：定时间、定部位、定体位、定血压计），高血压患者按时服用降压药，必要时使用静脉降压药；③患者避免做腰腹过屈、深蹲等增加腹压的动作及剧烈运动；④注意保暖，预防感冒，避免剧烈咳嗽；⑤如有腰背部疼痛症状，务必告知医护人员，避免疼痛剧烈引起血压升高。

（2）下肢血运观察：因腹主动脉瘤患者多伴有下肢动脉硬化、闭塞及动脉瘤附壁血栓脱落所致的不同程度的下肢缺血，应观察双下肢足背动脉、胫后动脉搏动情况，并监测踝肱指数，以便与术后比较。观察双下肢皮温、皮色及皮肤感觉。

（3）破裂性腹主动脉瘤：腹主动脉瘤破裂的先兆症状是突发性剧烈腹痛，可伴有腰背部疼痛，疼痛通常向侧腹及腹股沟放射，多见于左侧。患者因大出血可使循环状态迅速恶化而呈休克状态，出现头晕、意识丧失、血压下降、脉搏细速、尿量减少等表现。结合症状、体征和一系列检查，有腹主动脉瘤破裂先兆或确诊的患者，建议将入院评估诊断和即时处理控制在30分钟内，应立即给予心电、血压、血氧监测，吸氧，严密监测生命体征，至少建立2条静脉通路，迅速补液，有心搏骤停者立即行心肺复苏。做好血型、出凝血时间的检测及交叉配血试验，必要时进行多学科会诊，合理选择术式，做好术前准备，术前评估及术前准备也应控制在30分钟内。

2. 术后护理

（1）手术情况：根据麻醉方式执行恰当的护理常规。

（2）体位：①介入手术。术后24小时制动，伤口压迫6～8小时。②开放手术。术后10天内绝对卧床，10天后可进行床上活动，14天后可协助患者离床活动；床上行轴线翻身及足背伸屈运动，避免躯干扭曲而撕裂吻合口，术后1个月内避免剧烈活动，有利于吻合口内外膜的生长，防止吻合口撕裂。

（3）病情观察：①生命体征监测。严密监测患者的神志、体温、呼吸、心率、血压、血氧变化。②肾功能观察。留置导尿管，准确记录24小时液体出入量，记录尿液颜色及性状，尿量不少于每小时30ml，及时发现早期肾衰竭。③肢体血运观察。术后严密监测肢体有无缺血性剧痛，观察患肢皮肤的颜色、温度、感觉及足背动脉、胫后动脉搏动的强弱，警惕血栓形成或动脉栓塞发生。④出血观察。观察切口敷料有无渗出或出血的情况，尤其是合并凝血功能异常者，应观察有无皮下瘀斑，定时监测凝血功能。

（4）疼痛护理：一般24～72小时后疼痛逐渐减轻，观察疼痛的部位、性质及持续时间。指导患者运用非药物方法减轻疼痛，必要时肌内注射哌替啶等，控制伤口疼痛。

（5）饮食护理：①介入手术。全身麻醉患者当日禁食，第2天可进流食，视情况逐步过渡至半流食、普食。②开放手术。禁食，待肛门排气后进少量流食，然后逐步过渡到半流食、普食。术后发热时间长可影响食欲，应给予清淡、营养丰富、易消化的食物，保证每天所需热量的供给。

（6）引流管护理：保持腹腔引流管通畅，密切观察腹腔引流管引流液的颜色、性状和量，保持有效引流。引流袋必须低于腹部引流口，以防逆行感染。普通引流袋每3天更换1次；抗反流引流袋每7天更换1次。保持引流管周围皮肤干燥清洁，有渗出时及时更换敷料。

（7）并发症的护理

1）支架置入术后综合征：术后短期内患者会出现一过性C反应蛋白升高、发热，常见于术后第2天，午后发热，体温一般不超过38.5℃。短期小剂量使用肾上腺皮质激素及抗炎镇痛类药物对症处理后可缓解。向患者介绍发生的原因，缓解患者的担忧和焦虑心理。

2）内瘘：指植入内支架后仍有血液流入动脉瘤腔内，为最常见的并发症。术后严密观察患者有无腹痛和瘤体大小变化情况，限制患者术后过早剧烈活动。观察腹部体征，手术成功后，动脉瘤搏动应减弱乃至消失，腹部包块变小。如发现仍有搏动，腹部包块无变化甚至增大，提示可能为修复不全或内瘘。

3）血栓形成与狭窄：可发生于内支架或髂动脉、远端肢体等部位。观察有无腹痛、腹胀、腹膜刺激征，动脉搏动减弱或消失，皮温凉、色苍白，偏瘫、失语、一侧肢体活动障碍等症状发生。

4）支架移位：支架若向上移位，覆盖了肾动脉或肠系膜上动脉，可引起急性肾衰竭、高血压、低血压和急性肠坏死。术后严密观察血压、尿量、尿色，记录液体出入量，如患者出现少尿、无尿、血尿、剧烈腹痛、血便等，则应立即通知医生处理。

5）截瘫：是主动脉腔内隔绝术罕见的并发症，必要时应行脑脊液测压和减压处理。

6）腹主动脉瘤切除、人工血管移植术后较为常见的并发症有松钳综合征、下肢动脉缺血、乙状结肠缺血、弥漫性渗血、感染和吻合口假性动脉瘤等，还可合并多器官功能衰竭、冠心病、慢性阻塞性肺疾病、肾功能不全、脑缺血性损害等并发症。①感染：是一种严重的并发症，移植血管的感染可在术后几天到几周内发生，也可在人工血管移植术后5～7年发生；感染发生后可出现发热、腹胀、腹痛等症状，移植人工血管远端的脉搏搏动减弱或消失，严重者可并发腹主动脉小肠瘘，引起消化道出血和败血症，甚至危及生命。人工血管感染一旦确诊，应手术切除。②吻合口假性动脉瘤：是严重的并发症之一。有时吻合口动脉瘤可无任何症状，破裂后发生大量内出血和休克；有时可扪及搏动性包块，伴有收缩期杂音，若破入小肠或十二指肠，可引起消化道出血。指导患者经常自查腹部，观察是否可触及搏动性包块，控制高血压及治疗原有动脉病变，发现异常，及时就诊。

三、用药护理

1. 降压药　服用降压药期间要按时测量血压。

2. 抗凝血药　若行血管移植，还需要抗凝6周左右，以预防血栓形成。需要严密观察患者是否有出血倾向，如针眼处瘀斑或血肿、鼻出血或牙龈出血等。

3. 对比剂　详细询问患者有无过敏史，必要时进行碘过敏试验，并监测患者肾功能，根据具体病情评估是否能够耐受介入手术中使用大量的碘对比剂，做好高危人群的提示和记录。

四、健康教育

1. 疾病预防　腹主动脉瘤是因动脉中层结构破坏，动脉壁不能承受血液冲击的压力而形成的局部或广泛性扩张或膨出。动脉瘤膨出的特点是不能回缩，动脉瘤将逐渐增大甚至发生破裂。因此，预防腹主动脉瘤应做到绝对戒烟，严格控制血压、血脂、血糖，避免对血管壁造成损害。对于65岁以上且有吸烟史的人群，应定期进行体检。

2. 疾病相关知识 患者住院期间定期监测生命体征；术后注意观察患者的神志、尿量、下肢血运情况，如有病情变化，及时呼叫医生；遵医嘱定时服用降压药，维持血压稳定；保持良好的心情，避免情绪波动。

五、出院指导

1. 行为指导 ①教会患者及其家属测量血压、监测血压变化的正确方法；②养成良好的生活习惯，戒烟限酒；③适当运动，控制体重。

2. 饮食指导 合理均衡饮食，低盐、低脂和优质蛋白饮食，多吃水果、蔬菜。

3. 心理指导 指导患者避免情绪波动。

4. 预防感染 注意个人卫生；随天气变化增减衣物，避免呼吸道感染。

5. 用药指导 遵医嘱正确服用降压药、降糖药和抗凝血药。

6. 复查指导 出院后2周、3个月、6个月到门诊复查CTA，以后每年复查1次；如有不适，随时就诊。

（李东殊）

第四节 主动脉夹层的护理

一、护理评估

（一）术前评估

1. 疾病史 患者发病过程、大小便及睡眠情况；有无高血压、糖尿病、心脑血管疾病病史及其诊疗过程、用药情况，有无吸烟、饮酒史，有无结缔组织疾病遗传史。

2. 体格检查及辅助检查

（1）局部：疼痛的部位、性质和持续时间，可提示主动脉夹层破口的部位和进展情况。

（2）全身：评估患者生命体征、意识、面色，四肢皮肤温度、弹性及色泽，双侧颈动脉、肱动脉及股动脉搏动情况，重点评估有无失血或缺血等征象，如夹层累及头臂干或左颈动脉，患者可出现晕厥、意识障碍等中枢神经症状，若累及腹腔干或肠系膜动脉，则患者会出现急腹症，部分患者有黑便或血便等。

（3）辅助检查：包括常规实验室检查、心电图、超声心动图等，重点了解CTA、MRI等影像学检查，有助于判断病变分型、病情程度和制订护理计划。

3. 病情认知 了解患者对疾病、治疗方案、风险及预后的了解和接受程度，评估患者的心理状态，有无过度焦虑和恐惧。

（二）术后评估

1. 体格检查 评估生命体征、意识、呼吸循环功能、肢体血运情况，评估患者术后实验室检查结果，评估伤口敷料固定情况、有无渗血和渗液情况，有无留置引流管，引流管的位置及引流液的颜色、性状和量等。

2. 病情认知 了解患者及其家属术后的心理变化，对手术及预后的了解情况，对术后并发症的理解程度和因此所产生费用的经济承受能力，有无其他疑惑和担心等。

二、护理措施

（一）一般护理

1. 心理护理 主动脉夹层患者起病急，症状重，有窒息感或濒死感，患者情绪紧张，向患者及其家属介绍疾病和手术相关知识，以缓解其对患病及手术的恐惧和焦虑；聆听患者及其家属的担心与疑惑，耐心予以解答。

2. 休息与活动 保持环境安静，绝对卧床休息，保证充足睡眠，避免情绪激动，严格控制活动量，必要时应用镇静剂。

3. 营养支持 嘱患者低盐、低脂和优质蛋白饮食，多食新鲜蔬菜、水果及富含粗纤维食物，糖尿病患者给予糖尿病饮食，必要时予以静脉或肠内营养，防止便秘发生。纠正贫血、低蛋白血症、电解质紊乱等。

（二）专科护理

1. 术前护理

（1）控制血压及心率：血压升高和心率增快是导致夹层发生、发展及破裂的最主要因素。因夹层可能累及右头臂干和（或）左锁骨下动脉，从而导致上、下肢或双上肢血压差异较大，因此测量时应以较高侧为准，必要时测量下肢血压。同样，测量心率应检查双侧桡动脉、股动脉及颈动脉。根据医嘱使用降压药以严格控制血压，收缩压控制在100～120mmHg、心率控制在60～80次/分为宜。常用快速降压药为硝普钠，注意泵控速度、避光使用，现配现用。

（2）疼痛管理：可应用数字分级评分法或视觉模拟评分法对患者疼痛程度进行分级。如疼痛程度或部位等出现变化，提示病情可能进展，应立即通知医生；根据医嘱予以镇痛药物缓解患者疼痛，通常应用吗啡，使用时注意呼吸抑制的发生。

（3）低流量吸氧：2～3L/min低流量吸氧，改善缺氧症状，避免组织、器官缺氧。

（4）排便指导：指导患者床上排便，平时适当活动以增加肠蠕动，嘱患者养成正常排便习惯，出现便意时即排，切勿加用较大腹压，必要时应用开塞露或甘油灌肠剂等辅助，排便时应密切观察心率、血压及心电图变化。

（5）手术准备：连接心电及血氧饱和度监测设备，开放静脉通路，急性发病患者在建立静脉通路的同时采血标本送检，以节省操作时间；术区备皮，准备除颤仪、简易呼吸囊、气管插管等抢救器材及抢救药品；对夹层破裂风险大或已经破裂的患者做好急诊手术准备。

2. 术后护理

（1）病情观察：观察患者生命体征、意识，监测四肢血压，观察四肢皮温、皮色，检查四肢动脉和颈动脉搏动情况及肢体感觉和活动是否良好。对于开放手术患者，观察伤口及引流情况，注意有无吻合口渗血及血性引流液增多；介入手术患者观察穿刺点情况，注意有无血肿及渗血等。

（2）体位与活动：取平卧位，开放手术患者术后卧床1周，防止缝合口破裂出血，病情稳定后可取半卧位，有利于胸腔引流；腔内血管介入手术患者予以股动脉切口加压包扎、固定，髋关节制动至少12小时，平卧24小时，术后48小时可适当下地活动，术后3周内避免剧烈活动，以利于血管内膜生长。

（3）维持血压稳定：术后仍需要积极控制血压，控制标准同术前。严密监测血压变化，术后吸痰时动作轻柔；适量应用镇静、镇痛药物，避免术后疼痛、感染、精神紧张等因素引起血压升高，导致手术吻合口撕裂、渗血或大出血等并发症发生。

3. 并发症的护理

（1）神经系统功能损伤：可出现一过性脑功能损害、脑卒中、脑出血等脑部并发症；脊髓损伤以截瘫常见，为术中脊髓缺血时间过长或主动脉腔内隔绝术覆盖了脊髓动脉所致。护理上应充分氧疗，密切观察双侧瞳孔是否等大正圆及对光反射情况，清醒后记录其清醒程度，关注患者术后肢体感觉及运动情况，如发现患者苏醒延迟或下肢活动障碍，应及时通知医生，配合处理；应用气垫床，每2小时翻身1次，骨突处及皮肤易受压处做好皮肤保护，必要时应用水胶体敷料，预防压力性损伤发生；尽早辅助患者进行下肢功能锻炼。对于有癫痫发作、躁动等神经障碍的患者，应加强安全管理，实施保护性安全措施，严重者予以镇静药物。各班加强巡视，防跌倒、防坠床。

（2）急性呼吸功能不全：指术后72小时内发生的低氧血症，尽早进行肺保护性通气，维持良好循环，PEEP通气时建议终末正压保持在3～12cmH$_2$O，可同时结合肺复张策略，防止肺泡塌陷，维持肺泡复张。根据血气分析结果动态调整呼吸机参数，如出现患者与呼吸机抵抗表现，遵医嘱给予镇静药物，减少不必要的氧耗。气管插管患者需要进行及时有效的吸痰，严格无菌操作，采用密闭式吸痰。密闭式吸痰管的更换时间是72小时之内，密切观察痰量及性状，必要时留取痰培养。术后6～8小时内尽早拔管，拔管后密切观察患者氧合指数，采用无创通气和高流量氧疗进行序贯呼吸支持。根据手术切口情况酌情定期翻身，血流动力学稳定的患者可考虑俯卧位通气。双肺呼吸音每小时听诊1次，指导协助患者深呼吸、有效咳嗽，避免呼吸道感染。

（3）急性肾损伤：常发生于术后48小时内，术后严密观察患者尿量并记录，其能反映肾血供和肾功能损伤情况等，保持尿量＞1ml/（h·kg），监测肾功能、钾离子、尿比重等实验室检查变化，防治高钾血症；一旦出现少尿、无尿或血肌酐迅速升高等急性肾衰竭表现，要及时通知医生，遵医嘱予以肾脏替代治疗，透析时注意透析管护理，合理安排输液与透析时间，以免输注的药物经透析滤出，降低药物疗效。

（4）出血：开放性手术创伤大，术中及术后均可发生出血，难以控制的出血及渗血仍是导致患者死亡的重要原因，因此及时发现与处置尤为重要。早期控制血压是防止出血的关键环节，同时避免血压过低造成灌注不足。术后严密观察和记录引流量，术后1小时＞10ml/kg、任何1小时＞500ml或2小时内达400ml都提示出血。同时观察引流管内血性引流液性状，如颜色是否鲜红、有无血凝块等。另外，术后抗凝血药物的应用亦会导致出血并发症，应及时关注凝血功能变化并报告医生。

（5）血栓和栓塞：主动脉人工血管置换术后吻合口易形成血栓并造成栓塞，腔内隔绝术后亦可形成血栓及血栓脱落，导致远端肢体或器官栓塞。术后遵医嘱予以抗凝治疗，注意出血并发症，若血性引流液多，则立即停用。观察器官栓塞所致的症状变化，观察肢体缺血导致的下肢皮温、皮色及感觉、活动变化，定时检查下肢动脉搏动情况，出现异常时及时通知医生。

（三）急救护理

主动脉夹层多起病急且进展迅速，病死率高，快速诊断与鉴别诊断、及时救治尤为重要，这就要求在此过程中具备专业的护理评估和及时、熟练的护理操作能力。推荐护理流程如图10-1所示。

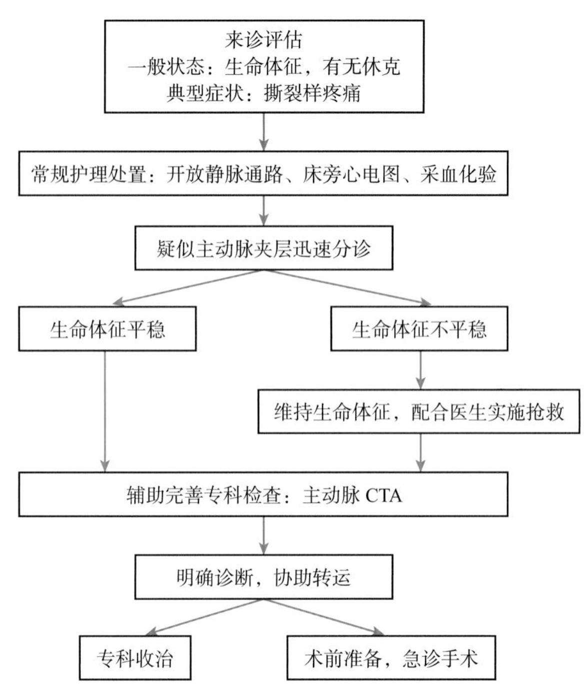

图10-1　急诊主动脉夹层的推荐护理流程

三、健康教育

指导患者保持良好依从性，消除患者不良情绪，使其积极配合治疗；嘱患者绝对卧床，避免剧烈咳嗽及不必要的身体翻动；保持大便通畅，排便时避免用力，必要时呼叫护士予以药物辅助；适当运动、控制体重；有效地管理情绪，避免情绪激动。告知患者住院期间护士会定时观察其生命体征、病情变化，出现病情变化时要及时呼叫，术后特别关注意识、尿量，有无伤口出血、皮下瘀斑及下肢血供等情况；围手术期配合病床上活动；充分告知良好的血压控制对疾病及手术预后的重要性，遵医嘱定时服用降压药，维持血压稳定，避免因血压波动过大造成不良后果；术后指导患者有效咳嗽，预防肺内感染。

四、出院指导

（一）生活方式

养成良好的生活习惯，避免熬夜，戒烟、限酒，保持情绪稳定；合理均衡饮食，低盐、低脂和优质蛋白饮食，多食新鲜蔬菜、水果及富含粗纤维的食物，切忌暴饮暴食，保持大便通畅，加备通便药物；以休息为主，尤其行外科开放手术的患者，劳逸结合，避免重体力劳动，适当运动，活动量循序渐进；注意个人卫生；天气变化注意防寒保暖，避免呼吸道感染。

（二）血压管理

指导患者及其家属正确使用血压计，学会自测血压、脉搏、心率，并于家中监测变化，以血压控制在120/80mmHg以下、心率控制在60～80次/分为宜。严格遵医嘱服用降压药，使患者明确用药目的及血压控制不佳的危害，不得擅自调整药物剂量或漏服，如出现血压控制不稳定，要及时复诊，并遵医嘱进行调整。

（三）复查指导

出院后的3个月、6个月、12个月及之后的每年需要进行复查，复查内容主要包括主动脉CTA/MRA、心脏超声等影像学检查及用药指导。服用抗凝血药者定期复查凝血功能，调整药物用量。出院后若出现心悸、胸背部疼痛、腹痛等不适，应及时就诊。

（李东殊）

第五节　内脏动脉瘤的护理

一、护理评估

（一）术前评估

1. 健康史

（1）一般情况：了解患者的年龄、性别、居住环境、工作环境和性质及疾病发生特点和过程。

（2）既往史：了解患者有无妊娠史、外伤史、感染史、用药史、过敏史、手术史，有无医源性损伤，有无高血压、动脉栓塞及动脉粥样硬化病史，有无长期吸烟、饮酒史，有无其他全身性严重疾病。

（3）家族史：了解有无高血压、动脉瘤、动脉粥样硬化等疾病家族史。

2. 身体状况

（1）症状与体征：评估患者神志及血压、脉搏、呼吸等生命体征，有无恶心、呕吐、血便、黄疸等症状，有无出血先兆。评估患者的腰部及腹部体征，有无疼痛，疼痛的部位、性质、持续时间及伴随症状，有无肿块，肿块的大小及搏动情况。了解全身其他重要器官的功能状态，对于肾动脉瘤患者，还要对其进行肾功能评估，包括尿液的颜色、性状和尿量及血肌酐、血尿素氮等指标，以便术后做好动态评估和监测。

（2）辅助检查：常用彩色多普勒超声、CT、选择性腹腔动脉造影、腹部X线片等相关影像学检查，明确动脉瘤的部位、大小、范围及血管壁情况等。对于内脏动脉瘤突发破裂者，必要时行剖腹探查。

3. 心理-社会状况　由于内脏动脉瘤存在瘤体破裂的危险，手术风险高、难度大，患者和家属难免会出现不同程度的焦虑和恐惧；术前护士应充分了解患者的心理状况，了解患者是否担忧疾病对将来生活和工作造成影响，患者及其家属有无焦虑、恐惧不安等情绪，有无情绪巨大波动，患者及其家属对疾病相关知识的了解程度；进而做好针对性干预措施，减轻患者的焦虑情绪，增加患者信心，促进其治疗和术后康复。

（二）术后评估

1. 手术情况　评估麻醉方式、手术方式、手术名称及术中出血、补液、输血、用药情况和术后诊断，了解引流管放置的位置、目的及引流情况。

2. 身体状况　密切观察患者的意识状态、生命体征、胸腹部体征直至病情平稳。评估患者有无恶心、呕吐、血便等胃肠道症状，观察尿液的颜色、性状及尿量。评估患者穿刺部位肢体的皮温、皮色及足背动脉搏动情况。评估切口或穿刺点是否干燥，有无渗液、渗血，各引流管是否通畅，引流液的颜色、性状与量等。

3. 心理-社会状况　了解患者有无紧张、焦虑及术后的心理感受；早期活动和康复训练是否配合；对疾病的预后情况是否了解；对出院后的继续治疗是否清楚。

二、护理措施

（一）一般护理

1. 心理护理　对于神志清醒者，讲解手术的必要性及术中需要患者配合的事项，消除其恐惧心理。对于意识障碍者，术前做好家属的心理护理；向患者及其家属讲解手术的目的和意义、术前准备的内容，以达到配合手术的目的。

2. 休息与活动　保持室内通风适宜，防止因着凉而患者用力打喷嚏或咳嗽，以免增加腹压而引起动脉瘤破裂。保持患者绝对卧床，避免情绪波动，避免一切外来刺激造成动脉瘤破裂的可能。随时观察患者生命体征及意识变化，注意有无出血的征象，若有破裂的先兆，立即通知医生，准备抢救。

3. 饮食 给予合理饮食，勿食用易导致便秘的食物，保持大便通畅。必要时禁食。

（二）专科护理

1. 术前护理

（1）预防动脉瘤破裂

1）卧床休息：要求患者绝对卧床，减少不必要的活动，避免一切增加腹压的动作，避免因外界撞击引起动脉瘤破裂。保持病房安静，尽量减少外界不良因素的刺激，稳定患者情绪，保证充足睡眠。

2）控制血压：血压波动过大可导致动脉瘤破裂，应避免引发血压骤升骤降的因素。高血压患者应特别注意气候变化，规律服药，保持情绪稳定，将血压控制在适当水平，切忌血压忽高忽低。由于动脉瘤出血后多伴有动脉痉挛，血压下降过多可能引起脑供血不足，通常使血压下降10%即可。密切观察病情，注意血压的变化，避免血压偏低造成脑缺血。

3）抗凝治疗：若患者有抗凝的确切适应证且动脉瘤破裂的预估风险较低，则适当给予抗凝血药物。动脉瘤破裂风险较高的患者及抗凝治疗绝对益处较小的患者，决定是否抗凝时必须个体化。

（2）术前准备：术前完善各项检查，做好抗生素等药物的过敏试验，根据手术类型及手术规模，准备手术用血。手术需要在全身麻醉、脊髓麻醉或硬膜外麻醉下进行的患者，术前需要禁食12小时，禁水4～6小时；手术可能会损伤下消化道的患者，术前一日晚及术晨需要给予普通灌肠或清洁灌肠等肠道准备。除按术前常规准备外，介入栓塞治疗者还应双侧腹股沟区备皮。

2. 术后护理

（1）体位：术后患者尚未清醒时，应取平卧位，待意识清醒、生命体征平稳后，取半卧位，以利于腹腔渗出物流向盆腔。术后24小时根据病情鼓励患者早期下床活动，促进肠蠕动恢复，并防止深静脉血栓形成。

（2）病情观察：①密切监测生命体征，其中血压的监测尤为重要；②注意观察患者的意识、尿量，有无腹痛、腹胀，有无伤口出血、皮下淤血、感染等情况；③介入手术患者应观察穿刺部位有无血肿，触摸穿刺侧足背动脉搏动及皮温是否正常；④肾动脉瘤患者术后还需要加强肾功能相关指标的监测，包括尿液的颜色、性状、量及血肌酐、血尿素氮等指标；⑤脾动脉瘤患者术后存在脾梗死及出血的可能，还需要严密观察腹部体征，如出现高热、剧烈腹痛等，应立即告知医生进行相应的处理。

（3）综合护理：①保持呼吸道通畅，给氧；②术后当日禁食，次日酌情给予流质或半流质饮食，胃肠道手术患者待排气后可进少量流食，昏迷患者经鼻饲提供营养，必要时给予补液支持治疗；③全身麻醉患者，由于术中气管插管，术后呼吸道分泌物增多，加上长期卧床，容易造成肺内感染，指导患者有效咳嗽、咳痰，必要时应用化痰药或进行雾化治疗；④保持大便通畅，必要时给予缓泻剂；⑤加强皮肤护理，定时翻身，避免发生压力性损伤。

（三）用药护理

（1）应用降压药期间，要按时测量血压。

（2）应用抗凝血药物期间，要严密观察患者是否有出血倾向，如鼻出血、牙龈出血、皮肤瘀斑、便血及内脏出血等，定期监测凝血功能，调整药量。

（四）并发症的护理

1. 血栓形成

（1）原因：血栓形成是术后比较常见的并发症之一，多与血压波动、手术过程中血管内膜损伤、移植血管扭曲受压、吻合口狭窄、血流缓慢、血液高凝等有关。

（2）表现：根据血栓的部位、程度不同，可出现不同的临床表现，通常会有以下几种情况。①肾动脉栓塞：肾区疼痛、发热、呕吐、恶心、高血压，严重者可发生急性肾梗死和急性肾衰竭；②腹部器官血管血栓：患者会出现食欲缺乏、腹痛、便血等症状；③脑血管血栓：患者会伴有血压升高、四肢麻木、呕吐、头痛等症状，严重时可出现偏瘫；④下肢血栓：伴随疼痛、肿胀、肌肉紊乱及皮温、皮色的改变。

（3）护理：术后严密监测患者的生命体征、尿量、凝血功能及状态，控制好血压，避免一过性高血压。给予患者正确体位，正确指导患者进行功能锻炼。

2. 出血

（1）原因：出血也是术后较常见的并发症之一，多与术后使用抗凝血药物或术中止血不完善、吻合口漏血、人工血管网孔渗血有关。

（2）表现：出血征象。

（3）护理：严密观察患者生命体征变化、切口处有无渗血、有无凝血功能障碍，早期发现及时处理。若通过相关处理后，出血量仍多，则需要考虑手术探查。

3. 感染

（1）原因：手术污染和血源感染等。

（2）表现：感染可引起血管移植失败，局部出现红、肿、热、痛，体温升高，吻合口闭塞或破裂出血、切口不愈合等。

（3）护理：遵医嘱合理应用抗生素，严格遵守无菌原则，术后做好各种管路及引流管的护理工作，防止交叉感染发生。

4. 吻合口假性动脉瘤

（1）原因：吻合口假性动脉瘤常因吻合口的动脉壁过于薄弱、人工血管口径不匹配、吻合技术不良等造成。

（2）表现：腹内的吻合口假性动脉瘤通常会扪及搏动性肿块，涉及小肠或十二指肠时，会引起消化道出血。

（3）护理：密切观察患者有无腹部不适、伤口周围有无搏动性肿块及有无疼痛、内出血等表现，控制血压，若发现异常，应及时报告医生处理。

三、健康教育

内脏动脉瘤患者早期没有明显的临床症状，多数在检查其他疾病时偶然发现，部分患者会以动脉瘤破裂、出血性休克为首发症状。所以在日常生活中要养成良好的生活习惯，尽早戒烟，低盐、低脂、低胆固醇饮食。加强自身修养，保持心情愉悦，以减少肾上腺素的额外分泌，减少或延缓高血压、动脉瘤发生。对于已有动脉瘤潜在疾病的患者，要保持大小便通畅，避免情绪激动，保持血压稳定，避免动脉瘤破裂出血发生，密切关注动脉瘤的增长情况，定期进行复查。对于育龄期和妊娠期女性，不论瘤体大小，除给予常规预防措施外，建议及时进行个体化治疗。

四、出院指导

（1）指导患者及其家属学会测量血压的方法，定时间、定体位、定肢体、定血压计。

（2）指导患者注意休息，避免情绪激动和剧烈运动。

（3）合理饮食，养成良好的生活习惯，尽早戒烟，多食蔬菜、水果，保持大便通畅。

（4）遵医嘱按时、按量服用降压药、抗凝血药物，不可随意减量或停药，用药期间观察大小便颜色、皮肤黏膜情况。

（5）注意定期复查，如有不适，及时就诊。

（6）注意个人卫生，预防感染。

（王媛媛）

第六节　周围动脉瘤的护理

一、护理评估

（一）术前评估

1. 健康史

（1）一般情况：包括患者的年龄、性别、职业，有无吸烟、饮酒史，周围动脉瘤的发现、发展及应对过程。

（2）既往史：了解有无周围动脉瘤的相关病史，有无损伤、感染及动脉炎症疾病、动脉粥样硬化病史及用药史，评估有无其他全身性严重疾病，有无过敏史及外伤手术史。

（3）家族史：了解患者有无动脉瘤、马方综合征及E-D综合征等家族史。

2. 身体状况

（1）症状与体征：评估患者动脉瘤的部位、

大小、性质。根据周围动脉瘤的位置评估患者有无相应的压迫症状：颈动脉瘤压迫可表现为声音嘶哑、肢体麻木、呼吸困难、吞咽困难、局部肿胀及疼痛；头臂干瘤压迫可表现为呼吸困难、发音障碍、上腔静脉综合征等；锁骨下动脉瘤压迫可引起胸、颈、肩部疼痛及上肢疼痛和神经功能障碍等症状；股动脉瘤、腘动脉瘤、腋动脉瘤及肢体动脉瘤因压迫易形成血栓及远端动脉栓塞或瘤体内血栓形成导致肢体缺血症状，此时应评估患肢有无皮肤感觉异常，皮温、皮色改变及远端动脉搏动情况。

（2）辅助检查：了解DSA、CTA、MRA、多普勒超声等检查结果。

3. 心理-社会状况　通过与患者及其家属交流了解其对周围动脉瘤的认知程度，评估患者有无焦虑及恐惧感，观察患者有无情绪波动，评估患者家庭成员对患者的关心及支持程度，了解患者家庭经济承受能力。

（二）术后评估

1. 手术情况　评估患者术中麻醉方式、手术方式及术中有无出血、补液、输血情况和术后诊断，了解引流管放置的位置、目的及引流情况。

2. 身体状况　评估患者血压、体温、呼吸、脉搏情况；股动脉瘤、腘动脉瘤应评估肢体活动度及皮温、皮色和动脉搏动情况；颈动脉瘤术后评估患者神志、意识及肢体活动情况；评估手术切口是否干燥，有无渗液、渗血、感染、血肿；引流管是否通畅，引流液的颜色、性状与量等。

3. 心理-社会状况　了解患者及其家属对手术的看法；评估患者术前、术后的心理变化；评估患者对术后并发症的发生及预后情况的了解程度，尤其颈动脉瘤，术后可能发生严重的脑细胞损伤甚至脑栓塞或脑梗死，肢体动脉瘤术后四肢易形成血栓甚至导致肢体坏死；评估患者是否因担心术后身体恢复慢、担忧高昂的住院费等而焦虑。

二、护理措施

（一）一般护理

1. 心理护理　了解患者的病情及需要，给予适当的安慰，鼓励患者表达感受，倾听其述说，帮助患者宣泄焦虑、恐惧等情绪；耐心解释手术必要性，介绍医院医疗技术水平，增强患者治疗信心；制订健康教育计划，帮助患者认识周围动脉瘤术前、术中、术后的相关知识及用药的注意事项，向患者说明术前准备的必要性，掌握术后的配合技巧及康复知识，使患者对手术的风险及可能出现的并发症有足够的认识及心理准备。

2. 休息与活动　为患者创造安静舒适的环境，保证充足睡眠，保持良好情绪，控制血压。指导患者卧床休息，活动及改变体位时预防坠床、跌倒发生，指导患者避免提重物，避免剧烈运动。

3. 饮食　如采取局部麻醉，术前不需要禁食，嘱患者进食清淡、易消化的食物即可；如采取全身麻醉，术前需要禁食8～12小时，禁饮4～6小时；如有高血压病史，手术日晨建议规律服用降压药；降血糖药于手术日晨依据血糖控制情况遵医嘱服用或停服。

（二）专科护理

1. 术前护理

（1）休息与饮食：周围动脉瘤患者术前以卧床休息为主，减少不必要的活动。保持心情愉悦，情绪稳定。指导患者进食低盐、低脂、清淡易消化食物。指导患者规律服用降压药，不得随意停药，将血压控制在合适水平。颈动脉瘤患者若有短暂性脑缺血发作病史或有头晕等症状，应指导患者改变体位或活动时注意安全，避免跌倒、坠床发生。指导肢体动脉瘤患者避免提重物、做重体力劳动，避免因压力过高导致肢体动脉瘤破裂。

（2）术前准备：除按术前常规准备外，股动脉瘤、腘动脉瘤患者应在双侧腹股沟区、会阴区、术区备皮；颈动脉瘤患者术前应进行颈动脉压迫试验，其是为了了解和帮助建立脑侧支循环。方法是按压颈总动脉根部，开始时每次压迫10～15分钟，5次/天，每次压迫至出现脑缺血症状即停止，然后逐渐增加压迫时间到30分钟，以促进侧支循环建立，若无脑缺血症状，说明脑侧支循环已充分建立。

（3）对症处理：患者若出现声音嘶哑、肢体麻木、呼吸困难、吞咽困难、局部肿胀及疼痛、肢体缺血表现、休克、晕厥、耳鸣、视物模糊等症状，及时通知医生，遵医嘱给予对症处理。

2. 术后护理

（1）体位：按照全身麻醉或硬膜外麻醉常规护理。颈动脉瘤术后采取仰卧位，头偏向健侧，肢体动脉瘤、股动脉瘤、腘动脉瘤术后应保持肢体制动24小时，轴线翻身，避免因膝关节、髋关节弯曲导致支架移位及穿刺部位血肿；指导患者做踝泵运动，预防下肢深静脉血栓形成。

（2）引流管护理：妥善固定引流管，避免牵拉、打折、扭曲、受压，保持引流管通畅呈负压吸引状态，严密观察并准确记录引流液的颜色、性状及量。

（3）病情观察：密切监测患者体温、脉搏、呼吸、血压、疼痛、切口及引流情况；颈动脉瘤术后应观察患者意识、肢体活动情况；股动脉瘤、腘动脉瘤术后应观察患者肢体皮肤有无出现苍白、足背动脉搏动减弱等缺血表现，以及手术切口有无血肿等。

（4）综合护理：①遵医嘱给予患者吸氧，保持呼吸道通畅。②局部麻醉患者若无任何不适，术后即可进食，全身麻醉患者应待麻醉清醒，无恶心、呕吐后才可进食。一般先给予流食，以后逐步过渡到半流食或普食。③遵医嘱使用抗炎、抗凝血药物。④加强皮肤护理，定时翻身，避免发生压力性损伤。⑤预防下肢深静脉血栓形成，指导患者做踝泵运动，穿弹力袜等。

（三）用药护理

（1）遵医嘱使用降压药，长期、规律用药，不得随意停药，注意颈动脉瘤术后患者血压不要降得太低，以免脑组织缺血缺氧造成脑损伤。

（2）术后遵医嘱应用抗生素预防感染，对于感染性动脉瘤，可根据瘤壁细菌培养及药敏试验结果选择敏感抗生素治疗。

（3）行血管移植患者遵医嘱使用抗凝血药物，预防血栓形成，服药期间严密观察患者有无牙龈、鼻腔、口腔、全身皮肤黏膜、尿液、大便或其他出血的表现。

（四）并发症的护理

1. 神经损伤

（1）原因：由于术中过度牵拉血管鞘及周围组织，患者容易出现舌下神经、喉返神经、迷走神经损伤。

（2）表现：患者出现声音嘶哑、饮水呛咳、伸舌偏斜等症状。

（3）护理：术后严密观察生命体征，尤其呼吸及血氧饱和度，主动与患者沟通，了解患者发音及吞咽情况。

2. 脑损伤

（1）原因：由于颈动脉瘤手术术中阻断颈动脉血流时间过长，导致脑组织缺氧。

（2）表现：患者出现意识障碍、昏迷、肢体运动障碍等。

（3）护理：遵医嘱给予脱水治疗，同时可佩戴冰帽以降低脑代谢，还可配合高压氧治疗。

3. 脑动脉血栓形成

（1）原因：术中阻断颈动脉使脑血管血流缓慢、脑血管痉挛，易致脑动脉血栓形成。

（2）表现：患者出现偏瘫、失语甚至意识障碍等。

（3）护理：遵医嘱给予扩血管、扩容、溶栓治疗。若术后患者处于高凝状态，常应用肝素预防脑梗死。

4. 四肢血栓形成

（1）原因：局部动脉直径小、血流慢，术后制动或局部出现感染。

（2）表现：肢体皮肤感觉异常，皮温、皮色改变及远端动脉搏动减弱等。

（3）护理：密切观察患者四肢末梢循环，若出现缺血症状，立即通知医生，指导患者进行四肢功能锻炼。

5. 医源性假性动脉瘤

（1）原因：在介入手术治疗时医源性假性动脉瘤由穿刺部位不准确、凝血功能障碍、压迫止血不足等因素导致。

（2）表现：穿刺部位出现疼痛性搏动性肿块或形成血肿。

（3）护理：术后密切观察切口情况，如有异常，立即通知医生，协助医生行压迫治疗或手术治疗。

三、健康教育

1. 疾病预防　①保证充足睡眠，避免情绪激动和剧烈运动；②合理饮食，低盐、低脂饮食，避免进食高胆固醇、高脂食物，适当增加富含膳食纤维的食物；③遵医嘱按时、按量服用降压药，不可随意减量或停药。

2. 疾病相关知识 周围动脉瘤虽然很少因破裂导致全身血液循环障碍，但可因动脉瘤内血栓形成或血栓脱落栓塞远端动脉造成远端肢体急性缺血甚至截肢，因此积极治疗十分重要。周围动脉瘤大多由动脉粥样硬化或外伤、感染等因素所致，因此预防动脉粥样硬化发生尤为重要，应避免进食高胆固醇食物，同时禁烟，控制血压、血糖及血脂在正常水平。

四、出院指导

指导患者注意休息，避免过度劳累，避免情绪激动；合理膳食，宜进食低盐、低脂、高纤维、易消化、清淡食物。每天定时、定体位测血压，遵医嘱服用降压药，不得随意停药。不要从事过重的体力劳动，若出现支架移位，请及时就医。指导患者定期复查，如再次出现搏动性肿块、压迫症状或远端肢体栓塞症状，要及时就医。指导患者服用抗凝血药物，期间若出现牙龈、鼻腔、口腔、全身皮肤黏膜、尿液、大便或其他出血表现，立即停药，及时就诊。

（王媛媛）

参考文献

阿力木江·沙吾提，慈红波，戈小虎，2018. 颈动脉体瘤的手术治疗及并发症分析体会. 国际外科学杂志，45(3)：188-192.

董艳芬，潘孝霞，栾韶亮，等，2012. 肾动脉瘤腔内治疗的护理体会. 介入放射学杂志，21(5)：430-432.

段志泉，辛世杰，2006. 动脉瘤. 北京：科学出版社.

郭加强，吴清玉，2003. 心脏外科护理学. 北京：人民卫生出版社.

胡德英，田莳，2008. 血管外科护理学. 北京：中国协和医科大学出版社.

李海燕，景在平，毛燕君，等，2015. 血管外科实用护理手册. 上海：第二军医大学出版社：16-19.

李海燕，陆清声，莫伟，2019. 血管疾病临床护理案例分析. 2版. 上海：复旦大学出版社.

李乐之，路潜，2021. 外科护理学. 7版. 北京：人民卫生出版社.

李蓉，李海燕，钱火红，2019. 罕见巨大肾动脉瘤围手术期护理一例. 海军医学杂志，40(1)：97-98.

万建红，李晓姝，韩淳，等，2020. A型主动脉夹层患者术后急性呼吸功能不全护理干预的研究进展. 中华护理杂志，55(4)：553-557.

王华芬，陈林招，余珍玲，2016. 肺保护性通气结合肺复张治疗急性A型主动脉夹层术后并发急性呼吸功能不全患者的监测与护理. 中国实用护理杂志，32(7)：517-519.

王勉佳，2003. 腹腔动脉介入治疗的护理. 齐齐哈尔医学院学报，24(7)：824.

吴惠娟，王瑶，2019. 颅内动脉瘤介入栓塞治疗术后并发症的观察及护理. 实用临床护理学杂志，4(37)：35，46.

徐阳，岳同云，2019. 急诊介入护理案例解析. 北京：人民卫生出版社.

闫妍，李海燕，王金萍，等，2015. 主动脉夹层患者护理安全管理新进展. 解放军护理杂志，32(5)：36-39.

张娟娟，陈晓艳，毛益萍，2019. 血管内栓塞治疗颅内动脉瘤围手术期护理. 实用临床护理学电子杂志，4(48)：156.

郑文巧，朗德海，2012. 脾动脉瘤介入治疗围手术期护理. 现代实用医学，24(9)：1064-1065.

中国医师协会神经介入专业委员会，中国颅内动脉瘤计划研究组，2021. 中国颅内破裂动脉瘤诊疗指南. 中国脑血管病杂志，18(8)：546-574.

中国医师协会神经介入专业委员会，中国颅内动脉瘤计划研究组，2021. 中国颅内未破裂动脉瘤诊疗指南. 中国脑血管病杂志，18(8)：634-652.

中国医师协会心血管外科分会大血管外科专业委员会，2017. 主动脉夹层诊断与治疗规范中国专家共识. 中华胸心血管外科杂志，33(11)：641-654.

中华医学会外科学分会血管外科学组，2022. Stanford B型主动脉夹层诊断和治疗中国专家共识（2022版）. 中国实用外科杂志，42(4)：370-379，387.

Christensen CR，Lewis PA，2018. 血管护理核心教程. 李海燕，陆清声，冯瑞，译. 上海：上海科学技术出版社.

Cronenwett JL，2012. 卢瑟福血管外科学. 郭伟，符伟国，陈忠，译. 北京：北京大学医学出版社.

Hiratzka LF，Bakris GL，Beckman JA，et al，2010. 2010 ACCF/AHA/AATS/ACR/ASA/SCA/SCAI/SIR/STS/SVM guidelines for the diagnosis and management of patients with Thoracic Aortic Disease：a report of the American College of Cardiology Foundation/American Heart Association Task Force on Practice Guidelines，American Association for Thoracic Surgery，American College of Radiology，American Stroke Association，Society of Cardiovascular Anesthesiologists，Society for Cardiovascular Angiography and Interventions，Society of Interventional Radiology，Society of Thoracic Surgeons，and Society for Vascular

Medicine. Circulation，121（13）：e266-e369.

Liu J，Zhang K，Wang B，et al，2022. Analysis of clinical effects of comprehensive nursing based on enhanced recovery after surgery in patients with embolization for intracranial aneurysms. Comput Math Methods Med，2022：3026680.

Tanious A，Boitano L，Canha L，et al，2021. Thoracic aortic remodeling with endografting after a decade of thoracic endovascular aortic repair experience. J Vasc Surg，73（3）：844-849.

Wang Q，Qiu W，2022. Evaluating the impact of personalized rehabilitation nursing management in the perioperative nursing of patients with intracranial aneurysm：a protocol for systematic review and meta-analysis. Medicine（Baltimore），101（28）：e29121.

Xu Y，Wang RY，Zhao YH，2021. Effects of perioperative comprehensive nursing based on risk prevention for patients with intracranial aneurysm. Int J Clin Pract，75（4）：e13761.

第十一章 颅内动脉瘤

一、概　　论

颅内动脉瘤（intracranial aneurysm）是指引起脑动脉内腔局限性异常扩大的局限性动脉管腔及动脉壁瘤样突起。颅内动脉瘤是自发性蛛网膜下腔出血的首位病因，约70%的自发性蛛网膜下腔出血是由颅内动脉瘤破裂造成的。颅内动脉瘤的危害主要来自动脉瘤破裂出血、瘤体对周围组织结构的压迫、继发血管痉挛及栓塞等。动脉瘤引起蛛网膜下腔出血的年发生率为（6～35.3）/（100 000人・年），颅内动脉瘤是唯一能引起猝死的脑源性疾病，动脉瘤破裂出血的患者约1/3在就诊前死亡。由于颅内动脉瘤破裂的致死率和致残率较高，对其尽早做出诊断并实施治疗具有重要的临床意义。

Moniz于1927年利用脑血管造影使颅内动脉瘤破裂得到确诊而且还确定了病灶所在部位。英国的Norman Dott在1931年用肌肉包裹动脉瘤。1937年Dandy实施了第1例颅内动脉瘤夹闭术，这一大胆尝试打开了颅内动脉瘤外科治疗的大门。影响动脉瘤预后的主要因素有年龄，动脉瘤的大小、部位，临床分级，术前有无其他疾病，就诊时间，手术时机的选择等。尤其是动脉瘤患者蛛网膜下腔出血后是否伴有血管痉挛和颅内血肿对预后有重要影响。

颅内动脉瘤的介入治疗发展十分坎坷，最早从1941年开始，Sinney C. Werner等首次报道经眼眶将镀银导丝置入动脉瘤腔内，通电加热导丝致动脉瘤内血栓形成，从而达到治疗目的。1963年John P. Gallagher通过气枪向动脉瘤内注射猪毛，最后使瘤内血栓形成。这些技术都是非可控的，手术风险较高，难以推广。1964年Alfred J. Lussenhop和Alfredo C. Velasquez报道了第1例脑血管导管插入术，证明了颅内动脉置入导管的可行性，但是操作仍然极其困难和危险，后续的研究进展缓慢。1974年，Fedor A. Serbinenko应用球囊治疗颅内动脉瘤，是现代颅内动脉瘤血管内治疗的开始。1990年，Guido. Guglielmi教授在美国Target Therapeutics公司工程师的协助下，发明了电解可脱弹簧圈，手术变得更加安全有效。由此开创了颅内动脉瘤治疗的全新时代，也正式宣告颅内动脉瘤血管内治疗进入现代化时代。

（一）分类

颅内动脉瘤可以按动脉瘤的直径大小、外观形态、发生部位及原因进行分类。

1. 根据动脉瘤直径大小分类　动脉瘤最大径≤0.5cm为小型动脉瘤，最大径在0.5～1.5cm之间为一般型动脉瘤，最大径在1.5～2.5cm之间为大型动脉瘤，最大径≥2.5cm为巨型动脉瘤。

2. 根据动脉瘤的外观形态分类　动脉瘤分为囊状（包括球形、葫芦形、漏斗形）、梭形和壁间（夹层）动脉瘤，其中临床最常见的为囊状动脉瘤。壁间动脉瘤还可根据其发生原因分为外伤性和自发性。

3. 根据动脉瘤的发生部位分类　其分为脑前循环动脉瘤和脑后循环动脉瘤。前者指发生于颈内动脉系统的动脉瘤，约占颅内动脉瘤的90%，包括：①颈内动脉瘤，岩骨段、海绵窦段、床突旁、后交通、脉络膜前、颈内动脉分叉动脉瘤。②大脑前动脉瘤，水平段（A1）动脉瘤、前交通动脉瘤、上行段和膝段（A2、A3）动脉瘤、胼周动脉瘤、胼缘动脉瘤。③中动脉动脉瘤，水平段（M1）、环绕段（M2）、侧裂段（M3）、分叉段（M4）、终段（M5）动脉瘤。后者指发生于椎基动脉系统的动脉瘤，约占颅内动脉瘤的10%，包括椎动脉动脉瘤、基底动脉干动脉瘤、大脑后动脉瘤、小脑上动脉瘤、小脑前下动脉瘤、小脑后下动脉瘤、基底动脉瘤分叉部动脉瘤等（图11-1）。

颅内动脉瘤中前循环动脉瘤占大部分，Kassel等报道了3521例颅内动脉瘤的分布情况：其中前循环动脉瘤3211例，占91.2%；后循环动脉瘤310例，占8.8%。另据国外一协作组3898例动脉瘤的统计资料显示：颈内动脉瘤占41.3%，前交通动脉瘤占24.4%，大脑中动脉瘤占9.0%，椎基底动脉瘤占4.5%。首都医科大学附属北京天坛医院的统计提示椎基底动脉瘤占11.3%，多发动脉瘤占8.0%。

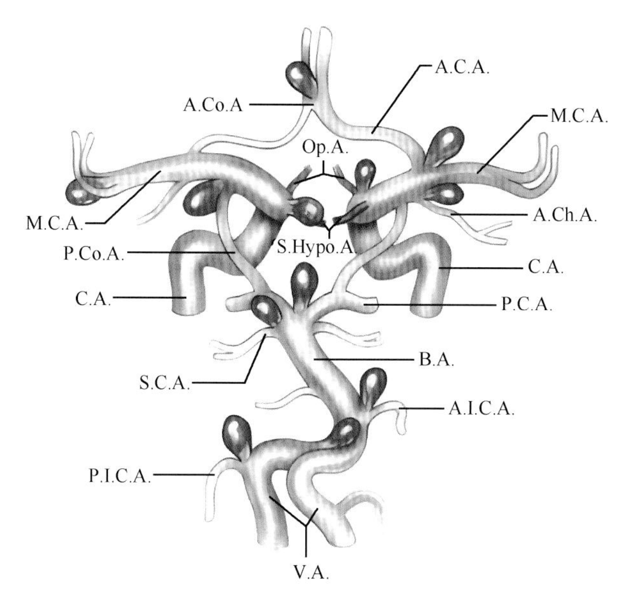

图11-1　颅内囊状动脉瘤好发部位

A.Co.A. 前交通动脉；A.C.A. 大脑前动脉；Op.A. 眼动脉；M.C.A. 大脑中动脉；A.Ch.A. 脉络膜前动脉；S.Hypo.A. 垂体上动脉；P.Co.A. 后交通动脉；C.A. 颈内动脉；P.C.A. 大脑后动脉；S.C.A. 小脑上动脉；B.A. 基底动脉；A.I.C.A. 小脑前下动脉；P.I.C.A. 小脑后下动脉；V.A. 椎动脉

（二）病因

颅内囊状动脉瘤的发病机制总体来说仍不清楚，对于颅内动脉瘤的发生原因，到目前为止出现了多种理论，归纳起来主要有以下因素。

1. 颅内动脉壁先天发育不全　1930年，Forbus研究了23例成人和19例儿童的脑动脉瘤，发现在两组中各有2/3存在中膜缺陷，故认为这种缺陷是先天性的，是动脉瘤形成的基础。他研究了为数不多的脑动脉分叉部位，该处的中膜消失代之以弹性纤维组织，因而提出了“中膜缺陷”理论。由于颅内动脉所承受的血流量大，同时管壁较其他部位相同管径动脉薄，所以动脉壁的先天发育异常（如管壁中层存在裂隙、发育不良等）可能会导致在血流冲击下形成动脉瘤。Chyatte等对脑动脉瘤患者脑动脉壁的网状和弹性纤维进行了形态测定分析，对照组标本取自非动脉瘤患者，结果发现对照组脑动脉中膜网状纤维分布致密、排列均匀，而动脉瘤患者脑动脉中膜的网状纤维明显减少，纤维变短，分布排列不均匀，显示了脑动脉瘤壁中膜纤维结构异常。而Glynn通过10例动脉瘤患者的动脉和15例正常对照动脉的研究，发现两组中各有80%出现中膜缺陷，从而对中膜缺陷导致动脉瘤的理论提出质疑。他用中等血流强度的液体冲击先天中膜缺陷的动脉和针刺产生的人工中膜缺陷动脉；用高压气体泵使动脉内压力升高直至600mmHg，发现只要内膜和内弹力层完整，那些中膜缺陷的动脉（不论外膜完整与否）均不会产生动脉瘤。因此，Glynn提出内弹力层缺损才是引起动脉瘤的主要原因，而内弹力层缺损可能由粥样硬化或其他原因所致。Handler和Blumenthal指出了炎症反应因素在动脉瘤发病中的作用。Kosierkiewiez对28例患者的31个囊状动脉瘤进行了免疫组化研究，显示免疫反应在脑动脉瘤破裂中起到一定的作用。国内赵继宗等研究发现，所有脑动脉瘤内膜相当于内弹力层处都有大量的92kDa Ⅵ型胶原酶存在，且与ICAM-1诱导的炎症细胞浸润相一致；从而认为脑动脉瘤的产生与炎症细胞介导的弹力蛋白酶表达增多，破坏局部血管壁结构有关。另外颅内血管的先天发育变异[如大脑动脉（Willis）环发育不全、双侧大脑前动脉发育不对称及颅内血管畸形等]和一些造成血管发育变异的先天疾病（如多囊肾、脊柱裂等）也是造成颅内动脉瘤形成的重要因素。

2. 动脉粥样硬化和高血压　动脉硬化常与脑囊状动脉瘤伴发，但动脉硬化在动脉瘤形成过程中的确切作用尚不清楚。Kerppola首先提出动脉粥样硬化可能是脑动脉瘤发生的原因。动脉壁发生粥样硬化使弹性纤维断裂及消失，削弱了动脉壁，降低了动脉壁承受血流压力的能力。硬化造成动脉营养血管闭塞，使血管壁变性；同时由于血压升高，动脉壁所承受的压力增加，最终导致动脉瘤出现。40～60岁是动脉硬化发展明显的阶段，同时也是动脉瘤的好发年龄，这足以说明动脉瘤与这一年龄段的患者动脉壁出现粥样硬化有着密切关系。Adamson证实血液中胆固醇含量增加、长期吸烟均与动脉瘤破裂有关。但囊状动脉瘤早期病变却没有发现任何与动脉粥样硬化有关的病理表现。Walker和Allegre研究了39例动脉瘤，其中13例动脉瘤壁上有动脉粥样硬化斑和中膜及弹力层缺失。因此，这些学者认为动脉粥样硬化是导致动脉瘤形成和发展的重要原因。高血压并非主要致病因素，却能促进囊状动脉瘤形成和发展。Stehbens认为血流动力学因素即高血压可以诱发内弹力层退变。Amano报道高血压鼠的动脉可以发生玻璃样变性。Ogata等发现有些非人工诱导的高血压鼠患有微小颅内动脉瘤。也有学者认为，高血压动物动脉壁退行性变是发生颅内粟粒样动脉瘤的发病基础。但这种理论无法解释正常血压动脉瘤患者的发病机制。McCormick和Schmalsteig对随机尸检的高血压发病率和动脉瘤患者的高血压发病率进行了比较，结果无显著性差异，说明高血压与脑动脉瘤的发生关系并不明确。

3. 感染　身体各部位的感染均可以小栓子的形式经血液播散停留在脑动脉的终末支，少数栓子停留在动脉分叉部。颅底骨质感染、颅内脓肿、脑膜炎等也会由外层侵蚀动脉壁，造成感染性（细菌或真菌）动脉瘤的出现。感染性动脉瘤约占全部颅内动脉瘤的5%，通常由亚急性细菌性心内膜炎造成，约4%亚急性细菌性心内膜炎患者可出现感染性颅内动脉瘤，感染性栓子进入并固定于动脉腔或血管壁内滋养血管，造成感染蔓延，破坏血管壁，最终形成动脉瘤。多数这类动脉瘤为梭形动脉瘤，但也有部分呈囊状。典型的颅内感染性动脉瘤的另一个重要特点是好发于颅内动脉的周边部位，且至少20%已经或即将形成多发动脉瘤，这点也与其他原因导致的颅内动脉瘤迥然不同。感染性动脉瘤的外形多不规则，在免疫低下（如获得性免疫缺陷综合征）的患者或吸毒者中发生率高，大多可能开始于外膜，向内发展。

4. 外伤　创伤性动脉瘤（traumatic aneurysm，TA）占颅内动脉瘤的比例＜1%，可由于颅脑外伤致伤物或外伤造成颅骨骨折所形成的骨片损伤颅内动脉壁导致颅内动脉瘤。当外伤造成颅内动脉断裂时，其周围血肿可造成假性动脉瘤（即血管壁全层破裂，动脉瘤"壁"实际上为周围脑结构形成的）；当外伤仅造成动脉弹力层损害时，动脉内膜可以通过缺损处向外疝出，形成动脉瘤。创伤性颅内动脉瘤最常见于累及颈内动脉、大脑中动脉及大脑镰旁大脑前动脉分支的骨折和穿通伤，如颅底骨折造成的颈内动脉海绵窦部外伤性动脉瘤。医源性损伤如颅底、鼻窦或眼眶内或其周围的外科手术之后（包括经鼻蝶微创术后）也可以造成假性动脉瘤。

5. 其他因素　如脑动静脉畸形、烟雾病等可合并动脉瘤（图11-2）。John Hopkin研究了1990～1997年的419例颅内动脉瘤，用回归分析的统计学方法发现吸烟与女性是两个确定的高危因素。另外对于颅内动脉瘤术后患者，如果动脉瘤颈有残余，也可在血流冲击下发展为动脉瘤。肿瘤也可造成颅内动脉瘤，如心房黏液瘤的栓子可沉积于颅内动脉，侵及动脉壁，导致颅内动脉瘤。

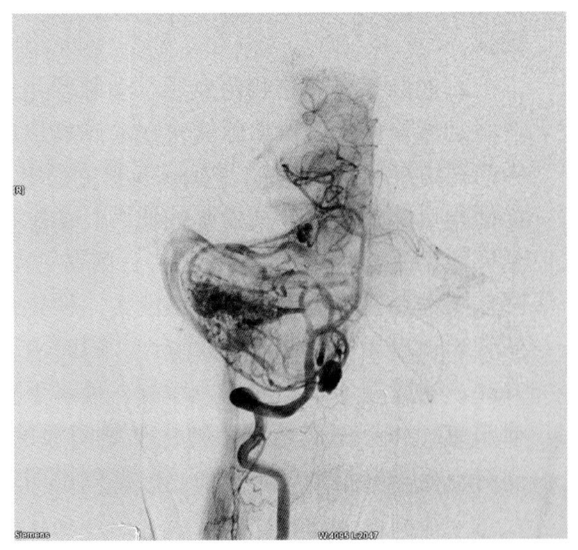

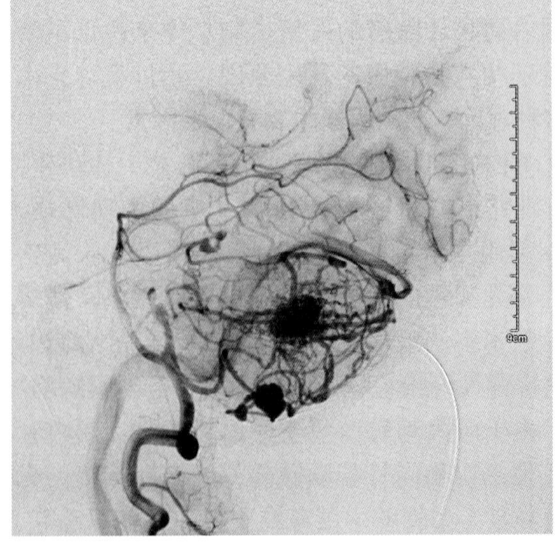

图11-2　小脑动静脉畸形供血动脉伴发动脉瘤

可以认为，脑动脉瘤与多种因素、多种机制有关，是在动脉硬化、炎症反应和中膜缺陷，动脉壁内弹力层降解和合成代谢失衡基础上，进一步受血流动力学的因素影响所致。

（三）发病率

在脑血管疾病中，颅内动脉瘤的发病率仅次于脑血栓和高血压脑出血，位于第三位。对于不同的地区，颅内动脉瘤的发病率不同，高发于欧美国家、俄国、智利和日本等，低发于非洲、印度、巴基斯坦、中东和中国等，这种差别的原因尚不清楚，可能与环境、饮食和种族差异有关。颅内动脉瘤的高发年龄段为40～60岁，女性多于男性。男女发病比例约为1∶1.6。也有约2%的动脉瘤在幼时发病。最小年龄仅为5岁。不同研究对颅内动脉瘤的大小、定义不同也导致颅内动脉瘤发病率的报道不尽相同。Jellinger在总结了12篇共计87 772例尸检报告后指出颅内动脉瘤的发病率约为2%。McCormick指出，如果以9.33kPa（70mmHg）的压力用盐水灌注颅内血管可使动脉瘤的大小增加30%～60%。

（四）自然病程

无症状未破裂颅内动脉瘤的年破裂出血的概率为1%～3%；动脉瘤直径＞5mm容易破裂出血，＞7mm可能出现压迫症状。无症状未破裂动脉瘤年破裂出血的概率为1%～2%，有症状未破裂的动脉瘤年破裂出血的概率约为6%。有研究显示蛛网膜下腔出血后第1周的病死率高达20%～30%。未接受治疗的患者，1个月内再出血的概率约为33%，二次出血的病死率为42%～50%。在首次出血后的第5～9天再出血的危险性最大。

二、颅内动脉瘤的临床表现

未破裂的一般及小型颅内动脉瘤患者可以没有任何症状。位于不同部位的颅内动脉瘤可由于动脉瘤本身和动脉瘤破裂出血形成血肿对相邻结构造成压迫使患者出现相应的临床症状和体征。颅内动脉瘤患者的临床表现主要分为以下3类。

（一）颅内动脉瘤破裂出血的前驱症状和体征

50%的动脉瘤患者出血前6～20天有“警兆症状”，包括一侧动眼神经麻痹（尤其是当伴有瞳孔扩大和对光反射消失时）、面部疼痛或眼周疼痛及局限性头痛伴肩胛骨之间或颈后疼痛、恶心和呕吐、眩晕、黑矇、感觉和运动障碍等前驱症状。这些症状和体征主要由动脉瘤体扩大、动脉瘤发生微渗漏及脑缺血引起。

（二）颅内动脉瘤破裂出血的症状和体征

颅内动脉瘤患者最常见的临床表现是动脉瘤破裂导致患者出现蛛网膜下腔出血（subarachnoid hemorrhage，SAH）（图11-3）。破裂出血的常见诱发原因有劳累、情绪激动、咳嗽、用力排便、性生活等。但约1/3的患者在睡眠中发病，还有1/3的患者发病没有明显诱因。冬春季动脉瘤出血比例高。出血量大时还可导致脑内血肿和脑室内血肿。血肿形成时患者可以表现出颅内压升高的症状甚至脑疝，临床表现为出血后患者突发剧烈头痛，形容如“头要炸裂”，频繁呕吐，大汗淋漓，体温可升高，颈项强直，凯尔尼格征、布鲁辛斯基征阳性，可出现癫痫发作及出现不同程度的意识障碍甚至昏迷。颅内动脉瘤破裂会使颅内压接近平均动脉压水平造成脑灌注压下降，这可能是蛛网膜下腔出血造成患者猝死的原因。20%的患者可出现急性意识障碍，同时可能伴随呼吸、心搏骤停。后循环动脉瘤破裂出血可造成患者出现共济失调、眩晕和脑干症状。症状相对较轻的患者有可能被漏诊，通过仔细询问病史并结合超急发作的症状特点可将其与其他原因导致的头痛区分开。对于儿童和青少年，蛛网膜下腔出血多由脑动静脉畸形破裂出血造成，很少由颅内动脉瘤破裂造成。颅内动脉瘤发生破裂的高峰年龄为40～60岁。经尸检证实，颅内动脉瘤的发病率随年龄增长而增加，在50～60岁达到高峰。不同年龄段蛛网膜下腔出血发病率的变化与颅内动脉瘤发病率变化相一致，从30～40岁的3/（100 000人・年）增加到60～70岁的30/（100 000人・年）。

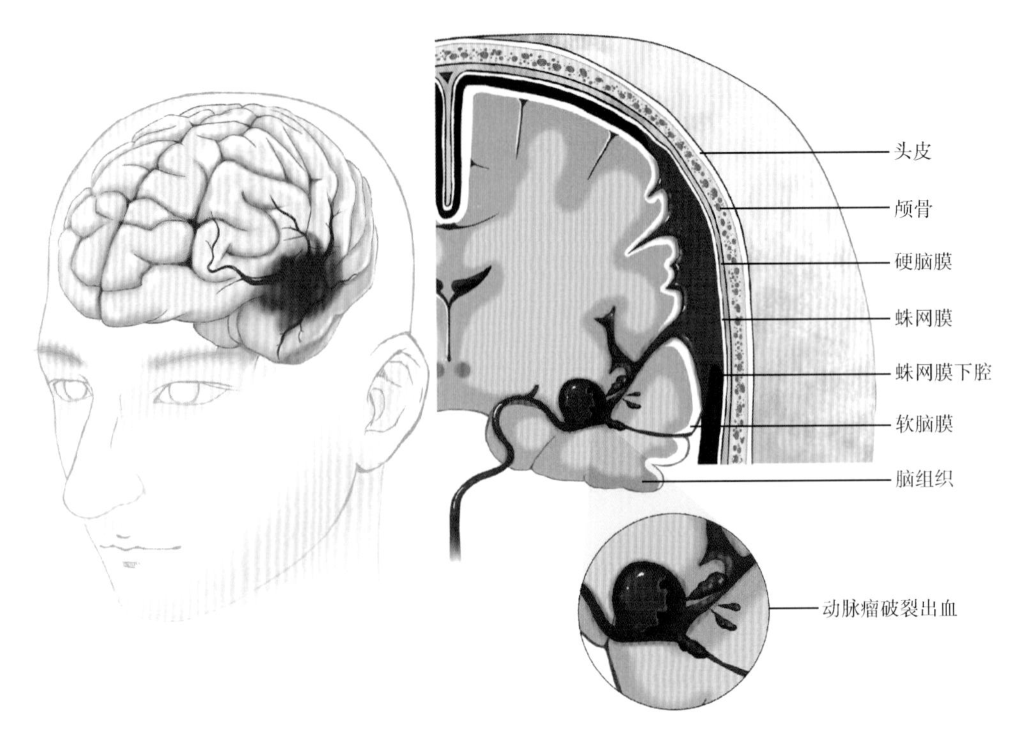

图11-3 动脉瘤破裂致蛛网膜下腔出血

随着出血后凝血块的形成，多数动脉瘤破口会被凝血封闭而出血停止，病情逐渐稳定。但由于纤溶的作用，可造成凝血块溶解出现二次出血。未治疗的破裂动脉瘤中，24小时内再出血的概率为4%，第1个月再出血的概率为每天1%～2%；3个月后，每年再出血的概率为2%。死于再出血者约占本病的1/3，多死于6周内。也有数月甚至数十年后，动脉瘤再次破裂出血的。

20%～40%的蛛网膜下腔出血患者可出现眼部出血，出血可分为3种形式，既可单独出现，也可以不同组合形式出现。①透明膜下（视网膜前）出血：11%～33%的患者眼底检查可见视神经盘旁边有明亮的红色出血，其下的视网膜血管模糊，可能与高死亡率相关。②视网膜（内）出血：可发生于中央凹周围。③玻璃体出血（Terson综合征）：发生于4%～27%的动脉瘤性蛛网膜下腔出血患者，且通常是双侧的，也可发生于包括脑血管畸形破裂等其他原因所致的颅内压升高；眼底检查可见玻璃体混浊。玻璃体出血的部位在各种报道中不尽相同（透明膜下、视网膜前膜、内界膜）。前循环动脉瘤（特别是前交通动脉瘤）更常见，但是有一项研究认为与位置无关。眼部出血在硬脑膜下血肿（subdural hematoma，SDH）和外伤性蛛网膜下腔出血中很少出现。初检时常漏诊。虽然通常在初次检查时即可发现，但最迟于蛛网膜下腔出血后12天发生，可伴随再出血。伴有玻璃体出血的蛛网膜下腔出血患者死亡率高于无玻璃体出血患者。患者应进行眼部出血并发症的随访（眼压升高，视网膜膜状物形成——视网膜脱离，视网膜皱褶）。大部分患者于6～12个月自行消退。对于视力无望恢复或期望尽快改善视力的患者，可以考虑玻璃体摘除术。不管是否行玻璃体摘除术，约80%的患者视力长期预后良好。

眼部出血的病理机制是有争议的，最初被归因为血液从蛛网膜下腔扩展至玻璃体内，但这两种结构之间并无通道存在。实际上可能为视网膜中央静脉受压及脑脊液压力升高引起视网膜脉络膜吻合支形成，导致静脉高压和视网膜静脉破裂。

（三）脑缺血和颅内动脉瘤压迫导致的局部症状和体征

颅内动脉瘤可由动脉瘤破裂导致颅内动脉血管痉挛或巨型动脉瘤腔内附壁血栓脱落造成脑栓塞，使患者出现脑缺血的临床症状和体征。其中血管痉挛所致脑缺血更为常见，蛛网膜下腔出血后，红细胞被破坏产生5-羟色胺、儿茶酚胺等多种血管活性物质作用于脑血管，患者可在动脉瘤破裂早期即出现血管痉挛，也可在发病后1～2周出现迟发性血管痉挛，如果血管痉挛只发生于动脉瘤附近，患者症状可能不明显，只在脑血管造影上显示。若脑血管痉挛广泛，会导致脑梗死发生，患者出现意识障碍加重、神经功能缺失和精神症状甚至死亡。动脉瘤破裂后血管痉挛的出现与下列多种因素有关：动脉瘤破裂后血液进入蛛网膜下腔，血红蛋白分解产物刺激血管壁，血管造影时插管刺激动脉壁，术中解剖分离、动脉瘤夹闭过程中刺激血管等。

在住院的蛛网膜下腔出血动脉瘤患者中，约1/3有局限性神经功能缺失，Torrer等报道的3521例患者中28%在住院时有局限性神经功能缺失，其中80%被证实由血管痉挛引起。＞7mm的动脉瘤可引起邻近结构的压迫症状；如果邻近有敏感神经结构，3～6mm的动脉瘤亦可引起压迫症状。巨型动脉瘤有时容易与颅内肿瘤混淆，如将动脉瘤当作肿瘤而采取手术治疗，则是相当危险的。临床最常见的颅内动脉瘤压迫所致局部症状是颈内动脉-后交通动脉瘤压迫同侧动眼神经，使患者出现动眼神经瘫，这种情况也可见于大脑后动脉瘤；颈内动脉-前交通动脉瘤可累及额叶、下丘脑，造成患者出现精神症状；基底动脉瘤和小脑前下动脉瘤可引起不同水平的脑桥压迫症状，如造成患者出现同侧展神经麻痹、面神经麻痹和对侧偏瘫[米亚尔-居布勒（Millard-Gubler）综合征]或出现双眼向患侧同向运动障碍、对侧偏瘫和面神经麻痹[福维尔（Foville）综合征]；大脑后动脉瘤可使患者出现同侧动眼神经瘫和视野缺损；椎动脉瘤和小脑后下动脉瘤可导致后组脑神经损害及小脑症状。局灶症状取决动脉瘤部位、毗邻解剖结构及动脉瘤大小。不同部位动脉瘤造成相应部位神经功能障碍，下面根据颅内动脉瘤发生部位分述如下。

1. 颅内段颈内动脉瘤　发生于颈内动脉不同部位的颈内动脉瘤临床表现不同，主要分为以下几种。

（1）床突下段动脉瘤（图11-4）：又分为海绵窦内颈内动脉瘤和颈动脉管内的颈内动脉瘤。前者较多见，主要造成第Ⅲ、第Ⅳ、第Ⅵ及第Ⅴ脑神经第1、2支功能障碍；还可累及视神经使患者出现视力、视野改变；因动脉瘤位于海绵窦内，发生破裂后还会造成患者表现出颈内动脉海绵窦瘘的症状和体征（出现眼球外凸；结膜肿胀；眼静脉压升高；眼球运动障碍；于眼球上听诊可闻及吹风样杂音，压迫同侧颈动脉后杂音消失、突眼减轻）；如果动脉瘤体巨大超出海绵窦范围前端，也可以引起蛛网膜下腔出血；甚至可以压迫蝶鞍，造成骨质破坏，引起垂体功能障碍。后者可造成岩骨骨质破坏，发生破裂出血时可引起耳或鼻出血，部分患者还可能有搏动性耳鸣、听力减退、眩晕和轻微周围性面瘫。

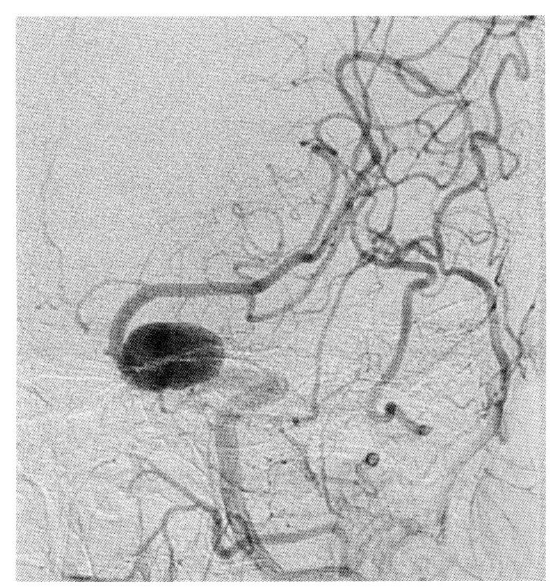
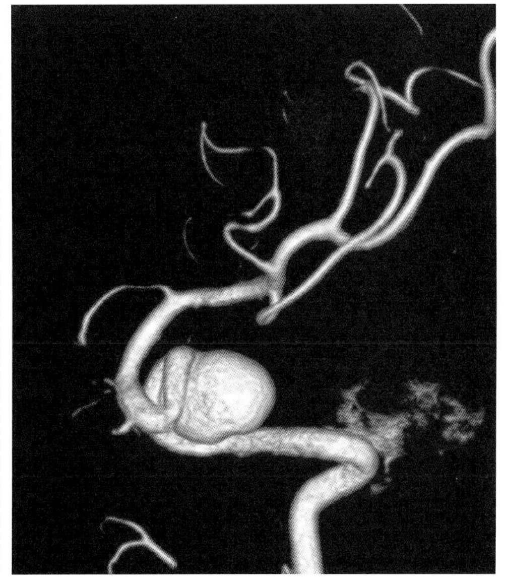

图11-4　左侧床突下段大型动脉瘤数字减影血管造影及三维重建

（2）眼动脉段颈内动脉瘤：发生率约为5%，发自眼动脉与后交通动脉之间的颈内动脉壁上，多为巨型动脉瘤，除造成蛛网膜下腔出血外，可累及视神经和视交叉造成患者视力、视野改变（图11-5）。如果动脉瘤体位于视交叉下方，还可引起垂体功能障碍，有时甚至还可破坏鞍底进入蝶窦，破裂时出现致命的鼻出血。

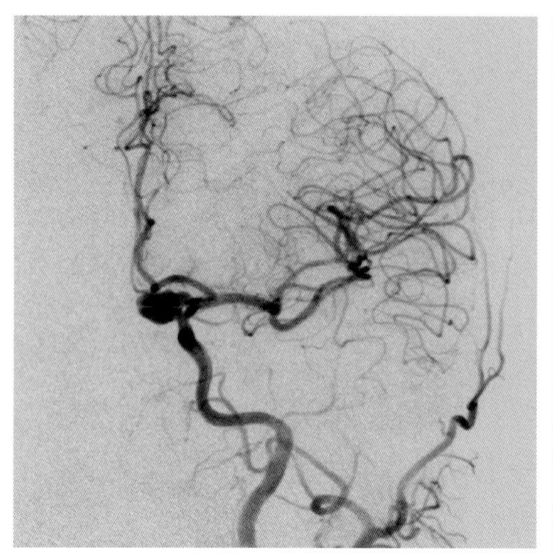
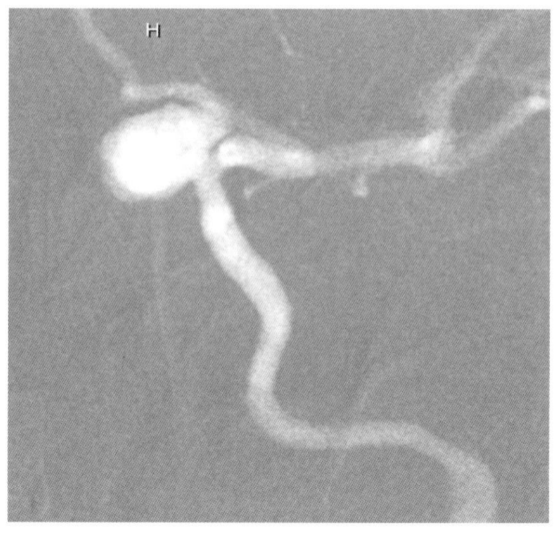

图11-5　左侧眼动脉瘤数字减影血管造影：左颈内动脉造影正位和工作位像所见

（3）颈内动脉-后交通动脉瘤：是颈内动脉系统中最常见的动脉瘤，又被称为颈内动脉床突上段动脉瘤，占颅内动脉瘤总数的15%～20%，占颈内动脉瘤的50%以上（图11-6）。动眼神经麻痹常见于颈内动脉-后交通动脉瘤，动眼神经位于颈内动脉（C_1～C_2）的外后方，颈内动脉-后交通动脉瘤中，30%～53%出现患侧动眼神经麻痹。动眼神经麻痹首先出现提睑无力，几小时到几天达到完全麻痹，表现为单侧眼睑下垂、瞳孔散大，眼球内收、上视、下视不能，直接、间接对光反射消失。也有立刻出现动眼神经完全麻痹的，有时还可伴有滑车神经受损。

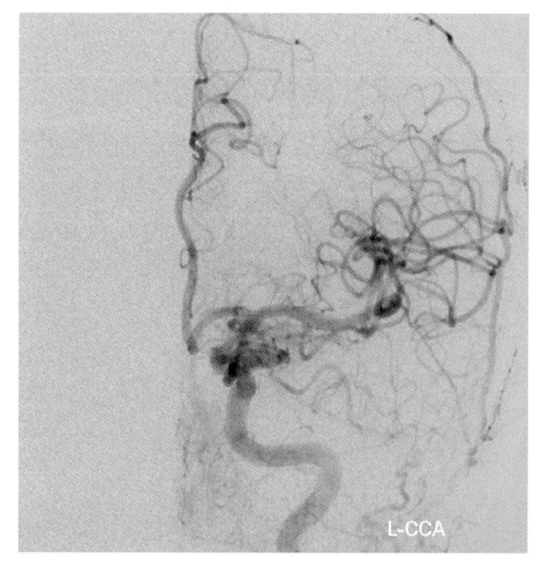

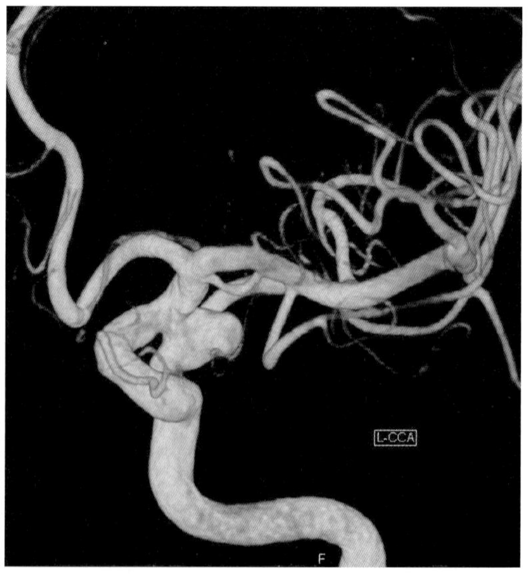

图11-6　左侧后交通动脉瘤数字减影血管造影：左颈内动脉造影正位和三维重建。L-CCA. 左侧后交通动脉瘤

（4）颈内动脉-脉络膜前动脉瘤：较少见，约占颅内动脉瘤总数的2%，也可造成患侧动眼神经麻痹，眼后及前额部外侧头痛（图11-7）。

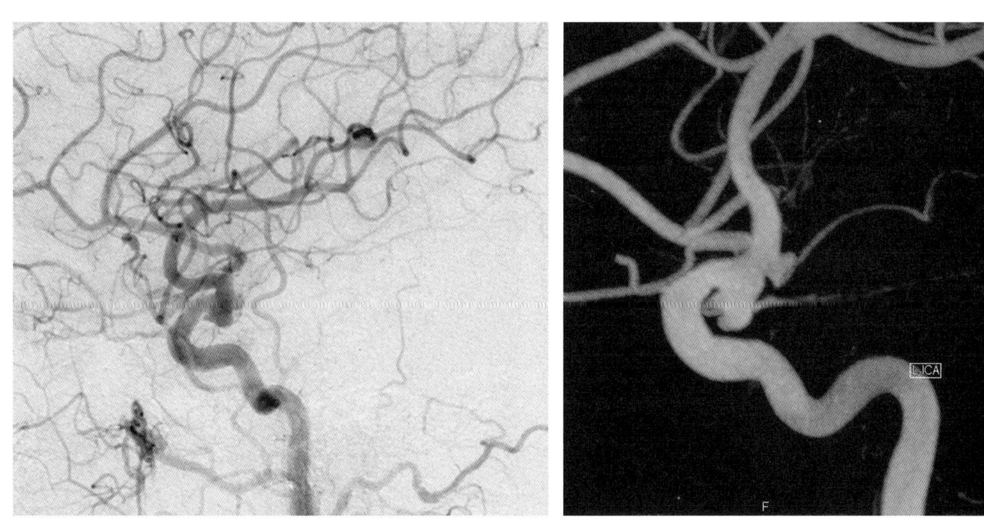

图11-7 左侧脉络膜前动脉瘤合并后交通动脉瘤：左颈内动脉造影侧位和三维重建

（5）颈内动脉分叉部动脉瘤（图11-8）：占颅内动脉瘤总数的3%～8%。未发生破裂者大多无临床症状，巨型颈内动脉分叉部动脉瘤常有部分瘤体内血栓形成，破裂出血相对较少，可导致患者出现抽搐、偏瘫及颅内压升高的症状和体征。

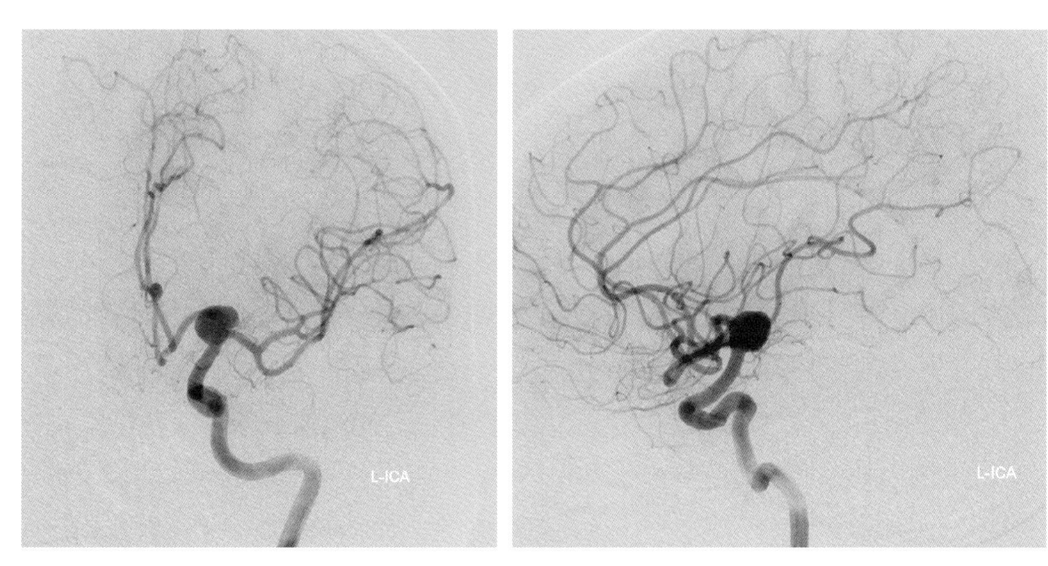

图11-8 左侧颈内动脉（L-ICA）分叉部动脉瘤数字减影血管造影：左颈内动脉造影正位和侧位像所见

2. 大脑前动脉瘤

（1）大脑前动脉-前交通动脉瘤（图11-9）：在颅内动脉瘤中最为多见，约占颅内动脉瘤总数的25%。解剖位置毗邻下丘脑。前交通动脉瘤一般无特殊定位症状，但如果体积较大或由于出血造成血管痉挛，可能出现以下临床表现：累及额叶、扣带回和下丘脑，患者出现精神症状、二便障碍；累及视神经或视交叉，患者出现视力改变和视野缺损；巨型大脑前动脉-前交通动脉瘤还可累及垂体，此时患者出现垂体功能低下和尿崩症的症状和体征。

（2）大脑前动脉瘤（图11-10）：占颅内动脉瘤总数的3%～5%。如动脉瘤位于大脑前动脉近端，其临床表现基本与颈内动脉分叉部动脉瘤和大脑前动脉-前交通动脉瘤相同。如动脉瘤位于大脑前动脉远端（包括胼周动脉瘤及胼缘动脉瘤），其典型症状为锥体束征，一侧或双侧下肢无力、精神症状及尿失禁等。

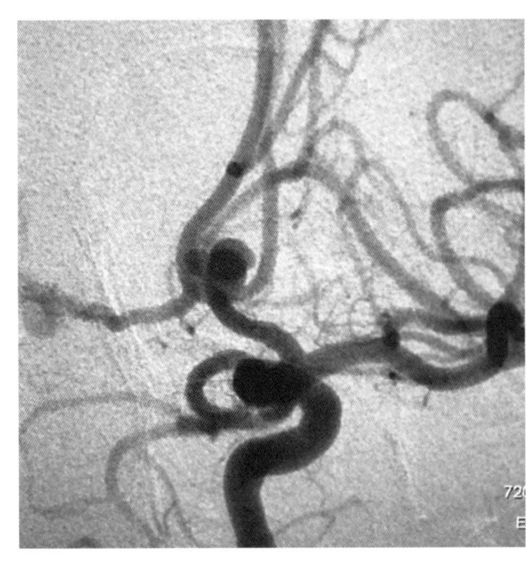
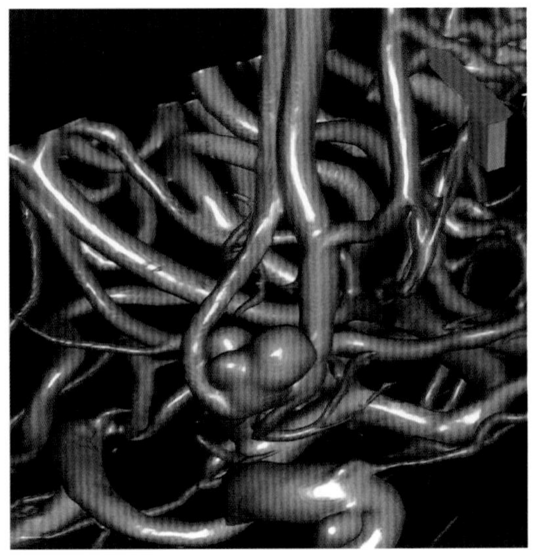

图11-9　大脑前动脉-前交通动脉瘤数字减影血管造影：左颈内动脉造影正位和三维重建

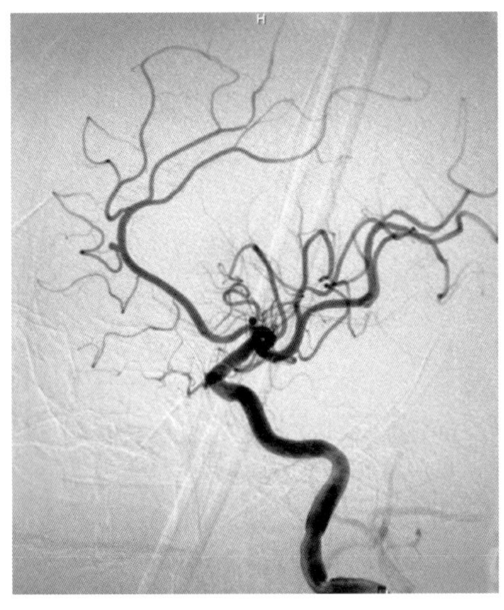
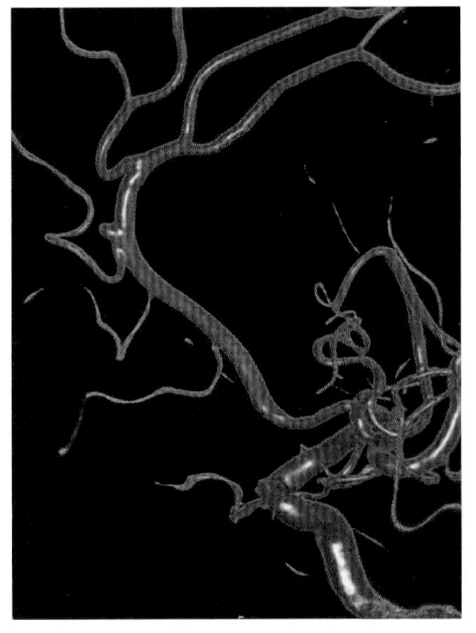

图11-10　左侧大脑前动脉瘤（胼周动脉瘤）：左颈内动脉造影侧位和三维重建

3. 大脑中动脉瘤　占颅内动脉瘤总数的18%～20%，其中绝大部分发生于大脑中动脉起始段，约15%发生于大脑中动脉其他部位（图11-11）。大脑中动脉瘤出血形成颞叶血肿；或因脑血管痉挛脑梗死，临床可表现为颅内占位病变的症状和体征或大脑中动脉供血区脑缺血的症状和体征。其主要临床表现如下：抽搐发作、肢体偏瘫（通常上肢瘫痪程度重于下肢）、精神症状及一侧头痛等，位于优势侧时还可引起失语。

4. 大脑后动脉瘤　发生于大脑后动脉近端的动脉瘤（图11-12）。主要表现为同侧动眼神经麻痹和对侧肢体偏瘫，共济失调，偏身感觉障碍，有时还可出现抽搐发作。发生于大脑后动脉远端动脉瘤主要表现为对侧同向偏盲、对侧偏瘫。

5. 椎动脉瘤（图11-13）　多位于小脑后下动脉起始处，动脉瘤破裂前大多没有症状，部分患者可出现典型或不完全的脑桥小脑角综合征、枕骨大孔区综合征和小脑体征、后组脑神经损害体征、延髓上颈髓压迫体征，表现为眩晕、展神经麻痹、面肌抽搐、吞咽及构音不良、一侧舌肌萎缩及舌下神经麻痹。

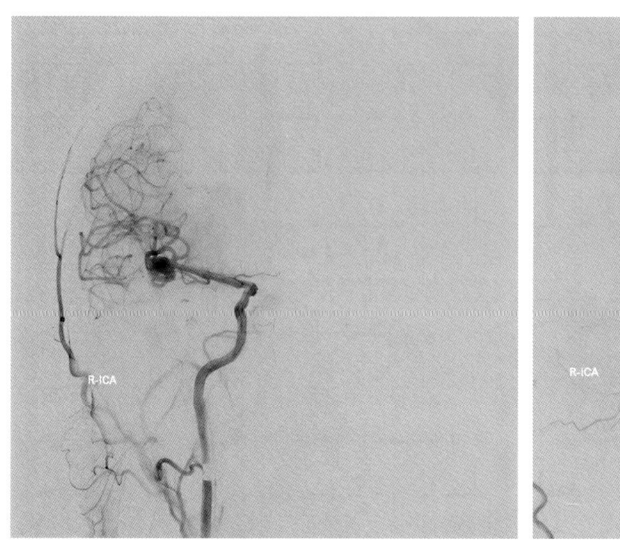

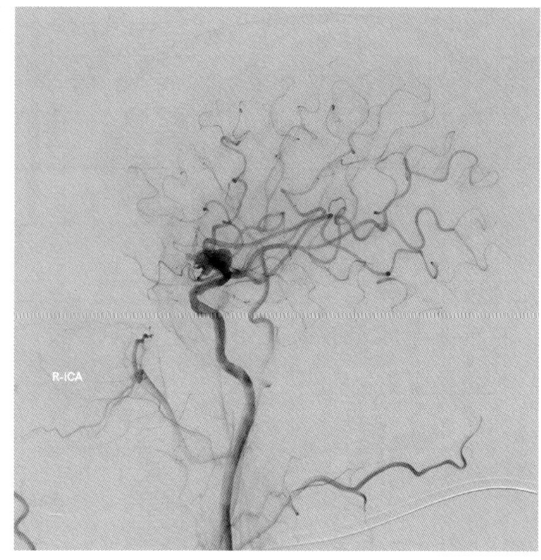

图 11-11　右侧大脑中动脉瘤数字减影血管造影：右颈内动脉造影正位和左前斜位像

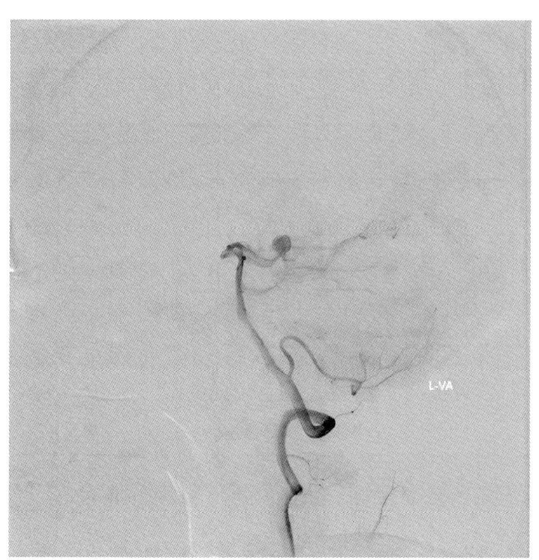

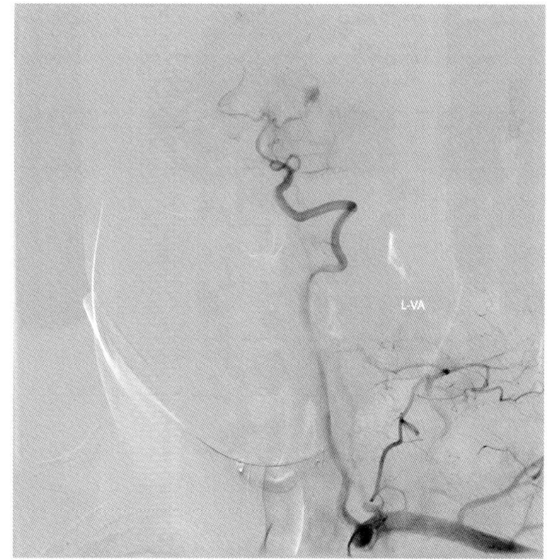

图 11-12　左侧大脑后动脉瘤的正位造影及三维重建

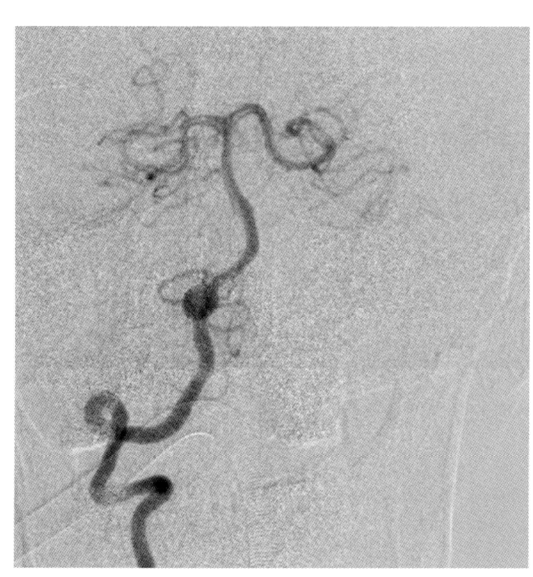

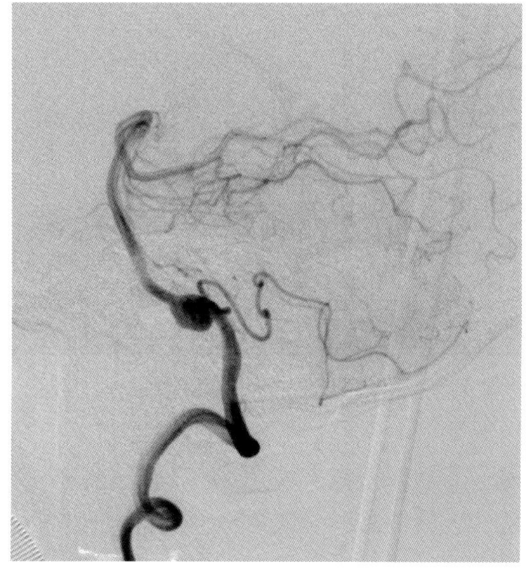

图 11-13　右侧椎动脉瘤数字减影血管造影正位和侧位像

6. 基底动脉瘤

（1）基底动脉分叉部、小脑上动脉起始部动脉瘤（图11-14，图11-15）：位于脚间窝前方，常出现第Ⅲ、第Ⅳ、第Ⅵ脑神经麻痹及大脑脚、脑桥的压迫，临床主要表现为脑桥上部、中脑及丘脑和下丘脑受损的表现。具体临床表现如下：一侧或双侧动眼神经麻痹，出现眼球运动障碍，亦可出现双眼垂直同向运动障碍（Parinaud综合征）；同向性或皮质性偏盲；垂直及旋转眼震；大脑脚受累可导致对侧偏瘫；双侧皮质延髓束受累导致假性延髓麻痹；外侧丘系、下丘、内侧膝状体受累可导致一侧听力丧失；小脑上脚受损可导致共济失调；交感神经下行纤维受损导致霍纳（Horner）综合征；双侧中脑网状激活系统受损可导致患者出现运动不能性缄默症，表现为缄默、无自发语言、四肢运动不能、能睁眼但面无表情。巨型动脉瘤压迫第三脑室后部和导水管可出现梗阻性脑积水症状。

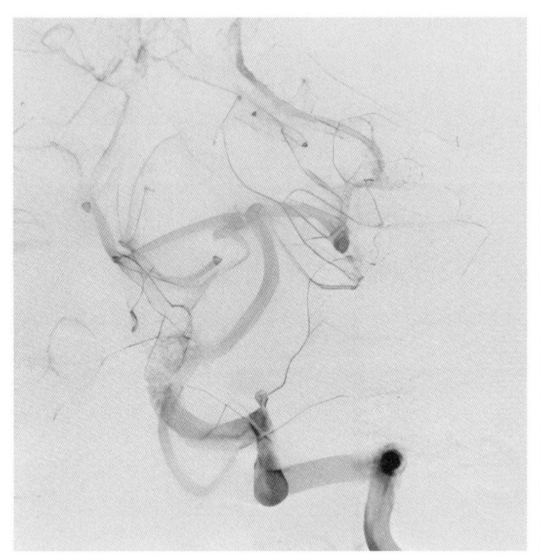
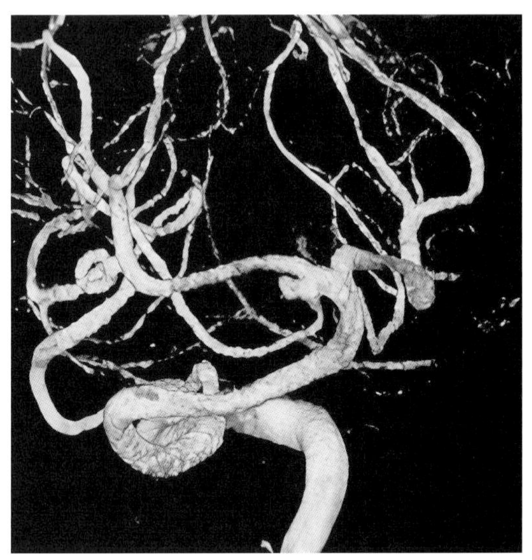

图11-14　小脑上动脉瘤数字减影血管造影：左椎动脉造影和三维重建

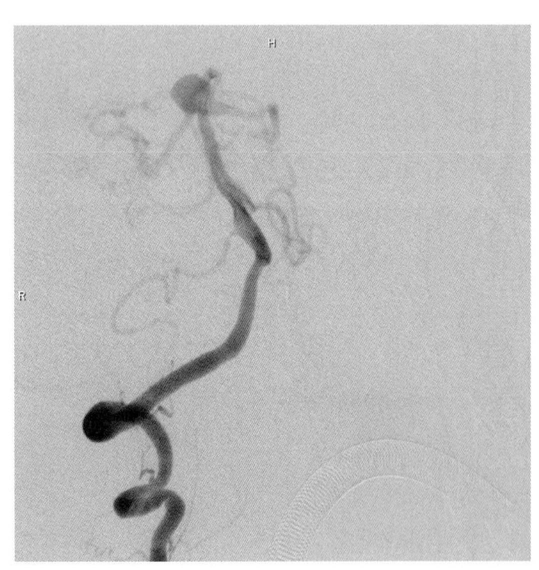
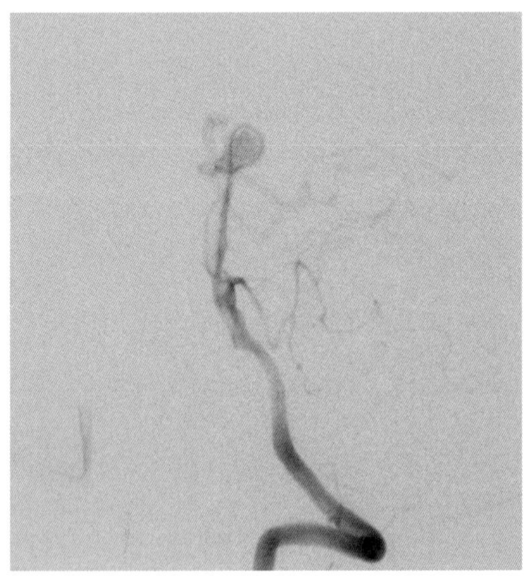

图11-15　基底动脉尖部动脉瘤数字减影血管造影：右椎动脉造影正位和侧位像

（2）椎动脉汇合部至小脑前下动脉起始部之间的基底动脉瘤：临床少见，发生于这一部位的动脉瘤导致的局部症状主要是不同水平的脑桥受压和缺血症状，如动脉瘤位于小脑前下动脉起始部，可使小脑前下动脉受累，造成小脑前下动脉供血区缺血；如动脉瘤毗邻两侧椎动脉汇合部，可出现展神经麻痹；此外可影响脑桥供血出现脑桥缺血症状，如出现脑桥前下部综合征（Foville

综合征或Millard-Gubler综合征），表现为同侧展神经周围性瘫痪、面神经核性瘫痪，对侧偏瘫，痛觉、温度觉消失，触觉、振动觉减退；此外，还可出现枕部疼痛、眩晕。罕见的内听动脉瘤可同时出现面瘫、味觉及听力障碍（图11-16）。

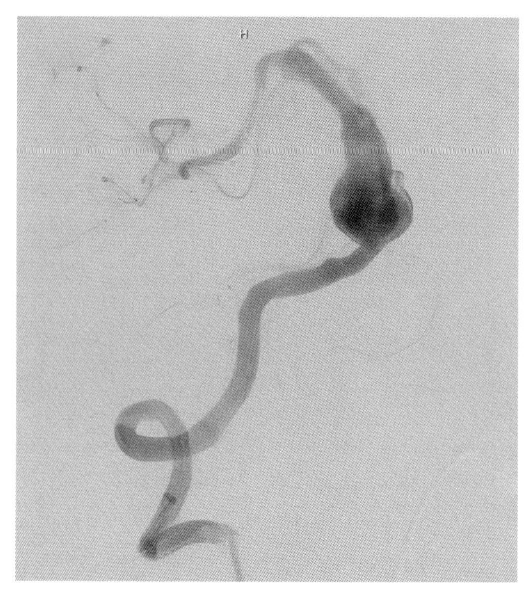
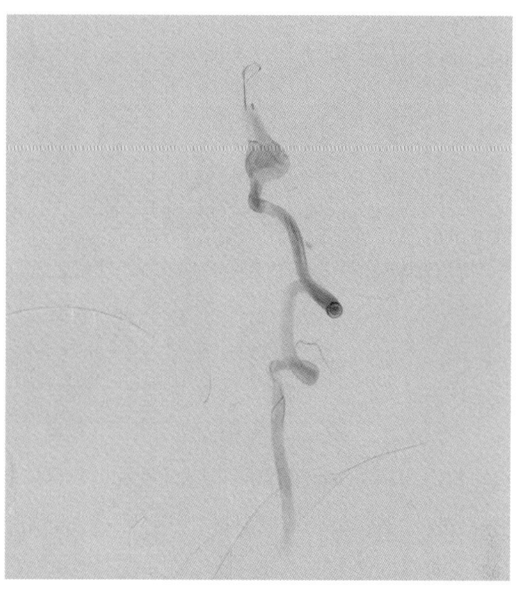

图11-16　基底动脉近端动脉瘤数字减影血管造影：右椎动脉造影正位和侧位像

7. 多发性颅内动脉瘤　20%～30%颅内动脉瘤导致蛛网膜下腔出血的患者为多发性动脉瘤，以2个多见，亦有3个以上的动脉瘤（图11-17）。根据动脉瘤的发生部位可以表现相应的临床症状和体征。对于多发性颅内动脉瘤患者，需要找出出血的责任病灶并对其进行优先处理。

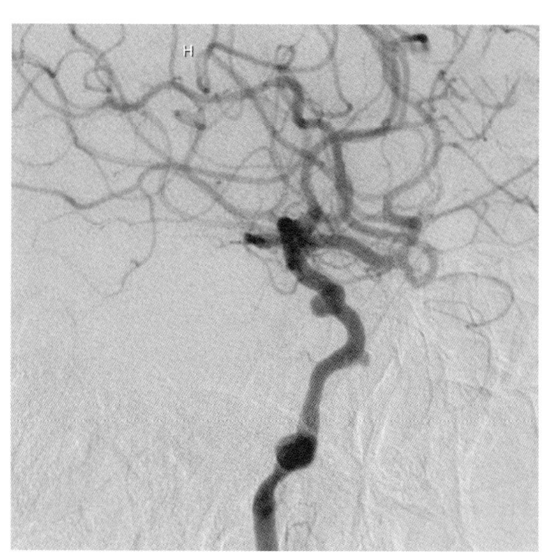
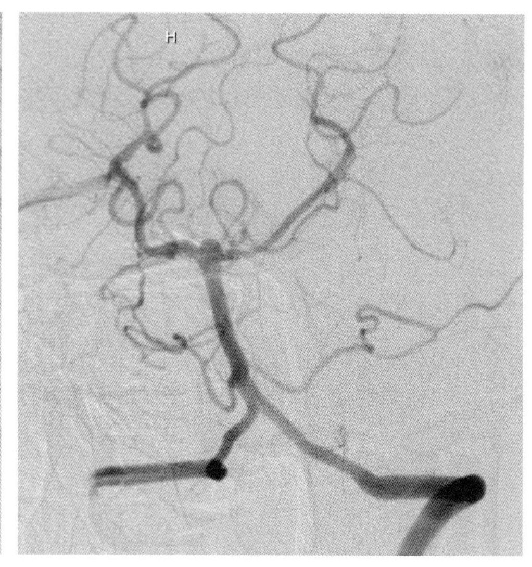

图11-17　多发动脉瘤（左床突段动脉瘤、左眼动脉瘤和基底动脉瘤）数字减影血管造影：左颈内动脉造影斜位像和左椎动脉造影正位像

鉴别多发动脉瘤中破裂动脉瘤的常用方法包括临床症状和体征（如脑神经麻痹和间接征象）、影像分析（如局部蛛网膜下腔血液积聚或脑内血肿、血管造影显示颅内血管局部痉挛对破裂动脉瘤所在位置的判断有指示意义）及动脉瘤大小和形态分析。在破裂动脉瘤的辨别中，与动脉瘤的大小和所在部位相比，动脉瘤的不规则外形是造成动脉瘤破裂的最重要因素。动脉瘤大小相似的多发性颅内动脉瘤病例中发生破裂的93.3%是形状更为不规则的动脉瘤。对于外形规则的多发动脉

瘤，体积大而且位于动脉最近端者最易破裂。如果其他条件均相同，那么最易发生破裂的是后交通动脉瘤，其次是前交通动脉瘤、大脑中动脉瘤和颈内动脉分叉部动脉瘤。MR血管壁影像上动脉瘤壁环形强化（circumferential enhancement along the aneurysm wall，CEAW）更常见于破裂动脉瘤。日本的Shunsuke Omodaka等通过26例患者共62个动脉瘤注射对比剂前后获取三维T_1加权快速自旋回波序列，计算动脉瘤壁的增强指数（wall enhancement index，WEI），发现较大动脉瘤、较高长宽比、较高WEI（高于均值）和形状不规则与动脉瘤破裂显著相关。最终笔者认为，CEAW与颅内动脉瘤破裂有关，对比剂增强MR血管壁影像有助于从多发动脉瘤中识别出破裂的部位。

颅内动脉瘤患者还可出现脑积水的症状和体征：颅内动脉瘤破裂患者在动脉瘤发生破裂后即有可能发生交通性脑积水，通常好发于蛛网膜下腔出血后的1～3周。这种情况的出现主要与脑室内出血有关。轻度脑积水可能不引起明显的神经功能改变，患者可出现嗜睡、尿失禁及眼球下视不能；较严重时患者可出现意识障碍。通常经保守治疗脑积水可以缓解，不需要外科治疗。

三、颅内动脉瘤的诊断与鉴别诊断

（一）诊断

动脉瘤破裂前多无症状，诊断较为困难，在动脉瘤破裂造成蛛网膜下腔出血后才得以确诊，破裂的动脉瘤多有典型的起病经过：在劳累或情绪紧张、激动之后突然发生剧烈头痛，伴有恶心、呕吐、颈项强直，出血量多时可伴有意识障碍和神经功能缺损，急诊入院，头颅CT可发现蛛网膜下腔出血。患者条件允许时行数字减影血管造影（DSA），多可发现动脉瘤。这种动脉瘤诊断并不困难。有些颅内动脉瘤是因为患者出现了颅内占位病变的症状和体征，或者在体检及治疗其他疾病过程中进行脑血管造影、头部CT及MRI检查过程中被偶然发现。如果出现持续的局限性头痛等前驱症状，应该追查原因，可能为动脉瘤，尤其伴有一侧动眼神经麻痹时，应高度怀疑动脉瘤。

一旦患者被临床怀疑颅内动脉瘤破裂导致蛛网膜下腔出血，应详细询问病史，进行详细的一般体格检查和神经系统查体（注意患者有无脑膜刺激征和神经系统定位体征），并行常规辅助检查包括心电图、电解质、血常规和凝血功能检查。蛛网膜下腔出血患者的心电图改变主要包括P波高尖、T波抬高、QT间期延长、ST段压低及其他心脏在应激条件下产生的电生理改变。这些改变与患者下丘脑功能失常、体内儿茶酚胺水平升高有关，可能会导致心肌缺血甚至诱发心肌梗死。

辅助检查对明确动脉瘤诊断起关键的作用。动脉瘤的主要诊断手段包括以下几种。

1. 头颅听诊 1977年Olinger及Wasserman报道用电子听诊器观测颅内动脉瘤，但干扰太多，结果不太可靠。1987年Mooij设计了一种听觉侦测器，用来发现动脉瘤，较可靠，干扰少，将典型的动脉瘤声音转变为功率谱密度函数，显示为相对狭窄的波段峰，与动脉畸形及血管痉挛的宽波段不同，但国内使用甚少，经验不多。

2. 颅骨X线片 约1/3的动脉瘤患者颅骨X线片上可发现动脉瘤钙化或动脉瘤壁压迫造成的骨质侵蚀。由于CT的广泛应用，适当调整窗宽、窗位后对钙化和骨质侵蚀的显示明显优于X线片，目前颅骨X线片检查渐少。

3. 腰椎穿刺 在蛛网膜下腔出血诊断中仍是一种有价值的辅助检查手段。尤其对于CT检查阴性而病史提示为动脉瘤破裂出血的患者，进行腰椎穿刺检查有诊断意义。急性期脑脊液常呈粉红色，红细胞数从每立方毫米数十到数十万不等。动脉瘤破裂之后脑脊液的颜色很快转变为橘红色，然后由于氧合血红蛋白被转化为胆红素，脑脊液的颜色转变为黄色，出现黄变症。在连续收集数瓶脑脊液之后根据脑脊液颜色是否逐渐转清，可以对蛛网膜下腔出血和腰椎穿刺局部损伤出血进行初步鉴定，但更为确切的鉴别需要对所获得的脑脊液标本进行离心，离心后脑脊液标本上清出现黄染可确诊为蛛网膜下腔出血。反复腰椎穿刺有诱发动脉瘤破裂发生再出血的危险，目前已不再作为确诊蛛网膜下腔出血的首选检查方法。

4. 头部CT 提高了临床对蛛网膜下腔出血的诊断能力，可帮助确定出血部位、血肿大小、脑积水和脑梗死，目前被认为是蛛网膜下腔出血的首选检查（图11-18）。根据CT还可预测动脉瘤侧别、部位，确定多发动脉瘤中破裂出血的动脉瘤。纵裂出血常提示大脑前动脉瘤或前交通动脉瘤，侧裂出血常提示后交通动脉瘤或大脑中动脉瘤，第四脑室出血常提示椎动脉瘤或小脑后下动脉瘤。

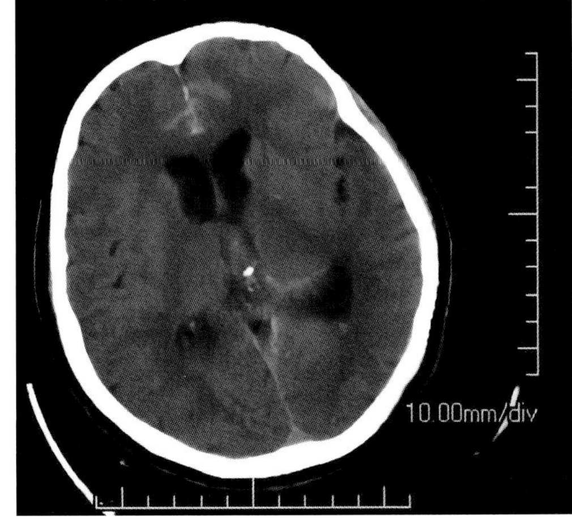

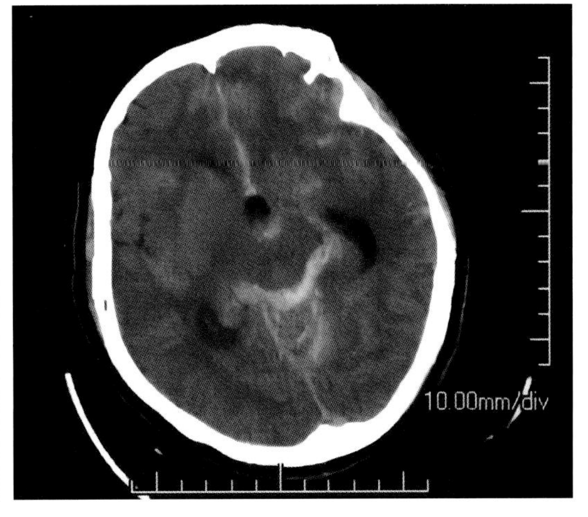

图11-18　动脉瘤破裂致蛛网膜下腔出血的CT检查

CT检查的阳性率受发生出血后接受检查时间的影响，CT检查阳性率随时间增加而减少。如果在出血后24小时内进行CT检查，那么约95%的颅内动脉瘤破裂患者首次CT检查结果可提示发生出血，到出血后第3天减至75%。此外借助CT检查还可以了解蛛网膜下腔出血的范围和严重程度，其分级如表11-1所示，这对判断动脉瘤的发生部位及患者出现神经功能障碍的原因有一定帮助，还有利于对患者出现症状性血管痉挛的危险性进行判断。

表11-1　蛛网膜下腔出血Fisher分级（以CT检查所示出血部位和出血量为标准）

分级	CT所见
1	未见出血
2	弥漫性出血，但尚未形成血块
3	积血较厚，垂直层面上厚度＞1mm（大脑纵裂、岛池、环池），水平层面长×宽＞5mm×3mm（侧裂池、脚间池）
4	脑内血肿或脑室内出血，但基底池内无或少量弥漫性出血

如果CT检查为阴性结果，可进一步行腰椎穿刺检查（图11-19）。由于出血量少或在动脉瘤发生破裂2～3天后进行检查的患者CT检查可呈阴性结果，所以CT检查阴性并不能完全排除蛛网膜下腔出血。

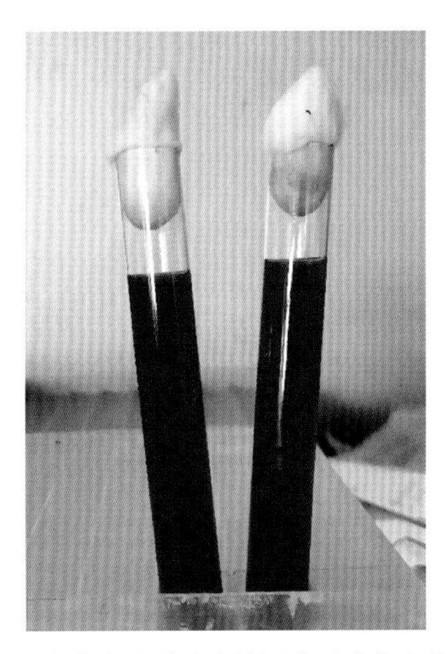

图11-19　动脉瘤破裂导致蛛网膜下腔出血的脑脊液

巨大型动脉瘤周围水肿呈低密度，瘤内层状血栓呈高密度，瘤腔中心为流动血液，呈低密度。故而在CT上呈现特有的“靶环”征，密度不同的同心环形图像。直径＜1.0cm的动脉瘤，CT不易查出。直径≥1.0cm者，注射对比剂后，CT可检出。计算机体层血管成像（CTA）（图11-20）可通过三维CT从不同角度了解动脉瘤与载瘤动脉，尤其是与相邻骨性结构的关系，为手术决策提供更多资料。Gonzalez-Darder 等对44例颅内动脉瘤患者（47个动脉瘤）进行了三维计算机断层扫描脑血管造影（3D-CTA）检查，仅有1个无症状性颅内动脉瘤漏诊。症状性动脉瘤诊断率为100%，而总敏感度为90.4%。CTA检查时间短，可以用于临床状况无法耐受DSA检查的患者。有文献报道螺旋CT血管造影对颅内动脉瘤诊断的准确率已经达到DSA检查水平，特别是多层螺旋CT的应用，改善了CT血管造影的成像质量，并可以将扫描范围扩大至整个头部，借助3D-Slicer等后处理软件，进一步提高了颅内动脉瘤的检出率。

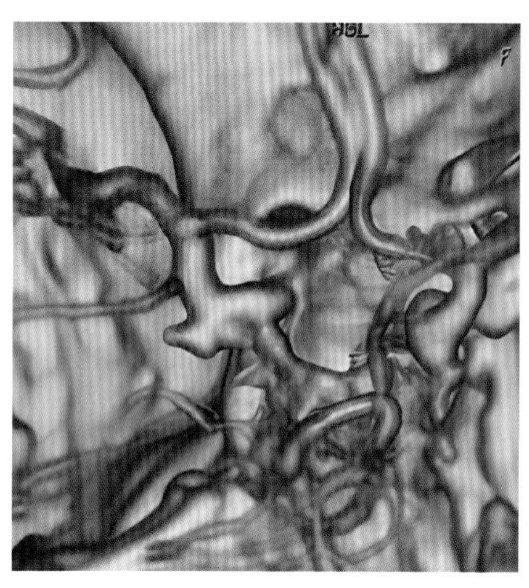

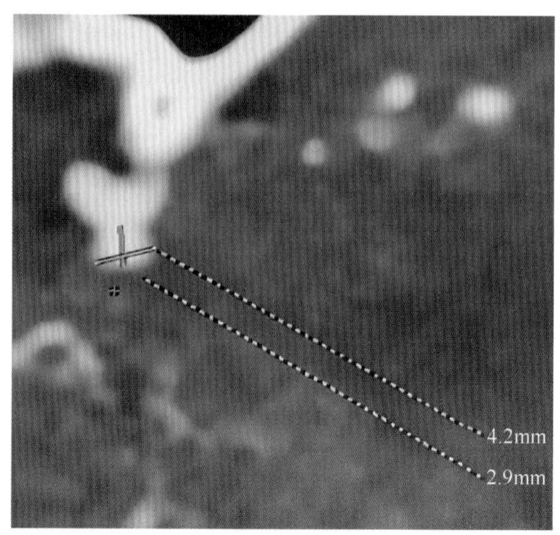

图11-20　后交通动脉瘤CTA三维重建及剖面测量

5. MRI　目前认为在蛛网膜下腔出血的诊断方面，MRI和CT一样有价值，对于动脉瘤体内血栓形成的判断，MRI优于CT。磁共振血管成像（MRA）能够对0.5mm以上的动脉瘤进行检测，现已成为一种常用的动脉瘤检测手段（图11-21）。颅内动脉瘤多位于颅底Willis环。MRI优于CT，动脉瘤内可见流空影。MRA不需要注射对比剂，为诊断脑动脉及静脉各种出血及缺血疾病带来极大方便。MRA可将血管影像旋转以观察动脉瘤蒂的情况，观察动脉瘤内血液流动的情况，也能显示整个脑动静脉系统，不仅能发现动脉病变，也能发现静脉和静脉窦的病变。

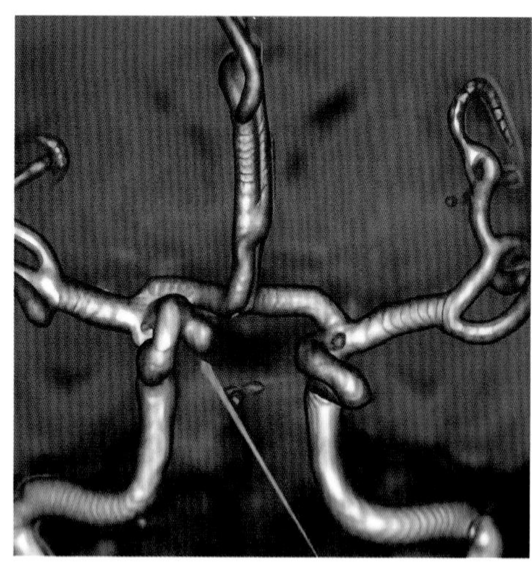

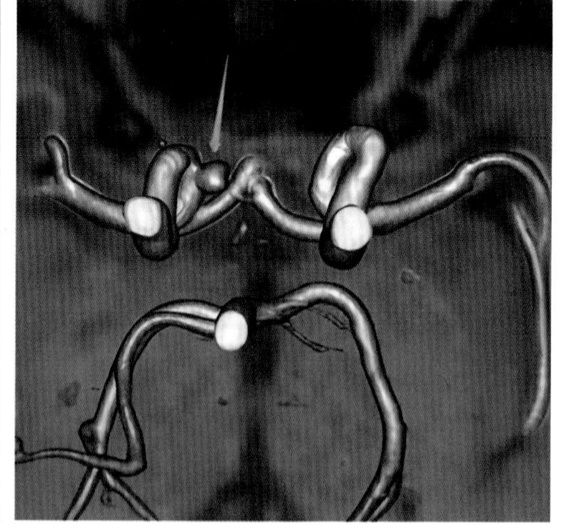

图11-21　床突段动脉瘤的MRA正位及轴位重建

Adams等认为MRA与DSA相比，易于漏诊直径＜3mm的颅内动脉瘤，但是在血管结构复杂区域或动脉瘤伴有血栓的情况下，MRA可为DSA提供补充信息。

6. 脑血管造影　对于确诊为蛛网膜下腔出血的患者，如果病情允许，应尽快对其进行脑血管造影。脑血管造影目前被认为是确诊颅内动脉瘤必需的检查方法及金标准。其对判明动脉瘤的位置、数目、形态、内径、瘤蒂宽、有无血管痉挛、痉挛的范围及程度和确定手术方案十分重要。经股动脉插管全脑血管造影，多方位投照，可避免遗漏多发动脉瘤。凡是有蛛网膜下腔出血、自发的第Ⅲ～Ⅵ脑神经麻痹或后组脑神经障碍者均应进行脑血管造影检查。可以根据患者临床表现出来的症状和体征对动脉瘤所在部位进行初步估计以决定首先进行造影的血管；另外由于20%～30%的患者存在多发颅内动脉瘤，所以只要患者临床状况允许，应对其双侧颈内动脉和椎动脉4根血管进行造影检查。目前多数学者认为发病6小时内进行血管造影容易造成再出血，3天内进行血管造影的并发症最少，以后逐渐增加，2～3周达到最高。对于临床Hunt-Hess分级Ⅰ～Ⅳ级（详见前述）患者，应尽早对其进行造影检查，以便尽早手术防止再出血。做一侧颈动脉造影时压迫对侧颈部颈动脉，或行椎动脉造影时压迫颈动脉，能观察到前交通动脉或后交通动脉的供血情况，作为术中能否暂时或永久阻断颈动脉或椎动脉的参考。脑血管造影能清晰地显示瘤颈和瘤体，并可分析与载瘤动脉的关系，对开颅手术的手术切口的设计和动脉瘤夹选择、介入治疗工作角度及弹簧圈和支架的选用、正确地估计预后都有很大的帮助。

自1998年开始，数字减影血管造影机可进行三维旋转导管造影，能够提供可以旋转的重建图像。这种被称为三维旋转血管造影的技术，优于二维血管造影，能够三维评估动脉瘤及其与其他血管的关系，克服了以往成像的不足。约16%的动脉瘤内有血栓形成，动脉瘤与动脉影像重叠或动脉痉挛使动脉瘤不显影，早期数字减影脑血管造影检查也无法找出蛛网膜下腔出血的原因，常见于前交通动脉瘤和小脑后下动脉起始部动脉瘤。那么可首先针对蛛网膜下腔出血进行治疗，然后在出血后2～3周复查脑血管造影以发现动脉瘤。首次造影阴性，合并脑动脉痉挛或高度怀疑动脉瘤者，1个月后复查造影，约20%的患者可检出动脉瘤。如仍为阴性，可能是小动脉瘤破裂后消失，或内有血栓形成。但是，由于DSA是一种创伤性检查方法，不适于颅内动脉瘤的筛查，从而限制了潜在的或无症状颅内动脉瘤患者的早期诊断。

DSA、CTA和MRA均可作为颅内动脉瘤的诊断工具。White等分析了1988～1998年发表的关于无创检查（CTA、MRA）与DSA相比较的研究发现，CTA和MRA的检测准确率约为90%。但是，由于研究对象多数为颅内动脉瘤的高危人群，所以存在选择偏倚；而且无创检查方法诊断5mm以下的动脉瘤仍不可靠。与DSA相比，CTA和MRA具有微创、价廉、便捷等诸多优点，可以从不同角度了解动脉瘤与载瘤动脉的关系，常用于颅内动脉瘤筛查。

7. 经颅多普勒超声（transcranial Doppler，TCD）作为无创诊断手段，能够为判断患者是否出现脑血管痉挛及血管痉挛的严重程度提供依据。TCD检查可在床旁进行，无创且可重复性好，并可对大脑中动脉主干的血管痉挛做出准确判断，但难以识别发生于大脑前动脉、前交通动脉区域、远离Willis环区域及位于大脑中动脉主干远端的血管痉挛。血管痉挛的TCD诊断，需要训练有素的操作者经过动态、可靠检查才能成立。TCD的应用是否能提高出血患者的预后水平，现在还没有大量的研究。多数临床医师还是依靠脑血管造影做出血管痉挛的诊断。TCD更换探头应用于动脉瘤夹闭术中，对比观察载瘤动脉在动脉瘤夹闭前后的波谱特征、动脉瘤瘤腔内的波谱特征对确保载瘤动脉的通畅、瘤蒂确实得以夹闭有重要意义。另外，颅内压（intracranial pressure，ICP）升高可影响脑的血液循环。ICP升高的初期，通过脑脊液的生理调节可使脑血流保持不变。ICP继续升高，超过脑脊液的调节范围时将引起脑血管阻力增加、脑血流速度减慢、脑血流量减少。TCD也将出现相应的频谱改变，因此利用TCD观察脑底动脉的血流速度可以间接了解ICP的变化。这项技术的欠缺是不能评价动脉远端分支狭窄情况，并且10%的患者缺少足够的超声窗口。

（二）鉴别诊断

颅内动脉瘤破裂所致蛛网膜下腔出血需要与其他原因所致蛛网膜下腔出血进行鉴别。

1. 脑血管畸形　包括脑动静脉畸形、海绵状血管瘤、毛细血管扩张症和静脉血管瘤，以脑动静脉畸形最为常见，占蛛网膜下腔出血原因的5%～10%，其属于先天性畸形，好发于青少年，是青少年蛛网膜下腔出血的第一位原因，多见于大脑前动脉、大脑中动脉供血区，常伴癫痫发作及偏瘫等局灶症状、体征，可借助血管造影对其进行鉴别。

2. 颅内动脉粥样硬化样狭窄或闭塞 可引起蛛网膜下腔出血，以老年人多见，患者多有高血压病史，伴发糖尿病、冠心病者较多。其一般主要与颈内动脉系统相关，有症状颈内动脉粥样硬化样狭窄或闭塞引起蛛网膜下腔出血的机制主要如下：①导致动脉供血边缘区域内不稳定的侧支血管扩张，进而造成颅内血流动力学急性变化；②斑块脱落形成栓子阻塞远端血管，进而造成其分支血管坏死或破裂。可借助CTA或血管造影对其进行鉴别。

3. 颅内肿瘤 占蛛网膜下腔出血原因的2%，多见于黑色素瘤、脑转移癌和恶性胶质瘤等，对于育龄妇女，还要结合月经情况以除外绒毛膜上皮癌或恶性葡萄胎颅内转移。这一类患者在发生蛛网膜下腔出血之前多已出现颅内占位性病变的症状和体征。对于形成占位效应的颅内动脉瘤，一般可通过头部CT、MRI平扫加增强检查将其与颅内占位病变鉴别开。

4. 非动脉瘤性中脑周围蛛网膜下腔出血（nonaneurysmal perimesencephalic subarachnoid hemorrhage，NAPSAH） 15%的自发性蛛网膜下腔出血为特发性出血，NAPSAH约占所有非动脉瘤性蛛网膜下腔出血的2/3，其概念最早由van Giji等提出，定义为出血中心紧邻中脑前方，伴或不伴血液向环池的基底部扩展，未完全充盈纵裂池前部，一般不向侧裂池外侧延伸，无明显脑室内积血。NAPSAH患者临床症状通常较动脉瘤性蛛网膜下腔出血轻微，预后较好。其确切发病原因仍不清楚，一般认为与静脉回流异常有关，但也有其他原因所致的报道。其鉴别诊断主要依据常规CT结合重复脑血管造影。

5. 烟雾病（moyamoya disease） 是一种由不明原因引起的伴颅底异常血管网形成的脑血管慢性进行性狭窄闭塞性疾病，一般发生于青少年，发病前可有偏瘫或短暂性脑缺血发作，CT可见脑室出血铸形或梗死灶，可通过脑血管造影显示颅底异常增生的网状血管进行鉴别。

6. 其他原因 占蛛网膜下腔出血原因的5%～10%，包括血液系统疾病、抗凝治疗不当、颅内动脉炎症及颅内静脉血栓形成等，可结合病史、原发病临床表现及实验室检查进行鉴别。

四、颅内动脉瘤的治疗

（一）颅内动脉瘤破裂患者的一般治疗

颅内动脉瘤破裂的一般治疗主要用于围手术期治疗，适用于以下情况：①患者不适合手术或全身情况不能耐受手术者；②诊断不明确、需要进一步检查者；③患者拒绝手术或手术失败者；④作为手术前后的辅助治疗手段。一般治疗的主要目的在于防止再出血和控制动脉痉挛，包括如下几项。

1. 一般处理 监测患者生命体征和神经系统体征，使患者在安静环境中保持绝对卧床，以减小再出血的概率，并改善患者的一般状态，根据病情给予退热、防感染治疗，适当抬高头部，镇痛，抗癫痫，镇静，避免便秘，保持患者安静，避免情绪激动、咳嗽等诱发动脉瘤破裂的因素。必要时可以使用镇静和镇痛药物，如地西泮和去痛片，监测电解质及维持水、电解质平衡，并给予营养支持。

2. 预防和治疗脑血管痉挛

（1）3H疗法：升压，即提升血压，hypertension，扩容，即扩充血容量，hypervolemia，血液稀释，hemodilution，是目前治疗脑血管痉挛的主要方法之一，等溶液稀释可增加心排血量，从而增加脑血流量，降低脑血管痉挛的发生率。一旦患者出现血管痉挛的症状和体征，应将血压迅速提升至降压治疗前患者耐受的良好水平。维持患者的中心静脉压在1.07～1.33kPa（8～10mmHg）、肺动脉楔压在1.60～1.87kPa（12～14mmHg），血细胞比容在30%左右。一般来说，在出血后的前2周可对所有动脉瘤致蛛网膜下腔出血患者预防性采用扩容疗法，然后对没有临床症状或经证实无血管痉挛存在的患者可以逐渐停用液体疗法。

（2）钙通道阻滞剂：是一类选择性抑制电位依赖性通道的化合物的总称，目前普遍认为效果较好的是尼莫地平。尼莫地平属于二氢吡啶类钙通道阻滞剂，具有脂溶性、易通过血脑屏障的优势，选择性作用于脑血管。它能有效阻止钙离子进入细胞，使细胞内钙离子减少，平滑肌受到抑制，从而达到解除血管痉挛的目的，恢复脑血液灌流，改善脑供血，还可减少细胞外钙离子进入神经细胞内而减轻神经功能损害程度，保护并稳定脑神经元的功能。因为在蛛网膜下腔出血后2周内患者出现血管痉挛的危险性最大，所以在颅内动脉瘤术后应继续使用尼莫地平。尼莫地平还可用于预防和治疗迟发性脑血管痉挛，已经证实在出血后的3周内使用尼莫地平（60mg/4h，口服）可以明显改善患者的预后，并且降低动脉瘤破裂患者迟发性脑缺血的发生率。但部分患者对这种药物十分敏感，静脉给药可产生严重的低血压，从而加重血管痉挛，导致脑缺血。因此应用时需要随时调整剂量，保持动脉压高于90mmHg。微量注射泵能将药物准确、定量、均匀、持续地泵入体内，对稳定血压有很好的疗效。通过扩容补充胶体液或适当使用升压药物（肾上腺素或去甲肾上腺素）增加平均动脉压，进而增加脑灌注，可用来治疗症状性颅内血管痉挛。

3. 抗纤溶治疗 为防止颅内动脉瘤破裂部位血块纤维蛋白原溶解，以往对颅内动脉瘤破裂患者常规使用抗纤溶药物（如6-氨基己酸、抑肽酶等）。但目前随着显微神经外科技术的发展，可以在动脉瘤破裂后早期（3天内）行动脉瘤夹闭手术，也减弱了抗纤溶药物的使用意义。目前一些研究还表明，应用6-氨基己酸等止血药物进行抗纤溶治疗显著降低颅内动脉瘤破裂后，早期出现再出血概率最大可达50%，同时缺血性并发症的出现率明显增加，因此不主张对患者使用此类药物进行治疗。

4. 控制血压 降低血压是减少再出血的重要措施之一，在针对破裂动脉瘤采取治疗措施之前，应避免动脉压过度升高，同时保持有足够的脑灌注。如果患者是清醒的，可使用尼卡地平、拉贝洛尔或艾司洛尔控制血压至正常范围。如果患者存在意识障碍，应监测颅内压并保持脑灌注压在60～70mmHg。由于动脉瘤出血后多伴有动脉痉挛，脑供血已经减少，如果血压降得过多，可能引起脑供血不足，通常降低10%～20%即可。

5. 降低颅内压 蛛网膜下腔出血后颅内压升高发生率高达81%，颅内压升高程度及持续时间和神经功能预后之间存在独立相关性，降低颅内压能增加脑血流量、推迟血脑屏障损害、减轻脑水肿，还能加强脑保护，延长手术中临时阻断载瘤动脉的时间。甘露醇保护脑组织的机制尚不清楚，动物实验临时阻断局部血流30分钟出现可逆性变化，阻断120分钟时神经细胞皱缩、星形细胞膨大，阻断12小时后星形细胞崩溃，24小时后神经细胞坏死。出现大量白细胞。毛细血管阻断120分钟后，管腔变小、内皮细胞增多。而在应用甘露醇后阻断120分钟，毛细血管及神经细胞均未发现明显改变。动物脑水肿模型研究发现，5例应用甘露醇并阻断血流2小时，仅1例出现脑水肿。阻断4小时，仍有2例无脑水肿。动脉瘤性蛛网膜下腔出血（aneurysmal subarachnoid hemorrhage，aSAH）是一种与高病死率和神经后遗症相关的严重疾病。研究发现，较高的颅内压变异（intracranial pressure variation，ICPV）反映了一个更健康、适应性更强的脑血管系统，该系统能够根据代谢需求更好地调节脑血流，从而减少继发性脑损伤。较高的ICPV独立预测有利的结果。入院时昏迷的患者可先用20%甘露醇静脉滴注加脑室引流。经过以上处理后，如果患者有反应，呼之能应或压迫眶上神经有反应，可考虑手术。然而应用甘露醇也有暂时血容量增加、平均血压升高而使动脉瘤破裂的风险。颅内压低于正常时，也可能诱发再出血。

6. 脑脊液引流 蛛网膜下腔出血的患者有出现急性脑积水的危险，蛛网膜下腔出血后，由于血液外渗阻塞脑脊液循环通路，很容易发展为脑积水，发生率为15%～85%。腰椎穿刺引流脑脊液可以减轻急性脑积水，有利于控制脑血管痉挛。然而，阻塞性脑积水和脑实质内血肿可以引起颅内压升高，腰椎穿刺必须谨慎。当患者出现意识改变或CT提示患者出现脑积水及脑室出血时可行脑室外引流，脑室外引流的目的在于引流脑脊液和监测颅内压并增加脑组织的血流灌注量，预防血管痉挛。对于脑积水引起脑功能障碍的患者，放置脑室外引流管可以明显改善预后。放置脑室外引流管可改善患者的临床状况，通常脑室外引流后患者临床状况按Hunt-Hess分级可以改善Ⅰ～Ⅱ级，借助脑室外引流监测颅内压对Hunt-Hess分级Ⅳ或级Ⅴ级患者的手术时机选择也很有帮助。亦有学者认为脑室外引流后颅内压迅速改变有可能会诱发动脉瘤破裂后再出血。颅内感染是脑室外引流的主要并发症。为避免感染，外引流术中应将引流管在皮下潜行4cm以上再引出，进行预防性抗感染治疗，并在放置脑室外引流管过程中严格遵守无菌操作原则，也可以降低脑室外引流术后感染率。术后应保持引流装置密闭不与外界相通，以防止细菌逆行感染。

7. 戒烟 其降低蛛网膜下腔出血的危险性证明是间接获得的。在一组病例对照研究中指出，戒烟者的危险性小于轻、中度吸烟者。而且，发病时距离最后一支烟的时间与蛛网膜下腔出血的危险性呈反比关系。另一组回顾性研究调查了117 006名女性，发现戒烟人群蛛网膜下腔出血的危险性比正在吸烟的人群要小，而且戒烟的时间越长，危险性越低。

（二）颅内动脉瘤破裂患者的手术治疗

脑动脉瘤破裂后造成的蛛网膜下腔出血具有很高的病残率和病死率。因此，对于蛛网膜下腔出血患者，应早期发现和尽快明确诊断，并及时对破裂颅内动脉瘤进行手术治疗。因为缺乏大宗的前瞻性、随机对照研究，尚不能完全确定是早期手术疗效好，还是晚期手术疗效较好。随着显微外科和神经介入技术的发展，人们对颅内动脉瘤破裂患者手术时机选择的共识已由延期手术以减少手术并发症的出现逐渐转变为在动脉瘤破裂早期进行手术或介入治疗以确保动脉瘤稳定，避免再出血。1990年Kassell等发现，颅内动脉瘤再破裂的高峰期是蛛网膜下腔出血后48小时以内，尤其是最初的数小时，这项研究成为此后颅内动脉瘤手术时间选择的主要依据。同时，早期手术术中可清除血凝块等引起血管痉挛的主要有害物质，并可启动脑血管痉挛的相关治疗（如升高血压和扩容等），从而避免了动脉瘤破裂的危险。

1. 颅内动脉瘤破裂患者治疗方案和手术时机的选择 颅内动脉瘤患者的治疗方法需要根据患者的临床状况进行选择，由于疾病发展过程中动脉瘤性蛛网膜下腔出血患者的神经功能会有所改变，为清晰和准确记录其变化，可靠且有效的分级系统非常重要。目前常用的患者临床状况分级标准为Hunt-Hess分级和世界神经外科联盟（WFNS）分级，详见表11-2、表11-3。

表11-2 蛛网膜下腔出血的Hunt-Hess分级

分级	标准
0级	未破裂动脉瘤
Ⅰ级	无症状或轻微头痛、轻度颈项强直
Ⅱ级	中-重度头痛、脑膜刺激征、脑神经麻痹
Ⅲ级	嗜睡、意识混浊、轻度局灶神经症状
Ⅳ级	昏迷，中-重度偏瘫，有早期去皮质强直或自主神经功能紊乱
Ⅴ级	深昏迷，去皮质强直，濒死状态

表11-3 世界神经外科医师联盟（WFNS）委员会的蛛网膜下腔出血分级

WFNS分级	GCS评分	运动障碍
Ⅰ级	15分	无
Ⅱ级	13～14分	无
Ⅲ级	13～14分	有
Ⅳ级	7～12分	有或无
Ⅴ级	3～6分	有或无

这2种蛛网膜下腔出血临床分级量表简单、可靠、有效，既可用于标准化蛛网膜下腔出血的临床评估，也可用于观察蛛网膜下腔出血患者的病情变化及预测预后，级别越高，病情越重，预后越差。早期和延期手术对破裂颅内动脉瘤患者的总体预后可能并无影响，但早期治疗可以降低再出血率，对多数患者应进行早期干预。对于临床分级较低（Hunt-Hess分级Ⅰ～Ⅲ级或WFNS分级Ⅰ～Ⅲ级）者应该早期（≤72小时）处理动脉瘤；对于高级别（Hunt-Hess分级Ⅳ～Ⅴ级或WFNS分级Ⅳ～Ⅴ级）者，经一般内科治疗后，如果病情好转，符合手术治疗适应证，应尽快进行手术干预，并根据患者动脉瘤部位及形态、年龄、血肿情况、经济条件和术者经验水平选择不同的手术方式。同时，高分级破裂动脉瘤存在更高的再出血风险，年轻、高级别（Hunt-Hess分级Ⅳ～Ⅴ级或WFNS分级Ⅳ～Ⅴ级）患者也适合尽早外科干预。

2. 颅内动脉瘤破裂患者的显微手术治疗

（1）颅内动脉瘤手术麻醉：神经麻醉技术的发展显著降低了开颅手术的危险性。患者出现低血压可明显降低脑血流灌注量，高血压可增加动脉瘤再出血的危险性。术前可对危重患者使用少量镇静剂以减少麻醉诱导时患者出现血压波动和应激反应。可将镇静剂如咪达唑仑与硫喷妥钠及利多卡因联合应用来进行麻醉诱导，在插管前实施彻底神经肌肉阻滞。在开颅对脑组织造成牵拉之前维持患者呼气末二氧化碳分压在4.00～5.33kPa（30～40mmHg），之后将呼气末二氧化碳分压降至3.33kPa（25mmHg）。联合应用吸入性麻醉药如异氟醚和一氧化氮维持麻醉，同时配合静脉小剂量注射舒芬太尼（对心功能不全者应用芬太尼），以使血压和心率波动在术前的10%之内。在打开硬膜时，如果脑组织肿胀明显，可给予250ml 20%甘露醇快速静脉滴注（30分钟内）。

以往常规在颅内动脉瘤夹闭手术中降低患者血压，以减小解剖分离与夹闭动脉瘤过程中动脉瘤发生破裂的概率，通常这种降低血压的方法对脑血流量影响很小，但对于动脉瘤破裂患者，特别是有意识障碍或出现血管痉挛的患者，由于脑组织自我调节功能障碍，可能会导致严重的全脑缺血。现多以术中临时阻断载瘤动脉取而代之。通常患者对临时阻断载瘤动脉10～20分钟耐受良好。麻醉过程中使用巴比妥类药物也可减小在临时阻断载瘤动脉期间脑组织发生缺血性损伤的危险性。为增加脑组织对缺血的耐受能力，还可在全身麻醉过程中适当降低患者体温（降至33～34℃）。对于基底动脉瘤等复杂动脉瘤和巨型动脉瘤，可在深低温下采取体外循环并联合应用巴比妥类药物保护脑组织。

（2）手术方法：1931年，Dott成功地完成了第1例颅内动脉瘤开颅术，术中用肌肉行动脉瘤壁包裹加固。1933年，Dott发明了结扎颈内动脉治疗颅内动脉瘤的方法。1937年，Dandy首次用银夹夹闭颅内动脉瘤成功，但此时颅内动脉瘤的直接治疗效果较差。20世纪60年代，Yasargil开始将手术显微镜应用于神经外科，此后显微神经外科理念、器械、技术得到三位一体的统一，促进了学科的发展，颅内动脉瘤的手术效果显著改善。特别值得注意的是，他通过有效利用脑池空间，推广了翼点入路到颅底区域。1966年Locksley首次报道了关于颅内动脉瘤自然史的研究，这是除了显微技术和设备以外另一个有助于颅内动脉瘤治疗的巨大成就。

外科开颅手术常用技术主要包括动脉瘤颈夹闭术、动脉瘤包裹或瘤壁加固术、载瘤动脉结扎或闭塞术、载瘤动脉闭塞或孤立联合血运重建术等。目前利用显微神经外科技术开颅动脉瘤颈夹闭术仍是首选方法。手术目的在于阻断动脉瘤的血液供应、避免发生再出血，保持载瘤动脉及供血动脉通畅，维持脑组织正常的血运。它既保证了载瘤动脉通畅，同时又完全消除了动脉瘤。动脉瘤孤立术是在动脉瘤的两端夹闭载瘤动脉，但其可能增加缺血事件的发生率，在未证实脑侧支供应良好的情况下应慎用。动脉瘤包裹或瘤壁加固术是使用人工脑膜、自身肌肉或筋膜等材料加固动脉瘤。疗效不肯定，应尽量少用。载瘤动脉闭塞或孤立联合血运重建术是治疗复杂破裂颅内动脉瘤的必要技术，尤其是颈动脉巨大型动脉瘤、载瘤动脉及瘤颈严重粥样硬化甚至钙化、瘤夹无法夹闭且载瘤动脉也无法重塑的动脉瘤、大型椎动脉夹层或梭形动脉瘤、外伤性颈动脉假性动脉瘤、血泡样动脉瘤、无明显瘤颈且无法夹闭的动脉瘤等。

1）动脉瘤颈夹闭术：大多数颅内动脉瘤的首选治疗方法是用动脉瘤夹直接夹闭动脉瘤颈部，将动脉瘤从颅内循环中隔离，并保留载瘤动脉。第一例颅内动脉瘤夹闭手术由Dandy于1937年进行。目前随着显微神经外科技术的发展和各式动脉瘤夹的使用，适合实施动脉瘤颈夹闭手术的动脉瘤比例增加了，接受开颅手术患者的手术死亡率和致残率也日益降低。

目前主要有3种类型的动脉瘤夹（图11-22）：①可以直接放置于动脉瘤颈部，不同长度、弧度带有平行夹嘴的动脉瘤夹；②可以绕过载瘤动脉夹闭动脉瘤颈部的管形动脉瘤夹；③与第一种动脉瘤夹有相同夹嘴但在其近端留有一圆孔以供动脉或神经通过的动脉瘤夹。将这些夹子与新型持夹器及显微器械配合使用可在狭小空间内操作，将动脉瘤颈准确夹闭。此外，还有临时阻断夹用于临时阻断载瘤动脉，其夹闭力量较低以防止对血管内膜造成损伤。

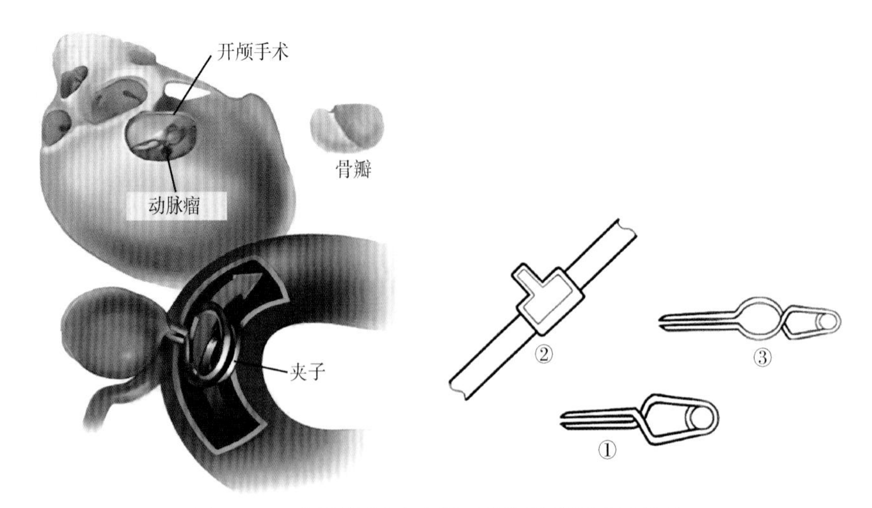

图11-22 动脉瘤夹闭示意图及各种类型动脉瘤夹

①直接放置于动脉瘤颈部，带有平行夹嘴的动脉瘤夹；②可绕过载瘤动脉夹闭动脉瘤颈部的管形动脉瘤夹；③与第一种动脉瘤夹有相同夹嘴但在其近端留有一圆孔以供动脉或神经通过的动脉瘤夹

开颅破裂颅内动脉瘤手术的一般原则如下：尽量将切口设计在动脉瘤的一侧，颈内动脉系统、基底动脉顶端动脉瘤多可选择翼点入路。目前多采用改良的小翼点入路，创伤小，有利于保护面神经额支。切口设计应尽量不影响外观，切口周围可小范围剃头，做微骨窗，术中应用手术显微镜，术后缝合硬膜，保留骨瓣，皮内缝合，体现微创理念。前交通动脉瘤还可选择额部纵裂入路。椎动脉瘤、小脑后下动脉瘤采用远外侧入路。椎基底交界动脉瘤选择枕下入路或经口腔入路。瘤体巨大时，应参照脑血管造影避开瘤体，显露瘤颈。手术中应使用棉条保护显露的脑组织表面，以防止脑组织脱水造成副损伤；术中可采取静脉滴注甘露醇和侧脑室穿刺引流脑脊液措施增大操作空间，减少对脑组织的牵拉；分离动脉瘤时先辨明各大血管、确定载瘤动脉、显露瘤颈，分清动脉瘤的类型、与载瘤动脉的关系，并确定用何种类型的动脉瘤夹。分离困难时可借助于内镜的辅助作用。对于瘤体大、粘连或有破裂可能的动脉瘤，应控制血压，使收缩压短时间内降至70mmHg左右；解剖分离和夹闭动脉瘤过程中可以临时阻断动脉瘤的供血血管，彻底显露动脉瘤颈部，然后选择合适的动脉瘤夹将动脉瘤颈完全夹闭；将动脉瘤夹放置满意后，可用一细针穿刺动脉瘤体使动脉瘤减压并证实动脉瘤颈是否已被彻底夹闭；最后如果分离或夹闭过程中动脉瘤发生破裂，可临时阻断载瘤动脉并用吸引器将血吸出，继续解剖分离动脉瘤颈部（可以通过应用吸引器尖顶着一个棉片轻压动脉瘤破裂处控制动脉瘤出血），将动脉瘤颈部夹闭，切勿匆忙放置动脉瘤夹以免损伤毗邻组织结构。对于宽颈动脉瘤，可使用多个动脉瘤夹将其夹闭。

术中动脉瘤破裂的处理：手术过程中动脉瘤有可能破裂出血。减少出血的主要方法如下。①熟练良好的麻醉，保持术中血压平稳；②关键操作时适当降压；③手术轻巧娴熟；④分离瘤体困难时可临时阻断载瘤动脉。一旦出现瘤体破裂，首先要冷静、耐心，尽快吸净积血，再将动脉瘤吸住，用瘤夹夹住瘤颈。若不能夹住瘤颈，可临时阻断载瘤动脉近端，再处理瘤颈。动脉瘤破裂时一定不要盲目地用大棉片填塞。虽然其有助于止血，但有可能损伤动脉瘤而不得不行孤立术，填塞过程中也可能损伤脑组织而增加手术病死率和致残率。动脉瘤夹闭后，先用罂粟碱30mg溶解于100ml生理盐水，然后用浸润了罂粟碱盐水的棉片外敷载瘤动脉，以解除动脉痉挛。

有极少部分患者在夹闭动脉瘤后复发，其主要原因是瘤颈夹闭不当和术后动脉瘤夹滑脱；部分患者在夹闭动脉瘤后可能出现载瘤动脉狭窄或闭塞而导致缺血并发症，所以动脉瘤夹闭后应稍观察，并利用多普勒超声再次探测载瘤动脉的血流速度及其声像学特征，与夹闭前比较，如有明显的速度增加、声像学特征改变，有必要适当调整动脉瘤夹，直到确认夹闭可靠为止。由于不完全夹闭还有再出血的风险，所以术中荧光造影或动脉造影可能为正确放置动脉瘤夹提供指导，必要时还可以及时更正动脉瘤夹的位置。

2）颅内动脉瘤的锁孔手术：1971年Wilson首先提出了神经外科“锁孔手术”这一概念，1991年Fukushima报道经单侧半球间锁孔入路治疗前交通动脉瘤。锁孔手术是指在不影响患者治疗的安全性和有效性的前提下采取尽可能小的皮肤切口，经过小骨窗（通常＜3cm）对位于颅内深部的病灶进行手术操作，力争以最好疗效治疗疾病的同时将医源性损伤降至最低。这一概念的提出与手术显微镜、神经内镜的广泛使用和显微神经外科手术技术的进步，以及神经外科医师对减小神经外科手术的侵袭性更加重视有关，术中需要将显微器械、手术显微镜和内镜结合使用。锁孔入路主要包括眶上额下锁孔入路、颞下锁孔入路及半球间锁孔入路等，另外对颅后窝病灶的显微手术入路几乎都属于锁孔入路。

眶上额下锁孔入路：术中患者取仰卧位，头部向健侧旋转10°～60°，同时向后仰10°～15°（图11-23）。皮肤切口位于眉弓外侧半，根据患者的发际、额纹确定最佳的皮肤切口，首先要标记出眶上神经孔、颧弓、额窦外侧界等解剖标记，切口起于眶上神经旁，止于颧突旁眉弓末端，这样可以避免损伤眶上神经。开颅在颞线后方钻孔，打开骨窗时应避免打开眶壁并注意保护额窦，对于基底动脉尖动脉瘤，可将骨窗向基底方向扩展，切除眶顶前部，打开骨瓣后磨除眶缘上方骨质以显露眶顶。弧形切开硬膜，硬膜瓣基底朝向眶缘，眶上额下入路可以良好地显露同侧颈内动脉外侧和对侧颈内动脉内侧、前交通动脉、大脑前动脉、大脑中动脉、脉络前动脉、后交通动脉、大脑后动脉P1段、基底动脉尖部及额叶基底部、侧裂内侧、靠中线侧颞叶、蝶骨嵴、双侧视神经等解剖结构。1998年van Lindert报道了经眶上锁孔入路治疗138例共计197个颅内动脉瘤，仅有4例术中提前发生破裂，无与手术入路相关的并发症发生。

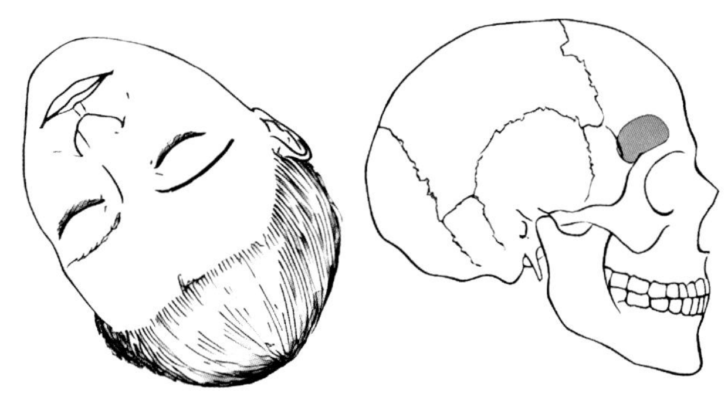

图11-23　右眉弓锁孔入路皮肤切口和骨窗位置

颞下锁孔入路：术中需要标记出颧弓、面神经分支、外侧裂、颞浅动脉等解剖标记。患者取仰卧位，头部向对侧旋转45°～80°，并向后仰10°～15°，使颧弓位于水平位，然后将头向对侧屈15°～20°。皮肤切口位于外耳道前1cm与颧弓垂直，向上长约5cm。切开皮肤过程中应避免损伤面神经额支。开颅时骨孔位于颧弓前1/3上方，如果病变位置较高，可将颧弓上缘磨除。“Y”形或半圆形切开硬膜，打开硬膜后应注意释放脑脊液，以松弛颞叶，借助这一入路可以显露后交通动脉、颈内动脉床突上段、基底动脉尖部、大脑后动脉P1和P2段、小脑上动脉前外侧及小脑幕边缘、海绵窦外侧等解剖结构。

3）巨型颅内动脉瘤的显微外科手术治疗：巨型颅内动脉瘤是指直径＞25mm的颅内动脉瘤（图11-24），好发于女性，男、女发病比例约为1∶3，在全部颅内动脉瘤中所占比例小于5%，多见于颈内动脉海绵窦段及其末端分叉部、大脑中动脉主干分叉部、基底动脉及椎基底动脉连接部。在巨型颅内动脉瘤患者中30%～80%会出现蛛网膜下腔出血，其临床表现还包括颅内占位病变的症状和体征：对于颈内动脉系统的巨型动脉瘤，常见的临床表现为头痛、视力障碍、动眼神经麻痹或进行性一侧肢体瘫痪；椎基底动脉系统的巨型动脉瘤可使患者产生其他脑神经和脑干受压的症状和体征；由于存在腔内血栓，巨型颅内动脉瘤患者还可出现短暂性脑缺血发作和脑栓塞。未接受手术治疗的巨型颅内动脉瘤患者的预后差，由于蛛网膜下腔出血或动脉瘤的占位效应，80%以上的患者在确诊后的数年内死亡。治疗目的除防止动脉瘤再破裂出血外，还应解除其占位效应。

巨型动脉瘤主要手术难点：①由于动脉瘤体积巨大，动脉瘤颈的解剖分离和显露困难；②巨型颅内动脉瘤颈部很宽，可能将相邻的动脉分支起始部包含在内，瘤颈部还可能有钙化和血栓形成，使采用常规颅内动脉瘤夹闭术闭塞动脉瘤并保持载瘤动脉通畅非常困难；③解除巨型动脉瘤的占位效应非常困难。

巨型动脉瘤的部位是决定手术入路的主要因素。所选择的入路应保证最直接、最大限度地显露动脉瘤颈。前循环巨型动脉瘤：主要入路包括经典的翼点入路和颅眶颧入路。后者可通过切除

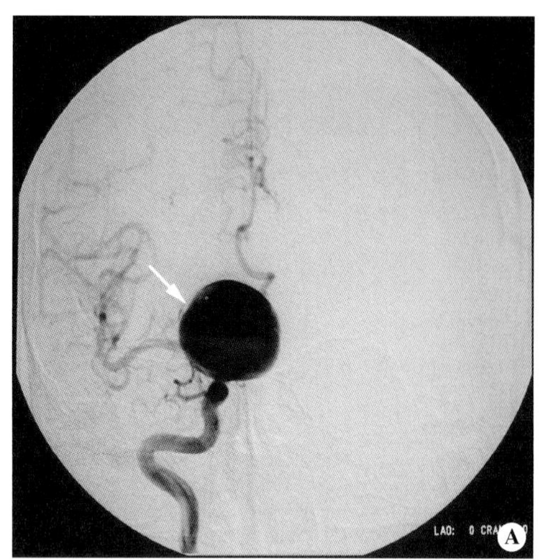

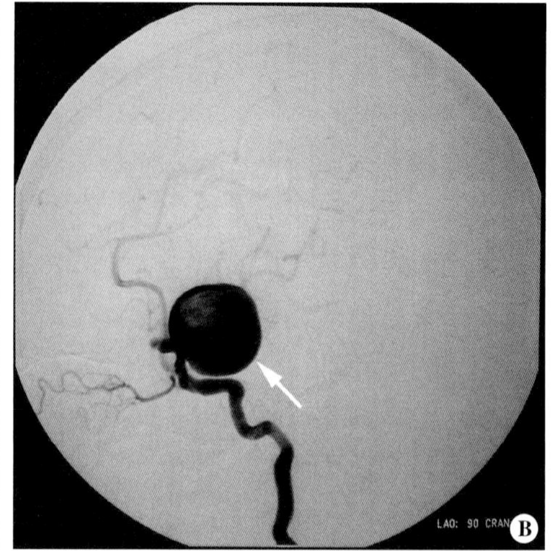

图11-24　右颈内动脉巨型动脉瘤数字减影血管造影正位像（A）和侧位像（B）

眶缘、眶顶和眶外侧壁来增加显露，主要适于颈内动脉近端巨型动脉瘤（如眼动脉瘤和床突旁动脉瘤）。但是，它也增加了一些新的并发症，如搏动性突眼、面神经额支损伤、复视甚至失明等。后循环巨型动脉瘤：主要入路包括扩展颅眶颧入路、经岩骨入路、远外侧入路和联合入路。位于基底动脉上2/5的巨型动脉瘤可选择扩展颅眶颧入路；中1/5者可选择经岩骨入路；而下2/5者可选择远外侧入路。跨越以上分区的巨型动脉瘤可选择相应的联合入路。

巨型动脉瘤手术过程中如果破裂出血，非常凶险，动脉瘤颈夹闭前应显露载瘤动脉，采取载瘤动脉控制措施（如临时阻断载瘤动脉），以防止动脉瘤术中破裂出血。载瘤动脉的控制包括近端控制（proximal control）和远端控制（distal control）。前循环动脉瘤的载瘤动脉控制较容易，使用临时阻断夹分别夹闭载瘤动脉的远端和近端即可。床突旁动脉瘤和眼动脉瘤的载瘤动脉控制较困难，需要磨除前床突，解剖海绵窦，显露床突段颈内动脉，副损伤大，风险高。可通过颈部切口显露颈段颈内动脉，或通过Glasscock三角显露岩段颈内动脉，也可经血管内球囊阻塞海绵窦段颈内动脉。最常用的为显露颈部颈内动脉。载瘤动脉控制的时间不可过长，以免引起该动脉供血的远端脑组织缺血，增加手术病死率和残疾率。后循环动脉瘤的载瘤动脉控制更为困难，可行性差。

巨型颅内动脉瘤在夹闭动脉瘤颈之前须辨认所有载瘤动脉分支及其相邻血管并将其与动脉瘤颈仔细分开，以免将其一并夹闭，可以临时阻断载瘤动脉血供，在颈内动脉颈段放置一个导管或直接穿刺动脉瘤体，轻轻将血吸出使之逐渐萎闭便于夹闭。

目前多数颈内动脉瘤都可以直接开颅夹闭治疗（图11-25），对于无法直接夹闭的巨型前循环动脉瘤或手术危险较大时可通过结扎颈内动脉降低动脉内压力，减小血流量，以达到减少颅内动脉瘤破裂危险和诱导动脉瘤腔内血栓形成的目的。结扎颈内动脉后颈内动脉远端压力立即下降，已有研究通过血管造影证实结扎颈内动脉可以达到使巨型动脉瘤闭塞或体积缩小的目的。

脑缺血是颈内动脉结扎术后的主要并发症，发生率为10%～20%。Odiom等报道在一组包括220例患者的研究中，有34例患者出现了缺血性并发症，而且一旦出现，即使立即恢复颈内动脉血供，也只有少数患者（12例）完全恢复。颈内动脉结扎术前可通过各种方法评价患者颅内侧支循环代偿能力，Mata试验是目前临床最常用于评价颅内侧支循环代偿能力的检查手段，试验性压迫一侧颈内动脉，阻断颈内动脉血供（也可利用介入技术使用球囊阻断），测试侧支循环代偿能力，减少患者出现脑缺血的可能。对于颈内动脉结扎术的远期效果，由于侧支循环代偿的逆向血流仍有可能造成动脉瘤充盈，有文献认为不能彻底防止患者再出血：Norlen等对行颈内动脉结扎术的患者进行长期随访发现，在死亡患者中10%～15%死于二次蛛网膜下腔出血。

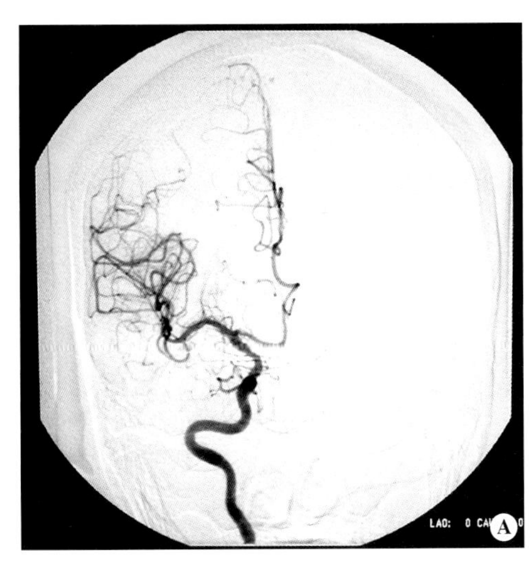
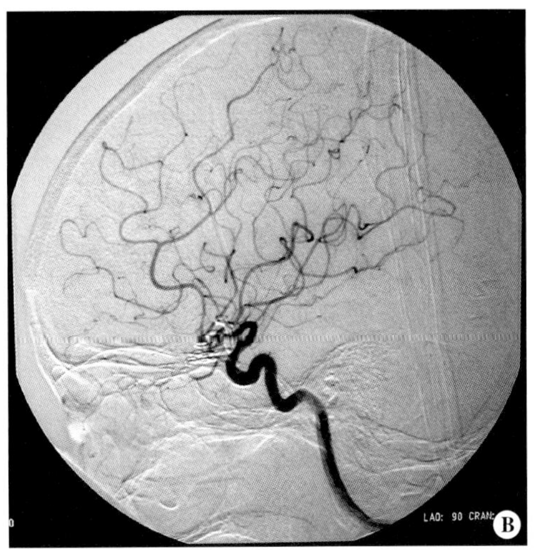

图11-25　所示病例接受动脉瘤夹闭术后数字减影血管造影复查正位像（A）和侧位像（B）

动脉旁路移植术适用于无法直接夹闭的巨型颅内动脉瘤，术中最好采用将动脉瘤包裹和动脉旁路移植或静脉移植联合应用的方法。目前多使用自体静脉移植物在颈动脉岩部到床突上段之间架桥，与颞浅动脉相比使用静脉移植物降低了术后出现迟发性狭窄的概率，而且还能通过更多的血流。后循环动脉瘤的血管旁路移植方法有多种形式：椎动脉、小脑后下动脉、枕动脉到小脑前下动脉的旁路移植不尽相同，也有颈外动脉与后循环旁路移植，但技术难度大、手术效果差。对于发生于大脑中动脉M2、M3段的巨型颅内动脉瘤，动脉瘤颈常将大脑中动脉主要分支包含在内，直接夹闭动脉瘤会导致在夹闭动脉瘤颈时将大脑中动脉主要分支同时夹闭，这种情况下可采用原位旁路移植术（in situ bypass），即供血动脉与接受动脉相互接近的情况下，实行血管间侧侧吻合，重建接受血管血流的术式（图11-26）。脑血管旁路移植术面临手术耗时长、吻合技术训练和经验积累周期长、颅内解剖结构复杂的问题，又需要足够的临床经验积累和技术能力实践。这些约束了脑血管旁路移植术的开展。

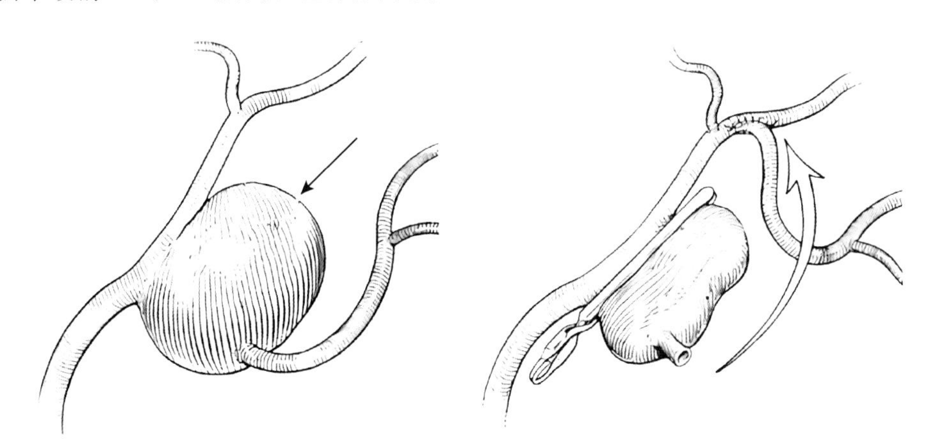

图11-26　巨型大脑中动脉瘤夹闭、血管重建术

3. 血管内介入治疗颅内动脉瘤　颅内动脉瘤的介入治疗发展十分坎坷，最早从1941年开始。Sinney C. Werner等首次报道电凝治疗颅内动脉瘤，经眼眶将镀银导丝置入动脉瘤腔内，通电加热导丝至80℃并维持40秒，导致动脉瘤内血栓形成，从而达到治疗目的。1963年John P. Gallagher通过气枪向动脉瘤内注射猪毛（Pilojection），最后导致瘤内血栓形成。1965年John F. Alesne通过外部磁体吸引铁粉聚集在动脉瘤局部，并产生局灶性动脉内血栓。后期使用一种廉价、易使用、

有效的临床磁性立体定向探针。颅内导管系统出现之前，血管内电凝治疗动脉瘤的工作都是不可控的，手术风险较高，难以推广。1964年Alfred J. Lussenhop和Alfredo C.Velasquez报道了脑血管导管插入术。他们使用一个与颈外动脉连接的玻璃腔，将一段有一定长度的硅胶弹性导管输送到颈内动脉，并进入颅内动脉，证明了颅内动脉置入导管的可行性及可耐受性。然而在当时，大脑动脉导管插入术通常被认为是极其困难和危险的，后续的研究进展缓慢。球囊出现并应用于颅内动脉瘤的治疗是现代颅内动脉瘤血管内治疗的开始。苏联Serbinenko教授是现代神经外科血管内治疗技术的奠基人，他从苏联五一国际劳动节大游行释放的氦气球中获得灵感，发明了可脱式球囊导管。Serbinenko教授的开创性工作主要包括可脱式球囊治疗颅内动脉瘤，同时应用球囊辅助治疗颅内动脉瘤，成为目前宽颈动脉瘤再塑形技术的创意源头。1974年，Fedor A. Serbinenko在*J Neurosurg*发表应用可脱式球囊治疗颅内动脉瘤的研究，应用于300多例病例，包括可脱式球囊和不可脱式球囊，临时球囊闭塞、保留载瘤动脉的血管内腔内闭塞和动脉瘤血管内腔内闭塞，为神经介入领域带来新的希望，并成为未来研究的临床基础之一。

现代颅内动脉瘤血管内治疗建立在电解可脱弹簧圈治疗的基础上，1990年，意大利Guido Guglielmi教授在一次电凝治疗颅内动脉瘤过程中，由于未控制好电流量，将电阻丝直接烧断在动脉瘤腔内，却在复查时发现动脉瘤闭塞效果较单纯电凝更佳，他由此获得灵感，并在美国Target Therapeutics公司工程师的协助下，发明了电解可脱弹簧圈，手术变得更加安全有效。由此开创颅内动脉瘤治疗的全新时代，也正式宣告颅内动脉瘤血管内治疗进入现代化时代。

（1）弹簧圈栓塞术：电解可脱弹簧圈（guglielmi detachable coil，GDC）用于颅内动脉瘤的治疗，在血管内治疗方面具有里程碑式的意义。GDC远端为铂金的弹簧圈，与不锈钢导丝相连，可直接送入动脉瘤内。当通入直流电后，弹簧圈吸引带负电荷的血液成分（红细胞、白细胞、血小板等）发生电凝，在动脉瘤内形成血栓，同时弹簧圈与不锈钢导丝相连部分因电解而熔断，弹簧圈解脱留于动脉瘤内。GDC弹簧圈极柔软，在动脉瘤内进退盘旋顺应性好，投放位置不满意可再调整，不易发生载瘤动脉闭塞。GDC栓塞颅内动脉瘤过程中，微导管准确到位和微弹簧圈的选择是最重要的步骤。三维旋转血管造影可以为栓塞操作确定最佳的图像角度，称为工作位（working position），工作位应为充分显露瘤体和瘤颈的栓塞工作位置。经血管造影研究和分析后，在全身肝素化的情况下，将6～8Fr的引导导管插入颈内动脉或椎动脉内。为保证微导管顺利到位，必须依赖导引导管的有效支撑，一般需要将导引导管送至颅底，这可能会导致载瘤动脉痉挛或夹层形成。近来，柔软的中间导管应用减少了这种风险的发生。手术一般在全身麻醉下进行，使用RoadMap技术严密监视微导管进入动脉瘤腔的过程和微导管在瘤腔内稳定停留的情况。为保证弹簧圈填塞过程中微导管稳定，需要根据动脉瘤与载瘤动脉所成角度及动脉瘤腔中心至载瘤动脉侧壁的距离将微导管头端精准塑形，在微导丝的配合下，将微导管经瘤颈开口送入瘤腔，微导管末端保持在近瘤颈的1/3～1/2处，较小动脉瘤时可将其可放于动脉瘤颈处，这样阻力较小而有利于弹簧圈填充且避免填塞过程中破裂。动脉瘤的治疗是建立在病变血管构筑之上的，在栓塞动脉瘤之前，需要充分了解动脉瘤的解剖特点尤其是瘤体大小、瘤颈宽度及与载瘤动脉的关系。通常，对于颈体比＜2.0的动脉瘤，单独填塞是可行的。为使栓塞过程顺利进行，选择合适的弹簧圈至关重要，首枚弹簧圈的直径应与动脉瘤直径相适应，利用三维微弹簧圈释放后的空间伸展性在瘤内形成框架结构并保持稳定，后续弹簧圈直径依次递减，向心性填充到框架之内，这种填充方式也称为“蚕茧样”填充（图11-27）。术前了解微导管和弹簧圈的数据非常重要，可避免由两者不匹配造成的意外发生。动脉瘤填塞过程中要全神贯注，谨慎操作，仔细分析弹簧圈填充的形态、观察导管的位置，特别是当动脉瘤接近致密填塞时，导管头的位置不易被发现。微弹簧圈释放时，微导管应始终保持一定的张力，但不宜过大，并随时调整微导管头端的位置，使弹簧圈找到更大的空隙填塞，以达到致密填塞。近年来，各公司均加大了弹簧圈的研究力度，使弹簧圈向着多质地化、多

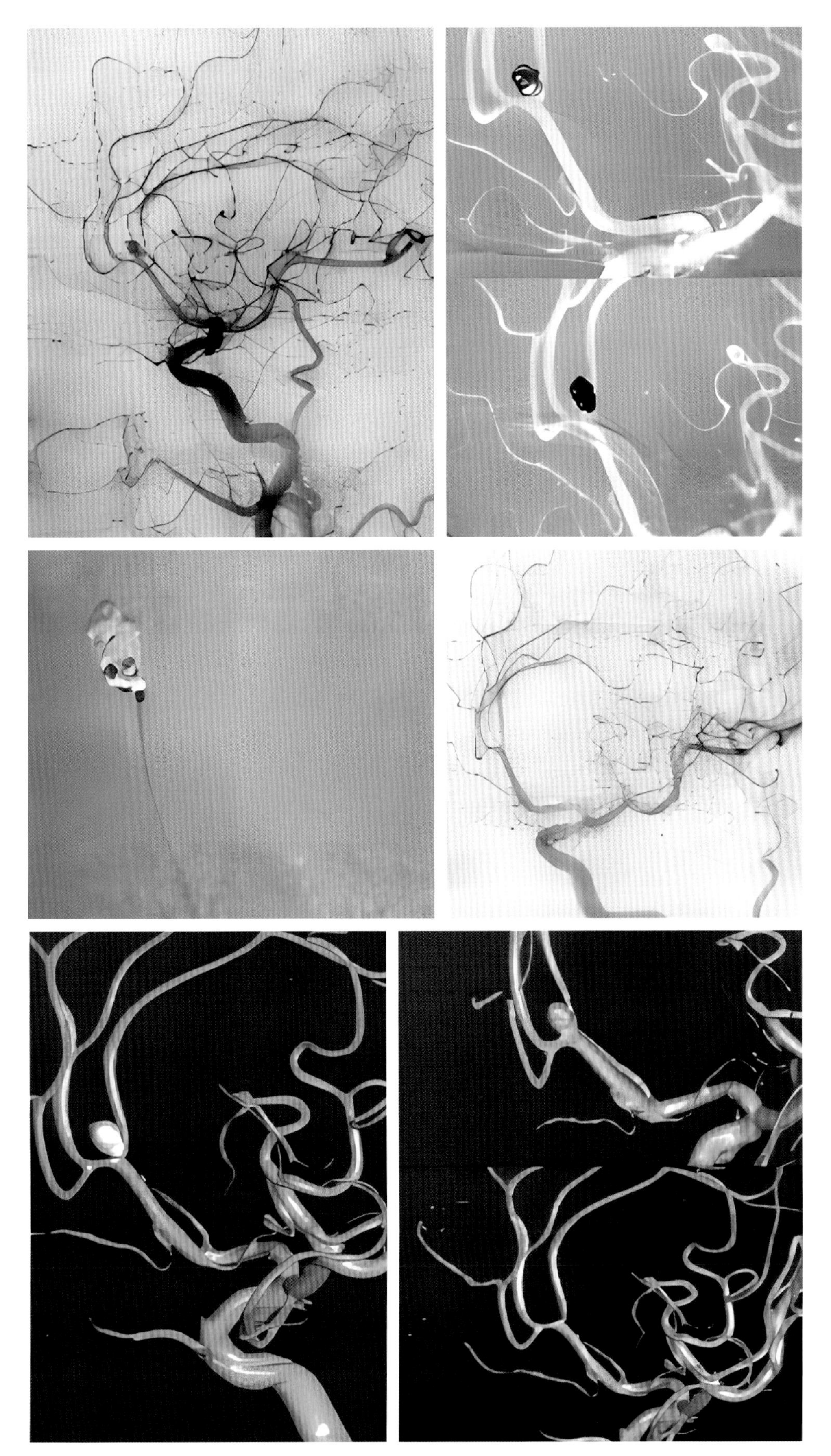

图11-27　动脉瘤电解可脱弹簧圈栓塞术

构造化、多样解脱化等方向发展，可控性和柔韧性显著提升。除了电解可脱弹簧圈外，目前还有水压解脱弹簧圈及机械解脱弹簧圈，这两种解脱方式同样安全、可靠、迅速。另外，出现了另一种能实现多点解脱的电解可脱弹簧圈，有效解决了可脱卸弹簧圈在填塞时存在尾端遗留载瘤动脉的问题。

（2）表面修饰弹簧圈及生物活性弹簧圈：近年来，为了满足宽颈动脉瘤治疗的需要，陆续开发出多种表面修饰或涂层弹簧圈。Matrix弹簧圈30%为金属成分，70%为被覆的生物活性物质（聚乙二醇-聚乳酸复合体），相对于电解可脱弹簧圈裸圈，Matrix弹簧圈致血栓能力更强，加快血栓转变为纤维组织的速度，促进动脉瘤腔内纤维结缔组织增生，复合体在3个月内水化产生温和的炎症反应，炎症反应加速平滑肌的迁移，从而促进血栓形成、机化与瘢痕回缩，在巨型动脉瘤的治疗中能缓解其占位效应（图11-28）。但在多项研究中得出的结果表明：Matrix弹簧圈在术后并发症、致死率、致残率及临床预后等方面与电解可脱弹簧圈裸圈相比没有明显的优势。美国EV3公司生产的Nexus纤毛弹簧圈于2005年通过美国FDA认证，投入临床使用，此类弹簧圈通过在一级铂金圈丝间夹带聚乙丙交酯微丝，形成所谓的“纤毛”，在动脉瘤腔内交叉形成网格，通过增大与血液的接触面积，促进血栓形成，同时能防止血栓早期溶解，血栓再机化，从而降低了动脉瘤的复发率。Bendszus等报道了一种新的涂有生物活性物质的弹簧圈，Cerecyte 弹簧圈，其为铂金制弹簧圈内涂一种聚乙二醇酸复合物制成。Butteriss等研究认为，Cerecyte 弹簧圈与电解可脱弹簧圈相比，在治疗早期有更高的瘤腔闭塞率。水凝胶弹簧圈（hydrocoil embolic system，HES）是一种被覆水凝胶涂层的铂金制弹簧圈，被覆的水凝胶遇水膨胀，从而增加了阻塞动脉瘤的容积。Arthur等使用HES治疗30例颅内动脉瘤患者，证明其安全有效，且并发症发生率、致死率和致残率低。Cloft等应用HES治疗颅内动脉瘤栓塞率（73%）明显高于标准铂金弹簧圈（32%）（图11-29）。

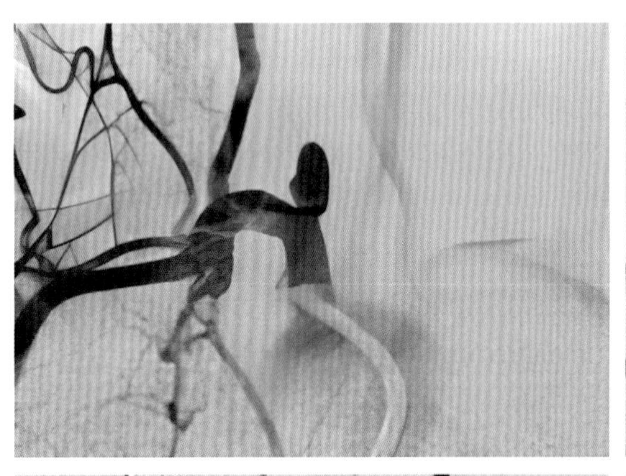
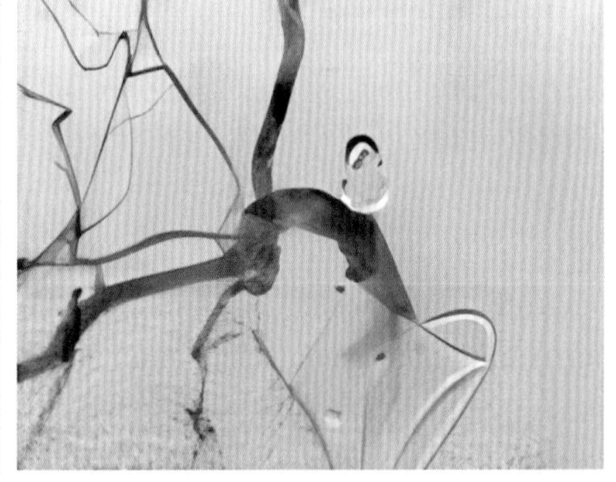
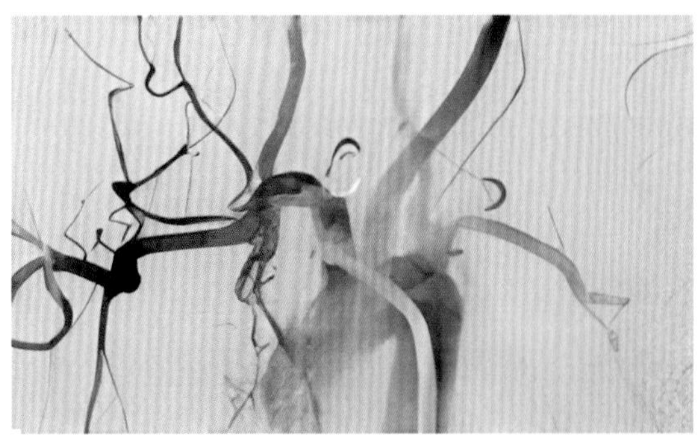
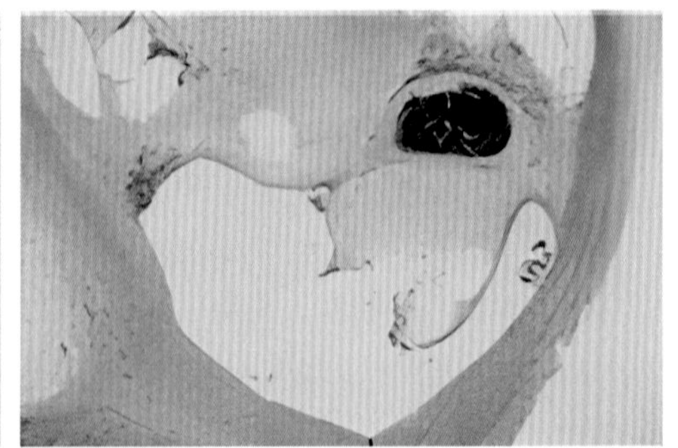

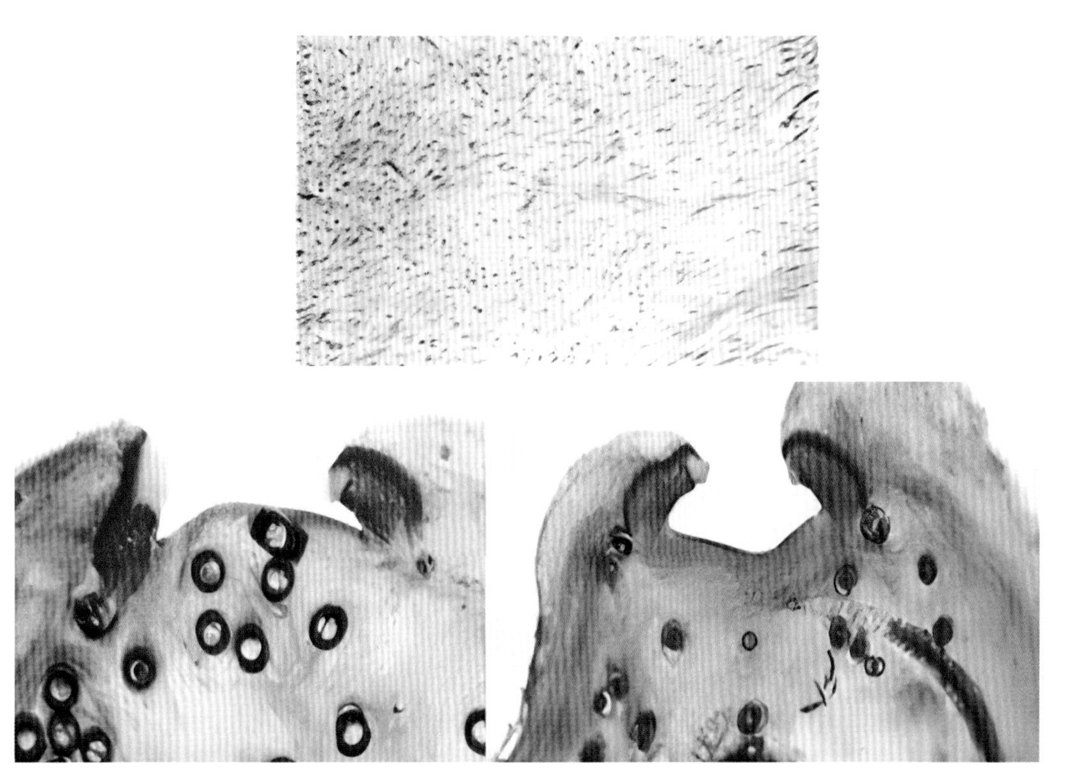

图11-28　Matrix弹簧圈促进血栓机化，增加瘤颈部纤维组织厚度

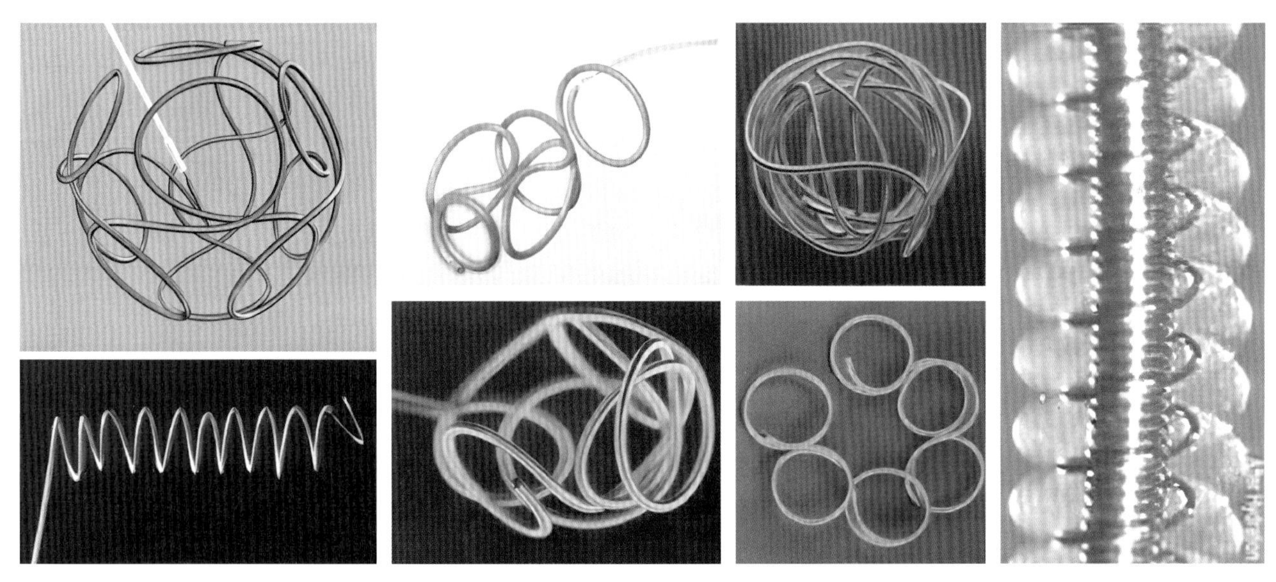

图11-29　不同类型及形状的表面修饰弹簧圈

（3）双微导管技术（图11-30）：在对宽颈囊状动脉瘤介入治疗应用单微导管技术时，如果颈体比较大，可能弹簧圈不稳定，发生逃逸或突入载瘤动脉，同时单微导管角度的调整及塑形不良易增加手术难度甚至导致治疗失败。双微导管技术是将2根微导管同时置于动脉瘤腔内，2根微导管交替送入弹簧圈，待弹簧圈稳定后再解脱，交互编织的弹簧圈在动脉瘤腔内的稳定性强，不易突入载瘤动脉。双微导管技术在栓塞不规则动脉瘤时分别将微导管置入理想位置，在后期填塞中无须再塑形和调整微导管。微导管可根据动脉瘤及载瘤血管的形态进行塑形，其头端可略有差异，交互编织的弹簧圈增强了在动脉瘤腔内的稳定性，动脉瘤栓塞过程中始终保持一根弹簧圈不解脱，等待栓塞结束，才最后全部解脱弹簧圈。目前已经有了多种辅助支架和辅助球囊，双微导管技术的优势在于其可以到达目前支架和球囊不能到达的地方，可应用于球囊及支架后辅助无法完全栓

塞的颅内动脉瘤。当然，双微导管技术仍存在一定的局限性，如不能为载瘤动脉提供持久的保护，当动脉过大时，弹簧圈可能会突出载瘤动脉，难以做到完全栓塞。有术者尝试使用三微导管技术，由于在一根载瘤动脉内同时操作2根及以上微导管，技术难度增加，缺血性并发症的发生率也相应增加，故术中必须注意持续灌洗导管和系统肝素化。

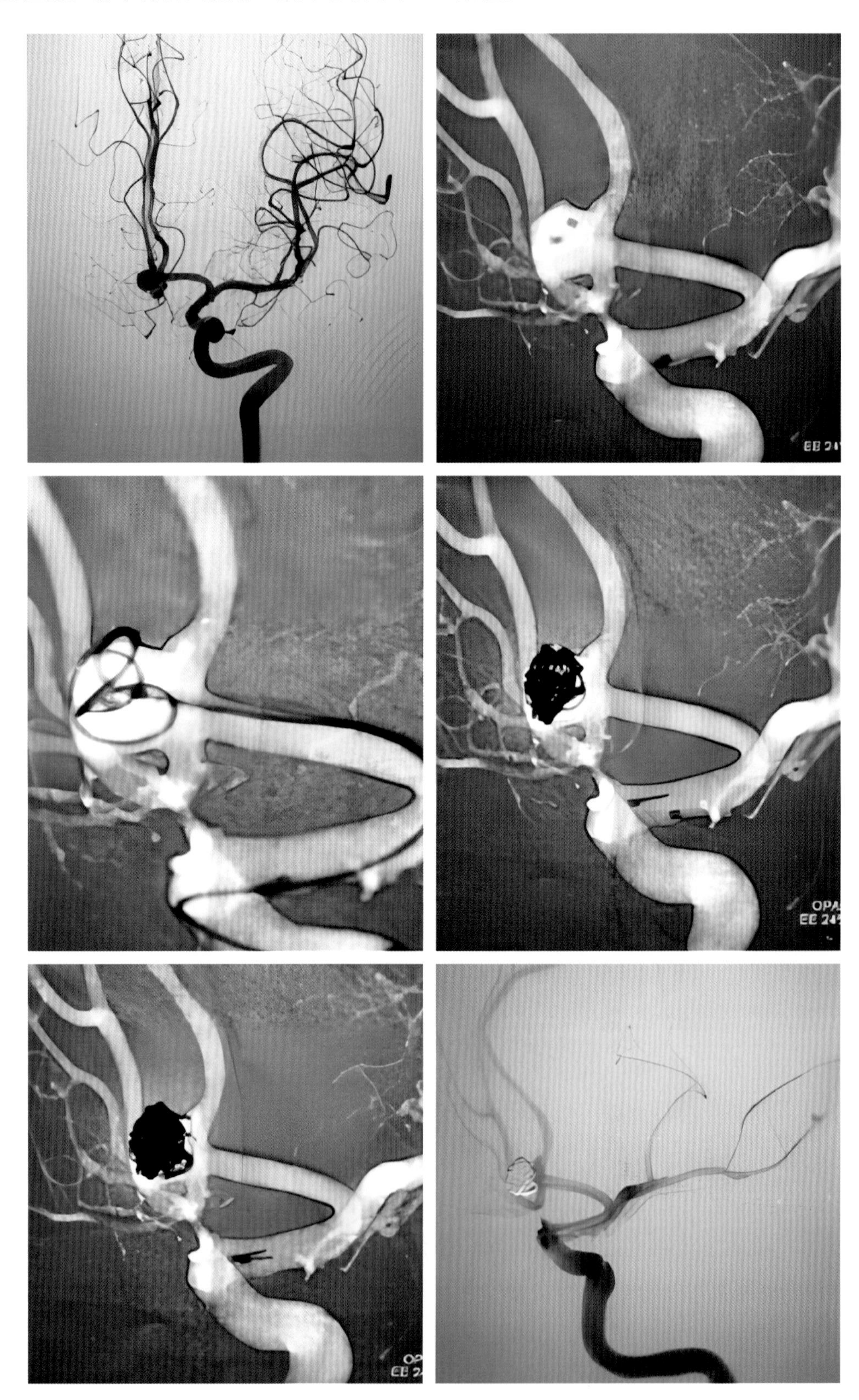

图11-30 双微导管技术栓塞宽颈前交通动脉瘤

（4）瘤颈重塑形技术：又称球囊辅助可脱弹簧圈栓塞技术，是指在球囊保护下，在动脉瘤腔内填入弹簧圈的一项技术（图11-31）。此项技术是由法国学者Moret最早设计提出的，主要适用于颅内宽颈或相对宽颈动脉瘤。其操作要点是在动脉瘤开口处放置封堵球囊系统后，将微导管送至动脉瘤腔内，随即用充盈球囊封闭瘤颈开口，再经微导管向瘤腔内填塞弹簧圈，当弹簧圈填塞稳定后，排空球囊，确认稳定后解脱弹簧圈，若不稳定，则进行调整，直至稳定为止，然后予以解脱。反复重复上述操作，直至弹簧圈致密填塞瘤腔，最后撤出微导管、封堵系统。术中充盈球囊可防止弹簧圈突入载瘤动脉，辅助弹簧圈栓塞成篮，提高术中弹簧圈栓塞致密程度及术后动脉瘤闭塞率。瘤颈重塑形技术的另一个优势在于：对于术中可能出现动脉瘤破裂者，瘤颈重塑形技术的球囊可作为临时阻断的手段控制出血，对进一步填塞阻止动脉瘤破裂出血有较大帮助。Cottier等采用球囊辅助瘤颈重塑形技术治疗宽颈动脉瘤49例，完全栓塞率为61.2%，而国内的一项小样本研究显示完全栓塞率可达81.8%。一项多中心注册研究回顾性分析了84例球囊辅助栓塞患者与110例单纯弹簧圈栓塞患者术后影像学和临床预后结局，结果显示，球囊辅助有助于提高术后即刻动脉瘤闭塞率，两种方式在操作相关并发症及其致死致残率的差异均无统计学意义（$P>0.05$）。对急性破裂颅内动脉瘤患者进行单中心回顾性病例研究，球囊辅助栓塞组与支架辅助栓塞组患者围手术期出血、缺血和操作相关并发症的组间差异均无统计学意义（$P>0.05$），应用球囊辅助可避免破裂急性期抗血小板聚集药物的使用。瘤颈重塑形治疗也存在一定的风险，其术后可能产生的并发症有血管痉挛、载瘤动脉或动脉瘤破裂及血栓形成后导致栓塞和穿通支闭塞等。在未破裂动脉瘤的血管内入路治疗分析研究中，球囊辅助栓塞患者破裂出血率（3.2%，7/222）高于单纯弹簧圈栓塞（2.2%，7/325），另一项针对颅内动脉瘤的单中心临床研究报道显示，球囊辅助栓塞术中动脉瘤破裂率为4.0%，而单纯弹簧圈栓塞为0.8%。常规用于球囊辅助栓塞的球囊多为单腔球囊，需要额外的微导管输送弹簧圈，因此发生血栓并发症的概率增加。双腔球囊导管的问世使通过单一颅内微导管同时进行弹簧圈栓塞和瘤颈球囊成形成为可能。

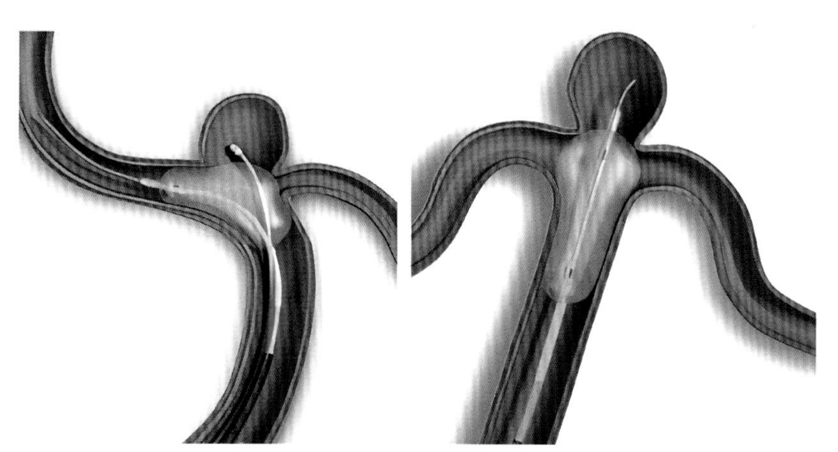

图11-31　球囊辅助栓塞分叉部动脉瘤：单腔球囊导管和双腔球囊导管

（5）支架辅助弹簧圈栓塞：颅内动脉瘤的类型众多，其中比较复杂、治疗难度较大的动脉瘤包括夹层动脉瘤、宽颈动脉瘤、梭形动脉瘤等，此类动脉瘤不易致密栓塞且术后复发率高，同时发生弹簧圈脱落至载瘤动脉导致血栓事件发生的风险增加。1997年Higashida应用Palmaz-Schatz PS 1540球囊扩张支架横跨基底动脉瘤颈部，并使弹簧圈稳定在动脉瘤腔内而保持载瘤血管通畅，这标志着将支架辅助栓塞用于颅内动脉瘤的治疗是可行的（图11-32）。但由于冠状动脉支架预装在球囊上，顺应性差，难以顺利通过迂曲的脑血管，故手术难度和风险均较高。2002年9月美国FDA批准第一个自膨式专业颅内支架Neuroform支架辅助栓塞动脉瘤，这种用镍钛合金制作的预装载超薄支架比球囊扩张支架容易通过弯曲的颅内血管并释放，释放后几乎不影响周围的动脉，拓宽了宽颈颅内动脉瘤血管内治疗的适应证（图11-33，图11-34）。

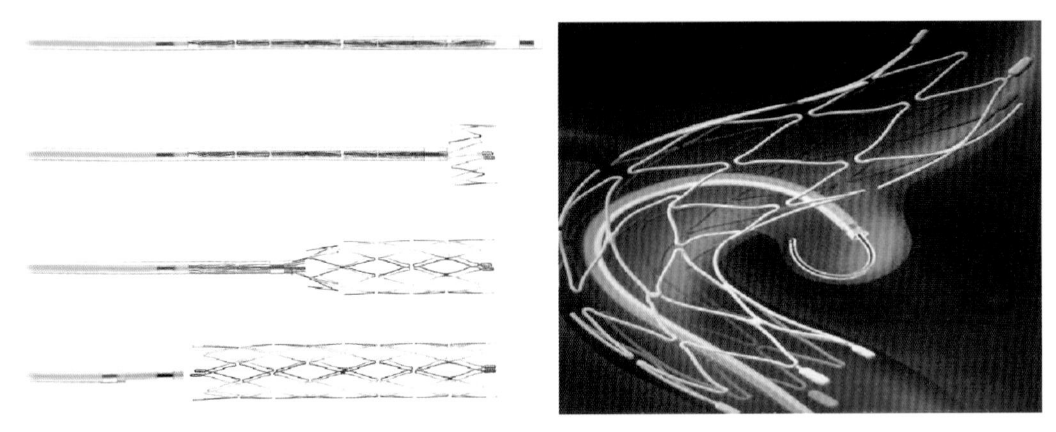

图11-32 支架辅助栓塞右侧后交通动脉瘤

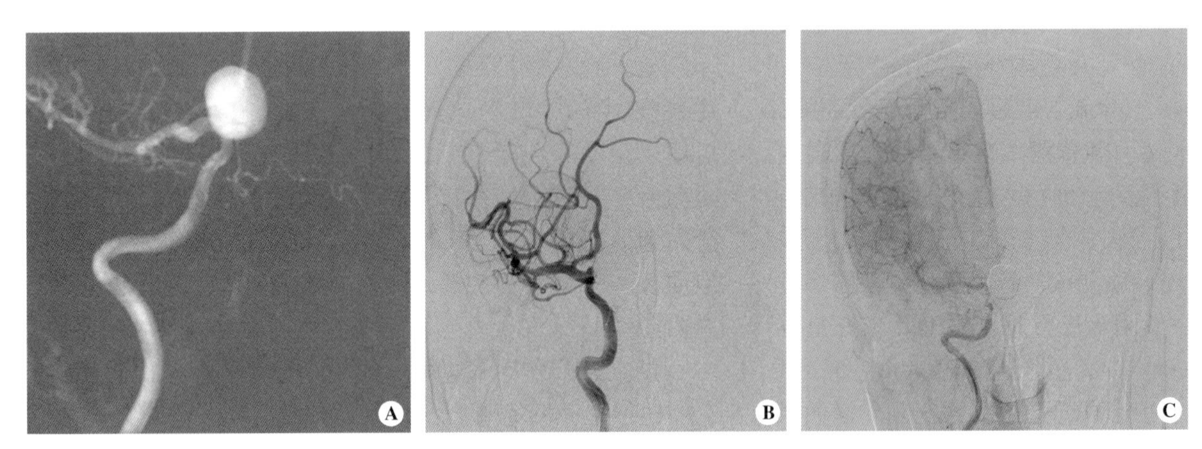

图11-33 Neuroform支架辅助栓塞右侧床突上段大型宽颈动脉瘤及复查

A. 术前造影；B. 栓塞过程；C. 术后造影

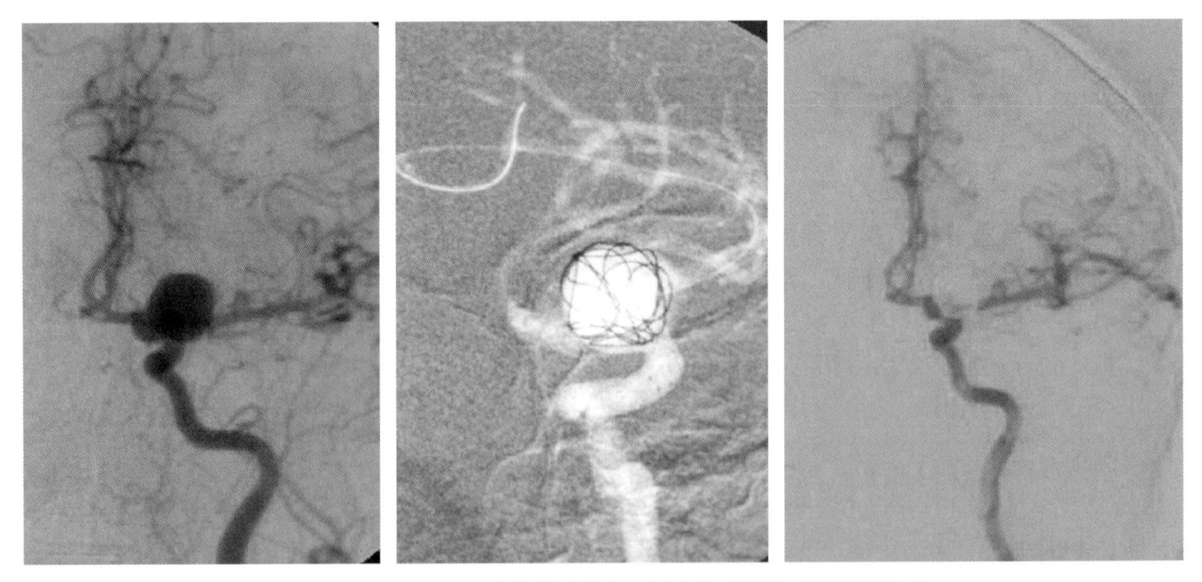

图11-34 Neuroform支架辅助栓塞左侧床突上段大型宽颈动脉瘤

随后Enterprise、Solitaire、LVIS/LVISjr支架等通过微导管输送的辅助支架陆续在临床上推广应用，后期Neroform支架也多次改进，历经经微导管输送的Neuroform EZ支架并最终演化为可经SL-10微导管输送的Neuroform Atlas支架。其中，Enterprise、LVIS/LVISjr支架在部分释放后可回收或调整位置，而Solitaire支架则更为灵活，未解脱前随时可以调整位置，Neuroform Atlas支架的输送微导管最细，走行更远，可进行远端血管宽颈动脉瘤的辅助栓塞。支架辅助弹簧圈栓塞动脉瘤适用于宽颈动脉瘤、梭形动脉瘤、夹层动脉瘤，可辅助重建载瘤动脉，特别是颈体比≥2.0的颅内动脉瘤，可提供永久性支撑，以防止弹簧圈脱落和移位，提高长期随访时动脉瘤完全闭塞率。支架辅助栓塞技术分顺序式、平行式和分期式3种。顺序式也称穿网眼技术，即先骑跨动脉瘤开口放置支架，再使用微导管穿过支架网眼进入动脉瘤腔，送入弹簧圈栓塞动脉瘤，但支架的预置有时会阻碍微导管到位，且微导管的穿插有可能造成支架移位。平行式即先将微导管插入动脉瘤腔内，再骑跨动脉瘤开口放置支架，继而送入弹簧圈栓塞动脉瘤，但支架释放后可能影响微导管头端定位，微导管撤出可能造成支架移位。分期式即支架放置1个月后再行弹簧圈栓塞，此时支架因内膜化而相对固定，但支架放置后抗凝血药和抗血小板药的应用有可能导致待栓塞动脉瘤破裂。

有些分叉部动脉瘤，由于瘤颈过宽，同时累及两个分支，单一支架难以同时保护，可能需要使用穿网眼或平行释放的双支架技术，也称为“Y”形支架技术（用于基底动脉瘤、大脑中动脉瘤）（图11-35）和“X”形支架技术（用于前交通动脉瘤）；也有应用跨循环释放的水平支架释放技术，如经过后交通动脉达到对侧大脑后动脉水平释放跨越基底动脉瘤颈的支架或经前交通动脉到达大脑中动脉释放跨越颈内动脉分叉部动脉瘤颈的水平支架，均可实现对动脉瘤颈的良好保护，但技术操作难度相对较高。也有学者采用单支架的“冰淇淋”技术，将支架头端置于动脉瘤颈内，支架释放后头端散开，形成类似“冰淇淋”托的结构，同时保护双侧血管分支，将弹簧圈限制在动脉瘤内。

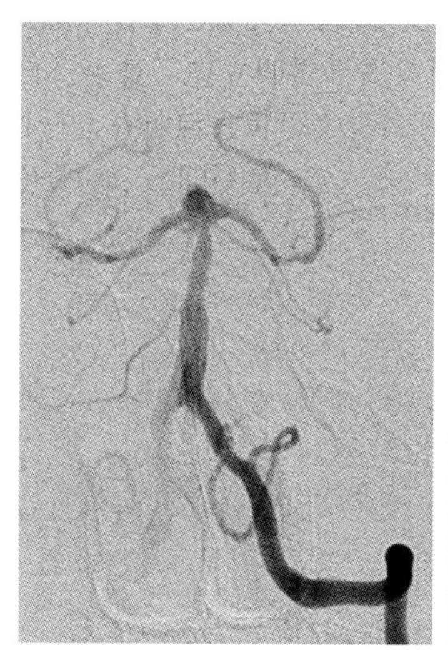
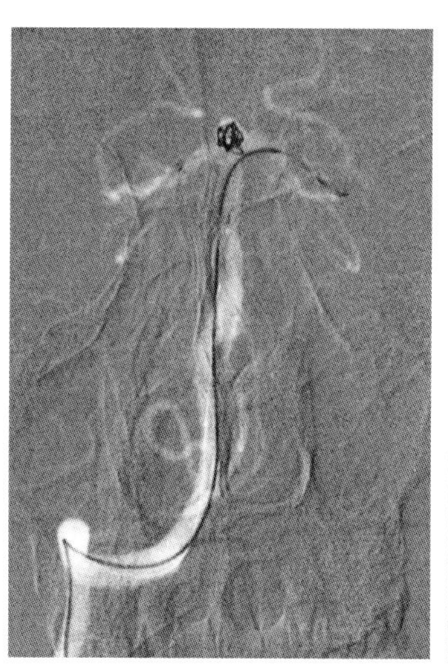
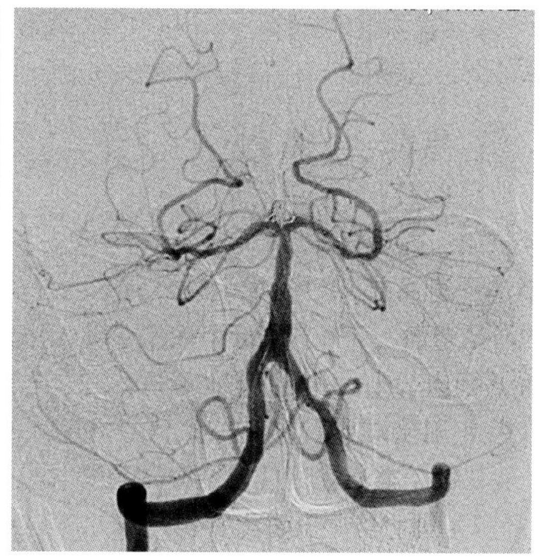

图11-35　“Y”形支架辅助栓塞基底动脉顶端宽颈动脉瘤

使用支架辅助使治疗复杂颅内动脉瘤更加便捷，但同时支架是一种异物，能够诱发体内血管内膜出现过度增生，同时比较容易促进患者体内血小板聚集而产生血栓，严重者血栓急剧产生，诱发患者血管发生闭塞，导致脑梗死发生。在使用支架治疗未破裂动脉瘤之前，应给予所有患者阿司匹林及氯吡格雷进行双重抗血小板治疗，但目前抗血小板治疗药物缺乏标准化方案。同样，支架用于急性期破裂颅内动脉瘤的治疗尚存在争议，主要原因是围手术期使用双联抗血小板聚集药物（一般为阿司匹林和氯吡格雷）可能增加手术相关风险。国内单中心大样本回顾性研究分析支架辅助治疗破裂动脉瘤，结果显示，支架辅助治疗的围手术期技术相关并发症发生率和病死率略高于非支架组，但两者的差异均无统计学意义（技术相关并发症发生率：8.3% vs 4.5%，P=0.120；技术相关病死率：1.5% vs 0.7%，P=0.796）。在有效性方面，该项研究表明，支架辅助弹簧圈栓塞和单纯弹簧圈栓塞的术后即刻致密栓塞率相似（分别为66.9%、64.0%），但影像学随访结果显示，支架辅助治疗的动脉瘤闭塞率高于单纯弹簧圈栓塞（82.5% vs 66.7%，P=0.007）。血栓事件仍是支架辅助治疗动脉瘤的主要并发症，新型抗血小板聚集药物可能有助于减少血栓事件，如何更好地降低发生血栓事件的风险尚需要进一步研究。在支架辅助栓塞过程中，为得到较高的致密栓塞率，可能需要使用较小的弹簧圈在栓塞末期持续填塞直至得到术者满意的影像结果。支架存在栅栏样的网孔结构，可能发生弹簧圈经网孔突入载瘤动脉造成供血动脉远端缺血甚至急性血管闭塞。而采用球囊辅助方法可以避免弹簧圈疝入，但不能提供持续支撑。对于合适的病例，可采用球囊支架结合辅助栓塞的方法，将两种辅助方式的优势协同，取得更好的远期结果，并避免围手术期缺血并发症。

虽然"Y"形支架或"X"形支架能够顺利治疗部分血管分叉部动脉瘤，但由于双支架使血管内金属覆盖率过高，增加了缺血性脑卒中的发生率。同时，这种技术操作相对复杂，释放第2枚支架过程中可能难以完全打开，或造成第1枚支架移位。Pulse Rider支架是一种专门用于血管分叉部的自膨式支架，与传统支架相比，Pulse Rider支架金属覆盖率更低，大多数金属位于分叉部的瘤颈处。它能够重塑分叉处血管结构，保护分支血管的同时，能够为动脉瘤颈处提供支撑力。Pulse Rider支架在解脱前可以完全回收，并能够旋转以适应载瘤动脉的形态。与"Y"形支架相比，这种装置操作流程简单、安全，不需要长期使用抗血小板聚集药物，费用也更低廉。由于Pulse Rider支架尚未广泛应用于临床，其辅助栓塞颅内动脉瘤的远期效果仍需要进一步探索，同时也有多种类似瘤颈辅助装置正处于临床试验阶段（图11-36）。

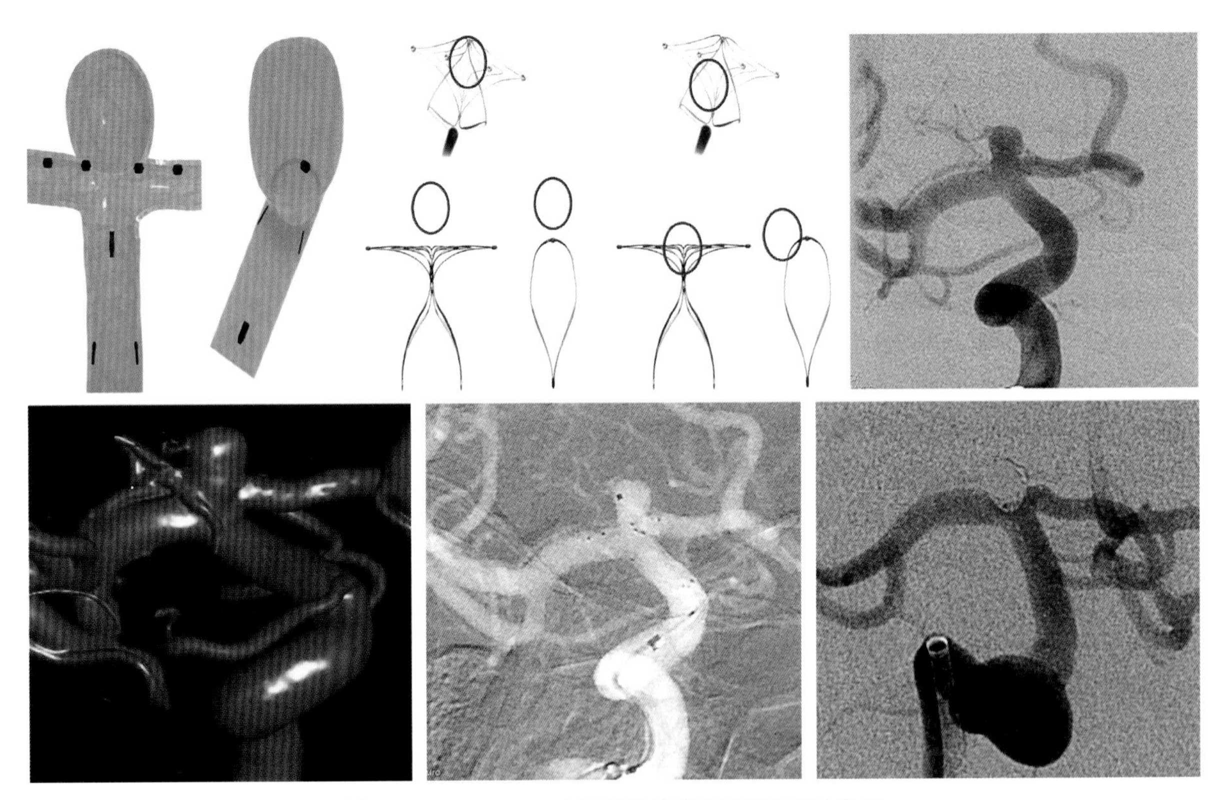

图11-36 Pulse Rider支架辅助栓塞分叉部宽颈动脉瘤

（6）液体栓塞材料：在早期颅内动脉瘤血管内治疗中，液体栓塞剂如异丁基-2-氰基丙烯酸酯（isobutyl-2-cyanoacrylate，IBCA）、α-氰基丙烯酸正丁酯（n-butyl cyanoacrylate，NBCA）和醋酸纤维素聚合物（cellulose acetate polymer，CAP）等均曾被用于颅内动脉瘤的动物实验和临床治疗，但在实验及临床应用中都出现过栓塞剂反流，导致严重并发症的出现，这些液体栓塞剂很少应用于临床。2000年Murayama等首先使用Onyx联合应用球囊及微弹簧技术治疗猪动脉瘤模型，并取得非常好的效果。Onyx是一种新型非黏附性液体栓塞剂，是由次乙烯醇异分子聚合物（EVOH）、二甲基亚砜（DMSO）和钽粉组成。EVOH是一种非黏附性栓塞材料，不溶于水，溶于DMSO。DMSO

遇血液时迅速弥散，预先溶于其中的EVOH则沉淀析出成海绵状团块，在靶点成为永久性栓塞物，而钽则作为显影剂。液体栓塞剂与动脉瘤腔的高匹配性是固体栓塞剂无法比拟的，栓塞体积在理论上可达100%，尤其对形状不规则的动脉瘤更有优势。由于Oynx的非黏附性，微导管不会被黏滞于动脉瘤腔内，允许术者从容地进行介入操作。Onyx的固有缺点是DMSO的潜在血管毒性，但在实际应用中，只要严格掌握注射剂量和速度，就可避免血管毒性事件发生。

文献中用于栓塞大型颅内动脉瘤的Onyx一般是Onyx HD 500，由EVOH（20%）和DMSO（80%）组成，早期一般使用Onyx在球囊再塑形技术配合下栓塞动脉瘤，术中先行球囊封堵试验封堵瘤颈，在确认无对比剂外漏至载瘤动脉后，通过球囊对动脉瘤颈的有效封堵及Onyx缓慢、间歇注射可防止Onyx漏入载瘤动脉。球囊辅助Onyx栓塞技术多用于治疗大或巨大颅内动脉瘤（图11-37）。Onyx HD 500中加入高浓度钽粉就成为Onyx HD 500+。2005年Weber等报道，将Onyx HD 500及Onyx HD 500+用于治疗22例宽颈、大型和巨型颅内动脉瘤，动脉瘤完全闭塞率达91%，且没有死亡及严重残疾。球囊辅助Onyx栓塞技术栓塞动脉瘤操作过程烦琐且复杂，并且球囊长时间充盈可能导致远端供血动脉缺血。近年来，研究者在球囊辅助Onyx栓塞动脉瘤的基础上，发展出支架辅助Onyx栓塞的技术，不论是在实验研究还是在临床应用中都取得了比较满意的治疗效果。

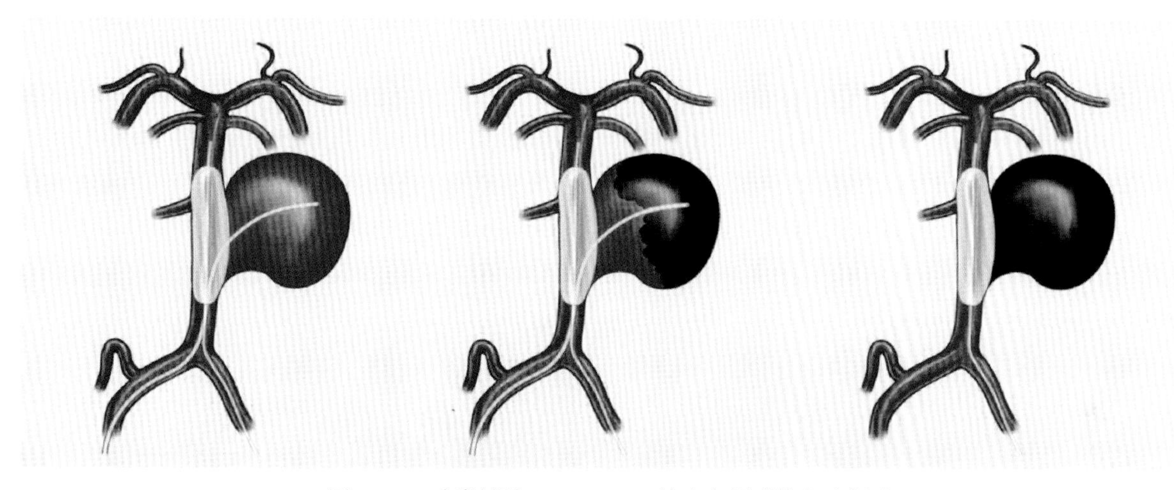

图11-37　球囊辅助Onyx HD500栓塞宽颈动脉瘤示意图

Onyx按浓度可分为Onyx18、Onyx34和Onyx HD500。Onyx HD500是一种高黏度液体栓塞剂，其弥散和固化均较缓慢，经常发生栓塞后Onyx移位现象，导致无法完全闭塞动脉瘤。部分梭形动脉瘤或宽颈动脉瘤用Onyx栓塞后，可出现自发载瘤动脉闭塞和远端血栓栓塞，除Onyx裸露面积大造成血栓形成以外，也可能与Onyx移位有关。采用低浓度Onyx18结合弹簧圈，低浓度Onyx18在弹簧圈间隙更好弥散，长时间注射也不会粘微导管，有助于更好地控制Onyx弥散速度。同时，弹簧圈结合Onyx可引起类似钢筋混凝土的聚合反应，不容易发生逃逸。结合支架技术，提供内皮生长的“脚手架”，更有利于瘤颈愈合，同时避免由于球囊阻断造成缺血的风险。笔者应用Enterprise和LVIS两种支架辅助Onyx18结合弹簧圈栓塞大型和巨大型宽颈动脉瘤，发现LVIS支架由于其网孔较密，更有效地阻挡Onyx的弥散界面，即可达到影像结果满意，远期复发率低的目的。

（7）血流导向装置：用于大型和宽颈颅内动脉瘤的治疗，是一项里程碑式的进步，将一些以往治疗困难和风险高的病例变得更加容易和安全，与传统弹簧圈栓塞或支架辅助栓塞相比，有效改善了患者的远期治疗效果，显著降低了大型宽颈动脉瘤的复发率。血流导向装置是在对颅内动脉瘤血流动力学研究基础上发展起来的一种血流重塑装置，其出现转变了颅内动脉瘤血管内治疗的理念，将以往的囊内栓塞转向载瘤动脉的重建。血流导向装置治疗颅内动脉瘤的两个主要机制是通过密集分布的支架网丝改变血流方向，减少动脉瘤内血流，使动脉瘤腔内的血流停滞或明显减慢，从而诱导动脉瘤内血栓形成，同时为内皮提供“脚手架”，促进内皮化，恢复动脉壁的完整性。由于其较普通颅内支架拥有更细密的网格及更强的血流导向能力，所以更有利于动脉内皮细胞移行生长及瘤颈覆盖闭合（图11-38）。该装置对位于颈内动脉的巨型动脉瘤、瘤颈＞4mm的宽颈动脉瘤及复杂、易复发的未破裂动脉瘤均有显著的治疗效果。当前，国内外常用的血流导向装置主要有以下几种：Pipeline血流导向栓塞装置（Pipeline embolization device，PED）（美国Medtronic公司）、Tubridge血管重建装置[中国微创神通医疗科技（上海）公司]、SFD（法国Balt Extrusion公司）、FRED（美国Microvention公司）、p64（德国Phenox GmbH公司）、BRAVO（美国Johnson & Johnson公司）、Surpass（美国Stryker Neurovascular公司）等。目前国内上市可使用的血流导向装置有二代Pipeline flex血流导向装置和Tubridge血管重建装置。PED在2008年获得欧洲安全认证，在2011年获得美国FDA的批准，2014年获得国家食品药品监督管理总局的认证（图11-39）。PED由48根合金丝编织而成，其中36根钴铬镍合金丝提供器械贴壁的径向支撑力，12根铂钨合金丝使器械在X线下通体显影，PED的金属覆盖率为30%～35%，网孔大小为0.02～0.05mm。PED由输送导丝和植入物部分构成。新的二代Pipeline flex血流导向装置在一代PED的基础上对输送系统进行了重新设计，使植入物头端释放更加方便，且实现95%的可回收，而植入物的材料形状和设计均未改变。Tubridge血管重建装置是2018年首个获批上市的我国自主研发的一种血管重建装置，由48根或64根镍钛合金丝编织制成，其中2根螺旋式显影丝增加其可视性。在Tubridge血管重建装置的输送过程中，可以通过导丝与微导管的配合，使动脉瘤颈处的金属覆盖率提高至30%以上，而在其他位置的金属覆盖率为12%～20%。Zhou等对28例患者的28个动脉瘤进行了单中心前瞻性队列研究，平均随访9.9个月。他们观察到完全闭塞率为72%，没有严重的病死率和残疾率。最近的一项前瞻性多中心研究PARAT研究也在中国进行。该研究比较了Tubridge血管重建装置和支架辅助弹簧圈治疗大型动脉瘤和巨大型动脉瘤6个月的结果，发现该导流

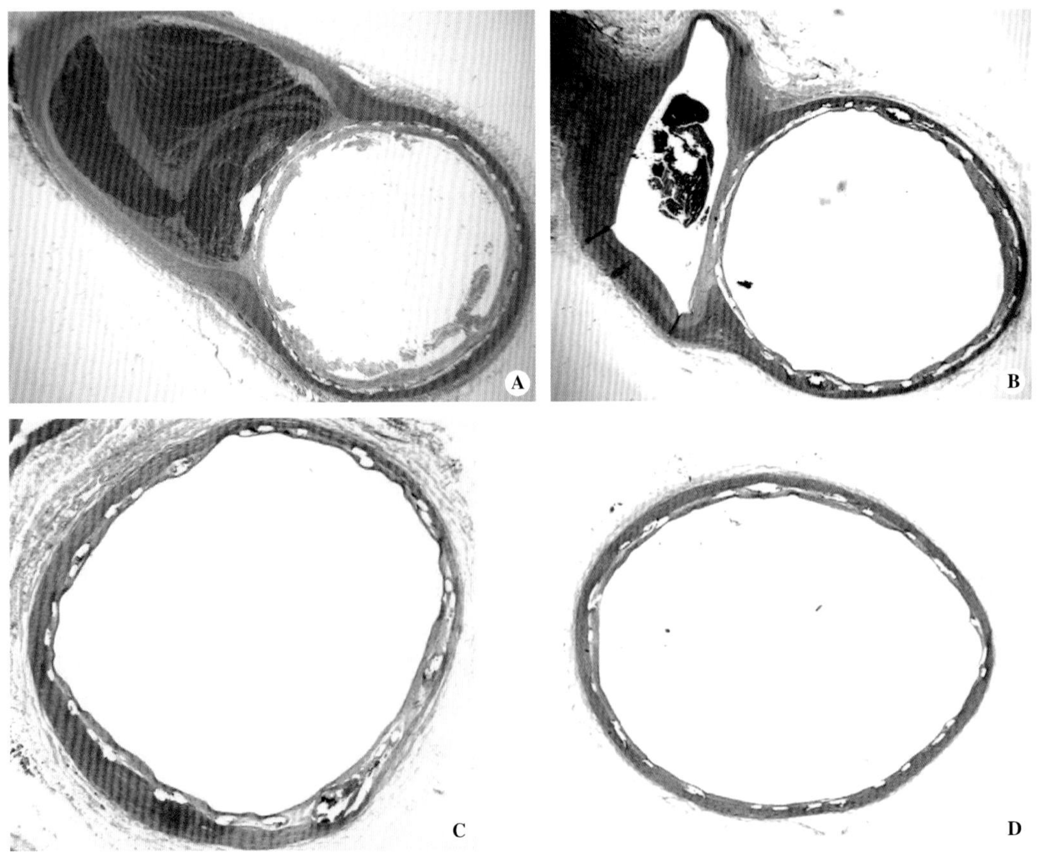

图11-38 血流导向装置植入试验动脉瘤

A. 1个月瘤内血栓形成；B. 6个月血栓机化；C. 瘤体缩小；D. 瘤颈内膜完全覆盖并愈合

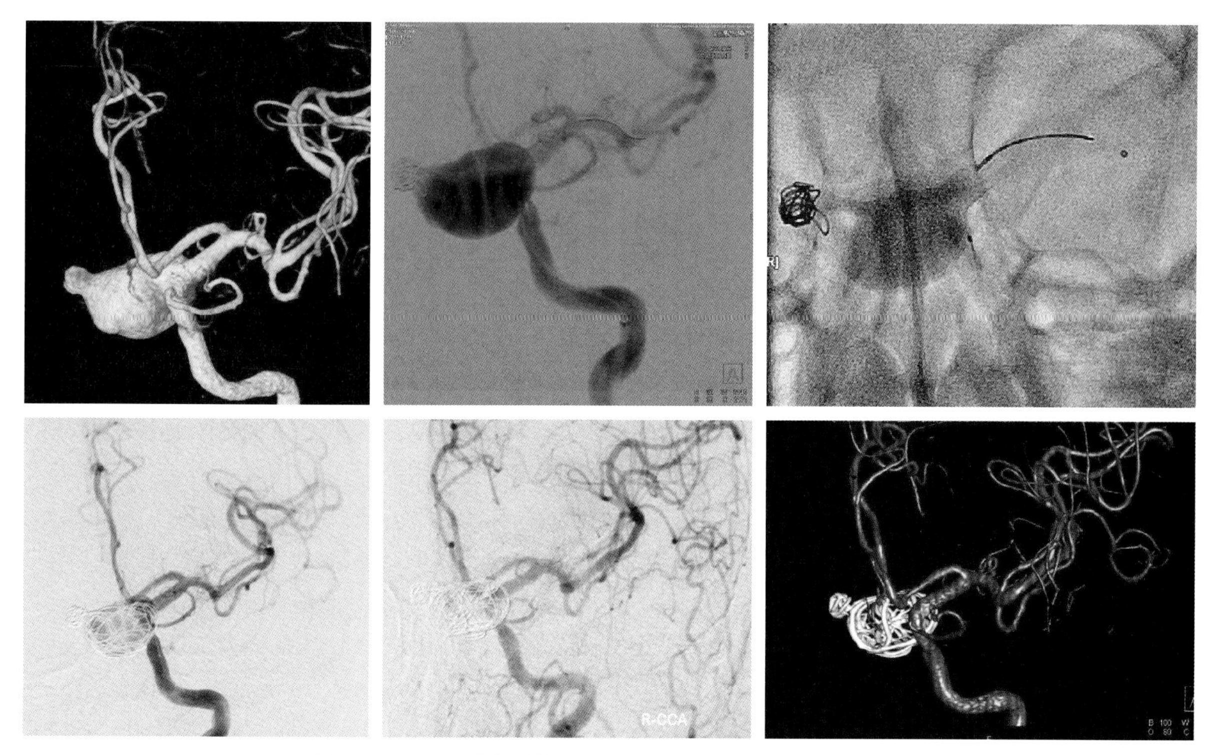

图11-39 PED结合弹簧圈栓塞左侧海绵窦大型宽颈动脉瘤

装置的完全闭塞率为75%，远高于支架辅助弹簧圈栓塞观察到的25%。对于大型宽颈颅内动脉瘤的PED和Tubridge血流导血装置回顾性分析显示，两者血管造影完全闭塞率和并发症发生率相当。Tubridge血流导向装置在管腔适应性和释放方面有优势，但有着较高的缩短率，PED目前拥有最可靠的证据基础，并且在不断升级换代。两种血流导向支架的技术特性可能在各种适应证中具有特定的优势，但需要进一步研究来比较，并发现其最佳适应证。

血流导向装置的另一个关键方面是它们的设计与传统颅内支架相比具有更低的径向开放力，以利于血流导向支架更柔软，具有更好的通过性，但可能以贴壁不完全为代价，这对内皮化和动脉瘤完全闭塞至关重要，此外，血栓栓塞并发症也可能是由于该设备的径向支撑力不足。在应用过程中，发现PED的径向支撑力弱，尤其在血管的弯曲部分开放略显困难，需要反复推拉和抖动才能完全打开，而Tubridge血流导向装置相对径向支撑力略高，比较容易释放，但是目前还未发现这两种不同血流导向装置径向力对通过性和贴壁的影响有何不同。采用微导丝成袢结合微导管推送按摩的方法，并在部分病例中应用球囊扩张血流导向支架近端，使缺血并发症的发生率大幅下降。PED释放后管径的变化较小，同时缩短率也较低；Tubridge血流导向装置表现出对不同血管管径的适应性，缩短率也明显升高。因此，在选择病例时，对于血管管径比较均匀的情况，可能PED和Tubridge血流导向装置都比较适合，而对于管腔远近端差距较大的载瘤动脉，可能稍大一点直径的Tubridge血流导向装置比较有优势；在治疗过程中，同样的病例Tubridge血流导向装置宜选择略长于PED的长度。

目前，血流导向装置的适应证不断扩大，也可用于治疗破裂囊状动脉瘤、血泡样动脉瘤（blood blister-like aneurysm，BBA）和夹层动脉瘤。应用于急性破裂动脉瘤治疗的围手术期并发症高于未破裂动脉瘤，但对有一定选择性的患者进行治疗可能获益较明显。一项应用血流导向装置治疗急性破裂颅内动脉瘤的223例荟萃分析显示，术后即刻动脉瘤闭塞率为32.0%，长期随访动脉瘤完全或次全闭塞率为88.9%，治疗总体相关并发症发生率为17.8%，后循环可逆性脑缺血发作（reversible ischemic attack，RIA）并发症发生率为27.0%，术后再出血率为4.0%，且常发生于术后72小时，因此，用于急性破裂动脉瘤尤其是后循环破裂动脉瘤应仔细选择病例。

血流导向支架也有不足，由于血流导向装置

是通过改变进入动脉瘤内的血流，使动脉瘤内缓慢形成血栓并逐渐机化缩小达到闭塞的目的，术后应用的双重抗血小板聚集药物增加了出血风险。由于血流导向装置有较高的金属覆盖率，尽管目前报道的分支闭塞大多是因为多枚支架重叠置入造成，但仍有单一血流导向装置植入引起瘤颈附近穿支动脉闭塞的风险。瘤内扰流装置为治疗破裂和未破裂的宽颈分叉动脉瘤提供新的治疗手段，且术后无须采用双重抗血小板治疗，提高安全性。

（8）自膨式动脉瘤瘤内栓塞系统（Woven EndoBridge，WEB）装置为镍钛合金丝、铂丝/镍钛合金复合丝编织而成的自膨式两端带标记点的椭圆柱状结构，网孔大小为19～38μm。医生根据颅内动脉瘤的大小和形状选择合适规格和（或）形状的WEB装置，通过可兼容的神经血管微导管进入动脉瘤，一旦释放到动脉瘤，WEB装置植入物自动膨胀，与动脉瘤壁贴合并阻止血流进入动脉瘤颈。通过阻断动脉瘤内的血流，WEB装置可促进装置内血栓形成。由此充满血栓的装置产生机械阻塞，从而使脆弱的动脉瘤壁与血液循环系统隔离并降低破裂风险（图11-40）。这种瘤内扰流装置留在动脉瘤内，通常术后无须使用抗血小板药物，可单一用于破裂宽颈动脉瘤的治疗，避免支架引起的相关并发症，同时降低了治疗难度，为分叉部动脉瘤的介入治疗提供了一种更优的选择。2019年的一项多中心、前瞻性、单臂的器械临床研究豁免试验（编号NCT02191618）WEB-IT表明，在12个月的血管造影随访中，使用WEB装置治疗分叉部宽颈动脉瘤完全闭塞率为53.8%（77/143），充分闭塞率为84.6%（121/143）。Woven Endo-Bridge DL作为第二代装置在第一代结构基础上，改为双层密网“桶状”结构，可更好地覆盖动脉瘤颈，其直径为5～11mm，高度为3～9mm。与WEB相似，Luna AES同样是一种椭圆形的双侧镍钛合金双层网格结构，主要应用于窄颈颅内动脉瘤的治疗。

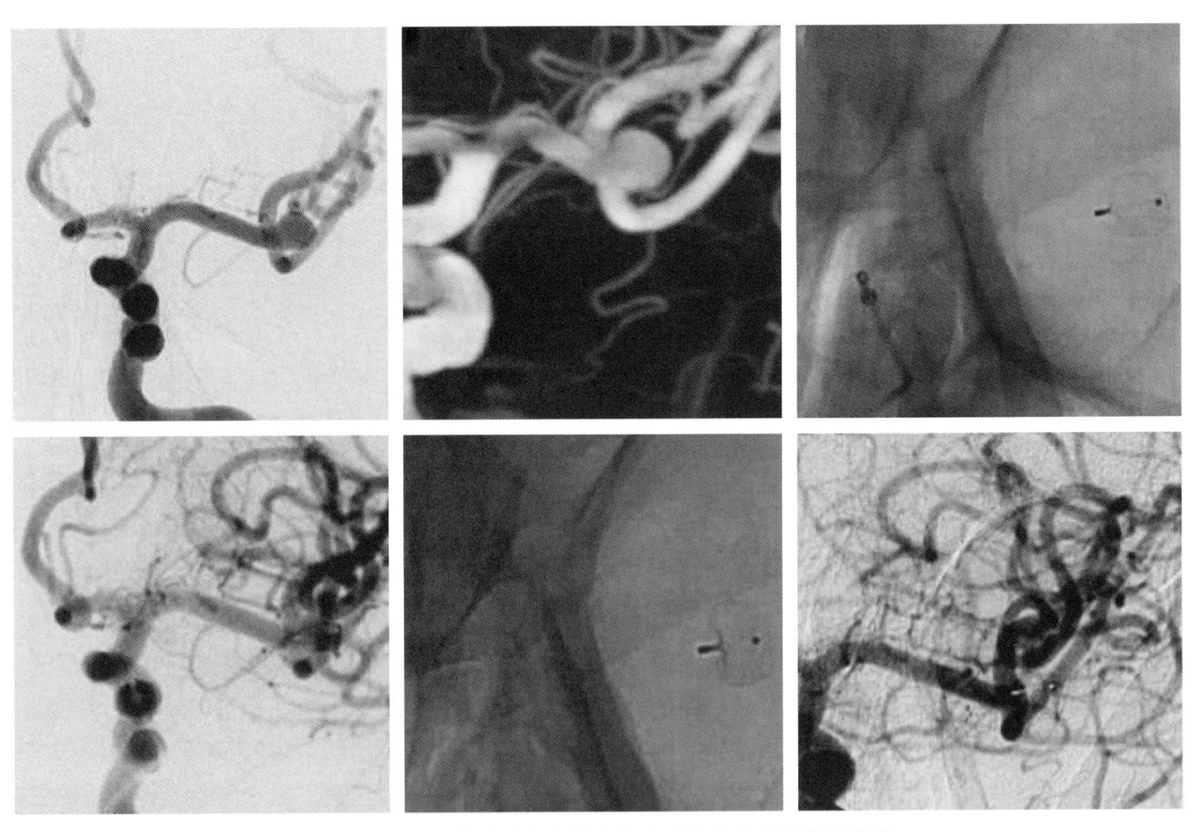

图11-40 WEB装置栓塞左侧大脑中动脉的大型宽颈动脉瘤

尽管最初瘤内扰流装置主要设计用于治疗分叉部动脉瘤，但对于侧壁动脉瘤，同样也有比较好的疗效。Adeeb报道了671例患者共683个颅内动脉瘤，其中分叉组包括572个动脉瘤（患者中位年龄为61岁；69.8%为女性），而侧壁组包括111个动脉瘤（患者中位年龄为62岁；78.4%为女性）。

然后进行倾向评分匹配（PSM），得到91对分叉动脉瘤和侧壁动脉瘤。两组在放置成功率、并发症发生率、平均手术时长或辅助弹簧圈放置的使用方面没有显著性差异。研究发现，与分叉组相比，侧壁组的WEB装置即刻充分动脉瘤闭塞率更高（66.1% vs 43.3%），但在最后的随访中，使用WEB装置的动脉瘤闭塞率方面没有观察到显著性差异（89% vs 85%）。

（9）覆膜支架置入：覆膜支架置入治疗是指在颅内动脉瘤载瘤动脉内置入带有物理屏障的支架，直接封堵动脉瘤颈，隔离颅内动脉瘤，在保持载瘤动脉通畅的条件下，促使动脉瘤内血栓形成、机化，达到解剖学上重建载瘤动脉的目的。其在无重要分支血管毗邻的宽颈、巨大动脉瘤等治疗中具有一定的优势。覆膜支架最初应用于腹主动脉瘤，并取得理想的治疗效果。Islak等在2002年就报道了使用覆膜支架成功治疗巨大型宽颈颅内动脉瘤的病例，早期没有颅内专用覆膜支架，多采用冠状动脉覆膜支架替代，Saatci等报道了24例患者应用Jostent冠状动脉支架治疗颈内动脉瘤，获得良好的中期随访结果。冠状动脉覆膜支架柔韧性差，颅内血管走行迂曲，到位困难，因此覆膜支架载瘤动脉重塑技术要求条件很高，对载瘤动脉要求条件也很高，故应用范围较窄。目前，我国研制的颅内动脉专用Willis覆膜支架已进入临床，其顺应性较好，可直接腔内隔绝动脉瘤（图11-41）。李明华等于2007年最先报道Willis覆膜支架用于颅底部位动脉瘤。Tan等使用Willis覆膜支架治疗19例大型和巨型动脉瘤，术后即刻造影完全栓塞13例，随访6～12个月，动脉瘤完全栓塞18例，临床症状消失或缓解。血泡样动脉瘤无论显微外科手术还是介入治疗，均存在手术困难、风险大和复发率高、再出血率高的特点，一项单中心回顾性研究显示，Willis覆膜支架用于破裂血泡样动脉瘤患者的治疗是安全可行的。然而，覆膜支架由于存在不能被血管上皮覆盖的缺点，术后血栓形成难以完全避免；更由于顺应性差，不能用于脑内小动脉动脉瘤的治疗。覆膜支架临床应用很少，且覆膜支架完全覆盖动脉瘤颈可能引起邻近分支血管闭塞，覆膜支架置入后可能发生对比剂内漏、支架狭窄等并发症，使其使用范围受到局限，还需要进一步扩大临床使用及长期随访，不断改进技术。因此，在对患者进行治疗时，需要综合分析患者的情况及各种治疗手段的利弊，对于位置低的颈内动脉、无重要分支血管及椎动脉的动脉瘤患者的治疗，可以采用覆膜支架置入术。为了进一步提高治疗的临床效果，今后需要不断开发更为柔软的新型覆膜支架。

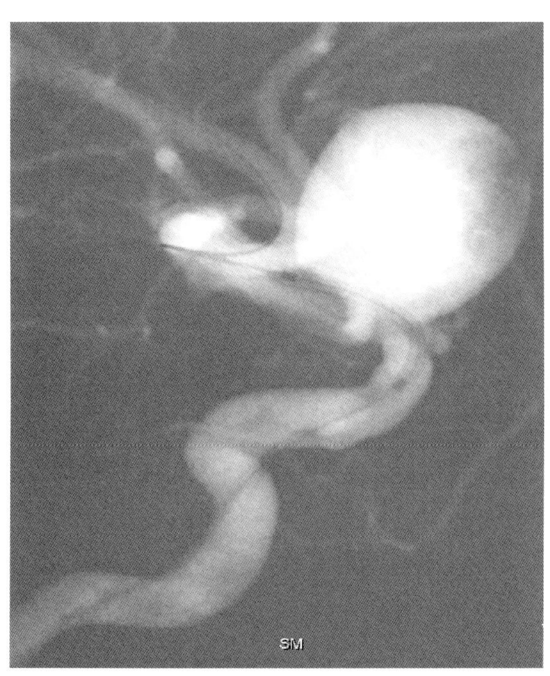

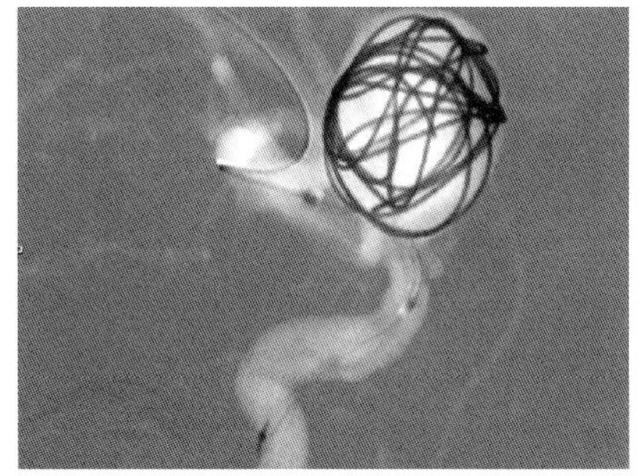

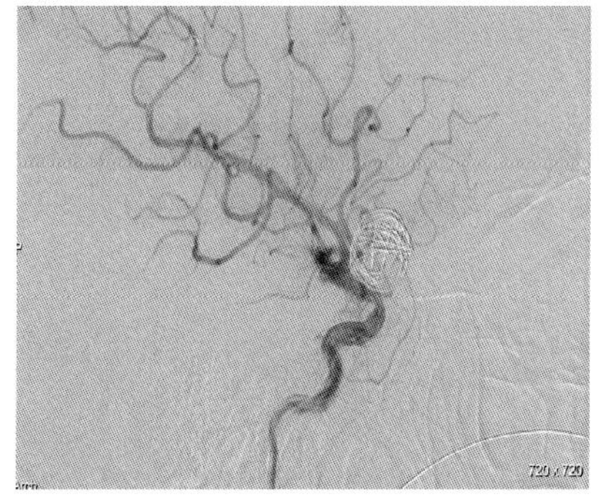

图11-41　Willis覆膜支架结合弹簧圈治疗右侧眼动脉端大型宽颈动脉瘤

（10）载瘤动脉闭塞术：大型或巨型颅内动脉瘤显微外科治疗非常困难，常需要磨除颅底骨质、解剖海绵窦，手术复杂、创伤大、风险高，而血管内治疗早期阶段由于器材少、技术限制，缺少安全有效的治疗手段，可以通过闭塞载瘤动脉治疗大型或巨型颅内动脉瘤。可脱球囊是常用闭塞载瘤动脉的材料，由橡胶和硅胶制成，在动脉瘤和颈内动脉海绵窦瘘治疗中已应用多年。术前必须借助各种辅助检查手段如MRA或CTA、DSA了解动脉瘤的解剖结构（如大小、形状、部位、瘤壁钙化及腔内血栓形成情况）、Willis动脉环的解剖结构，通过EEG、SPECT、氙气CT和MR弥散灌注成像对脑功能和血流灌注情况进行评价。借助DSA可以评价脑侧支循环情况（在脑血管造影中临时压迫或者不可脱球囊临时阻断颈内动脉显示前、后交通支的动态血流情况）。为了避免缺血性并发症出现在闭塞载瘤动脉前，应使用不可脱球囊临时阻断载瘤动脉30分钟，阻断过程中降低血压，监测患者是否出现脑缺血的症状和体征，如果患者能够耐受，可在适当位置将球囊脱开。为了防止球囊在术后出现松脱，可在近端放置另一个可脱球囊进行保护。对于侧支循环不充分的病例，须在颅外到颅内的旁路循环通道建立之后实施血管内栓塞。

由于脑血管存在前、后交通动脉等丰富的代偿，可能造成动脉瘤逆向充盈，在少数病例的治疗中，单纯在近端使用球囊闭塞载瘤动脉仍很有可能发生再出血。对于经过严格评估的巨型动脉瘤，可以采用弹簧圈栓塞的方法同时闭塞载瘤动脉和动脉瘤，为节约治疗费用，可在部分填塞后在弹簧圈缝隙内注射Onyx18，得到持久恒定的动脉瘤和载瘤动脉闭塞。近年来，随着辅助支架、覆膜支架、血流导向装置的应用，对大型和巨型颅内动脉瘤的治疗已经越来越倾向保留载瘤动脉的治疗方式，而不是破坏性的载瘤动脉闭塞术。

（11）症状性血管痉挛的血管内治疗：早期诊断及尽早采取有效的预防和治疗措施是减少脑血管痉挛发生、改善预后的关键环节。但脑血管痉挛的机制复杂，而且一旦发生，预后不良，病死率、病残率较高，临床上应予以充分重视。脑血管痉挛的血管内治疗有两种常用方法：球囊血管扩张成形术和动脉内血管扩张药物直接灌注。两者可单独或联合使用。对于应用3H疗法和静脉内输注钙通道阻滞剂4～6小时后症状不见改善的患者，可对其进行脑血管造影，必要时实施血管成形术。Zukov于1984年首次报道了血管成形术，通过使用球囊扩张Willis动脉环中的痉挛血管。有研究表明，对于严重的节段性脑血管痉挛，脑缺血早期进行球囊血管扩张术后数小时内，60%～80%患者的临床症状有明显改善。其一般只适用于颅内大动脉的局限性痉挛。向症状性血管痉挛患者颅内发生血管痉挛的区域注射罂粟碱或尼莫地平也可缓解血管痉挛，但其远期复发率高于球囊扩张。需要注意的是，罂粟碱不能与对比剂或肝素一起注射，因为这样做会形成细微沉淀，造成动脉远端栓塞。对于出现广泛性血管痉挛的患者，可在用球囊扩张其Willis动脉环血管后，于其外周血管注射罂粟碱或尼莫地平。球囊扩张技术的并发症与操作相关，包括急性动脉夹层、破裂及动脉瘤夹移位等。可通过合理选择患者，根据血管管腔选择合适球囊和只对患者近段直径较大动脉实施球囊血管成形术并结合抗血管痉挛药物局部注射来减少并发症的发生。

4. 特殊类型颅内动脉瘤的治疗

（1）巨大型动脉瘤的治疗：颅内动脉瘤直径超过25mm为巨大型动脉瘤，临床上相对较少见。一项来自日本的研究表明，未破裂巨大型颅内动脉瘤的年破裂率高达33.4%。同时，巨大型颅内动脉瘤占位压迫刺激周围脑组织引起癫痫和脑神经麻痹等症状。目前普遍建议积极干预治疗症状性未破裂巨大型颅内动脉瘤。

开颅夹闭式手术方法早期常用于大型或巨型颅内动脉瘤的治疗，但受到手术复杂、难度高、创伤和风险大的限制；也有术者选择闭塞载瘤动脉、包裹等间接治疗手段，但不能完全避免出血风险。随着介入治疗的发展，大型和巨大型颅内动脉瘤治疗的安全性极大提高了，应用球囊和支架辅助弹簧圈栓塞术治疗，可以得到理想的即刻治疗效果，但是存在术中瘤体易破裂、术后易复发和填塞弹簧圈后瘤体占位效应可能增大等缺点。近年来有学者应用覆膜支架治疗颅内段颈内动脉巨大型动脉瘤，其优点在于：覆膜支架直接封闭瘤颈，腔内隔绝后动脉瘤壁压力显著降低，可缩小瘤体体积，减轻占位效应。但是覆膜支架顺应性相对较差，难以通过迂曲的颅底血管，需要以中间导管输送。近年来，血流导向装置应用于巨大型颅内动脉瘤取得了良好的治疗效果，为避免少数血流导向装置置入后破裂的风险，必要时可适量填塞弹簧圈诱导瘤体内血栓形成以利于早期愈合。虽然大多数巨大型颅内动脉瘤可通过血管内介入或手术夹闭治疗，但仍有部分复杂动脉瘤无法通过常规治疗方法治愈。面对这种情况，可采用血管旁路移植联合动脉瘤孤立手术进行治疗，使颅外段或动脉瘤近心段的血流通过移植的血管跨越动脉瘤，血液被输送至动脉瘤的远端血管，避免缺血性事件发生，并夹闭或栓塞动脉瘤近心端和远心端的血管，将动脉瘤旷置于脑血流循环之外。

（2）未破裂颅内动脉瘤的治疗：未破裂动脉瘤随时有发生破裂出血的危险。Juvela等对142例未破裂动脉瘤患者进行了随访，在平均13.9年的随访期间，27例发生破裂出血，动脉瘤年破裂率为1.4%。以往有学者认为手术的致残率/致死率高于保守治疗，不应该对未破裂动脉瘤患者进行手术治疗。但颅内动脉瘤破裂后果严重，首次出血约有15%的患者死亡，而且在接受积极药物和手术治疗的入院患者中仍有30%～40%预后差，所以有学者主张应对未破裂颅内动脉瘤行手术治疗。目前显微外科手术和麻醉技术水平的提高已经进一步减小了未破裂动脉瘤患者接受手术治疗的危险，因此对于未破裂颅内动脉瘤患者，应考虑手术治疗。未破裂颅内动脉瘤介入治疗是通过有效阻挡进入颅内动脉瘤内的血流，达到预防动脉瘤出血的目的。随着介入技巧和经验的不断积累，以及特殊介入材料（支架、球囊等）的不断改进，大部分颅内动脉瘤可以考虑进行介入治疗，尤其是对于开颅手术难度大、高危因素多、后循环动脉瘤、高龄、手术耐受程度低（如肝肾功能不全、Hunt-Hess分级Ⅳ～Ⅴ级）或存在开颅手术禁忌证的动脉瘤患者等。通常认为，患者可以耐受麻醉并且术者技术上有保障时，患者均可以接受介入治疗。1991～1998年，ISUIA试验共收入4060例未破裂颅内动脉瘤患者，并连续观察了5年，其中451例接受了介入治疗，血管内栓塞1年的总复发率和死亡率为9.8%和7.1%。该研究指出，50岁以上的未破裂颅内动脉瘤患者接受介入治疗较开颅手术夹闭治疗更安全。

在过去的30年中，颅内动脉瘤的介入治疗方法发生了巨大变化，从20世纪90年代电解可脱弹簧圈到支架辅助弹簧圈栓塞治疗，再到血流导向装置（flow diverter，FD）的使用，通过介入方式治疗动脉瘤的安全性和有效性也进一步得到了提高。

针对未破裂颅内动脉瘤患者主要采取介入治疗或显微外科手术夹闭治疗。通常，未破裂颅内动脉瘤患者在介入治疗术后早期（3个月内），生活质量评分会有所提升，而显微外科手术患者生活质量评分有一定程度的降低。但是经过1年的恢复期后，显微外科手术患者的生活质量评分明显提高，且两组未破裂颅内动脉瘤患者的生活质量评分的差异无统计学意义。

（3）感染性颅内动脉瘤的治疗：感染性颅内动脉瘤是指颅内动脉壁受到细菌或真菌感染所造成的动脉瘤，约占颅内动脉瘤的5%，患者多有急性、亚急性心内膜炎病史或为先天性心脏病患者。其形成时间短的为1～2天，长的为数周，多位于大脑中动脉的分支，单发或多发。这种患者一经诊断及血培养证实，应立即使用有效的抗生素，持续4～6周，直到临床症状好转和血培养阴性。对于感染性动脉瘤，应进行影像学观察，如果动脉瘤消失或动脉瘤腔内血栓形成，则不需要进一步治疗，否则应行手术治疗。若患者有颅内血肿或脑脓肿，危及生命，则必须手术清除血肿或引流脓肿。同时处理动脉瘤，如不能夹闭，可行颅内外动脉吻合术后将动脉瘤孤立。对于经药物治疗感染痊愈的未闭塞动脉瘤，也可经血管内栓塞。

（4）妊娠期蛛网膜下腔出血的治疗：文献报道孕妇蛛网膜下腔出血发病率为1/(2000人·年)～1/(10 000人·年)，其中由脑动静脉畸形和动脉瘤所致蛛网膜下腔出血所占比例大约相同。动静脉畸形破裂多出现在妊娠早期或分娩过程中，动脉瘤破裂则好发于妊娠期的后3个月，与一般人群一样，孕妇的颅内动脉瘤通常出现在前循环。对妊娠期蛛网膜下腔出血的评价与治疗应与非妊娠期相同。确诊或疑似动脉瘤性蛛网膜下腔出血的孕妇抵达医院后应由神经外科、产科和母体-胎儿医学团队进行评估，患者应进入神经重症监护室进行密切观察。对妊娠期患者的治疗不应因为害怕对胎儿造成潜在危害而受影响。典型的非增强头部CT产生的胎儿辐射剂量为0.81mGy，远低于可增加先天性异常风险的50mGy水平。数字减影血管造影（DSA）对胎儿影响的研究很少。尽管在常规动脉瘤血流导向装置或栓塞过程中有时辐射量可能高于1000mGy，但估计胎儿辐射剂量很低，及早处理动脉瘤才是最恰当的治疗手段。根据个案分析决定是否进行紧急分娩。Robba等建议，对于妊娠＞34周的患者，疑似动脉瘤破裂和预测分娩之间的间隔＜8天，临床检查差或胎儿状态下降时应紧急进行剖宫产。对于妊娠＜24周的患者，Selo-Ojeme等建议通过立即治疗动脉瘤来优化产妇的结局，如果动脉瘤治疗成功，允许患者继续足月分娩。妊娠24～34周可以根据患者具体情况决定是否需要紧急分娩。有证据表明，铅屏蔽可减少CT血管造影和血管内治疗产生的胎儿辐射剂量，应在诊断性血管造影和介入治疗过程中对患者腹部进行防护，必要时应用桡动脉入路，可能对防护更有帮助。对于未经治疗者，推荐以择期剖宫产作为其分娩方式，在腰椎硬膜外麻醉后进行阴式分娩也同样安全有效，不失为一种可供选择的手段。如果孕妇生命垂危而胎儿尚存活，则应选择剖宫产。

治疗中需要与患者和多学科团队一起详细讨论对胎儿健康有潜在深远影响的临床决策。胎儿健康的一个重要指标是胎心率，这需要在aSAH治疗的所有阶段进行监测。如果不放心，需要母胎医学和妇产科团队为进一步护理提供建议。妊娠和动脉瘤性蛛网膜下腔出血都是复杂的状态，有多系统参与和复杂的生理变化。除非另有明确要求，否则治疗和围手术期管理应主要针对围手术期患者，次要目标是保护胎儿健康。通过早期发现和多学科管理可以改善胎儿和患者的预后。

（5）颅内动脉瘤的术后随访：颅内动脉瘤患者的治疗效果与术后动脉瘤是否完全闭塞、动脉瘤颈有无残留、载瘤动脉是否保留、有无血管痉挛出现有关，因此在颅内动脉瘤夹闭或介入治疗后有必要进行随访，行血管造影检查。如果发现上述情况，应采取相应措施。临床上有一部分患者由于血管造影属于有创检查，而且费用较高，拒绝进行术后血管造影，对于这些患者，根据所使用材料不同，也可采用螺旋CT血管造影（SCTA）或MRA检查。对于使用钛制动脉瘤夹的患者，Van Loon等报道，与MRA比较，SCTA更适于在术后复查中使用。Nome等通过与DSA进行对比研究认为，MRA可以在颅内动脉瘤弹簧圈栓塞术后复查中发挥作用，在长期随访中可以代替DSA。随访发现动脉瘤复发或增大时，主要根据动脉瘤是否具有高破裂风险决定是否接受治疗。治疗的主要方式为介入治疗和开颅夹闭，两者的安全性类似，而对于绝大多数患者及术者，由于介入技术的发展，复发后再治疗可能会首选介入治疗，对于部分低风险的复发动脉瘤，保守观察或许是一种选择。总之，复发后动脉瘤的治疗需要更进一步的研究。

（6）多发性颅内动脉瘤的治疗：临床上，多发动脉瘤的症状与颅内动脉瘤无明显区别，均表现为蛛网膜下腔出血，但是多发动脉瘤发生破裂的概率比单发动脉瘤大，临床表现严重，常伴偏瘫、昏迷，其自然死亡率比单发动脉瘤高得多。多变量分析发现影响多发性颅内动脉瘤病例治疗效果的因素如下：有无迟发性神经功能障碍、术前临床状况分级、有无脑室内出血。在制订治疗计划时要有整体观念，包括手术入路、动脉瘤的处理顺序、一期还是分期治疗、手术直接夹闭或血管内栓塞等。通常开颅可探查到的颅内多发动脉瘤如一侧颈内动脉-后交通动脉瘤合并前交通动脉瘤可一次手术夹闭，而对位于两侧大脑中动脉或颈内动脉的动脉瘤则需二期手术；血管内栓塞治疗，要尽可能对每一个动脉瘤进行处理（无论是一期还是多期），包括未破裂的动脉瘤，这样不但可以避免遗漏破裂出血的动脉瘤，而且可以减少因迟发性血管痉挛而导致对其他动脉瘤处理时的潜在影响。目前对颅内多发动脉瘤应采取的最佳治疗方法还有争议，可根据动脉瘤所在部位、患者临床状况及经济条件选择手术方式，但无论开颅手术还是介入栓塞治疗，均应首先处理破裂出血或有破裂出血倾向的动脉瘤。如果对责任病灶判断错误，仅处理未破裂的动脉瘤，遗留破裂动脉瘤未进行处理，手术后发生再出血的概率较大。判断责任动脉瘤的影像学标准如下：观察CT上蛛网膜下腔出血及血凝块的分布情况；多发动脉瘤中形状最不规则或瘤体最大者考虑为责任动脉瘤。其载瘤动脉也更容易痉挛。在可能的情况下，应该争取一期手术完成治疗，这对减轻手术创伤、缩短病程及降低医疗费用，尤其是避免等待二次手术期间动脉瘤破裂等无疑都是有利的。颅内多发动脉瘤是一种死亡率和致残率较高的疾病，随着血管内介入治疗和显微外科技术的发展，人们对其的认识逐步深入，多发动脉瘤的诊治水平必将明显提高。

5. 动脉瘤治疗的规范化和个体化　目前脑动脉瘤治疗的主要方法是手术夹闭和血管内介入栓塞治疗。20世纪90年代以前，脑动脉瘤只有手术夹闭一种治疗方法，对于复杂不能夹闭的动脉瘤，可以采用近端阻断、孤立、瘤体切除或塑形、血管重建等。但随着1992年电解可脱弹簧圈的出现，开颅手术的策略改变了，弹簧圈、支架的飞速发展，使治疗理念发生了根本性改变。在过去的20年中，手术夹闭和血管内介入治疗成为两种主要的治疗手段。无论是开颅治疗还是血管内治疗，动脉瘤的并发症发生率和住院时间都在稳步下降。其次表现在治疗时机上，显微技术的发展，扩大了急性期进行动脉瘤夹闭的指征，急性期治疗已是目前治疗的主流。国家科技支撑计划“十一五攻关”项目“蛛网膜下腔出血与脑动脉瘤诊断和治疗的规范化研究（2006BAl01A12）”经过国内33家大型神经外科中心的资料登记分析，得出以下结论：①蛛网膜下腔出血急性期诊断是必需的。“十一五”期间全国33家中心收治4564例自发性蛛网膜下腔出血患者，并对3728例进行了全脑血管造影，有效登记病例3276例，发现动脉瘤2524例，占蛛网膜下腔出血病例的77.0%。②CTA作为无创治疗手段，已在全国主要中心开展，但与DSA符合率各中心明显不同，并与接诊病例数呈正相关，说明有必要对CTA诊断标准和方法进行规范化。在895份有效登记病例记录蛛网膜下腔出血患者中同时进行CTA检查，与金标准——脑血管造影（占87.04%）比较，DSA、CTA基本一致，DSA明显优于CTA，占10.28%；DSA劣于CTA，占2.68%。③目前我国大型神经外科中心具备对动脉瘤早期手术的条件（3天内）。意识评分良好的患者手术良好率较高。在蛛网膜下腔出血后3天内行急诊动脉瘤夹闭，良好率为65.0%，但这只占总手术病例的20.4%（220/1081）；因此现阶段只能建议：权衡临床中心手术水平，可以根据患者出血级别，选择合适病例进行早期和超早期动脉瘤夹闭。

面对患者，哪种技术更为有效，何时采用更为合理，如何评价治疗效果，是医生必须解决的问题。目前对脑动脉瘤治疗影响最大的是国际动脉瘤性蛛网膜下腔出血研究（international subarachnoid aneurysm trial，ISAT），该研究采用多中心、前瞻、随机对照方法，评价手术夹闭和血管内介入治疗的疗效，结果认为在治疗后1年随访，尽管介入治疗可能有更高的复发率，但血管内介入治疗能提供更好的疗效，5年疗效也证明血管内介入治疗的病死率、病残率低于手术夹闭组。这项研究提供了特定类型的动脉瘤破裂后治疗规范，也影响了对破裂动脉瘤治疗方法的选择。在选择治疗手段时，必须清醒地认识到研究的局限性和适用范围，在ISAT中，当时登记的患者人数为9559例，7416例因为不符合入选标准而被剔除，因此得出的结论可能并不适合所有患者。另外，ISAT是针对中小型破裂动脉瘤的研究，所以对大型或巨大型动脉瘤并不一定适用。达成共识的规范化治疗，凝聚众多学者的经验和教训，可以为患者提供更合理的治疗方法，得到更好的治疗效果，但任何治疗的规范都不是一成不变的，应该根据医院、医生的技术特长和患者的不同有所选择。

国际未破裂颅内动脉瘤研究（international study of unruptured intracranial aneurysm，ISUIA）发现直径＜7mm，以往未发生蛛网膜下腔出血的患者，此后发生破裂概率较小，因此建议暂时观察。但在临床实践中，常会遇到直径在5mm左右的脑动脉瘤也会发生破裂；同时部分患者在发现微小动脉瘤后，心理状态发生了很大变化，唯恐动脉瘤破裂。对于这些患者，是否需要治疗？需要个体化看待问题，需要依托循证医学研究的结果，充分利用现有技术和临床经验，灵活处理。前提是以患者为中心，客观评估治疗中心的诊治能力，加强各中心之间的相互交流，以患者满意为最终目的。在脑动脉瘤治疗中，大型或巨大型动脉瘤仍是治疗难点，Lawton在13年间共治疗了141个巨大型脑动脉瘤，针对每个个体病例采取不同治疗策略，包括行瘤颈夹闭、旁路移植加载瘤动脉闭塞，特别是采用显微手术和血管内介入联合治疗，使78%的病例症状改善或无变化，但也存在13%的手术病死率。这是目前治疗效果比较满意的临床经验，但由于技术上的个体差异所限，很难推广到所有医院，临床工作中应该学习和借鉴的是他所采用的技术和个体化治疗理念。

近年来，聚焦于循证医学的治疗指南迅速增加，这为提高群体患者治疗效果起到了很好的作用。指南采用的方法是将问题简单化，为广大一线医生提供容易操作的治疗规则，却忽略了个体化治疗的主旨。神经外科医师面临的是一个个实实在在同时又千变万化的个案，在指南中常找不到对应的治疗策略。因此，在临床工作中，更应该注意开展脑动脉瘤的个体化研究，因动脉瘤所在部位不同，瘤体形态各异，患者全身状况不同，以及临床医师治疗经验不同，所以需要选择不同的治疗手段。现阶段，既要开展脑动脉瘤治疗的规范化研究，特别是在治疗理念上达成共识；也要鼓励在治疗手段上不断创新，针对不同动脉瘤，进行个体化治疗，以患者为中心，发挥现有各种治疗手段的优势。

6. 人工智能（AI）和介入机器人在动脉瘤治疗的应用 脑动脉瘤可造成80%～90%的自发性蛛网膜下腔出血，破裂动脉瘤患者的病死率为23%～51%，另外还有10%～20%的永久残疾风险，对其进行早期诊断与评估非常必要。CT血管造影（CTA）与磁共振血管造影（MRA）是评估颅内动脉瘤的主要影像学检查手段，与数字减影血管造影（DSA）相比，具有检查方便且无创的优点。但是由于脑动脉瘤通常具有体积小、位置多发、形态多变和颅内血管迂曲等特点，即使专业影像学专家进行诊断也需要耗费很长的时间，一些小动脉瘤还可能被遗漏。近年来，AI被广泛应用于医疗领域，已经成为最热门的话题之一。AI通过深度学习、神经网络等算法对大量动脉瘤影像进行处理，使该种算法具备在图像上识别动脉瘤的能力，提高了颅内动脉瘤的检出能力。Park等对611例CTA图像的断层去骨相进行CNN训练，在测试集115例数据中，检出敏感度为94.9%，是目前所记载的最早出现的CTA动脉瘤自动识别研究。华中科技大学同济医学院附属协和医院放射科联合团队采用AI算法检测动脉瘤，其检测敏感度达97.5%，将临床诊断精确度提升约10%，同时漏诊率降低5%，有效缩短了医生诊断时间。AI有许多优点，主要是其不受经验水平、工作时间和情绪等影响人类表现的因素影响。目前，CTA、MRA、DSA均可实现AI动脉瘤检出，敏感度普遍在90%以上；但只有检出率趋近100%、假阳性率极低时，AI才能真正为临床所用。

由于神经影像学的不断进展，颅内动脉瘤的检出率不断上升，偶然发现的未破裂动脉瘤破裂风险较低，如果盲目扩大未破裂动脉瘤的适应证，无疑会增加不必要的医疗支出。因此，评估动脉瘤发展、生长和破裂的风险因素对制订适当的预防和治疗策略至关重要。AI技术除被应用于动脉瘤筛查外，还被广泛应用于动脉瘤破裂风险、预后及治疗效果预测等相关研究。目前绝大多数AI风险预测类研究致力于预测动脉瘤的不稳定，即未破裂动脉瘤发生破裂或增长的可能性。一项关于韩国国家健康筛查项目数据的研究提出了一种预测动脉瘤发展的方法。该研究使用了几种机器学习技术，并观察了21个基本临床参数，建立并检验了4个预测模型。这些模型在预测颅内动脉瘤发展方面达到了75%～77%的准确性，在不同的机器学习算法中，敏感度、特异度及最高和最低发生率的预测存在轻微差异。Saalfeld等的研究引入了半自动颈部曲线重建，提取与破裂相关的动脉瘤形态学特征，从而有助于评估和提高重现性。AI采用的预测模型涵盖前馈神经网络、随机森林、支撑向量机及K近邻等，通常采取多种模型进行预测对比。临床集中于动脉瘤破裂风险预测的研究较多，对指导临床决策有一定帮助。

机器学习不仅可用于动脉瘤发展和破裂风险的预测，还可以学习大量有经验医师的临床决策、技术细节等，使算法具有制订临床诊疗规划或手术规划的能力。美国纽约水牛城大学的Meng教授等将图像计算分析应用于临床血流导向装置治疗动脉瘤，提取动脉瘤形态学、治疗前和治疗后血流动力学及血流导向装置特征的信息，然后使用这些参数训练机器学习算法以预测血流导向治疗后6个月的临床结果。在所有参数模型中，最近邻算法（nearest neighbor，NN）在训练期间表现最佳，其次是线性回归算法（linear regression，LR）和线性支持向量机算法（support vector machine，SVM）。在测试期间，NN和Gaussian-SVM模型在预测栓塞结果方面具有最高的准确率（90%）。近年来我国在动脉瘤智能化技术的研究中较以往投入更多，发展更快。首都医科大学宣武医院、复旦大学附属华山医院、南方医科大学珠江医院、温州市中心医院、临沂市人民医院5个中心开展了一项前瞻性、多中心、随机对照临床试验，根据动脉瘤、载瘤动脉实际形态，通过AI自动计算出最优的微导管三维头端形状及塑形针的三维形态，提供精准的量化塑形参数，并根据软件提供的最优解进行微导管塑形，结果显示，在微导管首次到位成功率、微导管5分钟内成功到位率、微导管成功到位时间、微导管优质输送率、微导管稳定性5项关键评价指标中，智能组均明显优于手工组。

当前神经介入领域发展迅速，各类疾病的诊治工作广泛，但操作时仍需要术者暴露在电离辐射下。随着神经介入适应证的增加，术者操作耗时越来越多，与辐射相关的职业危害也日益增加，机器人系统可显著降低这些职业风险。近年机器人应用于冠状动脉介入治疗中，证实其安全性和有效性，为研究机器人用于神经介入治疗奠定了基础。2007年机器人被用于进行神经介入治疗。2017年有研究完成9次机器人辅助脑血管造影和18次机器人辅助神经介入治疗。机器人辅助血管造影与匹配的人工血管造影进行比较，在手术时间、透视时间和对比剂用量方面无显著性差异。近期有术者应用机器人进行支架辅助栓塞手术来治疗基底动脉瘤，除手动放置导管鞘和同轴导管外，微导丝、微导管、颅内支架和弹簧圈的相关操作均在机器人控制下进行。目前机器人需要升级之处包括传感器改进、触觉反馈、机器学习算法、提高精度和自主减少人为错误。神经介入机器人仍处于起步阶段，但其在神经介入领域的应用潜力无限。隔室的介入机器人可以减少医生的职业暴露，而远程机器人通过网络传输数据，允许位于远处的医生控制机器，显著扩大急性神经介入手术的覆盖范围。未来几年，基础和临床研究将决定机器人能否真正提高神经介入技术能力，提供远程操作并改善患者预后。

（李志清）

参考文献

耿介文，翟晓东，吉喆，等，2021. 中国颅内未破裂动脉瘤诊疗指南2021. 中国脑血管病杂志，18（9）：634-664.

李志清，梁国标，王晓刚，等，2015. 颅内大型动脉瘤血管内治疗的长期随访. 中国微侵袭神经外科杂志，20（1）：7-9.

王忠诚，1997. 神经外科学. 2版. 武汉：湖北科技出版社.

魏学忠，梁国标，冯思哲，等，2006. 脑动脉瘤夹闭术与栓塞术：竞争还是互补. 中华神经外科杂志，22（8）：454-456.

赵兵，陈绪亮，王智，等，2014. 弹簧圈联合Onyx 18栓塞大型颈内动脉侧壁动脉瘤. 中华神经外科杂志，30（6）：617-619.

周宇，李嘉楠，吕楠，等，2021. 血流导向装置置入术后动脉瘤迟发性破裂的临床特征分析. 中国脑血管病杂志，18（3）：168-173.

Arthur AS，Molyneux A，Coon AL，et al，2019. The safety and effectiveness of the Woven Endo Bridge（WEB）system for the treatmentof wide-necked bifurcation aneurysms：final 12-month results of the pivotal WEBIntrasaccular Therapy（WEB-IT）Study. J NeuroIntervent Surg，11（9）：924-930.

Babu RP，Sekgar LN，Wright DC，1994. Extreme lateral transcondylar approach：technical improvements and lessons learned. J Neurosurg，81（1）：49-59.

Barbarite E，Hussain S，Dellarole A，et al，2016. The management of intracranial aneurysms during pregnancy：a systematic review. Turk Neurosurg，26（4）：465-474.

Barker FG，Ogilvy CS，1996. Efficacy of prophylactic nimodipine for delayed ischemic deficit after subarachnoid hemorrhage：a meta-analysis. J Neurosurg，84（3）：405-414.

Batjer HH，Samson DS，1990. Retrograde suction decompression of giant paraclinoidal aneurysms. Technical note. J Neurosurg，73（2）：305-306.

Beighley A，Glynn R，Scullen T，et al，2021. Aneurysmal subarachnoid hemorrhage during pregnancy：a comprehensive and systematic review of the literature. Neurosurg Rev，44（5）：2511-2522.

Brinjikji W，Murad MH，Lanzino G，et al，2013. Endovascular treatment of intracranial aneurysms with flow diverters：a meta-analysis. Stroke，44（2）：442-447.

Brown RDJ, Broderick JP, 2014. Unruptured intracranial aneurysms: epidemiology, natural history, management options, and familial screening. Lancet Neurol, 13(4): 393-404.

Carra G, Elli F, Ianosi B, et al, 2021. Association of dose of intracranial hypertension with outcome in subarachnoid hemorrhage. Neurocrit Care, 34(3): 722-730.

Chalouhi N, Starke RM, Koltz MT, et al, 2013. Stent-assisted coiling versus balloon remodeling of wide-neck aneurysms: comparison of angiographic outcomes. AJNR Am J Neuroradiol, 34(10): 1987-1992.

Chmayssani M, Rebeiz JG, Rebeiz TJ, et al, 2011. Relationship of growth to aneurysm rupture in asymptomatic aneurysms ≤7mm: a systematic analysis of the literature. Neurosurgery, 68(5): 1164-1171.

Chyatte D, Lewis I, 1997. Gelatinase activity and the occurrence of cerebral aneurysms. Stroke, 28(4): 799-804.

Claassen J, Park S, 2022. Spontaneous subarachnoid haemorrhage. Lancet, 400(10355): 846-862.

Crinnion W, Jackson B, Sood A, et al, 2022. Robotics in neurointerventional surgery: a systematic review of the literature. J Neurointerv Surg, 14(6): 539-545.

Czirjak S, Szeifert GT, 2001. Surgical experience with frontolateral keyhole craniotomy through a superciliary skin incision. Neurosurgery, 48(1): 145-149.

Dandy EW, 1938. Intracranial aneurysm of the internal carotid artery cured by operation. Ann Surg, 107(5): 654-659.

Dare AO, Landi MK, Lopes DK, et al, 2001. Eyebrow incision for combined orbital osteotomy and supraorbital minicraniotomy: application to aneurysms of the anterior circulation. Technical note. J Neurosurg, 95(4): 714-718.

Debrun GM, Aletich VA, Thornton J, et al, 2000. Techniques of coiling cerebral aneurysms. Surg Neurol, 53(2): 150-156.

Dolenc VV, 1990. Surgery of vascular lesions of the cavernous sinus. Clin Neurosurg, 36: 240-255.

Dott NM, 1933. Intracranial aneurysms: cerebral arterio-radiography: surgical treatment. Edinb Med J, 40(12): T219-T240.

Drake CG, 1968. The surgical treatment of aneurysms of the basilar artery. J Neurosurg, 29(4): 436-446.

Drake CG, 1981. Progress in cerebrovascular surgery. Management of cerebral aneurysm. Stroke, 12(3): 273-283.

D'Souza S, 2015. Aneurysmal subarachnoid hemorrhage. J Neurosurg Anesthesiol, 27(3): 222-240.

Etminan N, de Sousa DA, Tiseo C, et al, 2022. European stroke organisation (ESO) guidelines on management of unruptured intracranial aneurysms. Eur Stroke J, 7(3): V.

Etminan N, Rinkel GJ, 2016. Unruptured intracranial aneurysms: development, rupture and preventive management. Nat Rev Neurol, 12(12): 699-713.

Ferns SP, Sprengers ME, van Rooij WJ, et al, 2009. Coiling of intracranial aneurysms: a systematic review on initial occlusion and reopening and retreatment rates. Stroke, 40(8): e523-e529.

Flamm ES, 1999. Gazi Yaşargil: an appreciation by a for mer apprentice. Neurosurgery, 45(5): 1015-1018.

Forbus WD, 1930. On the origin of military aneurysms of the supecial cerebral arteries. John Hopk Hosp Bull, 47: 239-284.

Fox AJ, Vinuela F, Pelz DM, et al, 1987. Use of detachable balloons for proximal artery occlusion in the treatment of unclippable cerebral aneurysms. J Neurosurg, 66(1): 40-46.

Gallagher JP, 1963. Obliteration of intracranial aneurysms by pilojection. JAMA, 183: 231-236.

Glynn LE, 1940. Medial defects in the circle of Willis and their relation to aneurysm formation. J Pathol Bacteriol, 51: 213-222.

Gonzalez-Darder JM, 2002. ACoA angle measured by computed tomographic angiography and its relevance in the pterional approach for ACoA aneurysms. Neurol Res, 24(3): 291-295.

Guglielmi G, 1997. A pitfall in the surgery of a recurrent aneurysm after coil embolization and its histological observation: technical case report. Neurosurgery, 40(6): 1337-1341.

Haley ECJ, Kassell NF, Torner JC, et al, 1993. A randomized controlled trial of high-dose intravenous nicardipine in aneurismal subarachnoid hemorrhage: a report of the cooperative aneurysm study. J Neurosurg, 78(4): 537-547.

Hong N, Cho WS, Pang CH, et al, 2021. Treatment outcomes of 1-stage clipping of multiple unruptured intracr anial aneurysms via keyhole approaches. J Neurosurg, 136(2): 475-484.

Inagawa T, Ishikawa S, Aoki H, et al, 1988. Aneurysmal subarachnoid hemorrhage in Izumo City and shimane prefecture of Japan Incidence. Stroke, 19(2): 170-175.

Ingall TJ, Whisnant JP, Wiebers DO, et al, 1989. Has there been a decline in subarachnoid hemorrhage mortality? Strode, 20(6): 718-724.

Jellinger K, 1979. Pathology and aetiology of intracranial aneurysms//Pia HW, Langmaid C, Zierski J. Cerebral Aneurysms: Advances in Diagnosis and Therapy. New York: Springer-Verlag.

Jeon P, Kim BM, Kim DJ, et al, 2014. Treatment of multi ple intracranial aneurysms with 1-stage coiling. AJNR Am J Neuroradiol, 35(6): 1170-1173.

Jeong W, Rhee K, 2012. Hemodynamics of cerebral aneurysms: computational analyses of aneurysm progress and treatment. Comput Math Methods Med, 2012: 782801.

Juvela S, Porras M, Heiskanen O, 1993. Natural history of unruptured intracranial aneurysms: a long-term follow-up study. J Neurosurg, 79(2): 174-182.

Kakizawa Y, Tanaka Y, Orz Y, et al, 2000. Parameters for contralateral approach to ophthalmic segment aneurysms of the intermal carotid artery. Neurosurgery, 47(5): 1130-1137.

Kassell NF, Torner JC, 1983. Aneurysmal rebleeding: a preliminary report from the Cooperative Aneurysm Study. Neurosurgery, 13(5): 479-481.

Kassell NF, Torner JC, Haley ECJ, et al, 1990. The international cooperative study on the timing of aneurysm surgery. Part 1: Overall management results. J Neurosurg, 73(1): 18-36.

Kato N, Nishimura K, Sonoda S, et al, 2021. Comparison of clinical outcomes after stent-assisted coiling with 3 types of self-expanding laser-cut stents in patients with wide-necked intracranial aneurysms. World Neurosurg, 146: e701-e707.

Kosierkiewicz TA, Factor SM, Dickson DW, 1994. Immunocytochemical studies of atherosclerotic lesions of cerebral berry aneurysms. J Neuropathol Exp Neurol, 53(4): 399-406.

Kurre W, Berkefeld J, 2008. Materials and techniques for coiling of cerebral aneurysms: how much scientific evidence do we have. Neuroradiology, 50(11): 909-927.

Lawton MT, Quinones-Hinojosa A, Sanai N, et al, 2003. Combined microsurgical and endovascular management of complex intracranial aneurysms. Neurosurgery, 52(2): 263-274.

Lawton MT, Vates GE, 2017. Subarachnoid hemorrhage. N Engl J Med, 377(3): 257-266.

Ljunggern B, Saveland H, Brandt L, et al, 1984. Aneurysmal subarachnoid hemorrhage: total annual outcome in a 1. 46 million population. Surg Neurol, 22(5): 435-438.

Locksley HB, 1966. Natural history of subarachnoid hemorrhage, intracranial aneurysms and arteriovenous malformations. J Neurosurg, 25(3): 321-368.

Luessenhop AJ, Velasque AC, 1964. Observations on the tolerance of the intrancranical arteries to catheterization. J Neurosurg, 21: 85-91.

Luther E, McCarthy DJ, Brunet MC, et al, 2020. Treatment and diagnosis of cerebral aneurysms in the post-International Subarachnoid Aneurysm Trial(ISAT)era: trends and outcomes. J Neurointerv Surg, 12(7): 682-687.

Luzzi S, Gallieni M, Del Maestro M, et al, 2018. Giant and very large intracranial aneurysms: surgical strategies and special issues. Acta Neurochir Suppl, 129: 25-31.

Malhotra A, Wu X, Gandhi D, 2021. Management of unruptured intracranial aneurysms. Neuroimaging Clin N Am, 31(2): 139-146.

McCormick WF, Acosta-Rua GJ, 1970. The size of intracranial saccular aneurysms: an autopsy study. J Neurosurg, 33(4): 422-427.

Mcdermott MW, Durity FA, Borozny M, et al, 1989. Temporary vessel occlusion and barbiturate protection in cerebral aneurysm surgery. Neurosurgery, 25(1): 54-61.

Miller JD, Jawad K, Jennett B, 1977. Safety of carotid ligation and its role in the management of intracranial aneurysms. J Neurol Neurosurg Psychiatry, 40(1): 64-72.

Mizoi K, Yoshimoto T, 1993. Permissible temporary occlusion time in aneurysm surgery as evaluated by evoked potential monitoring. Neurosurgery, 33(3): 434-440.

Mocco J, Brown RDJ, Torner JC, et al, 2018. Aneurysm morphology and prediction of rupture: an international study of unruptured intracranial aneurysms analysis. Neurosurgery, 82(4): 491-496.

Molyneux AJ, Kerr RS, Yu LM, et al, 2002. International Subarachnoid Aneurysm Trial(ISAT)Collaborative Group. International Subarachnoid Aneurysm Trial(ISAT)of neurosurgical clipping versus endovascular coiling in 2143 patients with ruptured intracranial aneurysms: a randomised trial. Lancet, 360(9342): 1267-1274.

Moret J, Cognard C, Weill A, et al, 1997. Reconstruction technic in the treatment of wide-neck intracranial aneurysms: long-term angiographic and clinical results. Apropos of 56 cases. J Neuroradiol, 24(1): 30-44.

Mori K, Watanabe S, 2022. Keyhole approach in cerebral aneurysm surgeries. Adv Tech Stand Neurosurg, 44: 265-275.

Mukherjee S, Chandran A, Gopinathan A, et al, 2017. PulseRider-assisted treatment of wide-necked intracranial bifurcation aneurysms: safety and feasibility study. J Neurosurg, 127(1): 61-68.

Murayama Y, Vinuela F, Tateshima S, et al, 2000. Endovascular treatment of experimental aneurysms by use of a combination of liquid embolic agents and protective devices. AJNR Am J Neuroradiol, 21(9): 1726-1735.

Nome T, Bakke SJ, Nakstad PH, 2002. MR angiography in the follow-up of coiled cerebral aneurysms after treatment with Guglielmi detachable coils. Acta Radiol, 43(1): 10-14.

Odom GL, Tindall GT, 1968. Carotid ligation in the treatment of certain intracranial aneurysms. Clin Neurosurg, 15: 101-116.

Ogilvy CS, Carter BS, Kaplan S, et al, 1996. Temporary vessel occlusion for aneurysm surgery: risk factors for stroke in patients protected by induced hypothermia and hypertension and intravenous mannitol administration. J Neurosurg, 84(5): 785-791.

Omodaka S，Endo H，Niizuma K，et al，2018. Circumferential wall enhancement on magnetic resonance imaging is useful to identify rupture site in patients with multiple cerebral aneurysms. Neurosurgery，82（5）：638-644.

Oshiro EM，Rini DA，Tamargo RJ，1997. Controlateral aneurysms：a microsurgical anatomical study. J Neurosurg，87（2）：163-169.

Pennig L，Goertz L，Hoyer UCI，et al，2021. The Woven Endo Bridge（WEB）versus conventional coiling for treatment of patients with aneurysmal subarachnoid hemorrhage：propensity score-matched analysis of clinical and angiographic outcome data. World Neurosurg，146：e1326-e1334.

Piotin M，Pistocchi S，Bartolini B，et al，2012. Intracranial aneurysm coiling with PGLA-coated coils versus bare platinum coils：long-term anatomic follow-up. Neuroradiology，54（4）：345-348.

Prajapati H，Ansari A，Jaiswal M，2022. Keyhole approach in anterior circulation aneurysm：Current indication，advantages，technical limitations，complications and their avoidance. J Cerebrovasc Endovasc Neurosurg，24（2）：101-112.

Ramos-Zuniga R，Velazquez H，Barajas MA，et al，2002. Trans-supraorbital approach to supratentorial aneurysms. Neurosurgery，51（1）：125-130.

Rice CJ，Cho SM，Marquardt RJ，et al，2019. Clinical course of infectious intracranial aneurysm undergoing antibiotic treatment. J Neurol Sci，403：50-55.

Rinkel GJ，Ruigrok YM，2022. Preventive screening for intracranial aneurysms. Int J Stroke，17（1）：30-36.

Rinne J，Hernesniemi J，Niskamen M，et al，1995. Management outcome for multiple intracranial aneurysms. Neurosurg，36（1）：31-38.

Robba C，Bacigaluppi S，Bragazzi NL，et al，2016. Aneurysmal subarachnoid hemorrhage in pregnancy-case series，review，and pooled data analysis. World Neurosurg，88：383-398.

Sai Kiran NA，Raj V，Sivaraju L，et al，2020. Outcome of microsurgical clipping for multiple versus single intracranial aneurysms：a single-institution retrospective comparative cohort study. World Neurosurg，143：e590-e603.

Serbinenko FA，1974. Balloon catheterization and occlusion of major cerebral vessels. J Neurosurg，41（2）：125-145.

Simgen A，2020. Treatment of intracranial aneurysms with flow diverters. Radiologe，60（4）：303-309.

Spetzler RF，Zabramski JM，McDougall CG，et al，2018. Analysis of saccular aneurysms in the barrow ruptured aneurysm trial. J Neurosurg，128（1）：120-125.

Spiotta AM，Chaudry MI，Turk AS，et al，2016. Initial experience with the PulseRider for the treatment of bifurcation aneurysms：report of first three cases in the USA. J Neurointerv Surg，8（2）：186-189.

Sweid A，Atallah E，Herial N，et al，2018. Pipeline-assisted coiling versus pipeline in flow diversion treatment of intracranial aneurysms. J Clin Neuro Sci，58：20-24.

Tawk RG，Hasan TF，D'Souza CE，et al，2021. Diagnosis and treatment of unruptured intracranial aneurysms and aneurysmal subarachnoid hemorrhage. Mayo Clin Proc，96（7）：1970-2000.

Tettenborn D，Dycka J，1990. Prevention and treatment of delayed ischemic dysfunction in patients with aneurismal subarachnoid hemorrhage. Stroke，21（12 Suppl）：IV85-IV89.

Thompson BG，Brown RDJ，Amin-Hanjani S，et al，2015. Guidelines for the management of patients with unruptured intracranial aneurysms：a guideline for healthcare professionals from the American heart association/American stroke association. Stroke，46（8）：2368-2400.

Toth G，Cerejo R，2018. Intracranial aneurysms：review of current science and management. Vasc Med，23（3）：276-288.

Tsutssumi K，Shiokawa Y，Sakai T，et al，1991. Venous infarction Following the interhemispheric approach in patients with acute subarachniod hemorrhage. J Neurosurg，74（5）：715-719.

Urasyanandana K，Songsang D，Aurboonyawat T，et al，2018. Treatment outcomes in cerebral artery dissection and literature review. Interv Neuroradiol，24（3）：254-262.

Vajda J，1992. Multiple intracranial aneurysms：a high-rise condition. Acta Neurochir（Wien），118（1-2）：59-75.

van Lindert E，Perneczky A，Fries G，et al，1998. The supraorbital keyhole approach to supratentorial aneurysms：concept and technique. Surg Neurol，49（5）：481-489.

van Loon JL，Yousry TA，Fink U，et al，1997. Postoperative spiral computed tomography and magnetic resonance angiography after aneurysm clipping with titanium clips. Neurosurgery，41：851-857.

Waqas M，Dossani RH，Cappuzzo JM，et al，2021. Dual microcatheter technique for coiling of intracranial aneurysms：2-dimensional operative video. Oper Neurosurg（Hagerstown），20（6）：E428-E429.

Weber W，Siekmann R，Kis B，et al，2005. Treatment and follow-up of 22 unruptured wide-necked intracranial aneurysms of the internal carotid artery with Onyx HD 500. AJNR Am J Neuroradiol，26（8）：1909-1919.

Werner SC，Blakemore AH，King BG，1941. Aneurysm of the internal carotid artery within the skull：wiring and electrothermic coagulation. J Am Med Assoc，116（7）：578-582.

Wettervik TS，Howells T，Hånell A，et al，2022. Low intracranial pressure variability is associated with delayed cerebral ischemia and unfavorable outcome in aneurysmal subarachnoid hemorrhage. J Clin Monit Comput，36（2）：569-578.

White PM，Wardlaw JM，2003. Unruptured intracranial aneurysms. J Neuroradiol，30（5）：336-350.

Wiebers DO，Whisnant JP，Huston J，et al，2003. Unruptured intracranial aneurysms：natural history，clinical outcome，and risks of surgical and endovascular treatment. Lancet，362（9378）：103-110.

Winn HR，Berga SL，Almaani WS，et al，1983. The long-term outcome in patients with multiple aneurysms. Incidence of late hemorrhage and implications for treatment of incidental aneurysms. J Neurosurg，59（4）：642-651.

第十二章
胸主动脉瘤

一、概　　论

胸主动脉瘤（thoracic aortic aneurysm）即胸主动脉永久性、异常性扩张和膨大。胸主动脉瘤是指由于各种原因造成主动脉壁正常结构损害，尤其是用于承受压力和维持大动脉功能的弹性纤维层变性和破坏，在血流压力的作用下主动脉局部或多处向外扩张或膨出，形成的“瘤样”包块。

据统计，胸主动脉瘤的尸检发病率约为2%，低于腹主动脉瘤；流行病学调查显示，胸主动脉瘤的年发病率约为6/(100 000人·年)，随年龄增长而增加。其好发于50～70岁年龄组，以男性为主，男女性罹患率为（2～4）：1。胸主动脉瘤是目前临床上常见的大血管疾病之一，随着人口老龄化和生活方式的改变，其发病率有逐年增加的趋势。

从总体上讲，胸主动脉瘤自然死亡率极高，预后不良。绝大部分胸主动脉瘤需要外科干涉，该疾病手术治疗方法复杂，且直接关系到脑、脊髓的保护和重要器官的功能问题，危险性大，技术难度高。近年来，胸主动脉瘤的外科治疗手段不断进步，显著改善了本病的不良预后和险恶局面。

（一）病因

胸主动脉瘤的病理基础是囊性内膜坏死或内膜变性，其特征是平滑肌细胞减少、弹性蛋白纤维分解和蛋白多糖在主动脉壁中膜中沉积增加。临床上，胸主动脉瘤的高危因素除高龄、男性、吸烟、高血压等外，常见的病因包括动脉粥样硬化、主动脉退行性病变、先天性疾病、创伤、感染和免疫性疾病等。

1. 动脉粥样硬化　动脉粥样硬化时主动脉壁内皮细胞变性或脱落，胆固醇和脂质浸润沉着，形成粥样硬化斑块，内膜增厚，阻塞动脉壁的营养血管，中层弹性纤维变性断裂；尤其是中层的内1/3发生营养缺乏、萎缩、玻璃样变等。非特异性中层变性时，弹性蛋白酶和胶原酶活性增高，使弹性纤维和胶原纤维溶解、变性。这均可以使胸主动脉壁变薄弱，弹性减退，扩张能力下降，在腔内血流压力的作用下，逐渐扩张或局部膨出，形成胸主动脉瘤。

此类胸主动脉瘤约占各种病因胸主动脉瘤的50%，多位于降主动脉，也可累及主动脉弓或出现广泛的胸主动脉瘤样扩张；此类病变形态多呈梭形；患者多为中老年人，平均年龄在40岁以上。

2. 先天性疾病　约5%的胸主动脉瘤与主动脉瓣二瓣化畸形、家族基因易感性的遗传性疾病、先天性结缔组织病等先天性疾病有关。据统计，超过20%的胸主动脉瘤患者存在胸主动脉瘤家族史，这说明此类疾病有较强的遗传易感性。

某些先天性和遗传性疾病产生结缔组织尤其是弹力组织缺陷，表现为胸主动脉中层发生囊性坏死，弹性纤维稀少、断裂或消失，发生黏液性变，形成众多的细小囊腔；平滑肌细胞也发生坏死、消失。主动脉壁变薄、变弱，弹力下降，形成梭形瘤样扩张。

此类动脉瘤多见于青中年男性患者。常见的先天性结缔组织病有马方综合征、主动脉麦加综合征（aortic Mega syndrome）、勒斯-迪茨综合征（Loeys-Dietz syndrome）及E-D综合征等。其中以马方综合征最为多见。此类疾病的主动脉病变、瘤样扩张常位于主动脉根部和升主动脉，形成一体的升主动脉窦动脉瘤，均伴有主动脉环扩张，主动脉瓣菲薄，失去功能，造成显著的主动脉瓣关闭不全。多年来，不少国外学者将此称为主动脉环扩张症（annulo-aortic ectasia）。由于主动脉中层坏死变性，此类动脉瘤30%～40%合并主动脉夹层动脉瘤，一些患者夹层局限于升主动脉，内膜破裂呈片状，漂浮于升主动脉腔内。夹层也可扩展累及主动脉弓、降主动脉及腹主动脉。

马方综合征为主动脉中层囊性坏死最多见的疾病，是一种全身性结缔组织疾病，为常染色体显性遗传病。近年来研究表明，其基因突变位点在第15对染色体上的纤维因子基因（fibrillin gene）区域，即q15—q21，具有遗传连锁性。纤维因子是一种35kDa的糖蛋白，参与微原纤维结合性弹性硬蛋白的合成，为结缔组织中维持胶原纤维和弹性纤维的主要成分，广泛存在于主动脉中层、骨膜、韧带、眼睫状小带等弹性和强度较大的组织中。由于基因突变，马方综合征患者的成纤维细胞中缺乏微原纤维结合性弹性硬蛋白，造成结缔组织尤其是弹力组织缺陷，因而产生下列表现：①四肢和指趾细长，体型细高，双上肢侧平举指尖距大于身长，蜘蛛指、鸡胸、扁平胸、长方头、狭长脸、高腭弓等躯体发育异常；②高度近视、晶状体脱位、视网膜脱离、虹膜震颤、青光眼等眼部征象；③关节囊、韧带松弛，关节反向活动范围大，膝关节、拇指关节可背伸，关节脱位等骨关节症状；④主动脉根和升主动脉瘤、主动脉夹层动脉瘤、主动脉瓣关闭不全等心脏大血管疾病；⑤其他，如腹外疝、肺囊肿、硬脊膜异常及神经系统表现等。

主动脉麦加综合征（aortic Mega syndrome）即由主动脉中层坏死变性疾病造成的弥漫性主动脉瘤，所有病例均表现为多段主动脉瘤样扩张，其病因、病理及与马方综合征的鉴别尚在进一步深入研究中。

3. 创伤 胸部挤压伤、高处坠落伤及胸部撞击伤均可造成胸主动脉顿挫伤，主动脉壁可以发生不同层次和不同范围的破裂和撕裂。多数患者因大量失血或合并其他严重损伤而迅速死亡。15%～20%的胸主动脉顿挫伤患者生存，在胸主动脉周围形成血肿，逐步凝固，纤维化，伤后数月或数年形成与胸主动脉相连的创伤性假性动脉瘤；也可因主动脉壁挫伤、薄弱引发真性创伤性动脉瘤；少数患者由于内膜和中层损伤发生夹层动脉瘤。创伤性夹层动脉瘤最易发生的部位为主动脉峡部。由于此处为较固定的主动脉弓部与较活动的降主动脉的交界处，在外力作用下，此处可产生巨大的剪切应力，造成胸主动脉壁破裂或撕裂。典型病例如汽车高速行驶突然减速或刹车，方向盘撞击或挤压胸部，造成主动脉峡部损伤而形成的胸主动脉创伤性动脉瘤。另外，升主动脉在头臂干起始部下方约2cm处，以及升主动脉主动脉瓣环上3cm处也较易损伤和破裂。

由于心脏大血管手术的广泛开展，术后胸主动脉切口愈合不良、感染等原因可引起假性动脉瘤；食管手术、纵隔手术损伤降主动脉，也可引起假性动脉瘤，这种医源性胸主动脉瘤已有不少报道。

4. 感染 一些病原体感染侵犯和损害主动脉壁，也可能形成胸主动脉瘤。梅毒曾经是胸主动脉瘤最常见的病因。胸主动脉瘤是Ⅲ期梅毒发生梅毒性主动脉炎的后期合并症，梅毒破坏胸主动脉壁中层组织，可以形成局部囊性胸主动脉瘤，也可为梭形动脉瘤，50%以上位于升主动脉，30%～40%位于主动脉弓部，多在半年到1年内破裂而导致死亡。细菌感染性胸主动脉瘤常继发于细菌性心内膜炎、败血症。此时，感染性栓子阻塞胸主动脉壁的滋养小血管，在胸主动脉壁间形成多发性小脓肿，破坏主动脉壁，形成胸主动脉瘤。此类动脉瘤多为局限的囊性动脉瘤。另外，胸主动脉周围的感染病灶，如纵隔脓肿、脓胸、纵隔化脓性淋巴结炎，也可直接损害主动脉壁，形成胸主动脉瘤。真菌性胸主动脉瘤也有报道，多继发于全身性真菌病或心脏大血管手术后真菌感染。

5. 先天性胸主动脉瘤 先天性主动脉窦瘤及窦瘤破裂目前均列入先天性心脏病范畴加以描述。先天性胸主动脉瘤多为峡部动脉瘤，常合并主动脉瓣狭窄、主动脉缩窄、动脉导管未闭等先天性畸形，动脉瘤的发生发展与上述畸形有一定关系，动脉瘤多为囊性或囊梭性，瘤壁菲薄，中层发育不良，唯一的治疗方法为手术治疗。

6. 主动脉夹层 由于胸主动脉内膜和中层受各种原因的损害，在血流压力作用下，尤其在严重高血压的情况下，血液由内膜破裂处进入中层，在中层内迅速剥离、扩展，在主动脉壁间形成流动的血肿，使主动脉分成真腔和假腔。在原有主动脉扩张或动脉瘤的基础上出现主动脉夹层，或者在慢性主动夹层的基础上出现主动脉扩张，即形成胸主动脉夹层动脉瘤，虽属胸主动脉瘤的范畴，但具有独特的临床特点，特在本书相关章节详细论述，此处不再赘述。

7. 其他 部分自身免疫病、巨细胞动脉炎、Takayasu动脉炎、强直性脊柱炎等疾病也可能导致胸主动脉瘤。

（二）发病机制与因素

胸主动脉真性动脉瘤的形成、增大直至破裂是一个慢性发病过程。在各种病因作用下，主动脉壁中层破坏，胶原纤维和弹性纤维降解，均经过胶原酶和弹性蛋白酶活性升高，代谢异常，发生一系列的生物化学变化和分子生物学变化的过程。在这一漫长的过程中，遗传因素、基因突变起着一定的调控作用。各种环境因素和血流动力学因素尤其是高血压等均起到巨大的影响作用。胸主动脉瘤的发病机制和其他动脉瘤的发病机制是一致的，请参阅本书的相关章节。

（三）病理

1. 胸主动脉瘤的部位 胸主动脉瘤可发生于胸主动脉的任何节段和部位。根据病变部位不同，胸主动脉瘤可分为主动脉根部瘤、升主动脉瘤、主动脉弓动脉瘤、降主动脉瘤及胸-腹主动脉瘤，其中主动脉根部瘤和升动脉瘤占45%～50%，主动脉弓动脉瘤约占10%，降主动脉瘤约占35%，胸-腹主动脉瘤约占10%。胸主动脉瘤同时累及多段胸主动脉的发生率非常高，并因病种的不同而不等。据Crawford报道外科治疗的41%主动脉瘤病例中，30%（1262例）为多段主动脉受累，其中马方综合征100%为多段动脉瘤，主动脉夹层动脉瘤为67%，其余先天性结缔组织异常为62%，其他病因为23%。

2. 胸主动脉瘤的形态 胸主动脉瘤的病理形态与病因有关，决定于胸主动脉壁结构破坏的范围和程度，相应的手术治疗方法也不尽相同。可分为以下4种形态。

（1）囊性主动脉瘤：主动脉壁一侧出现局限性破坏、薄弱，此处在血流压力的作用下向外膨出，形成囊袋状动脉瘤，常见于细菌性动脉瘤、梅毒性动脉瘤或创伤性动脉瘤。

（2）梭形动脉瘤：此型动脉瘤为中心向周围扩张，两端为正常主动脉，呈纺锤状，多见于动脉硬化、中层变性等引起的动脉瘤。马方综合征合并升主动脉瘤时，主动脉根部、升主动脉瘤样扩张，而近弓部逐步变细，直径趋于正常，因此形态为梨形。

（3）混合型囊梭形动脉瘤：见于梭形动脉瘤，由于局部瘤壁破坏不均而混合有囊性改变。

（4）弥漫性胸主动脉瘤：见于Mega综合征，全部胸主动脉弯曲、扩张、粗细不均，形成形态多样的弥漫性瘤样扩张。

3. 附壁血栓与主动脉瘤周围病变 由于胸主动脉瘤管腔扩张，腔内血液流速不等，加之内膜病变、内皮缺失、内皮功能异常，故发生血管内凝血，形成大量血栓，黏附于主动脉壁上，日积月累，血栓逐渐增大，表面形成纤维膜，瘤腔可缩小，血管迂曲蜿蜒，血流受阻，更增加了血流对瘤壁的压力，并发生不规则扩张，使动脉瘤形态变得不规整。附壁血栓阻隔了血液与主动脉内膜的接触，阻塞滋养血管，可使主动脉壁更加营养不良，加速变性和破坏，使动脉瘤进一步增大。通常，胸主动脉瘤周围均有不同程度的炎症改变，组织水肿，纤维增生粘连，毛细血管增生，尤其瘤壁菲薄，血液成分有渗出时，炎症反应更为明显，对手术游离造成困难。胸主动脉瘤附壁血栓脱落可以造成动脉栓塞，如脑栓塞、肾梗死、四肢动脉栓塞等，可发生严重后果。

（四）自然病程和预后

胸主动脉瘤有进行性发展、增大的趋势。根据血流动力学Laplace定律，$T=P\times R$（T为瘤壁的张力，P为血压，R为瘤体的半径），瘤壁承受的张力与血压和瘤体半径成正比。因此当瘤体增大到一定程度时，其瘤壁压力超过其耐受程度，即发生动脉瘤破裂，最终发生大出血，造成死亡。Lindsay指出，胸主动脉瘤直径超过6cm时随时有破裂的可能。Joyce研究显示，有症状的胸主动脉瘤5年生存率为27%，无症状者为58%。患者1/3死亡于动脉瘤破裂，1/2以上死于主动脉主要分支受累的合并症。Bickerstaff及其同事报道，胸主动脉瘤诊断成立后5年生存率仅19%，而且，动脉瘤破裂的发生率为74%。因此，胸主动脉瘤总体上讲自然病程凶险，预后不良。

除了动脉瘤破裂外，预后不良的主要因素还

有升主动脉瘤累及主动脉瓣，造成严重主动脉瓣关闭不全。附壁血栓脱落可造成脑栓塞、肠系膜动脉栓塞、肾动脉栓塞及四肢动脉栓塞。另外，主要因素尚有其伴发的动脉粥样硬化所致的冠心病、脑血管病、糖尿病及其他原发和继发疾病。胸主动脉瘤与上述疾病互相影响、互相加重，可引起心力衰竭、脑卒中、肾衰竭等，造成患者死亡。因此，胸主动脉瘤自然病程预后很差，应尽可能手术治疗。

二、临床表现

胸主动脉瘤除急性主动脉夹层动脉瘤外，一般早期无症状，常在X线检查或CT检查时发现，仅在压迫或侵犯邻近器官或组织后，才出现临床症状。

1. 症状

（1）疼痛：胸主动脉瘤增大至一定程度，压迫周围组织，可产生疼痛症状。主动脉根部瘤、升主动脉瘤及主动脉弓动脉瘤时疼痛常位于前胸的中上部，即胸骨后上部持续性钝痛；而降主动脉瘤疼痛常位于背部和腰部甚至腹部，为钝痛或刺痛。上述疼痛均为持续性，可因呼吸运动或体力活动而加剧，并可向左肩胛区、上肢和颈部放射。疼痛的机制可能如下：动脉瘤增大扩张牵拉动脉壁内神经末梢，或周围组织，特别是交感神经节受动脉瘤压迫所致；如果出现剧烈胸痛，多由主动脉瘤压迫侵犯胸骨、肋骨、椎体及脊神经根等引起。

（2）压迫症状：升主动脉瘤如梅毒性主动脉瘤可压迫侵蚀胸骨及肋骨，形成搏动性肿物和疼痛。主动脉弓动脉瘤压迫气管、支气管可引起刺激性咳嗽，上呼吸道部分梗阻，可产生呼吸困难；喉返神经受压可出现声音嘶哑；交感神经节受压可引起霍纳综合征；膈神经受压则产生膈肌麻痹；左无名静脉受压则可使左上肢静脉压高于右侧，左上肢肿胀等。压迫上腔静脉可产生上腔静脉综合征。降主动脉瘤则可压迫食管造成吞咽困难，压迫肺门、支气管而合并肺炎、肺部感染等症状。

（3）主动脉分支及栓塞症状：升主动脉瘤和主动脉弓动脉瘤压迫可造成头臂干供血不全。若动脉瘤内血栓脱落造成脑栓塞，则可发生卒中、昏迷、失语、偏瘫等脑神经症状。胸主动脉瘤血栓脱落也可能产生肾动脉和下肢动脉栓塞，发生相应的症状。

（4）胸主动脉瘤破裂：可出现急性剧烈胸痛、休克、血胸、心脏压塞等，患者也可很快死亡。主动脉瘤破入食管、气管可造成大呕血、大咯血、窒息、休克甚至死亡。主动脉窦瘤破裂破入右心房、右心室或肺动脉，随后出现急性心力衰竭。

（5）心血管系统症状：主动脉根部瘤常合并严重的主动脉瓣关闭不全，动脉瘤压迫右心室流出道或肺动脉等造成心悸、气短、心功能不全，甚至因急性心力衰竭而死亡。由于严重主动脉瓣关闭不全、冠状动脉窦扩张、冠状动脉阻塞，患者可发生明显的心绞痛。

2. 体征 早期胸主动脉瘤体积较小，多无阳性体征，瘤体发展到一定大小时则可出现以下体征。

（1）主动脉根部瘤及升主动脉瘤累及主动脉瓣，发生主动脉瓣关闭不全，可在胸骨左右的第2、3肋间即主动脉壁区闻及舒张期哈气样杂音或双期杂音，并可发现相应的周围血管体征，如脉压增大、水冲脉、毛细血管搏动、股动脉枪击音等。瘤体巨大时，叩诊可发现胸骨两旁中上部浊音区加大，压迫上腔静脉，出现头颈部及上胸部肿胀和静脉扩张。瘤体累及头臂干造成狭窄则可发现颈部杂音，右颈动脉搏动和右上肢血管搏动减弱，血压低于左侧。

（2）主动脉弓动脉瘤可腐蚀胸骨，在胸骨部位和胸骨上凹出现搏动性肿块，压迫气管，可见气管位置移位，严重时可闻及喘鸣音。

（3）胸降主动脉瘤可在背部闻及收缩期血管杂音。巨大降主动脉瘤可侵蚀胸椎和肋骨，使胸壁呈块状隆起，并可触及扩张性搏动及震颤，闻及收缩期血管杂音。

（4）胸、腹主动脉瘤可在背部、腰部、腹部闻及收缩期血管杂音，腹部可触及搏动性包块。

（5）胸主动脉瘤破裂时可发现相应的体征，如心脏压塞、血胸等。

三、诊断及鉴别诊断

对于胸主动脉瘤较小、尚无临床症状的病例，通常在胸部X线或CT检查时才发现动脉瘤的肿块影。X线透视或超声检查可以发现扩张性搏动。目前对怀疑胸主动脉瘤的患者有许多影像学检查方法，不但可明确胸主动脉瘤的诊断及与纵隔肿瘤和其他疾病相鉴别，还可以清楚地了解胸主动脉瘤的部位、范围、大小、与周围器官的关系，特别是胸主动脉瘤分支有无受侵、动脉瘤腔内有无血栓形成、动脉瘤有无破裂等情况，为治疗提供可靠的信息。

（一）诊断方法

目前，临床上应用多种方法和技术以明确胸主动脉瘤的诊断。

1. 胸部X线片和透视（图12-1） 胸部X线后前位和侧位平片是胸主动脉瘤最基础的诊断措施。通常后前位片采用远达片，焦点-胶片距离为200cm，透照电压一般为125kV左右，曝光时间短，提高了影像清晰度，减少了血管搏动的影响；侧位片采用左侧位，适用于胸主动脉瘤和纵隔肿瘤的鉴别；必要时可加照左前斜位、右前斜位，投照角度分别为60°和45°，左前斜位可以很好地观察胸主动脉瘤全长，是很重要的体位。胸部X线透视方法简便、经济，可连续观察胸主动脉搏动情况，从而与非血管性病变相鉴别，并可随意转动体位，从不同角度观察胸主动脉瘤的情况，还可以观察血管壁钙化及钙化线的位置变化，作为辅助手段选择性应用。后前位胸部X线片可显示胸主动脉瘤阴影。主动脉根部瘤及升主动脉瘤可显示升主动脉阴影显著增宽，一般升主动脉扩张直径超过4cm，或近端管腔比远端大1/3可诊断为升主动脉瘤。若合并主动脉瓣关闭不全，可显示心影明显增大，尤其是左心室明显扩大的征象；主动脉弓动脉瘤可显示主动脉结明显增大，屈曲延长；阴影位置升高达胸锁关节，主动脉窗扩大或为阴影占据。降主动脉瘤则显示降主动脉阴影明显增宽，呈梭形扩张；胸主动脉瘤、腹主动脉瘤则可见降主动脉和腹主动脉明显增宽。有时可在胸主动脉瘤阴影区发现动脉壁钙化阴影。胸部X线透视现已很少应用，可显示出胸主动脉瘤的扩张性搏动。根据以上X线征象，再结合病史及症状，通常可以做出胸主动脉瘤的初步诊断。

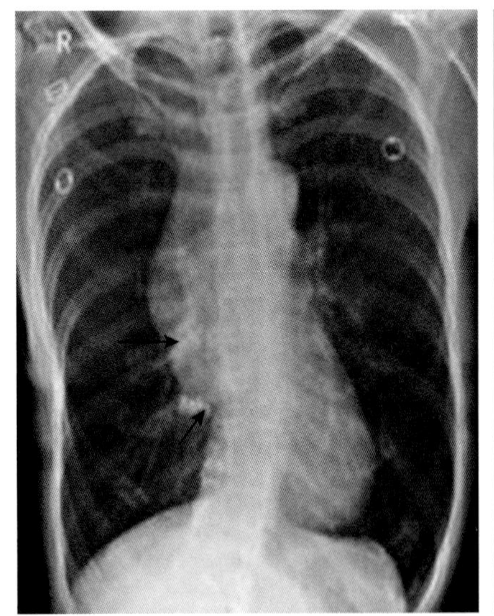

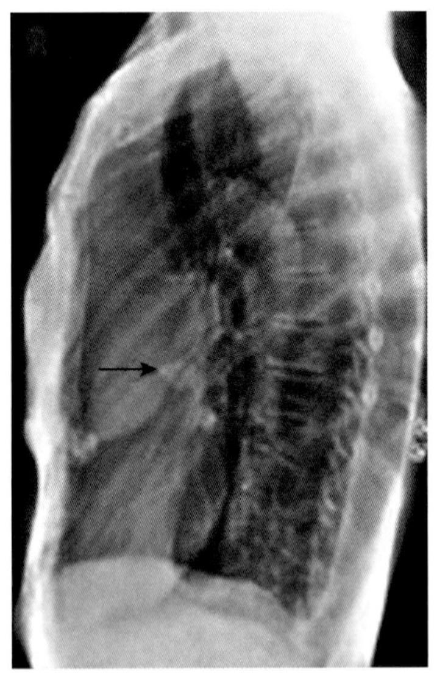

图12-1 胸部X线片显示胸主动脉瘤（箭头所示）

2. X线体层摄影 在胸部CT及磁共振成像推广应用以前，体层摄影在胸主动脉瘤的诊断和与纵隔肿瘤的鉴别诊断中起重要作用，目前已很少应用。

3. 胸部CT检查 检查胸主动脉瘤病变常规进行平扫和增强扫描。平扫是为了确定病变部位和主动脉壁钙化，增强则可显示胸主动脉瘤和邻近胸主动脉段的腔内状况（图12-2）。

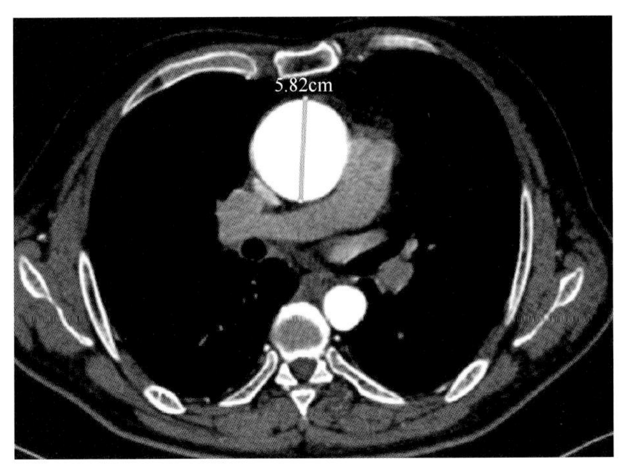

图12-2 胸部CT显示升主动脉明显扩张

近些年来，随着CT技术迅速发展，扫描速度和分辨率显著提高，尤其应用螺旋CT、多层面螺旋CT、电子束CT、超速CT等CT技术及仿真血管内镜技术，可为胸主动脉瘤的诊断提供分辨率更高、形象更加逼真的影像诊断依据，显示瘤体的部位、大小、范围（图12-3）。

CT诊断胸主动脉真性动脉瘤的主要征象：①胸主动脉局限性扩张，呈梭形、囊形、梭囊形扩张和膨出，可测量其直径和长度；②可显示胸主动脉瘤壁的厚度和形态，显示附壁血栓为较明显的偏心性增厚，并可见主动脉壁粥样硬化斑块，为不规则的结节状影像；③显示胸主动脉主要分支的情况及与主动脉瘤的关系；④CT血管成像时，附壁血栓为低密度；⑤周围器官受压的情况或侵蚀的情况；⑥CT增强或CT血管成像时若有对比剂外溢现象，提示胸主动脉瘤已破裂。

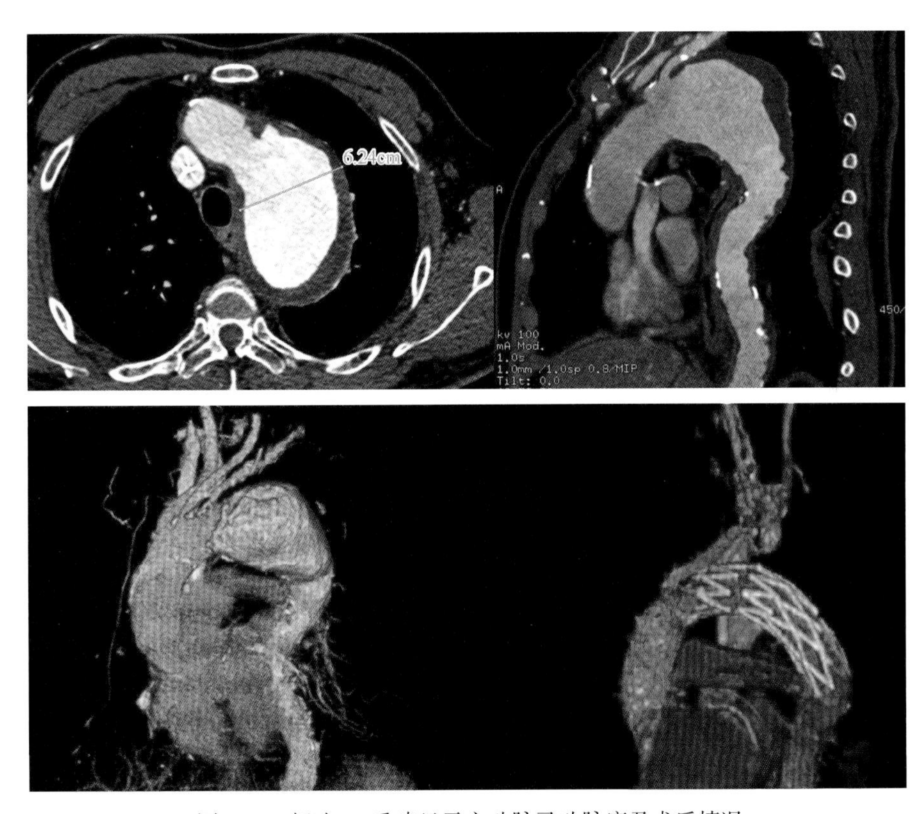

图12-3 超速CT重建显示主动脉弓动脉瘤及术后情况

CT增强扫描胸主动脉假性动脉瘤的征象为主动脉腔有对比剂外溢，而紧贴主动脉壁存在类似软组织显影，并可显示主要分支受累情况。CT血管成像三维重建可以获得胸主动脉瘤与远近段主动脉主要分支及周围重要器官的关系的主体成像，对指导手术和介入治疗有重大意义。

4. 磁共振成像（MRI）检查 对胸主动脉瘤的诊断比CT更为优越，对瘤体内部结构显示更清晰，尤其主动脉夹层动脉瘤的内膜破口、内膜片、真腔和假腔形成，可清楚地显示出来。对于真性主动脉瘤，MRI征象与CT相似，但MRI可帮助鉴别附壁血栓为新鲜血栓还是陈旧血栓。

5. 血管造影检查 主动脉造影包括选择性主动脉造影和数字减影血管造影（DSA），目前其仍然是诊断胸主动脉瘤最可靠、最清楚、最准确的方法，可显示瘤体的部位、大小、范围，主动脉瘤近段、远端主动脉情况，主要分支受累情况等，对手术方式的选择有指导意义（图12-4）。DSA属微创检查，创伤更小，能很好地显示瘤腔内部结构和血流动力学变化。

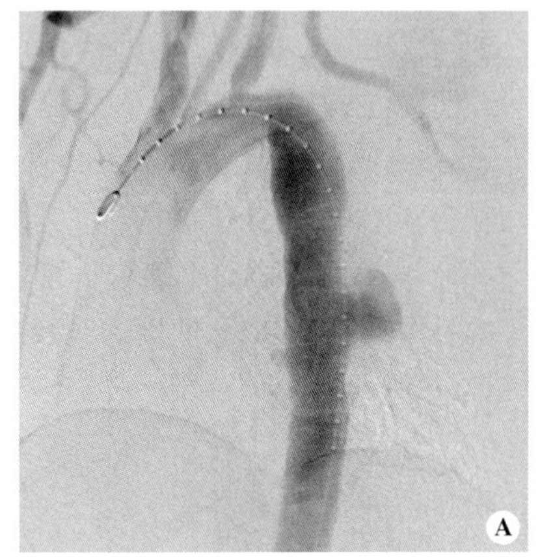

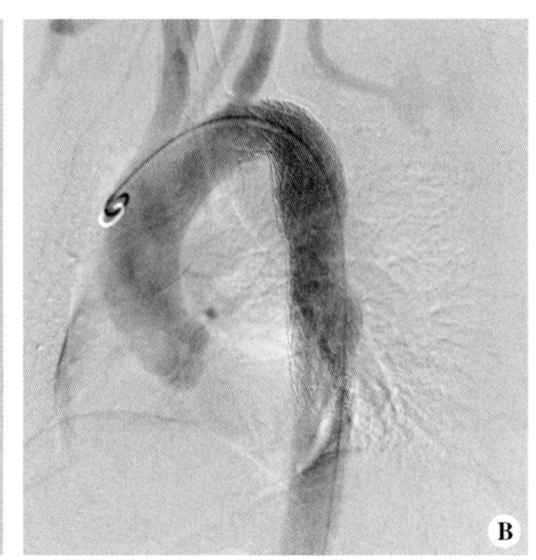

图12-4 主动脉造影对胸主动脉瘤的显示

A. 术前；B. 术后

6. 超声心动图检查 对胸主动脉瘤的诊断也有重要价值，它可以显示主动脉瓣环是否扩张，通常瓣环直径＞4.0cm即可诊断瓣环扩张症；主动脉瓣有无关闭不全及其严重程度；主动脉窦扩大的情况；升主动脉增宽和扩张是否出现夹层、内膜片，并能根据血流情况判断内膜破口的大小、部位、流速等；可显示主动脉弓、降主动脉扩张或主动脉瘤的形状（梭形或囊形）；腔内有无血栓及血流情况。彩色多普勒超声可以显示假性动脉瘤瘤体与胸主动脉相通的狭小通道，以及瘤体内的血流漩涡和稀疏血流，从而提示胸主动脉假性动脉瘤的诊断。根据肿块内是否有血流信号，可行胸主动脉假性动脉瘤与血肿、脓肿的鉴别。

7. 实验室检查 血常规、尿常规、血生化检查对胸主动脉瘤患者有以下意义。

（1）协助明确胸主动脉瘤的性质、原因。感染性动脉瘤可见白细胞升高，血培养阳性；梅毒性主动脉瘤患者康瓦反应阳性，梅毒血清学检查阳性；动脉粥样硬化患者血脂升高等。

（2）协助了解胸主动脉瘤时全身主要器官的受累情况，如肾动脉受累，尿常规检查可见尿蛋白阳性、管型及大量红细胞等。

（3）了解患者全身情况，了解电解质状况，血糖、尿糖水平，血气分析结果等，确定是否适合手术，有无手术禁忌证。

（二）诊断

目前，胸主动脉瘤的诊断程序已形成比较规范的流程。

（1）初步诊断和筛查，对有症状或无症状的患者进行胸部X线检查，结合年龄、病史及体征初步诊断胸主动脉瘤。

（2）基本明确胸主动脉瘤的诊断，除外纵隔肿瘤或其他需要鉴别的疾病，主要进行超声检查（包括多普勒超声及超声心动图检查）、胸部CT平扫和增强检查，必要时进行CT或MRI检查。这些检查基本可以明确胸主动脉瘤的部位、范围、大小及与周围器官的关系，腔内有无附壁血栓，瘤体有无破裂或破裂趋势；初步评估主动脉分支受累情况；确定有无心脏疾病如主动脉瓣关闭不全等，鉴别纵隔肿瘤和主动脉瘤。

（3）了解全身情况，为确定手术适应证和禁忌证提供依据。进行心、肺、肾、脑、肝各重要器官功能检查及生化、电解质等实验室检查，特别是要了解患者有无冠状动脉病变；心脏瓣膜是否存在病变，尤其是是否合并主动脉瓣关闭不全、二尖瓣关闭不全等；主动脉是否有多种病变，如同时合并腹主动脉瘤；以及有无颈动脉病变、脑血管病变或四肢动脉病变等。

（4）血管造影是协助医生设计手术方案的基

本方法，并为医生提供更为精确的诊断资料，尤其可准确观察主动脉分支受累和通畅情况，以及其他节段主动脉受累情况，必要时行冠状动脉造影，明确有无冠状动脉狭窄（表12-1）。

（三）鉴别诊断

1. 纵隔肿瘤　邻近心脏和胸主动脉的肿瘤，其症状、体征及胸部X线征象与胸主动脉瘤相似，有时可误诊为胸主动脉瘤，先前将纵隔肿瘤误诊为胸主动脉瘤而开胸手术的病例多有报道。前纵隔的胸腺肿瘤可能与升主动脉瘤相互误诊，但胸部侧位X线片可见升主动脉瘤的梭形或梨形阴影与心脏相连，发自左心室，透视观察可见扩张性搏动，听诊可闻及杂音，这些征象是胸腺肿瘤所不具备的，如有混淆，进行超声心动图检查及CT或MRI检查，均可予以鉴别。后纵隔神经源性肿瘤体积较大或形状类似时也可与降主动脉瘤相混淆，但利用超声、胸部CT及MRI检查均不难鉴别。

表12-1　评估胸主动脉瘤的影像学选择

注意事项	经胸超声心动图	经食管超声心动图	计算机断层血管造影	磁共振成像	主动脉造影
测量精度	中等	中等	高	高	低
主动脉评估范围	有限	中等	完全	完全	有限
检测急性主动脉综合征	差	中等	高	高	差
主动脉反流和分级	可以	可以	否	可以	有限
便携式	可以	可以	否	否	否
明显的差异	否	否	可以	可以	可以
辐射	否	否	存在	否	存在
费用	低	中等	中等	高	高
侵入性手术	否	可以	否	否	可以
建议优先级	第二	第三	第一	第二	第三

2. 中心型肺癌　不典型的中心型肺癌向纵隔内生长，伸入主动脉窗，与主动脉弓、降主动脉关系密切，甚至侵犯主动脉外膜，在胸部X线片上不易与该部的胸主动脉瘤或假性动脉瘤相鉴别。此时若进行胸部CT增强扫描或MRI及超声检查，可予以鉴别。必要时可行血管造影加以鉴别。另外，肺癌患者有呼吸道症状，纤维支气管镜检查阳性，并可进行病理检查明确诊断。

3. 食管癌　中下段食管癌与降主动脉瘤同在后纵隔内，X线检查时可以混淆。但食管癌吞咽困难症状明显，食管钡餐造影和纤维食管镜检查可协助明确诊断。

4. 真性胸主动脉瘤、主动脉夹层动脉瘤与胸主动脉假性动脉瘤的鉴别诊断　三种胸主动脉瘤均有其临床特点，手术处理方法不尽相同，临床上须严格鉴别，明确诊断，通常通过症状、体征、X线检查及胸部CT、MRI、超声和血管造影不难鉴别。但有时主动脉夹层动脉瘤是在原有胸主动脉瘤的基础上发生的，或小的胸主动脉瘤破裂也可同时存在假性动脉瘤。

真性胸主动脉瘤发病缓慢，患者逐渐出现疼痛和压迫症状，疼痛较轻，逐步发展，CT及MRI表现为胸主动脉局限性扩张或膨出，CT成像、血管造影可显示胸主动脉瘤的形状。主动脉夹层动脉瘤则常为突然发病，出现急性剧烈胸痛，呈撕裂样或刀割样，常伴休克，如不处理，病情迅速恶化。CT、MRI可显示胸主动脉分层现象，出现真、假腔，超声可探查到内膜破口及真、假腔的血流信号。在胸主动脉瘤的基础上发生夹层，多见于升主动脉，症状较缓，超声可发现有内膜片漂浮于动脉瘤腔内。胸主动脉假性动脉瘤常有胸部挤压伤或撞击伤的病史，伤后胸痛明显，其后逐渐缓解。X线所见的团块影多位于胸主动脉一侧。CT、MRI检查可发现胸主动脉周围肿块有通道与胸主动脉相连，超声可观察到通道的血流，必要时行血管造影可清楚地看到对比剂由胸主动脉溢入假性动脉瘤腔内。

四、治　　疗

目前，对于主动脉瘤的机制研究逐步深入，

一些潜在的药物干预在动物实验得到了有效性验证，然而这类成果应用于临床仍存在一定距离，尚无药物可以明确治疗或预防胸主动脉瘤。自主动脉腔内修复术得到广泛应用以来，发展迅速，随着技术的普及和设备的更新进步，尤其是杂交技术的应用，使其在胸主动脉瘤特别是主动脉弓远端的胸主动脉瘤治疗中占有更高的比例。然而，对于遗传性结缔组织病所导致的主动脉瘤，在较小年龄应用腔内修复术，其远期效果欠理想，支架损毁比例高；对于合并结构性心脏病的主动脉根部和升主动脉病变，由于心脏畸形的同期治疗必要性和极具个体化且复杂的解剖特点，外科手术仍然是不可替代的、保证患者近远期效果的治疗手段。

（一）开放手术

胸主动脉瘤的外科治疗开始于20世纪50年代初。1951年Lam和Aram采用同种主动脉移植治疗胸主动脉瘤。1953年DeBakey和Cooley首创采用人工血管移植手术治疗胸主动脉瘤。1953年Bahnson首先进行降主动脉瘤缝扎术。此后，胸主动脉瘤的手术治疗在许多医疗中心推广开展。

1956年Cooley和DeBakey、1957年DeBakey分别首先应用体外循环技术成功地进行升主动脉瘤和主动脉弓动脉瘤的手术治疗。此后，升主动脉、主动脉弓和降主动脉各段主动脉瘤的手术技术不断改进，不断有新型人工血管问世，脊髓保护的概念和灌注技术也得到了迅速发展。1968年Bentall和DeBono首次采用带瓣改道手术治疗升主动脉瘤和主动脉瓣关闭不全，1970年Edwards和Kerr对马方综合征和主动脉环扩张症的外科治疗进行了重大改进。1975年，深低温停循环作为新的支持技术被应用于胸主动脉瘤的外科治疗中。20世纪80年代Crawford等在移植技术方面有了重大的发展如象鼻技术等，并成功进行了全主动脉和次全主动脉置换，使主动脉瘤和主动脉外科达到了空前的发展阶段。

胸主动脉瘤根据部位和个体化的病情不同，治疗方式各异，对于患者的救治，既要考虑技术的可行性和安全性，更要考虑患者的近、远期疗效。本部分根据不同的主动脉解剖部位病变分别介绍目前的治疗方式。另外，值得一提的是，心脏主动脉外科发展迅速，且地域发展水平不均，受限于医疗器械等条件影响较大，医生应因时因势调整治疗方案。

1. 手术适应证 胸主动脉瘤一旦明确诊断，直径超过5cm，无论有无症状，只要无手术禁忌证，均应及早进行手术治疗。同时，从1987苏联Volodos医生首次尝试腔内修复降主动脉假性动脉瘤以来，主动脉腔内修复术及杂交手术伴随着技术和器械快速发展，在主动脉弓及远端的主动脉病变修复中的地位越来越重要。

胸主动脉瘤手术技术较复杂，主动脉阻断、重要器官灌注和外科吻合技术都需要成熟团队配合并克服一定的学习曲线。手术中涉及重要器官如心脏、肺、脑、脊髓、肝、肾等的缺血、再灌注损伤和保护问题。因此，在选择具体患者手术指征时，应综合考虑各方面的危险因素。随着围手术期管理水平的提高，以往理解的“禁忌证”，现在可以通过多学科协作给予有效、安全的外科治疗。

（1）患者的年龄，心、肺、脑、肝、肾等重要器官的功能状态，有无合并糖尿病、脑血管病、冠心病、颈动脉疾病及血液系统功能异常等其他严重慢性病。详细评估患者的全身情况是否能耐受手术。

（2）胸主动脉瘤的部位、病因、类型、大小、范围及主动脉分支受累情况，有无动脉瘤破裂及分支阻塞等合并症。对于主动脉根部和近端主动脉病变的患者，应特别注意其解剖特点和主动脉瓣功能情况，根据患者的病变特点选择手术方式。对于主动脉瓣形态尚可的根部病变患者，中国医科大学附属第一医院在严格的术前评估后，采用保留主动脉瓣的主动脉根部替换术（David手术）进行治疗。

（3）社会及心理因素：胸主动脉瘤手术为系统性治疗过程，患者多高龄，在选择手术时应充分考虑患者的心理状态、家庭和社会关系等问题。

2. 手术相对禁忌证 合并严重的心、肺、脑、肝和肾功能不全，经内科治疗无显著改善者，以及全身情况极差者为手术相对禁忌证。

3. 术前准备

（1）并存疾病的治疗：胸主动脉瘤患者多高龄，常并发周围血管病、糖尿病、高血压、冠心病、脑血管病、慢性阻塞性肺疾病（COPD）及肾功能不全等。术前准备期对这些并存疾病必须予以充分评估和相应内科治疗。

1）糖尿病：是胸主动脉瘤患者常见的并存疾

病之一，术前若未控制，可增加手术合并症的发生率和病死率。择期手术患者术前血糖应控制在7.28～8.33mmol/L，尿糖在10mmol/L以下，对于较严重患者或术前有酮中毒者，应给予胰岛素治疗。同时注意纠正水、电解质紊乱。50%的老年患者可有隐性糖尿病，应注意详细检查，可行糖耐量试验和餐后2小时尿糖测定。

2）高血压：是胸主动脉瘤患者最主要的并存疾病之一。高血压加重动脉硬化的发展，并对心、肺、肾、脑等重要靶器官造成损害如左心室肥厚、左心功能不全，脑出血、脑血管意外，肾小动脉硬化、肾功能不全等；胸主动脉瘤患者的高血压应在术前控制稳定，降压药不宜在术前停用，以免血压反弹，并应根据患者具体情况辅助应用镇静药、利尿剂、抗心绞痛及抗心律失常药。

3）冠心病：胸主动脉瘤患者，尤其是中老年患者，不少并存缺血性心脏病，显著增加了麻醉和手术风险及围手术期处置的难度。心肌梗死或心肌再梗死是胸主动脉手术患者术后死亡的重要原因。因此，术前需要对冠心病及其程度、心功能详细了解和评估。仔细了解患者有无心绞痛史、发作频率、药物是否有效及有无左心功能不全症状和体征、有无陈旧性心肌梗死等。在行主动脉造影时，同时行冠状动脉造影，明确有无冠状动脉狭窄及部位和程度。如有冠状动脉严重病变，应根据情况必要时同期给予冠状动脉旁路移植术治疗。如有心绞痛症状，应给予药物治疗，使其稳定。

4）主动脉瓣关闭不全：部分主动脉根部病变或升主动脉瘤患者合并主动脉瓣关闭不全，其进展快，反流程度重，早期由于左心室肥厚扩张的代偿，提高左心室舒张末压，保证心排血量，可无症状。如患者平卧位出现呼吸困难，表明左心室功能已发生代偿失调，左心室收缩力降低，心排血量减少。对这类患者，术前应先强心、利尿，然后应用扩血管药物降低后负荷，控制心力衰竭，调整状态，选择适当时期采取手术治疗。

5）脑血管病：对于伴有脑血管病患者，应行脑部CT、MRI、经颅超声检查及颈动脉超声检查，明确脑血管病的程度，对病变进行定位，了解是否由颈动脉狭窄引起，术前考虑能否同时行颈动脉内膜剥脱术，如为夹层动脉瘤内膜分离造成的头臂干阻塞，须考虑术中如何解除其阻塞性病变，目前心外科手术同期行颈动脉内膜剥脱术在中国医科大学附属第一医院已常规开展。

6）慢性阻塞性肺疾病和呼吸功能的评价：患者应戒烟，应用支气管解痉药、抗生素、祛痰药物及雾化吸入等治疗慢性肺部感染，进行血气分析，评估肺通气和弥散功能是否可耐受手术。对于肥胖及COPD合并肺动脉高压、右心功能不全患者，应了解其肺动脉高压情况，予以吸氧、降低肺动脉压、强心利尿等治疗，加强围手术期呼吸功能锻炼，并注意呼吸机模式参数的调整。

7）肾功能的评估和处理：胸主动脉瘤患者由于长年的动脉硬化及高血压，术前有可能出现肾功能不全。而主动脉夹层动脉瘤的剥离或压迫肾动脉直接影响肾灌注而导致进行性肾功能不全。胸腹主动脉瘤患者约14%术前已有肾功能不全，对于肾功不全患者，术前应进行尿常规、血尿素氮、血肌酐、内生肌酐清除率等检查。注意水、电解质平衡。尽可能减少和避免应用对肾功能有损害的药物。如肾功能不全由肾动脉狭窄所致，术前可行经皮肾动脉扩张成形术等相应治疗；如为其他原因，则应行利尿、保护肾功能等内科治疗。此类合并肾代偿功能降低的患者，围手术期应积极应用连续性肾脏替代治疗。

（2）严格控制感染：胸主动脉瘤的手术为无菌手术，术中常植入的人工血管和人工瓣膜均为异物，对预防手术感染要求较高，因而术前应尽最大可能检查明确有无感染灶，如呼吸道感染、咽扁桃体炎、胆道感染、泌尿生殖系统感染及皮肤感染等，术前应检查发现和治疗这些感染。常规术前3天开始应用抗生素，严格备皮、去定植。

（3）凝血方面的准备：防止出血是胸主动脉瘤手术中最重要的问题，因此，术前应全面检查肝功能和凝血功能（TEG、ACT等），对于长期进行抗血小板治疗的患者，术前应检测血小板聚集功能，并且停止口服抗血小板药物，改为低分子肝素过渡。如凝血功能不健全，术前应给予纠正，如注射维生素K，改善肝功能，必要时补充纤维蛋白原等，以防术后因凝血功能障碍而出现吻合口及术野渗血。

（4）对马方综合征患者的骨科、眼科合并症，应请有关科室会诊，并做相应处理。

（5）给患者安慰，介绍病情，做好患者的心理准备。

（6）广泛胸主动脉瘤手术如升主动脉、主动脉弓手术范围广，创伤大，涉及多方面，合并多器官功能损伤，涉及多个专科，术前应请麻醉医师、灌注医师及监护医师一起会诊，讨论制订手术方案及围手术期处理策略，并进行默契的合作。

4. 胸主动脉瘤开放手术的基本方法和手术技术 胸主动脉瘤手术的实施包括两个部分，一是阻断主动脉血流，创造一个无血的手术操作环境，这涉及很多器官的缺血保护问题，并且需要麻醉医师的配合，这个过程称为胸主动脉瘤手术的基本方法。二是动脉瘤切除或切开和主动脉重建的技术。胸主动脉瘤的部位、范围、大小、病因不同，其手术选择的基本方法和手术技术有较大区别。能否正确选择手术方法和手术技术，决定着手术的成败。本部分主要叙述真性胸主动脉瘤的手术基本方法和手术技术，关于主动脉夹层动脉瘤等的手术基本方法和手术技术见相关章节。

（1）主动脉根部瘤手术：主动脉根部瘤主要累及升主动脉下段和主动脉窦、主动脉环，多数合并主动脉瓣关闭不全，称为主动脉环扩张症，多由马方综合征及其他主动脉中层囊性坏死病变引起。其病理特点如下：①主动脉环扩张，主动脉瓣菲薄变形，关闭不全；②主动脉窦瘤状扩张，窦壁变薄；③左、右冠状动脉开口位置抬高上移；④部分病例可合并夹层，升主动脉内膜剥离，但多数分层现象并不广泛；⑤整个动脉瘤呈梨状，可向下压迫左心室，向两侧压迫上腔静脉和肺动脉。

1）基本方法：常采用气管插管全身麻醉，中低温体外循环；通常可经升主动脉插管，若弓部受累，则需要行股动脉插管或右腋动脉-右锁骨上动脉插管，静脉插管可经右心耳插腔房管，或经右心房（耳）分别行上、下腔静脉插管；心肌保护采用顺行或逆行灌注心脏停搏液，心肌温度达15℃。

2）手术技术

A. Bentall手术（应用带人工瓣的人工血管替换升主动脉根部和主动脉瓣膜，并行左、右冠状动脉开口移植）：适用于主动脉根部瘤病变导致主动脉瓣环扩大而产生主动脉瓣关闭不全，同时左、右冠状动脉开口上移者，尤多见于囊性中层坏死和马方综合征患者。术中应用带人工瓣的复合人工血管替换升主动脉和主动脉瓣，并进行冠状动脉开口移植。1968年，Bentall和DeBono首次报道以来，手术技术进行了许多改进，各家缝合方法不尽相同。国内于1985年由孙衍庆、王天佑首先报道成功进行该手术，现已在各地广泛开展。

手术切口常采用典型的胸骨正中切口。近年来，少数学者采用胸骨上段小切口，自胸骨上凹至乳头水平，正中切开长10～13cm，从上至下纵行劈开胸骨达第4肋间水平，也可进行该手术。1997年，Svensson报道了“丁”形胸骨上段小切口。1999年Olin等比较了胸骨上段、胸骨旁和横断胸骨3种不同的小切口，其中胸骨上段小切口较为安全，容易操作。胸骨上段小切口创伤小，疼痛轻，住院时间短，符合现代微创概念。目前仍为临床试用，有待于积累经验和正确评估，初次进行Bentall手术医师不宜采用。

切开心包，充分显露大血管和心脏，探查测量主动脉瘤的大小、形状，冠状动脉开口的位置，探查动脉瘤远心端升主动脉是否正常，测量其直径以选择相应口径的人工血管带瓣管道，通常我国一般选用口径26～30mm的管道，主动脉瓣一般为25～27号。目前市售商品带瓣管道，质量较好，无须术中预凝，缝合方便，但价格高昂。如无条件，也可用人工血管和人工瓣膜，由另一组外科医师在台上进行预凝和缝制。探查心脏有无病变，尤其是二尖瓣区有无明显震颤，结合术前超声心动图检查，若有中度以上的二尖瓣关闭不全，也应同时经主动脉口或房间隔切口探查二尖瓣，必要时行二尖瓣替换术或二尖瓣成形术。

体外循环建立后，降温达26～28℃，阻断主动脉瘤远端的升主动脉，在动脉瘤中央纵行切开，显露左、右冠状动脉口，经冠状动脉口顺行灌注心脏停搏液，或经在右心房预置的冠状静脉窦灌注管逆行灌注心脏停搏液进行心肌保护。

扩大主动脉切口，吸尽积血，探查主动脉腔内有无内膜剥离及其位置和范围，检查主动脉瓣环，并通过主动脉瓣环探查二尖瓣，决定手术步骤。

若无内膜剥离或内膜剥离并未达到动脉瘤远端的正常升主动脉，则可切除主动脉瓣（图12-5A），显露好主动脉瓣环；在左、右冠状动脉开口及周围动脉壁组织，分别行袖状切开，距中心1～1.5cm，制成包括冠状动脉开口的纽扣状袖状动脉片（图12-5B～图12-5D）。如冠状动脉开口抬高明显，估计与人工血管吻合无张力，也可不行袖状切口，行直接吻合；或仅将冠状动脉开口上缘半环状切开，形如城门，即“城门洞法”；另一种为纽扣状冠状动脉开口袖片法（图12-6）。主动脉瓣环和冠状动脉开口袖状动脉片预备好后，即可开始置入带瓣管道（图12-5B～图12-5D）。

首先将带瓣管道的瓣膜端与主动脉环吻合，根据术者的习惯和主动脉瓣环组织的情况，可采用双针带垫间断缝合或连续缝合。主动脉瓣环较脆弱时宜行间断褥式带垫缝合（图12-5D），若瓣环组织较坚强，可用2-0 Prolene线2根连续缝合，完成吻合。

在人工血管吻合左、右冠状动脉开口相应部位，用电切刀做圆孔或城门洞状孔，应用4-0或5-0 Prolene线将预制好的冠状动脉袖状动脉片与此孔吻合，或将此孔直接与冠状动脉口吻合，先在后壁吻合左冠状动脉开口（图12-5E），再将人工血管放平吻合右冠状动脉开口（图12-5F），完成冠状动脉移植术。也有学者在袖状动脉片之外加环状垫片，以加固吻合口，可降低吻合口出血的概率。

左、右冠状动脉移植完成后，轻轻上提人工血管，测量和剪裁人工血管，使其达到合适的长度。如过长，则在开放阻断钳后人工血管发生弯曲，如过短，则各吻合口张力增加，容易出血。修剪升主动脉前壁与人工血管相适应，保留后壁，应用3-0或4-0 Prolene线连续缝合行升主动脉与人工血管端端吻合，完成远端吻合（图12-5G）。

升主动脉和心尖部充分排气后，开放阻断钳，心脏复搏，辅助循环、复温。此时仔细检查各吻合口有无漏血和渗血，必要时加针缝扎止血。逐步停机，恢复正常循环，在拔除体外循环插管，注射鱼精蛋白中和肝素待ACT正常后，再次检查各吻合口有无漏血及渗血，并进行相应处理。如确定各吻合口无渗血和出血，则以原来的动脉瘤壁包裹人工血管（图12-5H），或加用纤维蛋白胶封闭各吻合口，防止渗血。手术实际步骤如图12-5I～图12-5M所示。

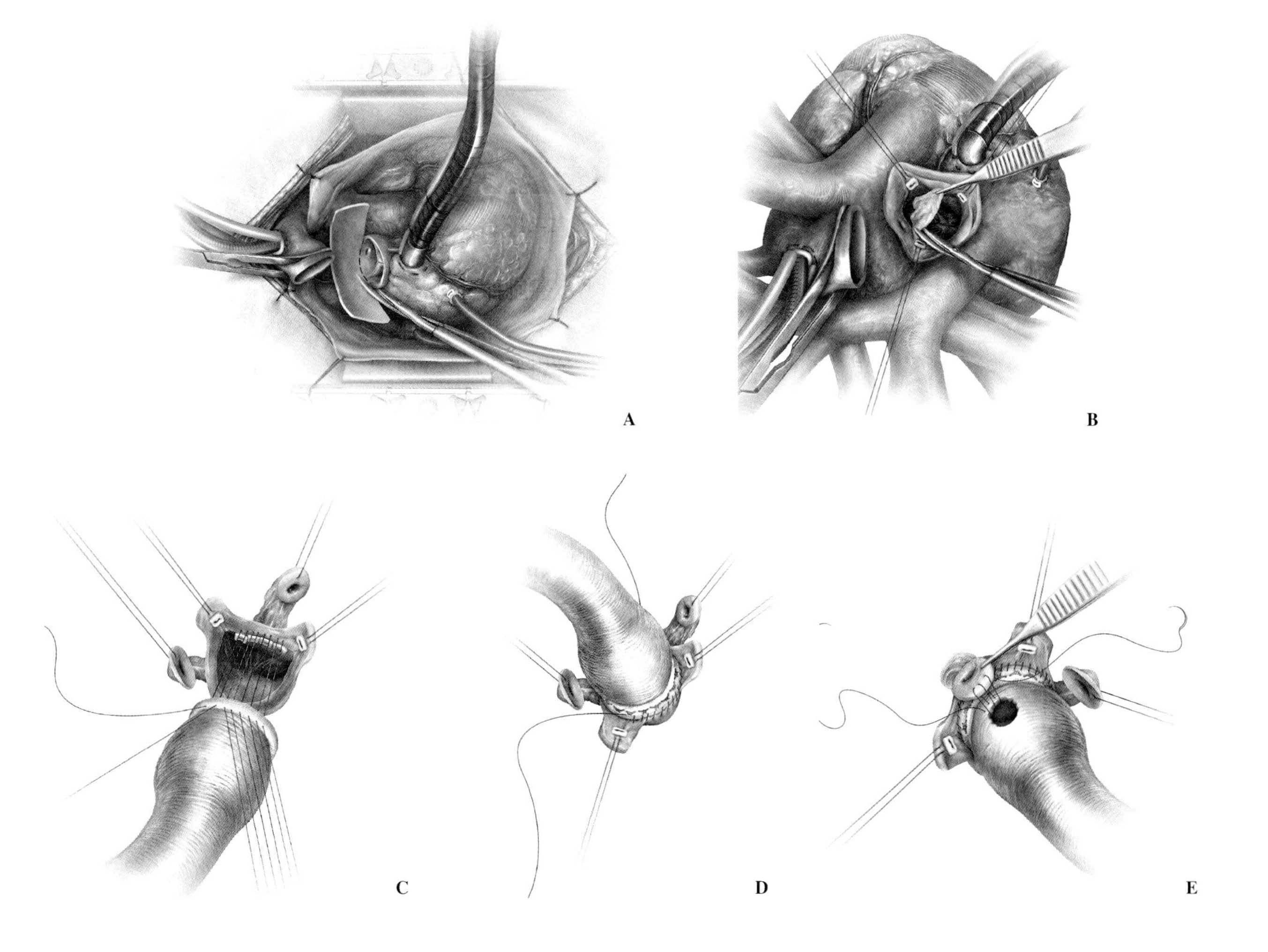

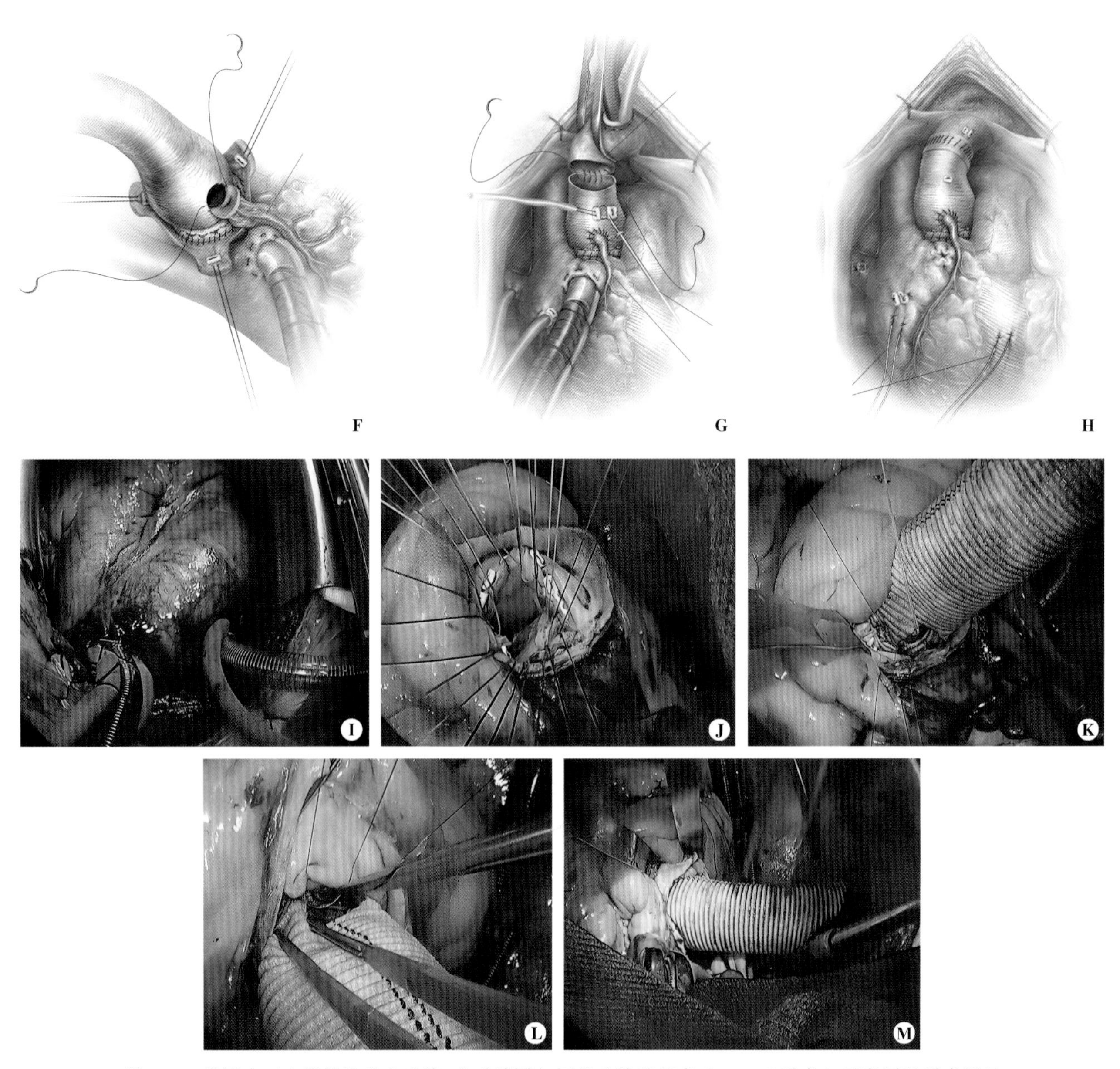

图12-5　带瓣人工血管替换升主动脉-主动脉瓣与冠状动脉移植术（Bentall手术）示意图及手术所见

A. 切除主动脉瓣；B. 于主动脉环三连合处预置褥式缝线准备置入带瓣管道；C. 褥式缝合将带瓣管道置入主动脉环；D. 带瓣管道已置入并显示左冠状动脉及右冠状动脉口袖片；E. 左冠状动脉口袖片与带瓣管道吻合；F. 右冠状动脉口袖片与带瓣管道吻合；G. 带瓣管道与远端升主动脉吻合；H. 吻合完毕；I. 升主动脉、主动脉根部瘤瘤体；J. 置入带瓣管道（术中显示主动脉环缝线）；K. 预制冠状动脉口袖状动脉壁片；L. 左冠状动脉口与人工血管吻合；M. 远端升主动脉吻合口完成。引自Kouchoukos NT，2018. Operative techniques in thoracic and cardiovascular surgery. The Button Bentall Procedure，23（2）：50-61.

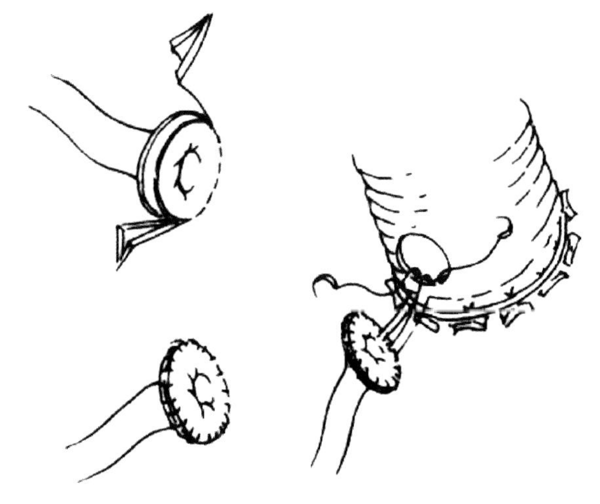

图12-6　冠状动脉口与带瓣管道吻合的3种方法之一：纽扣状冠状动脉开口袖片法

B. Cabrol手术：手术技术基本与Bentall手术相同，其区别在于采用一段8mm或10mm的人工血管，两端分别与左、右冠状动脉吻合，然后在其中部做一纵行开口，与带瓣人工血管行侧侧吻合（图12-7），这样可以明显减小两个冠状动脉吻合口的张力，防止出血。其适用于两冠状动脉开口抬高较少、距离带瓣管道较大的病例和Bentall术后二次手术的病例。

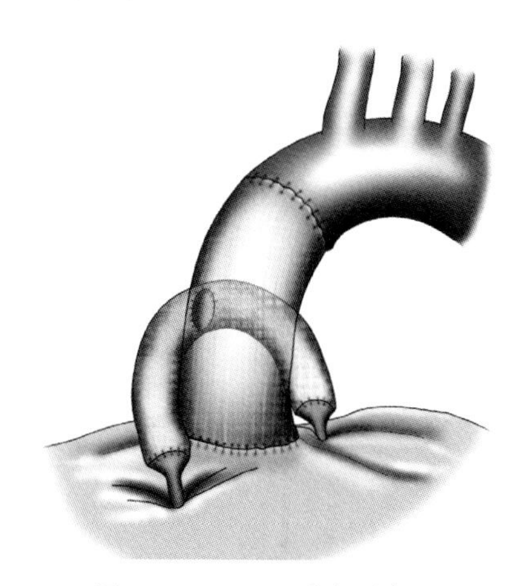

图12-7　Cabrol手术示意图

C. Wheat手术（升主动脉和主动脉瓣置换术）（图12-8）：适用于升主动脉瘤合并主动脉瓣关闭不全，主动脉窦扩大不明显且主动脉根部近瓣环血管质地尚正常，左、右冠状动脉开口无明显上移的患者（非马方综合征患者），该类病变多由动脉粥样硬化导致。术中同时行升主动脉人工血管替换和主动脉瓣置换术。此时，病变不同于主动脉环扩张症，主动脉环无明显扩大，左、右冠状动脉开口无明显上移，其周围动脉壁组织相对较好。手术操作为先进行主动脉瓣替换，然后用人工血管替换升主动脉。先将人工血管与冠状动脉开口以上的动脉壁吻合，然后再与升主动脉远端吻合。手术操作较Bentall手术简单，但由于遗留了冠状动脉开口以下扩张的动脉壁，因此，此处具有潜在继续扩张形成动脉瘤甚至破裂的风险。

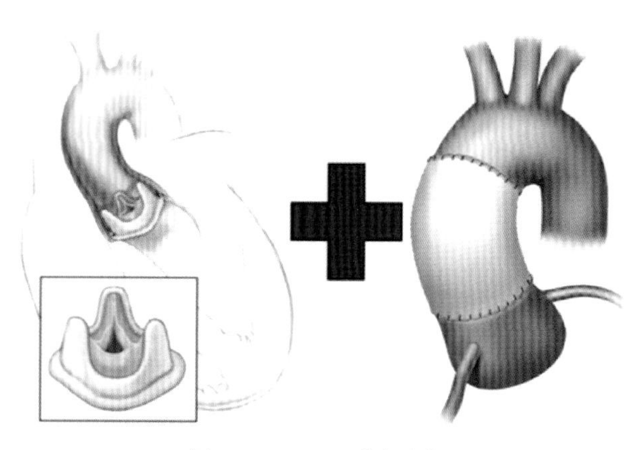

图12-8　Wheat手术示意图

引自Andersen ND，Hughes GC，2016. Concomitant replacement of the ascending aorta is free-for some. J Thorac Cardiovasc Surg，152（3）：799-800.

D. David手术（保留主动脉瓣的主动脉根部替换术）（图12-9）：David手术最初由著名心脏外科专家Trione David提出。Bentall手术由于应用人工瓣膜，术后需要长期服用华法林抗凝，易出现相关凝血系统并发症。由于部分升主动脉瘤患者主动脉瓣叶结构和功能均良好，若该类患者仍按常规行此类手术，则其预后不是最理想的。主动脉瓣叶的质量是David手术成功与否的决定因素。对于非原发于主动脉瓣叶及瓣环的主动脉疾病，如主动脉瓣叶柔软、无增厚和明显脱垂，而且反流为中心性，可行David手术。患者术后无须长期抗凝，避免了抗凝及机械瓣相关并发症。David手术是现代一种较理想的手术方案，同时也能获得较好的血流动力学效果。但由于该手术较为复杂，对术者操作要求较高，因此该手术开展难度大，且术后存在主动脉瓣反流的可能，并有再次手术的潜在危险。

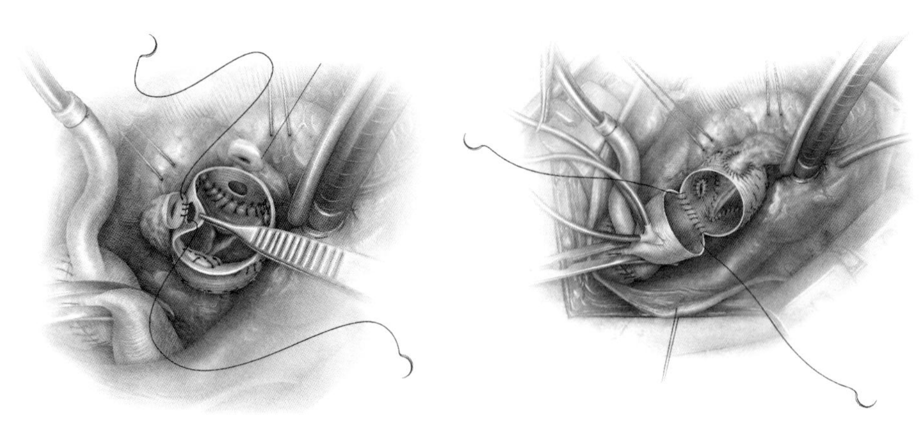

图12-9 David手术示意图

引 自Konomidis JS，2009. Valve-Sparing aortic root replacement— "T. David V" method. Operative Techniques in Thoracic and Cardiovascular Surgery A comparative Altas，14（4）：281-296.

（2）升主动脉瘤

1）基本方法：气管插管全身麻醉，中低温体外循环，插管方法及心肌保护基本与主动脉根部手术相同。无主动脉瓣病变，首次灌注停搏液，可采用主动脉根部插针的方法，较为简便。

2）手术技术：升主动脉瘤切除、人工血管替换术（图12-10），适用于升主动脉梭形动脉瘤。体外循环下纵行切开瘤体，将口径和长度适合的一段人工血管与升主动脉两端吻合，近端吻合于冠状动脉开口以上，远端吻合于升主动脉远端，均应用2-0或3-0 Prolene线连续缝合。吻合完毕，充分排气，开放阻断钳，检查吻合口有无出血。并进行适当处理，停止体外循环，应用鱼精蛋白中和肝素后，再检查吻合口，如无出血，即用原来的主动脉瘤壁包裹人工血管。

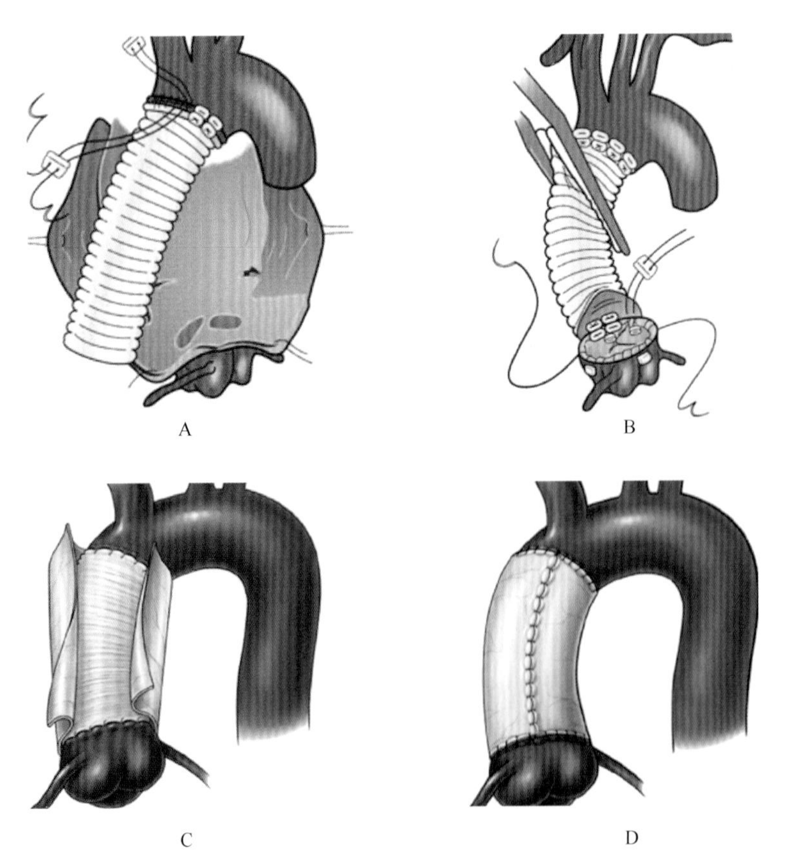

图12-10 升主动脉瘤切除、人工血管替换术示意图

A. 人工血管与升主动脉近端吻合；B. 人工血管与升主动脉远端吻合；C. 吻合完成后情况；D. 以动脉瘤壁包裹人工血管

（3）主动脉弓动脉瘤

1）基本方法：深低温停循环（deep hypothermia circulatory arrest，DHCA）和选择性脑灌注（selective cerebral perfusion，SCP）是目前进行主动脉弓手术的基本方法，为主动脉弓切除提供无血手术野，同时对脑组织进行了有效保护。深低温降低了脑组织的代谢率和耗氧量，提高了脑组织对缺氧的耐受性，还可抑制自由基生成，抑制兴奋性神经介质合成与释放，稳定细胞膜，防止神经元损害，抑制白三烯生成和内源性损害因子释放，减轻脑水肿，从而尽量避免脑细胞出现不可逆损伤。但在深低温情况下，脑代谢并没有完全停止，长时间缺氧仍可造成不可逆损伤。因此，深低温停循环有一定的时间限制。目前多数学者将深低温停循环的安全时限定为鼻咽温15℃以下45分钟，婴幼儿可适当延长至60分钟。然而，安全时限也不是绝对的，因此必须尽量缩短停循环的时间或增加脑保护的有效措施。这样既不影响手术操作，又可确保脑部血液供应，加强对脑组织的保护，为复杂主动脉手术提供充足的时间，显著减少脑合并症的发生。目前，临床应用的方法有3种：选择性动脉脑灌注、经上腔静脉逆行脑灌注和脑保护液脑灌注。

A. 深低温停循环方法：麻醉诱导后，头部可放置冰袋，使用全身变温毯将体表温度降至32℃左右，以缩短体外循环时间及弥补体外循环降温不均匀，增强各器官抗缺血损伤能力。转机前尽早静脉注射甲泼尼龙15mg/kg。

低温转流过程采用中深度血液稀释，血细胞比容（hematocrit，Hct）维持在0.18～0.2，以利于低温下组织微循环灌注。血液稀释的同时要注意胶体成分的补充，用血浆、白蛋白或血浆代用品如佳乐施（血定安）维持血液合适的胶体渗透压，预防低胶体渗透压所致的组织器官水肿。复温后根据情况加库存血、给利尿剂或采用超滤方法使血液血红蛋白浓度随着温度回升而逐渐提高，使停机时Hct达到0.24以上，术毕Hct达到0.3以上，预防复温后低血红蛋白性低氧血症及脑水肿。

全身肝素化后行动静脉插管，并行循环血液降温，降温速度不要过快过急，降温期一般提倡20～30分钟，以确保体内组织器官均匀达到深低温，利于组织器官尤其是脑的保护。当鼻咽温降至28℃时，根据手术需要阻断升主动脉，经主动脉根部或切开升主动脉直接经冠状动脉开口灌注含血停搏液。为了缩短体外循环时间，可利用继续降温过程，进行人工瓣膜置换、近心端人工血管吻合或冠状动脉移植等操作。当鼻咽温降至15℃，肛温22～24℃时，置患者20°～30°头低位，停循环，钳夹动脉灌注管，从静脉引流管将体内血液按1～20ml/kg放置氧合器内，钳夹静脉引流管进行手术。停循环前，静脉给予丙泊酚200～400mg或硫喷妥钠7～15mg。停循环过程中应开放氧合器旁路循环，避免体外循环管道血栓形成。严格控制停循环时限，尽量缩短停循环时间。如停循环时间预计超过安全时限，可在停循环30分钟时恢复全身循环，5～10分钟后再停循环。有学者认为这样比持续停循环更安全。

手术结束恢复循环，保持头低位。恢复循环后不要急于复温，持续灌注使静脉血氧饱和度上升至正常水平后再缓慢复温。复温过程维持血氧饱和度不低于65%，否则，应减慢复温速度，增加灌注流量，这样有利于偿还停循环时出现的氧债，减少酸性代谢产物产生。复温时水温和血液温度小于10℃，避免低温溶解在血液中的气体在高温时溢出产生空气栓塞的危险。复温过程保证充足灌流量，维持合适灌注压6.67～9.33kPa（50～70mmHg），避免血压过高或过低，保证组织器官有效灌注。注意调整鼻咽温和肛温温差，使体内组织器官均匀复温。根据血气分析报告调整血液电解质、酸碱平衡，稳定内环境，以利于组织器官功能的维持。复温后静脉注射甲泼尼龙15mg/kg，给予20%甘露醇0.5g/kg；密切观察尿量，根据情况静脉注射呋塞米10～20mg，必要时采用血液浓缩器滤水调节水平衡，防治脑水肿，预防肾衰竭。鼻咽温28℃以上心脏复苏。鼻咽温37℃、肛温35℃、Hct达0.24以上，血流动力学平稳，停止体外循环。

B. 脑灌注的实施：脑灌注技术分为经颈动脉顺行脑灌注和经静脉逆行脑灌注两种方法。过去，经动脉脑灌注多采用经头臂干和左颈总动脉双侧插管灌注，或经双侧颈动脉插管灌注或主动脉弓三大分支插管灌注插管方法，比较复杂，流量分别控制需要用多个血泵，多个插管极易损伤血管壁，并影响手术操作，经不断研究和改进，目前经右锁骨下动脉插管持续低流量选择性脑灌注为最可行的方法。过去经静脉逆行脑灌注也有多种报道，如经颈静脉选择性逆行脑灌注、经上腔静脉逆行脑灌注及经上下腔静脉全身逆行灌注等。目前以经上腔静脉逆行脑灌注应用最多。

a. 经右锁骨下动脉选择性脑灌注：近年来，中国医学科学院阜外医院孙立忠等采用经右锁骨下动脉选择性脑灌注进行累及主动脉弓动脉瘤的手术治疗114例，取得良好效果，既保证了弓部手术操作顺利进行，又保证了停循环期间脑的血液灌注，对脑组织保护良好，避免了脑缺血造成的神经系统损害。

脑的血液供应来自左、右颈内动脉和左、右椎动脉，颈动脉系和椎动脉系在脑底部形成很大的动脉环（Willis环）互相沟通，调节两侧大脑半球的血运。另外，颈动脉系与锁骨下动脉系在颅内还有不少交通支，椎动脉为锁骨下动脉的最大分支，因此，在深低温停循环状态下，阻断头臂干和左颈总动脉，由右锁骨下动脉插管灌注，首先使右椎动脉和右颈动脉得以灌注，继而通过Willis环让左颈内动脉系和左椎动脉系得到灌注，从而使双侧脑部得到有效血液供应。另外通过锁骨下动脉-椎动脉-脊髓前动脉及脊髓后动脉、锁骨下动脉-甲状腺干-颈升动脉颈根动脉的侧支循环使脊髓得到部分血供，同时起到保护脊髓的作用。

经右锁骨下动脉插管选择性脑灌注，血流方向符合生理，插管远离主动脉弓，不影响弓部手术，在保证脑组织的血液供应同时，保证弓部手术野无血。经右腋动脉-锁骨下动脉插管，即可满足全身体外循环的需要，在深低温停循环时又可进行选择性脑灌注，无须多处插管，简单易行，安全可靠。

术前应行经颅多普勒超声（TCD）或MRI等检查了解Willis环及脑血管状况。

具体操作方法：于右锁骨下方约2cm处做一个长3～5cm的横切口，切开皮肤、皮下组织和胸大肌筋膜，钝性分离胸大肌并分别向上下牵拉，拉钩向外侧牵拉胸小肌便可显露其深层的腋血管神经束，游离腋静脉并穿带向下牵拉，腋动脉两端绕以阻断带，其间小动脉分支可结扎或用丝线阻断。肝素化后依次阻断腋动脉远端和近心端，中间做一横切口，长度为血管周长的1/2～2/3。切口外膜封一个牵引线，选用20～24Fr动脉插管，管口斜面朝下插入腋动脉，松开近心端阻断钳插管进入右锁骨下动脉，插管进入血管内长度约3cm，到位后旋转180°，使管口斜面朝上，近心端线绳打结并固定在插管上以防其脱落，插管排气后与体外循环动脉管相连（图12-11）。

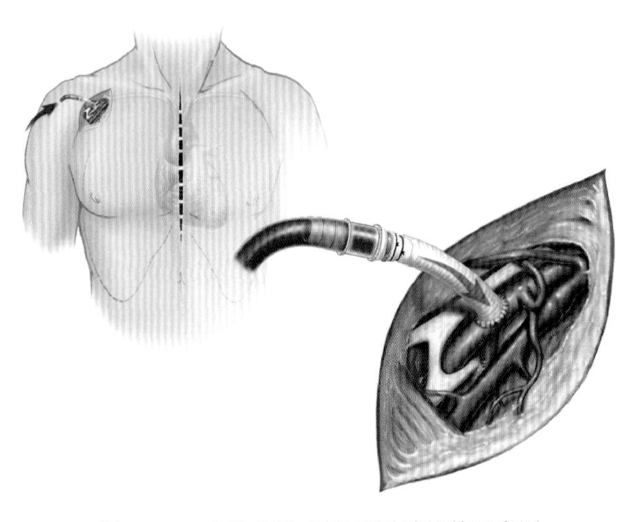

图12-11　右腋动脉-锁骨下动脉插管示意图

右心房或上、下腔静脉插管后便可转机降温，当鼻咽温降至28℃时，阻断升主动脉，经主动脉根部或切开升主动脉直接经冠状动脉开口灌注心脏停搏液。继续降温的同时，可完成心内畸形矫治、人工瓣膜置换、近心端人工血管吻合或冠状动脉移植等操作；当鼻咽温降至18～22℃时，至患者头低位15°～30°，动脉灌注流量减少，将头臂干、左颈总动脉和左锁骨下动脉近端阻断，同时开放升主动脉阻断钳，完成主动脉弓部和弓降部手术操作。此时经右锁骨下动脉单独持续灌注脑部进行脑保护，其他部位为深低温停循环。但先天性主动脉狭窄或中断、复杂主动脉夹层动脉瘤等疾病应联合股（或髂外）动脉插管上下同时灌注（图12-12，图12-13）。

术中用脑部血氧饱和度监测仪监测脑部供血情况，脑部灌注流量一般为5～10ml/（kg·min），脑部血氧饱和度为50%～70%。在主动脉弓部吻合口闭合之前，先开放阻断的主动脉弓分支血管，使弓部充分排气，然后复温，完成整体手术。

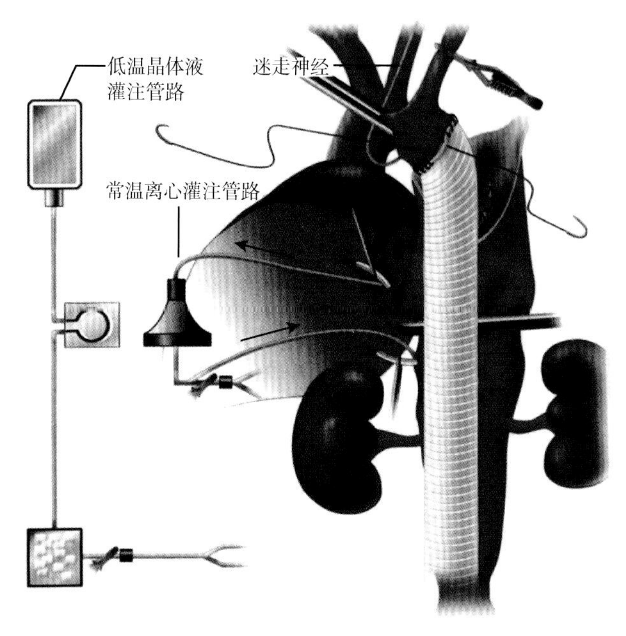

图12-12　经右锁骨下动脉、右心房转流示意图

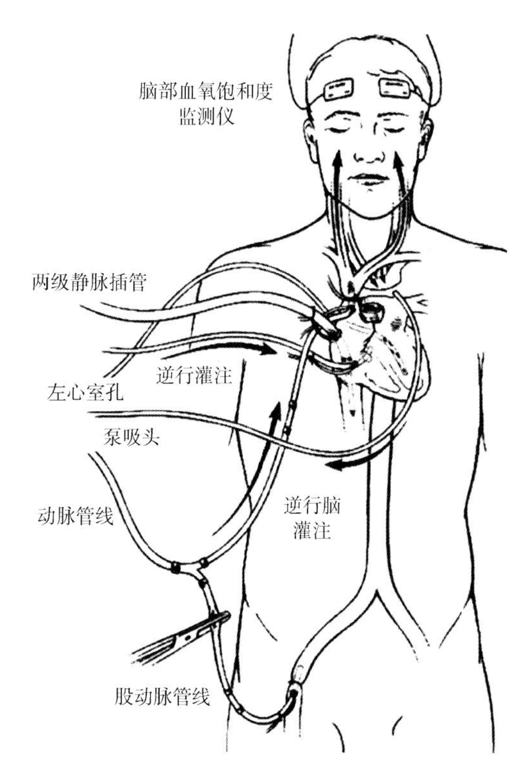

图12-13　经右锁骨下动脉选择性脑灌注并经股动脉同时下半身灌注示意图

应用鱼精蛋白中和肝素后，便可拔出右锁骨下动脉插管。先剪去固定线，当插管从右锁骨下动脉和腋动脉拔出时立即阻断腋动脉近心端，用5-0 Prolene线间断或连续缝合切口，最后1～2针时，先松开远端阻断钳，回血由切口喷出，确定管腔通畅无狭窄后可依次缝合肌筋膜、皮下组织和皮肤。

右锁骨下动脉插管或拔出时要轻柔，切忌粗暴，严防造成血管内膜剥离或血管断裂；臂丛神经既不能牵拉，更不能切断损伤，以防副损伤。

在进行选择性脑灌注时，应根据鼻咽温、颈动脉压，脑部血氧饱和度调节脑灌注流量，既要避免脑灌注不足，又要预防脑灌注过度，保证静脉引流通畅，防止脑水肿。术中维持脑部血氧饱和度和颈内静脉血氧饱和度在65%左右，右颈动脉压5.33～8.00kPa（40～60mmHg），左颈动脉压2.67～6.00kPa（20～45mmHg），上腔静脉压0～0.294kPa。

b. 经上腔静脉逆行脑灌注（图12-14）：1982年Lemole首先报道深低温停循环经上腔静脉间断逆行脑灌注进行主动脉弓动脉瘤手术，以后不断有类似的报道，并进行了更加深入的研究，国内孙衍庆、董培青等于1992年首先将此法应用于临床，取得了良好效果。

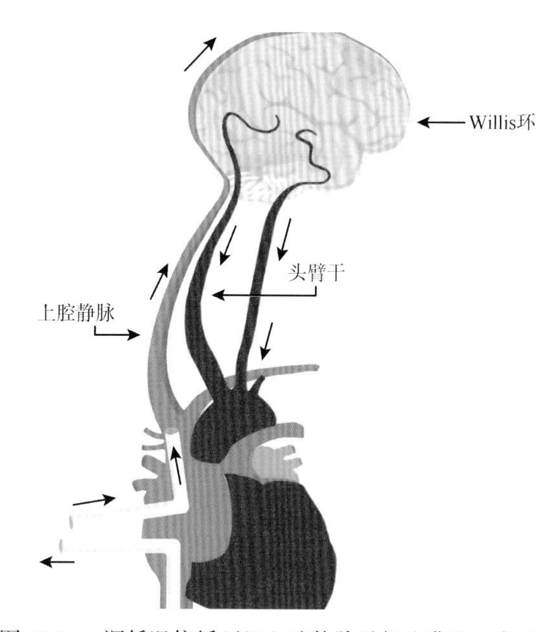

图12-14　深低温停循环经上腔静脉逆行脑灌注示意图

人脑部静脉系统无瓣膜，很少发生粥样硬化病变，经上腔静脉系统持续向脑部灌注低温氧合血，可以有效维持脑组织低温状态，提供氧和能量的代谢底物，有效保护脑组织，血液由头臂干回流，并能预防脑动脉系统出现气栓和栓子，可以显著延长深低温停循环的时间，预防脑组织缺血损伤。实验表明，经上腔静脉逆行灌注的压力应维持在3.33kPa（25mmHg）左右，流量为200～500ml/min，控制上腔静脉压以不超过

4.00kPa（30mmHg）为宜，以防发生脑水肿。头臂干回流血氧饱和度维持在65%～70%。

c. 脑保护液脑灌注：深低温停循环期间，脑细胞代谢虽然降低，但仍有代谢活动，仍可产生无氧代谢的毒性产物。有学者将心脏停搏液的原理应用于脑灌注，设计了不同配方冷脑保护液进行脑灌注，其目的是维持脑的局部低温，冲洗出毒性产物，应用药物进一步降低脑细胞代谢率。Crittenden等报道动物实验显示该法是延长深低温停循环（DHCA）安全时限的新方法。

2）手术操作技术

A. 主动脉弓次全切除：人工血管替换术适用于主动脉弓梭形动脉瘤，头臂干根部未受累或受累较轻者，停循环后，切开瘤体，清除血栓，将保留三支头臂干开口的瘤壁完整切下呈岛状（图12-15A），取直径相当的人工血管先与降主动脉行端端吻合，将人工血管顶部切出一块，与头臂干开口瘤壁相当大小，应用3-0 Prolene线连续缝合（图12-15B），将头臂干开口移植到人工血管上，缓慢恢复体外循环，充分排气后将人工血管近端阻断，行人工血管与升主动脉端端吻合（图12-15C），各吻合口均应用3-0 Prolene线连续缝合，最后升主动脉排气，开放阻断钳，心脏自动复搏或电击除颤复搏。

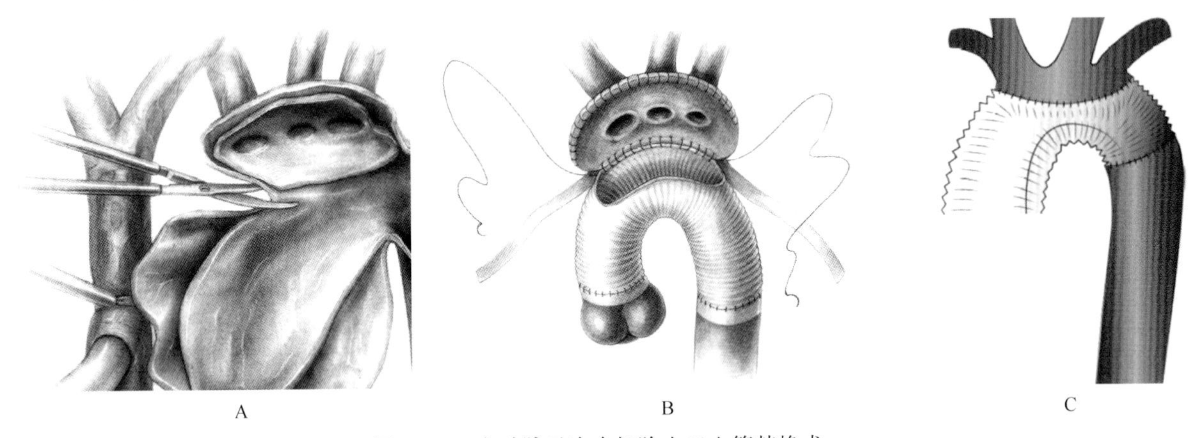

图12-15　主动脉弓次全切除人工血管替换术

A. 将头臂干切口的瘤壁切下呈岛状动脉片；B. 人工血管与降主动脉吻合口，切除部分人工血管壁与头臂血管片吻合；C. 主动脉弓次全切除人工血管替换完成

B. 全主动脉弓切除人工血管替换术：当头臂干受累，呈瘤状扩张时，无法采用与瘤壁一并切下移植的方法，常需要与头臂干远端分别吻合，此时可采用已预先缝好三支人工血管的人工血管组件，方法与次全切除相同。

C. 主动脉弓切除带环人工血管置入术（图12-16）：适用于较局限的弓部动脉瘤。切开瘤体，将带金属环的人工血管两端分别置入升主动脉和降主动脉，主动脉壁外用3条带结扎，纵行切开人工血管弓顶部，头臂干开口岛状瘤壁与人工血管吻合方法同上。这种方法可以缩短手术及停循环时间，减少脑缺血损伤。

D. 主动脉弓部切除成形术：适用于主动脉弓憩室状动脉瘤、假性动脉瘤或主动脉弓一侧壁偏心性动脉瘤，临床上较少见，手术方法较简单，即切除瘤壁，用人工血管修补（应用3-0 Prolene线连续缝合）或钳夹切除瘤蒂，应用3-0 Prolene线连续缝合。升主动脉瘤累及主动脉弓近端时，也可行主动脉弓近端部分切除。

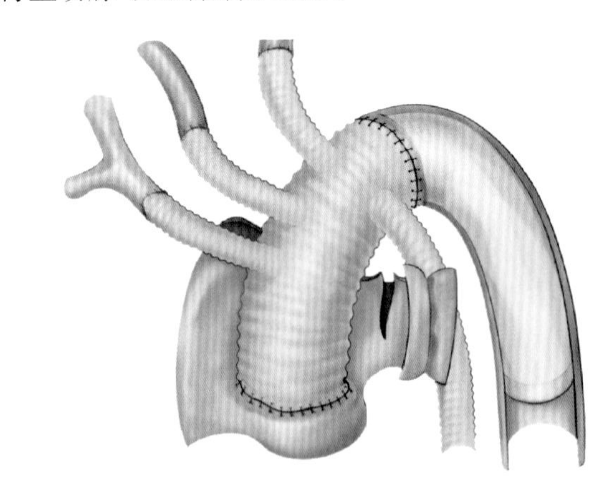

图12-16　带环人工血管替换主动脉弓

（4）降主动脉瘤

1）基本方法：根据降主动脉瘤的大小、范围、手术难易程度选用不同的方法。

A. 全身麻醉低温合并控制性低血压：使用于比较局限的降主动脉瘤切除术，可采用变温毯降温。鼻咽温降至31～32℃，应用加深麻醉和药物如硝普钠、乌拉地尔等控制血压，将桡动脉平均压控制在8.00～9.33kPa（60～70mmHg），由于术中降主动脉阻断时间延长，可引起脊髓、肾及腹腔器官缺血损害，故阻断时间不应超过45分钟。

B. 左心转流：适用于病变广泛的降主动脉瘤和胸腹主动脉瘤。左心耳插管，将氧合血引出，通过血泵经股动脉插管注入腹主动脉，体温根据需要降至32～35℃，但应注意防止低温造成心室颤动，在动脉瘤两端阻断主动脉，提供术野，行降主动脉瘤切除人工血管置换术。

左心转流状态下，心肺头臂干由心脏本身供血，而降主动脉远端、肝、肾及腹腔器官及下肢由转流泵供血，管理的关键是流量和血压的控制，阻断水平越靠近心脏方向，其转流量越大，转流期间应控制上半身血压在9.33～13.3kPa（70～100mmHg），平均压不低于6.67kPa（50mmHg）。调节好转流量，并尽量保持稳定，防止上半身血压过高或过低。下半身血压可由足背动脉插管监测，将平均压维持在6.67～9.33kPa（50～70mmHg），左心房压维持在0.667～1.33kPa（5～15mmHg）。根据上肢血压和左心房压调节引流量，根据下肢血压和每分钟尿量调节灌注量。术野失血应及时回输及补充，调节血液电解质、酸碱平衡，避免血液过度稀释（Hct保持在0.24～0.3为宜），避免造成心室颤动的因素，维持正常心律、心排血量，维持上半身和下半身良好供血。

C. 股动脉、股静脉部分体外循环：适用于广泛的降主动脉瘤和胸腹主动脉瘤，经股静脉插管引出部分静脉血，经氧合后由股动脉泵入体内，简称股-股转流。

D. 常温阻断血泵法全血回收股动脉输入下半身灌注：近年来孙立忠等报道常温下将降主动脉瘤两端阻断，将主动脉切开的出血经血泵完全回收，经氧合器氧合，由股动脉插管持续低流量或快速高流量灌注。1994年以来应用此法进行降主动脉瘤和Ⅲ型夹层动脉瘤手术140例，手术病死率由原来的21.6%（74例）降至4.3%，平均输血量由6328ml降至840ml，取得良好效果。

2）胸主动脉瘤手术时的脊髓保护：有关脊髓缺血原因及缺血损伤的防治问题详见第九章。

3）手术操作：典型术式为降主动脉瘤切除人工血管替换术，游离出降主动脉瘤近端和远端分别阻断，纵行切开瘤体，清除血栓，如瘤体较短，可缝合相应的肋间动脉开口，然后将Dacron人工血管与降主动脉的近远端行端端吻合，均应用3-0 Prolene线连续缝合，吻合完毕，先松开远端阻断钳，插针排出人工血管内气体，再开放近端阻断钳，鱼精蛋白中和肝素后，应用原动脉瘤壁包裹人工血管。如需要切除过长的降主动脉，需要将T_6～T_{12}肋间动脉开口两侧瘤壁保留，与人工血管后壁行侧侧吻合，保留脊髓供血，防止术后发生截瘫。

（5）胸腹主动脉瘤：详见第十三章。

（6）多段及弥漫性胸主动脉瘤

1）基本方法：多段或弥漫性胸主动脉瘤，须同时切除主动脉根部、升主动脉、主动脉弓及降主动脉，常用的转流方法为右锁骨下动脉-右心房插管体外循环、深低温停循环，若头臂干受累而无法行右锁骨下动脉插管，则需要经股动脉插管行体外循环并深低温停循环。深低温停循环期间，经头臂干灌注行选择性脑灌注或经上腔静脉逆行灌注进行脑保护。第一期行主动脉弓替换、升主动脉-主动脉根替换，即象鼻手术（elephant trunk procedure）。第二期再行降主动脉瘤及腹主动脉瘤手术。也可一次行全主动脉替换术或次全主动脉替换术，但手术损伤巨大，危险性高。

2）手术方法：象鼻手术由Borst首次描述，为全主动脉或次全主动脉切除手术的分期操作方法。第一期先行升主动脉-主动脉根-主动脉弓切除、人工血管替换，即象鼻手术（图12-17）：采用胸骨正中切口，游离主动脉弓，体外循环插管，降温，深低温停循环后，纵行切开升主动脉及主动脉弓，经冠状动脉开口灌注心脏停搏液，显露头臂干开口及降主动脉近端，取一较长的人工血管，一端向腔内套入形成双层折叠的管道，内管的头端以缝线牵住，将此双层折叠管道送入降主动脉的远端，人工血管近端开口应用3-0 Prolene线与降主动脉近端吻合，牵拉缝线将内管拉至弓部，在相应于头臂干开口部位人工血管顶端剪成椭圆形开口与头臂干吻合，然后钳夹人工血管近端，恢复体外循环灌注，然后行主动脉瓣替换术，并保留左、右冠状动脉开口的主动脉壁，最后行人工血管与主动脉根吻合（Wheat手术），完成整个操作。人工血管的远端即游离保留于降主动脉内，备二期手术时应用。

5. 术后处理 胸主动脉瘤手术创伤大，对循环的干扰大，即使采用各种转流和灌注，对组织器官来讲仍是不正常的循环状态，因此必然造成重要器官（心、肺、脑、脊髓、肝、肾等）不同程度的缺血和缺血再灌注损伤，手术过程对全身凝血机制、免疫系统、全身代谢各器官的功能状态造成较大的影响，术后均需要一定时间的补偿和恢复。加上胸主动脉瘤患者多为老年人，原有其他疾病和器官功能障碍。因此，胸主动脉瘤患者，术后均应进入ICU，进行严密监护，并采用各种措施保证各种代谢紊乱和器官功能失调的恢复。

（1）循环系统监测与处理：胸主动脉瘤术后患者应常规进行心电图、直接动脉压、中心静脉压的连续监测。观察心率、心律、动脉压、中心静脉压、尿量、呼吸及胸腔和纵隔引流量等变化，并及时进行如下处理。

1）平均动脉压维持在8.00～9.33kPa（60～70mmHg），避免血压过高造成吻合口出血和创面渗血，血压过高时常用微量泵静脉滴注硝普钠、盐酸乌拉地尔等，能满意控制血压。若血压过低，需要进一步明确是否有继续出血或血容量不足，并及时处理。

2）补充血容量：胸主动脉瘤手术创伤大，失血多，手术时间长，不感蒸发消耗液体多，转流后失衡，或术后有出血、渗血、利尿等很易造成血容量不足，必须及时予以补充。血红蛋白和血细胞比容偏低，应补充全血，使血红蛋白升至100g/L以上，血细胞比容在0.35以上。同时根据中心静脉压、引流液量、尿量等进行调整，补充晶体液与胶体液。输注血浆、白蛋白有利于提高胶体渗透压，减轻组织水肿，促进利尿。

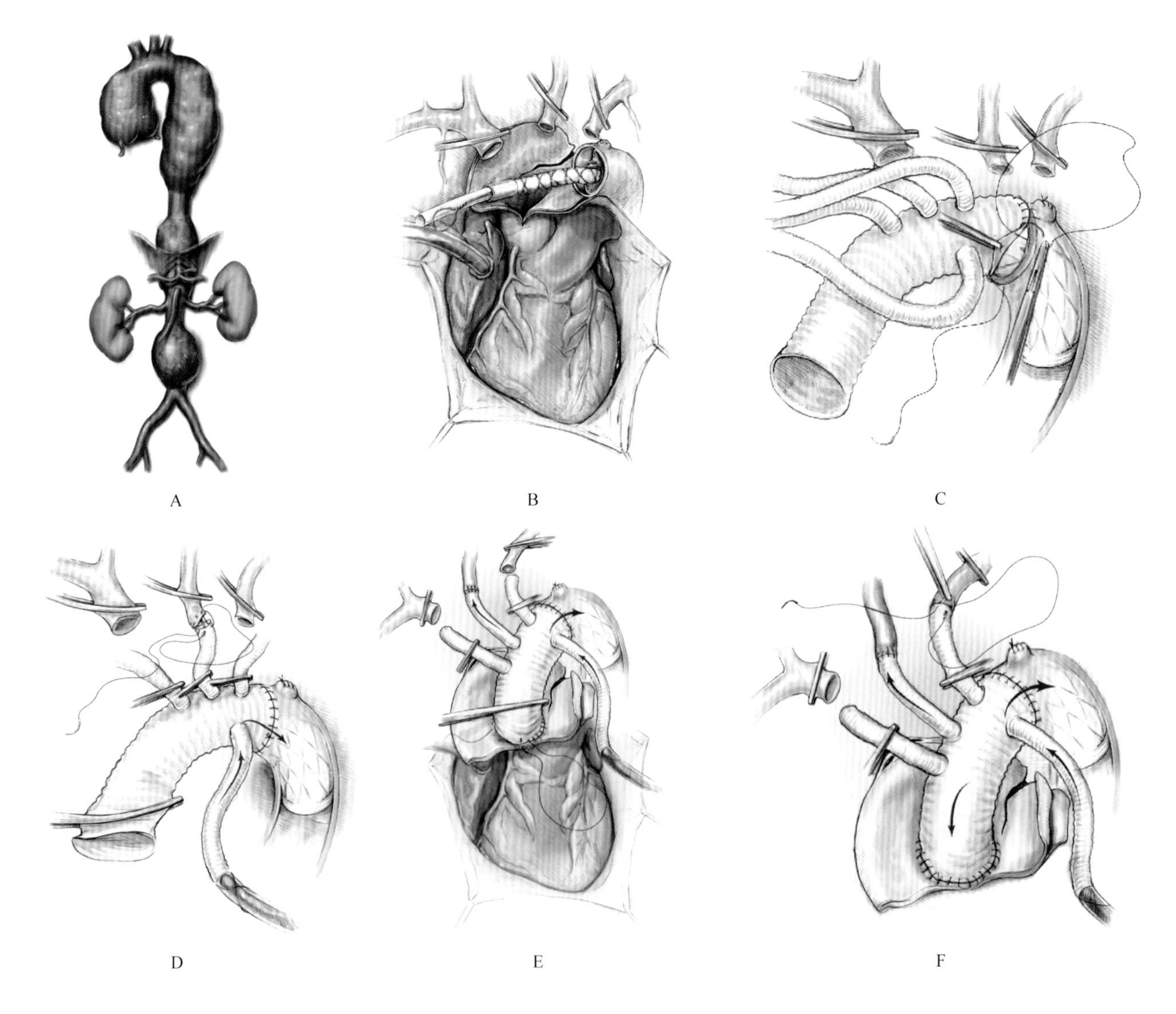

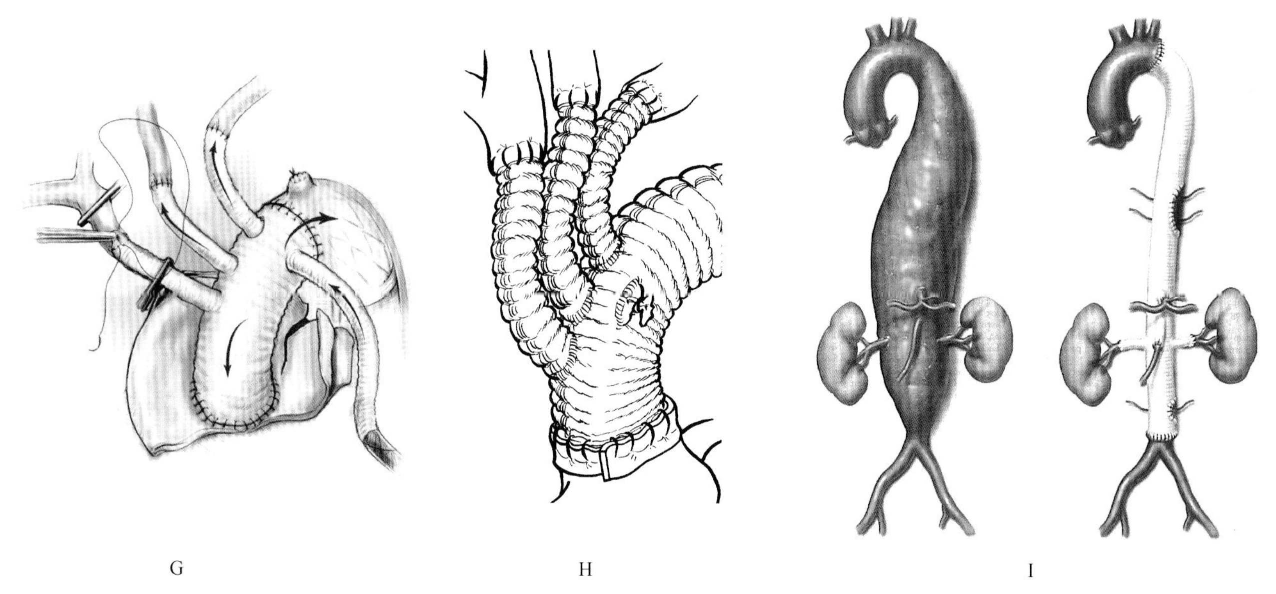

图12-17　升主动脉-主动脉根-主动脉弓切除、人工血管替换

A. 显示升主动脉弓及降主动脉全部瘤样扩张；B. 主动脉根部处理，图示为Bentall手术；C. 横断主动脉弓三分支，切开主动脉弓，送入术中支架；D. 完成远端吻合口，恢复全身灌注；E. 左颈总动脉与分支血管吻合，恢复双侧大脑灌注；F. 四分支血管近端与近端人工血管吻合；G. 左锁骨下动脉、头臂干与分支血管吻合；H. 结扎四分支血管灌注分支；I. 降主动脉及腹主动脉切除人工血管替换，保留下位肋间动脉、腹腔及肠系膜、肾血管片一并与人工血管吻合，完成次全主动脉替换术。引自 MA WG，ZHU JM，ZHENG J，et al，2013. Sun's procedure for complex aortic arch repair：total arch replacement using a tetrafurcate graft with stented elephant trunk implantation. Annals of Cardiothoracic Surgery，2(5)：64248-64648；Robu M，Marian D，Margarint R，et al，2023. Association between bilateral selective antegrade cerebral perfusion and postoperative ischemic stroke in patients with emergency surgery for acute type A aortic dissection—single centre experience. Medicina，59，1365.

3）心脏情况的处理：主动脉根部瘤、升主动脉瘤及主动脉弓部瘤术中均须使心脏停搏，阻断冠状动脉循环，造成心肌缺血和再灌注损伤，加上多数患者可能有冠状动脉粥样硬化、心脏代偿功能低下等，术后易发生心律失常、心功能不全、心肌缺血甚至心肌梗死等，均应及时发现和处理。

（2）呼吸管理：术后常规给予呼吸机辅助呼吸，通常需要16～24小时。回ICU后立即拍摄床旁胸部X线片，调整气管插管的位置，保证最佳通气。注意呼吸机的各项指标，定时做血气分析，保持PO_2、PCO_2、SaO_2及其他血气指标在正常范围内。降主动脉瘤手术应用双腔气管插管麻醉，术中阻断左肺通气，左肺萎陷，并采取左心转流的患者，术中和术后可发生左肺出血，术后应严密观察，及时处理。

（3）神经系统监测与处理：胸主动脉瘤手术，尤其是深低温停循环及降主动脉阻断时间延长的患者，应严密观察脑与脊髓的功能状况，严密观察患者神志恢复状况，瞳孔和眼底变化，四肢运动和感觉恢复情况，有无偏瘫、截瘫。必要时对患者行颅脑CT、MRI、TCD及诱发电位等检查，明确有无脑栓塞、脑出血、脑水肿，或脑与脊髓的缺血和再灌注损伤，并采用相应的治疗措施，如脱水治疗、脑血管扩张疗法及神经营养治疗等。对于有明显神经系统损害的患者，应加强基础护理，防止临床合并症等。

对于存在脊髓缺血风险和术后脊髓损伤的患者，围手术期积极脑脊液引流是预防脊髓损伤、减缓患者症状、提高脊髓动脉供血的重要手段之一。

（4）严密观察和防止术后出血：尤其是吻合口出血，严密观察引流液的量和性状，如短时间出现大量血性引流液，其血红蛋白测定接近动脉血，应考虑吻合口出血，应立即补充血容量，并再次开胸探查止血。

（5）肾功能检测和维护：注意尿量及性状，血尿素氮和肌酐的变化，及时应用呋塞米等利尿药物，出现肾功能不全时，应采取相应的治疗，必要时透析。

（6）充分镇静镇痛：可在胸内安置导管，应用镇痛泵给予镇痛药物，必要时应用地西泮等镇静药物，防止患者因过度紧张及烦躁出现血压波动、吻合口出血及冠状动脉痉挛、心肌梗死及脑血管变化等。

（7）保持水、电解质平衡：胸主动脉瘤手术创伤大，转流、利尿等常引起水、电解质紊乱，尤其是低血钾等，应根据情况进行补充及调整。

（8）抗感染：胸主动脉瘤手术创伤大、时间长、创面暴露于空气中，污染概率大，应用的人工血管、人工瓣膜及多种缝线均为异物，易引起感染。除术中严格无菌操作外，术后应使用大剂量广谱抗生素，两种抗生素联合应用1周左右，以预防感染。另外，还需要注意真菌感染的预防。

（9）应激性合并症的防治：胸主动脉瘤手术创伤大，可发生应激性消化性溃疡出血等，应注意防治，适当应用抑酸药物等。

（10）密切观察随访：及早发现术后假性动脉瘤并给予及时处理，防止假性动脉瘤破裂出血及死亡。

6. 手术治疗效果 近年来，胸主动脉瘤手术治疗效果有了明显提高。其主要原因是诊断技术、麻醉技术和灌注技术的提高，特别是大血管外科手术技术的提高和经验的积累，血管代用品和缝合材料质量的改进，围手术期管理的进步等起到很大作用。胸主动脉瘤的手术死亡率明显降低，由过去的10%～20%下降至5%左右，术后合并症发生率也明显降低。

复旦大学附属中山医院王春生报道了1998～2006年452例主动脉瘤的开胸手术治疗结果，包括389例升主动脉瘤和63例降主动脉瘤，其中升主动脉瘤手术死亡率为7.46%，术后早期并发症发生率为13.88%，降主动脉瘤手术死亡率为6.35%，术后早期并发症发生率为11.1%。相比之下，加拿大医生报道的一项2002～2014年的主动脉瘤和主动脉夹层研究中，有4940例患者接受了主动脉瘤手术，总死亡率为4.53%，而发展为主动脉夹层进行手术的1546例患者总死亡率却高达20.29%。

手术死亡的主要原因为吻合口出血、低心排血量综合征、脑和脊髓损害及肾衰竭等。

胸主动脉瘤手术治疗病例应长期密切随访，远期随访中患者还会出现各种合并症，并有较高的病死率（15%～25%），部分患者死亡与其所患的冠心病、脑血管病、高血压有关，部分患者死亡与吻合口发生假性动脉瘤破裂出血、吻合口远侧发生新的动脉瘤破裂及心力衰竭、肾衰竭有关。

（二）腔内治疗

胸主动脉瘤腔内修复（thoracic endovascular aortic repair，TEVAR）治疗自从1994年由Dake等首次应用于胸主动脉瘤以来，由于其创伤小、恢复快、效果确切的特点，已经成为治疗胸主动脉扩张性疾病的主流方法。其中，在左锁骨下动脉以远的胸主动脉瘤、解剖条件适宜的患者中，TEVAR治疗得到了广泛应用，成为众多指南及共识推荐的首选治疗方法。

胸主动脉瘤覆膜支架的封堵原理与腹主动脉瘤基本相同。各个厂家推出的产品不尽相同，其覆膜支架前端多有裸支架，以增加支架的稳定性；支架形状有筒形，也有锥形，以更好地适应近远端胸主动脉直径变化的差异。支架的长度和放大率也根据病变的解剖学特点、主动脉弓型的特点、支架本身的特点等因素决定。支架除能完好地覆盖病变以外，不能太长，否则会覆盖更多的肋间动脉导致脊髓缺血；也不能过短，否则会使弓部支架回弹力增强，损伤远端锚定区动脉，导致远端新发破口及假性动脉瘤形成。各支架生产商推荐的放大率也不相同，但都高于主动脉夹层，一般为10%～20%。

TEVAR治疗的必要条件是在病变的两端需要一段至少不短于1.5cm的锚定区。临床上部分患者由于病变不具备这样的解剖条件而不适合行TEVAR标准治疗，因此病变近端距左锁骨下动脉的距离成为能否接受TEVAR治疗的关键。某些情况下如能覆盖左锁骨下动脉将极大增加近端锚定区，提高TEVAR治疗的成功率。但是，对于是否“可以封”左锁骨下动脉，国内各中心的标准也不尽相同。有些中心坚持选择性保留锁骨下动脉供血，因此需要进行左锁骨下动脉重建，或者根据其与主动脉弓的形态部分封左锁骨下动脉开口；有些中心则根据术前CT和术中造影评价左右侧优势椎动脉供血、颅内Willis环及脑供血情况。如右侧为优势椎动脉，则认为可以覆盖左锁骨下动脉；如左右侧为等势椎动脉，则根据情况部分保留左锁骨下动脉供血，或覆盖左锁骨下动脉，术后观察；如有左锁骨下动脉窃血等并发症出现，则行二期重建。当然，这样的选择尚缺乏严格的前瞻性对照研究和临床中远期观察数据。有些情况下，根据主动脉弓型、左锁骨下动脉位置等条件，为了保持支架在弓部良好的展开状态及支架的稳定安全性，防止“鸟嘴”征等现象的出现，即使近端锚定区距离充分，很多中心宁愿选择封左锁骨下动脉，前移支架锚定区，然后进行左锁骨下动脉重建。

1. TEVAR的方法　术前利用CTA检查测量左颈总动脉左缘到左锁骨下动脉右缘之间的距离、左锁骨下动脉起始部的直径和胸主动脉近端锚定区的直径。患者采用全身麻醉，腹股沟区和左上肢消毒铺巾。左上肢肱动脉穿刺置入5Fr动脉鞘。股动脉剖开或腹股沟经皮穿刺股动脉后预置2把Proglide血管缝合器（通常选择右侧，如果右侧股动脉直径过细或穿刺条件差，则选择左侧），左上肢肱动脉处导入Terumo泥鳅导丝和猪尾导管至升主动脉。股动脉入路导入Terumo泥鳅导丝和猪尾巴导管至降主动脉，进行内脏动脉造影，评价内脏分支动脉供血。然后将导丝、导管前送至升主动脉，前后位造影观察病变形态和双侧椎动脉显影及颅内Willis环情况。交换Lunderquist导丝，然后引入人工血管内支架输送系统至升主动脉。通过肱动脉入路猪尾巴导管左前斜位角度（主动脉弓切线位）造影观察病变情况，确认并标记左颈总动脉和左锁骨下动脉开口位置及病变的近端（动脉瘤为瘤体近端，夹层为近端破口所在位置）。调整人工血管内支架到预定位置，回撤猪尾巴导管至左锁骨下动脉内。根据定位标记释放人工血管内支架，退出输送系统，通过股动脉入路的猪尾巴导管进行造影确认效果。

2. 弓上分支的重建　对于累及主动脉弓上三分支的动脉瘤病变，为了拓展锚定区、提高TEVAR治疗的安全性和有效性，需要在进行TEVAR治疗的同时，重建弓上分支血管。弓部TEVAR技术的发展也同样经历了从简单到复杂，从单分支到多分支，从解剖修复到功能修复，从杂交手术到全腔内修复及从常规器材到创新器材的发展历程。从重建左锁骨下动脉开始，TEVAR治疗不断向升主动脉（Zone 0区）挺进。

（1）功能性重建：杂交手术（去分支化技术）是弓上分支功能性重建的早期方法，当然，现在有些中心仍然沿用，或者某些特殊条件、特定的支架系统也要求行杂交手术。当主动脉瘤病变累及弓上分支时，应用单一筒状支架，在封堵动脉瘤之前，需要预先行左颈动脉-左锁骨下动脉和（或）右颈动脉-左颈动脉旁路移植，以保留相应靶血管供血。杂交手术去分支化也可从升主动脉开始，施行分支血管的头臂干、左颈总动脉、左锁骨下动脉重建，然后进行主动脉瘤的TEVAR治疗。

平行支架技术：采用胸主动脉腔内修复覆膜支架结合外周动脉支架器材。根据两类支架的位置排列关系分为烟囱技术、潜望镜技术和三明治技术，其中烟囱技术比较常用。平行支架技术可用于重建弓上单分支、两分支和三分支，安全性较高，操作相对简单，但有效性较低，也通常用于弓上分支血管重建的挽救性治疗。因各支架间存在天然的缝隙，故该技术Ⅰa型内漏发生率较高，多数文献报道为10%～20%。一般锚定区越长，弓部形态越好，支架移植物顺应性越好，主动脉支架合理的放大率及平行支架数量尽量少的患者预后更好。临床观察综合比较显示双烟囱较单烟囱可造成Ⅰ型内漏发生率明显升高，故主动脉弓三烟囱支架植入常不被推荐。

（2）解剖学重建：开窗技术分为体外预开窗和原位开窗。该技术的优点在于无平行支架技术天然存在的缝隙，理论上Ⅰ型内漏发生率降低。但开窗技术也改变了主动脉支架初始结构，支架的长期耐用性会受到影响并可能存在Ⅲ型内漏发生的风险。

1）体外预开窗：基于主动脉弓的解剖形态和术前各分支的测量结果，对常规主动脉移植物进行体外预先释放，并进行预定重建分支在主动脉支架上相应开口的设计、开窗和标记，支架回装后，在体内释放时将主动脉支架的预开窗与分支血管开口对位，从而保留弓上分支血管。体外开窗最大程度上适应了患者弓部动脉瘤病变及三分支的解剖差异，是一种个性化治疗方案。施行体外预开窗时需要考虑：①术者对支架等器械及其体内形态、位置变化的预估和理解，手术效果依赖术前的详细评估和测量及术者经验积累；②支架改造导致的结构和力学特点的改变对支架耐用性的影响；③术中采取的方法和措施确保预开窗与分支血管开口对位的准确性；④患者可能出现的脑缺血及内漏等并发症及对应措施。各中心在大量的临床实践中积累了丰富的经验，在支架开窗标记、束径、定位、空间反转等诸多方面形成了各中心的技术特色，影响和带动了区域乃至国内该领域的发展。图12-18为南京鼓楼医院的主动脉弓上开窗技术。

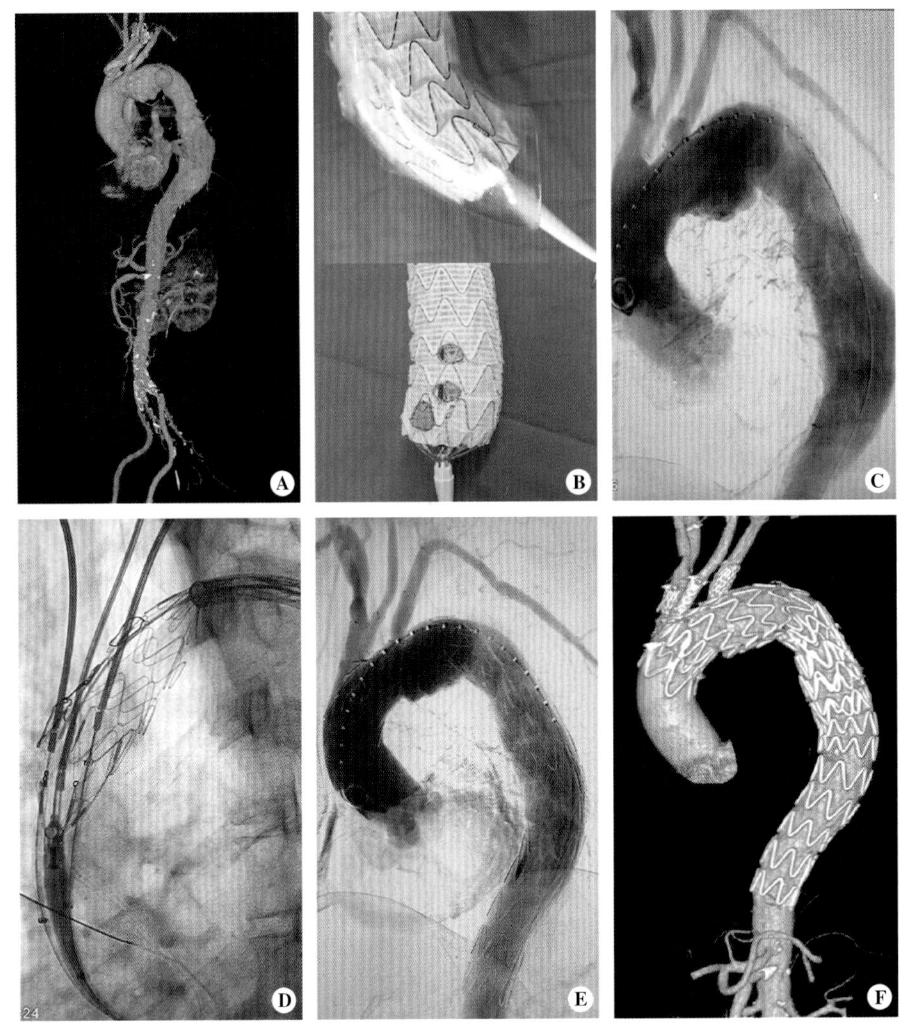

图12-18 典型胸主动脉瘤患者的手术过程示意图

A. 胸主动脉瘤CTA，累及左侧锁骨下动脉及颈动脉；B. 根据三维打印模型，行体外三开窗；C. 造影显示与术前CTA一致；D. 桥接支架送入后释放主体支架；E. 术后血管造影；F. 术后复查CTA。本图由南京鼓楼医院血管外科刘昭教授提供

患者术前均行三维CTA检查，图像经专用医学影像软件处理，对主动脉病变长度、腔内近远端直径、分支位置、分支口径等进行精确测量，从而选择大小合适的主体支架。一般主动脉夹层病变的支架放大率为0～5%，主动脉瘤或溃疡为10%～15%。进行主动脉重建之后，需要测量头臂干和左颈总动脉、左颈总动脉和左锁骨下动脉之间的精确距离及分支血管开口的方向和走行等。术前如有条件，则对整个主动脉弓部病变进行基于三维CTA的三维打印模型构建，将从宏观和细节上为支架改造提供至关重要的数据。

手术应在复合手术室进行。在手术麻醉开始的同时对支架进行改造。主体支架在无菌桌上完全打开，根据术前测量结果使用无菌记号笔在支架表面绘制开窗孔洞。或者有条件的直接将主体释放在三维打印模型内，通过分支开口对主体支架的开窗位置和大小进行标记。开窗位置尽量选在主体支架的金属裸支架之间，以减少对后续植入桥接支架扩张的影响。使用电烙笔灼烧标记后的支架覆膜，并对孔洞边缘标记，一般使用去毛弹簧圈加固缝合一圈，以便透视下能清晰显示开窗的位置。最后将V-18导丝穿行于主体支架6点钟方向（以主体支架顶点定为12点钟位置），并在输送外鞘上打孔，将导丝一端由此引出。用Prolene线将骨架收缩并固定于导丝上完成束径，最后将支架重新回装入鞘。

麻醉成功后，另一组人员同时行双侧股动脉、双侧颈总动脉及左侧肱动脉切开暴露并全身肝素化（100U/kg）。黄金标导管由股动脉导管鞘内进入至升主动脉，行造影检查，以再次评估病变长度及位置。主体支架从股动脉送入，通过支架表面标记定位，对准开窗孔与分支血管开口。分支动脉逆行插入导管鞘，导丝导管由此送入开窗孔洞，同时需要从左前斜位、右前斜位证实导丝由开窗孔洞进入支架腔内。当所有窗孔均超选成功并植入长鞘或桥接支架后，完全释放支架并撤除束径导丝，依次释放桥接支架并用合适球囊后扩张，手术结束前再次行造影检查。主体支架使用Ankura支架[先健科技（深圳）有限公司]和Endurant支架（美国 Medtronic公司）；分支支架采用自膨式裸支架或球囊扩张覆膜支架，也可根据需要采用Fluency、Lifestream覆膜支架（美国Bard公司），或Viabahn、VBX覆膜支架（美国Gore公司）。

一项多中心回顾性研究显示，513例患者体外预开窗技术的成功率可达98.6%，84.6%的患者为接受体外单开窗手术的患者。术后30天临床成功率、生存率和免于二次干预率分别为94.4%、97.5%和97.1%。24个月后，临床成功率、生存率和免于二次干预率分别为88.2%、94.9%和93.1%。术后30天和随访过程中的卒中率及再干预率分别为 2.3%、1.2%和2.9%、3.6%。随着预开窗数量的增加，如双开窗或三开窗的研究显示，体外多开窗技术成功率约为90%，围手术期病死率可达10%。

2）原位开窗：是先将胸主动脉覆膜支架释放并覆盖弓上分支血管，然后经弓上分支血管采用激光或针刺逆向破膜，继之以球囊扩张、分支支架植入的方式开通被主动脉支架覆膜覆盖的分支血管，从而实现弓上分支血管重建。2004年McWilliams等首次将其应用于人体，在腔内修复弓部动脉瘤时用于保留左侧锁骨下动脉。原位开窗使支架开窗部位与分支血管有更好的对位关系，能较好地避免Ⅰ型内漏发生。主要挑战在于：①操作比较复杂，可能引起血管损伤、卒中等并发症；②多支弓上分支血管（左颈动脉、头臂干）覆盖可能带来脑缺血风险，因此弓上多支血管原位开窗重建之前应建立脑血流保护机制，以保证原位开窗技术能在安全的脑供血环境下进行；③原位开窗的破膜部位并无法准确把握，无法确保避开金属裸支架部分，可能存在残余狭窄；④原位开窗同样是对支架的破坏，对支架耐用性存在影响，同时也存在Ⅲ型内漏的可能。

目前原位开窗的方式有激光和射频等以热能烧灼的方式，或者是采用RUPS 100穿刺针（原用于布-加综合征破膜）或导丝的尾端硬头以锐性穿刺的方式破膜。但这些方法都有各自的缺点。激光的问题是在烧灼的过程中可能产生碎屑，这些碎屑有导致远端栓塞的风险。RUPS 100穿刺针和导丝尾端硬头的穿刺在分支动脉于弓上接近垂直角度发出时穿刺的成功率比较高（Ⅰ型弓），角度过小或Ⅲ型弓时无法有效传递机械力，穿刺成功率低。近些年来，复旦大学附属中山医院血管外科符伟国教授研发的原位开窗穿刺针和Fustar可调弯鞘为原位针刺开窗提供了极大的便利。

左锁骨下动脉原位针刺开窗操作步骤：在主动脉主体支架之前已将左肱动脉剖开，并预置Fustar可调弯鞘至锁骨下动脉根部。在主动脉主体支架释放完成之后，于体外完成可调穿刺针的检测，保证能顺利击发，并调整击发的深度。将V-18导丝导入穿刺针内。通过尾端的Y形阀固定导丝，保证其头端不超过穿刺针头。退出Fustar鞘内的造影导管，导入可调穿刺针。Fustar可调弯鞘鞘头紧贴人工血管内支架覆膜部分，导入可调穿刺针至Fustar可调弯鞘鞘内，调整Fustar可调弯鞘鞘头的方向。并转动C形臂角度，保证鞘头在主动脉弓切线位和平行位平面上都能垂直于人工血管内支架。略后撤Fustar可调弯鞘，充盈可调穿刺针上的球囊，使其固定在左锁骨下动脉内。术者用双手同时紧握Fustar可调弯鞘、可调穿刺针，保持两者成一整体并维持向前的力量，击发完成破膜（图12-19A）。然后导入V-18导丝，将导丝前送至升主动脉。转动C形臂角度确认导丝位于升主动脉而不是位于主动脉和支架之间。退出可调穿刺针，沿着导丝导入4mm×20mm球囊（Sterling，Boston Scientific公司）进行扩张（图12-19B）。退出Sterling球囊，导入6mm×40mm球囊（Mustang，Boston scientific公司）再次进行扩张，然后交换260mm的Amplatz导丝，退出球囊。可根据术前测量的左锁骨下动脉开口直径继续渐进球囊扩张，至理想口径。沿导丝引入分支支架，跨越主动脉内支架覆膜部分进行释放（可采用Gore Viabahn+球囊扩张裸支架的组合、Gore VBX球囊扩张覆膜支架、BD Lifestream球囊扩张覆膜支架等），根据分支支架形态行球囊后扩张，然后进行造影确认腔内修复效果和左锁骨下动脉的通畅情况（图12-19C，图12-19D）。

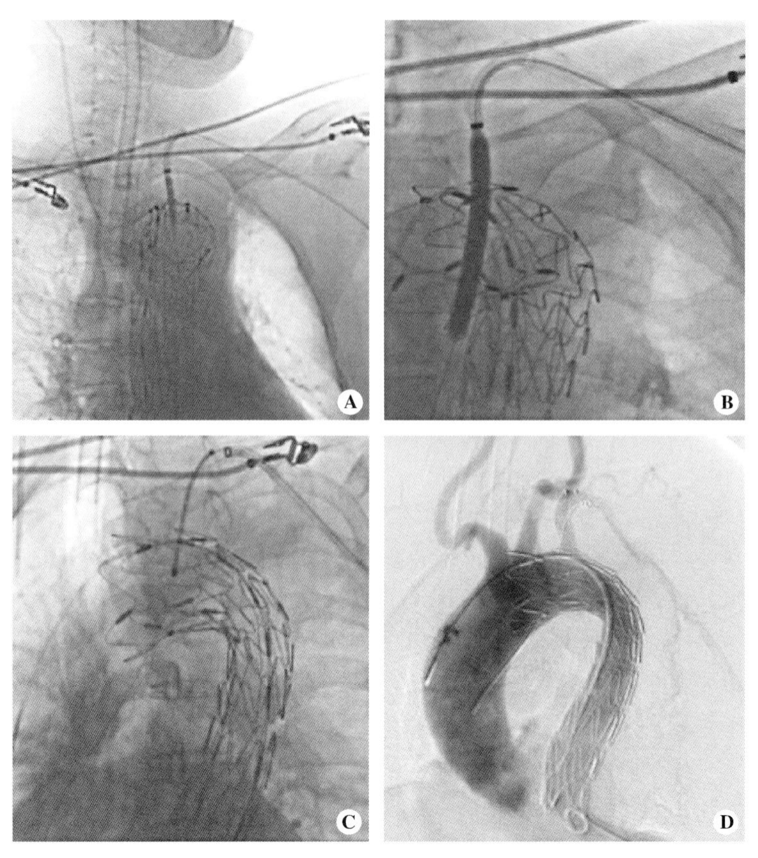

图12-19　左锁骨下动脉原位针刺开窗

A. 调节Fustar可调弯鞘头端，使方向垂直于主体支架，引入穿刺针穿刺；B. 穿刺成功后引入V-18导丝及4mm小球囊通过穿刺孔进行球囊扩张，后引入大球囊逐级扩张；C. 引入LSA开窗支架；D. 释放后造影

左侧颈动脉开窗及头臂干弓上原位开窗因涉及脑供血比较复杂，并发症增多，常需要建立体外循环或颈动脉转流。例如，弓上分支三开窗除准备大支架入路外，需要加行双侧颈动脉显露，上阻断带控制，左肱动脉显露控制，左股静脉和右腋动脉暴露，备体外循环用。拟行左锁骨下动脉和左颈总动脉双开窗，则需要加行左侧颈总动脉暴露，上阻断带控制，左肱动脉暴露控制。释放主体支架：双开窗病例，可视主动脉弓具体解剖条件和病变长度置入1个或2个主体支架，同时覆盖左侧颈总动脉和左锁骨下动脉。三开窗病例则必须置入2个部分重叠的主体支架，完全覆盖弓上三分支，覆盖前开始体外循环。三开窗时，使用肝穿刺针，先行左侧颈总动脉原位开窗破膜。确认穿刺针穿透覆膜支架后，V-18导丝随穿刺针跟进。用4mm直径球囊初步扩张破口，再用8mm直径球囊进一步扩张，球囊大小视分支血管直径而定。然后于左颈总动脉置入覆膜支架。用同样方法行头臂干开窗，置入覆膜支架。随后缝合颈动脉切口，停体外循环，之后再行左锁骨下动脉原位开窗。

3）成品分支支架：分支支架根据重建分支血管个数可分为单分支支架、双分支支架和三分支支架。按分支设计的形态可分为内嵌分支和外翻分支两种类型。内嵌或外翻式设计的弓上分支血管支架避免了分支支架与主体支架衔接部位发生内漏的风险，是目前弓部病变腔内修复创新研发的热点方向。但由于弓部病变解剖复杂、三分支变异大，一款支架要覆盖所有的病变类型和解剖特点是困难的，所以有必要进行术前评估和选择。目前绝大多数成品分支支架型血管仍在临床试验阶段，其安全性和有效性需要更多的病例和时间来验证。

A. 单分支支架：单分支支架型血管包括Castor［上海微创医疗器械（集团）有限公司］、WeFlow-Tbranch（杭州唯强医疗科技有限公司）、Valiant Mona LSA（简称Valiant，美国Medtronic公司）、TAG（美国Gore公司）和Nexus（以色列Endospan公司）。其中Castor为一体式单一外翻分支设计，WeFlow-Tbranch和TAG为模块内嵌分支设计，Valiant和Nexus为模块外翻分支设计。上述大部分产品主要用于重建左侧锁骨下动脉，而Nexus主要用于重建头臂干，需要结合颈部旁路手术。

Castor作为国内最早的成品商用单分支支架，目前已有超过千例重建左侧锁骨下动脉临床数据。一项前瞻、多中心、单组临床研究显示，Castor支架治疗主动脉夹层技术成功率为97%（71/73），内漏发生率为5%（4/73），随访分支通畅率为93%（63/68），1年病死率为5%（4/73），6年病死率为7%（5/73），均为非主动脉相关性死亡。该结果初步证实了Castor支架的有效性和安全性。

WeFlow-Tbranch作为我国模块内嵌单分支支架产品代表，目前已完成多中心临床研究的120例患者入组。所有病例均为需要重建左侧锁骨下动脉的Stanford B型主动脉夹层。器材的有效性和安全性正在随访过程中。

美国Gore公司的单分支支架系统是在直筒形胸主动脉支架C-TAG基础上研发的，是内嵌式单分支支架，用于重建左锁骨下动脉。另外，结合外科旁路移植术其也可以重建头臂干。内嵌分支支架内预置一根导管，这样便于选择性进入分支动脉。2016年上市前多中心临床研究结果显示，22例弓部动脉瘤患者技术成功率为100%，无30天内死亡、卒中及截瘫发生，4例合并Ⅰ型内漏，随访期间内漏均消失，6个月随访生存率为94.7%。

另外，Nexus单分支支架型血管用于腔内重建头臂干，但同时需要结合左侧颈总动脉和锁骨下动脉的旁路移植手术。在已报道的25例弓部动脉瘤患者中，技术成功率为100%。围手术期2例死亡，2例发生小卒中，平均随访时间25个月，1例因卒中死亡，1例因近端逆撕A型主动脉夹层而中转升主动脉及全弓置换手术。

B. 多分支支架：目前关于多分支血管支架的研究均处于临床试验阶段，尚没有商业化上市的产品，但从期间报道的临床数据来看，绝大多数结果是乐观的。

日本的Inoue等于1999年首次报道了其研发的分支支架系统在主动脉弓病变的应用结果。这款支架是以涤纶聚酯移植物为材料，内衬柔性镍钛环以强化和保持伸展性。在支架的末端有袖口结构，以增强支架边缘与血管壁结合的密封性，并可减轻支架边缘对血管壁的损伤。该支架采用主体和分支一体式设计，在弓部定位后，通过体外抽拉导丝进行释放，分支支架预置的导丝通过抓捕器引入头臂干进行释放。初期的临床治疗结果不尽满意，仍需要其后更大范围、更长随访时间的临床研究。在89例胸主动脉病变患者纳入的研究中，单分支64例，双分支18例，三分支7例。技术成功率为100%，30天病死率为4.5%（单分支3.1%，双分支0，三分支29%），围手术期脑梗死发生率为16%（单分支7.8%，双分支33%，三分支42%）。随访5年，3例患者因持续性Ⅰ型内漏中转开放手术。可见，单分支支架的安全性和有效性得到证实，但多分支支架依然有较高的并发症发生率和病死率。该产品也曾推广开展多中心临床试验，由于较高的脑卒中率，导致临床试验提前终止。

Cook公司研发的内嵌式双分支支架或三分支支架是文献报道应用最多的产品。双分支支架采用了内嵌式结构设计，在主体支架的近端大弯侧错位设计了2个内嵌分支，分别用于重建头臂干和左颈总动脉，左锁骨下动脉须结合其他方式重建或予以封堵（图12-20）。术中主体释放后，导丝从头臂干选入窗口进入内嵌分支，再放置覆膜小支架桥接头臂干和内嵌分支。良好的支架设计和简便的操作流程给予术者较宽裕的操作时间，提高了手术的安全性。三分支支架与双分支支架的近端设计类似，远端又增加了一个反向的内嵌分支，从而可以重建左锁骨下动脉，实现弓部全部分支的腔内重建。2019年报道的前瞻性、多中心临床研究中，A型主动脉夹层共纳入70例患者，手术成功率为94.3%，12例患者需要在围手术期行二次手术，随访期间有29例患者需要行二次手术。对于既往曾行升主动脉置换手术的A型主动脉夹层患者，术后出现相关并发症，这款支架也提供了新的治疗选择。

解放军总医院第一医学中心血管外科郭伟教授团队与杭州唯强医疗科技有限公司联合研发了新型的模块化内嵌支架用于重建主动脉弓，将腔内重建主动脉弓分为两个临床研究，一个是基于WeFlow-Arch模块分支支架型血管腔内重建弓上两分支的多中心研究，另一个是基于WeFlow-Tbranch单内嵌分支支架型血管腔内重建左锁骨下动脉的多中心研究。而这两种产品的联合应用将可实现经皮或经动脉主动脉弓三分支的全腔内重建。目前已有多个成功案例，提示WeFlow-Arch结合WeFlow-Tbranch全腔内置换主动脉弓是可行的。其中WeFlow-Arch支架系统包括三部分：升主动脉内嵌支架、分支支架及弓部支架。升主动脉内嵌支架包括2个位于左前壁的内嵌分支，分别用于重建弓上的两个分支（图12-21）。第一段支架释放于升主动脉，因此对颅脑的血供无任何影响，术者可以有足够的操作时间完成后续模块的植入，操作简便，而且支架无须定制，可以应用于急诊的情况。该款支架的早期临床结果较为满意，未来需要开展进一步的多中心临床研究进行验证。

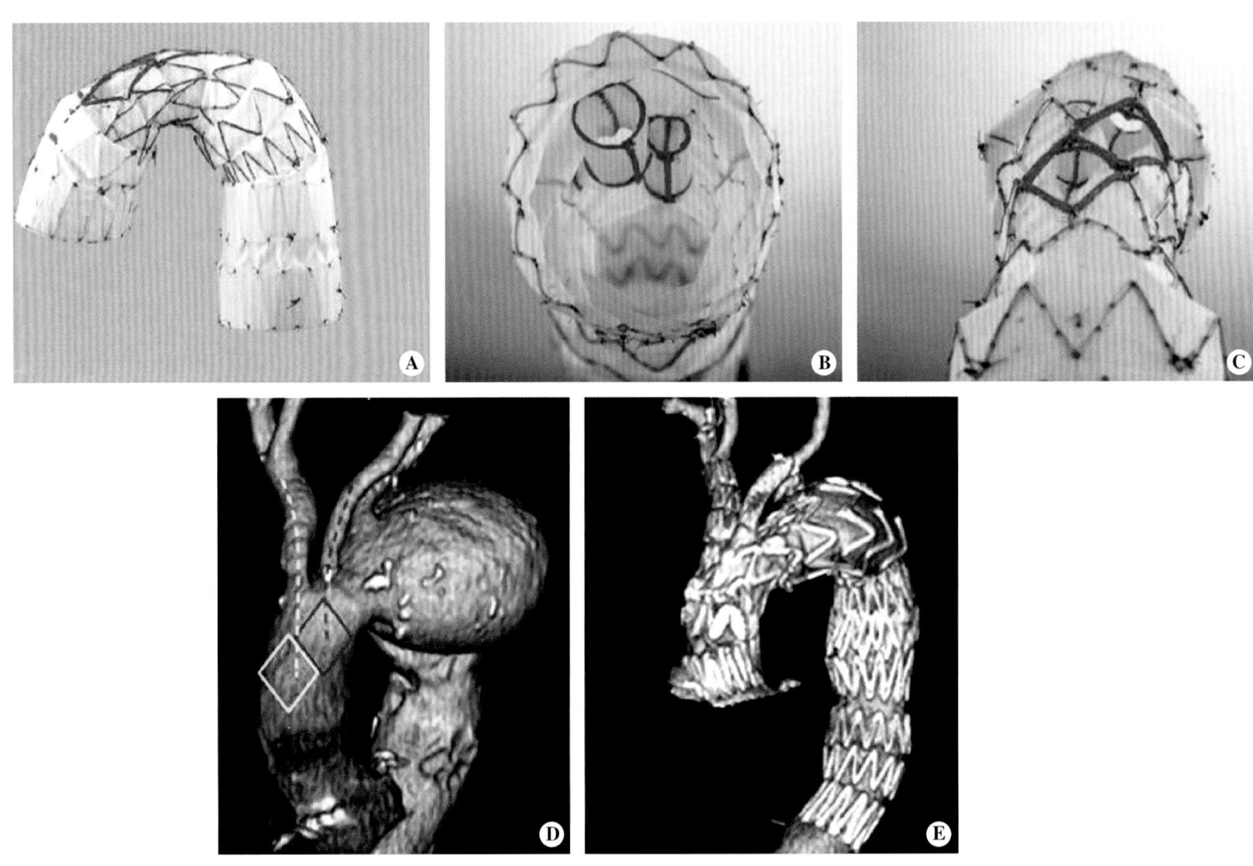

图12-20 Cook Zenith内嵌式分支支架及其治疗病例

A～C. Cook Zenith内嵌式分支支架结构；D～E. 主动脉弓动脉瘤及TEVAR治疗结果

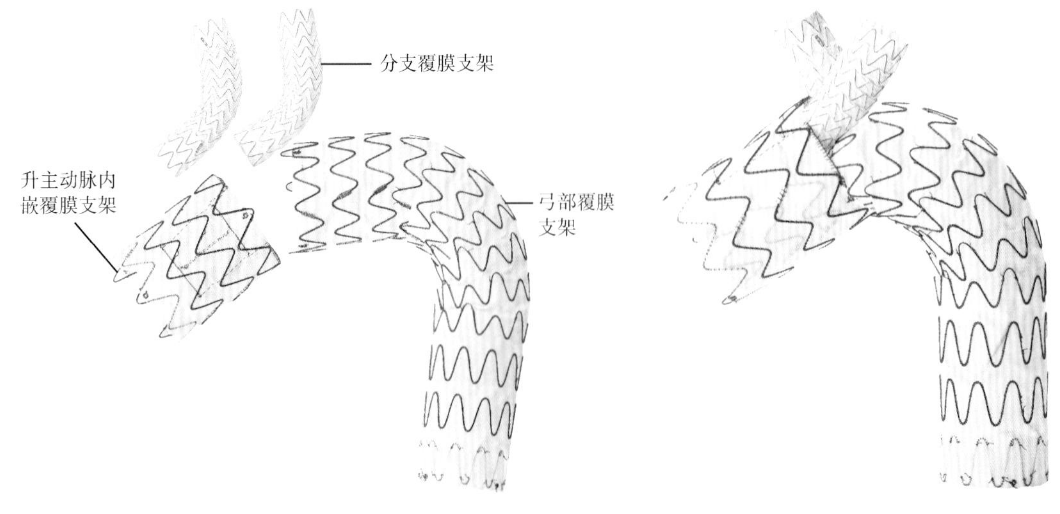

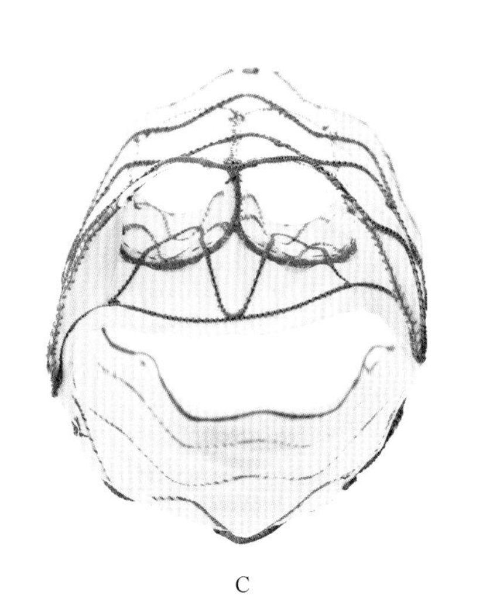

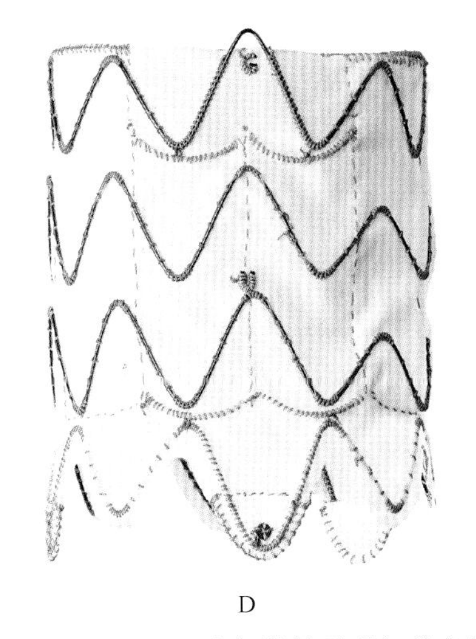

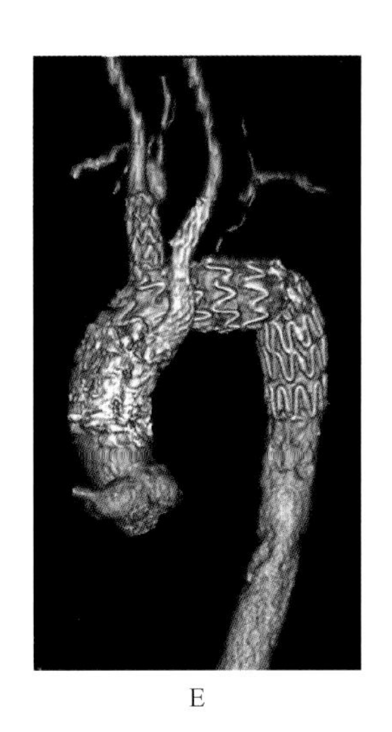

图 12-21 WeFlow-Arch 支架结构及其相关病例

A～D. WeFlow-Arch 支架设计；E. 具体弓部病变的应用结果

此外，中国医学科学院阜外医院血管外科舒畅教授团队设计研发了C-S主动脉弓一体化三分支重建系统，该系统包括凹槽型主动脉覆膜支架、弓上分支覆膜支架及直管型主动脉覆膜支架三部分（图12-22）。术者可依据病变累及范围，选择前两部分或三部分联合，完成对主动脉弓部动脉瘤的全腔内重建。目前此款支架系统已完成10例临床试验，最长随访时间11个月，无不良事件发生，初期临床结果较为满意。

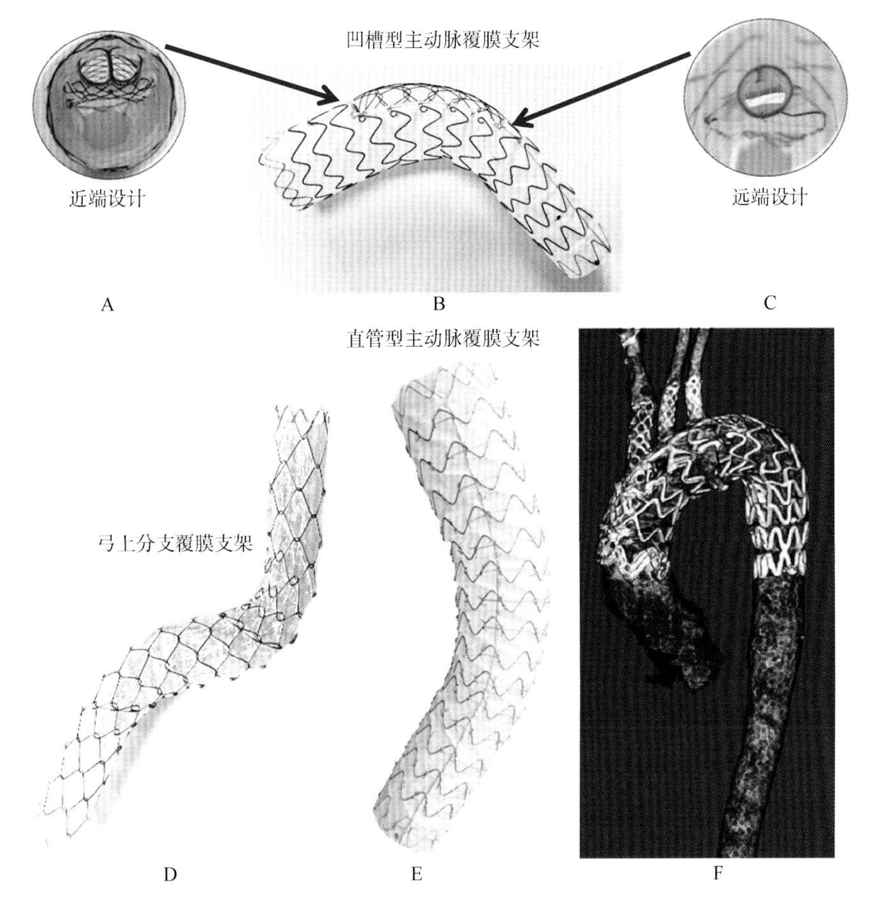

图 12-22 C-S主动脉弓一体化三分支重建系统结构（A ~ D）及弓部病变病例的应用结果（F）

（谷天祥 师恩祎 张 健）

参考文献

段志泉，辛世杰，2006. 动脉瘤 . 北京：科学出版社 .

胡盛寿，2014. 胸心外科学 . 北京：人民卫生出版社 .

易定华，徐志云，王辉山，等，2016. 心脏外科学 . 2 版 . 北京：人民军医出版社 .

张宏家，孙立忠，朱俊明，等，2021. 急性主动脉综合征诊断与治疗规范中国专家共识（2021 版）. 中华胸心血管外科杂志，37(5)：257-269.

Catherine M，Rick A，Robort O，et al，2021. 2020 ACC/AHA Guideline for the Management of Patients With Valvular Heart Disease：Executive Summary：A Report of the American College of Cardiology/American Heart Association Joint Committee on Clinical Practice Guidelines. Circulation，143(5)：e35-e71.

Cooley DA，Golino A，Frazier OH，2000. Single-clamp technique for aneurysms of the descending thoracic aorta：report of 132 consecutive cases. Eur J Cardiothorac Surg，18(2)：162-167.

Cranford ES，Coselli JS，Svenssonet LG，et al，1990. Diffuse aneurysmal disease(chronic aortic dissection，Marfan and mega aortic syndrome)and multiple aneurysm. Ann Surg，211(5)：521-537.

David TE，Armstrong S，Ivanov J，et al，2001. Results of aortic valve-sparing operations. J Thorac Cardiovasc Surg，122(1)：39-46.

Erbel R，Aboyans V，Boileau C，et al，2014. Corrigendum to：2014 ESC guidelines on the diagnosis and treatment of aortic diseases. Eur Heart J，35(41)：2873-2926.

Estrera AL，Rubenstein FS，Miller CC，et al，2001. Descending thoracic aortic aneurysm：surgical approach and treatment using the adjuncts cerebrospinal fluid drainage and distal aortic perfusion. Ann Thorac Surg，72(2)：481-486.

Ethan M，Shantum M，Stanislav H，et al，2021. Thoracic aortic aneurysm a clinical review. Cardiol Clin，39(4)：505-515.

Evangelista A，Isselbacher EM，Bossone E，et al，2018. Insights from the international registry of acute aortic dissection：a 20-year experience of collaborative clinical research. Circulation，137(17)：1846-1860.

Goldfinger JZ，Halperin JL，Marin ML，et al，2014. Thoracic aortic aneurysm and dissection. J Am Coll Cardiol，64(16)：1725-1739.

Kawaharada N，Morishita K，Fudada J，et al，2001. Surgical treatment of thoracoabdominal aortic aneurysm after repairs of descending thoracic or infrarenal abdominal aortic aneurysm. Eur J Cardiothorac Surg，20(3)：520-526.

Makoto M，Geliang G，Yanhong D，et al，2021. Development and validation of a predictive model to identify patients with an ascending thoracic aortic aneurysm. J Am Heart Assoc，10(22)：e022102.

Mathur A，Mohan V，Ameta D，et al，2016. Aortic aneurysm. J Transl Int Med，4(1)：35-41.

McClure RS，Brogly SB，Lajkosz K，et al，2018. Epidemiology and management of thoracic aortic dissections and thoracic aortic aneurysms in Ontario，Canada：A population-based study. J Thorac Cardiovasc Surg，155(6)：2254-2264.

Olsson C，Thelin S，Sta hle E，et al，2006. Thoracic aortic aneurysm and dissection：increasing prevalence and improved outcomes reported in a nationwide population-based study of more than 14，000 cases from 1987 to 2002. Circulation，114(24)：2611-2618.

Pees C，Laccone F，Hagl M，et al，2013. Usefulness of losartan on the size of the ascending aorta in an unselected cohort of children，adolescents，and young adults with Marfan syndrome. Am J Cardiol，112(9)：1477-1483.

Tan G，Khoo P，Chan K，2018. A review of endovascular treatment of thoracic aorta disease. Ann R Coll Surg，100(8)：1-6.

Wang TK，Desai MY，2020. Thoracic aortic aneurysm：optimal surveillance and treatment. Cleve Clin J Med，87(9)：557-568.

Zhu J，Dai X，Noiniyom P，et al，2019. Fenestrated thoracic endovascular aortic repair using physician-modified stent grafts(PMSGs)in Zone 0 and Zone 1 for aortic arch diseases. Cardiovasc Intervent Radiol，42(1)：19-27.

第十三章 胸腹主动脉瘤

胸腹主动脉瘤（thoracoabdominal aortic aneurysm，TAAA）是指同时累及胸主动脉和腹主动脉或包括内脏动脉分支的主动脉瘤。TAAA较肾下腹主动脉瘤少见，占主动脉瘤的2%～5%，文献报道发病率为（5.9～10.4）/（100 000人·年）。TAAA既往主要通过开放手术治疗，需要同时行开胸和开腹手术，并重建内脏分支动脉、肋间动脉及腰动脉，手术损伤较大，易发生器官缺血、截瘫等严重并发症，是血管外科的难题之一。随着现代影像学技术及血管腔内技术的进展，各国学者不断探索TAAA的腔内治疗方法，从过渡性杂交治疗逐渐发展到全腔内治疗，并日趋成熟，虽然有待进一步完善，但已经可以很大程度上替代开放手术。

一、概　　论

（一）分类

回顾半个多世纪的历史，DeBakey、Rob和Etheredge等各自的病例报道通常被认为是胸腹主动脉的最早期外科手术修复。1956年，DeBakey等首次描述“胸腹主动脉瘤”，并报道了胸腹主动脉瘤切除术和主动脉置换术。1965年，E. Stanley Crawford在休斯敦完成了改良的TAAA手术修复，逐渐成为现代TAAA治疗的经典术式。Crawford命名的TAAA分型首次出现于1978年，1986年提出改良版本，1999年Hazim J. Safi提出增加Ⅴ型后，目前常用的分型见表13-1及图13-1。

表13-1　TAAA的改良Crawford分型

分型	标准
Ⅰ型	大部分或全部降主动脉和上部腹主动脉受累
Ⅱ型	大部分或全部降主动脉和大部分腹主动脉受累
Ⅲ型	降主动脉远端一半（第6肋骨以远）和全腹主动脉受累
Ⅳ型	大部分或全部腹主动脉受累
Ⅴ型	降主动脉远端一半（第6肋骨以远）和肾上腹主动脉受累

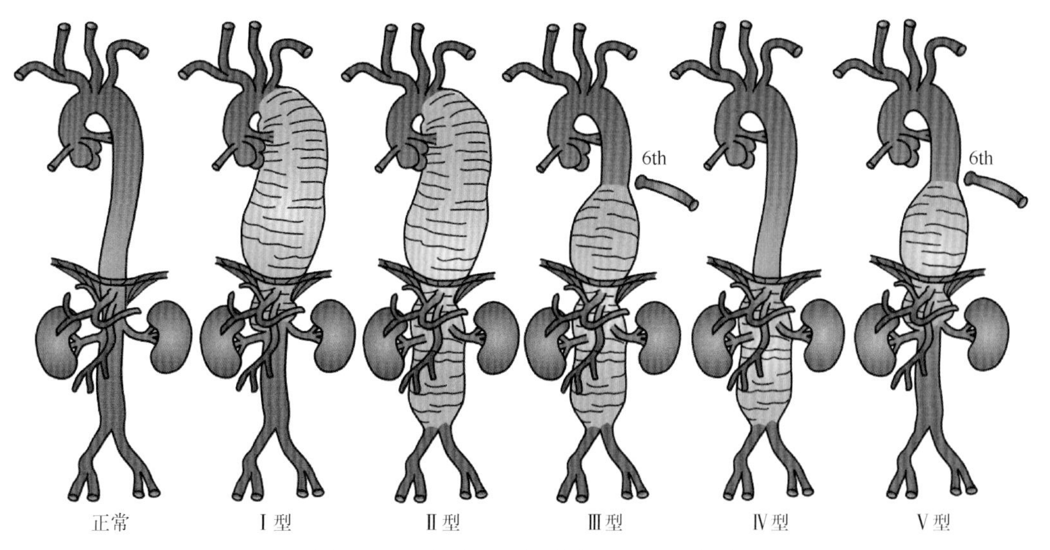

图13-1　胸腹主动脉瘤的改良Crawford分型

6th. 第6肋

（二）病因

1. 动脉粥样硬化　大多数TAAA和腹主动脉瘤（AAA）一样，是动脉粥样硬化导致主动脉壁退行性病变所致，近年来研究表明，动脉瘤壁内基质金属蛋白酶高表达和活化导致瘤壁弹性纤维及胶原等基质溶解，最终导致瘤壁薄弱而不断扩张。

2. 遗传性因素　研究表明，马方综合征、Loeys-Dietz综合征等患者有早期（青年时期）发生包括TAAA在内的主动脉疾病的风险，还有易患家族性胸主动脉瘤和主动脉夹层的患者，表现为常染色体显性遗传，其影像学表现为无症状的动脉瘤。通过遗传分析及信号传导通路的研究表明，这些患者的基因突变常导致TGF-β信号通路功能障碍，引起主动脉壁的细胞外基质平衡受到破坏，最终在压力作用下扩张成瘤。

3. 主动脉夹层　约20%的TAAA源于慢性主动脉夹层。主动脉夹层使主动脉壁薄弱而逐渐扩张，最终形成TAAA，如马方综合征患者可有囊状中膜坏死，易于导致动脉瘤形成和主动脉夹层，大多数源于马方综合征且经过手术治疗的TAAA是由慢性主动脉夹层引起的。

4. 感染　感染性TAAA约占所有TAAA的1.8%，通常在先天性疾病或后天性疾病导致动脉薄弱基础上发生，导致微小血管炎症，可源于泌尿系统感染、胃肠道感染、上呼吸道感染、肺炎、败血症及骨髓炎等。在已报道的患者病原菌中，47%为革兰氏阴性菌，33%为革兰氏阳性菌，18%为少见病原菌（如真菌），2%未发现明确细菌生长。其中革兰氏阴性菌导致的感染性TAAA较革兰氏阳性菌引起的TAAA易于破裂。近三年中国医科大学附属第一医院发现25例累及内脏动脉区域的TAAA与布鲁氏杆菌感染有关。

5. 自身免疫病　约2%的TAAA与自身免疫病导致的非特异性炎症有关，如大动脉炎（Takayasu病）、白塞综合征、川崎病、巨细胞性主动脉炎、E-D综合征Ⅳ型[血管型，Ⅲ型前胶原（*COL3A1*）基因突变引起]、Cogan综合征（具有非梅毒性角膜炎、听力障碍及全身血管炎等的综合征）及某些胶原病等。主动脉的慢性炎症可导致弹性纤维破坏，进而导致中膜坏死及瘢痕形成，引起动脉壁薄弱而形成TAAA。

6. 其他原因　结核和梅毒曾是过去特异性主动脉炎的主因，也同样引起动脉的慢性炎症，导致主动脉薄弱而形成动脉瘤，现已减少。此外尚有钝性外伤引起TAAA的报道。

（三）病理

TAAA按病理可分为3种类型。

1. 真性动脉瘤　主要为动脉硬化性（或退行性变性）动脉瘤，为主动脉壁全层扩张，多为动脉粥样硬化所致。

2. 夹层动脉瘤　在主动脉夹层基础上形成，具有内膜破裂入口、真腔和伪腔，主动脉壁呈双腔结构。

3. 假性动脉瘤　是由主动脉壁穿孔、破裂引起，瘤壁由动脉外膜或周围纤维组织构成，可由外伤、细菌感染等引起。

（四）自然病程

TAAA患病年龄平均为65岁，男女比例为1.7∶1，相比之下，在AAA患者中平均年龄为75岁，男女比例为6∶1。TAAA有更显著的遗传因素，20%一级亲属罹患动脉瘤。

TAAA如不治疗，常进行性增大而最终破裂，2年生存率仅为24%。由于TAAA较肾下腹主动脉瘤少见，关于其自然病程的资料较少。Griepp等应用三维CT对156例降主动脉瘤和TAAA（包括慢性夹层动脉瘤和退行性动脉瘤）进行动态随访观察，表明TAAA破裂的主要危险因素有动脉瘤的大小和增长率及COPD、年龄、疼痛、高血压及动脉瘤的病因（夹层动脉瘤或退行性动脉瘤）等，夹层动脉瘤更易破裂，破裂时平均直径为5.4cm，而退行性TAAA破裂时的平均直径为5.8cm。Crawford等报道117例破裂性胸主动脉瘤或TAAA的治疗结果，其中80%发生在瘤体直径＜10cm。TAAA在胸腔、腹腔破裂的概率均等，Perko等研究表明当TAAA直径＞6cm时，破裂的危险性增加约5倍，而约有10%的TAAA患者在直径＜6cm即发生破裂，故有学者主张TAAA直径＞5cm即积极手术。Cambia等报道了一组57例非手术治疗的随访患者，14%发生破裂，占整体死亡率的24%，破裂的平均直径为5.8cm，全组的平均直径增长率仅为0.2cm/年，而在COPD患者中却明显增加，这与COPD及肾功能不全能促进TAAA增大和破裂的其他报道相一致。一般认为TAAA的平均增长率低于0.5cm/年，但较大的TAAA（＞6cm）增大速度更快。因此对于直径＞6cm者，应在早期行手术治疗。

二、临床表现

发病初期可无明显症状或偶然发现，约40%的患者有症状，约50%的患者因症状明显或动脉瘤破裂而紧急治疗。Ⅰ～Ⅲ型TAAA可在胸部X线检查时发现，Ⅳ型可因腹部搏动性肿物而获得诊断。

（一）常见症状

1. 疼痛　突然出现的剧烈疼痛常提示瘤体迅速增大、破裂；压迫胸腹腔器官时患者可有胸腹部慢性疼痛，通常为左下半胸或背中部疼痛，如在主动脉裂孔部扩张，可有上腹部疼痛。

2. 压迫症状　压迫气管、支气管可出现咳嗽和血痰；压迫食管可出现吞咽困难、呕血；压迫左侧喉返神经可出现声音嘶哑；压迫或侵袭胸壁、胸腰椎可有胸部、腰背疼痛或下肢神经症状，有时可存在数周甚至数月。

3. 栓塞症状　瘤壁血栓可导致内脏或下肢动脉栓塞，出现肢体和器官缺血的相应症状，动脉粥样硬化碎屑可栓塞远端足趾导致蓝趾综合征。大量的附壁血栓可因消耗性凝血导致局部DIC，出现凝血功能障碍。

4. 感染症状　感染性TAAA可出现高热，特别是发生于腹腔干以上的TAAA，由于体征不清，常有不明原因的发热，多误诊为其他疾病。如为葡萄球菌感染，则表现出典型的败血症症状和热型。

5. 破裂症状　十分凶险，10%～20%的破裂表现为突发胸背部严重或剧烈疼痛，短期内出现重度休克伴有呼吸困难、血胸等，最常见的破裂部位在胸腔，多数在数十分钟内死亡。

（二）辅助检查

1. 实验室检查　目前没有可靠的生物标志物预示TAAA发生。感染性TAAA可出现白细胞计数升高、红细胞沉降率（血沉）增快，血液细菌学培养有一定帮助，但有时可能为阴性，特别是接受抗生素治疗的患者，常为阴性。对于牧区或有畜牧养殖史的患者，要想到布鲁氏菌感染的可能，进行特殊的布鲁氏菌抗原检测。

2. 影像学检查　TAAA必须有精细的术前影像学检查帮助制订手术方案，应根据患者全身情况合理选择。

（1）CT：计算机体层血管成像（CTA）采用多层面重建技术（MPR）可获得任意平面的断面图像，并可正确判定分支动脉有无狭窄等情况，因而可整体把握TAAA的解剖学特点（图13-2，图13-3），并可用于TAAA术前评估，已经成为TAAA的首选检查方法。术前CTA有助于明确：①TAAA的病变范围；②病变范围内内脏动脉分支的通畅及灌注情况，如肾动脉与动脉瘤的关系、动脉瘤大小及灌注情况；③可行近端主动脉阻断和吻合的位置，远端切除的范围等；④腔内治疗所需要的主动脉、需要重建的分支动脉及入路等各种直径、长度、角度等参数。此外，在TAAA诊断中其还能提供重要的诊断依据，如动脉瘤壁无钙化、多叶或囊状动脉瘤及主动脉周围有气体、软组织影和有邻近椎体骨髓炎者应高度怀疑感染性TAAA。

（2）超声检查：是可在床旁进行的无创检查方法，但经胸超声心动图作用有限。目前经食管超声心动图（trans esophageal echocardiography，TEE）在TAAA诊断中具有很大的诊断价值，对升主动脉、降主动脉和心功能可提供有价值的信息。其还可同时了解TAAA的病变情况，应用多普勒技术可评估分支动脉的血流情况。TEE不仅可观察心脏，还可进行动脉瘤术中心功能监测。

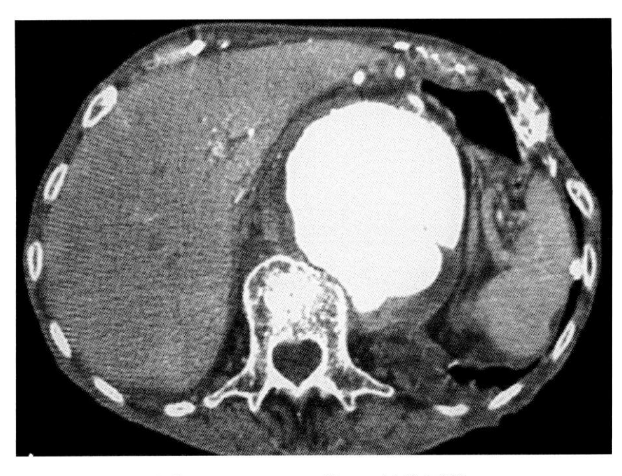

图13-2　TAAA的CT轴位图像

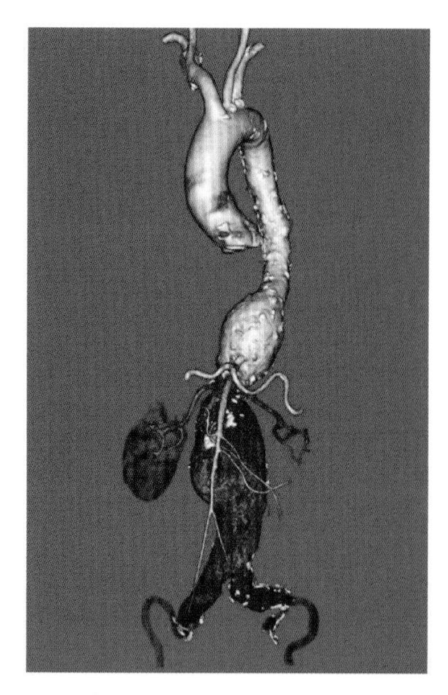

图13-3 TAAA的三维CTA

（3）数字减影血管造影（DSA）：对TAAA的诊断有重要价值。随着腔内技术的发展，DSA不但有助于动态观察主动脉受累情况、TAAA的范围及肋间动脉、内脏动脉的通畅情况和脊髓营养血管的分布情况等信息，并可在腔内治疗中发挥关键性作用。

（4）MRI：作为无创性检查，可用于TAAA的诊断和术前评估，可详细评估主动脉及其分支情况。磁共振血管造影（MRA）在TAAA及主动脉夹层等疾病的诊断方面具有极好的空间分辨率，应用最大密度投影（MIP）等方法可从各方向观察动脉瘤形态特征，因而可全面、立体地把握TAAA的形态、大小及与周围结构的关系。其还用于术前判定TAAA脊髓供应血管（Adamkiewicz动脉）。但MRI的采集时间长，多在有CTA检查禁忌时应用。

（5）胸部X线检查：Ⅰ～Ⅲ型TAAA可表现为纵隔增宽，有时可见瘤壁的钙化影。但其诊断不特异，需要其他检查明确诊断，目前已经少用。

三、诊　断

（一）注重临床症状和体征

病变位置较高者可出现胸闷、呼吸困难；胸腹腔均有病变者可出现胸腔、腹腔器官的压迫症状，如胸痛、腹痛和相应的梗阻症状；如有栓子脱落，可有肢体栓塞症状；上腹部出现搏动性肿物有助于诊断。

（二）合理应用影像学检查

TAAA诊断最重要的是影像学诊断，可根据患者具有的胸主动脉瘤和（或）腹主动脉瘤的临床表现，通过CTA、MRA、主动脉造影、经食管超声心动图等检查，明确诊断并了解TAAA的范围、肋间动脉及腹腔内脏分支的受累情况，有利于制订手术方案。

（三）注意并存疾病的诊断

约10%的TAAA患者在治疗时可观察到同时存在升主动脉和主动脉弓部的动脉瘤，Combia等报道7.5%的TAAA患者具有动脉瘤家族史。Coselli等报道了123例既往行肾下腹主动脉瘤手术后进行TAAA切除的患者，平均在腹主动脉瘤术后8.2年±5.4年出现TAAA症状，因而对腹主动脉瘤术后的患者也应随访监测新发动脉瘤的形成。Coselli等报道1220例TAAA手术患者，其中30%有不同程度的肠系膜或肾动脉闭塞性病变，这些患者通常年龄大且有肾功能受损，因而与无内脏动脉闭塞的患者相比，其术后并发症特别是肾功能不全的发生率明显增加。此外，约25%的TAAA患者具有COPD，术前检查及改善肺功能很重要；约15%的TAAA患者有脑血管疾病、既往卒中和下肢动脉闭塞性疾病的症状，术前应对心脏病变进行详细诊断及心功能评价，对脑血管和下肢血管的闭塞性病变也应进行诊断和评价。明确TAAA及并存疾病的诊断将有助于TAAA手术方案的制订及减少并发症。

四、胸腹主动脉瘤的开放手术治疗

（一）手术适应证

（1）对于动脉粥样硬化导致退行性变引起的TAAA，直径达6cm以上应采取手术治疗；如为慢性主动脉夹层导致的TAAA，直径达5～5.5cm即建议手术治疗，囊状动脉瘤较梭形动脉瘤易于破裂，也主张早期治疗。

（2）主动脉瘤直径扩张过快，每年直径增长大于10mm时应积极外科治疗。

（3）存在先兆破裂、明显压迫等症状及合并DIC时应手术治疗。

（4）假性动脉瘤和感染性动脉瘤需要手术治疗；大动脉炎和白塞综合征引起的非特异炎症性TAAA应在控制免疫性炎症后手术治疗。

（二）手术禁忌证

（1）中等大小TAAA的高龄患者或有全身严重合并症患者。

（2）有开胸或开腹手术史也是TAAA开放手术的禁忌证。

（三）开放手术术式选择

DeBakey、Rob和Etheredge等各自的病例报道通常被认为是胸腹主动脉最早期的外科手术修复，随后出现了Hardy术式、Dubost术式及Crawford术式，Crawford术式开辟了现代治疗TAAA的新方法，成为目前治疗TAAA的标准术式。

1. Etheredge术式　Etheredge等于1955年首次报道Etheredge术式，即先在TAAA近、远端进行暂时分流，行人工血管与降主动脉近端的端端吻合后，将阻断钳顺次移向人工血管远端，同时依次将腹主动脉主要分支与人工血管侧孔吻合，最后切除动脉瘤（图13-4）。

2. DeBakey术式　DeBakey等于1965年报道了采用人工血管进行永久旁路后再行腹部主要分支重建的42例病例结果。即先将人工血管与胸腹主动脉瘤近、远端主动脉端侧吻合后，再逐一将腹腔干、肠系膜上动脉及肾动脉与对应的人工血管侧支做端端吻合后切除动脉瘤（图13-5）。此法不需要特殊的辅助手段，且可缩短器官缺血时间，成为当时标准的治疗术式。

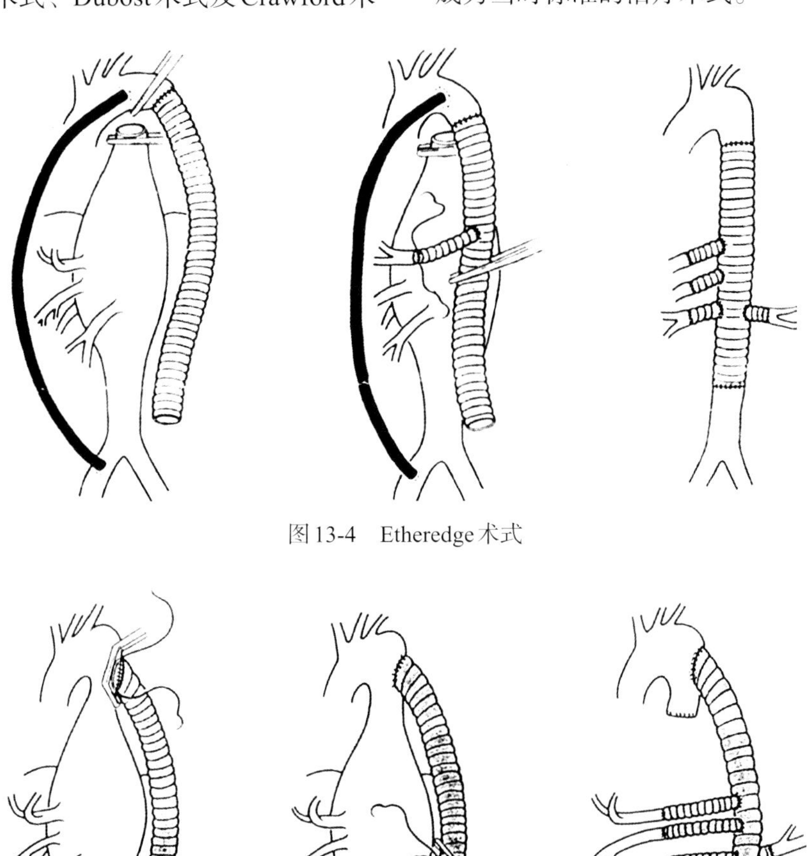

图13-4　Etheredge术式

图13-5　DeBakey术式

3. Hardy术式 为DeBakey术式的变式，人工血管与动脉瘤近端主动脉及器官血管分支吻合方式与DeBakey术式相同，但不切开动脉瘤，而是将人工血管与降主动脉近端吻合口下方、动脉瘤的近端及人工血管与远端腹主动脉吻合口上方、动脉瘤的远端缝合闭锁或用无菌丝带结扎，将动脉瘤旷置。此方法简单、出血量少，适用于高龄、合并重要器官疾病的高危患者。中国医科大学附属第一医院血管外科团队曾采用改良的Hardy术式，即仅在人工血管与降主动脉近端吻合口下方用无菌丝带结扎，远端返血有助于腰动脉等供血，共完成了32例TAAA手术，取得满意疗效，围手术期死亡率为5%，无一例截瘫发生，CT随访发现瘤体直径缩小或维持不变。

4. Crawford术式 Crawford于1974年报道了28例不切除胸腹主动脉，而在瘤囊内行人工血管与主动脉近端端端吻合后将肋间动脉、腰动脉及腹腔内脏动脉与人工血管对应的卵圆形侧孔行纽扣状吻合，并将阻断钳顺次下移，及时开通器官血流，最后将人工血管端端吻合于主动脉远端或髂总动脉，并用瘤壁覆盖人工血管（图13-6）。此方法可在单纯阻断下进行，并能减少广泛剥离引起的损伤。

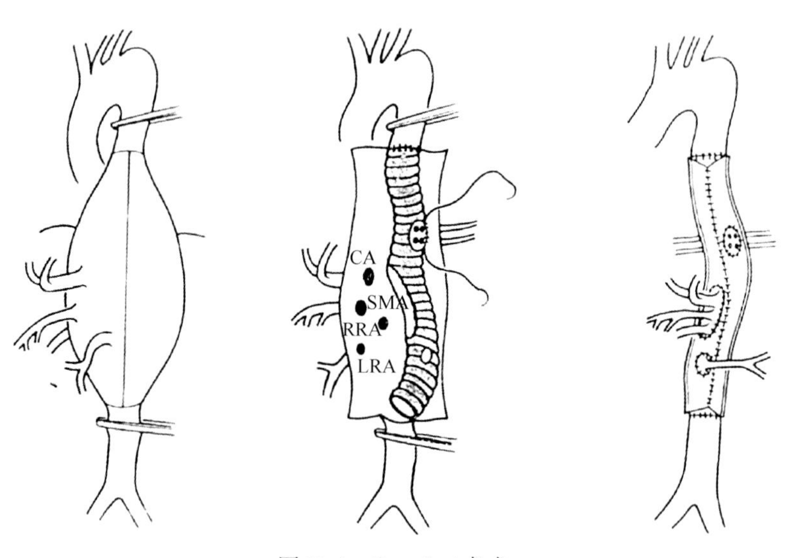

图13-6 Crawford术式

CA. 腹腔干；SMA. 肠系膜上动脉；RRA. 右肾动脉；LRA. 左肾动脉

（四）术前准备

应注意严格戒烟及应用降压药（如β受体阻滞剂、ACEI、ARB）和他汀类药物。

最重要的是做好心、肺、肾等重要器官功能的评价，存在功能不全时应及时由相关学科协助治疗。存在瓣膜功能不全时，如无TAAA手术急症，应先处理瓣膜。对冠心病患者应给予扩张冠状动脉、改善心肌缺血的药物治疗，必要时根据冠状动脉病变情况决定治疗顺序。TAAA手术前应避免使用氯吡格雷等抗血小板药物治疗，防止术中出血。

常规进行肺功能检测和动脉血气分析，对于COPD患者，应戒烟1个月以上，应用祛痰剂和支气管扩张剂治疗，预防呼吸道感染。对于巨大动脉瘤压迫食管、胃肠道导致的营养障碍，应采用肠内营养等方法纠正，术前做好肠道准备。

有DIC倾向者，应在术前补充凝血因子纠正。术前配好血型，备足血、血浆及血小板输血成分，准备自体血回收装置和合适的人工血管，准备应用辅助手段的相关器械及导管等。

（五）麻醉

现代麻醉技术的进步是TAAA手术病死率降低的重要原因之一，血管外科医师必须与麻醉医师密切配合才能保证手术顺利进行。

通常在TAAA手术的前一天或手术当天置入脑脊液引流管，已证实其具有脊髓保护作用并减少截瘫的发生率。穿刺置管，将导管置于T_{10}～T_{12}节段，脑脊液引流管放于下腰椎（L_2以下）并连接压力传感器（图13-7）。麻醉诱导前，向硬膜外导管内注入2%利多卡因和肾上腺素以确认其效果，术中可同时灌注冷却液冷却。

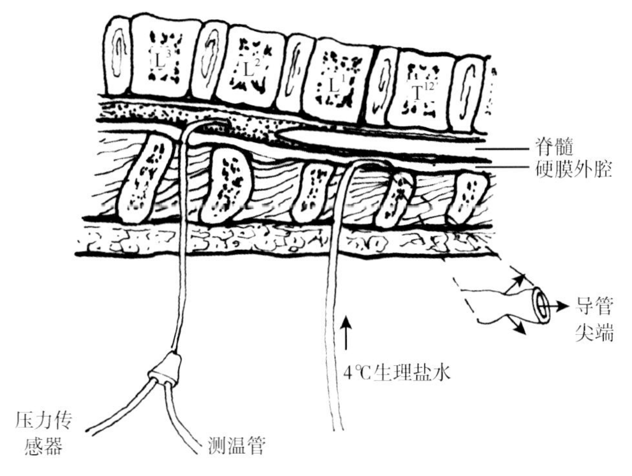

图13-7　硬膜外穿刺置管进行辅助麻醉及脑脊液引流

全身麻醉诱导前，通常先行中心静脉插管，并在上肢或颈静脉内置入8Fr的套管针作为输液通路，并连接于高流量加热装置；多腔肺动脉插管一支通过颈内静脉监测心功能，其余的分支用于应用血管活性药物，心电图监测包括胸前V_5导联；进行上肢动脉插管连续测量动脉压，如果近端阻断部位在左锁骨下动脉的近端，则使用右侧桡动脉。上身应用保温毯维持体温，避免全身低温。

Ⅰ～Ⅲ型TAAA时需要采用双腔气管插管进行单肺分离插管，使左肺萎陷。术中单肺麻醉出现低氧血症时需要增加吸入氧浓度（FiO_2），在插管肺进行PEEP通气，并对萎陷肺进行膨肺。术中尽量避免全身肝素化，可先应用红细胞和新鲜血浆，在内脏动脉和远端主动脉吻合完成后给予血小板。应用自体血回收装置回收流出的血液，并可占回输红细胞总量的一半。对于近端主动脉重建困难或术前显著肾功能不全的患者，可采用左心转流和远端主动脉灌注。

在主动脉夹闭前应用甘露醇或呋塞米以增加尿量，肾功能不全的患者在术中维持静脉滴注多巴胺；在主动脉阻断前排出20ml脑脊液，并增加硬膜外麻醉麻醉药用量以协助降压。对于近端主动脉重建困难或术前显著肾功能不全的患者，可采用左心转流和远端主动脉灌注。主动脉夹闭应缓慢进行，越靠近主动脉近端夹闭，越应在阻断过程中维持较低的血压。关于是否应用血管扩张剂特别是硝普钠控制近端高血压的问题尚存在争论。在动物实验中，硝普钠可减少脊髓的动脉灌注压，如果脊髓在阻断中依赖远端灌注，则可能增加脊髓缺血的危险。但由于硝普钠可迅速调控动脉压，目前硝普钠仍作为减轻后负荷的主要药物。

在手术修复期间实时监测脊髓功能具有重要价值。自21世纪初以来，术中常用躯体感觉诱发电位（SSEP）和运动诱发电位（MEP）监测脊髓功能。这两种方法都有助于指导手术进行，尤其是肋间动脉重建的时机，根据Hazim J. Safi的经验，SSEP中3个通道的评估是至关重要的，因为它们有助于外科团队区分截瘫来源于周围神经缺血还是中枢损伤。许多主动脉中心仅使用MEP，通过经颅刺激后在小腿肌肉处接收信号来评价脊髓功能。理论上，失去信号意味着失去了重要的肋间动脉。有证据表明，监测MEP以指导肋间动脉的重建策略，并使用强化脊髓灌注措施，包括近端平均血压增加到至少90mmHg、将远端主动脉压增加到至少60mmHg、重力引流降低脑脊液压力、输血增加血红蛋白、重建T_8～T_{12}/L_1的肋间动脉等，可以改善TAAA修复的结果。

主动脉松钳时可导致血流动力学显著变化，引起内脏和主动脉远端的再灌注，此时应与麻醉医师密切配合，暂时应用血管收缩药物，并增加血容量防止低血压。在内脏动脉恢复血流前应用碳酸氢钠，进行肠系膜分流时可不用。在手术完成时应进行下肢神经学检查，并将双腔气管插管换成单腔插管。在ICU，维持正常血压并积极治疗低血压。术后脑脊液插管持续24～48小时，维持压力低于1.33kPa（10mmHg）。硬膜外插管可在术后应用麻醉药物静脉滴注镇痛，24小时后麻醉药内加入丁哌卡因（麦卡因），并持续至患者离开ICU。表13-2显示Coselli等报道的美国得克萨斯州心脏中心TAAA手术时脊髓和器官保护的主要策略。

表13-2　Ⅰ、Ⅱ、Ⅲ型TAAA手术修复过程中脊髓和器官保护的主要策略

• 轻度低温（32 ～ 34℃，鼻咽温）
• 中度肝素化（1mg/kg）
• 脑脊液引流，压力＜ 15mmHg
• 运动诱发电位监测
• 左心旁路下进行近端吻合
• 肋间动脉和内脏动脉吻合期间选择性灌注腹腔干和肠系膜上动脉
• 应用 4℃晶体液灌注肾动脉
• 积极重建肋间动脉
• 尽可能进行序贯性主动脉阻断

（六）手术步骤

Crawford于1965年开始采用Crawford术式，并逐渐改良，开辟了TAAA现代治疗的新纪元，成为目前TAAA的标准术式，本章将着重介绍Crawford术式，手术步骤如下。

1. 体位和手术入路　先行硬膜外插管置入脑脊液引流管，通常采用右下半身侧卧位，臀部倾斜30°～60°，确保可显露双侧腹股沟区血管，肩部倾斜60°～90°，左上肢以自由泳上抬的方式固定（图13-8）。为便于术中应用辅助循环可将左侧腹股沟区消毒和显露。

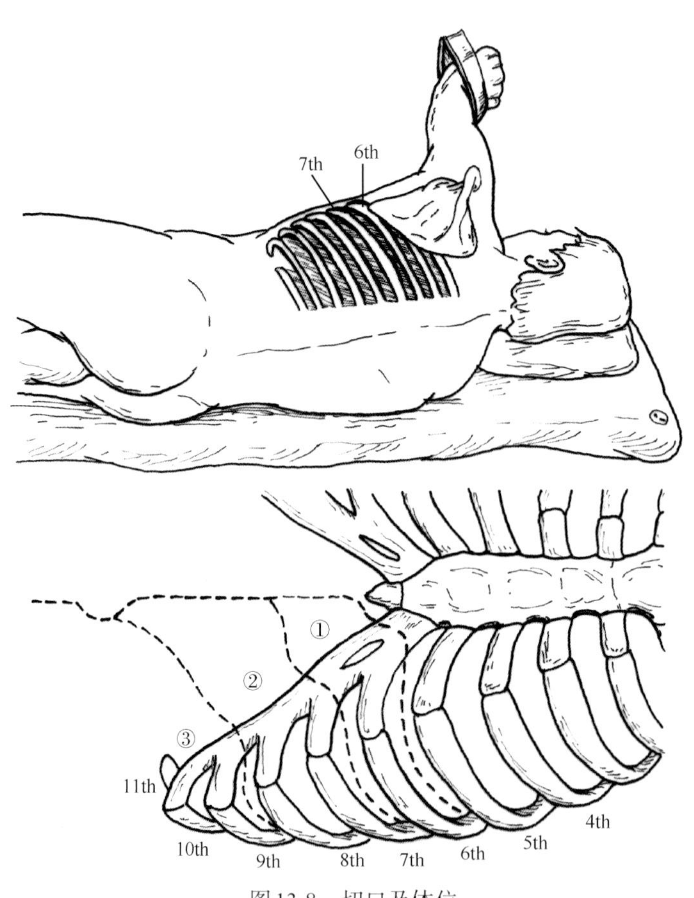

图13-8　切口及体位

4th～11th. 第4～11肋。①、②、③为根据近端不同的累及水平采用的不同的肋间切开线。①为第5肋间切开向下联合腹部绕脐切口；②为第6肋间切开向下联合腹部绕脐切口；③为第8肋间切开向下腹部绕脐切口

开胸部位应根据TAAA近端进展的程度决定，对于Ⅰ、Ⅱ型TAAA，采用第4肋间或第5肋间开胸，并切断第6肋可显露绝大部分近端的动脉瘤；对于Ⅲ、Ⅳ型TAAA，可采用第6肋间或第7肋间开胸，切断第6肋骨前端，在第6肋间切断肋弓达腹膜后腔；Coselli等对Ⅳ型也采用第8肋间开胸。

2. 开胸操作和膈肌切开　根据TAAA累及范围，采用第5肋间或第6肋间左侧开胸后，切口延续至肋弓和脐部，通过横膈的前肌性部分切开（图13-9）。

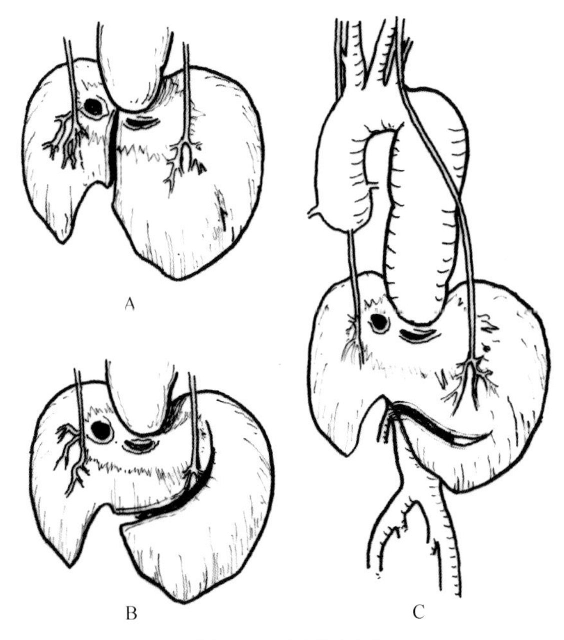

图 13-9　膈肌切开

A. 膈肌放射状切开提供了良好显露，但可能会对术后肺功能产生不利影响；B. 膈肌外侧切开，但切开膈肌分支术后可能导致肺功能下降；C. 膈肌部分外侧切开（1/3周长）联合开放主动脉裂孔，保留膈神经，使术后膈肌和肺功能快速恢复

3. 近端主动脉的游离　左肺萎陷后显露近端主动脉，对于Ⅰ和Ⅱ型TAAA，通常在左锁骨下动脉附近控制主动脉，避免损伤左侧迷走神经及喉返神经。游离时，应注意在主动脉弓下进行，避免损伤左侧肺动脉。如果病变源于主动脉夹层，因炎症反应严重，游离可能很困难，此时，应在左锁骨下动脉近端、远端的主动脉上放置阻断带，游离出正常主动脉的后方以备阻断及吻合。

对于降主动脉，在预定阻断部位进行游离，切断肺韧带，拉开左肺，注意勿损伤肋间动脉、食管、半奇静脉和胸导管。

4. 腹腔操作　进入腹腔后充分游离、显露脾、左肾和左半结肠后面的腹主动脉左后外侧部分，将腹腔内所有器官翻向右侧，切断膈肌脚显露出主动脉裂孔处腹主动脉近端，确认左侧输尿管并加以保护，以左肾动脉的起始部为标志上、下游离，远端显露至左侧髂动脉。

5. 主动脉阻断和辅助措施　左锁骨下动脉至腹主动脉分叉部（髂动脉）范围的整体胸腹主动脉显露完成后，在胸主动脉近端吻合时，于胸主动脉阻断时采用分节段阻断，此时需要采用左心旁路维持远端主动脉灌注。全身应用肝素1mg/kg后，将引血导管荷包缝合于左心耳后切开插入，与引血导管（24Fr）一起固定，而送血导管（22Fr）在合并缝合后插入降主动脉或腹主动脉近端（或向股动脉插入送血导管），开始左心转流，从0.5L/min开始，缓慢增加转流量，维持在2L/min左右（图13-10）。

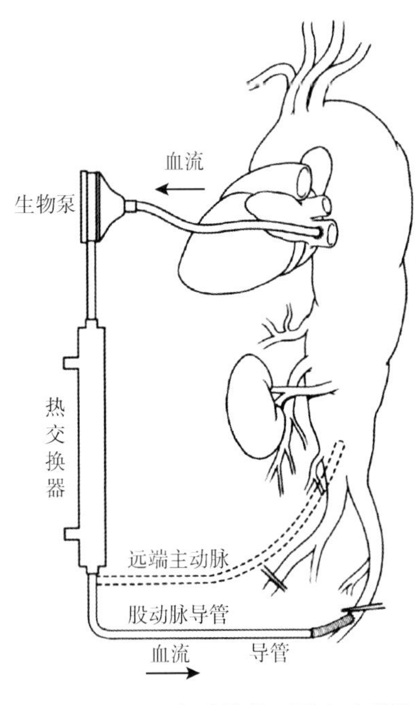

图 13-10　左心旁路维持远端血流灌注

在拟行近端主动脉吻合时，尽量在锁骨下动脉远端阻断胸主动脉，有利于维持脊髓血供，要避免损伤左侧喉返神经，远端降主动脉阻断位置常位于降主动脉上、中1/3交界处。主动脉阻断后，左心旁路维持远端平均灌注压达80mmHg。剖开降主动脉瘤体近端，切断降主动脉近端时，应提起降主动脉后壁，将后壁与食管游离，能防止术后吻合口对食管的侵蚀，避免移植物食管瘘（图13-11），缝闭该段的肋间动脉。应用3-0或4-0血管缝线与人工血管主体进行端端吻合，如果TAAA源于慢性夹层，可应用垫片进行加强吻合（图13-12）。

近端吻合完成后，将阻断钳移至人工血管主体部位，沿左肾动脉起始部后方纵行切开至腹主动脉分叉部，应用自体血回收装置回收术野中的血液，迅速处理后回输给患者。彻底清除主动脉内的附壁血栓，从瘤腔内面准备开始各内脏动脉的灌注，远端主动脉及右髂动脉的反流可应用球囊导管控制。

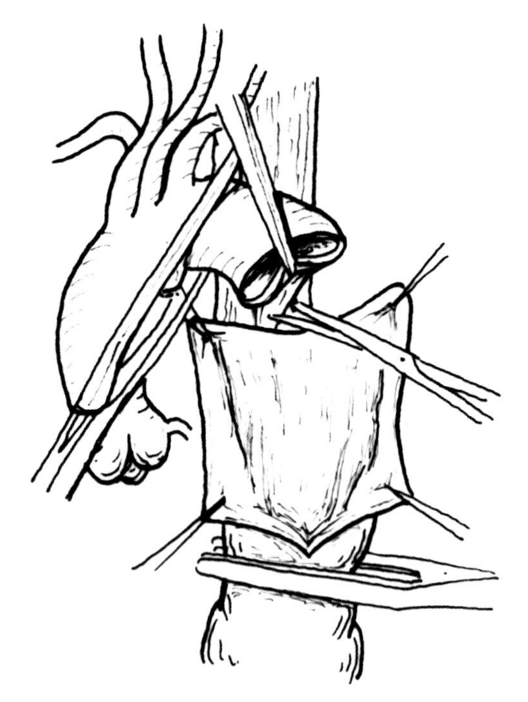

图13-11　胸主动脉近端切断游离

6. 内脏动脉的灌注和保护　剖开内脏区主动脉后，采用9Fr球囊导管插入腹腔干和肠系膜上动脉，以0.5L/min的流速通过左心旁路的"Y"形分流管进行灌注；对于双侧肾动脉，则采用另一转流泵环路系统，通过两个9Fr导管置于双肾动脉内，灌注4℃的肾脏保护液（冷灌注液），按照0.3L/min流速每灌注6分钟中断1～2分钟，并监测鼻咽部温度，避免温度过低引起心律失常。肾脏冷灌注液含甘露醇（12.5g/L）、甲泼尼龙（125mg/L），溶于乳酸林格液中（图13-13）。

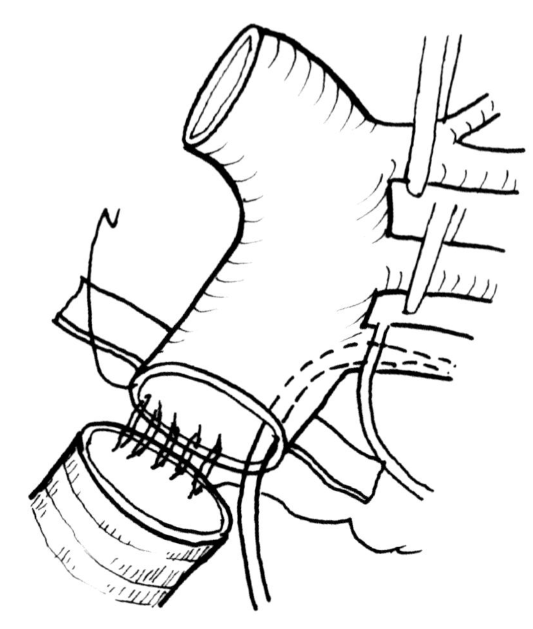

图13-12　慢性夹层时近端用垫片加强吻合

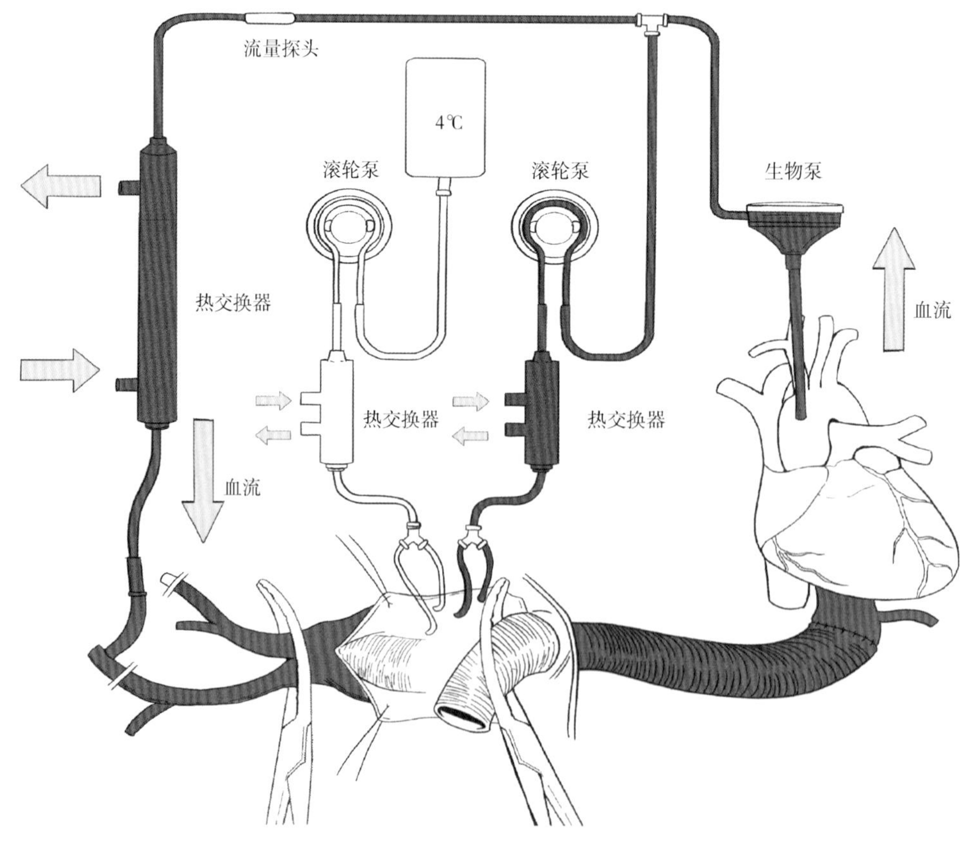

图13-13　内脏动脉灌注，腹腔干、肠系膜上动脉灌注

32～34℃灌注液，肾脏灌注4℃冷灌注液

7. 肋间动脉重建　对于T_7～L_2节段（特别是T_8～L_1节段）、通常较大且有返血的肋间动脉，应行重建。常用的方法是在主体人工血管上开一个椭圆形窗，将低位肋间动脉以补片形式吻合于主体人工血管上（图13-14A）；也可用主体人工血管的分支与重建的肋间动脉行袢式侧侧吻合（图13-14B）。

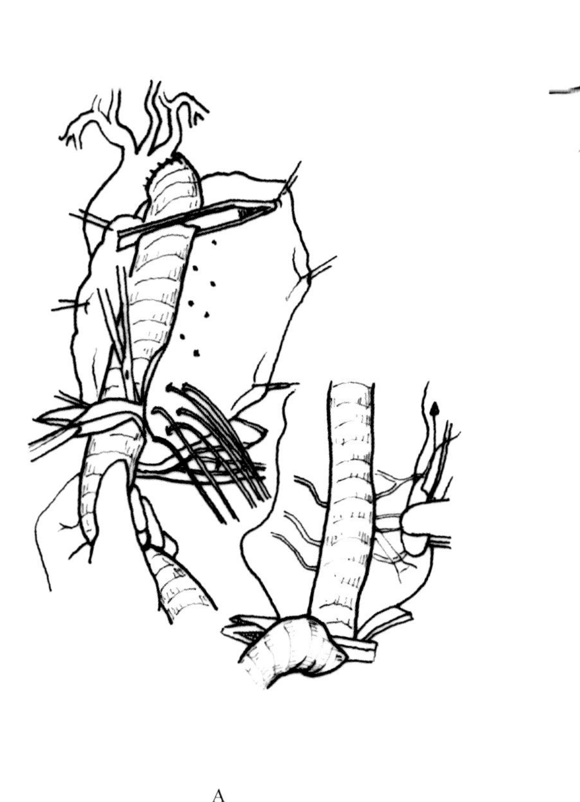
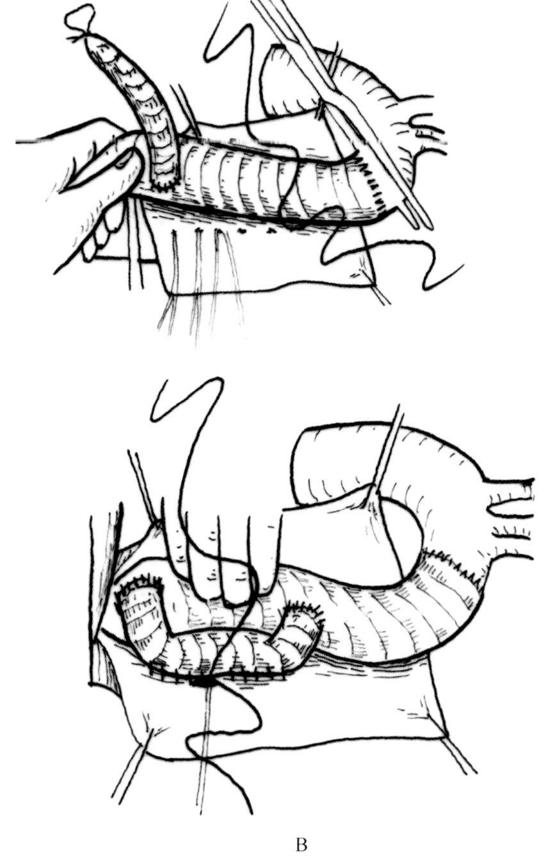

A　　　B

图13-14　肋间动脉重建的方式

8. 内脏动脉分支的处理及重建　如果内脏分支动脉存在严重的动脉硬化病变或TAAA源于慢性夹层病变，其起始部常受累，因此需要仔细检查内脏动脉起始部是否存在狭窄、钙化或夹层，在慢性夹层时需要切除夹层间隔或在进行端端吻合时用较细的血管缝线将假腔环周钉合固定于血管壁上。内脏动脉狭窄，如肾动脉狭窄，可进行内膜剥脱或置入支架。Svensson等报道的1509例TAAA手术中，271例（18%）进行了上述操作，其中腹腔干60例，肠系膜上动脉69例，肾动脉260例进行了上述操作，且狭窄肾动脉中的190例（73%）进行了血栓内膜剥脱术。对于肾动脉狭窄，Coselli团队常用7mm×15mm球囊扩裸支架，然后术后采用氯吡格雷进行3～6个月的抗血小板治疗（图13-15）。

然后进行内脏动脉和肾动脉的吻合重建。有两种方式，一种是将包括内脏动脉分支开口的主动脉壁做成岛状补片，与人工血管主体对应开窗部位进行吻合，通常将腹腔干、肠系膜上动脉和右肾动脉开口部做成岛状移植片，而左肾动脉由于与前三者距离较远，为减少瘤壁组织的残留，单做一个岛状移植片，直接吻合于主体人工血管或桥接8mm人工血管与主体相连。术中应尽量减少岛状移植片上的瘤壁组织，防止远期动脉瘤化破裂（图13-16）。Dardik等随访观察了107例TAAA术后内脏动脉移植片的变化，发现8例（7.5%）患者出现动脉瘤性扩张，直径超过4cm以上（平均5.4cm），其中1例发生了内脏动脉移植片破裂，主张TAAA术中尽量减小内脏动脉移植片的瘤壁组织，防止远期动脉瘤化破裂，对于合并结缔组织病等易复发动脉瘤的患者，更应缩小内脏动脉移植片，而将左肾动脉、右肾动脉分别端侧吻合于人工血管上。

另一种是将带有四分支人工血管与各内脏分支分别进行端端吻合，常见于存在结缔组织疾病的年轻患者或内脏动脉起始部病变严重的情况，有助于减少瘤壁组织的残留（图13-17）。

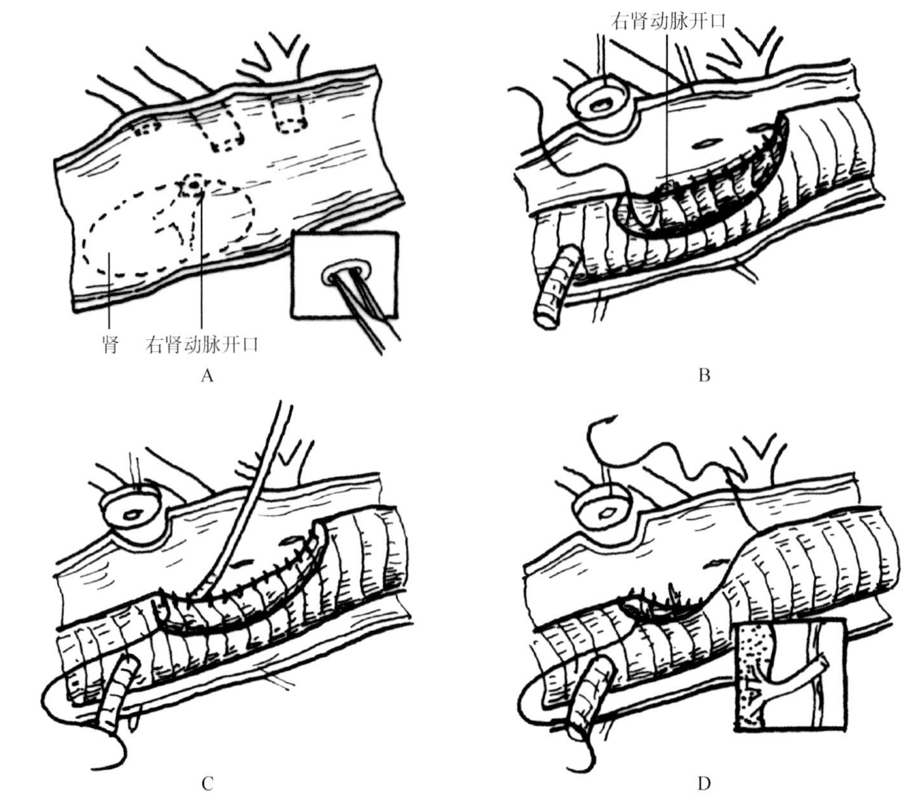

图13-15 内脏动脉分支的处理，右肾动脉开口狭窄时置入支架

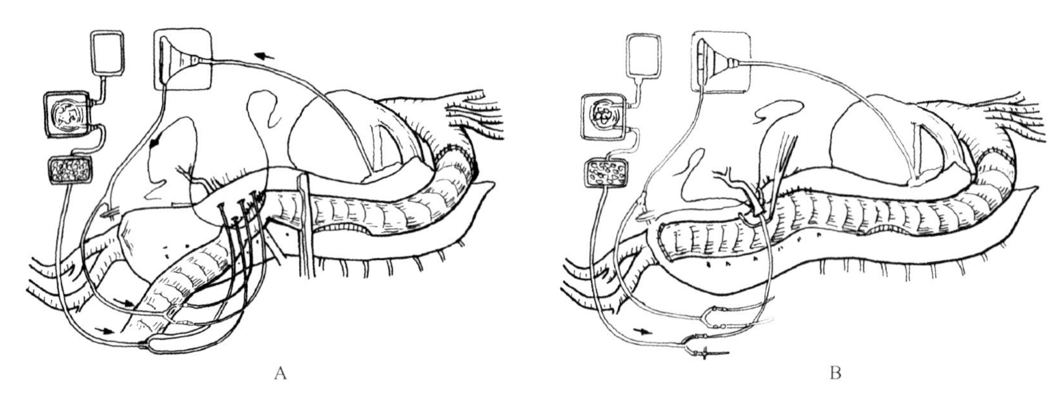

图13-16 内脏动脉分支的血运重建

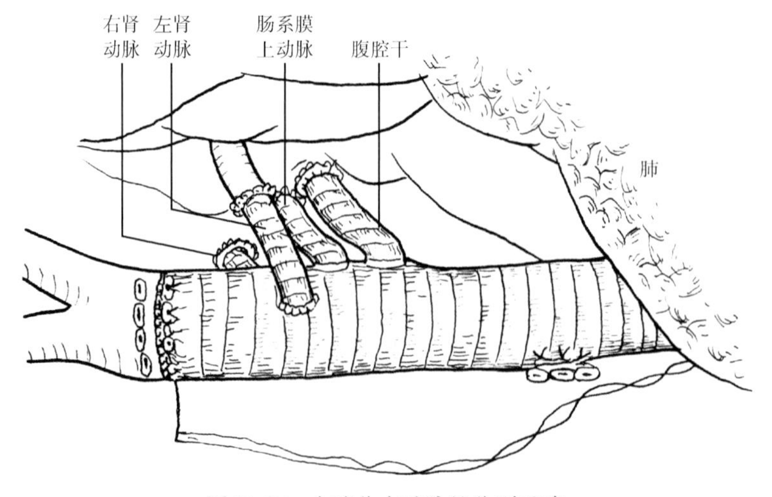

图13-17 内脏分支动脉的分别重建

在进行四分支吻合前，先进行远端主髂动脉吻合，特别是开通髂内动脉血运，有助于恢复脊髓的侧支循环。通常先用5-0血管缝线将人工血管主体右侧分支与右肾动脉行端端吻合，然后将主体左侧分支与左肾动脉行端端吻合，应注意吻合于右肾动脉的主体血管分支尽量短，避免复位后左肾动脉吻合后扭曲。然后依次进行肠系膜上动脉、腹腔干与主体人工血管分支吻合。在吻合腹腔干时，夹闭肠系膜上动脉以避免通过交通支从腹腔干返血。吻合时，将内脏动脉和人工血管修剪到合适的长度，避免吻合后扭曲。

9. 远端主动脉及分支吻合　远端主动脉的吻合部位及吻合形式由动脉瘤累及的范围决定，如果腹主动脉分叉部近端未受累、管径正常，近端主体人工血管可直接与腹主动脉进行端端吻合。如果动脉瘤病变超过主动脉分叉部，则采用“Y”形人工血管与腹主动脉及分支端端吻合，并尽量保留髂内动脉的血流。吻合完成后开放下肢血流，并观察下肢动脉搏动情况。

10. 吻合完成后处置及关闭切口　吻合完成后彻底止血，吻合血管处出血应采用垫片等追加缝合；缝闭左心耳插管口等；注意缝扎胸腔和腹腔瘤壁，以及阻断及肋间动脉和腰动脉返血，将瘤壁包裹人工血管缝合。术野用温盐水冲洗，输入必要的血液制品（如血浆等）。在某些患者，可应用PTFE补片将人工血管与左肺隔开，将肾周的脂肪组织覆盖于主动脉人工血管的内脏动脉区域。确保腹腔内脏分支及下肢动脉血流灌注，可应用多普勒超声检查腹腔干、肠系膜上动脉、左右肾动脉、双股动脉的血流情况。

自膈肌脚开始连续缝合修补膈肌，左侧胸腔闭式引流；腹腔器官复位后，于腹腔左侧上腹部腹膜后可放置一枚引流管，确切逐层关闭胸部、腹部切口。TAAA开放手术的修复范围如图13-18所示。

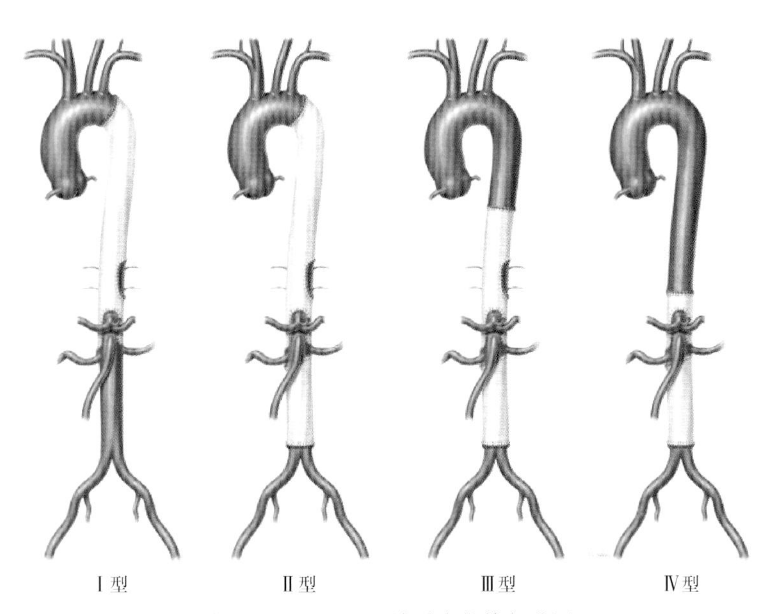

图13-18　TAAA开放手术的修复范围

引自Chiesa R，2011. Thoraco-abdominal aorta：surgical and anesthetic management. First ed. Berlin：Springer.

（七）术中器官保护和脊髓缺血监测

其主要目的是防止腹腔器官和脊髓发生缺血性并发症。在近端主动脉阻断后，远端器官和脊髓缺血是最主要的问题。目前，暂时近、远端分流等措施已经很少应用，最常用的方法是左心转流结合序贯分段主动脉阻断，并分别进行内脏动脉灌注保护。

1. 辅助措施

（1）深低温停循环法：深低温停循环仅用于近端主动脉阻断困难或极其危险时，主要用于慢性夹层导致的TAAA，防止致命的逆撕或A型夹层术后TAAA。

（2）左心转流：当阻断胸主动脉后，对主动脉远端灌注不但可以保障胃肠道、肝脏、肾脏及脊髓的血供，也可以减轻左心负荷，特别是近端主动脉阻断位置较高时，意义更大。在腹主动脉切开后，可通过多侧孔导管选择性为内脏动脉及肾动脉进行灌注，达到器官保护的目的。

2. 脊髓缺血的监测和保护 脊髓的血供情况可通过监测躯体感觉诱发电位（SSEP）和运动诱发电位（MEP）评估，而MEP更为常用。如果术中发生变化，应检查远端灌注压及脑脊液引流量，以及通过增加肋间动脉重建的数量减少脊髓缺血性损伤。

术中减轻脊髓缺血的措施主要有两类：一是保障脊髓的血供，如脑脊液引流、肋间动脉重建等；二是采取各种神经保护措施，如采取各种低温措施及应用神经保护药物等有助于减少脊髓缺血性并发症的发生。

3. 内脏动脉灌注 在近端主动脉吻合完成后，于左肾动脉后方剖开腹主动脉，采用左心旁路分流通路进行腹腔干和肠系膜上动脉血流灌注（32～34℃灌注液）。而肾脏采用另一路灌注系统，灌注4℃冷灌注液，使肾脏温度维持在20℃以下，直至内脏动脉血运重建完成。

（八）术后管理

术后初期管理的重点是监测和优化氧输送、容量状态和心排血量，同时在最初24～48小时保持非常窄的血压范围。血压过高可能会破坏新吻合，导致严重出血或假性动脉瘤形成，但血压过低可诱发缺血性并发症，包括截瘫和肾衰竭。一般情况下，通过静脉注射β受体阻滞剂和硝普钠保持平均动脉血压在80～90mmHg，积极输血治疗贫血。

一旦患者从麻醉中清醒，就要评估患者腿部活动能力及神经系统功能状态。在术后早期，脑脊液压力通常保持在10～12mmHg。患者保持镇静直到第2天早上，然后准备拔管。由于是单肺通气并在术中输入大量液体，因此呼吸并发症是TAAA修复后最常见的并发症之一。即使患者在麻醉后苏醒时腿部运动功能得到确认，截瘫仍然是一个令人担忧的问题。在这些患者中，脑脊液引流通常要持续进行，拔除引流管前应夹闭脑脊液引流管数小时，以确认停止脑脊液引流不会导致延迟性缺损，同时避免术后低血压，因为术后低血压会导致迟发性截瘫。

仔细监测患者可能出现的各种术后并发症。如果出现并发症，应及早积极治疗，以尽量减少或扭转其影响。治疗截瘫或麻痹症的方法包括脑脊液引流（如果还没有）、纠正贫血、优化血流动力学状态、预防发热，并使用类固醇和渗透利尿剂。密切观察尿量及肾功能变化，术后肾功能不全的治疗方法为适当调整用药，放松血压控制，允许较高的平均动脉压，必要时及时给予血液滤过治疗。为了降低感染的风险，应持续静脉注射抗生素，直到拔除所有引流管和中心静脉导管等。

（九）术后并发症

1. 死亡 TAAA开放手术围手术期病死率为8%～19%，与死亡相关的术前和手术变量包括年龄、术前肌酐水平及合并近端主动脉瘤、冠状动脉疾病、慢性肺病和主动脉全阻断时间等。

2. 脊髓缺血性并发症 TAAA术后截瘫或延迟性瘫痪是一种严重的灾难性并发症，源于脊髓缺血。虽然术前、术中及术后的保护措施不断进步，但其仍是目前尚未解决的难题。其主要表现为下肢运动功能障碍、腱反射丧失、浅触觉及膀胱功能存在、特异区的针刺觉损伤等。

与脊髓损害有关的因素有Crawford分型Ⅱ型、主动脉夹层、阻断时间、肋间动脉重建、动脉瘤破裂、远端主动脉灌注、年龄、肾功能损害、近端主动脉病变等，详见第九章。

3. 围手术期出血 手术止血不彻底或凝血功能障碍可导致术中广泛出血，其是早期手术死亡的重要原因。应用自体血回收装置减少失血，及早输入血液成分，给予新鲜血浆、血小板成分输入等是避免术中凝血功能障碍导致出血的重要措施，辅以避免全身肝素化及确切止血常可明显减少术中出血。

此外，术中肝和肠管缺血也是引起术中凝血功能障碍的重要原因。有报道表明，术中腹腔干以上主动脉阻断与肾下主动脉阻断相比消耗大量凝血因子。因此，减少肠系膜血管缺血是避免凝血功能障碍性出血的重要因素，故有学者主张在近端主动脉吻合完成后即通过分流管及早开通肠系膜血管血流，其已表明可减少腹腔干以上主动脉阻断导致的凝血功能障碍。

4. 呼吸功能不全 是TAAA术后常见并发症，

25%～45%的患者可发生此并发症。主要危险因素有高龄、吸烟、COPD（特别是FEV明显降低者）、主动脉阻断时间长、膈肌切断等。为预防此并发症，吸烟患者应戒烟1个月以上；对于严重COPD患者，由呼吸内科进行扩张支气管治疗；术中确切止血、避免膈肌瘫痪等可减少呼吸功能不全发生。

5. 肾功能不全　术后肾功能不全是影响主动脉手术病死率的重要因素，Svensson等报道在1509例TAAA手术患者中，18%的患者发生了明确的肾功能不全，其中半数需要透析治疗。通常以术后血肌酐值达265.2μmol/L作为诊断基准，而术后肾功能不全患者的手术病死率增加达5～10倍。肾功能不全是Ⅱ型TAAA术后最常见的并发症，发生率高达35%。术后急性肾衰竭的危险因素有动脉瘤累及的范围、肾脏缺血、临界性肾功能不全、术中肾动脉栓塞和肾动脉重建失败等。而术前肾功能不全是最重要的预测因素。因此术中减少肾脏缺血时间、维持足够的血容量和肾脏灌注、积极对肾动脉狭窄性疾病进行治疗也是减少术后肾功能不全的重要手段。

6. 胃肠道并发症　发生率约为7%，但涉及胃肠道并发症的死亡率高达39.5%，其危险因素主要是术中涉及内脏动脉的重建情况及术前肾小球滤过率较低等。

（十）预后

Coselli等于2016年报道的3309例TAAA开放手术中（目前最大宗报道），早期病死率为7.5%，永久性截瘫发生率为2.9%，轻瘫发生率为2.4%，术后卒中和永久性肾衰竭发生率分别为2.2%和5.7%。心肌梗死（1.2%）和胃肠道缺血（0.9%）是不常见的术后并发症。

早期死亡相关的危险因素有动脉瘤破裂（休克）、高龄、女性、阻断时间长及合并冠状动脉硬化性心脏病、严重的慢性阻塞性肺疾病、肾功能不全、神经系并发症和消化道出血等。与肾功能不全有关的因素有高龄、阻断时间长、术前肾功能损害（血管病变）等；与呼吸功能不全有关的有慢性阻塞性肺疾病、吸烟、高龄、输血量、心肾并发症等，这些无疑会增加手术病死率，报告显示，术后肾衰竭患者较无肾衰竭患者病死率增加6倍，而截瘫患者的病死率可增加16倍。

Svensson等报道的1509例TAAA开放手术的远期生存率结果表明，TAAA术后5年生存率为60%左右，与腹主动脉瘤择期手术后5年生存率相近，提示TAAA成功手术可获得满意疗效。此外，约10%的TAAA患者死于晚期其他动脉瘤的破裂，心脏疾病仍是晚期死亡的最主要原因。

综上所述，胸腹主动脉瘤传统开放手术的预后在很大程度上和外科医师手术技术的熟练程度和围手术期管理有密切关系。对于年龄较低、低风险的患者而言，目前越来越成熟的外科技术和术后监护能给其带来较好的长期预后。

五、胸腹主动脉瘤的腔内修复治疗

尽管经过多年的发展和改进及应用脑脊液引流、左心转流、诱发电位监测等相关辅助技术，开放手术仍有较高的术后病死率和并发症发生率。在过去的20年中，主动脉腔内修复技术（EVAR）已迅速成为一种被接受的治疗方式，用于解剖学上适合的腹主动脉瘤或胸降主动脉瘤患者，虽然关于EVAR的长期耐久性问题仍然存在，但与开放手术相比，其相关的围手术期病死率较低，尤其是在高风险的腹主动脉瘤患者中已经得到充分证实。随着腔内技术的进步和血管腔内器材的不断更新，TAAA腔内治疗的探索一直在不断推进，也取得了较为满意的临床结果，并向着全腔内的方向发展。当代TAAA的血管腔内修复应感谢已故的Roy K. Greenberg博士。2010年，他和克利夫兰诊所的其他人在一项为期2年的前瞻性研究中报道了406例TAAA患者血管腔内修复的经验。Crawford Ⅰ型术后病死率为12.5%，Ⅱ型和Ⅲ型术后病死率为5.2%，Ⅳ型病死率为2.3%。其中4.3%的血管腔内治疗组出现脊髓缺血。相比于单纯的胸主动脉瘤或肾下腹主动脉瘤，TAAA累及分支动脉更多，范围更广，重建难度也更大。因此，腔内修复TAAA对患者主动脉病变的形态、分支的位置、分支受累情况、动脉走行、动脉壁钙化情况等都有严格的挑选和限制，而且对于长段TAAA病变，腔内修复术仍然不可避免地需要封闭较多的肋间动脉和腰动脉，术后如何避免患者出现永久性截瘫和轻瘫仍然是需要面临的问题。

根据重建分支血管的方式衍生出4种TAAA腔内治疗策略：①去分支杂交手术；②平行支架技术（parallel endograft technique）；③开窗腔内修复术（fenestrated endovascular aneurysm repair，F-EVAR）；④开窗和分支支架技术（fenestrated branched endovascular aneurysm repair，FB-EVAR）。下面分别进行简要论述。

1. 去分支杂交手术　是开放手术和腔内治疗相结合的治疗方法，主要策略是先开腹，进行逆行内脏动脉去分支重建，然后行筒状支架置入隔绝TAAA。腹主动脉分支最常应用的逆行重建方式是髂总动脉-腹主动脉各分支的重建。人工血管通常采用分叉的人工血管倒置吻合，主体端侧吻合在髂总动脉，分叉根据术前的设计和解剖上的便利分别吻合至相应的2个分支动脉。经双侧髂总动脉可以完成腹主动脉4个分支的重建。杂交手术需要手术医师同时具有高超的开放血管手术技术和熟练的血管介入手术技术，去分支杂交手术治疗TAAA是在主动脉腔内介入技术发展的早期阶段，发挥传统开放手术和血管腔内手术各自的技术优势，用于处理一般情况较差、合并症较多、不能耐受完全开放手术，同时又不具备完全主动脉血管腔内修复技术的TAAA患者的改良手段，其最大优势是避免了开胸，显著减少了手术带来的创伤。与单纯开放手术相比，去分支杂交手术的手术时间缩短，围手术期病死率显著降低，但也存在内漏及分支血管吻合口中远期通畅率不高的问题，需要术后严密随访观察。

2. 平行支架技术　Roy K. Greenberg及其同事在2003年首次描述了平行支架移植，以延长短颈肾下腹主动脉瘤患者的近端锚定区。平行支架技术因管腔内主体支架与分支支架并行排列而得名，该技术操作相对简便，适应证扩大到弓状动脉瘤、胸腹主动脉瘤和主髂动脉瘤，并创造了几个术语以描述不同的结构方法，包括烟囱、潜望镜、三明治和八爪鱼（章鱼）等。平行支架技术的一个局限性是沟槽（gutter）内漏的风险，超过2个平行移植物和完全没有封闭区的患者风险更高。因此，对于TAAA需要多分支重建而言，该技术更适用于不适合或不具备开窗和分支支架条件的病例或急诊手术，不作为一线治疗推荐。

在TAAA的腔内治疗中，“八爪鱼”技术是“三明治”技术的一种延伸。2011年“八爪鱼”技术治疗TAAA被首次报道，该技术是由2个或多个治疗腹主动脉瘤的主体覆膜支架加上多个小的覆膜支架组合而成，由腹主动脉主体支架的短腿连接支作为重建内脏动脉覆膜支架的开口，因为最后支架的影像学形态类似八爪鱼而得名（图13-19）。

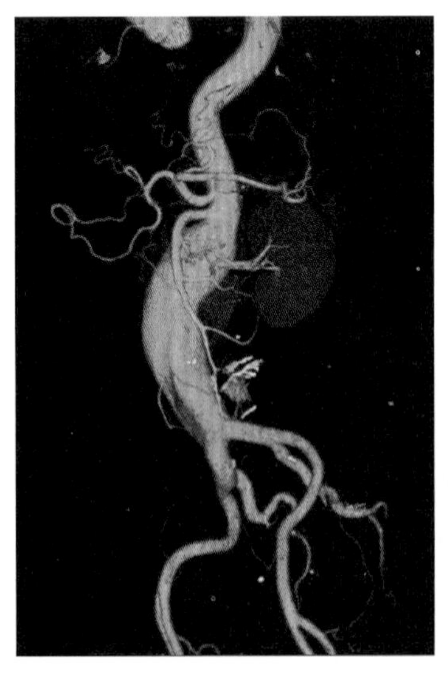
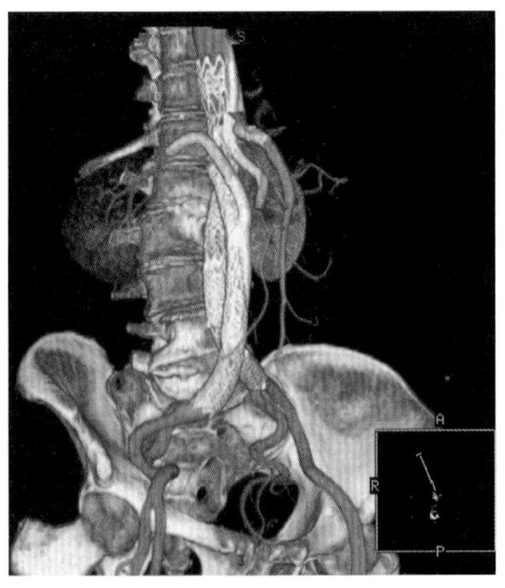

图13-19　“八爪鱼”技术治疗胸腹主动脉瘤

尽管相比于分支支架技术，平行支架技术让血管外科医师能够通过现有的支架完成该手术，而不需要花费时间定制支架。但是平行支架技术依然存在一些问题。目前，平行支架技术的最大问题在于如何解决主体支架与分支支架的口径比，从而在保障分支动脉通畅的情况下，实现最小的内漏面积。关于支架的选择，现在仍然没有统一的观点。Franklin等通过对手术前后测量结果的比较，发现分支动脉口径选择7mm与8mm的组合，产生内漏的可能性最小。Mestres等通过体外实验，认为选择放大率30%的主体支架，更适合平行支架技术；但是该实验中考虑了一个主体支架与一个分支支架的关系，对于多分支与一个主体支架的选择问题，目前仍然缺乏相应的结论支持。目前该技术主要应用于左锁骨下动脉及髂内动脉的保留，应用于TAAA的治疗时仍然缺乏等级较高的证据，报道的手术成功率为70%～90%，分支通畅率为90%～100%，围手术期死亡率为6.25%～11%，内漏率为22.2%～34.4%。

3. 开窗腔内修复术 在没有成品支架准入之前，为了采用微创、全腔内技术治疗TAAA，国内很多中心开展了自制的开窗技术，其中主要是支架置入前的分支血管的预开窗技术，当然也有少数中心如上海交通大学医学院附属第九人民医院开展了支架置入后的原位开窗技术。自制开窗/分支支架根据TAAA的解剖学特点及术前的测量和评估，进行一个或多个分支动脉的预开窗，具有灵活、个性化的特点。当然，自制开窗的治疗过程烦琐复杂，需要较长的学习曲线和经验积累，并有潜在的较高失败风险。

（1）术前评估：TAAA术前基于三维CTA的测量和评估应详细而精准。从总体动脉瘤的范围、形状及各分支的位置、走行、开口方向到其次级分支的位置等均应测出准确的数据，以此进行相关支架和材料的准备。有条件如能进行动脉瘤区域及分支的1∶1的三维打印模型重建，将对支架的开窗改制具有极大的指导意义和帮助（图13-20）。

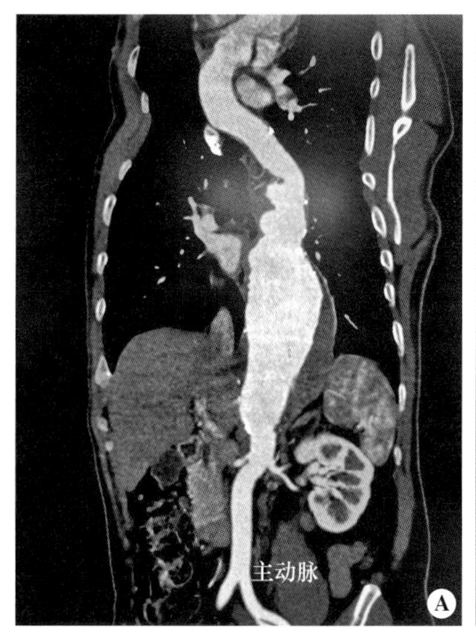

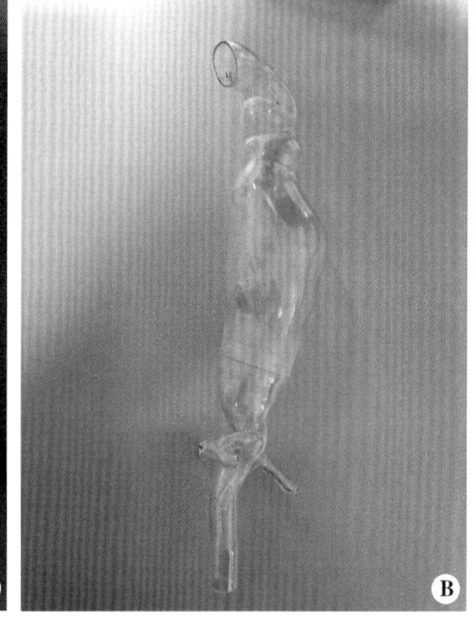

图13-20 TAAA三维CTA及三维打印模型

A. TAAA术前三维CTA；B. 根据三维CTA制作的三维打印模型

（2）总体流程：因自制开窗/分支支架治疗TAAA的过程主要由支架制备和腔内治疗两部分构成。为了节省时间，手术通常分为两组同时进行。一组进行支架制备，包括无菌操作台上主体支架释放/半释放、支架裁剪、支架开窗、开窗标记缝合、束径、预置导丝、主体支架回装等；另一组进行局部麻醉下的术中造影评估，包括总体动脉瘤的造影及分支血管的超选造影、与术前的评估测量比较对照，以及手术方案的调整或重新制订等。

（3）确定重建的分支动脉：原则上肠系膜上动脉、双肾动脉是必须重建的。腹腔干是否重建仍存在争议。腹腔干的解剖条件使其重建比较困难，如省略，则将很大程度上缩短手术时间。笔者所在中心在术前评估基础上，术中通常采用腹腔干球囊阻断下肠系膜上动脉的选择性造影，评估经肠系膜上动脉肝总动脉等区域的代偿情况，如果侧支循环丰富、代偿良好，则行腹腔干栓塞（图13-21）。有些患者一侧肾动脉条件较差，如造影显示该侧肾脏基本无肾动脉供血，则可以省略肾动脉重建。

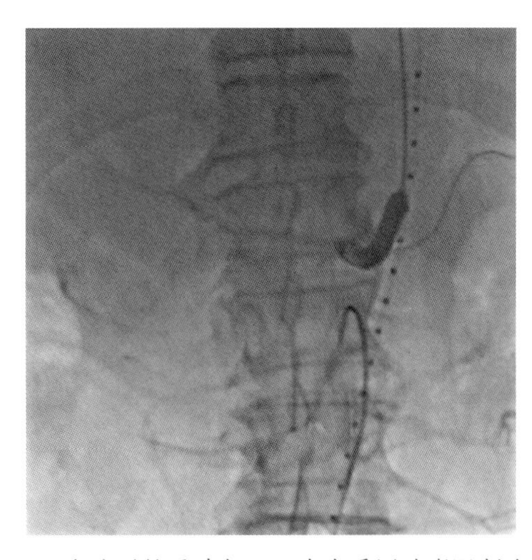

图13-21 腹腔干的重建与否，术中采用球囊阻断腹腔干，行肠系膜上动脉的造影，观察肠系膜上动脉对腹腔干、肝总动脉的代偿情况

（4）主体支架的选择：目前国内各中心应用开窗的主体支架以美国Medtronic公司、中国先建科技（深圳）有限公司的直筒形支架较多，也有中心应用美国Gore公司的支架。先建科技（深圳）有限公司的支架有直筒形的，还有锥形的，可根据患者动脉的解剖学特点选择，同时，先建科技（深圳）有限公司的支架的背筋可作为DSA下很重要的中心标记线，增加主体支架、分支支架对位和置放的准确性。

（5）开窗：首先要在保证主体支架隔绝TAAA的前提下，精准确定、标记好各分支在主体支架的开窗位置。开窗的大小和形状需要参照相应分支动脉的开口测量数据，或略小于分支动脉的开口口径。开窗工具可采用手术剪刀、手术刀或电烧笔等。开窗的位置应避免与主体裸支架相抵触、避免裸支架横跨开窗口。开窗的标记一般采用Gore 5-0、Prolene 5-0血管缝线将标记线沿开窗缘缝合一周。标记线多采用去毛弹簧圈、圈套器头端线圈或软导丝头端等（图13-22）。如果术前测量预计主体支架置放后与分支动脉开口之间有很大空隙，则开窗后需要缝制分支支架作为主体支架与后续置入分支动脉支架的桥接，以减少内漏发生。缝制的主体分支支架应短小适中，减少支架回装时的难度，同时根据相应动脉分支开口的特点，分支支架应具有相应的方向性。可以在分支支架内置放预置导丝，在实际置入分支支架时，使其开口略高于相应分支动脉的开口，让导丝超选相应分支动脉血管更加便利。

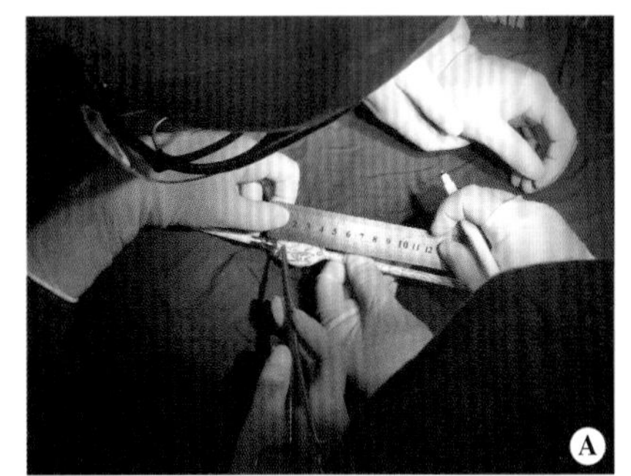

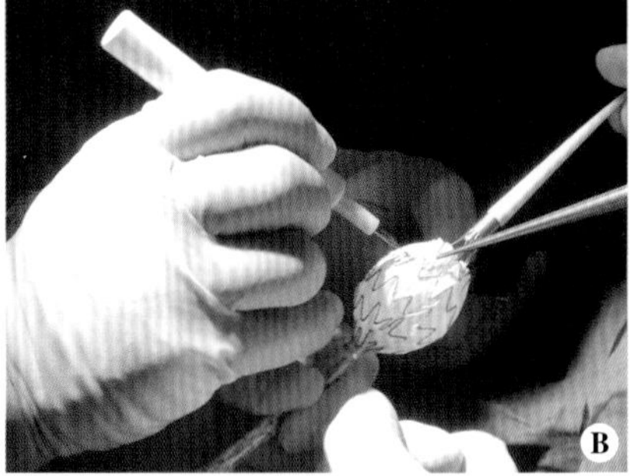

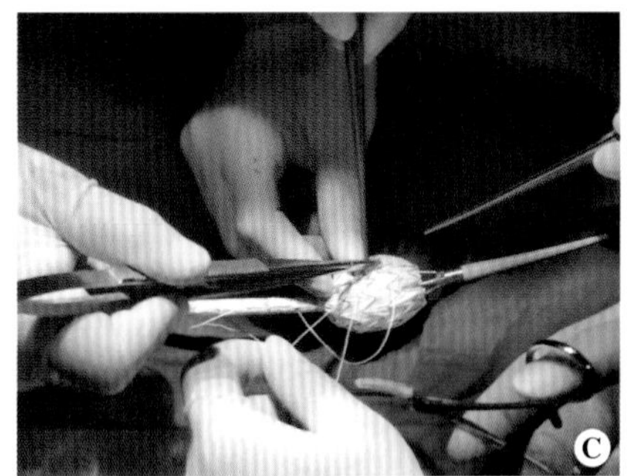

图13-22 主体支架开窗位置的选择、测量、开窗及缝制过程

A. 主体开窗前的测量；B. 主体支架开窗过程；C. 主体支架开窗后的缝合

（6）束径技术：是将主体支架的背面部分或全部向内对称折叠暂时缝合在一根导丝上，常用V-18导丝的尾端，导丝抽出后支架形状复原。束径后的主体支架比原支架口径明显缩小，在输送器回拉释放主体支架后，束径条件下，主体支架便于在TAAA内上下调整位置及左右旋转调整开窗位置，并可以在束径状态下进行经主体支架、分支开窗至相应靶分支动脉的超选，以及置入长鞘。在各分支完全定位准确并置入长鞘后撤出束径导丝、释放束径带，使主体支架复原，然后置入各分支动脉支架。一般多个内脏分支动脉重建会采用束径技术。应根据术前TAAA的测量确定20%～40%的束径程度，束径过多，将增加导丝超选及支架置入等的难度；束径过少，主体支架位置的调整会受限。注意束径不能严重改变开窗的位置和形态（图13-23）。

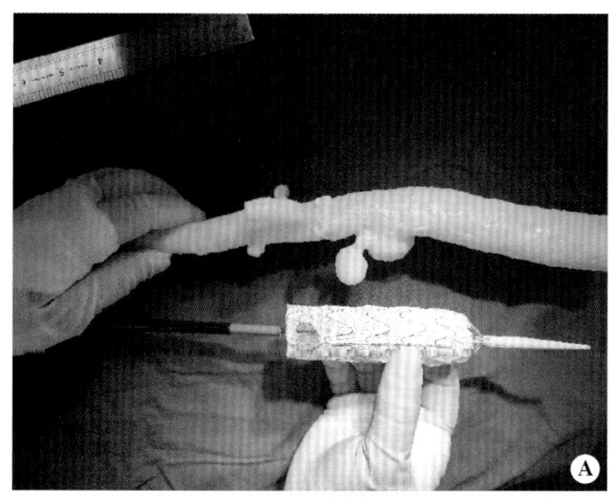

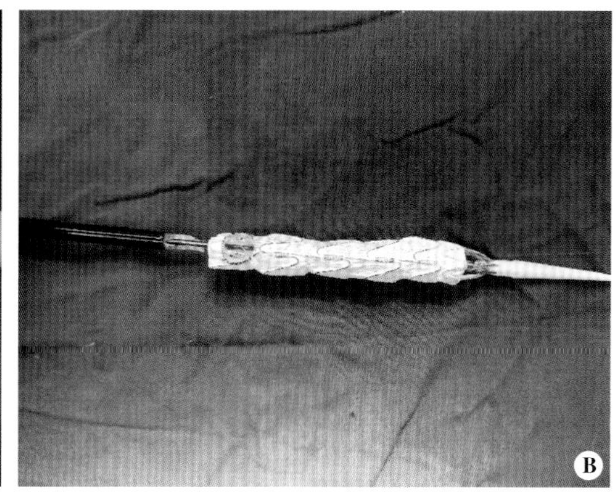

图13-23　根据三维打印模型行主体支架束径

A. 主体开窗；B. 主体支架30%束径

（7）预置导丝：肠系膜上动脉、肾动脉预置导丝可以简化操作、节省手术时间。通常采用0.014in（1in=2.54cm）导丝由单弯导管经腋动脉引出，或采用圈套器经腋动脉/肱动脉在体内抓捕、引出。预置导丝与主体支架同步回装，并同步输送至TAAA内，应注意协调并做好标记。

（8）主体支架回装：改制后的主体支架因体积增加会导致回装至原输送器鞘管内困难，因此需要预先做好捆绑，也可采用比原输送器鞘管口径更大的输送器。回装时应注意避免损伤主体支架，避免主体支架的标记严重变形，避免开窗部位的标记严重挤压变形等。

4. 开窗和分支支架技术（FB-EVAR） 是当前国内外TAAA腔内重建分支血管的主流方式，分支支架技术更是其中热点。两种腔内治疗方式主要根据支架与动脉瘤瘤壁的间距选择，当支架与瘤壁贴合较紧密时，应选用开窗技术；反之，支架与瘤壁存在间隙或分支动脉水平动脉瘤内径超过40mm时，更适用分支支架技术。下面进一步阐述技术的准备、器具选择、操作等要点。

（1）病变选择：FB-EVAR最重要的解剖学决定因素是近端和远端锚定区的存在，充分的髂股入路，以及合适的肾和肠系膜靶血管。近端封闭区最大直径32mm，胸主动脉42mm，最小长度25mm，无血栓或钙化。对合适的靶血管的要求是直径4～11mm，靶血管距离第一分支最小长度超过15mm；缺乏适当的锚定区或存在小或窄的髂动脉可能提示辅助开放手术，如去分支或髂动脉人工血管吻合。主动脉弓和胸腹段的大量动脉粥样硬化碎屑（蓬松的主动脉）可能会因栓塞的高风险而成为血管腔内修复的禁忌证。

（2）器具设计与选择：使用CTA血流中心线进行测量分析，以确定靶血管的精确长度测量值和轴向位置。推荐的最小有效密封区长度应为25mm，支架覆膜与正常主动脉节段呈360°贴壁。即使主动脉瘤近端在肾动脉水平，大多数至少有3条或4条血管进行重建，远端锚定多数在髂动脉，少数可以锚定在正常的肾下主动脉。

所有通畅的肾动脉和肠系膜动脉都可以通过豁口、开窗或定向分支进行保留。双宽豁口通常为20mm×20mm，开口位于器械的最上部，通常设计用于保留腹腔干（CA），无须支架对齐。开窗是由镍钛合金环加固的圆形[6mm（小）或8mm（大）]配置。通过球囊扩张覆膜支架对齐，以防止因血管血栓形成和内漏而闭塞。当靶血管起源于相对正常的主动脉节段，管腔直径为30mm或更小时，开窗是理想的选择。最近对开窗至主动脉壁距离的分析表明，间距为5mm或更大时，靶血管内漏和不稳定的风险增加。定向分支是预先缝合的袖口，直径为6mm或8mm，长度为18～22mm。分支可以是内部或外部分支，向尾侧（顺行）或头侧（逆行）定向。使用自膨或球囊扩张覆膜支架将定向分支连接至靶血管。定向分支非常适合于主动脉内腔最小直径为25mm的尾侧定向血管。使用下行定向分支治疗上行定向靶血管可能会造成重大的技术困难，并导致通畅率较低。如果血管上行且起源于更宽的主动脉节段，则使用逆行分支。开窗精确定位在靶血管起点的中间，而定向分支应根据其配置定位在靶血管上方或下方（图13-24）。

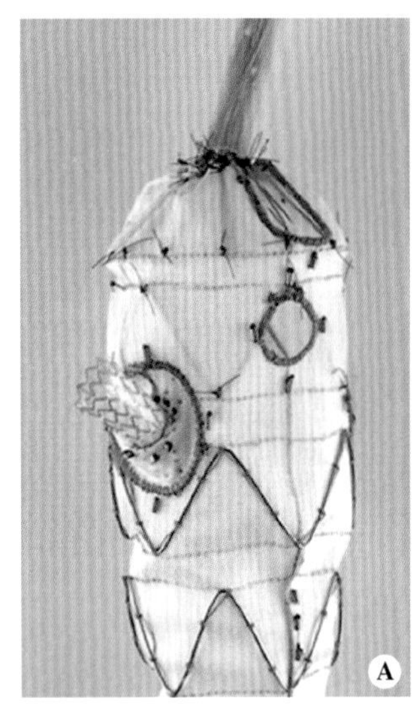

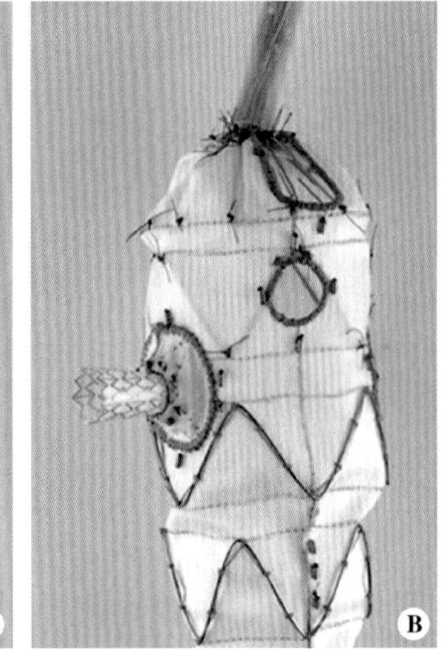

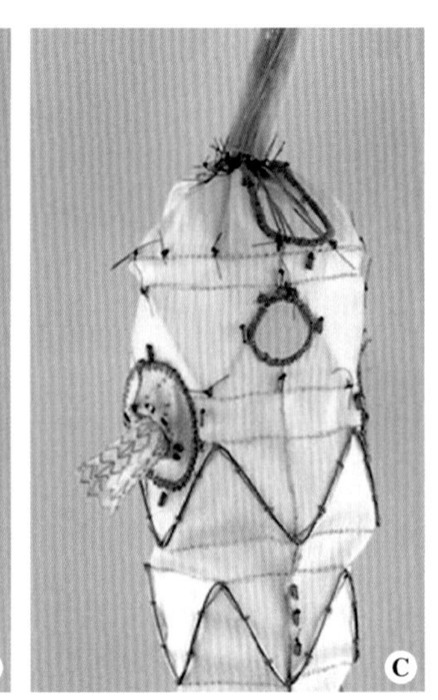

图13-24 开窗定向分支支架

国际上有多家制造商提供成品化或定制胸腹主动脉瘤覆膜支架（图13-24），定制支架是根据个体解剖结构定制的，定制周期一般为6～8周。关于侵犯内脏动脉的AAA，Cook Zenith Fenestrated腹主动脉瘤覆膜支架于2005年在欧洲上市（图13-24），美国FDA于2012年批准该器械适用于短颈腹主动脉瘤患者。然而，美国FDA批准版本的Zenith开窗型腹主动脉瘤腔内修复术器械适用于合并4条内脏动脉中的不超过3条，因此不适用于修复TAAA。在欧洲和其他地方，可以使用不受限制的器械平台，并且可以使用任意数量的定制开窗和分支治疗TAAA。在美国，少数临床试验机构使用定制的开窗和分支平台作为美国FDA监测的试验用器械豁免方案的一部分，TAAA患者必须有资格选择性地参加美国FDA监控的前瞻性临床试验。

2001年，Chuter等将模块化设计理念带到TAAA腔内治疗中，设计出第一款多模块分支支架，该支架后经改进成为现今唯一一款上市的治疗TAAA的支架Zenith T-Branch（图13-25A）。该器具具有以下几个优点：①模块化释放保证下游分支血管血供，减小缺血损伤；②不同于开窗支架，袖套分支增加桥接支架与主体支架之间的重叠范围，降低Ⅲ型内漏的发生率；③分支支架的导向作用使分支重建相对简单，且轴向的分支设计可满足多数内脏动脉重建需求；④分支支架可在一定程度上增加径向支撑力，降低支架移位可能；⑤分支支架重建分支动脉时采用的自膨式支架具有更好的顺应性。Cook T-Branch自2012年起在欧洲上市，使用Cook TX2平台，带有4个外部下行分支，然后与标准肾下腹主动脉瘤腔内修复术器械耦合。该器械具有3个近端密封支架，然后将4个分支分别定位于腹腔干、肠系膜上动脉、左肾动脉和右肾动脉的1点钟、12点钟、3点钟和10点钟位置的移植物锥形部分上，由4个向下开口的外翻分支和带有锥度的主体支架组成，主体支架近端直径为34mm，远端直径为18mm，总长度为202mm，重建肠系膜上动脉和腹腔干的分支直径均为8mm，但长度分别为18mm和21mm，肾动脉分支直径为6mm，长度为18mm，支架整体置于22Fr鞘管中，入路可选择肱动脉入路或股动脉入路。2021年应用T-Branch最大宗的回顾性报道来自德国和波兰，其中542例患者（大多数为Crowford分型Ⅲ和Ⅳ型TAAA）在6年时间内接受了该器械治疗。作为成品化支架，37%以非择期方式接受治疗，技术成功率为97%，早期分支血管通畅率几乎为100%。30天死亡率为12%，截瘫发生率为11%（永久性为4%），早期Ⅰ型或Ⅲ型内漏为5%。一项荟萃分析中197例接受T-Branch修复术的患者存在相似的结果。该分析中近45%的患者有症状，近20%破裂。尽管处于紧急/急诊就诊状态，但技术成功率为93%，围手术期病死率仅为6%，一期分支通畅率为98%。相较于开放手术，T-Branch明显增加了健康主动脉的覆盖面积，也并未对肋间动脉进行重建，故术前、术中脊髓缺血（spinal cord ischemia，SCI）预防措施仍需要积极应用。

GORE EXCLUDER thoracoabdominal branch endoprosthesis（TAMBE，美国Gore公司，图13-25B）支架也是一款四分支外翻分支支架，根据肾动脉分支开口方向的不同分为两种构型：①构型一为肾动脉开口从上到下顺行重建；②构型二为肾动脉开口从下到上逆行重建，可满足向上成角肾动脉重建的需求。构型一近端直径可为31mm和37mm，远端直径为20mm，总长为160mm；构型二近端直径可为26mm、31mm和37mm，远端直径为20mm，总长度为215mm。腹腔干和肠系膜上动脉分支直径平均为8mm，长10mm，双肾动脉分支直径平均为6mm，长10mm。支架整体置于22Fr或20Fr（仅适用于近端直径为31mm的构型一支架）鞘管中，四个分支均预置一根导丝，入路可选择肱动脉入路或股动脉入路。目前，TAMBE的临床研究仍在进行中（NCT03728985），其中长期临床疗效仍需要观察。2018年，Oderich等报道过接受该支架的13例患者的早期临床结果，手术成功率为92%，术中无患者死亡，无动脉瘤破裂、中转开腹、透析和SCI发生。有4例（31%）患者存在失血量超过1000ml，1例肾动脉远端出现Ⅰ型内漏并于出院前另放置一枚支架而解决。在术后30天随访时，影像学显示所有分支血管通畅，且无内漏发生。E-nside多分支支架（德国Jotec公司）为四分支内嵌分支支架，共有4种型号，近端直径可为33mm和38mm，远端直径可为26mm和30mm，但支架总长度保持固定为222mm。该支架为两端宽，中间窄的设计，中间部分为内嵌分支部分，两端宽提供近端和远端锚定区。以腹侧正中线为0°，腹腔干、左肾动脉、右肾动脉和肠系膜上动脉分别在23°、80°、288°和352°上，分支长度均为20mm，腹腔干和肠系膜上动脉直径为8mm，双肾动脉为6mm。该支架也预置4根导丝用于重建四分支动脉，入路为肱动脉入路和股动脉入路。E-nside支架虽已获得欧盟认证，但并未上市，仅有少数个案报道可供参考，其相关临床研究也正在进行中（NCT04383145），预计纳入200例患者，到2030年完成研究。此外，国际上成品化分支支架还有Medtronic Viliant，定制支架则以Cook公司的平台为主。

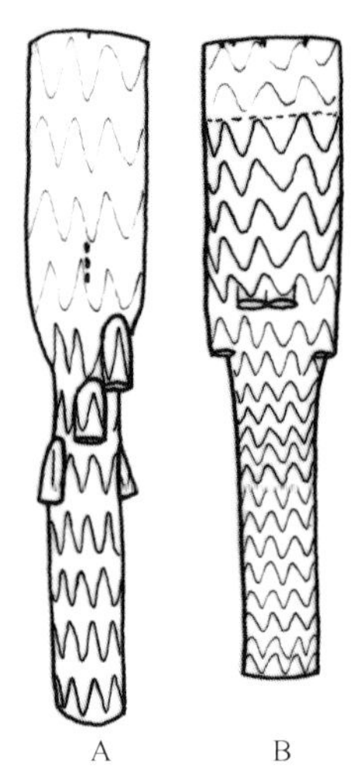

图13-25　国际成品化支架

（3）TAAA腔内修复的流程

1）动脉入路：预置缝合器经皮股动脉入路技术已得到广泛应用，股动脉过度钙化、高股动脉分叉或经人工移植物的患者可能需要外科切开操作。髂动脉细小或存在严重病变时，永久性或临时性人工血管或血管腔内移植物可避免意外动脉破裂的风险，意外动脉破裂与持续性低血压导致病死率和SCI风险增加。

经近端肱动脉或远端腋动脉的上肢动脉入路被广泛用于FB-EVAR中内脏血管的超选和重建。一些中心也使用经皮入路，建议采用右腋窝小切口行开放手术显露和一期修复腋动脉。Oderich等报道使用双向引导鞘管允许从股动脉入路输送支架，并减少了使用上肢动脉入路的需要，将上肢保留用于困难病例或无法使用股动脉入路时。

2）植入技术：FB-EVAR手术最好在具备影像融合条件的复合手术室中进行。对于胸主动脉上腹覆盖≥5cm的患者，于气管内插管下全身麻醉，并进行术中运动诱发和体感诱发神经监测。患者取仰卧位，上肢在头上方，以优化侧位投影和三维成像。一旦动脉通路完成，患者将接受80～100U/kg的全身肝素化，使ACT＞250秒，将导管和导丝推进至升主动脉，并更换为0.035in硬Lunderquist导丝（Cook Medical公司）。具体技术步骤因器械设计而异，简要介绍如下。

A. 定制三开窗/四开窗支架：主动脉器械通常通过右股动脉入路导入，并预装导丝，以便立即进入肾开窗。器械在体外定向，通过股动脉入路导入，并在开孔和靶血管之间充分贴壁展开。器械有束径设计，允许在开窗未对准时进行一些移动。通过预装系统将亲水性6Fr鞘管推入肾开窗，2根肾动脉依次插入导管，并将0.035in的Rosen导丝定位在远端肾动脉。将6Fr 90cm Flexor Shuttle鞘管推入肾动脉，然后定位球囊扩张支架。对侧股动脉入路用于开窗型主动脉组件的选择性导管插入。使用Dryseal 18Fr鞘管（WL Gore），导管和导丝依次插入肠系膜上动脉（3支血管）或腹腔干和肠系膜上动脉（4支血管），并更换为0.035in Rosen导丝。依次推进7Fr 55cm亲水性Ansel鞘管或7Fr 55cm Destino双向引导鞘管（Oscor，FL），然后定位球囊扩张覆膜支架。内脏血管均插入导管后打开束径装置。输送系统端撤回至肾下主动脉。使用10mm血管成形术球囊依次展开和扩张肾动脉、腹腔干和肠系膜上动脉桥接覆膜支架。使用稀释的对比剂对每条血管进行选择性血管造影。从靶血管中取出鞘管和导丝。近端锚定区的球囊血管成形术是可选的，但如果有指征，应在桥接支架展开前进行。通过股动脉入路导入分叉型腹主动脉支架，并在近端支架内展开，至少重叠2节。对侧髂动脉分支延伸至对侧髂总动脉（图13-26）。

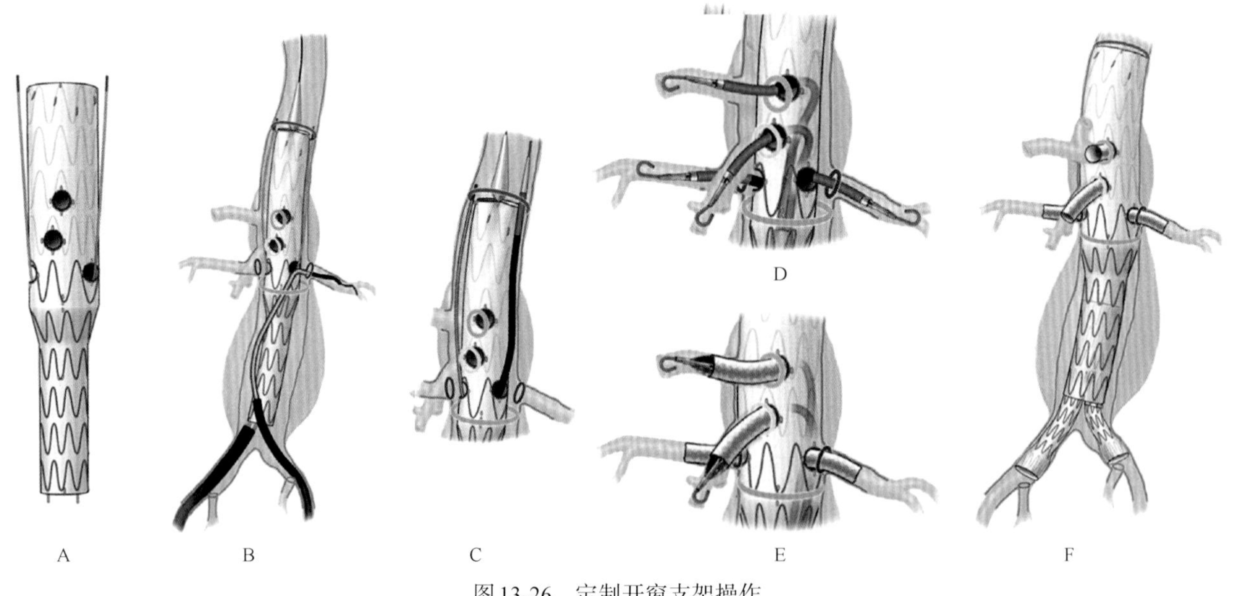

图13-26 定制开窗支架操作

B. 开窗/定向分支复合支架：该定制支架最常见的组合是肾动脉和肠系膜上动脉的2个或3个开窗及腹腔干和肠系膜上动脉的1个或2个定向分支。该过程的初始步骤与上面描述的相同。开窗型分支组件在体外定向，通过股动脉入路导入，并在开窗与靶血管对合的情况下展开。定向分支通常被设计为在尾侧定向时放在靶血管近端超过2cm处。预装系统允许将6Fr 90cm或110cm鞘管推进至肾开窗中。如果肠系膜上动脉通过开窗定位，对侧股动脉入路用于肠系膜上动脉的导管插入。一旦亲水性鞘管和对准覆膜支架沿Rosen导丝定位到每个开窗中，打开束径装置。使用球囊扩张覆膜支架对开窗行支架置入术。定向分支通常用自膨覆膜支架或球囊扩张覆膜支架进行支架置入。使用分叉组件将修复延伸至其中一条髂动脉。用CODA球囊轻轻扩张近端和远端着陆区和附着部位。

目前器械的鞘管从18Fr或20Fr逐渐缩小为12Fr 33cm的Dryseal鞘管（WL Gore）。8.5Fr 55cm的双向引导鞘（Oscor）与0.014in锁定导丝连接，使用同轴6Fr 90cm的鞘管代替原始扩张器通过Lunderquist导丝导入12Fr鞘管。取出Lunderquist导丝，部分回撤6Fr鞘管，使可控鞘管在腹腔干水平上方成形。用2个止血钳轻轻固定锁定丝，以便在推进导管和支架的过程中为可调弯鞘管提供支撑。最远端的定向分支使用5Fr导管和导丝插入，并更换为0.035in Amplatzer导丝（Boston Scientific）。沿导管推进6Fr鞘管，并用于选择性血管造影，以确认导丝的正确定位并标记第一分支分叉。此时，沿导丝取出6Fr鞘管和导管，推进球囊扩张覆膜支架并在肠系膜上动脉或腹腔干内展开（图13-27）。支架展开后，取出球囊，重新推进6Fr鞘管进行选择性血管造影。最后的步骤是对侧髂动脉分支延长段置入髂总动脉，然后进行DSA或三维DSA检查。

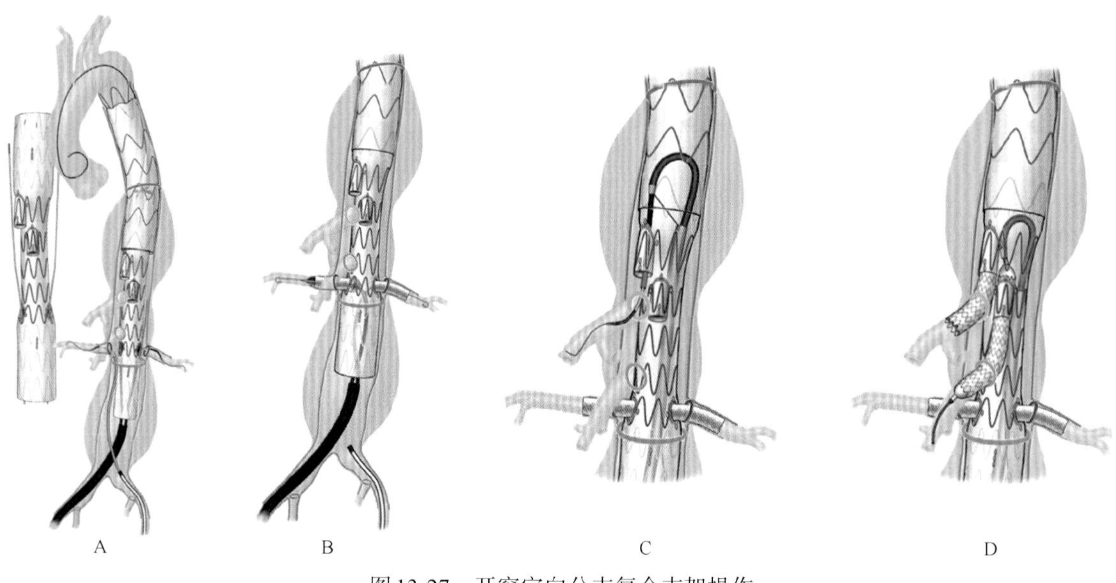

图13-27　开窗定向分支复合支架操作

3）多分支支架：多分支覆膜支架有成品化和定制选择，在不同位置有多达5个定向分支，以适应患者解剖结构。低外径分支覆膜支架需要18Fr鞘管，而标准现成器械需要22Fr鞘管。根据近端锚定区的位置，修复可能需要先置入近端胸部覆膜支架。一旦以标准方式建立入路并适当校准贴壁融合，分支覆膜支架在体外定向、推进并展开，每个定向分支距离预期靶血管近端1～2cm。展开远端腹主动脉分叉型覆膜支架和同侧髂动脉覆膜支架分支，对侧保持打开以允许进入动脉瘤囊。轻轻扩张近端和远端锚定区和附件，取出大号输送系统并沿导丝更换为12Fr 33cm的Dryseal鞘管。引入上述可调弯鞘管系统用于连续导管插入术和支架置入术，从肾动脉开始，然后是肠系膜上动脉和腹腔干。建议首选0.035in Rosen导丝用于肾动脉，使用0.035in Amplatzer导丝用于肠系膜血管。使用球囊扩张覆膜支架进行支架置入术，然后进行选择性血管造影（图13-28）。通过放置对侧髂动脉分支延长段、三维DSA完成手术。

六、中国胸腹主动脉瘤腔内修复器具研发进展

国外的研究显示，成品化分支支架TAMBE、T-Branch和E-nside并不能适用于所有的TAAA腔内治疗，适用率甚至不到50%，分别为33%、39%和43%。其中，TAMBE和T-Branch均为外翻分支支架，两者也因为型号的限制，并不能很好地满足TAAA腔内治疗。内嵌分支可用于狭窄的管腔，并增加锚定区域长度，最早用于升主动脉腔内治疗，后被引入TAAA腔内治疗，用于定制的开窗和分支支架，并逐渐加入成品化的分支支架中。E-nside和G-Branch均存在内嵌分支，但4根预置导丝使E-nside腔内操作并不容易。而解放军总医院第一医学中心血管外科郭伟教授团队联合先健科技（深圳）有限公司研发的G-Branch TAAA多分支支架为内嵌外翻混合多分支支架，仅有2根预置导丝，型号多达26种，能更好地满足临床需求。

G-Branch为用于TAAA治疗的新型国产首个成品化模块多分支支架（图13-29），该支架可分

为上、中、下三部分。上端部分为直筒形，直径覆盖24～40mm，每隔4mm为一个型号，长为40mm或70mm；中部为上宽下窄锥形设计，并有四分支开口；下端部分为直筒形，长为70mm，直径覆盖14～18mm，每隔2mm为一个型号。腹腔干和肠系膜上动脉为内嵌分支，长度固定分别为23mm和20mm，直径可为10mm或8mm，内预置2根导丝；双肾动脉为外翻分支，长15mm，直径7mm，无预置导丝。支架整体置于22Fr鞘管中。单臂、多中心、前瞻性GUARANTEE研究目前正在进行中，预计纳入73例患者，2024年完成入组，2028年完成研究（NCT05054985）。组长单位及分中心中国医科大学附属第一医院已经完成多例入组（图13-30）。

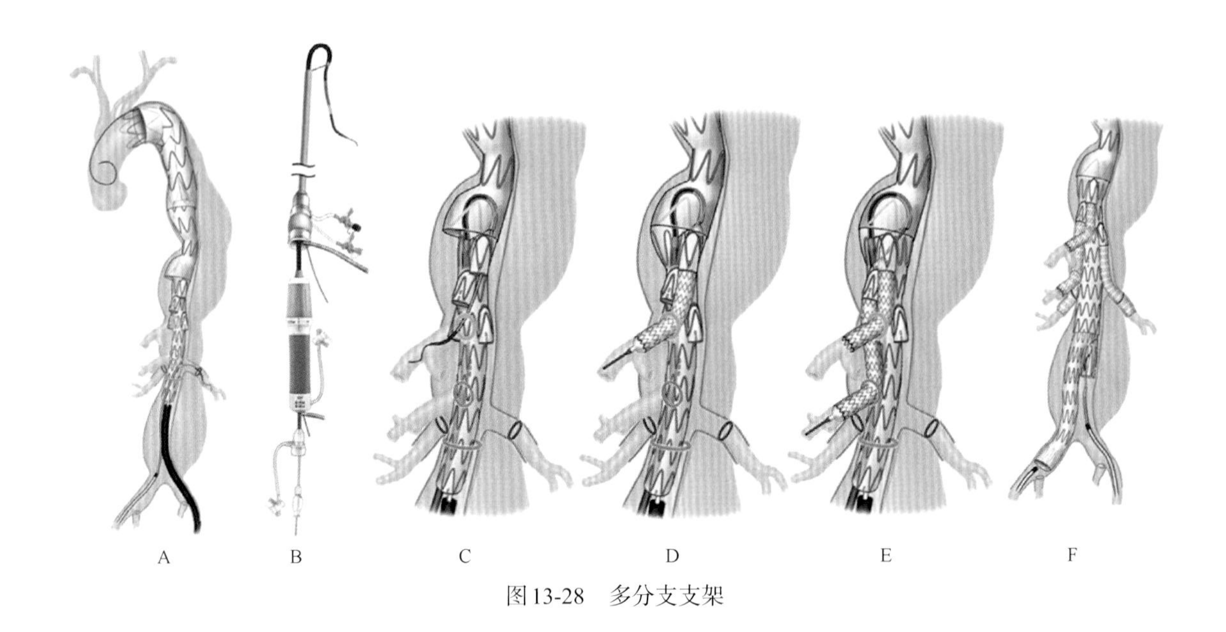

图13-28　多分支支架

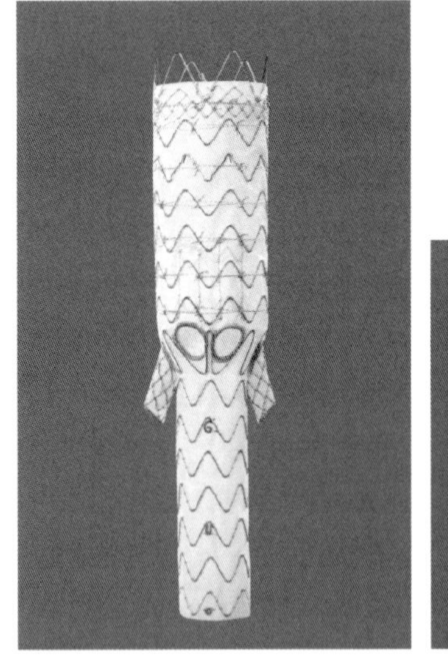
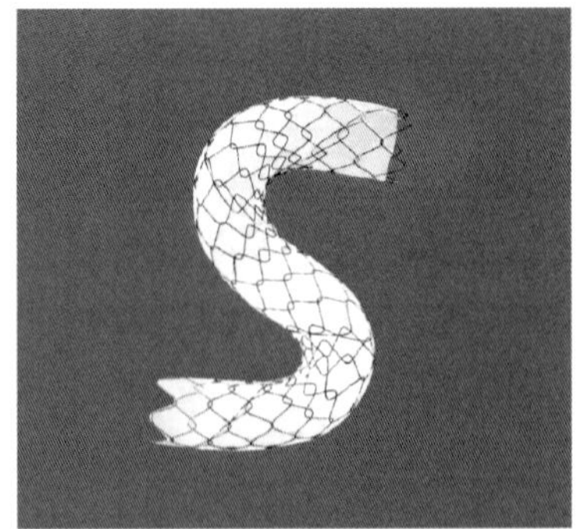

图13-29　G-Branch TAAA支架与分支桥接支架

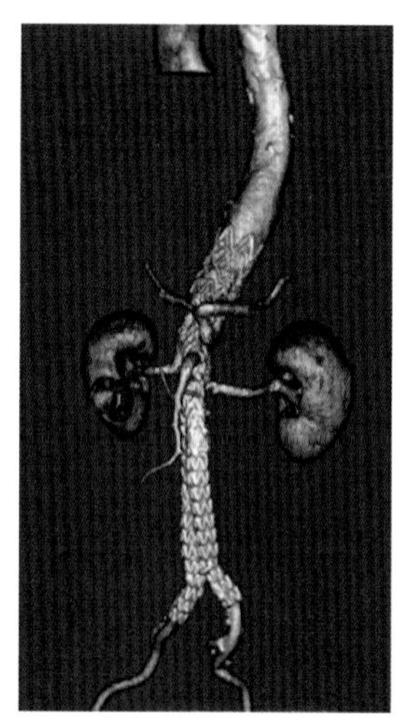 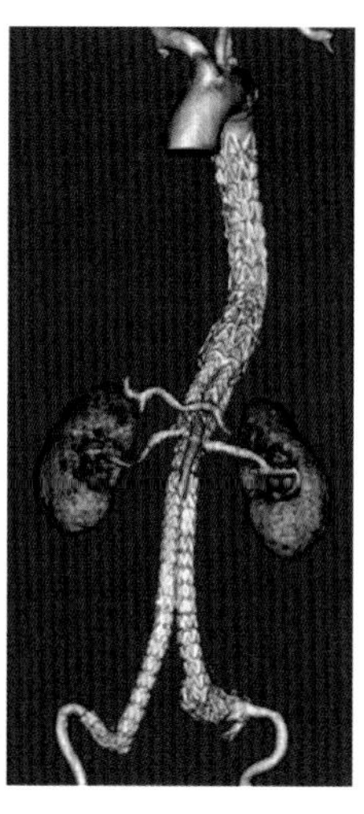 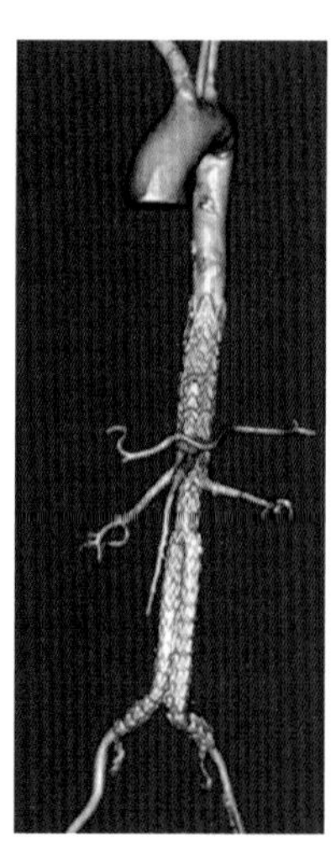 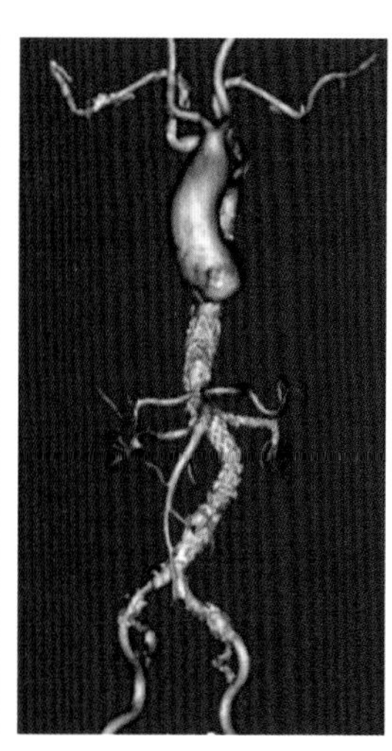 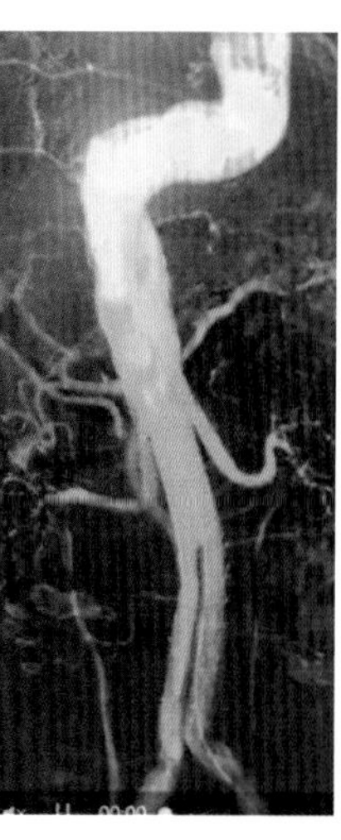

图13-30　中国医科大学附属第一医院5例G-Branch TAAA支架置入后的影像

七、胸腹主动脉瘤腔内修复术后管理

患者在手术室麻醉清醒拔管，并进入重症监护室1～2天。主动控制下维持高血压，凝血功能正常，建议在前48小时内保持血红蛋白＞100g/L。在前24小时（Crowford Ⅳ型）或48小时（Crowford Ⅰ～Ⅲ型）内卧床休息。10%的Ⅰ～Ⅲ型TAAA患者和1%～2%的Ⅳ型TAAA患者需要治疗性脑脊液引流管（CSFD）置入和抢救操作，以缓解SCI症状，75%的患者症状可以改善。血管扩张剂类降压药在修复后的第1周暂停或减量，给予β受体阻滞剂以预防室上性心动过速。围手术期继续使用阿司匹林，术后2周加用氯吡格雷，以降低肾动脉支架内血栓形成的风险。建议不要在修复后立即开始应用氯吡格雷治疗，因为存在置入CSFD导致的迟发性SCI潜在风险。随访包括6～8周、6个月、1年和其后每年的临床检查、肾脏和肠系膜超声及CTA。

八、胸腹主动脉瘤腔内治疗现状展望

TAAA的外科治疗经历了从开放手术到杂交手术再到全腔内治疗的发展，其中全腔内治疗也发展出平行支架技术、开窗技术和分支支架技术，随着国内外腔内治疗器械和技术的发展，TAAA腔内修复也正逐步从定制走向成品化，从开窗技术转向分支支架技术。FB-EVAR已从治疗老年和高风险患者的替代方案发展为大多数解剖结构合适患者的一线治疗。开放性外科修复术是基因遗传性主动脉疾病和不适合血管腔内治疗的患者的标准方案，也可能是腔内治疗失败后的最终解决方案。目前FB-EVAR的局限性是由于监管时间延长（上市产品少）、器械成本高及需要持续监测和二次介入等因素导致可用性有限。尽管如此，高技术成功率和低晚期主动脉相关死亡率证明了该技术的有效性。

选择开放手术或血管腔内治疗进行TAAA修复的决策应考虑每种方法在特定患者中的适当性及主动脉中心的技术经验。著名的美国休斯敦Baylor医学院Crawford及其后继团队拥有全球最大宗病例，开放式修复仍是其金标准方法，具有良好的远期效果。然而，TAAA开放性修复术创伤大，存在与主动脉阻断相关的缺血风险，以及造成严重并发症和病死率升高的显著风险。TAAA全腔内修复因创伤小等许多原因而吸引人，但目前TAAA腔内修复的普遍临床适用性仍远未实现，其不确定的耐久性和相关的辐射暴露也令人担忧。此外，在遗传性胸主动脉疾病和慢性主动脉夹层患者中使用TAAA腔内修复术似乎增加了远期再介入的风险，并且其在治疗感染性TAAA方面的作用仍然有限。因此，进行全面开放手术和腔内修复的专业技术训练至关重要。理想情况下，专门从事主动脉修复术的临床医师应同样熟悉开放和腔内方法，以根据每例患者的具体情况及需求提供个体化治疗。

（张　健　胡海地　亓　明）

参考文献

段志泉，辛世杰，2006. 动脉瘤. 北京：科学出版社.

Çekmecelioglu D，Orozco-Sevilla V，Coselli JS，2021. Open vs. endovascular thoracoabdominal aortic aneurysm repair：tale of the tape. Asian Cardiovasc Thorac Ann，29（7）：643-653.

Chuter TA，Hiramoto JS，Park KH，et al，2011. The transition from custom-made to standardized multibranched thoracoabdominal aortic stent grafts. J Vasc Surg，54（3）：660-667.

Lima GBB，Dias-Neto M，Tenorio ER，et al，2022. Endovascular repair of complex aortic aneurysms. Adv Surg，56（1）：305-319.

Sidawy AN，Perler BA，2019. Rutherford's vascular surgery and endovascular therapy. 9th ed. Amsterdam：Elservier.

Svensson LG，Crawford ES，Hess KR，et al，1993. Experience with 1509 patients undergoing thoracoabdominal aortic operations. J Vasc Surg，17（2）：357-368.

Uijtterhaegen G，van Langenhove K，Moreels N，et al，2022. Fenestrated and branched endovascular repair for juxtarenal and thoracoabdominal aortic aneurysms：analysis of the first 100 cases. J Cardiovasc Surg（Torino），63（3）：317-327.

第十四章
腹主动脉瘤

一、概论与流行病学

大多数学者认为腹主动脉瘤（abdominal aortic aneurysm，AAA）是一种近代疾病。然而早在16世纪初，荷兰解剖学家Andreas Vesalius就对此疾病提出了概念。现代医学认为，腹主动脉发生不可逆性扩张，扩张至正常直径的1.5倍以上，或腹主动脉最大直径超过3.0cm，临床即可诊断为AAA。

瘤体破裂是AAA主要的致死并发症，其社区病死率高达79%，更有多达59%～83%的破裂AAA患者在救治前死亡，而破裂AAA手术病死率更是高达40%，最终只有10%～25%的患者能够顺利出院。根据美国疾病控制与预防中心的数据，2020年，动脉瘤破裂是美国第十三位的死亡原因，导致每年约17 000人死亡，约占65岁以上男性死亡的5%～10%；在英国这一数字约为8000人；而全球每年死于AAA破裂的患者为15万～20万例，约占65岁以上男性死亡的1%。由于破裂AAA预后极差，较少患者能够顺利出院。相比之下，非破裂AAA择期手术修复的近期病死率仅为5%。因此，早发现、早诊断、早治疗对AAA尤为重要，可以通过早期筛查降低AAA相关的病死率，以促进择期AAA修复。

全球多个人口筛查研究报道AAA的总体患病率，男性为1.9%～18.5%，女性为0～4.2%。其中欧美地区的AAA筛查研究指出，65岁瑞典男性AAA患病率为1.7%，在英国为1.3%，而65～74岁丹麦男性为3.3%，同时发现澳大利亚、北美和西欧发病率远高于拉丁美洲和中亚地区，并认为65岁以上男性为AAA的高发群体。此外，大多数研究同样表明，男性患病率是女性的4～6倍，其中一项文献回顾结果显示，60岁以上女性AAA的患病率仅为0.7%。

目前国内仅华中地区及辽宁地区针对AAA流行病学发布了调查数据，中国医科大学附属第一医院辛世杰教授于2017年率队先后于辽宁省沈阳市、大连市、抚顺市和阜新市4个城市进行AAA超声筛查，其间共筛查3569人，其中60岁以上人群中AAA发病率为0.9%，男女比例约为7∶3；对比2014～2015年华中地区筛查报告发现，55～75岁组患病率远高于其他年龄组（0.51% vs 0.11%），而且男性AAA患病率高于女性（0.55% vs 0.14%）。两份报告在AAA患者性别上存在轻微差异，但两者年龄比例结构基本吻合（表14-1）。

根据住院病例方面数据，以中国医科大学附属第一医院为例，在2011～2020年，共收治AAA患者1246例，年龄最小13岁，最大94岁。表14-1显示，患者年龄结构比例虽无明显变化，但数量呈逐年上升趋势，这可能与人口老龄化及影像诊断技术进步有直接关系。

近年来，AAA临床诊断的进步与基础医学、临床流行病学等领域的进展是相辅相成的。彩色多普勒超声、血管内超声、超声造影、三维超声造影、计算机体层摄影、磁共振成像、血管造影及磁共振仿真血管内镜等无创伤、高精度检查手段的出现，已基本取代了血管造影等有创检查，更全面直观地显现病变特征及毗邻关系，甚至清晰显示血管腔内形态，极大提高了AAA的诊断水平，为制订个体化治疗方案提供重要参考，并可进行动态观察、随访。由于麻醉、围手术期监护及诊治水平的进步，不仅择期手术围手术期病死率由最早的15%降至0.7%左右，同时炎性AAA、破裂性AAA、感染性AAA、肾动脉领域AAA及AAA合并消化道瘘、静脉瘘、血管畸形、马蹄肾等特殊AAA的治疗经验也得到积累。近20年来，腔内技术蓬勃发展，已成为目前AAA的主要治疗方式，并由此发展出“烟囱”支架技术、开窗/开槽技术、多层血流导向装置、分支支架技术及杂交技术等。围手术期心、脑、肾、脊髓等重要器官保护措施的研究亦深入开展、不断探索并取得了很好的成果。

表14-1 中国医科大学附属第一医院血管外科近十年不同年龄段AAA入院患者人数

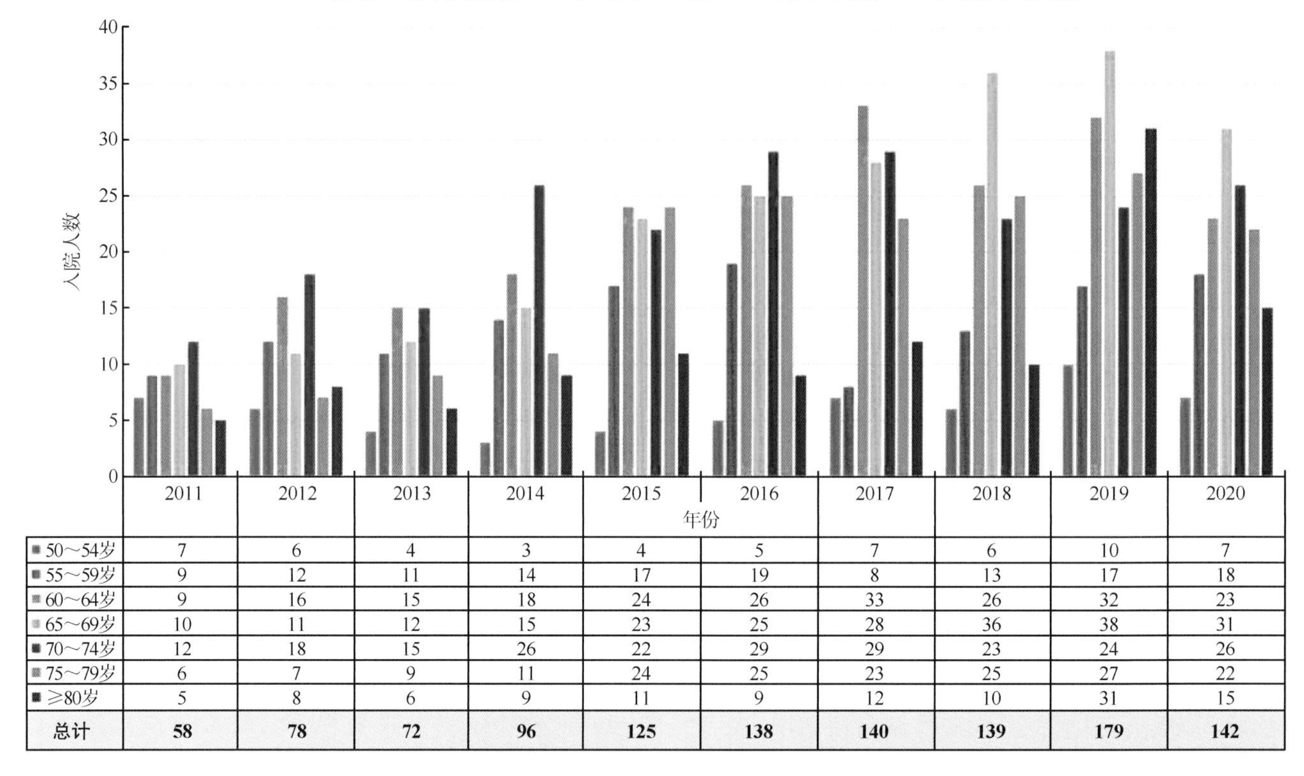

	2011	2012	2013	2014	2015	2016	2017	2018	2019	2020
50～54岁	7	6	4	3	4	5	7	6	10	7
55～59岁	9	12	11	14	17	19	8	13	17	18
60～64岁	9	16	15	18	24	26	33	26	32	23
65～69岁	10	11	12	15	23	25	28	36	38	31
70～74岁	12	18	15	26	22	29	29	23	24	26
75～79岁	6	7	9	11	24	25	23	25	27	22
≥80岁	5	8	6	9	11	9	12	10	31	15
总计	**58**	**78**	**72**	**96**	**125**	**138**	**140**	**139**	**179**	**142**

目前，尽管AAA的诊疗水平已显著提高，但仍有许多悬而未决的难题，如AAA的确切发病机制、小动脉瘤及女性动脉瘤监测和手术适应证、累及内脏动脉的复杂动脉瘤的微创治疗，围手术期多器官功能不全的防治、感染性动脉瘤的更优处置、腔内修复术后远期随访及并发症的处置和改善破裂动脉瘤的救治率等，都是研究的前沿及热点，这些问题的阐明将使人类为最终战胜该病迈出关键的一步。

二、病因学与危险因素

流行病学研究对本病发现和诊治十分重要。AAA流行病学研究发现，不同种族、性别、地域的AAA发病率及自然病程存在差异，因此导致AAA发病的相关危险因素值得了解和探讨。

（一）性别

有关AAA的调查数据显示其患病率存在性别差异，近期超声筛查研究报道表明，65岁以上男性患病率为1%～2%，而70岁女性患病率仅为0.5%，男性患者约是女性的4倍。而临床发现女性AAA患病率虽低，平均直径较小，但手术修复后病死率却较高，甚至预后比男性更差。最近一项荟萃分析也指出，AAA修复术后30天女性病死率明显高于男性。综上所述，AAA在患病率上男性高于女性，而围手术期AAA病死率女性高于男性。当然，还有不同的观点认为，女性AAA的患病率较低可能是性别的体型差异造成的，因此女性AAA的患病率和严重性可能被严重低估了，但这一发现可能需要大量数据进一步验证。

（二）种族

在各人种中，现有文献表明，白种人的AAA患病率最高。Benson等也同样证实：与亚裔、非裔英国人相比，白种英国人患AAA的风险更大。但值得注意的是，黑种人虽患主髂动脉阻塞性疾病人数较多，但其AAA的患病率较低。此外，调查研究还显示，AAA症状和术后恢复也因人种不同而存在差异。英国研究机构对高加索人、黑种人和亚洲人种的调查报告指出，高加索男性AAA患病率比黑种人男性和亚洲男性更高。另有一项关于新西兰毛利族男性AAA的筛查研究报道称，其AAA的患病率高于高加索男性，并且病死率高于欧洲和亚洲男性，还指出亚洲AAA患者的病死率明显低于欧洲患者。

（三）家族遗传

AAA的家族聚集性引起了人们对非环境危险因素的关注。自从1977年克利夫顿报道第1个病例以来，很多学者认为AAA是最常见的家族性疾病之一。其一级亲属患病率为15%～19%，而非亲属患病率仅为1%～3%。家族性AAA女性患病更为常见，破裂发生的年龄也比散发性动脉瘤要小。一项跨国研究确认了233个家庭和653个受影响的成员，72%家系为常染色体隐性遗传，25%家系为常染色体显性遗传。

与此同时，另一项研究提示AAA家族史阳性的人群患AAA的风险增加了近2倍，而双胞胎的研究结果有力地支持了遗传因素在AAA发病机制中的重要作用，双胞胎AAA外显率的总变异有77%归因于加性遗传成分（即基因组中所有等位基因的平均效应之和），23%是由环境因素引起的。正如Powell所述，AAA的家族聚集性可能不仅仅是偶然，根本原因可能是其特定的遗传背景，同时也与接触常见的环境因素有关，如烟草。

（四）其他

1. 冠状动脉粥样硬化性心脏病（coronary atherosclerotic heart disease，CHD）　事实上，大部分AAA患者都患有CHD，在未患CHD的人群中AAA的发病率低至0.6%。一项荟萃分析发现CHD与亚临床AAA的发生率有较高的相关性，经血管造影证实CHD患者中AAA的患病率，男性为9.5%，女性仅为0.35%。有研究指出，CHD的严重程度与AAA的患病率与病死率有关。同样在一项回顾性分析中，在普通男性人群中发现约43%亚临床AAA，若集中筛查其中的CHD患病人群，大概能降低30%的病死率，并证实CHD患者发生AAA的风险是对照组的3.5倍。因此，在这一人群中进行筛查不仅可以预防心血管疾病，还可以有效预防AAA破裂。

2. 生活方式

（1）吸烟：是发生AAA的主要诱因之一。一项人群筛查研究确定了AAA的主要危险因素。其中，吸烟是最重要的可变风险因素。观察研究表明，戒烟可降低患AAA的风险，并限制现有AAA的增长。另一项关于性别和吸烟习惯的荟萃分析说明，男性吸烟者患AAA的风险增大，而吸烟对女性的影响远大于男性，与男性相比，吸烟使女性患AAA的风险增加了15倍，而男性仅增加了7倍。据报道吸烟会刺激更年期提前，从而通过降低高密度脂蛋白和增加甘油三酯对血脂产生负面影响，进而促进AAA发生。近期研究还显示，在易患血管疾病和AAA方面，电子烟与吸烟具有相似的危害。尽管尚未确定电子烟和类似尼古丁吸入装置、吸入尼古丁的具体风险，但多项调查表明，仅接触尼古丁就能够促进AAA发展。

吸烟对AAA的影响是剂量依赖性的。在香烟消费量减少的国家，AAA的患病率较低。在发达国家，65岁以上男性AAA患病率由之前5%以上下降至1%～2%，主要归功于对吸烟的管控。研究发现，戒烟25年后，AAA患病风险接近从不吸烟者；而且烟龄长达10年，每天吸烟＜0.5盒的人患AAA的风险显著增加，这种增加是以剂量依赖的方式增加的。而烟龄超过35年每天吸烟＞1盒的人，AAA患病风险增加12倍。同样Laroche等的研究证实，AAA患病率降低与烟草消费减少是平行的，但认为目前禁烟宣传仍显不足。

吸烟与主动脉直径也密切相关。根据Al-Zahrani等的研究，与非吸烟者相比，吸烟者的动脉瘤直径确实更大，而且其AAA直径每年增加0.35mm，破裂死亡率翻倍。因此减少吸烟对减少动脉瘤相关死亡至关重要。

（2）饮食：有研究报道，食用水果、蔬菜和坚果及定期锻炼可以降低患AAA的风险。在一项分析中指出，水果、蔬菜、坚果和鱼的摄入量与AAA患病率呈严重的剂量依赖性及负相关，但红肉、快餐与AAA患病率增加有关。该分析还指出戒烟、糖尿病、每周食用水果和蔬菜3次以上及每周锻炼1次以上的人患AAA风险明显降低，而且健康饮食和体力活动的保护作用已经在其他研究中得到证实。此外，体重指数（BMI）＞25kg/m^{2}会增加AAA的风险，但与年龄、性别和吸烟相比，体重指数和生活方式对AAA患病率影响较小。

（3）糖尿病：是一种常见的代谢综合征，可引起微循环障碍和微血管基底膜增厚，最终导致糖尿病肾病、糖尿病视网膜病变和糖尿病足等并发症。鉴于糖尿病患者患心血管疾病的风险是正常人群的10倍左右，许多学者认为糖尿病是动脉粥样硬化的危险因素；因此，早期的观点认为糖尿病也是AAA的危险因素。但具有讽刺意义的是，近年来的一些临床研究报道称，糖尿病不是AAA的危险因素，而是一种保护因素。一项系统性回顾显示，糖尿病患者的AAA患病率较低，糖尿病患者AAA患病率为6%～14%，而对照组患者患病率则为17%～36%。Lederle等在1997年对73 945例患者进行横断面研究后，首次提出糖尿病可以通过不同的方式保护AAA患者。Dattani等同样报道，糖尿病患者的动脉瘤直径增长速度慢于普通人群，并发现糖尿病患者的AAA增长比非糖尿病患者每年减少了0.51mm。因此，糖尿病可以对AAA患者起到保护作用。但也同时指出，糖尿病增加了术中病死率和术后并发症的发生率，如心肌梗死、感染和胰腺炎。

（4）高脂血症：又称血脂异常，是指血浆中脂质种类和含量的异常。临床上血脂通常包括胆固醇、甘油三酯和高密度脂蛋白。血脂异常会引起动脉粥样硬化，从而导致心血管疾病。因此，高脂血症通常被认为是AAA的危险因素。Wanhainen等研究表明，甘油三酯水平与AAA显著相关，AAA患者甘油三酯水平高于正常人群。同样，Forsdahl等在收集众多AAA患者信息后，发现胆固醇与AAA的发病率也呈正相关。

同样，脂蛋白也被认为与AAA的发生和发展密切相关。有研究表明，脂蛋白a在动脉粥样硬化和动脉血栓形成中起重要作用。Takagi等进行的荟萃分析报道了AAA患者中脂蛋白a含量高于普通人群，指出脂蛋白a是AAA的潜在危险因素，而且血液中脂蛋白a水平可作为AAA的诊断依据。然而，由于脂蛋白的复杂组成，其他脂蛋白的具体途径和功能仍有待阐明。

综上所述，目前研究表明，血脂异常主要影响血管炎症反应，降低高脂血症患者的炎症反应可能在降低AAA发生率中发挥作用。此外，一些研究人员对服用他汀类药物的人群进行了研究，发现长期应用他汀类药物可以减缓AAA的发展，并对血管腔内修复术（EVAR）术后患者的预后有积极影响。

三、发病机制的临床与基础研究

AAA是一种常见疾病，与心血管疾病的发病率和病死率显著相关。到目前为止，AAA发生、发展的机制仍不明确，因此对AAA的治疗研究仍存在争议。目前关于AAA机制的研究存在于各个方面，越来越多的证据支持血流动力学微环境与局部和系统免疫反应的相互作用，同时也包括其他更多方面如胶原蛋白的降解、动脉血管重构、动脉硬化及炎症刺激、平滑肌细胞的凋亡和表型转化、代谢紊乱及氧化损伤、AAA信号通路和腔内血栓等（详见第三章）。

四、分　　型

AAA可根据瘤壁的结构完整性，分为真性动脉瘤、假性动脉瘤及夹层动脉瘤；或根据瘤体的形态、大小及动脉瘤的病因和发病机制等进行分类及分型。

临床上，AAA的分型大多依据解剖划分。早期AAA治疗以开放手术为主，根据AAA与肾动脉的关系，Thurnher等提出了将AAA分为肾上型、肾型和肾下型的Siegfried分型，其中AAA累及肾动脉开口或以上的归为肾上型AAA，AAA位于肾动脉下1.5cm以内的为肾型AAA，超过1.5cm为肾下型AAA。临床上，超过90%的AAA为肾下型，而多数肾上型动脉瘤常同时累及内脏动脉。部分学者也将短瘤颈（＜1.5cm）和累及内脏分支的AAA划分为复杂AAA。

随着腔内技术在AAA诊治中发挥越来越重要的作用，更多新的分型应运而生。1995年，Allenberg等根据肾下型AAA瘤颈的条件，提出了Schumacher分型，此分型将AAA分为Ⅰ、Ⅱa、Ⅱb、Ⅱc、Ⅲ型。Ⅰ型为近端瘤颈长度≥1.5cm且远端瘤颈长度≥1.0cm；Ⅱ型为近端瘤颈长度≥1.5cm，远端累及主动脉分叉或髂总动脉，将累及主动脉分叉、髂总动脉或髂动脉分叉进一步细分为Ⅱa型、Ⅱb型及Ⅱc型；Ⅲ型为近端瘤颈长度＜1.5cm

的AAA。1997年，Ahn提出了与Schumacher分型相似的Ahn分型。两者的Ⅰ型及Ⅱa型分型标准相同，不同之处在于，Ahn将近端瘤颈长度≥1.5cm，远端累及髂总动脉的AAA统一划分为Ⅱb型；Ⅲ型定义为近端瘤颈长度＜1.5cm，远端瘤颈≥1.0cm；Ⅳ型定义为近端瘤颈长度＜1.5cm，远端瘤颈＜1.0cm。Schumacher分型的Ⅲ型及Ahn分型的Ⅲ型、Ⅳ型在早期通常被认为是EVAR的禁忌证，但随着腔内技术的发展，此类患者亦可采取腔内治疗。

除以上几种分型外，Blum等将AAA分为A～E 5种类型。A型：AAA远端、近端瘤颈长度均＞1.0cm，瘤径＜2.5cm，未累及髂总动脉；B型：AAA近端瘤颈长度＞1.0cm，瘤径＜2.5cm，一侧髂总动脉内径＜1.2cm，瘤体累及主动脉分支；C型：AAA近端瘤颈长度＞1cm，瘤径＜2.5cm，动脉瘤累及髂总动脉及其分支，且髂动脉分支直径＜1.2cm；D型：AAA累及双侧髂内动脉；E型：AAA近端瘤颈长度＜1cm，瘤径≥2.5cm。

相较于主动脉夹层，从经典的Debekay分型、Stanford分型，到近年来新提出的SVS分型、301分型等，AAA的新分型相对较少，欧洲血管外科学会（ESVS）、美国血管外科学会（SVS）、英国国家卫生与临床优化研究所（NICE）等最新指南也鲜有提及。但相信随着对疾病认知的深入和相关技术的发展，AAA的分型也会不断更新。

五、临床表现

AAA的典型表现为腹部搏动性包块、血栓形成与栓塞及瘤体破裂。但70%～75%的肾下型AAA是无症状的，在体检时偶然发现。当出现症状时，可能会出现胃或腹股沟区的搏动性疼痛或慢性下腰痛。近50%的AAA患者最终将发生AAA破裂，有可能是自发的，也可能是创伤造成的。破裂AAA的典型三联征包括低血压、腰部或背部疼痛和搏动性腹部肿块，通常发生于50岁以上的患者。因此，年龄＞50岁的腹痛患者都应考虑是否存在AAA破裂。其他常见的表现包括呼吸急促、心动过速及腹部或脐周瘀斑（即Grey-Turner征或Cullen征）。重要的是，医生要意识到这些特征，以便做出正确的临床决策。

1. 腹部搏动性包块　是AAA最常见的主诉，亦是最常见、最重要的体征，多数患者自诉脐周或心窝部有异常搏动感，仰卧位、入夜安静时更为突出，约1/6的患者形象地描述自觉心脏下坠至腹腔，或胸、腹腔内有两颗心脏同时在搏动。

腹主动脉起始于膈，通常在第12胸椎，位于腹膜后，就在脊柱的前方和偏左侧。体表投影上起幽门线中点以上2.5cm或剑突下2～3cm处，下至脐下1cm处或平双侧髂嵴最高点的连线，稍偏左侧，宽约2cm。其下界女性比男性更低，随年龄增长下界也逐渐降低，主动脉会延长和扩大，因此在体检时搏动性肿块的位置可能会有所不同。消瘦者仰卧时可于下腹看见腹主动脉搏动，腹肌松弛时可在腹前壁触及腹主动脉搏动。动脉瘤包块表面常较光滑，界线较清楚，有一定横向活动度，并可有压痛，几乎不能被压缩。若瘤体与肋弓之间能容两横指，常提示为肾下型AAA；若瘤体与肋弓间无明显间隙，可能为肾型AAA或胸腹主动脉瘤。注意腹主动脉迂曲可有相似的体格检查所见，但其常位于中线的左侧，而AAA的边缘应在中线两侧，且将双手置于包块两侧，可明显感到膨胀性搏动。由于主动脉扩张及瘤腔形态不规则，腔内血流呈涡流、紊流状态，因此可于脐周扪及与心搏一致的震颤或闻及收缩期杂音。

主动脉在脐部和第4腰椎水平，分成左、右两条髂总动脉，鉴于上述解剖关系及动脉瘤形态特点，AAA的典型查体所见为搏动性肿块的检查，应通过脐上区域的双手触诊进行。脐部或脐上方偏左可触及椭球形膨胀性搏动的包块，直径4～20cm。消瘦而瘤体巨大者甚至可在视诊即发现腹部搏动性包块（图14-1）。触诊对瘤体的大小常估计偏大。若肥胖患者能清晰触及瘤体，其直径至少达6cm。腹部触诊是诊断本病简单有效的方法，腹壁触诊检出AAA的敏感度与瘤体直径成正比，而与腹部腰围的大小成反比，同样也与瘤体大小、患者体质、查体合作度、有无腹水及检查者的经验有相关性。在ESVS指南中，腹壁触诊对AAA的检测敏感度＜50%，腹围＞100cm的患者AAA的敏感度降低。因此，腹壁触诊对AAA的诊断并不是十分可靠。

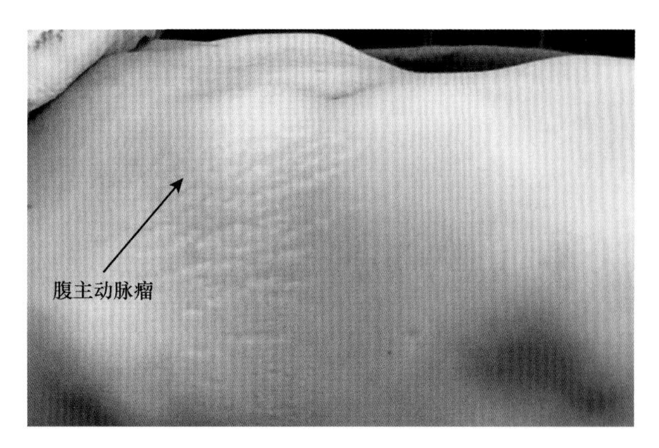

图14-1 巨大腹主动脉瘤的视诊所见

2. 疼痛 约1/3的病例有各种类型的腹部、腰肋部乃至背部疼痛，患者主诉为胀痛、钝痛、刺痛、刀割样疼痛等，一般认为是腹膜后神经、腹主动脉外膜及其他腹膜后结构受到压迫、牵拉所致。腹主动脉后方与上4个腰椎椎体、椎间盘及前纵韧带毗邻，若瘤体巨大，其可向后压迫、侵蚀椎体，进而引起神经根性疼痛。

需要强调的是，突发剧烈持续性刀割样腹痛是瘤体急剧扩张甚至破裂的特征性先兆，因此，对突发性剧烈腹痛者须高度重视，并尽快手术治疗。该症状的有无与预后密切相关，研究表明，无痛性非破裂性AAA的择期手术病死率低于5%；有疼痛非破裂者，手术病死率高达26.5%；有疼痛且伴包块明显压痛者，手术病死率则高达单纯腹痛者的2倍。

当然，AAA疼痛表现多样，无明显特异性，可能与胰腺炎、憩室炎、心绞痛等疾病混淆，少数情况下，限制性破裂病例由于少量失血加反射性心动过速，可诱发心绞痛，因此，对原因不明的腹痛甚至“胸痛”应综合分析评判。

3. 压迫症状 腹主动脉的前方，自上而下分别邻接肝左叶、网膜囊、食管下段、胰腺、十二指肠水平部、左肾静脉和小肠系膜根，左肾静脉恰在肠系膜上动脉发出点下方横跨其前方。在第2腰椎处，腹主动脉左侧与十二指肠升部、十二指肠空肠曲毗邻。第2腰椎以下，其右侧紧邻下腔静脉。腹主动脉后方则与第1～4腰椎椎体、椎间盘和相应部位的前纵韧带相邻。基于上述解剖关系，由于AAA的不断扩大，将产生相应的压迫症状。

（1）胃肠道压迫症状：最常见，由于十二指肠活动度小，尤以其受压多见，瘤体巨大者亦可压迫胃肠道其他部位，表现为上腹饱胀不适，食欲减退，尤以餐后为著，严重者甚至出现恶心、呕吐、排气排便不畅等肠梗阻表现，多半误诊为其他胃肠道疾病，而错失了早期诊断、早期治疗的时机。

（2）泌尿系统压迫症状：瘤体大者，可压迫肾盂、输尿管，多见于左侧。炎性AAA由于伴发广泛腹膜后纤维化，更易出现此类表现，详见后述。除泌尿系梗阻外，可继发泌尿系结石、感染，出现腰部胀痛、泌尿系绞痛，并可出现肉眼或镜下血尿。

（3）下腔静脉压迫症状：与其他腹膜后占位病变一样，AAA也可压迫下腔静脉甚至使其闭塞，从而出现双下肢深静脉血栓形成等表现。AAA合并下肢深静脉血栓形成者占4%～10%。下腔静脉阻塞可为瘤体直接压迫、瘤体破裂出血后血凝块压迫或继发性膜后纤维化引起。

（4）胆管压迫症状：临床很少见，表现为肝区不适甚至隐痛、食欲减退、厌油腻，重者出现皮肤黏膜黄染，小便颜色加深，大便呈白陶土色，血生化检查呈现梗阻性黄疸改变。

4. 血栓/栓塞症状

（1）AAA内急性血栓形成：在大多数情况下，AAA的血栓形成是急性的，是一种外科急症，通常表现为急性下肢动脉缺血和疼痛，皮肤花斑到脐部水平及急性下肢神经肌肉功能障碍伴双侧肢体瘫痪。腹痛是急性血栓形成的一种非典型表现，它的出现提示动脉瘤破裂，急性血栓形成患者病死率接近50%。肾下型腹主动脉是最容易受累的部位，血栓向近心端延伸可累及肾动脉，但很少累及肠系膜上动脉。由于肠管血运多可维持，腹痛少见。如出现下肢缺血与腹痛表现，应首先怀疑AAA破裂，完全血栓形成的AAA破裂主要发生于动脉瘤的颈部，恰好在血栓、血流和主动脉壁的交界处。理论上较小的AAA更易发生血栓栓塞。此外，与瘤体大小相比，存在周围血管及心脏疾病是更重要的危险因素。本症应与腹主动脉骑跨栓塞、主动脉夹层、AAA破裂等相鉴别。增强CT、多普勒超声通常可提供有用的诊断依据，仅当疑及肾动脉受累或为排除瘤体破裂时，才有必要进行主动脉造影。明确诊断后应立即全身肝素化阻止血栓进一步蔓延，并尽早手术治疗。

（2）急性动脉栓塞：AAA瘤腔内常有粥样斑块附着，瘤腔内壁粗糙，血流相对缓慢，且为非稳定的层流，因而易于形成附壁血栓。血栓和粥样硬化斑块易于在动脉血流冲击下脱落，可分别形成不同口径的周围动脉栓塞，约占所有周围动脉栓塞病例的10%。最常见者为下肢动脉栓塞，因受累血管部位、远端侧支吻合等情况的不同，可能产生不同程度的肢体缺血甚至典型的“5P”征乃至坏死。小的栓塞仅表现为下肢远端出现网状青斑、发绀而足背动脉搏动正常，伴足趾疼痛，称为“蓝趾综合征”。若动脉造影确证栓子仅源于AAA，则不论瘤体大小，均应手术治疗。尽管交感神经节切除术的疗效尚有争议，但一些学者仍主张与主动脉瘤切除术同期进行，术后可能需要数日甚至数周肢体血供才有所改善。

5. 出血与破裂　AAA破裂是AAA最严重的临床表现，也是最主要的致死原因。其临床表现复杂多样，主要取决于破裂的具体情况，典型的三联征为突发剧烈中上腹或弥漫性腹痛、不同程度的内出血甚至失血性休克及体格检查发现腹部有压痛的搏动性肿物。据统计，小于20%的破裂AAA直接破入腹腔内，多于短期内死亡。约80%破入腹膜后腔，形成大小不等的限制性血肿，多偏于左侧，需要与急性胰腺炎、肠系膜血管栓塞、消化性溃疡穿孔、夹层动脉瘤甚至腹股沟疝嵌顿、髂窝脓肿等相鉴别。少数情况下，AAA可破入毗邻的肠管、下腔静脉甚至输尿管，形成内瘘（图14-2）。

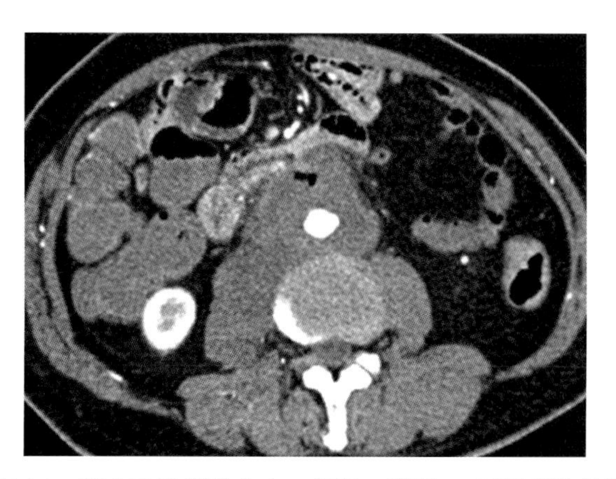

图14-2　腹主动脉瘤破入十二指肠，增强CT可见瘤体前壁失去连续性

六、诊断与鉴别诊断

前已述及，仅凭腹部查体，即可诊断30%～90%的AAA。故强调加强对本病的认识与警惕，全面查体结合特征性主诉及相应的影像学检查，常可做出正确诊断。但同时也应该认识到AAA的临床表现错综复杂，须借助辅助检查与某些疾病认真鉴别，以利于早期发现和正确治疗。

（一）实验室检查

1. 血常规与凝血功能　急、慢性AAA破裂均可有贫血表现；AAA急性破裂的应激条件下、腹主动脉瘤-肠瘘及感染性AAA均可有白细胞计数明显增加。对于瘤体较大、病程较长的AAA，可出现消耗性凝血。凝血功能异常表现为血小板计数降低甚至不足15×10^9/L；纤维蛋白原水平低下，可低于2g/L；凝血因子消耗，引起APTT延长等。

2. 尿、便常规　腹主动脉-下腔静脉瘘特别是腹主动脉-左肾静脉瘘及炎性AAA可见肉眼或镜下血尿甚至尿蛋白增加。合并主动脉瘤消化道瘘者可有血便或粪便隐血阳性。

3. 血生化　腹主动脉-左肾静脉瘘、炎性AAA及合并肾动脉狭窄、腹主动脉-下腔静脉瘘、合并肠瘘的AAA及感染性AAA等可继发肝肾功能改变等。

（二）影像学检查

近年影像学诊断技术的发展日新月异，不断推陈出新，应用各种先进的诊断方法不仅可以明确诊断，准确掌握病变具体情况，而且还能发现合并疾病，了解解剖变异，从而指导制订正确的治疗方案，并便于手术后随访观察。

1. 超声　是一种成熟的AAA诊断筛查手段，具有较高的敏感度（94%～100%）和特异度（98%～100%），不仅可以用于最初的评估和随访，而且在很大程度上也是一种实时监测的有效手段，还可以应用于动脉瘤筛查。

（1）二维超声和彩色多普勒超声：二维超声（two-dimensional ultrasound，2DUS）主要用于确定动脉瘤部位、评估是否累及肾动脉、观察瘤体大小、明确有无附壁血栓并判断血栓的位置等。彩色多普勒超声（color doppler ultrasound，CDUS）因其彩色编码的特性，可在2DUS图像上叠加彩色血流图像（图14-3），对瘤体内情况进行动态观察，提供血流动力学参数，且具备无须对比剂、无创、便捷、价格低廉、重复性高等特点。

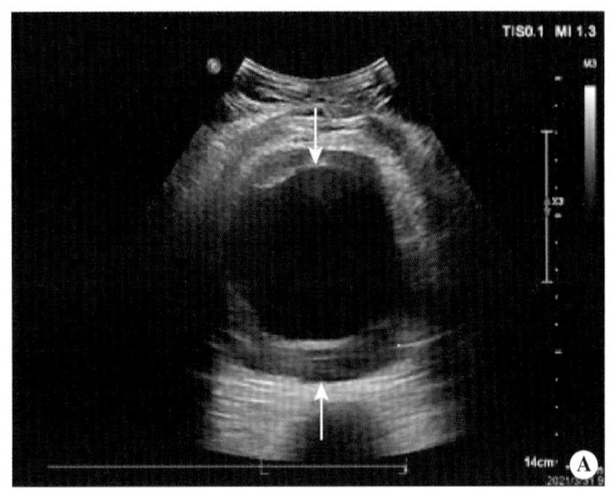

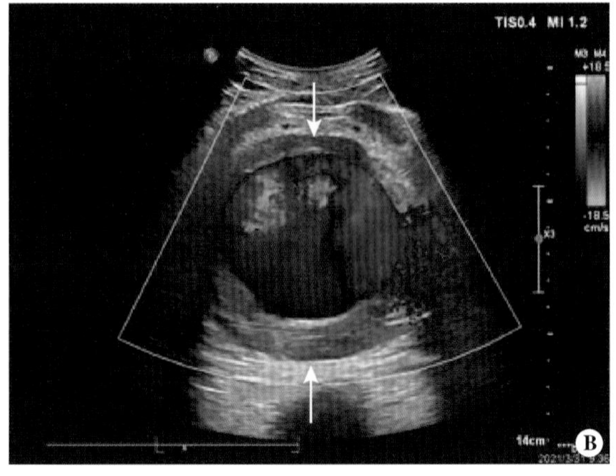

图14-3 腹主动脉瘤的超声成像

A. 腹主动脉瘤病变处横切二维超声图像；B. 腹主动脉瘤病变处横切彩色多普勒超声图像，横向扫描可见瘤腔及少许附壁血栓

（2）血管内超声（intravascular ultrasound，IVUS）：目前，IVUS的研究和应用主要见于EVAR术后内漏的诊断。内漏在EVAR术后可使瘤体变大，导致破裂风险增加。IVUS虽不及DSA，但仍可早期发现支架与血管壁贴合不良的位置进而提示内漏发生。此外，IVUS还可实时提供管壁动脉粥样硬化的信息，明确病变的细微特点和性质及其对血流的影响，显示主动脉分支的解剖结构及介入治疗支架内部三维复杂的病变，还能准确测量血管腔直径，避免CT测量的误差。目前在EVAR中，DSA与IVUS联合应用已被国外医疗中心所采纳。

（3）超声造影（contrast-enhanced ultrasound，CEUS）：能清楚地显示瘤腔内情况及主要分支血管，准确测量瘤体的直径和体积，也可明确EVAR后内漏情况。CEUS使用的对比剂是一种微泡对比剂，其中的二氧化碳或六氟化硫气体可以通过肺代谢，因而不具有肾毒性。2DUS和CDUS在检测低血流量、低流速及瘤体深处的内漏血流信号时图像通常显示不佳，而CEUS则很好地弥补了这些不足（图14-4）。

（4）三维超声造影（three-dimensional contrast-enhanced ultrasound，3D-CEUS）：是提取一系列二维CEUS图像进行三维重建，对瘤体的三维立体结构有更可信的分析，但成像的体积相对较小。3D-CEUS是一种发展迅速的新型成像方式，但由于缺乏明确的临床适应证且需要强大的后处理软件，临床应用受到一定限制，目前仍停留在起步阶段。

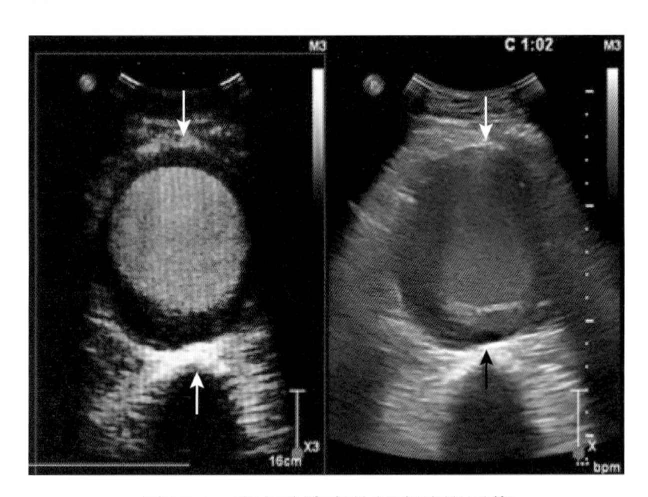

图14-4 腹主动脉瘤的超声造影图像

超声诊断AAA的主要优势如下：①无创、无电磁辐射损伤；②检查方便、经济，可反复进行以便动态观察，特别适用于AAA术前监测及术后随访；③在血管横向纵向上均可成像，可提供血流动力学参考，并为评估肾动脉、肠系膜上动脉等是否受累、狭窄提供参考；④可能发现肾动静脉、下腔静脉等的先天畸形变异，并发现其他腹内并存病变。当然，超声技术也有许多不足：①受肥胖、腹胀、肠内积气等影响，超声检查难以获得满意的效

果；②对腹主动脉主要分支的评价不精确；③受检查者经验及技术水平的影响（详见第六章）。

2. 多层螺旋计算机体层摄影（MSCT）及三维重建　AAA行CT检查的主要意义在于：①CT平扫及增强扫描能准确显示动脉瘤大小、形态、部位及其与周围器官的毗邻关系；②明确瘤壁厚度、钙化程度、附壁血栓的分布及有无局限性破裂出血（图14-5）；③判断有无伴发的解剖学异常，如马蹄肾、肾动静脉走行异常变异或下腔静脉畸形及内脏转位；④鉴别某些易与AAA混淆的疾病；⑤发现有无伴发其他的腹腔疾病；⑥评价腹主动脉主要脏支动脉有无受累；⑦为AAA内瘘、感染性AAA及炎性AAA的诊断提供依据；⑧便于术后随访，并及时发现吻合口假性动脉瘤、人工血管或支架内闭塞、人工血管-肠瘘、人工血管或支架继发感染等严重并发症。

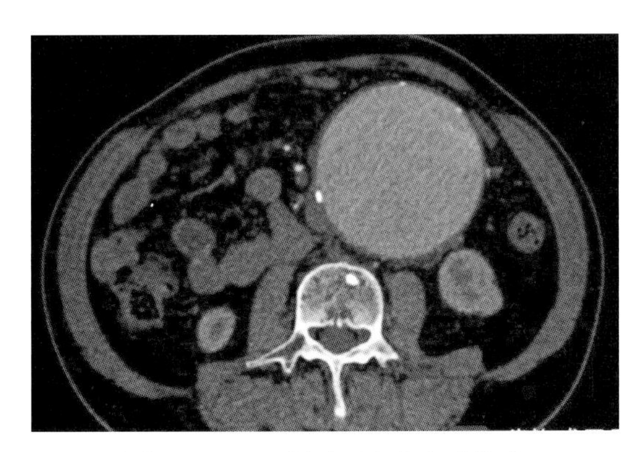

图14-5　CTA提示巨大腹主动脉瘤

AAA的CT表现如下。①一般表现：瘤体可呈囊状或梭形，前者较局限，后者范围较大，常见瘤壁薄弱、附壁血栓及钙化（图14-6）；钙化显示率达88%～100%，呈弧形线状或小斑块状；增强扫描时血栓表现为瘤腔内环形或新月形低密度影，有时尚可见血栓内条状斑块状钙化影，靠近瘤腔而与血管外壁有一定距离，形状粗大而不规则；血管内膜钙化带则较细而靠近血管壁，且形状与动脉外形一致；如瘤体较大，可见十二指肠水平部、下腔静脉、左肾静脉受压推移，有时可见椎体骨质缺损。②瘤体破裂：急性瘤体破裂表现为主动脉旁高密度影，并沿筋膜扩展至肾周间隙，液-液平面常见，高密度液体为急性出血或外溢的对比剂；亚急性破裂或慢性血肿形成则表现为软组织密度块影，其密度多不均匀，边界可清晰或模糊，并可使肾脏移位，侵蚀腰大肌使之增粗，瘤壁局部模糊或连续性破坏，主动脉旁脂肪层模糊甚至消失。③炎性AAA：表现为瘤壁增厚钙化，瘤旁广泛炎性纤维组织，并可包绕、压迫输尿管引起肾积水；增强扫描强化明显，与瘤内低密度血栓、高密度血流形成所谓“灯罩”征，详见第十五章。

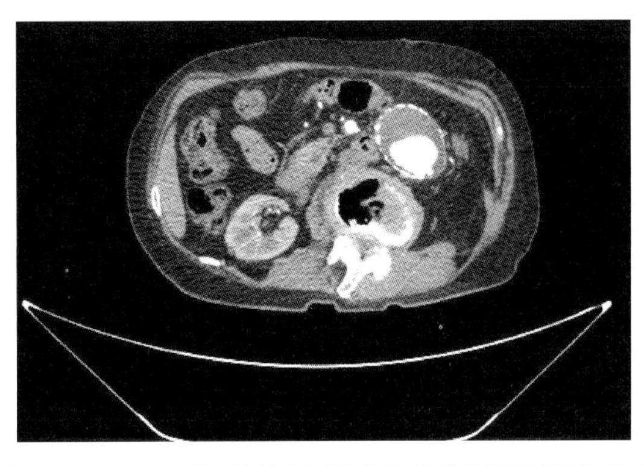

图14-6　CTA影像可见巨大腹主动脉瘤与周围组织关系

近年来CT影像技术有很多突破性进展，包括CTA（图14-7，图14-8）、多层面重建技术（MPR）、最大密度投影（MIP）及容积重建（VR）图像（图14-9～图14-11），更有电影渲染技术（cinematic rendering，CR）。电影渲染技术是最近出现的一种新的3D重建技术，它可以利用传统的CT和MR数据产生更加逼真的3D图像。利用CR技术，可以从不同角度对解剖细节进行可视化。更加逼真的效果使这些图像所呈现出来的解剖结构与手术中看到的情况更加吻合，通过这些术前的观察分析，可降低手术过程中的并发症及更好地应对诸如解剖变异等一些特殊情况（图14-12）。

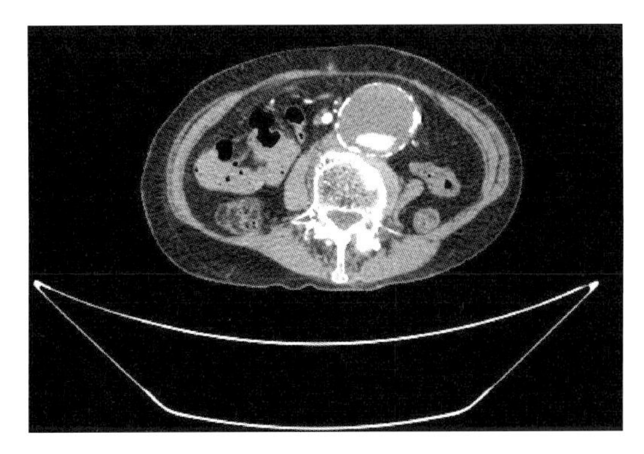

图14-7　腹主动脉瘤CTA显示巨大腹主动脉瘤，可见大量附壁血栓，环形钙化及大量渗出

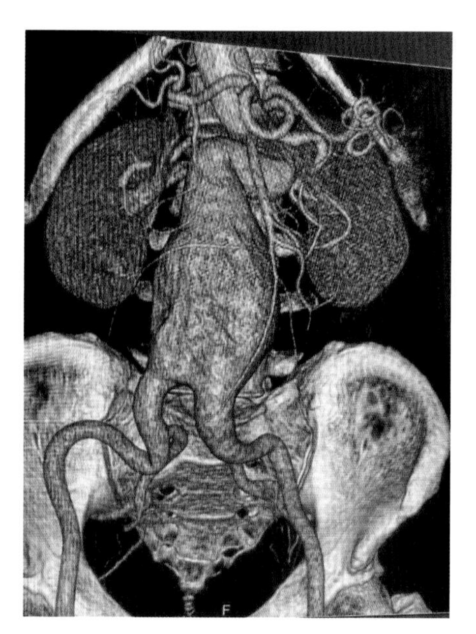

图14-8　腹主动脉瘤3D-CTA通过3D重建，清晰显示囊状腹主动脉瘤与脏支血管之间的关系

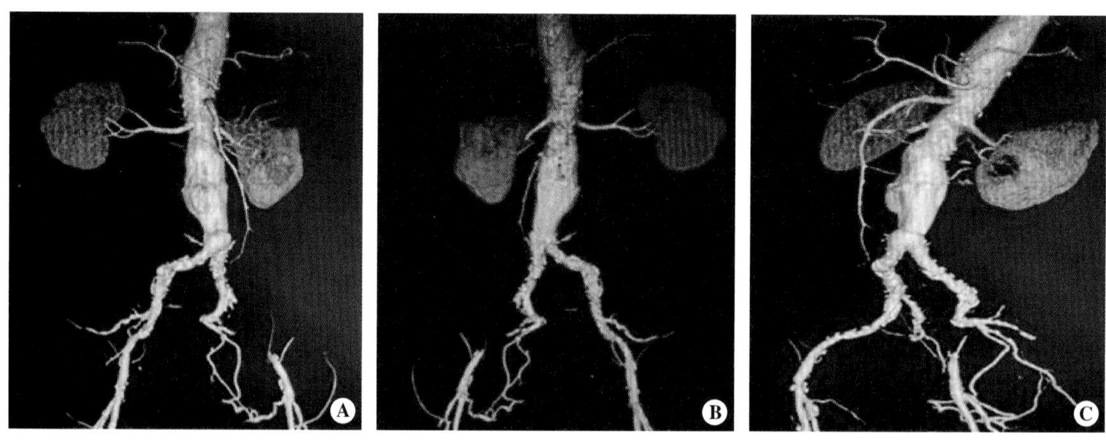

图14-9　腹主动脉瘤3D-CTA

A. 右前斜位；B. 后前位；C. 前后位，可清晰显示瘤颈

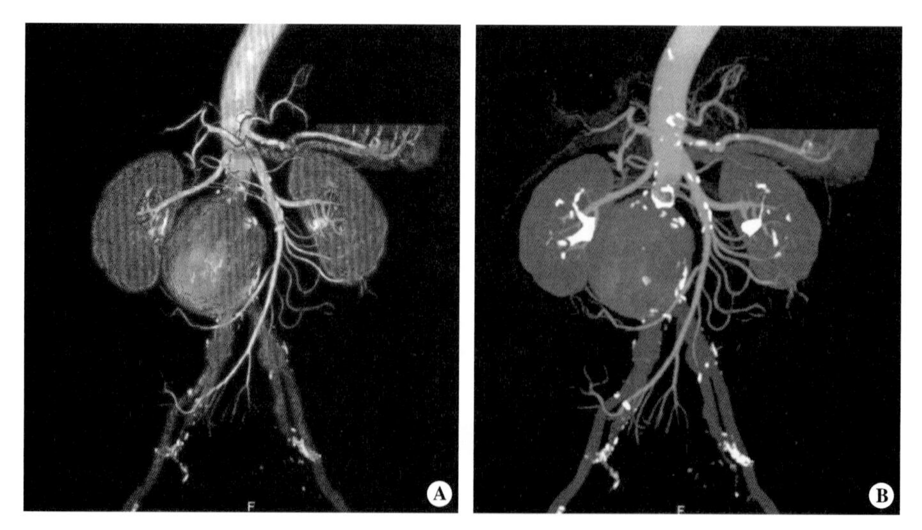

图14-10　腹主动脉瘤CTA

A. 前后位，准确显示了瘤体的形态特征；B. 应用MIP技术可显示血管轮廓、动脉瘤的最大直径，且可准确反映动脉管壁的钙化

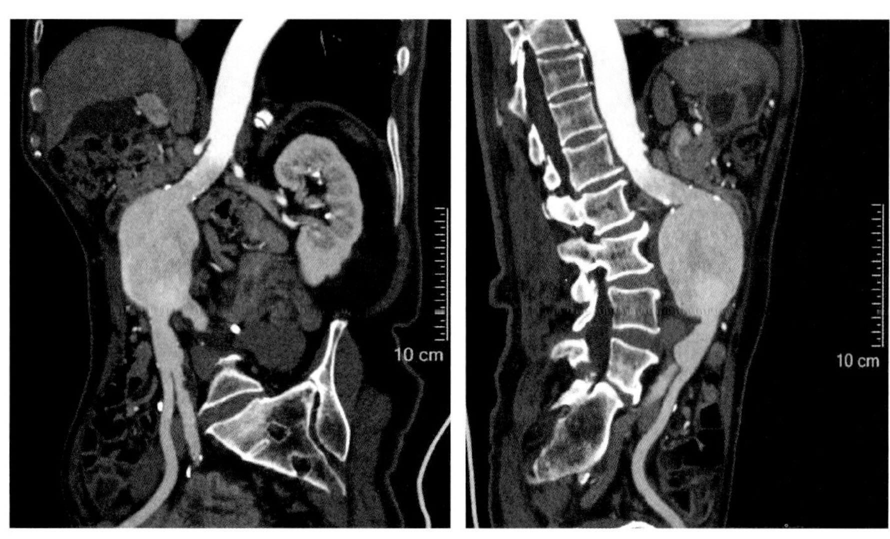

图 14-11　腹主动脉瘤 CTA

应用MPR技术可清晰显示管腔、管壁的钙化及动脉瘤与周围组织的关系

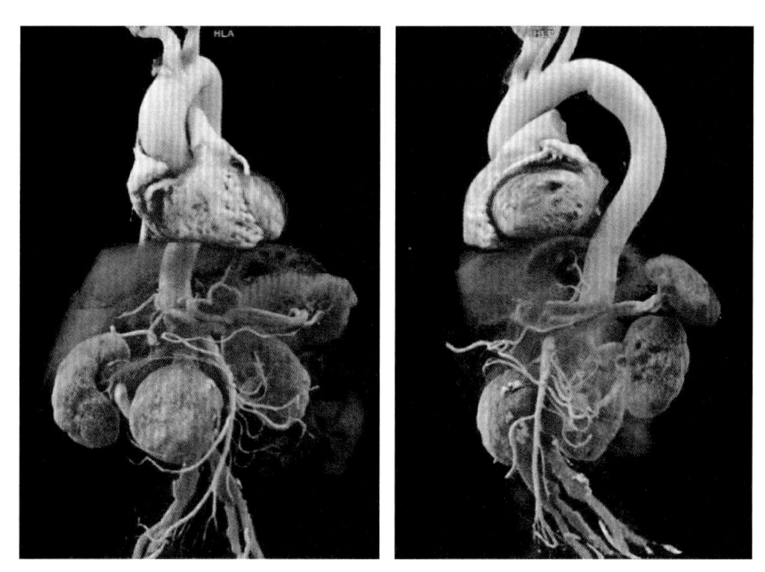

图 14-12　腹主动脉瘤 CTA

应用CR技术可显示高度逼真的3D图像来可视化解剖结构

目前临床诊断和评价AAA主要依赖于CTA，因为其具有扫描时间短、图像分辨率高、图像后处理能力多样、受外界因素影响较小等特点。CTA相对于超声最大的缺点是有辐射，所使用的对比剂也存在一定的肾毒性。在检查内漏和进行分型方面，虽然上文提到超声造影在检查AAA EVAR术后内漏的敏感度比CTA高，但超声造影不能取代CTA，因为CTA可以更精准地评估动脉瘤囊，支架的整体形态和完整性，所提供的信息有利于更精准分型。

此外，CTA对AAA的手术治疗也十分重要。CTA可提供整个主动脉（包括胸主动脉）和入路血管的完整数据，这些数据通过后处理软件可以在3个垂直平面上进行分析，构建中心线，以及进行准确的直径和长度测量，对EVAR和开放手术有较大的帮助。并且CTA和血管造影可以进行三维图像融合，能准确地显示和定位内脏动脉的具体位置，为手术提供实时的影像指导（详见第六章）。

3. 磁共振成像（magnetic resonance image，MRI）近年来随着MRI和MRA技术不断提高，三维动态增强血管造影技术（3D-DECMRA）也已应用于临床。有报道，DEC-MRA对胸腹部较大血管病变诊断的准确度和敏感度可达100%，多数情况下可取代有创的血管造影。MRA扫描时间长，呼吸伪影多，存在金属植入物均将影响图像质量，应用Gd-DTPA对比剂采取闭气超高速扫描重序列，并应用首次通过对比剂增强法，可避免动静脉同时显影，已使MRA的图像质量明显提高（图14-13）（详见第六章）。

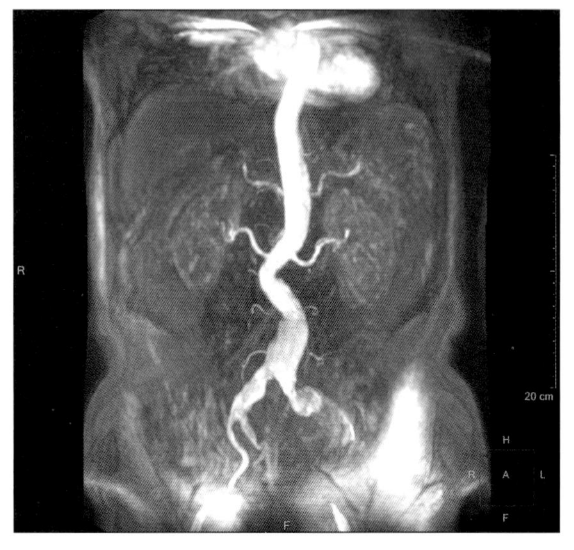

图14-13 AAA的常规MRA成像可显示瘤体，左侧髂动脉成瘤

3. 数字减影血管造影（digital subtraction angiography，DSA） 是目前动脉瘤等血管疾病诊断的金标准。临床上，AAA应用血管造影主要适应证如下：①术前存在或怀疑腹腔干、肠系膜上动脉等狭窄闭塞而引起内脏缺血；②腰肋部可闻及血管杂音，肾功能不正常或伴有肾血管性高血压者；③怀疑有马蹄肾及其他血管变异者；④术前有盆部缺血（如表现为血管源性阳痿）或下肢缺血，怀疑有髂股、股腘动脉狭窄闭塞者；⑤术前发现胸部纵隔增宽，双下肢动脉触及搏动性包块，疑有多发性动脉瘤者；⑥怀疑存在胸腹主动脉瘤或合并主动脉夹层；⑦明确判断病变情况及制订手术方案（图14-14）（详见第六章）。

总之，各种检查方法有其优势与局限。合理选择检查方法，有利于评估动脉瘤形态、主要分支的受累情况及有无肾脏畸形、血管变异和腹腔内并存疾病，并有助于鉴别诊断。

七、治　　疗

人们对AAA的治疗曾历经艰难探索，外科手术无疑是最主要的治疗方法；对于小而无症状的AAA，药物治疗可能有一定作用；对于高危患者，新近发展起来的腔内修复术可能是阻止瘤体增长破裂的较为合理和有效的微创疗法。

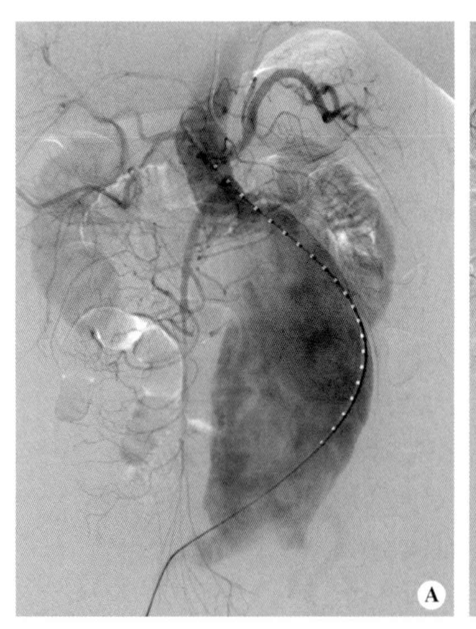

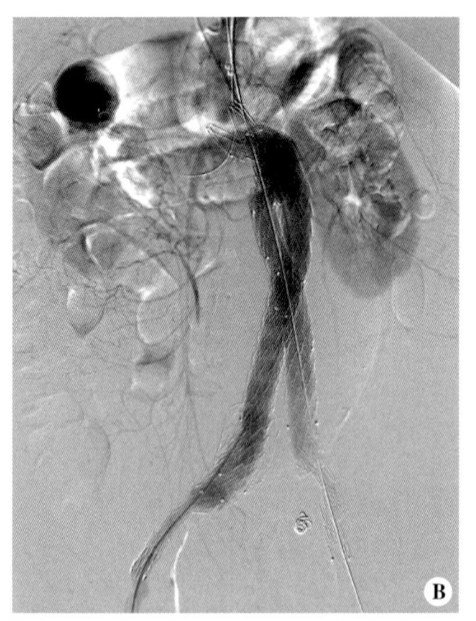

图14-14 巨大腹主动脉瘤DSA影像（A）及EVAR术后DSA影像（B）

（一）腹主动脉瘤的防治

为了降低AAA相关病死率和延长预期寿命，多个国家均在推动AAA相关筛查，并有专门的AAA筛查计划。总体而言，普通人群中AAA的发病率很低，但当存在某些危险因素时，AAA的

发病率会显著增加，通过筛查能够明显降低AAA破裂和急诊手术的风险。目前最大的一个多中心动脉瘤筛查研究（MASS）小组报道显示，在过去的13年中，与AAA相关的病死率下降了42%。据估计为了挽救一例男性AAA死亡患者，需要对216例男性进行筛查。在最终破裂的AAA患者中，有一半以上的患者在最初筛查时AAA直径为2.5～2.9cm。

在英国，建议每个男性在65岁时进行AAA筛查，65岁以上未接受过筛查的男性可自行参加筛查计划。如果存在以下任何风险因素，应予以强烈建议参加筛查：慢性阻塞性肺疾病、CHD、脑血管或外周动脉疾病、高血压、高脂血症、吸烟史及AAA家族史。

筛查主要利用腹部超声从肾上腹主动脉近端到主动脉分叉水平对主动脉进行评估，并进行2次测量，一次在纵切面，另一次在横切面。具体来说，应该测量从内到外的最大主动脉前后径。两项随机对照试验UKSAT和Adam试验及对在英国大规模试验中发现的患者随访研究结果表明，在动脉瘤直径超过5.5cm之前进行监测是安全的，每年的破裂率为1%。在对1121例65岁或以上男性进行的12年分析显示，13.8%的初始直径为2.6～2.9cm的主动脉在10年时超过5.5cm；在主动脉直径3.0～3.4cm的患者中，2.1%的患者在3年内达到5.5cm，而在3.5～3.9cm的患者中，10.5%的患者在2年内超过5.5cm或需要手术。Thompson等则根据动脉瘤直径和达到5.5cm主动脉直径的10%的可能性对增长估计进行了荟萃回归。根据主动脉直径大小提出了监测间隔时间的建议。由于欧美国家的干预标准直径为男性≥5.5cm，女性≥5cm；因此，对于AAA直径在3.0～4.0cm的男性，未提及明确建议；对于AAA直径在4.0～4.9cm的男性，建议监测间隔时间为12个月；对于AAA直径在5.0～5.4cm的男性，建议监测间隔时间为6个月。同样，ESVS和SVS建议，对AAA在3.0～3.9cm的患者每隔3年进行1次监测成像；AAA直径在4.0～4.9cm的患者每隔12个月进行1次监测成像；当AAA直径达到5.0cm时，SVS建议6个月，ESVS建议3～6个月。

一旦AAA确诊，需要告知患者AAA生长和破裂的风险及治疗选择的意见。英国一项针对5000多例患有小型或中型AAA的男性的研究发现，在AAA确诊后的第2年，精神生活质量会短暂下降。因此，向患者提供必要建议和心理支持是有益的。

AAA筛查已被证明能显著降低65～74岁男性的病死率。目前，英国的国家筛查计划不包括女性，因为有证据表明AAA筛查对女性不太可能具有成本效益，这在ESVS指南中得到了印证，在该指南中同样进行了成本效益和危害-效益评估，不推荐对女性AAA进行人群筛查。然而，NICE指南认为，AAA在女性中更容易破裂，尽管女性AAA的患病率较男性低，但女性却占所有破裂AAA死亡人数的1/3。英国的一项研究表明，在选择性AAA修复后，无论采用哪种手术方式，女性的住院病死率均高于男性。因此，如果女性患者一旦出现AAA的症状和体征，临床医师应该保持高度重视。

（二）药物治疗

尽管目前手术治疗AAA已取得显著发展，但是目前仍无特效的药物治疗（预防AAA发生、延缓其扩张及破裂、围手术期治疗），现有的研究目前无法全面阐述其发病机制，关于非手术治疗的证据都是低质量的，并没有发现有效的干预靶点。

1. β受体阻滞剂 动物模型首先证实β受体阻滞剂可以减慢AAA的增长速度，随后临床回顾性研究结果同样支持这个观点。虽然一些学者的随机对照研究没有发现β受体阻滞剂对AAA扩张速率的延缓作用。但是，无论是从降低心率，还是单独应用β受体阻滞剂来看，其降低围手术期和长期病死率的效果是显而易见的，而且这种获益独立于他汀类药物。

2. 血管紧张素转化酶抑制剂（angiotensin converting enzyme inhibitor，ACEI）/**血管紧张素Ⅱ受体阻滞剂**（angiotensin Ⅱ receptor blocker，ARB）有关ACEI和ARB的临床证据还不明确。两项观察性研究表明ACEI和ARB对AAA具有抑制作用，仍有研究分析结果表明ACEI类药物的使用并没有降低动脉瘤增长速度，相反甚至会加速AAA的增长速率及增加围手术期病死率。这些矛盾的研究结果与纳入患者数量、基线数据等不同有关。关于ACEI/ARB的应用，需要更多的临床证据。

3. 大环内酯类和四环素类 有研究报道支原

体肺炎与AAA的发生有关，Vammen及其同事发现，支原体抗体可以预测小动脉瘤的增长速度，并提出抗体阳性患者可能会从抗支原体治疗中获益。每天服用150～200mg多西环素或者每天服用30mg罗红霉素均可以抑制肺炎支原体，但后者并没有发现可以减慢瘤体增长，这表明罗红霉素的抗支原体特性无法全面揭示其对AAA的作用。而多西环素则被发现可以抑制患者体内的基质金属蛋白酶水平，并可以抑制动物模型的动脉瘤形成。一些小型临床试验也支持了多西环素对AAA扩张的抑制作用，尽管一项大型试验表明每天100mg的多西环素反而会促进AAA扩张，这可能与剂量不足有关，关于多西环素的临床证据仍需要更多的证据。但对于小动脉瘤并接受随访的患者或不适合手术的大动脉瘤患者，已经有医生开始尝试应用该药物，但是由于疗程较长，并存在恶心、轻度过敏等不良反应，该治疗并没有得到推广。

4. 他汀类药物 有研究表明，在动物模型中他汀类药物能够延缓AAA扩张，其机制除了降脂作用，还有可能与其降低炎症反应和重塑细胞外基质有关。目前暂无他汀类药物与AAA的前瞻性研究，最近的一项回顾性分析并没有发现他汀类药物会改变动脉瘤增长速度，但却明显影响动脉瘤手术和破裂率，因此仍需要大量临床研究进一步证实。由于AAA随访过程中主要的死亡原因是心血管疾病，而很多研究都已经表明他汀类药物可以独立减少心血管疾病和动脉瘤患者其他原因的病死率。因此虽然一些学者表明不同意见，但是基于目前的研究，推荐患者应用他汀类药物。

5. 干细胞 动物实验已经表明干细胞（骨髓、脂肪组织、脐带及胎盘来源）通过静脉注射等方式能够抑制AAA形成并延缓其扩张。这些研究结果提示干细胞的治疗效果并不是因为干细胞分化为平滑肌细胞，而是由于干细胞旁分泌作用产生抗炎的细胞因子可以降低AAA炎症反应及基质降解。基于这些实验性研究结果，间充质干细胞对3.5～4.5cm直径动脉瘤的Ⅰ期临床试验已经开展用于评估临床效果。

（三）手术治疗

1. 手术适应证 人们认识到，大多数患者在诊断AAA时都是没有症状的。少数情况下，AAA的第一个表现实际上可能是有症状的动脉瘤，表现为腹痛或背部疼痛甚至破裂。如果是这种情况，建议立即进行治疗。大多数AAA是梭形的，而不是囊状的，目前治疗无症状梭形AAA的建议主要依赖于超声、增强CT测量的最大直径。人们普遍认为，最大直径＜4.0cm的小动脉瘤破裂风险较低，应该进行监测，而直径＞5.5cm的动脉瘤应该处理。对于出现囊性动脉瘤的患者，建议更早地进行治疗。

对于未破裂的AAA，如果患者有症状，无症状的AAA直径＞4cm并在每年增长＞1cm以上，或者无症状的AAA≥5.5cm，NICE指南建议临床医师考虑手术修复。ESVS及SVS指南建议对AAA直径≥5.5cm的男性患者和瘤体直径≥5.0cm的女性患者进行手术修复。而关于我国人群的一些针对腹主动脉直径的调查研究结果发现，我国人群腹主动脉直径小于国外人群，推荐手术适应证为男性AAA直径＞5.0cm，女性＞4.5cm。

手术修复的决定还必须包括对患者的年龄、预期寿命、手术耐受性和医疗合并症的评估。建议对有心血管危险因素的患者进行非侵入性压力测试。所有患者应在术前进行心电图与动态心电图检查，对于有肺部并发症风险因素或近期呼吸功能下降的患者，建议进行术前肺功能检测和优化，包括动脉血气分析。异常结果可能需要在修复前使用支气管扩张剂至少2周。所有患者术前也应进行肾功能评估，肾功能严重受损的患者应转诊至肾内科，并在围手术期充分水化和监测。

相比之下，破裂性AAA是真正的外科急症，其中包括“大破”与限制性破裂，需要紧急手术治疗。必须对患者进行个体化手术评估，被认为不太可能存活的患者可能需要姑息性治疗。几乎所有的证据都表明，与开放手术相比，EVAR具有显著的短期生存益处，长期效果相似，最长可达15年。然而，有文献表明，早期的EVAR支架，特别是在耐用性不确定的情况下，8～10年后并发症的发生率可能会增加。因此，尽管目前EVAR被认为是大多数患者的首选治疗方式，但对于预期寿命10～15年以上的年轻、无基础疾病的患者，建议优先选择开放手术。EVAR Ⅱ试验评估了EVAR能否为身体条件差而无法行开放手术的患者生存带来益处。这项试验表明，在这些身体虚弱的患者中，尽管EVAR预防了动脉瘤破裂的死亡，但手术病死率很高（7%），而且对总体生存时间没有任何益处，其中2/3的患者在5年内死亡。因此ESVS建议对于预期寿命有限的患者，如晚期癌症或严重心力衰竭的患者，不建议进行择期EVAR。“有限预期寿命”的实际定义是少于2～3年。对这些不适合AAA修复术的患者应考虑继续接受监测，并转诊至其他科室以优化其健康状况。

对于AAA手术方式，SVS认为开放手术用于不符合腔内修复的解剖学要求的患者，包括锚定区较短或成角度、血栓过多、多条副肾动脉及狭窄的髂动脉。然而，开窗、分支和烟囱移植物的广泛应用扩大了EVAR解剖适应证。开放手术可能更适用于治疗EVAR术后持续性内漏、动脉瘤囊性生长、动脉瘤合并器官瘘、感染性动脉瘤与移植物感染。

2. 术前评估与准备　择期AAA修复术的主要目的是预防破裂，并尽可能降低动脉瘤相关并发症的发生率与病死率。评估择期动脉瘤手术风险与监测风险时，应该根据患者其他医学问题推测其预期生存情况。若其他疾病的预期病死率超过动脉瘤相关的预期病死率，则可能不需要行手术治疗。SVS最新发表的AAA患者治疗指南建议，在制订择期AAA修复决策时应使用血管疾病围手术期死亡风险评分，尤其合并冠状动脉疾病的患者和有慢性阻塞性肺疾病的吸烟者，都更容易出现严重围手术期并发症，如心肌缺血、心律失常和肺炎等（详见第九章）。

（1）糖尿病：糖尿病患者AAA术后2～5年生存率较低，与心血管疾病负担增加有关。然而，糖尿病是否为开放手术或EVAR后的不良事件甚至死亡的独立危险因素，尚未得到很好的定义。

二甲双胍是治疗2型糖尿病的一线药物，全世界有超过1亿例患者服用。如果eGFR＜30ml/min，需要停用二甲双胍，因为存在乳酸酸中毒的风险。乳酸酸中毒一旦发生，病死率高达50%。考虑到常规血管造影或增强CT易发生对比剂肾病，以及二甲双胍对肾功能不全患者易导致乳酸酸中毒，因此，如果eGFR＜60ml/min，应在注射对比剂时立即停用二甲双胍；或在eGFR＜45ml/min的情况下在48小时前停止使用二甲双胍。只要肾功能保持稳定（肌酐浓度较基线增加＜25%），二甲双胍可以在注射对比剂后48小时内重新应用。

（2）血液系统疾病：AAA患者因动脉瘤囊内的血小板破坏，出现血小板数量降低和功能异常，如血小板计数＜15×10^9/L，则有必要进一步评估。在择期开放手术后，血小板计数＜13×10^9/L会增加出血风险。开放手术会导致血小板破坏，这种情况可能会持续数周，特别是当近端夹闭，需要一段时间的肾脏或内脏缺血时。研究表明，无论是EVAR还是开放手术，术前较低的血小板计数是2年病死率的独立预测因素。SVS指南建议：如果血红蛋白水平＜70g/L，建议围手术期输注红细胞。如果术前血小板计数＜15×10^9/L，建议进行血液学评估。

（3）其他

1）术前一天禁食水，充分补液，并可于手术前12小时再补液2000ml扩充血容量，以免围手术期因血容量相对不足而术中血压骤然波动。

2）要求术前3小时备皮。除进行麻醉后留置胃管等腹部外科手术常规准备外，应做好肠道准备，以备手术中出现结肠缺血而又不便行肠系膜下血管重建时行缺血结肠段切除术。

3）常规留置导尿管，既可用于监测术中组织灌流，也可避免做腹部远达耻骨联合的长切口时损伤膀胱。

4）术中液体复苏和血液保护。异体输血仍然与免疫和感染风险有关。尽管术前自体献血可避免疾病传播和输血反应，并刺激红细胞生成，但其局限性包括献血有限、费用增加等。在预计大量失血或担心库存血安全的情况下，推荐术中进行血液细胞回收，其有助于血液保护。一项回顾性研究表明，在接受破裂动脉瘤开放修复手术的患者中血液回收与提高生存率有关。但是，如果存在感染或恶性疾病，则血液回收为禁忌。

SVS建议：如果预计会有大量失血，建议使用血液回收或超滤设备。如果术中血红蛋白水平＜100g/L且持续失血，建议以1∶1∶1的比例输注浓缩血细胞、新鲜冰冻血浆和血小板。

5）抗生素的预防性应用：Cochrane的一项综述证实，在动脉重建手术中，在切开前给予预防性抗生素，可降低伤口感染和移植物早期感染的风险。但术后持续使用抗生素＞24小时并无额外益处。SVS建议在术前30分钟内静脉注射一代头孢菌素，或在青霉素过敏的情况下静脉注射万古霉素。预防性使用抗生素不应超过24小时，如手术时间超过药物作用时限，术中可补加剂量。同时，建议在植入主动脉移植物前至少2周消除任何潜在的医源性感染。

6）保温：在动脉瘤修复术期间保持体温在36℃以上似乎对血流动力学、凝血功能的实验室测量和代谢性酸中毒有好处。一项前瞻性随机研究支持使用空气加温毯。此外，使用静脉输液和血液加温器维持常温。SVS建议：在动脉瘤修复术中保持核心体温在36℃或以上。

3. 手术方法

（1）麻醉与监护

1）开放手术的麻醉方式：开放手术目前以全身麻醉为主，也可采用硬膜外麻醉。全身麻醉的优势主要在于可使腹壁肌肉组织充分放松，便于广泛显露主动脉及其分支；而硬膜外麻醉的优势在于，可以降低全身麻醉药的所需剂量，缩短拔管时间。然而，无论是术中还是术后，都很难证明硬膜外麻醉有显著的优势，而且术前插入的硬膜外导管可能会影响术中的肝素应用。对于重度COPD患者，建议单纯采取硬膜外麻醉或加入小剂量吸入麻醉。

A. 监测与评估：大口径的静脉通路、动脉通路、中心静脉导管与导尿管是必备的，术中需要加强肺动脉导管和TEE对心功能的监测，并准备好血管收缩与舒张药物，以防动脉阻断而导致血流动力学波动。围手术期心肌梗死与不良的短期和长期预后有关，可以通过早期识别心肌缺血预防。建议使用5导联心电监测。连续12导联心电图或同时监测2个导联而不是单个胸前导联已被证明是心肌缺血更敏感的指标。但通过TEE以室壁运动异常的形式检测心肌缺血先于ST段改变，是一种更敏感的缺血监测方法。尽管一直主张血管手术后检测肌钙蛋白，但常规检测与改善临床结果并无关联。

B. 相关注意事项：所有AAA开放手术的患者都应该进行中心静脉压和动脉导管监测。TEE可以评估血容量和心功能，存在血流动力学不稳定的患者可获得较高的受益。此外，为了将血栓形成的风险降至最低，肝素通常在主动脉阻断前全身应用。一般剂量范围为50～100IU/kg，而且肝素疗效可以使用激活凝血时间（ACT）监测，以确保有足够的抗凝。一旦恢复外周血流灌注，可以根据ACT指标给予硫酸鱼精蛋白进行拮抗肝素化。ESVS建议在主动脉阻断前静脉注射肝素（50～100IU/kg）。

诱导期的血流动力学目标是避免高血压。应在全身麻醉诱导前通过硬膜外建立感觉阻滞平面。术中注意保温，但由于正常血流的热量再分布丧失可引起动脉阻断期间严重烫伤，因此动脉阻断平面以下禁用强化空气加热。经腹入路可能需要处理肠道，由于肠道前列腺素和血管活性肽的释放，患者会出现皮肤潮红、全身血管阻力降低及严重低血压，一般会持续20～30分钟，治疗包括应用血管活性药物和补液。

C. 麻醉方法：多数患者采用硬膜外麻醉联合全身麻醉，于下胸段到中胸段置入硬膜外导管。虽然可以单独采用全身麻醉，但是联合麻醉可以减少麻醉药用量，易于早期拔管和提供有效的术后镇痛。

D. 阻断主动脉：前几分钟应给予肝素化。主动脉阻断会导致高血压，其程度与阻断部位有关，越靠近近心端，阻断血压升高越明显，可在阻断前适当降压。阻断过程中避免过度血压升高，最大程度降低后续主动脉夹层的发生风险。任何水平的主动脉阻断都会导致肾皮质血流降低和尿量减少，故应维持充足的液体供应与尿量。

E. 开放主动脉：会引起低血压，其程度与阻断持续时间和阻断的近端位置有关。准备释放阻断钳时，应提高吸入氧浓度到100%。由于阻断钳的释放，缺血再灌注会导致酸中毒与全身血管舒张，可应用碳酸氢钠缓解酸中毒情况，并提高每分通气量以缓解代偿性呼吸性碱中毒。当发生严重低血压时，应给予容量灌注与升压药物治疗。

F. 苏醒：大部分肾下或近肾动脉阻断的患者配合硬膜外麻醉可在手术后拔管，伴有血流动力学不稳定、持续出血、持续酸中毒或严重低体温（＜33℃）的患者，需要保留气管插管。应防止高血压、心动过速、疼痛与寒战。

2）EVAR的麻醉方式

A. 监测与评估：除常规监测外，还需要直接动脉压监测和大口径的外周静脉通路（14G或16G），很少需要中心静脉通路。

B. 相关注意事项：需要全身肝素化。患者要经受放射暴露和荧光及显影剂应用的风险，需要确保患者在DSA中保持不动，这可以减少反复照射。随着支架的置入，需要动脉内球囊充气扩张支架并使之固定，球囊充气会导致短暂的动脉阻断，一般持续3～4次心搏。球囊阻断期间可能发生高血压，但通常为一过性的，不需要治疗，但当支架展开时需要控制性降压，以防止近端高血压和支架移位。

C. 麻醉方法：EVAR可以在全身麻醉、硬膜外麻醉或局部麻醉下安全进行。局部麻醉手术时间、ICU入住时间、住院时间均较短，系统并发症较少。与局部或区域麻醉相比，全身麻醉与更长的住院时间和更高的肺部疾病发病率密切相关。接受局部麻醉的患者一般年龄更大，心脏和肺部疾病更严重。

3）AAA破裂的紧急修复

A. 麻醉前评估：首先要有足够的静脉通路，以备大量液体复苏。提前准备好血液制品。血流动力学容许时，可行有创监测（动脉、静脉、肺动脉导管、中心静脉置管）。应该在限制液体量的条件下维持收缩压在70～100mmHg，限制胶体液复苏可降低医源性凝血发生。

B. 术中麻醉注意事项：开放手术与EVAR的麻醉比较如下。①开放手术：麻醉诱导，对于濒死患者，应立刻行气管插管，低血压患者应预吸氧和采用快诱导，诱导期由于血管扩张、交感神经张力丧失和腹壁松弛腹内压消失而发生严重低血压。一旦阻断腹主动脉，而且血流动力学稳定，应追加能够耐受剂量的麻醉药。诱导期避免高血压。发生大量失血时，浓缩红细胞和新鲜血浆至少以2∶1比例输注。低温引起的酸中毒、凝血功能障碍、心肌损害必须及时处理。肾脏保护策略的重点在于保证充足的灌注量。②EVAR：采用EVAR对破裂AAA进行紧急修复可在局部麻醉下进行，虽然研究显示EVAR患者在生存率上更占优势，但是前瞻性随机对照研究并未发现对于AAA破裂患者，两种术式在病死率上有何差别。

（2）经典开腹入路的具体手术操作步骤

20世纪60年代后，美国研究人员提出开腹入路，并得到广泛应用，现将此法的具体操作步骤叙述如下（图14-15～图14-18）。

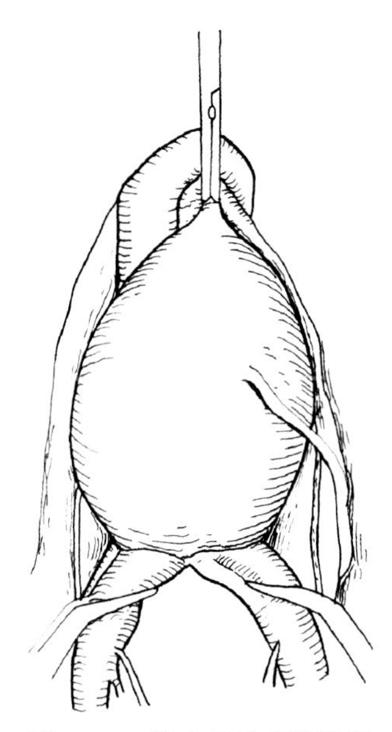

图14-15　腹主动脉瘤的阻断

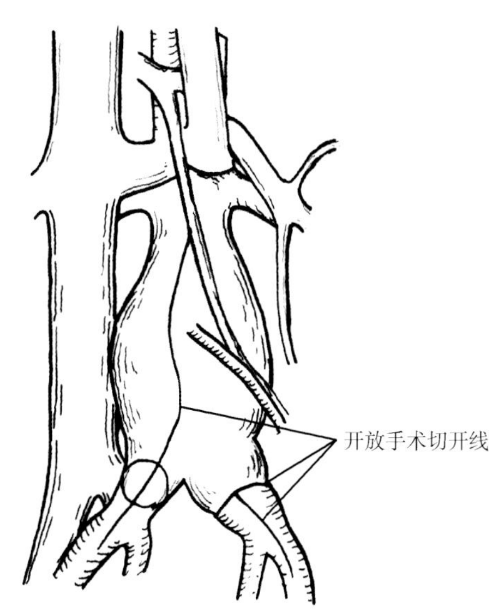

图14-16　动脉瘤前壁切开线

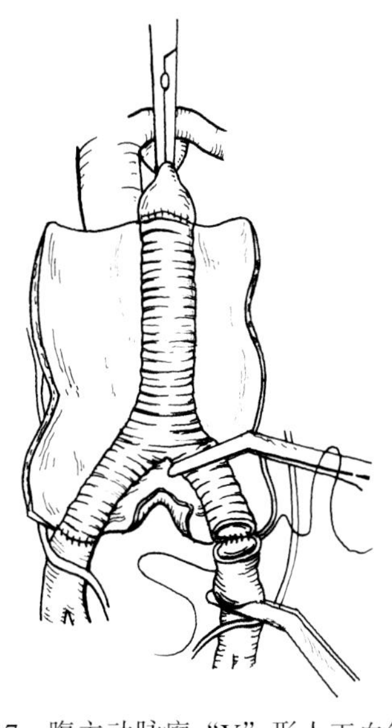

图14-17　腹主动脉瘤“Y”形人工血管移植

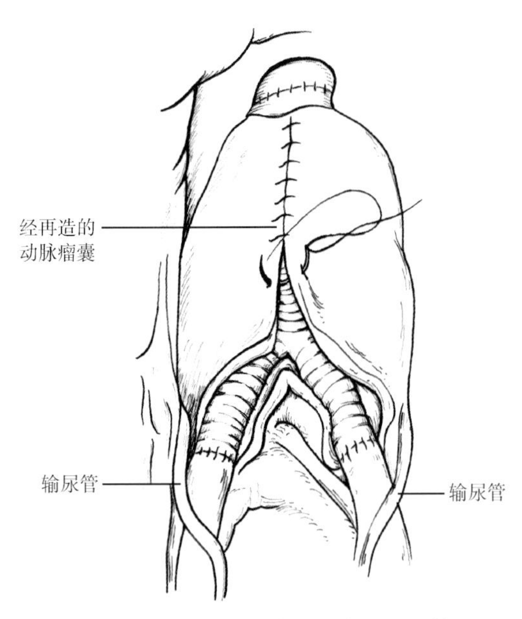

图14-18 腹主动脉瘤壁包裹人工血管

1）切口与体位：一般采用头低10°仰卧位，腰部垫高，腹部及小腿放置支架以便检查足背动脉搏动，取剑突至耻骨联合的腹部正中切口入腹；也有学者取脐上方的横切口，可获得良好显露。如人工血管远端拟与股动脉吻合，应于腹股沟区另做切口。开腹后首先初步触摸主动脉，以证实AAA的诊断，然后探查各主要器官及腹部重要血管，注意有无其他并存疾病及多发动脉瘤。

2）病灶的显露：①将大网膜和横结肠上翻，乙状结肠推向左下方，游离十二指肠空肠曲和十二指肠的第3、4段，游离小肠并将其移向切口右上方，置入装有温盐水的无菌塑料袋内或采用大盐水纱布覆盖保护。术中应定时观察肠管情况，注意有无扭曲及血运障碍。如采用纱布包裹小肠，应定期喷洒温盐水，以防肠管浆膜干燥，也减少体液丢失。②显露瘤颈。切开十二指肠横部和肠系膜下静脉之间的后腹膜，小肠系膜根应用利多卡因封闭，如需要，可以切断肠系膜下静脉，显露腹主动脉前壁。从腹主动脉前壁向上游离即可见横行的左肾静脉，其是瘤颈的解剖标志。如左肾静脉可向上游离，即可显示瘤颈并钳夹阻断；有时左肾静脉活动度有限，可切断左肾上腺静脉和精索（卵巢）静脉，此时左肾静脉将被上牵2cm以上并显示瘤颈；如左肾静脉的活动度不能用此法改善，可在其汇入下腔静脉处切断左肾静脉，而保留肾上腺静脉和精索（卵巢）静脉。瘤颈后壁无须完全游离，只需要游离周径的3/4左右即可，术者可用拇指、示指向后方游离，两指相对挤捏，证实不妨碍主动脉钳阻断即可。

3）人工血管的选择：目前使用的移植物材料在通畅性、耐用性、抗感染或退化或扩张风险方面没有显著性差异。纺织聚酯材料，特别是聚对苯二甲酸乙二醇酯，通常以聚酯纤维而闻名，一直是最常用的材料。其制造方法有针织或机织、外层或双层天鹅绒，区别在于孔隙率高低的不同。各种生物涂层，包括胶原蛋白、明胶蛋白和白蛋白，可以使聚酯移植物具有疏水性。聚四氟乙烯（PTFE）膜也可用于主动脉-髂动脉重建。有报道显示，用银离子溶液或利福平浸渍移植物可以增强对感染的抵抗力。一项前瞻性多中心研究显示，常规使用利福平浸渍的明胶涂层聚酯移植物在利福平溶液（1mg/ml）中浸泡15～30分钟，或使用银浸渍的移植物可以降低感染的风险。

目前我国的移植物大部分为美国Gore公司的人工血管（即四氟乙烯材料）。移植物构型可以是直筒型或分叉型，远端吻合口的位置可以在主动脉分叉处、髂动脉或股动脉。当远端的主动脉和髂总动脉形成动脉瘤时，可以使用分叉型移植物，有1/3的患者需要使用此种移植物。当同时合并髂动脉瘤时，应在髂动脉分叉处进行吻合，以减少晚期动脉瘤样变性的风险。对于有症状的主髂动脉闭塞患者，可从使用髂外或股总动脉远端移植物中受益。然而，移植物延伸至股动脉会增加伤口感染、肢体血栓形成和吻合口动脉瘤形成的风险，如果选择了正常的髂动脉进行远端吻合，进展性远端动脉瘤或闭塞性髂动脉瘤的风险则会相对降低。

4）动脉瘤的阻断、切开与止血：游离双侧髂总动脉或髂外动脉，如其后方粘连较严重，为减少副损伤，可考虑如瘤颈仅做3/4周游离。在阻断前应通知麻醉医师控制性降压，以防高压下弹性下降的主髂动脉于阻断时破裂，并可减轻心脏前负荷。全身肝素化后（肝素100IU/kg静脉注射），即可进行阻断，如果髂动脉无病变应先加以阻断，以防止瘤腔内血栓、斑块脱落引起肢体远端栓塞。近端瘤颈可采用阻断钳向脊柱方向垂直钳夹，若动脉壁钙化，则用Block钳阻断较安全。如果瘤颈后方有粥样斑块，则须小心游离后壁，行腹主动脉横向钳夹，在瘤颈部放置2把无损伤血管钳，然后在其间游离后壁，则可减少出血的概率。如果瘤体近端接近肾脏或累及肾动脉，应在腹腔干以上完成近端阻断；降主动脉球囊在左肾动脉与肠系膜上动脉之间节段性阻断，则有损伤内脏血管的风险。

准备2套吸引装置，分别应用粗头与细头吸引管。在动脉瘤前壁偏右侧纵行切开，瘤颈部追加半周横行切开，即所谓“T”形或“十”形切开，应用电刀可减少瘤壁出血。破囊壁后迅速用粗头吸引器吸尽瘤腔内积血，术者取尽瘤内血栓与粥样斑块。将细头吸引器置于腰横动脉、骶总动脉开口持续吸引，使术者能于基本无血的直视下从容于瘤腔内“8”字缝扎上述动脉开口。与瘤颈的处理方法相似，分别于双侧髂总动脉前壁做切口，从腔内显示髂内动脉开口。如髂内动脉无病变，远端的吻合口可设在髂内外动脉分叉处3～5cm。

5）血运重建：首先进行近心端吻合，如采用“Y”形人工血管，其体部主干不宜过长，应控制在3cm以内，以防移植后双侧髂动脉分叉部扭曲成角而影响下肢供血。如果瘤颈完全切断，则进行前后壁连续外翻缝合。如果后壁不切断，则后壁行连续内翻缝合，前壁行连续外翻缝合。缝线距血管边缘和每针间距保持在2～3mm，后壁应深缝，离边缘宽些，最好缝及主动脉后筋膜。若采用涤纶人工血管（Dacron），宜采用3-0 Prolene线；若应用PTFE人工血管，则应使用相同材料的3-0 Prolene缝合线。若用Prolene缝合线缝合，则针孔出血时间较长。如果遇到易碎组织的情况，可以于缝线上增加垫片以加强缝合。远端以类似的方式进行吻合完成后，应用干纱布拭净吻合口后，可应用生物胶粘堵吻合口及针孔，以减少渗血。注意近端吻合口应尽可能靠近肾动脉缝合，即用是长颈吻合口，以防止将来在剩余的肾下主动脉段发生动脉瘤。在细胞水平上看似正常的瘤颈也可能出现晚期纤维变性，导致近端动脉瘤形成或吻合口假性动脉瘤形成。阻断人工血管两分支，缓慢放松近端阻断钳，仔细观察有无漏血。少许渗血，可用干纱布压迫；如漏血严重，应重新阻断腹主动脉，补加单针褥式缝合止血。通过分支血管加压、肝素盐水冲洗来观察吻合口的漏血问题。彻底止血后，除去人工血管一支的阻断钳，以肝素盐水冲洗吻合口，冲出该处的血栓、粥样斑块及内膜碎片等，防止人工血管腔内血栓形成及肢体动脉栓塞。

远端吻合口可酌情进行如下选择：①如果髂总动脉无病变，则首选人工血管与髂总动脉中段行端端吻合。通常仅能缝合或结扎一侧髂内动脉开口，将移植血管分支剪成30°斜面，再与髂总动脉或髂外动脉做端侧吻合，借此避免将来髂内动脉、髂外动脉分叉部狭窄闭塞而致下肢缺血。②如果髂总动脉远端处有病变，则应切除病变并将人工血管一肢与髂外动脉行端侧吻合。③如果髂外动脉已狭窄闭塞，可将人工血管两肢经腹膜后途径引至腹股沟区，与股浅动脉、股深动脉分叉部的股总动脉行端侧吻合。完成一侧吻合前应放松近端吻合口的阻断钳以排除管腔内的血栓与气体。吻合完成并无渗漏后，开放该侧血流，此前应预先通知麻醉医师适当扩容、升压以防松钳性低血压，同法完成另一侧吻合。

肠系膜下动脉的缝线结扎应从动脉瘤囊起始处进行，以保留左结肠侧支。在文献中没有证据支持肠系膜下动脉再植，但在怀疑内脏血流不足并有结肠缺血风险的特定病例中，偶尔可以考虑重新植入。如术中证实须行肠系膜下动脉重建，应在人工血管左侧肢吻合完毕、血流再通前进行。将肠系膜下动脉起始部剪成喇叭口状，与人工血管体部左侧壁吻合。血运重建完成后，将切开的动脉瘤壁对合缝合以包裹人工血管，目的在于加强保护，更重要的是借此将人工血管与毗邻肠管分开，防止术后形成人工血管-肠管等内瘘。最后要缝闭后腹膜，进一步隔离、保护人工血管。还纳并妥善排列肠管，0.5%利多卡因肠系膜封闭，清点纱布器械、确切止血后逐层关腹。

（3）其他手术方式

1）腹膜后入路：1796年，Joha Abernathy率先采用腹膜后入路结扎髂外动脉瘤。1963年，Rob报道了500例肾下主动脉和髂动脉疾病患者并接受主动脉手术，其中描述了一种技术经前外侧腹膜后（retroperitoneal，RP）入路。提示与正中切口相比，在术野显露方面提供了许多优势。Stipa和Shaw等在1968年同样证实了这一点：报道了45例接受RP入路AAA修复的患者预后良好。而Rob等同样认为，RP入路不应用于直径较大的AAA，会导致通过前外侧入路很难顺利完成手术。1980年Williams等提出了一种扩展入路，即左后外侧腹膜后入路，可获得良好的术野显露，能更加顺利地进入肾上主动脉，避免了开胸手术和术后肺衰竭的缺点，被认为是对原始术式相当大的改进。并在之后发表了在不进入胸腔的情况下切除第12根肋骨治疗肾旁主动脉和肾上主动脉疾病的文章。2003年Shaw等对后外侧入路进行更重要的改进，后外侧入路延伸到第9肋间间隙，以促进肾上阻断夹的放置。“S”形切口沿第9根肋下侧长达10cm，甚至切除第10肋以便于更大程度地显露腹主动脉。不需要正式开胸手术。对于日益困难的主动脉解剖和术后并发症，人们逐渐感受到了RP入路的好处。尽管如此，经腹膜入路仍继续用于大多数开放的主动脉手术，可能是因为从事血管外科手术医师都熟悉这种入路的缘故。

A. RP入路的优势：RP入路提供了直接到达腹主动脉通路，而不进入腹膜，有助于避开腹内其他器官，同时可以直接显示左肾动脉和髂动脉。不仅如此，还可以避免与传统开腹手术相关的许多技术挑战——多次剖腹手术，腹部切口瘢痕及粘连等。而在肥胖患者中，腹部脂肪会向右下移，完全避免了脂肪大网膜和肠系膜。与横切入路相比，此入路分割的肌肉更少，涉及的皮神经也比正中入路少，因此减少了术后疼痛。对于开放手术的高危患者来说，这一点尤其重要，这些患者通常患有严重的心脏或呼吸系统并发症。此外，马蹄肾合并AAA的患者更适合RP入路，可以避免副损伤。

形态上的优势更适合肾旁或肾上主动脉瘤的处置。在这些动脉瘤手术中，肾下主动脉阻断是不可能的，这也避免了传统手术术中对内脏内侧的广泛解剖。而对于炎性动脉瘤，纤维化通常影响主动脉前壁，而不影响侧壁，因此在RP平面上更容易进行解剖。

术后的优势包括更快的恢复、更快的肠道功能恢复、更少的肺部并发症、更少的痛苦以及花费更低的成本。有些高风险（ASA 4级）患者似乎也从RP入路中受益，同样一些对EVAR解剖上困难的高危AAA患者也接受了RP入路手术。该术式预后较好的原因可能是出血量减少，而且避免了腹膜开放导致的核心体温下降，以及胃肠功能较早恢复。

B. RP入路的缺点：与经腹膜入路不同，RP入路的问题在于它是一种很难掌握的技术，患者不能仰卧在手术台上。患者的体位和切口位置至关重要，因为与正中切口不同，如果其中任何一个步骤出错，通路都会严重受损。而且因为肩部向左旋转了近90°，这时的解剖结构可能并不熟悉。虽然RP入路能看到从横膈到髂动脉整体的腹主动脉通路，但该技术需要一个学习曲线。尽管腹腔内病变通常在术前检查有可能查到，但术中除非腹膜被打开，否则无法评估腹腔病变。同样，一旦遇到解剖上动静脉畸形，如主动脉后肾静脉或左侧下腔静脉，可能会使手术操作复杂化。

在文献中提及RP入路术后沿瘢痕“凸起”的发生率为11%～23%，并被认为与腹壁神经损伤有关。虽然没有直接的证据，但只有少数患者抱怨过术后效果。与正中切口相比，RP入路切口出现真正切口疝的发生率似乎更低，而且目前尚不清楚这两种技术在性功能障碍方面的差异。

C. EVAR与RP入路手术的比较：目前尚无前瞻性随机研究将EVAR与RP入路手术进行比较。2005年，Albany进行的一项队列研究公布了超过400例肾下型AAA修复术患者的详细资料，清晰地显示了EVAR相对于RP入路手术的优势，其发病率及死亡率更低，住院时间更短。他们得出结论：RP入路修补术的主要优点是可以进行肾旁主动脉重建，避免了开胸手术及其相关的术后问题的出现，进一步强调了相对于RP入路治疗AAA，选择EVAR的优势。

开窗支架主要用于一些不适合标准EVAR或者不适合开放手术的患者。目前还没有研究直接比较开窗EVAR和RP入路修复。由于技术上的考虑和对开窗支架耐用性的担忧，很难预测未来需要开窗支架或开放手术的AAA数量。目前基于前瞻性研究仍然建议对低到中等风险的患者进行开放手术，而开窗支架则为中到高手术风险患者保留。随着器械和手术经验的改善，开窗支架和开放手术之间的争论似乎还在继续。

在过去的20年中，EVAR的引入改变了AAA手术，使开放手术的数量减少，而且对技术的要求更高。对于不适合EVAR的AAA，可以考虑RP入路方法。尽管RP入路的支持者继续证明其优点，但在现实中，实践将取决于个人或单位的经验。接触RP入路的培训可能会变得越来越有限，许多医师在完成培训后从未在临床中应用该技术。

D. 腹膜后入路的具体操作方法（图14-19～图14-21）：患者置于手术台上，左肩抬高60°，利用重力作用使臀股部尽可能低垂，与手术台平行，整个身体呈折刀样，使髂嵴与肋弓下缘之间尽量开大，肾区尽量抬高以充分显露。左臂上举并固定于头架，两腿间置软枕支撑以保持体位，最后塑形定位。若在肾动脉水平以上钳夹阻断腹主动脉，左肩宜抬高近90°。

对于常见的肾下型AAA，切口应自脐水平以下5cm的腹直肌外缘开始，弧形延至第12肋水平或以上，此切口可进一步后延或切除第12肋。对于肾动脉领域AAA、炎性AAA或瘤体已发生慢性破裂者，切口应延至第11肋下缘甚至延至第10肋间隙，必要时可切开左膈肌脚以显露远端胸主动脉，膈肌上缘须放射状切开2～4cm进一步改善显露。

应用电刀切断腹内斜肌、腹外斜肌及腹横肌，并可切断部分左侧腹直肌以增加近中线区的显露。最好在腹直肌与侧腹壁肌群交界处进入腹膜后间隙。为此常需要向中线及头侧游离腹横筋膜与腹膜，直至显露与后腹膜紧密相邻的左侧输尿管及左生殖腺静脉。沿腹膜后脂肪游离输尿管后将其牵开以防损伤。在生殖腺静脉汇入左肾静脉处将其结扎、切断。将肾脏及肾周组织从腹膜囊游离使其可进一步贴近后腹壁；根据主动脉钳夹阻断水平的不同需要游离肾脏，使其向前移位。若拟显露肾动脉领域主动脉或肾上主动脉，须游离、结扎、切断引流入肾静脉的数支腰静脉。应用胸壁牵开器有助于持续、充分显露髂嵴与肋缘之间的术区。腹壁自动牵开器也用于显露，避免腹内容物移位及脾脏意外损伤。可于切口下端显露并游离阻断左髂总动脉，也可显露右髂总动脉近端。若瘤体巨大妨碍显露或需要进一步显露右髂总动脉远端，应于破囊后经主动脉置入6号或9号球囊阻塞-灌注导管，如此可避免损伤髂静脉。在瘤囊内放置牵开器可进一步将瘤囊的右侧壁及腹膜囊牵向侧方，从而改善瘤颈近远端及右髂动脉近端的显露。最好于瘤腔内封闭肠系膜下动脉开口；若须再植，也可暂用球囊导管阻塞控制返血，以Carrel补片方式将其移植重建，与人工血管移植物吻合。若欲行主动脉-双股动脉旁路，当完成主动脉近端吻合后，即以双手指分离形成皮下隧道，将手术台向左旋倾以利于显露右股动脉，应用钝头器械（如Craford主动脉钳）经右股动脉区切口皮下隧道插至左侧腹膜后区，以钳夹人工血管远端，并将其引导至腹股沟区完成吻合，同样完成人工血管左支的远端吻合。可单层“8”字缝合或两层连续缝合对合腹横肌、腹内斜肌。将手术台恢复原位，膈肌切口应以间断不吸收线缝合，不必常规留置胸腔引流管，若胸腔内积气不多，可利用小口径红色胶皮导尿管引流，必要时于左肾后方的腹膜后间隙留置引流管。

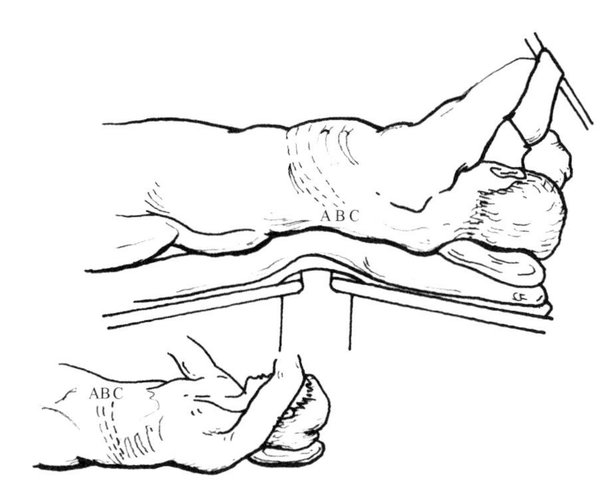

图14-19　腹主动脉瘤切除术的腹膜后入路

A. 常规肾下型腹主动脉瘤的显露切口；B. 肾动脉领域的腹主动脉瘤的显露切口；C. 炎性腹主动脉瘤的显露切口

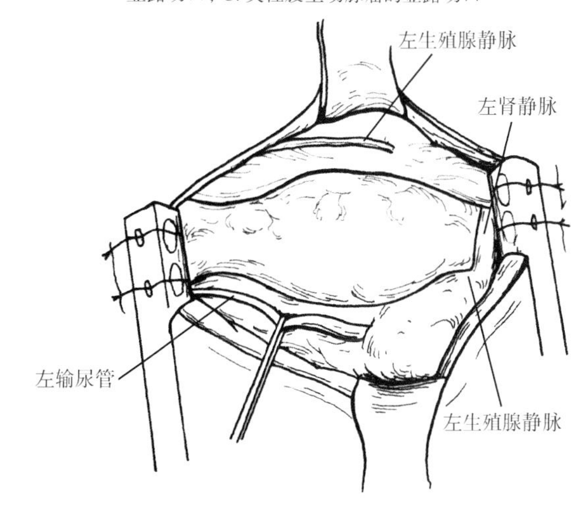

图14-20　腹主动脉瘤的显露图示结扎

切断左生殖腺静脉，分离左输尿管及左肾后，可清楚地显露瘤体

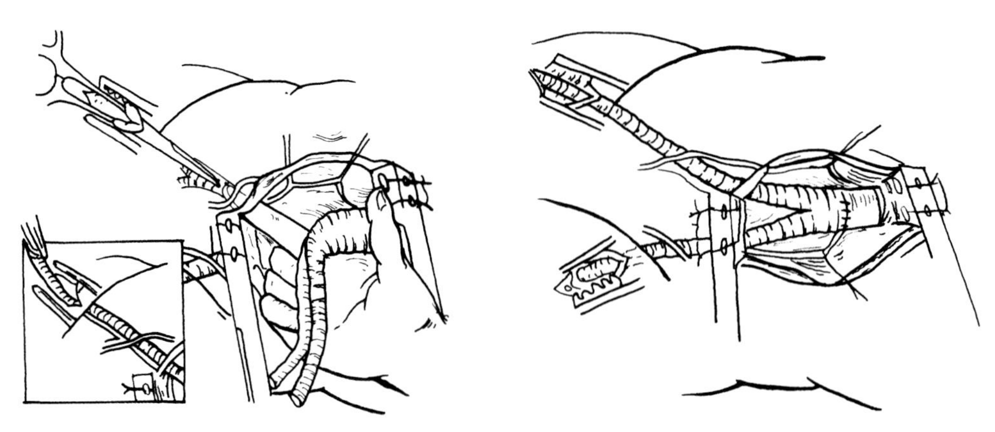

图14-21 应用分支型人工血管完成血运重建，左下角小图提示应用钝头器械经右股动脉区切口皮下隧道插至左侧腹膜后区，以钳夹人工血管远端，并将其引导至腹股沟区完成吻合

2）小切口AAA切除术：近来，Cerveria等相继报道了该术式。具体操作方法如下：采用绕脐正中长8～10cm小切口入腹，切口大小恰可容术者伸入一只手，将小肠游离至主动脉右侧，置入橡皮质牵开器，使其垂直开张于主动脉右侧，将小肠与术区隔离，应用较低伏的牵开器，以利于显露术野。将一种扁平的固定环置于切口两侧上方，深牵开器分别于2点钟、5点钟、8点钟、11点钟牵开，在良好的肌松下，腹壁切口可同时向近远侧牵开以进一步改善术区显露。应用长扁桃体钳夹持，长柄电刀切开后腹膜，显露腹主动脉及髂动脉近端，常规全身肝素化后应用较低伏的Cosgrove动脉阻断钳完成阻断，该器械不仅可如常用的Fogarty钳一样安全、无创性完成血管阻断，尚可最大限度地减小遮掩术野。应用长的Castroviego持针器常规完成近端吻合，应用长而弯的主动脉钳分离形成腹膜后隧道，将分支形移植物远端引至腹股沟区切口并与股动脉吻合。术中应用腹腔镜的打结装置可方便地完成腰动脉缝扎及血管吻合，缝皮之前应用1%盐酸丁哌卡因封闭，术后辅以镇痛泵镇痛。

临床观察证实，该方法的主要优点如下：切口小，创伤轻微，术后镇痛更容易。与经典的经腹直肌切口入路相比，其ICU监护时间及住院时间缩短；无须将小肠移出腹腔，术后可较早停用胃肠减压，胃肠功能很快恢复而可进食；并发症减少，未见引起性功能障碍；该手术仅用常规器械，手术医师经培训后，手术时间与常规开腹手术基本相同。患者肥胖或瘤体较大，既往有腹部手术史，并非手术绝对禁忌证，但对于肥胖、肺功能不良的高危患者及动脉瘤累及肾动脉领域而须在盆部髂总动脉以下水平完成远端吻合者，该术式的应用受到限制。鉴于腔内修复术尚不完全成熟，加之病变形态、动脉壁结构缺陷、并存复杂的髂动脉狭窄闭塞等因素，腔内修复术尚不能用于所有高危患者。此时，较适于采用小切口AAA切除术。当然，该术式刚刚开展，其疗效判定、手术技术改进均有待进一步研究。

3）腹腔镜（辅助）AAA切除术：自1966年Creech发表文章并加以论述后，开腹手术就成为AAA治疗的金标准，但从剑突至耻骨联合的大切口明显增加了手术创伤和呼吸系统等并发症。与此同时，腹腔镜技术的应用得到了广泛普及，腹腔镜技术最早于1993年应用于血管外科，近20年来腹腔镜下AAA修补术已在北美和欧洲率先开展。目前暂无大型随机临床试验支持腹腔镜AAA修补术优于开放AAA修补术，而且还缺乏训练有素的具有进行腹腔镜解剖和修复技能的血管外科医师，并且EVAR技术的快速发展扩大了AAA的诊治范围和数量，但是仍有相当大比例的患者（20%～40%）由于不适合EVAR或解剖结构复杂而继续接受开放手术。因此腹腔镜主动脉手术可能提供一种替代开放的微创替代方案，用于治疗AAA。

A. 经腹部入路：在全身麻醉（无N_2O）和建立气腹后，根据所选择的入路（结肠后、肾后80°，经腹膜前路45°），将患者置于45°～80°的右侧倾斜位置。在脐部建立气腹和一次性12mm腹腔镜口后，将6个腹腔镜可重复使用的套管针以头尾“矩形网格”的形式插入左侧腹部（图14-22）。

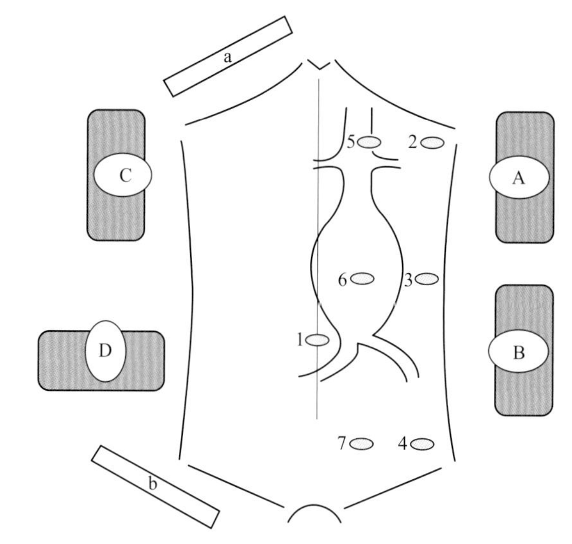

图14-22　经腹入路的腹腔镜口和手术室工作人员的位置
端口1在直视下使用Hasson端口（12mm）进行腹膜切开；后续端口（10mm）在摄像机视觉下按数字顺序插入。术者（A）和助理（B）从患者的左侧进行腹腔镜下解剖。屏幕（a和b）位于患者的右侧，清洁护士（C）和助理护士（D）站在患者的右侧

B. 腹膜后入路：主刀医师和助手在患者的右侧。左侧结肠后、肾后入路的腹膜后解剖始于Toldt白线外侧2cm处，沿左侧腰大肌、输尿管和肾后Zuckerkandl筋膜等无血管平面进行至主动脉-髂动脉。一旦充分显露了主动脉瘤、主动脉颈和髂动脉，放置了腹腔镜夹，用腹腔镜夹控制肠系膜下动脉和易到达的腰动脉（图14-23）。

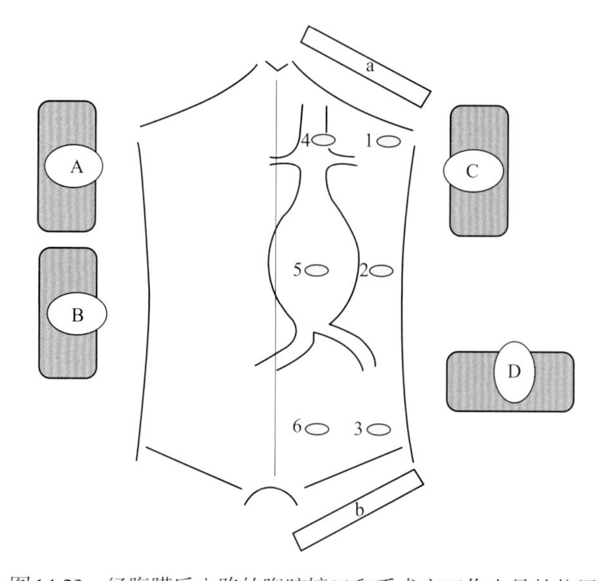

图14-23　经腹膜后入路的腹腔镜口和手术室工作人员的位置
端口1在直视下使用Hasson端口（12mm）进行腹膜切开；后续端口（10mm）在摄像机视觉下按数字顺序插入。术者（A）和助理（B）从患者的右侧进行腹腔镜解剖，屏幕（a和b）放置在患者的左侧，清洁护士（C）和助理护士（D）站在患者的左侧

C. 腹腔镜辅助手术：在腹腔镜辅助手术中，移植物缝合的通路是通过在两个端口之间的小切口（横向切开或左侧经腹直肌纵向切开）进入的。置入保护巾和牵引器；静脉注射肝素（3000～5000IU）后，以与开放手术相同的方式修复动脉瘤。在腹腔镜辅助修复术中，侧口保持在原位，以便使用腹腔镜吸引/冲洗插管，并使用45°腹腔镜提供照明和监测视角，像开放手术一样，按常规方式闭合瘤囊和腹膜，小切口用尼龙缝线缝合。自2013年以来，闭合左侧经腹直肌切口在腹直肌鞘内的腹直肌后方放置了5～8cm宽的补片。

D. 全腹腔镜术：在完全腹腔镜术中（不进行小切口），在静脉注射肝素后控制剩余的腰动脉，近端主动脉阻断。接下来是夹住髂动脉，切开动脉瘤，清除血栓，准备吻合并用肝素化的生理盐水冲洗髂动脉。移植物通过腹腔镜口插入，并用加强血管缝线进行腔内吻合。在预防性将密封剂应用于吻合口和解剖平面之前，已达到完全止血。当患者旋转回到仰卧位时，左侧结肠和肾脏被固定在左侧结肠旁沟内。

2015年国外一项研究报道了2007～2013年共316例患者接受了腹腔镜手术（51例）、开腹（53例）或血管内（EVAR 212例）腹主动脉修补术。接受腹腔镜手术或开腹修补术患者的平均年龄为72岁，92.3%是男性。采用的腹腔镜术式有结肠后入路（5.10%）、经肾后入路（17.33%）和前入路（29.7%）。用于腹腔镜辅助手术的小切口包括腹横肌（13例）、腹白线（5例）和腹直肌（5例）。瘢痕长度的中位数为14cm（12～16cm）；与开放手术相比，腹腔镜组手术时间更长[中位数450分钟（375～660分钟）与325分钟（270～383分钟）]，并且腹腔镜组的患者术后疼痛较少，心、肺和肾脏并发症较少，住院时间较短。该术式的优势如下：①比小切口AAA切除术的腹部切口更小，创伤更小，且可全面观察腹内病变，特别是对于肥胖和腹内粘连较严重者，更为安全；②可方便地牵拉开肠管增加显露，并较完全应用腹腔镜更易于完成主动脉阻断；③有学者认为做腹部小切口结合腹腔镜仅须30～40分钟即可入腹，比经典的腹腔后入路或完全腹腔镜下左侧腹膜后入路更快速。当然，对于肥胖者，腹膜后入路易于显示肾

动脉领域的腹主动脉。

通常认为腹腔镜手术与开腹手术相比，将明显降低应激反应，减少应激相关激素的产生；减轻肝脏的分解代谢负荷；术后呼吸系统所受影响较小；胃肠肌电活动几乎不受干扰；疼痛轻微；不感蒸发主要为人工气腹中腹腔内注入干燥的二氧化碳所引起，明显少于常规开腹手术；由于腹腔镜有放大作用，可全周游离主动脉瘤颈而不必担心误伤腰静脉；腹腔镜的放大效应还便于在术中发现小血管和出血点，减少失血。

开展任何新的手术都可能使患者和外科医师面临不可预见的错误和后果。但引入一种新的手术技术是至关重要的，必须在上级医师指导下、前瞻性设计和针对患者安全的程序规划的情况下进行。为了将手术时间和难度降到最低，决定将重点放在腹腔镜辅助下而不是完全在腹腔镜下进行修复。随着经验的积累，完全腹腔镜修复的比例将会增加，所需要的时间也会相应减少。

4）解剖外旁路移植术：Blaisdell于1962年在局部麻醉下为一例广泛心肌梗死心脏复苏后肢体缺血的患者实施腋-股动脉架桥术，由此该术式在临床逐步开展起来。最初该术式主要用于解决腹主动脉人工血管感染，后来逐步应用于主髂动脉闭塞性病变。目前，针对高龄、体弱或其他不适于做解剖旁路转流的主髂动脉硬化闭塞症、各种类型的感染性AAA患者，腋-双股动脉人工血管转流术是一种较为安全、有效的治疗方法。

术前除了常规心肺功能的准备外，还应该对拟处置相应血管做必要的检查和评测，尤其是流入道及流出道的选择。流入道的血管选择原则：腋动脉粥样硬化程度较轻的一侧；下肢缺血症状最严重的同侧腋动脉；如果情况相近，则尽量选择右侧腋动脉，因为左侧锁骨下动脉发生狭窄的概率较右侧高3～4倍。流出道的血管选择原则：股动脉以远通畅或轻度狭窄；虽股浅动脉及以远长段闭塞，但股深动脉条件尚可者。关于人工血管的选择，中国医科大学附属第一医院血管外科团队多选择直径8mm带外支撑环的人工血管，可以避免外压引起管腔狭窄，有利于保持远期通畅率。

采用全身麻醉，患者取仰卧位，手术侧上肢外展与身体呈直角，肩部垫高。术区暴露至关重要，包括同侧锁骨区、下颈部、前胸部、胸骨区、胁腹部、腹部和腹股沟区。手部和前臂远端用弹性敷料固定。

常选择右侧切口制作隧道，若右侧条件不允许，可选择左侧。取锁骨中点下方2～3cm处斜形切口，长7～8cm。腋前线相当于脐水平稍下横切口5cm。双侧腹股沟区纵向切口长8～10cm。于锁骨下横切口处，沿肌纤维走行方向钝性分离胸大肌，切开喙锁韧带显露胸小肌的上缘，靠近喙突切断胸小肌，解剖显露由臂丛和腋静脉包绕的腋动脉。股动脉的显露同其他手术，无特殊。隧道的制作：在锁骨下切口处胸大肌的前方斜向外侧，于皮下组织浅筋膜的深面，用两示指上下进行钝性分离，再以管状隧道器打通隧道，并扩大隧道口径。隧道走行在胸大肌外侧缘腋中线水平，经髂前上棘内侧抵达腹股沟区。需要注意的是，腹股沟区的隧道应在Scarpa筋膜的深面，并且应与耻骨保持一定距离，从而避免人工血管受压的可能。首先用无损伤钳阻断腋动脉近心端，远端注入肝素盐水20ml。人工血管应剪成斜面，以便和腋动脉做斜形的端侧吻合，避免吻合后呈“T”形。吻合后将近心端腋动脉的无损伤钳移至距吻合口1cm人工血管外，以保护腋动脉血流再次开放。术中依据测量的隧道长度，在相应水平的人工血管内侧壁做一椭圆形切口，然后用另一枚预先剪裁好长度的直径8mm人工血管，与之行端侧吻合。将吻合后的人工血管短支经隧道引至左侧股动脉区域。当病变未累及股浅动脉时，可行标准的端侧吻合，吻合口置于股浅动脉近端。如伴有长段股浅动脉病变而股深动脉条件良好，则吻合口可移至股深动脉（图14-24）。

术中注意事项及异常情况处理：①造皮下隧道时应以手指上下剥离为主，左右横向剥离过多易损伤小血管，造成隧道内血肿，从而导致人工血管受压甚至继发感染；②移植血管吻合后，应保持适度张力，勿扭曲成角；③术中使用抗生素液体浸泡各个切口预防感染；④有条件者可应用术中多普勒超声测定吻合口及人工血管的血流量及流速，以确认吻合口及人工血管通畅，并可作为术后监测的基础数据。完成所有吻合后，通过桡动脉搏动情况或多普勒超声监测数据评估供体手臂腋部吻合口远端的灌流情况。一旦供侧手臂血供不良，须立即处理以确保供侧手臂维持足够血供。

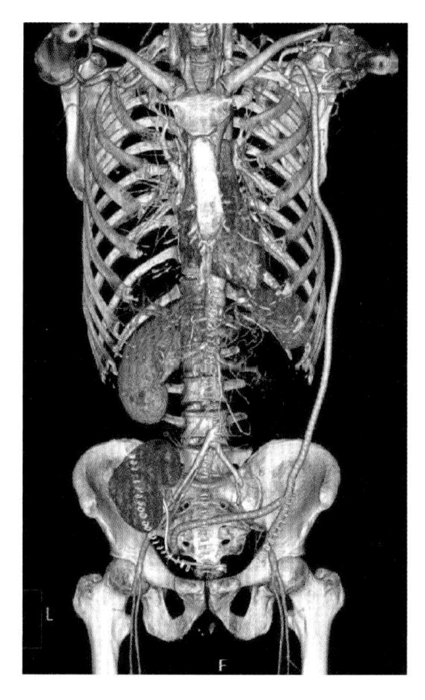

图14-24 解剖外旁路移植术后CTA影像

5）腔内修复术（EVAR）：1990年9月6日，阿根廷学者Parodi成功完成了世界上第一例AAA腔内隔绝术，之后，在国际血管外科界引起了巨大震动，促进了动脉扩张病腔内隔绝术在国际范围内的迅速推广。与传统的开放手术相比，EVAR创伤小、手术时间短、术后并发症少，对于高龄体弱患者，具有明显的治疗优势。近些年来，大量临床随机对照研究显示，EVAR治疗与开放手术的中远期疗效无明显差别，因而EVAR已经成为国内外绝大多数血管中心治疗AAA的主要方法。在国内，中国医科大学附属第一医院血管外科率先完成AAA EVAR治疗的病例报道。

目前，国内EVAR成功率达99.8%，围手术期30天病死率为2.5%（其中动脉瘤相关病死率为0.5%），远期全因病死率为4.5%（其中动脉瘤相关病死率为0.6%），随访期并发症发生率为15.8%，再干预率为3.0%，以上数据与国外多项大规模临床试验结果报道相比差异不大甚至更低，这表明国内EVAR技术已日趋成熟，逐渐向国际水平看齐。

尽管EVAR优势明显，但也存在局限性。在瘤颈解剖条件较差或瘤体累及重要内脏分支动脉甚至髂动脉，需要重建的情况下，常规的EVAR并不适用，标准支架移植物不能有效隔绝瘤腔。目前广泛应用的传统主动脉覆膜支架适应证局限于：①近端瘤颈长度≥1.5cm；②近端瘤颈直径1.8～3.0cm；③近端瘤颈与动脉瘤长轴夹角≤60°；④瘤颈钙化范围≤瘤颈周长25%；⑤瘤颈附壁血栓范围≤瘤颈周长50%；⑥瘤颈形态规则（非梯形、锥形等不规则形态瘤颈）。此外，若动脉瘤累及髂动脉或其他原因导致远端锚定区＜1cm，认为同样不适合实施常规EVAR。以上常规EVAR适应证依据不同支架产品即不同中心的手术技术水平存在一定差异（表14-2）。

表14-2 根据支架移植物的最新使用说明，显示最常用的支架移植物的解剖要求

解剖参数	Endurant	Excluder	Zenith
瘤颈长度（mm）	≥10[a]	≥15	≥15
瘤颈直径（mm）	19～32	19～29	18～32
肾上夹角	≤45°		＜45°
肾下夹角	≤60°	≤60°	＜60°
远端锚定区长度（mm）	≥15	≥10	＞10
其他标准	瘤颈近端和远端锚定区无明显的环状钙化或血栓		
	无圆锥形瘤颈（每1cm瘤颈动脉直径增加＜2～3mm）		
	有足够的股动脉入路		

注：a≥15mm，需要肾下夹角60°～75°，肾上夹角45°～60°。

与开放手术不同的是，支架移植的目的是将动脉瘤内囊隔绝起来，而动脉瘤壁保持不变。因此，治疗模式从取代动脉瘤转变为将其排除在体循环之外。因此，锚定区需要提供足够的密封和固定。大部分支架依赖于一定程度的支架移植物的超大尺寸来保证密封和固定。所需的Oversize程度为10%～25%，不同的支架会有所不同。大多数支架现在采用模块化设计，由2个或3个独立的部件组成，包括1个主动脉分叉主体和1个或2个髂动脉肢体。对于解剖条件极其特殊的AAA，部分支架生产商提供了个性化的支架定制服务。

随着血管腔内技术和器械的不断创新发展，

对于肾动脉领域的AAA，平行支架技术、开窗和分支支架技术等逐步应用，可在隔绝动脉瘤的同时重建重要的分支动脉，尤其是双侧肾动脉及髂内动脉等分支。常规EVAR解剖学上的限制逐渐被突破，为治疗复杂性AAA带来了新的思路，将EVAR的适用范围覆盖到更广泛的患者群体。

A. AAA经典腔内修复术操作步骤：详见第六章。

B. 入路的选择：支架移植物通常通过手术切开或经皮穿刺途径通过股动脉输送。手术入路的显露可通过股总动脉的纵向或横向切口（在全身麻醉或局部麻醉下）获得，具有直接控制股动脉和自由选择理想穿刺点的优点。经皮穿刺途径依赖于动脉"闭合装置"，通常需要在引入鞘之前插入。这种方法侵入性较小，可以在局部麻醉下进行，而股动脉钙化严重是经皮穿刺术失败的唯一预测因素。

早期使用开放股动脉显露的EVAR经验与入路部位相关并发症的高发生率（13%）相关，包括动脉夹层或穿孔（1.4%），出血、血肿或假性动脉瘤（6.6%），动脉血栓（2.2%），栓塞（1.1%），伤口感染、皮肤坏死或淋巴水肿（1.4%），截瘫（0.1%）。最近的一项系统回顾发现，只有两项随机对照试验，共有181名参与者，对择期EVAR的手术切除和经皮途径进行比较。在短期死亡率、主要并发症、伤口感染、出血并发症和长期（6个月）并发症方面，两种方法之间没有显著性差异。然而，经皮入路比切开更快。在另一项包括3项随机对照试验和18项观察性研究的综述中，与开放手术入路相比，经皮入路与腹股沟感染、淋巴水肿等入路相关并发症的发生率较低，手术时间和住院时间较短。此外，经皮穿刺EVAR不会增加血肿、假性动脉瘤和动脉血栓或夹层形成的风险。

在一项系统回顾和荟萃分析中，确定了超声引导下对股动脉插管的指导作用。共有1422名受试者来自随机对照试验：719例受试者是超声引导组，703例受试者是触诊指导组。超声引导下穿刺减少了49%的总体并发症，包括血肿和意外静脉穿刺术。而且使首次穿刺成功的可能性提高了42%。证明超声引导能改善大鞘的经皮穿刺术。

但经皮穿刺术可能不适合小血管患者、高位股动脉分叉患者，或存在钙化或股动脉瘤的患者。此外，既往进行过腹股沟手术，无论有或无血管移植或补片及肥胖的病史可能都会降低成功率。ESVS建议EVAR应考虑采用超声引导经皮穿刺途径。

C. EVAR肾上锚定：肾上锚定已被认为是一种更有效的近端固定方法，因为近端主动脉瘤颈的形态特征不适合，包括颈部长度缩短、严重成角、倒锥形、梯形颈部、周围性环状血栓和广泛的颈部钙化。虽然人们对肾或肠系膜动脉栓塞、闭塞和终末器官缺血的风险表示出了担忧，但观察性研究证明了肾上锚定术有效和安全。对于使用镍钛合金或不锈钢跨肾支架者，肾功能异常的发生率似乎与肾下锚定术没有显著性差异。虽然肾上固定可能会导致较高的小肾梗死发生率，但在大多数患者中，这些似乎并不具有临床意义。肾上锚定EVAR后的肾功能障碍在大多数患者中可能是多因素的和一过性的。尽管如此，还是有少数肾动脉闭塞和梗死的报道，内脏功能障碍或肠系膜动脉闭塞可继发于肾上固定术。但最近一项关于标准EVAR肾上、肾下固定术后肾脏并发症的荟萃分析显示，肾脏相关并发症方面没有差别。

D. 副肾动脉的处理：副肾动脉（accessory renal artery，ARA）出现在15%～20%的患者中，偶尔也可能源于动脉瘤本身，其中一半可能被覆盖或结扎。潜在的后果是肾梗死伴肾功能恶化的风险（特别是先前存在肾功能不全）和持续性Ⅱ型内漏的风险。ARA是否需要保留取决于AAA的直径大小，其对肾实质的供血情况及是否合并肾脏疾病。ARA阻断后的肾梗死是常见的，发生率为84%，但大多数患者耐受性良好，对长期肾小球滤过率没有显著影响。最近的一项系统综述发现，大部分研究并没有观察到术后肾功能的任何显著变化，仅一项研究报道了ARA覆盖后早期一过性血肌酐升高，肾梗死的发生率为20%～84%。有五项研究均未观察到与ARA覆盖相关的内漏，有一项研究报道了18例ARA覆盖的患者中有3例发生了Ⅱ型内漏，但血压、病死率和平均住院时间方面无显著性差异。

因此，目前证据支持覆盖位于近端固定区的ARA以实现EVAR的密封。建议尽量保留较大的肾动脉（直径＞3mm）或假定有意义的肾动脉（肾实质血供＞1/3），尤其是在术前肾功能不全的情况下。定制的"开窗"支架或"烟囱"支架是对不适合开放手术的患者保留ARA的可能选择。

ESVS及SVS建议在EVAR中，可以考虑保留较大的ARA（>3mm）或供肾的较大部分（>1/3），但目前尚无证据支持预先行ARA栓塞术。

6）"烟囱"支架技术：源于平行支架（parallel stent）技术，最早的平行支架技术就是用于双侧髂动脉病变的对吻（kissing）支架技术，根据不同的使用方法又衍生为"潜望镜"技术（periscope）、"三明治"技术（sandwich）和"八爪鱼"技术（octopus）。目标动脉覆膜支架（"烟囱"支架）的导入通路（最常用的覆膜支架是BD公司的Fluency支架、Lifestream支架或Gore公司的Viabahn支架），然后导入腹主动脉支架移植物，腹主动脉支架移植物在目标动脉开口平面上方释放后再释放目标动脉内的覆膜支架，目标动脉覆膜支架的近心端必须高于腹主动脉支架移植物覆膜部分的近端2～3mm。如果支架移植物释放后存在Ⅰ型近端内漏，必须同时对目标动脉覆膜支架和腹主动脉支架移植物进行球囊扩张，以免"烟囱"支架受压闭塞，还有一个操作要点是术中需要注意避免"烟囱"支架扭曲（图14-25）。

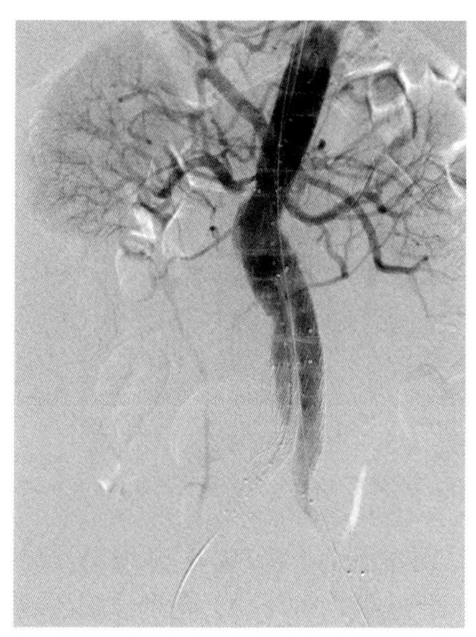
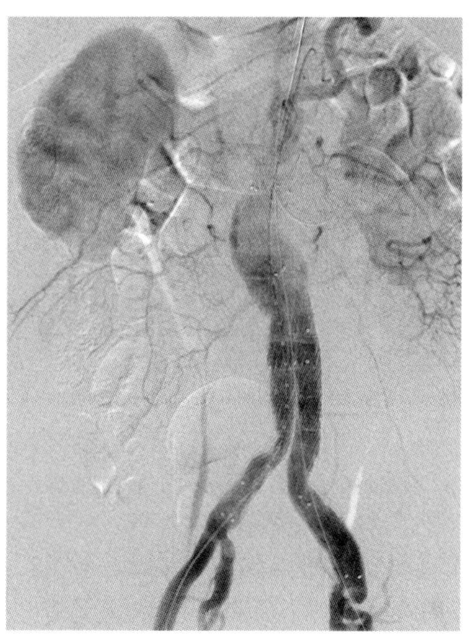

图14-25　EVAR手术后可见左肾动脉"烟囱"支架

"烟囱"支架位于腹主动脉支架移植物和腹主动脉壁之间，避免Ⅰ型内漏发生需要完全隔绝主动脉血流进入支架间缝隙，这需要腹主动脉支架移植物和腹主动脉壁能很好地贴附于"烟囱"支架，要达到这种完全的密封取决于以下几个条件：①"烟囱"支架提供的密封区的长度；②腹主动脉壁对"烟囱"支架的顺应性；③"烟囱"支架下方主动脉支架移植物与腹主动脉壁之间密封区的长度。尽管每个因素看起来都很重要，但目前为止还没有研究表明，每个因素的理想数据是多少，使用覆膜支架而不用裸支架作为"烟囱"支架似乎能达到与开窗支架移植物和分支支架移植物相似的效果。

总之，到目前为止，关于"烟囱"支架技术治疗近肾AAA只有小样本量、短随访期的结果，"烟囱"支架技术是在目前更先进的腔内支架移植物技术还不能满足临床需求时的一种选择。这种技术的操作难度不大，而且可以达到较低的手术病死率和并发症发生率。然而目前还需要中期和长期的随访结果来验证其目标血管的长期通畅率及主动脉支架移植物的长期固定性和密封性。

7）开窗/开槽技术：1996年，Park首次提出自制开窗支架治疗瘤颈<1cm的AAA。目前临床应用的开窗支架包括原位激光开窗、体外预开窗及单独定制的开窗覆膜支架。近肾AAA的腔内修复治疗要求腔内支架移植物能够在肾动脉和内脏动脉的开口平面完成近端的封闭。开窗支架移植物，是根据每例患者的具体解剖位置在支架移植物上与肾动脉和内脏动脉相对应的位置开大小不等的孔，这种定制的开窗支架能够保留肾动脉和内脏动脉的血流。支架移植物的窗口，用不透X线的标志物标记，以便于在术中X线监视下调整支架移植物的方向和位置。对于近肾AAA来说，肾动脉开口的位置需要做成圆形窗口，而肠系膜上动脉和腹腔干的开口位置通常做成扇贝状的缺口就

可以。所谓扇贝状缺口就是在支架移植物的近端边缘剪掉部分人工血管材料，缺口的上缘并没有人工血管材料环绕。术中在支架移植物主体释放后，需要将导丝、导管从支架移植物的窗口中穿出，再进入相应的肾动脉和内脏动脉开口，这些操作通常可由股动脉穿刺和切开进入完成。在完成经支架移植物窗口对肾动脉和内脏动脉的超选后，沿导丝放置肾动脉支架，肾动脉支架的近心端应保留约4mm的长度在支架移植物内，然后使用长度10～12mm的短球囊扩张肾动脉支架的近心端，这样将使肾动脉支架锚定在支架移植物上并形成密封，从而避免窗口处产生Ⅱ型内漏。在一些解剖特别困难的病例，可能需要从肱动脉和腋动脉的路径来完成肾动脉和内脏动脉的超选（图14-26）。

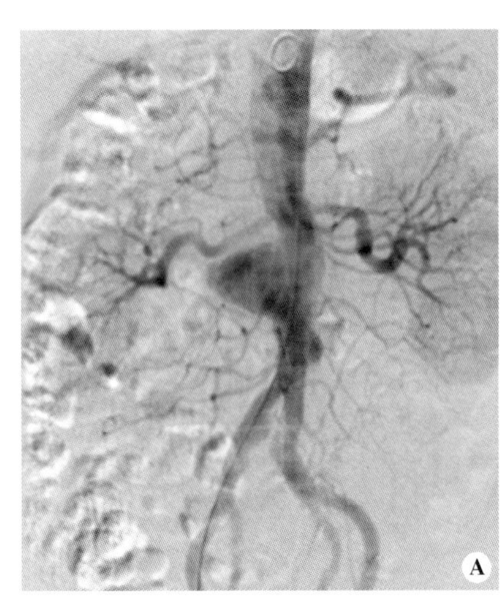

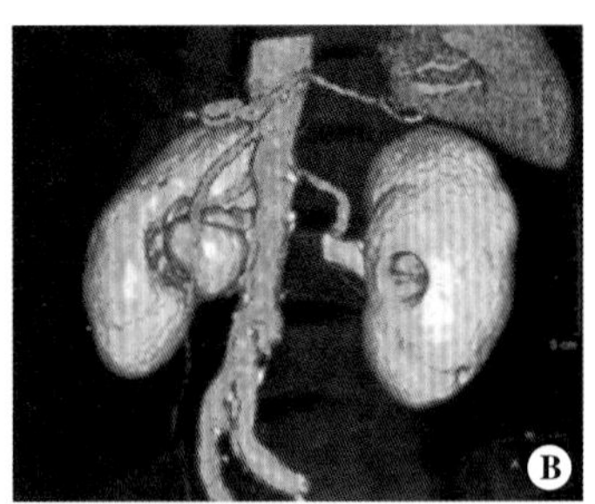

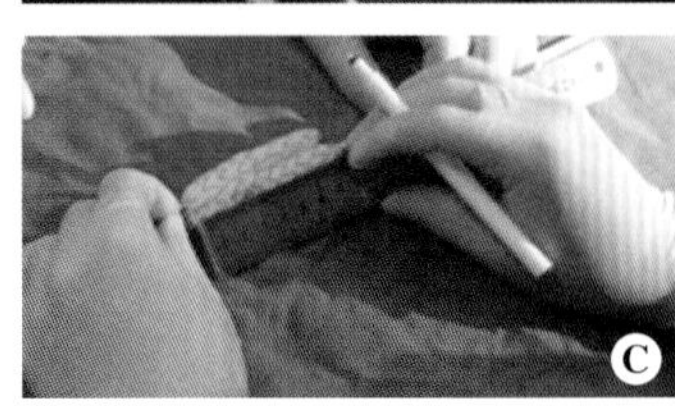

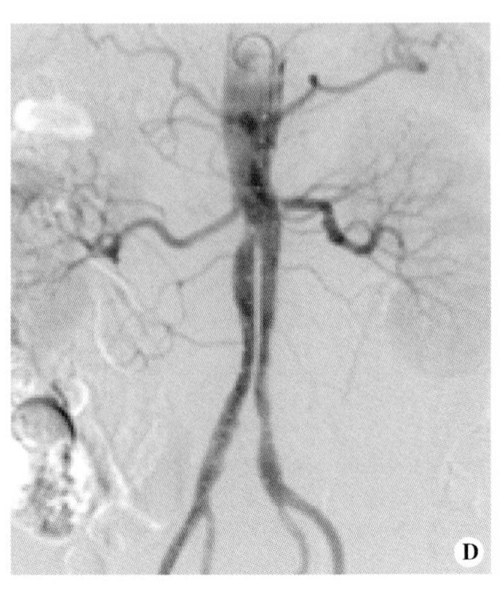

图14-26 近肾腹主动脉瘤利用“开窗”技术行EVAR治疗

A. 肾动脉领域动脉瘤造影；B. 3D-CTA清晰显示腹主动脉瘤周围脏支血管；C. 体外开窗过程；D. 术后DSA造影

开窗支架移植物治疗近肾AAA可以达到较低的手术病死率，并且导致术后需要长期血液透析治疗的概率也不高。在Nordon等汇总分析中，围手术期病死率明显低于开放修复术。2010年法国多中心研究（16个学术中心）对134例胸腹主动脉瘤行开窗支架治疗，内漏发生率达12%，5年生存率接近50%，远期预后不佳。这些不适合传统手术的高危人群是否能在此手术中受益仍值得商榷。2016年，梅奥诊所分享了其近年来开窗支架技术的进展，表明预开窗支架逐渐被接受且明显降低了院内病死率。这提示支架材料还需要进一步改进，技术上仍需要进一步提高。

8）多层血流导向装置：多层血流导向装置治疗复杂的主动脉瘤的一个新概念是使用Cardiatis多层血流导向装置。这种装置是由钴合金丝三维编制而成的多层自膨式支架。关于这种多层血流导向装置的实验研究表明，在金属网的透过性为65%时其血流导向作用最好。这种血流导向装置的核心理论基础是仅需要将该装置直接放置在需要支架移植物修复的部位，其近端和远端与传统支架移植物一样锚定在主动脉上，而经过裸支架进入动脉瘤腔的血流速度会下降90%。从而诱发瘤腔内形成血栓，降低瘤囊内的压力，但透过多层裸支架进入主动脉分支的血流仍能保持层流状态。这种层流状态的血流可以保持分支血管通畅。多层血流导向装置是一个很有意思的新概念，这种装置到目前为止主要用于治疗内脏动脉瘤并有短期的随访结果。

9）分支型支架技术：分支型支架腔内重建内脏动脉是另一种思路。技术实施的关键是瘤腔内有足够的空间可供多分支支架完全展开。Cook公司的T-branch是目前唯一可用于直接治疗复杂主动脉瘤的商业化多分支支架，全球置入总数逾千例。解放军总医院第一医学中心郭伟教授团队系统评价了各中心分支支架的治疗情况，内漏率为10%，30天病死率为9%，全因病死率达27%，再干预率为21%。近年来，多分支支架也逐渐由单纯的外分支支架向开窗支架+外分支支架、内嵌分支支架+外分支支架的方向发展，以适应更加复杂的解剖学结构。治疗的疾病也由真性AAA、真性胸腹主动脉瘤向夹层动脉瘤扩展。2021年，郭伟教授团队联合杭州唯强医疗设计的完全国产化的WeFlow-JAAA™腹主动脉覆膜支架系统，成功地为近肾AAA及胸腹主动脉瘤患者提供了新的全腔内治疗方案。虽然越来越多的夹层动脉瘤采用完全腔内的方法进行干预治疗，但是与单纯的扩张型主动脉瘤相比，术后并发症发生率及远期通畅率、再干预率仍有待改善（图14-27）。

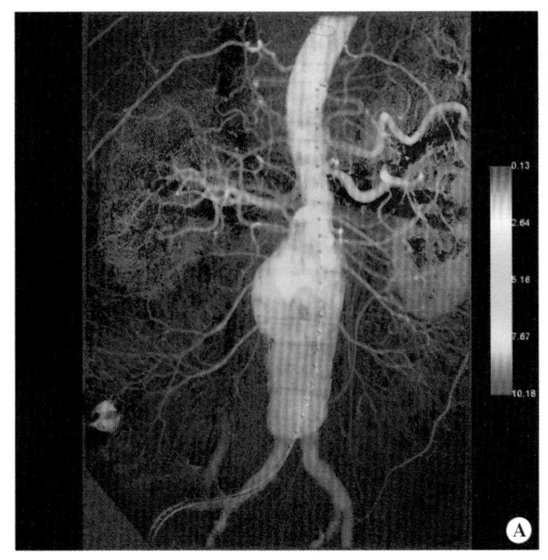
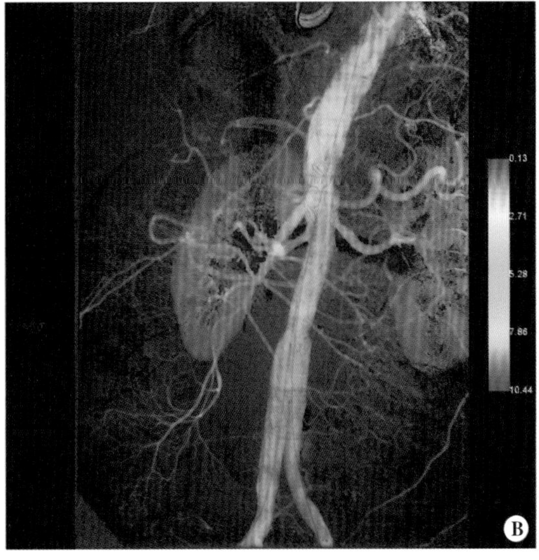
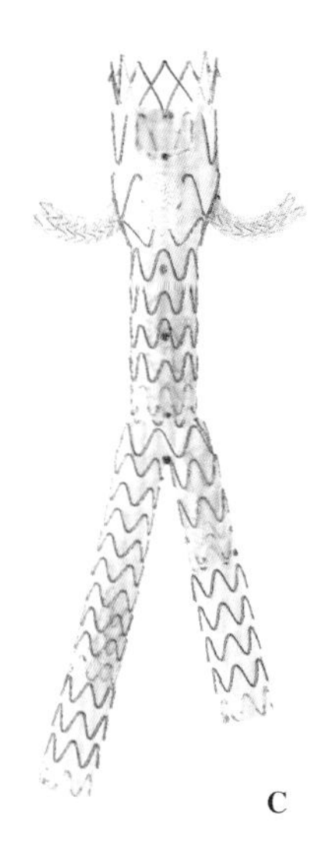

图14-27　近肾腹主动脉瘤利用国产覆膜支架“WeFlow-JAAA”行EVAR治疗

A. 肾动脉领域动脉瘤造影；B. 术后造影；C. 郭伟教授团队联合杭州唯强医疗设计的完全国产化的WeFlow-JAAA^{TM}腹主动脉覆膜支架系统

10）杂交技术（以去分支技术为基础的EVAR）：“杂交手术”（hybrid）的概念最早由英国学者Angelini于1996年首次提出。由于部分医师对烟囱技术并不信任，为了救治有腹部手术史而又需要急诊手术的近肾AAA患者（如既往行AAA开放手术导致的吻合口动脉瘤），而提出使用杂交手术技术来治疗。手术步骤是先开腹，使用人工血管以髂动脉或远端腹主动脉为流入道，以内脏动脉作为流出道。依次将腹腔内脏动脉重建（所谓去掉腹主动脉的分支），然后使用腔内修复技术将支架移植物覆盖近肾AAA及腹主动脉分支血管的开口。部分学者认为治疗结果并不完美，而且开腹手术带来的创伤会导致较高的手术并发症发生率和病死率。

11）髂内动脉处理的技术包括Sandwich 技术、Crossover“烟囱” 技术、Bell-bottom 技术、Trifurcated endograft技术、髂动脉分叉支架（iliac branch device，IBD）（图14-28）（详见第十九章第九节）。

12）单臂支架杂交手术：单臂支架（Aortouni-iliac，AUI）联合股-股动脉旁路移植术由于其腔内操作技术相对简单，对病变解剖条件要求较低，能够充分保证髂内动脉的血运。一般有3种情况：①一侧髂总动脉闭塞，AUI支架释放于对侧髂总动脉，行双侧股-股动脉旁路移植术；②一侧髂

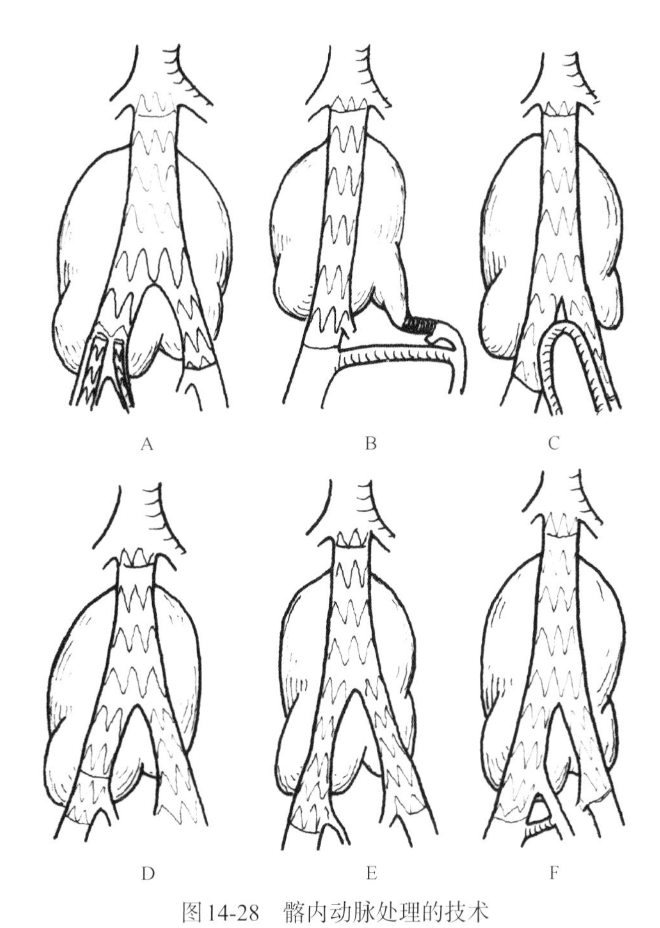

图14-28　髂内动脉处理的技术

A. Sandwich技术（“三明治”技术）；B. AUI支架（Aortouniiliac，单臂支架）植入时通过股-股动脉转流返血供应对侧髂内动脉；C. Crossover“烟囱”技术（“翻山”烟囱技术）；D. IBD技术；E. Bell-bottom技术（喇叭形支架）；F. 同侧髂外髂内旁路

总动脉狭窄，先栓塞这侧髂内动脉并结扎髂外动脉，然后AUI支架释放于对侧髂总动脉，最后行双侧股-股动脉旁路移植术；③一侧髂外动脉狭窄，先封堵这侧髂总动脉，然后AUI支架释放于对侧髂总动脉，行双侧股-股动脉旁路移植术（图14-28B）。虽然有很多微创技术，杂交手术重建髂内动脉血流仍然是一种重要方法，优点是技术较简单，花费较少，创伤小，旁路的通畅率高，中远期治疗效果令人满意，但由于其手术方法会破坏正常的解剖形态，所以更多地成为EVAR的一种"后备"术式。

（4）AAA合并其他疾病的处理

1）AAA合并冠心病：动脉粥样硬化是AAA发生发展的一个重要因素，同时也是冠状动脉狭窄的重要原因，因此AAA患者常合并冠心病，国外文献报道发生率为46%～71%。研究发现AAA合并冠心病患者的长期生存率明显低于非冠心病患者，冠心病是AAA患者预后不良的重要决定因素，同时冠心病也是导致AAA修复术后死亡的最主要原因。AAA患者术后早期死亡者有40%～60%归因于循环并发症，主要死因为心肌梗死。术前证实有心肌缺血者，术后5年病死率可增加4倍。左心室功能不良者手术危险更大，有报道左心室射血分数（LVEF）降低为正常值的27%～35%者，大血管围手术期心肌梗死发生率达75%～80%，其中12%～20%患者因此死亡。围手术期心肌梗死的发生机制如下：①主动脉钳夹可引起心指数下降，LVEF降低，左心室收缩末期容积增加及肺血容量增加，提高体循环阻力，增加后负荷，因而增加左心室壁张力，并引起心肌缺血甚至心肌梗死。②移去阻断钳时，可因急性容积变化导致严重低血压，引起冠状动脉低灌注而诱发心肌梗死。松钳性低血压发生后，常规扩容足以维持足够的充盈压，但对于LVEF已降低者，由于扩张的心室并不能很好地对容量负荷做出反应，进而抑制心功能。而且松钳后可因下肢积聚的缩血管生物活性物回吸收入体循环而导致酸中毒、心肌收缩力下降等。

冠状动脉血运重建是一种公认的减少心血管事件的方法，当发现AAA患者同时合并症状性CAD时，应该在AAA开放手术之前进行冠状动脉血运重建术（PCI或CABG）。Kordowicz等研究认为对合并CAD的患者进行同期开放AAA修复和心脏手术也是一项可行的治疗方案。在AAA手术前CABG和预防性血运重建与围手术期并发症发生率和病死率降低相关。此外，孙立忠等通过对368例中国AAA患者的回顾性分析，得出结论：在AAA手术前进行心肌评估和随后的血运重建可以改善合并严重冠心病患者的临床预后。

但目前指南表明，在AAA修复前对无症状患者进行选择性冠状动脉血运重建术没有明确获益。Hosokawa等研究结果显示，在接受AAA开放手术和冠状动脉介入治疗的患者中，心脏事件的无事件发生率与其他组相当。然而，AAA患者中无症状的严重冠状动脉病变患者高达61%，而且31%的患者符合冠状动脉血运重建的指征，故有相当一部分无症状但严重的冠心病患者在高危AAA手术前没有接受冠状动脉评估和必要的血运重建。因此，AAA患者进行早期冠状动脉筛查可能有更大的获益。

2）AAA合并腹腔分支动脉病变的处理：AAA合并腹腔分支血管疾病较为常见，其中20%～40%肾动脉狭窄、10%～15%腹腔干或肠系膜上动脉狭窄。对于合并存在症状性肾动脉或肠系膜上动脉病变的患者，推荐在AAA修复术（无论腔内或开腹）之前对病变血管进行腔内血管成形术；对于无症状但狭窄程度较高的肠系膜上动脉病变，同时伴有粗大迂曲肠系膜下动脉代偿者，推荐在EVAR术前预防性干预肠系膜上动脉狭窄病变，因为代偿的肠系膜下动脉在EVAR术中会被牺牲，失去代偿功能；对于直径≥3mm或供应超过1/3肾实质的副肾动脉，推荐在EVAR术中予以保留。

3）AAA合并远端肢体动脉狭窄闭塞：AAA合并动脉阻塞性疾病占26%～35%，术后主髂、主股移植物通畅率将因远端病变存在而下降。AAA切除术中，如有髂动脉狭窄而不进行处理，将易导致分叉形移植物的分支早期狭窄闭塞；若此类患者远期接受股-腘旁路转流术等远端动脉重建，由于狭窄病变远端阻力下降，引起远端灌注压下降，故髂动脉狭窄将降低该移植物的通畅率。若存在股浅动脉病变，主-股旁路远期通畅率将由90%降至78%。鉴于此，术前明确有无髂股动脉狭窄，术中有针对性地正确处理并加强随访是提高AAA术后远期疗效的关键。

患者可表现为臀、股部肌肉运动后乏力，股动脉搏动减弱甚至消失，亚临床型亦可无明确表现。有远端肢体静息痛、溃疡、坏死与轻中度髂动脉阻塞伴明显股、腘、胫动脉狭窄或闭塞者宜同期行血运重建。髂、股动脉病变可与EVAR同期处理，以便改善下肢血供。

4）AAA合并下腔静脉受压与下肢深静脉血栓形成：有关AAA引起下腔静脉（inferior vena cava，ICV）压迫合并深静脉血栓的报道很少。最常见的原因是炎性AAA引起的纤维化或动脉瘤破裂，由此导致下腔静脉压迫。外部压迫减慢静脉的血流速度，从而导致ICV血栓形成、下肢深静脉血栓形成和肺栓塞。在引起下腔静脉压迫的病例中，下腔静脉压迫部位的上方和下方均可能出现静脉血栓，导致下腔静脉闭塞。也有研究认为，动脉瘤对静脉的压迫预示着其破裂可能性大，也是手术指征之一。

术中腔静脉夹的使用、下腔静脉结扎及腹膜后血肿清除联合主动脉移植，可能会由于腹膜后间隙广泛剥离而增加出血的风险，因此对于抗凝溶栓治疗，要抱有谨慎的态度。术前经颈或经股放置下腔静脉滤器可降低致命性肺栓塞风险，并可以与EVAR同时进行，但会增加下腔静脉穿透、滤器移位、滤器破裂和血栓性下腔静脉闭塞的风险。

对于AAA围手术期静脉血栓的预防，目前较多临床中心采取了对所有行开放手术或EVAR的患者术后进行常规间歇性气压治疗，以及鼓励早期下床活动等血栓预防措施。但肝素或低分子肝素的预防性应用，目前尚无统一明确观点，对于接受开放手术的患者使用肝素或低分子肝素还缺乏安全性和有效性的证据。

5）AAA合并急性主动脉血栓形成：AAA的急性血栓形成在所有手术治疗的AAA病例中，其发病率为0.6%～2.8%。Shumacker于1959年报道了首例AAA急性血栓形成病例。1961年，Jannetta和Roberts第一次成功对合并急性血栓形成的AAA进行了主动脉-股动脉旁路移植术。常见的临床表现为严重的急性下肢缺血和疼痛，皮肤花斑到脐部水平及急性下肢神经肌肉功能障碍。

急性血栓形成的AAA一般需要手术干预，开放手术修复的选择包括主动脉瘤切除并行主动脉移植物置换（主动脉至髂动脉或股动脉）或解剖外旁路移植术。对于高危患者，可结扎髂动脉，同时行腋-双股旁路移植术。但即使瘤体内完全形成血栓，远期仍可有15%发生破裂，故此术式仅限于高危患者，且术后应加强随访。

6）合并腹腔内非血管性疾病的处理：在发生AAA合并其他非血管性腹腔内疾病时，应优先处理最危及生命的疾病，详见第十五章。

多数观点认为，为降低人工移植物的感染，应尽量避免与AAA开放手术同期进行涉及消化道、泌尿生殖道的污染性手术，但是如为肾切除等清洁手术，可以同期进行。由于开腹手术会增加AAA破裂风险，故可考虑短期内分期手术以使患者最佳受益，同时由于微创手术技术的发展加快了患者的术后康复，可更有效地缩短二期动脉瘤手术的等待时间。

此外，由于腔内技术的飞速发展，更优的选择是先行AAA的腔内修复术，最快实现术后康复，再行其他腹部手术。腔内修复术还避免了对腹膜及后腹膜正常解剖结构的破坏，降低二期腹部手术的风险及难度。

（5）术后处理

1）体位活动及深静脉血栓形成的预防：接受开放手术者术后平卧1周，翻身时保持整体轴线运动，术后1个月内避免剧烈活动。与开放手术相比，EVAR术后早期活动及较短的住院时间降低了术后静脉血栓发生率。使用NSQIP数据库的两项研究显示开放手术和EVAR术后30天静脉血栓栓塞的发生率分别为＜2%和1%。Olin等连续对50例接受开放手术患者进行了术后静脉造影。多数患者无症状，约21%的患者有急性深静脉血栓形成的证据，主要发生于小腿静脉内。

大多数动脉瘤患者在进行静脉血栓栓塞症风险分层时被归类为中等风险（Caprini评分3/4分）或高风险（Caprini评分＞5分），故建议对所有接受开放手术或EVAR的患者进行血栓预防，包括间歇性气动加压和早期活动。

2）ICU的作用：如确定术前存在严重冠状动脉、肺或肾脏疾病，或者术中情况异常如严重心律失常、血流动力学不稳定，或术后需要机械通气，则在术后入ICU治疗是最有效的。

3）鼻胃减压术与围手术期营养：主动脉手术后不推荐常规鼻胃减压。Cochrane综述涉及37项研究，包含5711例患者，他们在急诊或择期腹部手术后随机接受常规或选择性鼻胃减压，结果显示选择性减压可降低肺部并发症风险且无不良反应。SVS建议所有接受开放性动脉瘤手术的患者在术中使用鼻胃减压，但在术后仅限于恶心和腹胀的患者使用。

营养状况是AAA围手术期病死率和并发症发生率高低的重要决定因素。在对15 000例接受腹主动脉手术患者的观察分析中，开放手术（4956例）和EVAR（10 046例）术后30天病死率、再干预率和肺部并发症发生率随蛋白水平的降低而增加，因此在AAA术前应评估患者营养状况并进行风险分层。白蛋白＜28g/L被认为是严重的营养缺乏，与AAA不良预后相关。因此虽然暂时缺乏随机对照试验评估，但营养缺乏应在择期开放手术和EVAR之前纠正。ESVS建议对于接受择期AAA手术的患者，通过测量血清蛋白评估术前营养状况，以白蛋白＜28g/L作为术前矫正阈值。

EVAR术后住院时间短，出现营养不良的情况并不多见。但接受开放手术的患者存在营养不良风险，尤其是合并肾功能不全者。早期进食可降低营养不良的风险，这一结论在128例接受结直肠和腹部血管手术患者的随机试验中得到证实。SVS建议如患者在动脉瘤术后7天仍不能耐受肠内营养，推荐使用肠外营养支持。

4）术后输血：许多研究表明，贫血或低血红蛋白水平与AAA开放手术术后病死率增加相关。根据现有证据，建议在没有持续失血的情况下，当血红蛋白浓度等于或低于70g/L时，建议在术中或术后输血。

5）围手术期疼痛管理：ESVS及SVS均建议采用包括药物、硬膜外镇痛在内的多种方法控制AAA术后疼痛，以最大限度减轻疼痛并减少术后早期并发症。

6）及早发现、处理组织缺血：注意腹部体征变化，出现便血可能提示结肠缺血；动态观察双下肢皮温、皮色及足背动脉搏动；便携式多普勒超声在监测血流方面非常方便。如有缺血迹象，可酌情给予药物溶栓或手术治疗。

7）术后随访：长远看来EVAR术后患者的并发症明显多于开放手术患者；据报道，EVAR患者的并发症发生率为10.7/（100人·年），而开放手术患者的并发症发生率为0.8/（100人·年）。在15年的随访研究中，26%的EVAR患者需要重新干预，而开放手术患者中只有12%需要重新干预。

由于EVAR术后5年内并发症发生率高，患者应常规接受术后随访。对EVAR后进行随访，主要需要明确是否有瘤体增大、内漏、支架移位等情况。有研究显示，EVAR术后8年晚期破裂发生率＞5%，大多数破裂是由于Ⅰ型或Ⅲ型内漏伴动脉瘤增大发展而来。因此，SVS指南建议在术后1个月内进行增强CT和彩色多普勒超声检查。在没有内漏或瘤囊增大的情况下，建议在12个月时再次检查，之后每年超声随访。如在术后1个月时发现Ⅱ型内漏，需要在6个月时再次行增强CT和超声检查。如观察到稳定的瘤囊大小，则应进行为期2年的每6个月1次的超声检查，之后每年进行随访（图14-29，图14-30）。

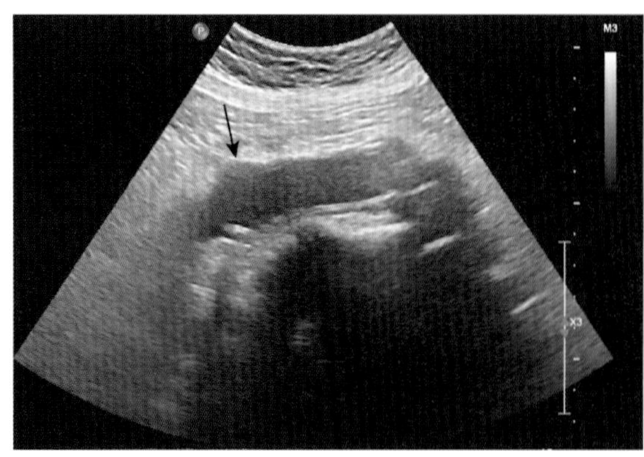

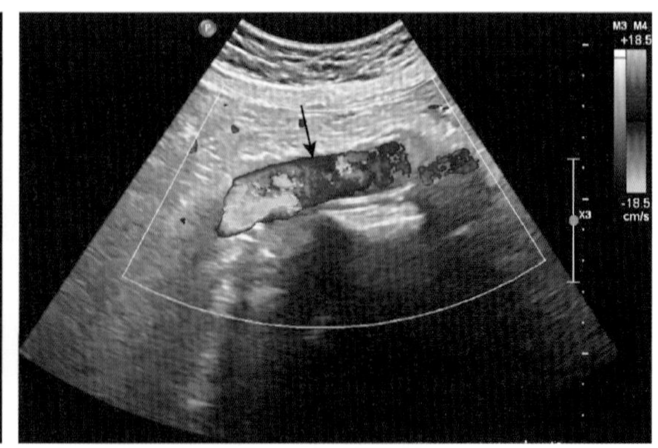

图14-29　AAA开放手术后彩超复查，人工血管血流通畅，无血流外溢

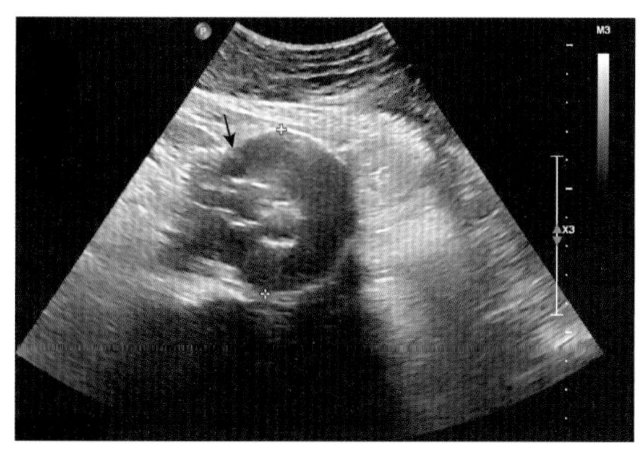
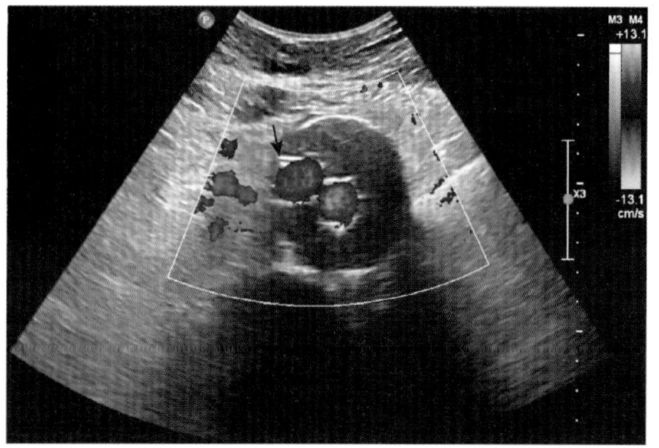

图14-30　EVAR术后彩超复查，支架形态良好，支架内血流通畅，无内漏

开放手术后随访目标是预防晚期破裂和动脉瘤相关死亡。开放手术后在5年、10年和15年内，1%、5%和20%的患者可能会发生邻近内脏动脉或髂动脉的吻合口动脉瘤或动脉瘤样扩张。因此，SVS建议在开放手术后每5年进行1次腹部和盆腔CT检查。

八、腹主动脉瘤腔内修复与开放手术的比较

（一）两种方法手术适应证的对比

在临床工作中可以发现，治疗AAA的目的均是预防主动脉瘤破裂或对破裂主动脉瘤的修复，因此开放手术和EVAR的适应证有许多相似之处。一般来说，AAA手术治疗的适应证如下：①男性AAA直径＞5.0cm，女性＞4.5cm；②患者存在AAA破裂的高危因素，如高血压、慢性阻塞性肺疾病等；③AAA瘤体扩大速度为每年增长1cm以上；④有剧烈腹痛怀疑AAA破裂。两种手术方法的选择取决于详细而准确的术前评估，包括动脉瘤解剖条件、邻近腹腔器官的受累情况、全身血流动力学状况、重要器官的功能、合并疾病、年龄等。AAA腔内治疗由于涉及支架的输送、释放、固定及隔绝效果等一系列问题，对动脉瘤、腹主动脉及入路血管的形态有很高的要求，故术前需要仔细测量瘤体、瘤颈、入路血管等各种重要参数。若出现以下征象：①AAA已经破裂，血流动力学情况极不稳定；②动脉瘤近端瘤颈长度＜1cm，直径＞2.8cm，瘤颈与主动脉成角＜120°；③AAA瘤体本身近、远端成角＜120°；④瘤颈严重钙化、瘤腔内附壁血栓形成＞50%；⑤肾动脉下正常主动脉段＜1.5cm，不足以作为锚定区；⑥AAA已累及重要腹主动脉分支血管；⑦存在严重复杂入路血管情况；⑧严重肾功能不全、尿毒症，以及证实对比剂过敏，表示不适合EVAR，宜首选传统开放手术。另外，如果AAA侵犯了腹腔器官、引起肠道出血、发生主动脉-腔静脉瘘、伴有脓毒血症等感染征象等，也是开放手术的指征。相反，在患者血流动力学稳定，瘤体、瘤颈等参数符合腔内治疗标准，近、远端有足够的锚定区，采取开放手术及腔内治疗均可的情况下，创伤较小，术后病死率低的EVAR拥有更加明显的优势。对于一些高危患者，如高龄及存在不稳定性心绞痛、近期心肌梗死等心脏疾病和严重慢性阻塞性肺疾病等呼吸系统疾病，而肾功能相对较好，也可首选EVAR治疗。

（二）两种方法术前评估的对比

AAA开放手术的成功率与患者术前心功能的好坏息息相关，若患者心功能差，或有十分严重的CHD，则即使手术成功，仍可能因手术创伤大而诱发心力衰竭或急性心肌梗死。因此术前要详细评估患者的心功能，可从心电图、超声心动图等检查方面发现问题，必要时要做冠状动脉CT检查。除此以外，术前还需要对患者的肺、肝、肾功能进行仔细评估，防止出现相应器官的功能不全。EVAR对患者的全身状况影响较小，故对心、肺功能的要求没有开放手术那么严格，但需要重视对患者肾功能的评价，防止术后发生对比剂相关肾病。另外，由于EVAR对动脉瘤及入路血管有较高的解剖学要求，因此术前需要完整的CTA资料，并由有丰富腔内操作经验的血管外科医师评估患者近远端锚定区、瘤体瘤颈相关参数及入路血管

条件，并选取合适的覆膜支架。需要注意的是，对于破裂AAA患者，需要争分夺秒地抢救生命。传统观点认为破裂AAA是腔内治疗的禁忌，需要急诊外科开放手术处理，但即使外科手术的技巧不断进步，破裂AAA的病死率依然高达50%左右。来自欧美的一些大规模研究表明，越来越多的破裂AAA患者选择EVAR治疗，因为EVAR带来了较低的病死率、更少的住院天数及更高的出院率；2015年美国EVAR比例高达89.5%，2012年英国为67.2%；而且SVS最新指南建议，若解剖条件允许，破裂性AAA优选EVAR治疗。

（三）两种方法病死率、生存率及成本效益的对比

术后30天病死率：大量随机对照试验报道了EVAR及开放手术术后30天病死率。EVAR研究中术后30天病死率分别为1.7%（9/532）和4.6%（24/518），两者差异有统计学意义（$P<0.05$）；DREAM试验中分别为1.2%（2/171）和4.6%（8/174），两者差异有统计学意义（$P<0.05$）；OVER试验中分别为0.5%（2/444）和3.0%（13/437），两者差异具有统计学意义（$P<0.05$）。国内多家单中心的报道显示，EVAR术后病死率及并发症发生率均优于开放手术。EVAR围手术期病死率为14.3%，并发症发生率为28.6%；开放手术围手术期病死率为18.5%，并发症发生率为44.4%。其中中国医科大学附属第一医院血管外科统计近10年1246例AAA患者的相关数据，发现EVAR和开放手术术后30天病死率分别为1.45%和5.92%，由此可显示EVAR在早期生存率上的优势所在。

大量随机对照试验报道了EVAR及开放手术中远期全因致死率及动脉瘤相关致死率。其中EVAR试验分别为15.5%（81/523）与14.4%（71/493）和1.3%（7/523）与0.4%（2/493）；OVER试验分别为6.1%（27/444）与6.6%（29/437）和1.4%（6/444）与3.0%（13/437），两者差异均无统计学意义。说明与开放手术相比，EVAR在中远期病死率方面并无明显优势，且有更高的再次手术干预率。而且2020年NICE指南及日本JCS指南均建议AAA的治疗更倾向于开放手术，对于相对年轻、预期寿命较长的患者，应尽可能选择开放手术治疗。

目前，EVAR的短期和中期结果已得到证实，很多情况下EVAR已作为首选治疗方案。然而，中长期高并发症发生率导致EVAR后需要中转开放手术或腔内再次干预，因此，维持EVAR治疗的长期有效性，是AAA修复的最终目标。

为确认EVAR术后的长期疗效，2022年《腹主动脉瘤诊断和治疗中国专家共识》推荐对所有AAA术后患者均进行长期常规检测。随着循证证据的不断更新，判断EVAR的长期有效性指标也在发生着重大变化。研究表明，EVAR后瘤囊回缩患者相较于瘤囊稳定及扩张患者，再干预率更低，长期生存率更高。“瘤囊回缩”已成为EVAR成功的关键指标。

（四）成本效益的对比

在治疗费用方面，EVAR试验中患者4年的平均住院费：EVAR为117 820元，开放手术为88 274元，相差29 546元。韩国的一项研究也表明，对整个病程的统计，EVAR在费用上远远高出开放手术治疗。中国医科大学附属第一医院血管外科统计近十年AAA患者的相关数据，发现EVAR与开放手术平均住院花费分别为18.7万元和12.3万元，其主要原因来源于人工耗材的花费。

九、腹主动脉瘤腔内修复与开放手术的并发症及防治

（一）围手术期出血

AAA切除术中，瘤颈的游离是关键步骤之一，也常有并发大出血的危险，特别是主动脉瘤周围纤维化严重时，易造成左肾静脉甚至下腔静脉损伤，少数情况下左肾静脉走行于腹主动脉后方，或形成“肾领”（即腹主动脉前后方均有肾的引流静脉）；尚可能存在左下腔静脉或双下腔静脉；腰横动脉从腹主动脉后壁发出后，呈70°～90°角向脊柱方向走行。临床上不主张全周游离瘤颈，其重要原因之一即为减少这类血管损伤，因其一旦损伤，由于解剖位置的关系，止血颇为困难。

如果左肾静脉妨碍瘤颈显露，在其游离上提时亦可能撕裂出血，甚至伤及肾上腺静脉和精索（卵巢）静脉，为充分显露瘤颈，防止左肾静脉被损伤，必要时可结扎左肾静脉，中国医科大学附

属第一医院血管外科已发表相关文章，证实术中切断左肾静脉对远期肾功能变化无明显影响。此外，瘤颈阻断时应防止损伤十二指肠横部与升部。在双侧髂总动脉游离中，要防止髂总静脉损伤，特别是左侧髂总动脉后方为左髂总静脉，左髂内、外动脉后方为髂内外静脉的分叉部，若粘连严重，可考虑仅游离阻断髂动脉的前外侧壁。多数情况下不须全周游离髂总动脉。若须如此，宜于髂总动脉分叉水平近端2cm处直视下进行，此区静脉常非直接居于其后方，组织粘连较轻，若静脉撕裂应以手指压迫止血，甚至切断髂动脉以充分显露，于完全阻断或侧壁钳夹下修补，盲目钳夹则可加重破损。

肾下腹主动脉包括髂总动脉均可合并严重的粥样硬化甚至钙化，使血管脆性增加，故钳夹阻断应于控制性降压后进行，并应缓慢增加钳夹力度，一旦动脉瘤骤然破裂，可在其上方放置阻断钳，另在瘤颈部置阻断钳，修补缝合裂口。

破囊后瘤腔内出血多源于腰横动脉、骶中动脉乃至肠系膜下动脉的返血。可用细头吸引器置于动脉开口附近持续吸引，配合手指、纱布压迫，或将消毒的圆头小木棒、塑料棒插入动脉开口后，从容缝扎。有时上述血管内口钙化使缝扎止血效果欠佳，可用血管钳夹碎钙化斑或切除内膜后缝扎，亦可于动脉瘤壁外缝扎腰动脉。少数情况下，阻断确切，缝扎反流血管成功，但仍存在大量出血，可能为动脉瘤与下腔动脉或左肾静脉之间存在内瘘，由于近、远端阻断后瘤腔内相对低压造成静脉血反流。术中吻合口出血，多采用纱布压迫止血、生物胶粘堵或阻断后补加缝合等方法处理。

AAA术后出血相对少见，主要原因是吻合口周围渗血，常因技术原因，如吻合口张力不均、对合不严密等所致，也可因术后活动不当使吻合口撕裂；人工血管感染亦是重要原因。此类出血常须再次手术补救，必要时重新进行血管吻合。此外，创面大、渗血不容忽视，术中恢复正常血压后应彻底止血。同时要调整凝血状态以利于吻合口、组织创面止血。

少数情况下因大量出血或术前即有消耗性凝血，加上存在手术应激、末梢循环障碍、组织坏死感染等诱因，可于手术后发生弥散性血管内凝血（DIC），预后欠佳，一经确诊，应立即请血液内科专家协助系统治疗。

（二）多器官功能不全与衰竭

AAA手术后，由于手术应激、术中血流动力学骤变、麻醉药的影响、组织缺血及再灌注损伤、炎症介质的释放等因素，最易发生循环、呼吸、泌尿系统功能不全甚至衰竭，亦可出现DIC、应激性溃疡等严重并发症。各器官的病理生理改变互为因果，形成恶性循环，如累及3个以上器官，病死率几乎达100%。因此，及时诊断、复苏和缩短手术时间对减少近期病死率至关重要。术前正确评估器官功能，尤其对心、肺、肾功能，充分的液体管理，抗感染及功能锻炼等，改善各器官功能，术中尽量减小创伤，缩短手术时间及组织缺血时间，术后严密监测生命体征，确保充足的有效循环量，充分供氧，控制心率和血压以减少心肌耗氧量，以及采取硬膜外镇痛等全面、完善地进行重症监护，努力降低相关并发症的发生率。

（三）下肢缺血

下肢动脉血栓形成是AAA手术罕见但公认的并发症。在AAA手术中，吻合口远端大量钙化通常需要进行局部动脉内膜剥脱术等辅助手术，可能增加吻合口周围狭窄和髂动脉闭塞的风险。虽然EVAR在不断开展，但对于髂动脉狭窄或闭塞的AAA，开放手术的机会则越来越多，这也造成了吻合口狭窄及上肢缺血风险加大。

由于髂外动脉的条件不良，手术有时需要吻合到更远位置的血管上，甚至吻合到同侧股总动脉或股-股旁路来处理。对于中国医科大学附属第一医院血管外科的开放手术，人工血管均可进行髂外动脉的端侧吻合，个别髂外动脉狭窄后的患者，尽可能在盆腔内将髂外动脉内膜剥脱，并进行人工血管移植手术，为了增加吻合口的通畅率，可以在此处进行支架置入术，以便获得良好的通畅率。少数髂动脉无法吻合的患者，可以进行人工血管股总动脉及股髂动脉的吻合，这些术式均增加了下肢缺血的概率。

在人工血管与髂血管重建的过程中，下肢血管内血栓形成也是术中并发症之一，在术中要观察血管内血栓情况及远端血管返血的情况。术中适当抗凝是预防下肢血栓形成的重要方法。

（四）肠道缺血

AAA术后出现缺血性结肠炎（ischemic colitis，IC）是最严重的术后并发症之一，开放手术和EVAR术后的发生率分别为1%～3%和0.5%～3%，明显增加了术后的致残率、住院时间和医疗费用。同时，其也是一种高度致命的并发症，术后发生IC的患者病死率超过50%。

约50%的AAA患者的肠系膜下动脉是通畅的，在无肠系膜上动脉及髂内动脉至左结肠动脉的侧支循环没有充分建立的条件下，结扎通畅的肠系膜下动脉是肠缺血及坏死的主要病因，其他原因还包括AAA手术操作中左结肠供血动脉的急性栓塞及围手术期低血压等。临床上乙状结肠侧支循环不良的危险因素包括曾行结肠切除术、盆腔肿瘤放疗术及双侧髂内动脉阻塞等，术中解剖损伤及机械拉钩牵拉等原因，破坏了蜿蜒动脉及Drummond边缘动脉，使左半结肠源于肠系膜上动脉及髂内动脉的侧支血供丧失。因此目前SVS指南建议在显示IC风险增加的情况下重建IMA。

由于盆部、肠系膜、股深动脉间广泛的侧支循环，阻断双侧髂内动脉不至于引起致命性盆腔缺血，但AAA术后发生急性盆部缺血时危险性较难预测，若发生臀肌、直肠及神经缺血坏死，其病死率可达50%～100%，故最好保留至少一侧髂内动脉的血供。当肾下AAA延及髂总动脉时，应行至少一侧主动脉至髂动脉分叉部的架桥术，以防主-股旁路移植术后，经股动脉返血不足甚至急性髂外动脉血栓形成而致盆部缺血。

同样，IC也是患者EVAR后死亡的常见原因之一，最有可能的病因是血管的微栓塞，主要是来自通路血管的动脉粥样硬化性碎片，这也为肾动脉和髂动脉血管成形术和支架置入术后IC风险增加提供了一个很好的解释。髂动脉介入治疗意味着广泛的动脉粥样硬化性疾病，而肾动脉支架置入术的需要意味着瘤颈部近端解剖的困难，这两种情况都可能影响肠系膜血液循环。

缺血性结肠炎与结肠缺血可表现为黏膜受累与轻度腹泻；整个肠壁受累可有明显血性腹泻、腹痛等症状，但即使发生透壁性肠坏死亦可无此表现。治疗过程应由同一治疗小组动态严密观察，纤维结肠镜检查是最准确有效的早期诊断方法。轻者可见黏膜质脆、水肿；稍重者可有假膜与溃疡形成；若呈苍白或灰绿色外观而无收缩运动，提示已发生肠壁坏死。增强CT有助于诊断肠壁坏死及判断周围组织情况。本症的非手术治疗方法包括禁食水、胃肠减压、全胃肠外营养、静脉应用高效广谱抗生素等。若临床表现不断加重，内镜下病变继续进展，特别是出现肠坏死征象，应尽早手术治疗。

（五）脊髓缺血

脊髓缺血（spinal cord ischemia，SCI）是在传统AAA开放手术后一种罕见而严重的并发症。随着人口老龄化疾病数量的增多，SCI也会偶尔出现，但大多出现在胸腹主动脉瘤的手术中。

在缺血性脊髓损伤的主动脉手术中，存在两种主要的脊髓损伤类型。第一种类型是脊髓血供应暂时中断一段时间，导致不可逆转的缺血性坏死。最常见的原因是胸腹主动脉近端血流阻断而远端没有灌注。第二种类型是由于脊髓血供应的永久性中断，导致部分脊髓无法存活。这些来源包括节段动脉、锁骨下动脉和髂内动脉的缺血，其中术中血压长时间不稳定也是引起SCI损伤的原因之一。

预防脊髓损伤的主要方法是维持脊髓的血流灌注，同时最大限度地减少脊髓的代谢需求。这些是通过使用低温、保留肋间动脉、腰椎脑脊液引流和提高平均动脉压来实现的。大多数有脊髓损伤风险的患者在术后早期就表现出神经症状。及时进行标准化术后处理，对脊髓损伤患者的康复是很重要的，详见第九章。

（六）吻合口旁动脉瘤

吻合口旁动脉瘤是传统人工血管重建术后较少见的并发症，其发生率因随访时间的长短而有很大差异。根据SVS指南，AAA手术后的吻合口旁动脉瘤包括因吻合口破裂而导致的假性动脉瘤（pseudoaneurysm，PSA）和在吻合口附近发展的真性动脉瘤（para-anastomotic aneurysm，PAA）（图14-31），而且PAA（60.5%）比PSA（39.5%）更常见。PAA/PSA的病因是多因素的，主要原因是移植物的感染，其中大部分PSA都应怀疑移植物惰性感染，需要按照移植物感染来处理。但非感染性原因也可能起重要作用，包括缝合线断裂、吻合口处的主动脉壁变弱，以及邻近主动脉的动脉瘤疾病的进展。

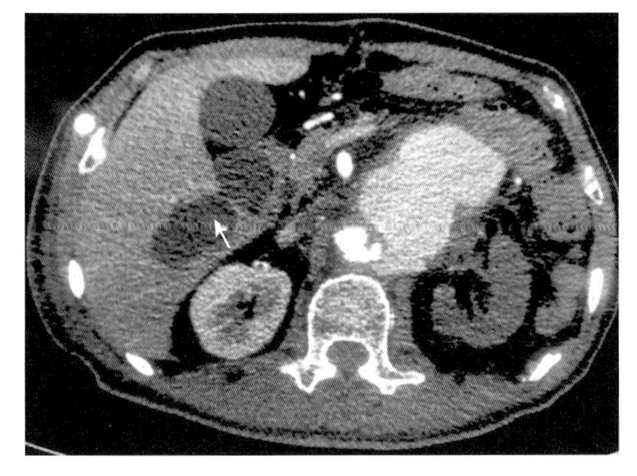

图14-31 吻合口旁真性动脉瘤破裂

一旦CTA或DSA证实PAA/PSA，建议及早治疗。鉴于无法准确区分吻合口破裂和退行性动脉瘤样扩张，PAA/PSA修复的适应证尚未明确。目前ESVS指南认为，对PAA/PSA治疗的适应证主要取决于PAA/PSA的直径大小和临床症状。虽然吻合口近端或远端PAA的直径阈值可以与择期治疗相同，但对于PSA，应考虑较低的直径阈值。并建议腔内修复术或开放修复术均用于治疗主动脉或髂动脉吻合口动脉瘤，对于股动脉吻合口动脉瘤，建议以开放手术为主。

PAA/PSA形成的风险使人们有理由考虑对所有AAA开放手术后的患者进行定期的影像学随访。ESVS指南目前认为，CT是发现主髂动脉PAA/PSA的首选方法，超声是股动脉PAA/PSA的首选检查方法。建议对所有AAA开放手术后的患者，可以考虑每5年进行1次主动脉和外周动脉的影像学随访。

（七）人工血管狭窄闭塞

人工血管狭窄闭塞早期多发生于术后48小时内，特别是术后6小时内，多由于吻合技术缺陷使人工血管扭曲、远端流出道不通畅，加之血压偏低、高凝状态等因素造成移植物内急性血栓形成。晚期则由于人工血管无抗凝、粥样斑块沉积等生理活动，加之远端流出道不通畅等因素所致。目前正在研究将内皮细胞、自体组织片预先移植于人工血管，或以祛聚、抗凝、溶栓药物预处理人工血管，以及开发新型生物移植材料，以期能够提高疗效。随着组织工程技术的进展，更具生物相容性的人工血管将不断被开发应用。当然，术中采取正确的治疗方案，精细地完成血管吻合至关重要。强调术后定期随访，以便早期发现粥样斑块、血栓形成等情况，尽早应用经皮经腔球囊血管成形术或激光血管成形术、经皮动脉粥样硬化斑块旋切术、血管内支架置入术乃至外科手术进行治疗。

（八）腹腔间隔室综合征

腹腔间隔室综合征（abdominal compartment syndrome，ACS）定义为持续性腹内压＞20mmHg，并出现新发的器官功能不全或衰竭，常是由于AAA术后腹腔内存在大量血肿压力过大引起，破裂性AAA术后发生可能性更大。

表14-3 间接膀胱测压法对AAA术后膀胱压进行监测的分级和处置原则

分级	压力（mmHg）	处置
Ⅰ	10～14	不需要治疗
Ⅱ	15～24	视情况治疗
Ⅲ	25～35	考虑开腹减压
Ⅳ	＞35	开腹减压

注：1mmHg = 1.36cmH$_2$O。

ACS治疗策略：主要是以世界腹腔间隔综合征联合会（World Society of the Abdominal Compartment Syndrome，WSACS）2013年ACS诊疗指南为原则处理术后ACS。非手术处理策略：当腹腔压力≥12mmHg时，应当每隔4～6小时监测腹腔压力或持续监测；采取措施维持腹腔压力≤15mmHg，如清空腹腔器官内容物，采用胃肠减压或肛肠减压，使用胃肠促动力药物，灌肠，考虑经结肠镜减压与停止肠内营养等方法，提高腹壁顺应性（确保足够的镇静/镇痛，去除紧贴的衣物，反Trendelenburg体位，考虑使用神经肌肉阻滞剂），优化液体管理及全身/局部组织灌注（目标导向的液体复苏，避免过度液体复苏，争取3天内达到平衡或负平衡，监测血流动力学指标，高渗液/胶体液复苏，谨慎使用利尿剂，必要时考虑血液透析/超滤）。手术处理策略：当腹腔压力＞20mmHg，且上述非手术处理策略并未达到预期效果时，考虑手术处理，即腹腔/腹膜后经皮穿刺置管引流和开腹减压/血肿清除。中国医科大学附属第一医院血管外科经验：破裂性AAA患者应常规行膀胱压（UBP）监测（表14-3）；术中允许可控性低血压，补液以胶体液为主，保持负平衡；及时清除腹腔器官内容物，提升腹壁顺应性；预判患者发生ACS的风险很高，应积极干预，预防性行腹膜后引流；发生ACS，应及时进行标准化、规范化处理（图14-32）。

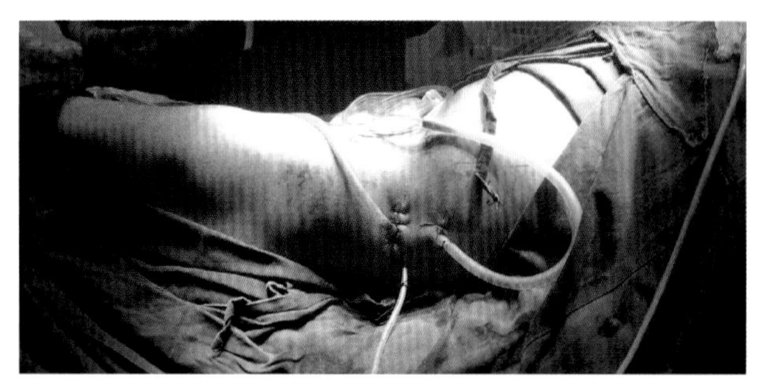

图14-32　EVAR术后ACS，一期引流减压

（九）其他腹部手术相关并发症

其他腹部手术相关并发症包括切口感染、切口疝、愈合延迟、不愈合等，对于高龄、一般状态欠佳者，可采用减张缝合。又如，输尿管等毗邻器官副损伤等，输尿管走行于腹主动脉两侧2～4cm的范围内，在入骨盆处髂血管表面常与血管外壁紧密粘连，且输尿管的滋养血管在此比较固定，是最易受损的部位。故游离瘤体近远端时应细致操作，特别应避免术中意外出血时在血泊中盲目钳夹。AAA切除术中尚可能伤及椎体血管，导致椎间盘的髓核脱出，特别是在主动脉分叉水平容易伤及后面椎间盘，脱出的髓核可压向其前方的髂总静脉或下腔静脉起始部甚至腹主动脉，产生相应症状。经腹膜后的AAA手术，可能会导致第11肋间神经损伤，高达1/3的患者出现切口处麻木，以及7%～15%的腹壁外侧隆起并伴有肌肉萎缩。开放手术后期可能发生小肠粘连性梗阻，术中减少对肠管牵拉刺激，用温盐水保护好浆膜面并于关腹前清除肠管表面沾染的血迹，均是重要的预防措施。约10%的患者可能在术后的前6年内发展为腹股沟疝或下腹正中疝，特别是肥胖患者。如果使用正中切口，建议采用连续缝合技术，尽量少用快速吸收的缝线。

（十）内漏

内漏是EVAR术后动脉瘤囊内存在持续血流，术后出现内漏的比例高达25%，其是EVAR术后最常见的并发症。虽然内漏通常可以在不干预的情况下消失，但有些需要立即或延迟治疗以防止动脉瘤破裂。此外，还有些内漏在EVAR术后几个月或几年后发生。因此，需要在EVAR术后进行终生监测，定期通过CT成像或超声造影来随访。内漏主要有5种类型（图14-33），治疗取决于内漏类型和与之相关的囊破裂风险。

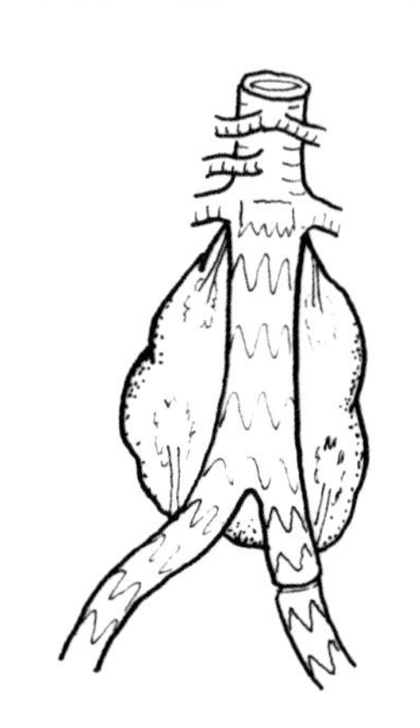
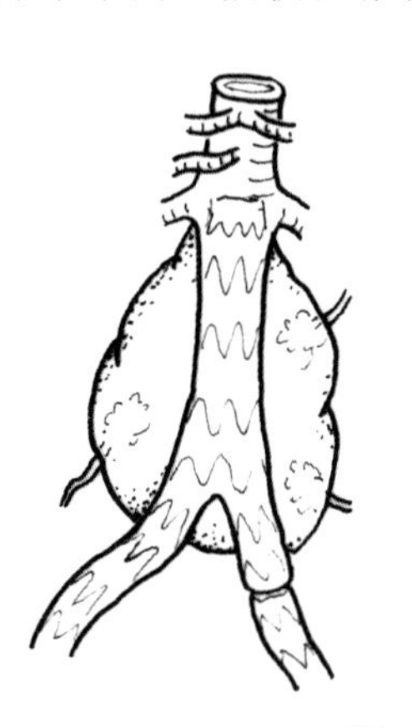
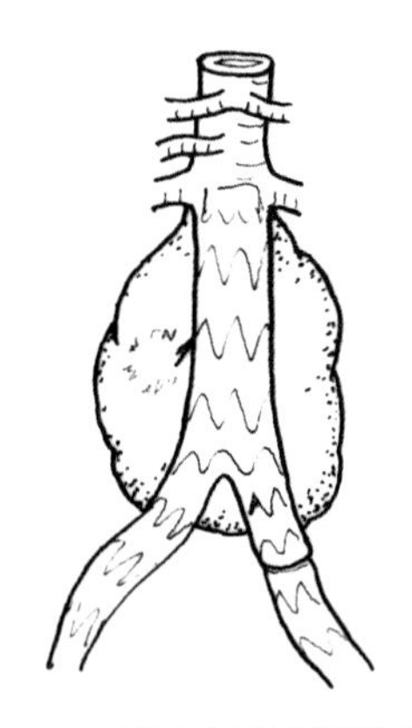
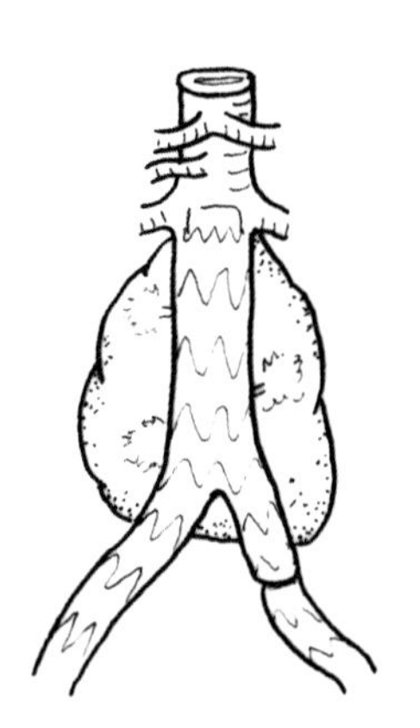
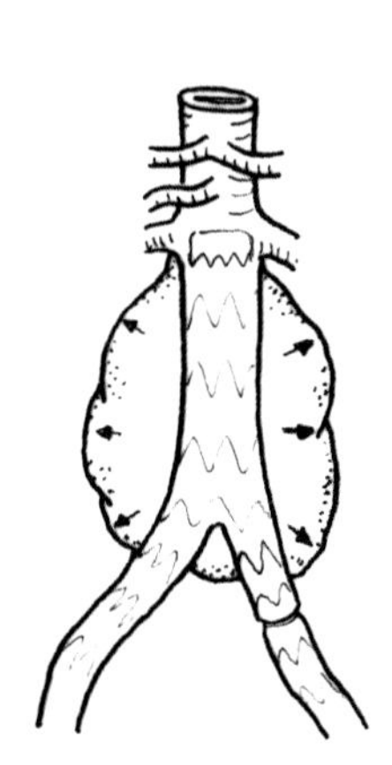

图14-33　显示各型内漏的发生

从左至右分别为Ⅰ型、Ⅱ型、Ⅲ型、Ⅳ型、Ⅴ型内漏

1. Ⅰ型内漏　Ⅰ型内漏在EVAR患者中的发生率为10%，Ⅰ型内漏主要是支架移植物与动脉壁结合不良所致，发生在近端（Ⅰa型）或远端（Ⅰb型）。它们通常发生于解剖条件不佳的AAA患者，如扭曲的主动脉瘤颈或扩张的髂动脉。而Ⅰc型指AUI支架中髂动脉封堵物不严密引起的内漏。大多数Ⅰ型内渗漏发生得很早，但由于移植物移位或晚期瘤颈扩张，一些患者可能会发展为“晚期”的Ⅰ型内漏。早期Ⅰa型内漏的危险因素有肾下瘤颈过短、成角度、钙化严重、瘤颈部伴血栓。目前允许的肾下支架要求最小瘤颈部长度为10～15mm，以实现足够的密封。

多数晚期Ⅰ型内漏是超适应证放置支架移植物的病例。宽而成角度的瘤颈和扩张的髂动脉着陆区发生晚期Ⅰ型内漏的风险更高。为了获得良好的长期疗效，必须将支架移植物放置在健康着陆区的近端和远端，这可能意味着将修复扩展到内脏动脉段和（或）将修复延长到髂动脉分叉以远。

由于破裂风险高，各大国际指南均一致推荐对Ⅰ型内漏进行治疗，推荐级别均为Ⅰb级。Ⅰ型内漏的预防处理主要有以下几种方法：①瘤颈过短者应考虑采用烟囱技术、开窗技术或分支型支架延长近端锚定区（图14-34）；②瘤颈角度过大者采用柔顺性较强的覆膜支架，增加烟囱技术延长的近端锚定区或近端增加CUFF支架或Palmaz支架，通常能改善支架与扭曲瘤颈的贴附度（图14-35）；③考虑放大率时，应注意既不能过大也不能过小，一般在20%左右即可；④应用半顺应性球囊进行球囊血管成形近、远端封闭区，注意血管壁的钙化及血栓，避免影响内脏动脉及髂内动脉的血运；⑤在2022年的Charing Cross International Symposium论坛上，来自荷兰Rijnstate医院血管外科的Michel Reijnen教授提出腔内缝合动脉瘤修复术（ESAR），其可能会降低移植物移行和Ⅰa型内漏的风险；⑥如果反复血管成形术不能消除远端Ⅰb内漏，则将移植物的远端延伸至髂外动脉，但之前应先对髂内动脉进行栓塞（图14-36）；⑦对于高危Ⅰ型内漏的病例，可从近端或远端预置导管于瘤腔，根据造影将弹簧圈、Onyx胶或生物蛋白胶等在Ⅰ型内漏通道中释放，通常可有效消除Ⅰ型内漏，这一方法的远期耐久性尚待长期随访结果验证（图14-37）；⑧如果存在持续性Ⅰ型内漏，可考虑改用开放修复术（图14-38）；⑨EndoAnchors作为一种辅助装置，在EVAR中有助于近端固定封闭及Ⅰa型内漏的密封。但有趣的是，最近有研究表明，大多数近端Ⅰ型内漏在1年内自发消失。因此，临床医师可能会重新考虑对这些患者的处理原则。

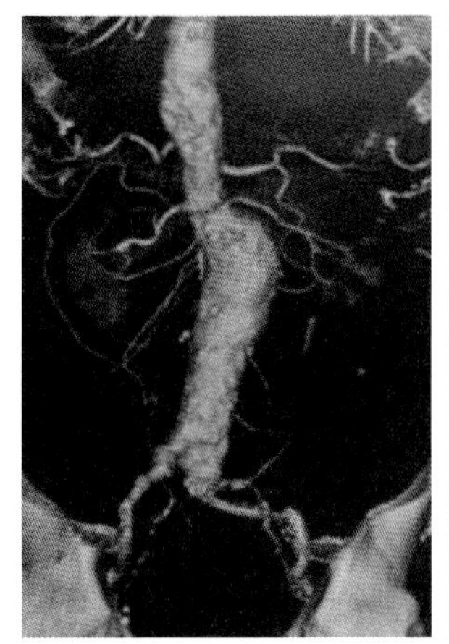
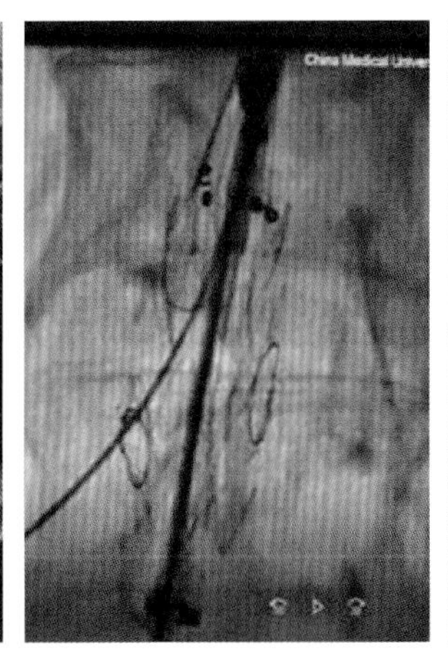
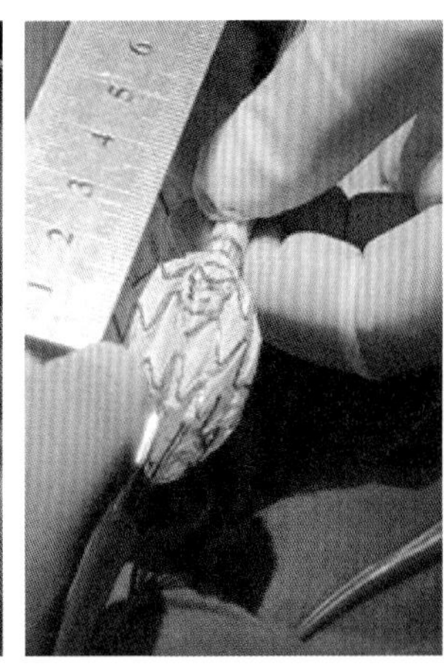
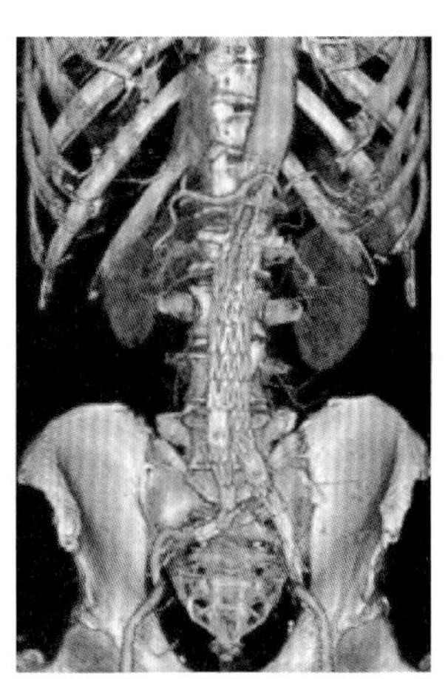

图14-34　瘤颈过短的AAA利用“开窗”技术行EVAR

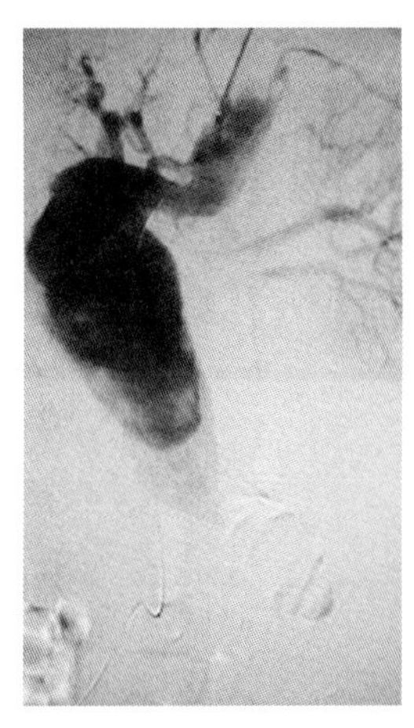
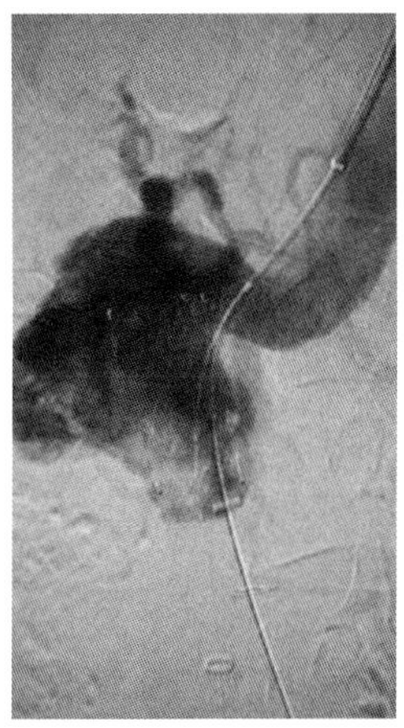
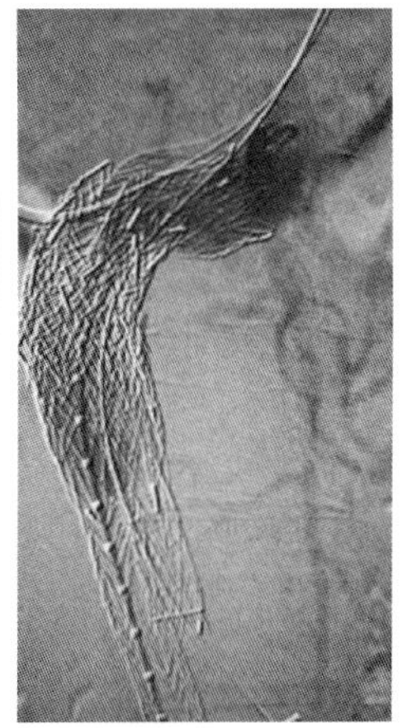

图14-35　EVAR术中利用多重CUFF支架+“烟囱”支架解决Ⅰ型内漏

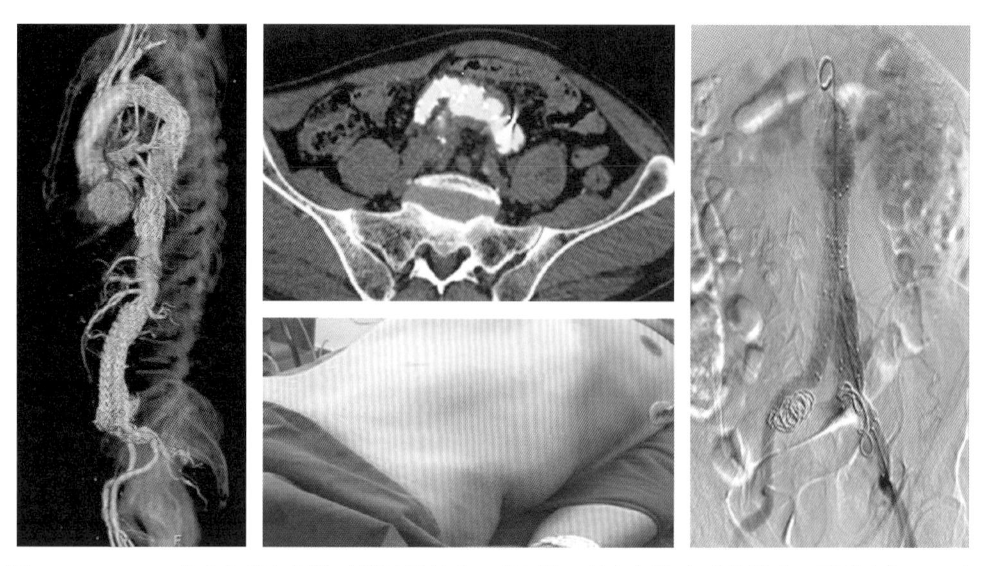

图 14-36　EVAR 术后出现左侧髂动脉远端的Ⅰb 型内漏，行左侧髂内动脉栓塞+覆膜支架置入术

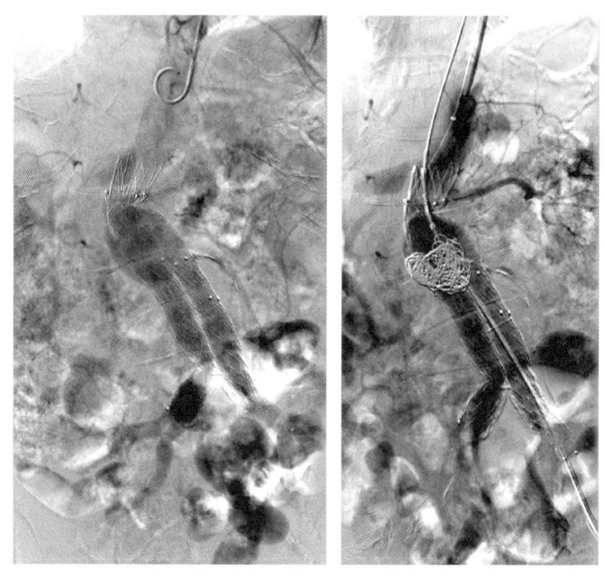

图 14-37　EVAR 术后Ⅰ型内漏，利用弹簧圈和生物蛋白胶行内漏栓塞术

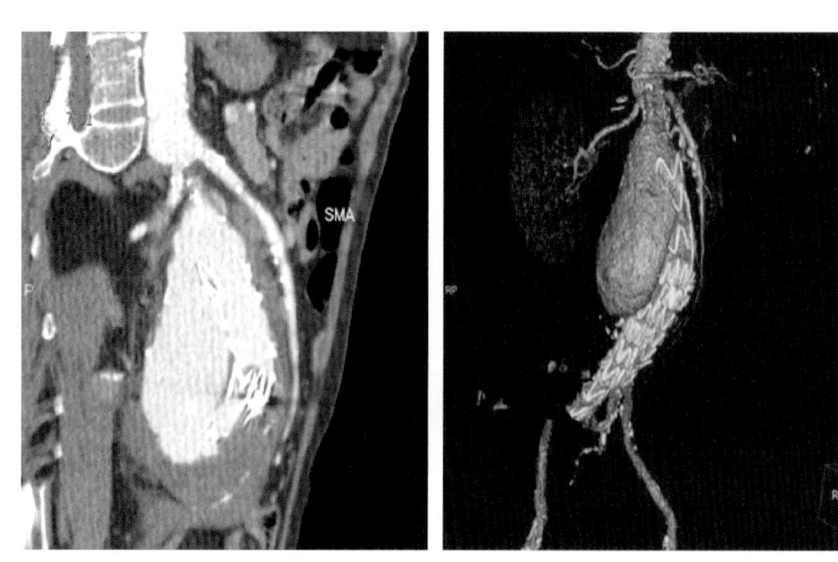

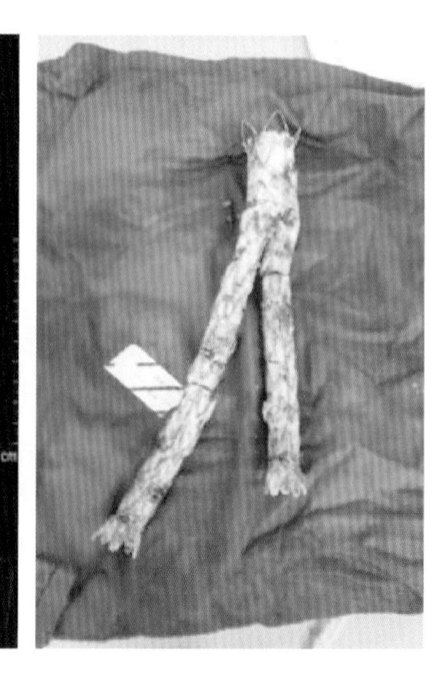

图 14-38　EVAR 术后出现Ⅰ型内漏行开放手术

2. Ⅱ型内漏 Ⅱ型内漏是最常见的内漏类型，发生率为20%～40%，占所有类型内漏的50%以上。这些内漏是从逆行侧支动脉流入动脉瘤囊中发展起来的，最常见的是通过肠系膜下动脉（IMA）和腰动脉，其他不太常见的来源是骶正中动脉或副肾动脉。发生Ⅱ型内漏的危险因素包括高龄、IMA未闭、腰动脉未闭数目较多和动脉瘤囊直径较大等。Veith等将Ⅱ型内漏又进一步划分为：Ⅱa型内漏，简单型，只有单一流入道而无流出道；Ⅱb型内漏，复杂型，有多条流入道、流出道。

目前对Ⅱ型内漏的处理仍然存在争议。治疗Ⅱ型内漏的主要原因是动脉血逆行流入动脉瘤囊增加瘤囊压力，导致瘤囊增大，并增加动脉瘤破裂的风险。有数据统计，EVAR术后由于Ⅱ型内漏引起动脉瘤破裂发生率约为1%。与此同时，还有研究表明，超过一半的Ⅱ型内漏可以自发消失，Ⅱ型内漏的存在并不显著增加动脉瘤破裂的发生率。但对于持续6个月以上的内漏（持续性Ⅱ型内漏），需要更加警惕。因此，对于Ⅱ型内漏的最佳管理仍然存在分歧，一些提供者主张早期干预，而其他人则支持保守观察。目前最新的血管外科学会指南推荐对动脉瘤囊扩张＞5mm的Ⅱ型内漏进行治疗，而欧洲血管外科学会的指南则推荐对动脉瘤囊膨胀＞1cm的Ⅱ型内漏进行治疗，两者都基于C级证据。其他建议的干预标准包括：内渗漏持久性＞6个月，大肿块的存在，超过3条供血或引流动脉，供血动脉直径＞4mm，以及动脉瘤囊内的高流速。

处理Ⅱ型内漏最成熟的方法是经动脉栓塞术和直接囊腔穿刺术，还有其他更新的方法。但最佳的处理方法还是基于对内漏和供血分支解剖的分析，CTA的影像学资料和术者的经验，建议在进行处置前根据CTA资料描绘内漏和动脉分支解剖。

（1）经动脉栓塞术：是通过使用同轴微导管系统逆行插管内漏流入血管来完成的。可从肠系膜上动脉经Riolan弓或其他结肠中动脉和边缘动脉分支插管。腰动脉可经髂腰支从髂内动脉插管。一旦导管到达内漏，就可以采用弹簧圈或Onyx液态栓塞系统对瘤囊和相关的供血血管进行栓塞。无论使用何种栓塞剂，重要的是在动脉瘤囊连接处的附近进行栓塞，以降低再通风险，避免结肠等敏感器官的非靶向缺血风险（图14-39）。

（2）直接瘤囊穿刺术

1）经皮腰穿入路：在直接囊腔穿刺术中，经皮腰穿入路是最成熟的。患者取俯卧位，并使用基于CTA的解剖标志，计划经皮左腰椎入路。在透视引导下，穿刺针穿过动脉瘤囊，更重要的是进入内渗漏腔。通过血液回流和动脉造影术确认所需的针尖在内漏所在的位置。先进的成像技术包括锥束CT和图像融合软件，可以作为透视的有效辅助工具，用于针轨迹规划和针尖位置的确认，可以使用GrebSet（Vascular Solutions，Minnesota）或其他类似的进入装置进入内漏瘤腔，将21G针放置在内渗漏囊内，并利用同轴技术置换导管进行动脉造影术和栓塞术。

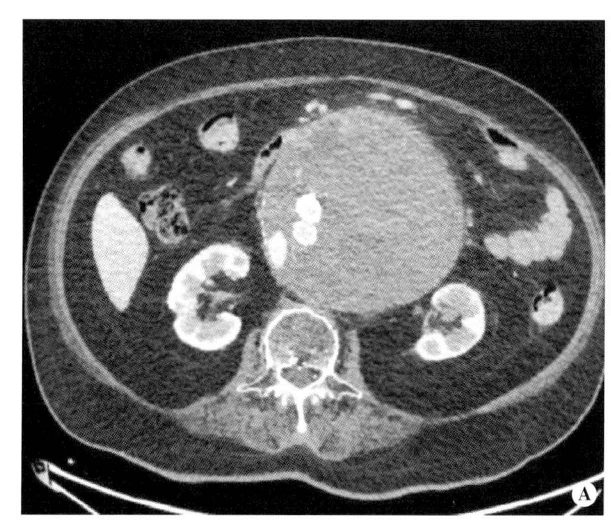

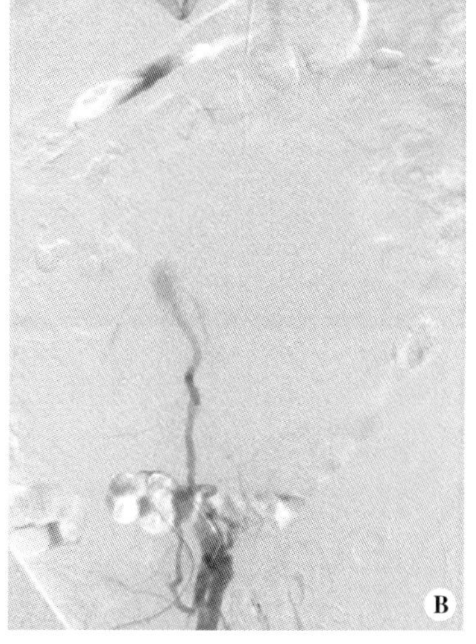

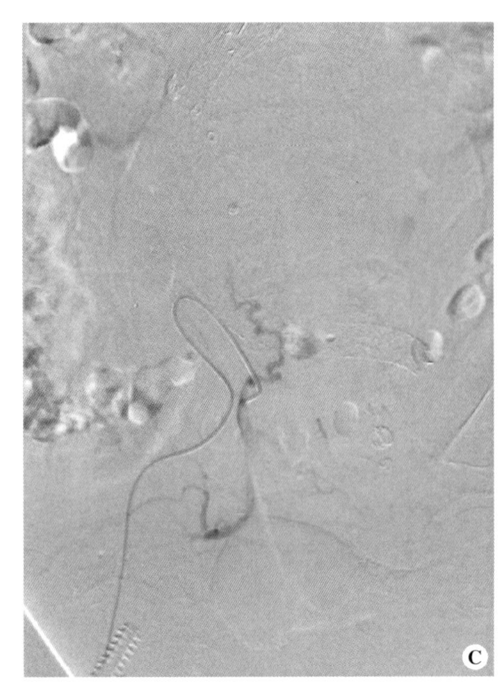

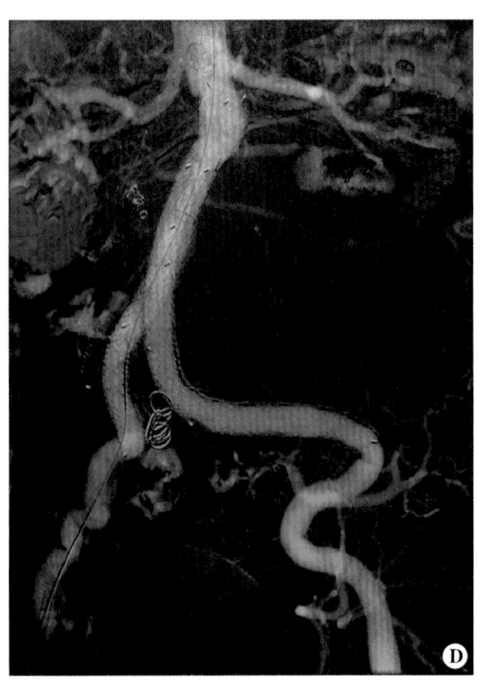

图14-39　EVAR术后腰动脉反流形成Ⅱ内漏，行腰动脉及右侧髂内动脉栓塞术+覆膜支架置入术

A. CTA提示：EVAR术后Ⅱ型内漏形成；B. 造影显示：腰动脉反流入瘤腔内；C. DSA引导下行腰动脉及髂内动脉栓塞；D. 术后造影

2）经皮右侧腔静脉穿刺术：如果内漏位于动脉瘤囊的右侧，则可进行右侧经腔静脉入路。下腔静脉穿刺术是一种安全的方法，与出血风险无关，但已有弹簧圈脱出进入下腔静脉的报道。

3）经皮经腹穿刺术：在合适的患者中，经皮经腹入路可替代经腰椎入路。这项技术更适于腰动脉供血动脉的插管，它起源于主动脉后壁，更符合经腹入路。一些患者在俯卧时也有呼吸困难，可以更好地耐受仰卧位。但经皮经腹穿刺术可能会导致严重的肠瘘并发症，因此，患者和技术的合适选择至关重要。

（3）其他栓塞术

1）经深静脉-下腔静脉入路：经腔静脉栓塞术是一种在经皮途径不可行且内漏主要位于右侧的情况下特别有用的技术。这种方法需要对术前CTA进行详细评估，以确定从下腔静脉确定最佳的内漏入路部位。

2）经移植物周围入路：也可以使用经移植物周围入路进入内渗漏囊。在这项技术中，在EVAR分支支架移植物的远端边缘和动脉壁之间插入一根导管，并用亲水钢丝逆行插管至血管腔和支架移植物之间的潜在间隙。一旦导管和导丝到达内漏瘤囊，就可以用类似于其他栓塞方法的方式进行动脉造影术和栓塞术。此技术的一个主要缺点是有可能导致入路的Ⅰb型内漏，需要支架移植物延长才能治疗。

3）经动脉移植物入路：另一种新的进入内漏的方法是经动脉移植物入路的内漏栓塞术，在这种方法中，移植血管被故意刺穿以获得进入内漏瘤囊的途径。

另一个干预方式是采用外科手术或腹腔镜动脉结扎术，并清除瘤腔内血栓及缝缩瘤壁。这样的手术方式，一方面可确切结扎一部分Ⅱ型内漏的反流动脉（如反流动脉多，由于支架移植物在瘤体中的阻挡，难以完全结扎所有反流动脉），另一方面清除部分瘤体内血栓。这些血栓在长期反流血的作用下启动炎症反应，可能使瘤体进一步增大。另外，清除血栓后可更好地缝缩瘤腔，彻底改变整个瘤腔内的血流动力学状态。这样的手术方式创伤较小，且患者多为高龄，尤其需要注意尽可能简化手术，缩短时间，减轻对全身器官功能和内环境的干扰。

3.Ⅲ型内漏　Ⅲ型内漏的发生率为4%，指血液因覆膜支架结构故障或覆膜支架各部分连接处脱节而使血流进入瘤腔，并且因瘤腔与主动脉血流直接相通导致瘤腔压力及体积快速增加而需要及时干预，包括连接部渗漏、骨架脱节（Ⅲa）（图14-40），覆膜破裂（Ⅲb）。其中Ⅲb型又可根据裂孔大小分为大破口（≥2mm）和小破口（<2mm）。Ⅲ型内漏主要是与支架重叠不充分、近远端支架移位或移植物劳损有关。随着覆膜支架的更新换代，Ⅲ型内漏的发生率显著下降。常用的干预措施是在支架脱节处置入合适尺寸的腿支以连接两端覆膜支架。此外，在极少数情况下因覆膜支架部分破损而导致的Ⅲ型内漏则需要重新放置新的分叉型覆膜支架或放置AUI并行股-股旁路移植解决。若腔内治疗失败，则应行开放手术修复。

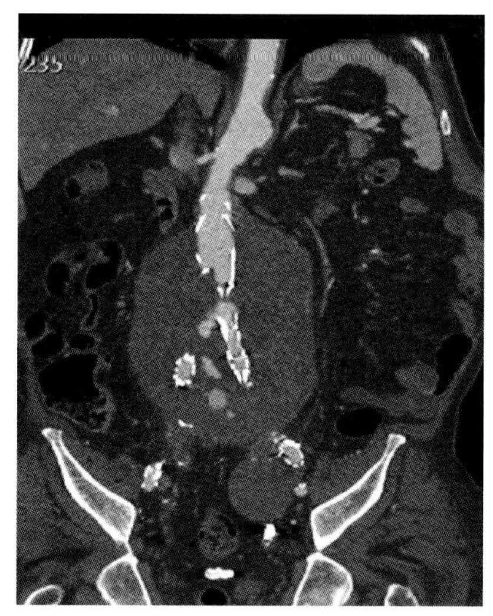
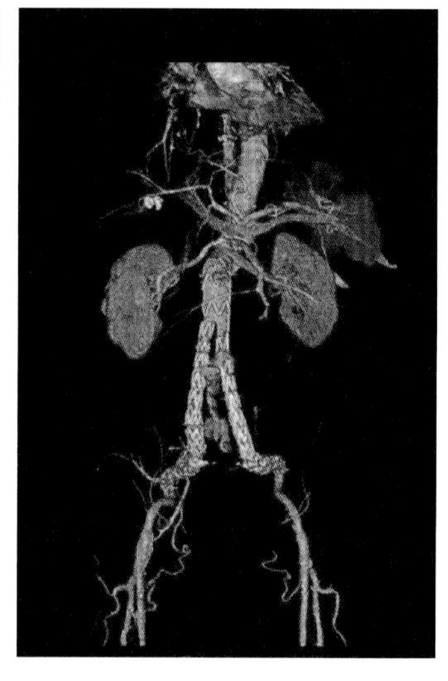

图14-40　Ⅲ型内漏，左侧髂支脱落

4. Ⅳ型内漏　Ⅳ型内漏指EVAR术后30天内发生的血流，通过覆膜支架的网眼渗入瘤腔内（30天后发生的不包括在内）（图14-41）。关于EVAR术后动脉瘤破裂的文献报道中，没有发现因Ⅳ型内漏导致的动脉瘤破裂的病例。而且Ⅳ型内漏通常能自动消失，常与早期支架覆膜织物多孔、孔径较大、支架结构问题及过度抗凝有关，呈自限性，无须特殊处理。

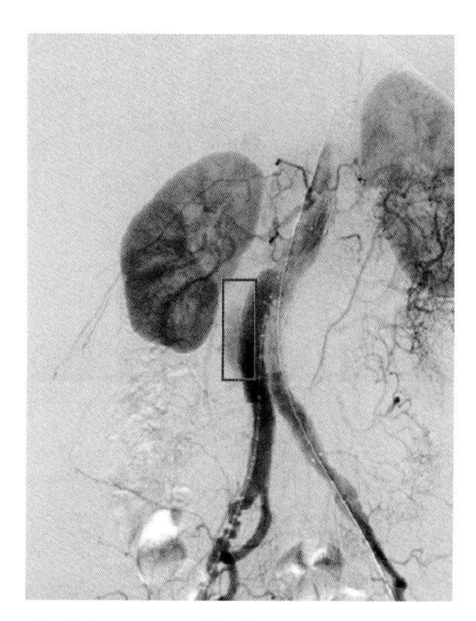

图14-41　红色标记可见覆膜支架处局部多点对比剂渗出，考虑Ⅳ型内漏

5. Ⅴ型内漏　Ⅴ型内漏（内张力）是指瘤囊增大，但没有明显的内漏。这可能是由于在成像方式的极限下无法检测到血流，通过编织物的压力传递，或在微孔织物上堆积浆液性超滤液。Veith等建议将其分为以下几型：A型，指即使手术也没有发现内漏；B型，指内漏已封闭或栓塞后的内张力；C型，指CT未检出的Ⅰ、Ⅲ型内漏；D型，指CT未检出的Ⅱ型内漏。后两种内张力只有在手术中才能证实，并主张将内张力视作Ⅴ型内漏。但其在较新的移植物中很少见，仅0.6%的EVAR患者发生。它们被认为继发于其他隐匿性内漏，随着动脉瘤直径的扩大，可导致更严重的内漏，包括Ⅰ/Ⅲ型。因此，NICE指南建议这些患者需要进行彻底的检查。治疗应该个体化，可能包括观察，或者是否重新内衬新的移植物，最终治疗是否达标取决于瘤囊的生长。

（十一）髂支闭塞

髂支闭塞的发生率为4%～8%，主要原因包括：①近端瘤颈很长而支架移植物紧贴肾动脉下方释放，使分叉型支架移植物的分叉位于瘤颈内，造成一侧髂支未完全打开而发生急性或慢性闭塞。②主动脉分叉部狭窄（≤1.6cm），使分叉型支架移植物的两髂支在此处相互挤压造成狭窄闭塞。③髂动脉狭窄或扭曲造成髂支未充分扩张或成角，或髂支远端开口处动脉扭结或斑块阻塞。④下肢动脉硬化闭塞症引起外周血管的低流量，也可导致支架血栓闭塞。为预防髂支闭塞发生，需要对拟释放移植物周围的动脉条件（口径、扭曲、另外髂支）等情况进行充分预估，调整手术方式，避免在狭小扭曲空间内多个髂支的相互挤压，必要时增加裸支架内衬。但需要注意的是，即使应用裸支架，仍有可能发生髂支闭塞。所以更重要的是术前即设计好整体隔绝方案（选择分叉型支架、一体化支架还是直筒形移植物加双髂平行支架等）。另外，"烟囱""三明治"等技术，由于平行支架相互挤压可发生支架闭塞，尤其是保留髂内动脉的"三明治"技术。在随访期发现，髂内动脉或髂外动脉平行支架的闭塞风险较高（图14-42）。⑤超适应证治疗瘤颈角度过大的患者，会导致一侧的分支压迫。⑥使用"交叉腿"技术使一侧分支受压。⑦对接分支支架过多，导致分支支架弯曲，使血管狭窄。

（十二）支架移植物移位

支架移植物移位通常定义为支架移植物与流动中心线CT重建的固定解剖标志相比移位>1cm，或任何导致相关症状或重新手术的移位。虽然支架移植物移位是早期支架移植物的常见事件，但在最新的支架移植物中肾上或肾下固定的发展已经降低了支架移植物的移位率。支架移位最常见的表现为近端支架移植物移位，可能导致支架分离、扭曲和移植物闭塞，如果移植物移入动脉瘤囊内，则会发生延迟型Ⅰa型内漏。极少数情况下，主动脉重塑会产生压力，导致远端着陆区的支架移位，从而导致Ⅰb型内漏（图14-43）。若晚期发生支架移位，通常发生在置入后2年或更长时间。造成支架移位的因素为近端因素及远端因素，以近端因素为主。近端移位的危险因素包括近端锚定不足、瘤颈成角过大、动脉瘤体过大及支架大小不匹配。近端裸支架或倒钩形态等锚定结构可减少支架移位的发生。所以，对近端高危移位的病例选择移植物时，尽可能选择近端带倒钩结构的支架移 植物。远端因素包括髂动脉的进一步扩张及远端的锚定距离。采用喇叭形支架（"喇叭口"技术）

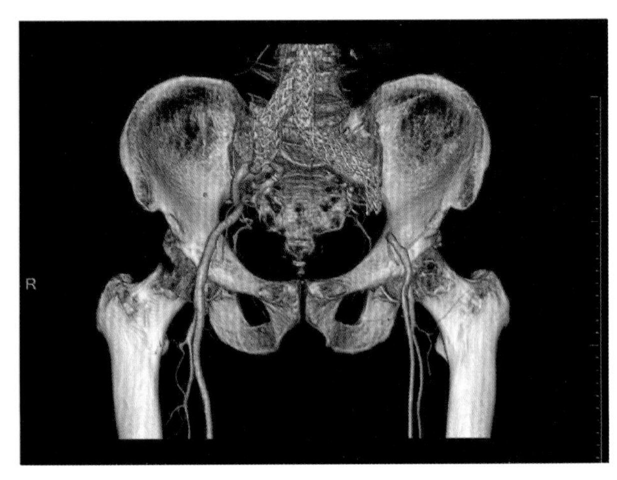

图14-42 EVAR术后左侧髂支闭塞

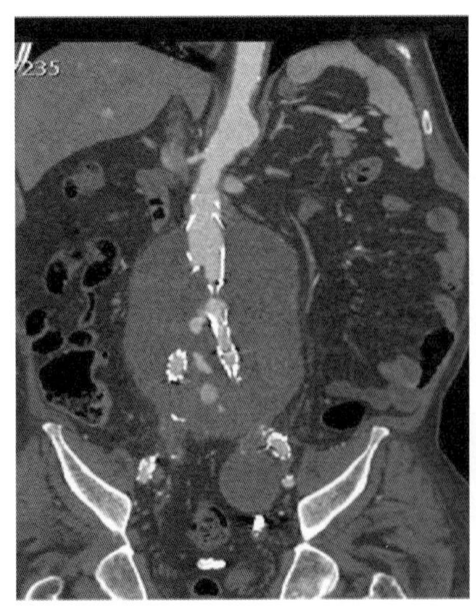

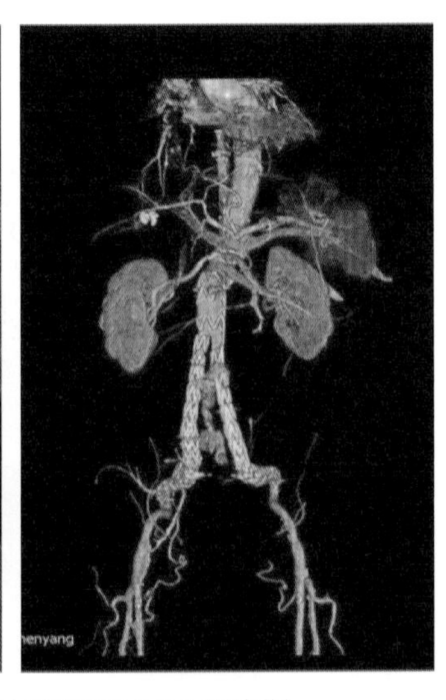

图14-43 EVAR术后左侧髂支移位形成Ⅰb型内漏

重建髂总动脉，远期由于髂动脉的扩张，可能导致Ⅰb型内漏。而且随着喇叭形支架的广泛应用，在远期发生这一问题的患者将逐渐增多。针对远端锚定的距离，建议支架伸入髂总动脉3cm以上直至髂动脉分叉处。有的髂总动脉短而AAA瘤体较大，可采用口径放大较大的支架准确地毫米级定位于髂内外分叉处，也可考虑IBD装置保留髂内动脉，将锚定区延长至髂外动脉。

（十三）移植物感染

所有置入的主动脉移植物在置入时或以后通过血源性播散都有感染的风险。移植物感染是开放手术和EVAR术后严重的远期并发症。由于主动脉移植物感染的发病率和病死率很高（20%～75%），早期诊断和积极治疗非常重要。诊断以临床症状和实验室检查为基础，并结合影像学检查。患者可以有广泛的临床表现，包括全身脓毒症、腹股沟脓肿、假性动脉瘤形成和移植物闭塞。背部疼痛（66%）和发热（66%）是移植物感染的最常见症状，其中葡萄球菌是最常见的感染菌株，但任何类型的细菌或真菌也都有可能是感染的原因。移植物早期（≤3个月）感染通常与明显的感染症状有关，如发热和败血症、伤口感染和移植物周围感染的迹象。晚期（＞3个月）移植物感染通常是以局部症状为主的低度感染，如瘘管、主动脉周围气体和假性动脉瘤形成，而实验室参数常是正常的。CT可以提供相关的解剖位置、感染程度和其他相关异常的信息（主动脉周围肿块、瘘管、腰肌脓肿或主动脉周围气体）。CT不仅可以提供感染程度的初步估计，而且还能确定吻合口近端是否存在假性动脉瘤，并帮助制订手术计划，有效重建下肢血管。

继发性主动脉肠瘘是主动脉手术后罕见的并发症，发生率为0.3%～0.5%，病死率较高（21%～77%），常发生于术后6年左右。继发性主动脉肠瘘可使移植物感染复杂化。虽然十二指肠是最常见的受累部位，但包括小肠和大肠在内的所有器官都有可能受累。常见表现是上消化道出血，这是先兆出血，可能进展为持续性出血。术后患者的任何上消化道出血都应怀疑主动脉肠瘘。诊断有时可通过内镜或CT成像来确认。当吻合口侵蚀到胃肠道时，出血更常见；当移植物体内发生旁瘘时，脓毒症和脓肿形成更常见。治疗策略与原发性移植物感染相似，尽管腔内修复主动脉肠瘘都是不成功的，但严重出血可能需要使用腔内支架暂时控制出血，为最终的手术修复保驾护航。

移植物感染的常规治疗是以完全切除移植物和广泛清创手术野为目标，特别是在存在广泛污染和大脓肿的情况下。在污染最小的情况下，可以采用利福平洗脱人工血管、覆银人工血管、自体股静脉、冷冻同种异体动脉等原位重建。而在严重污染的区域放置银或抗生素移植物或聚四氟乙烯移植物更适合，或者感染灶清除+大网膜覆盖后行腋-双股动脉解剖外旁路重建。当然，建议对移植物感染的所有患者进行长期的全身抗生素治疗，最短治疗时间为6周，有的可能是终生的。对于一般情况较差，难以耐受大创面开放手术的患者，采用局部瘤腔穿刺引流术，术后用生理盐水、碘伏配合敏感抗生素冲洗瘤腔，以及全身抗感染治疗，可长期控制感染（图14-44，图14-45）。

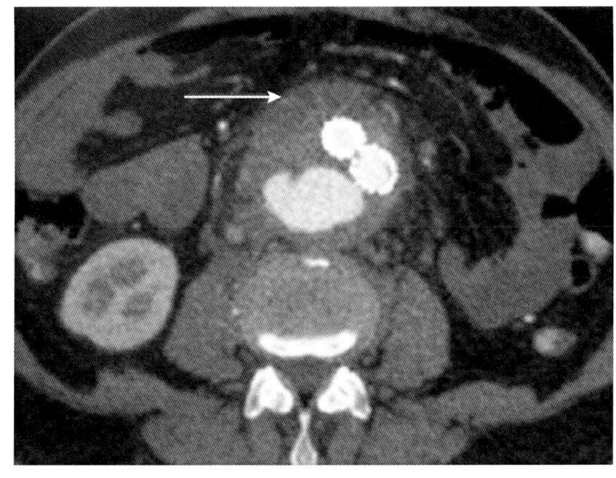
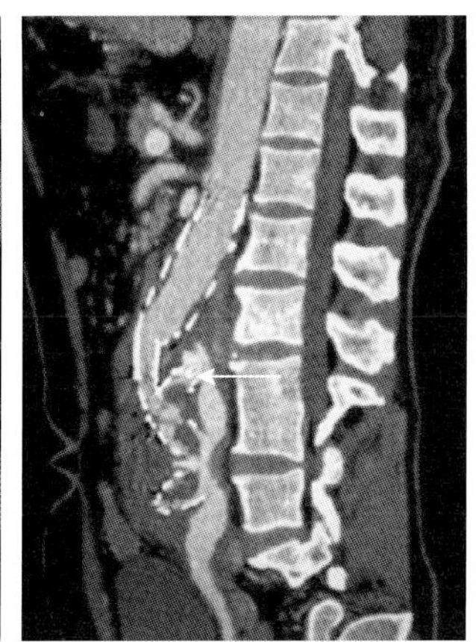
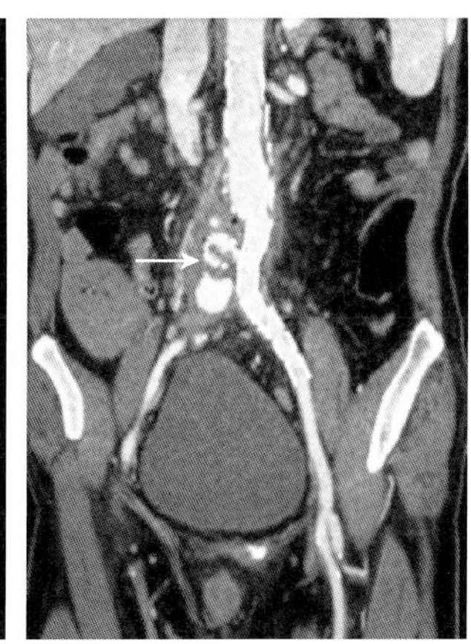

图14-44　EVAR术后支架感染，箭头提示支架周围气体存在

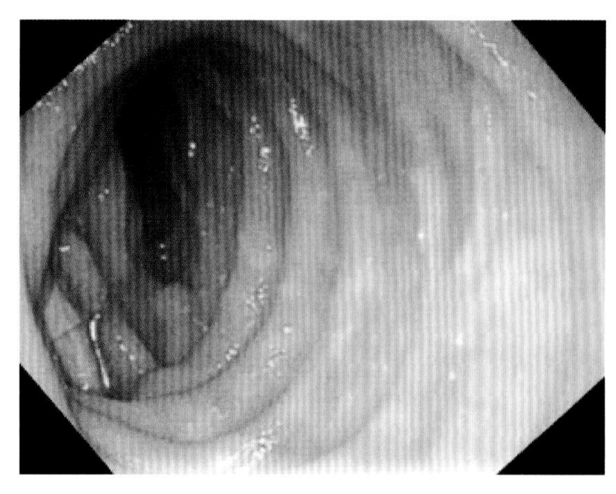

图14-45 EVAR术后，内镜下可见裸露于肠道的支架

（辛世杰 李 晰）

参考文献

段志泉，辛世杰，2006. 动脉瘤. 北京：科学出版社.

冯睿，冯家烜，景在平，2019. 从腹主动脉瘤术后并发症谈腔内修复. 外科理论与实践，24（4）：285-288.

陆信武，蒋米尔，2018. 临床血管外科学. 5版. 北京：科学出版社.

辛世杰，张珈玮，张健，等，2021. 单中心近10年腹主动脉瘤1246例流行病学研究. 中国实用外科杂志，41（12）：1384-1393.

张韬，郭伟，2022. 腹主动脉瘤诊断和治疗中国专家共识（2022版）. 中国实用外科杂志，42（4）：380-387.

Ali A，Nabi G，Swami S，et al，2014. Bladder necrosis secondary to internal iliac artery embolization following pelvic fracture. Urol Ann，6（2）：166-168.

Arnett DK，Blumenthal RS，Albert MA，et al，2019. 2019 ACC/AHA guideline on the primary prevention of cardiovascular disease：Executive summary：A report of the American College of Cardiology/American Heart Association task force on clinical practice guidelines. Circulation，140（11）：e563-e595.

Baderkhan H，HAller O，Wanhainen A，et al，2018. Follow-up after endovascular aortic aneurysm repair can be stratified based on first postoperative imaging. Br J Surg，105（6）：709-718.

Bannazadeh M，Jenkins C，Forsyth A，et al，2017. Outcomes for concomitant common iliac artery aneurysms after endovascular abdominal aortic aneurysm repair. J Vasc Surg，66（5）：1390-1397.

Beck AW，Sedrakyan A，Mao J，et al，2016. Variations in abdominal aortic aneurysm care：a report from the international consortium of vascular registries. Circulation，134（24）：1948-1958.

Benson RA，Paraskevas KI，Patterson BO，et al，2015. Symptomatic renal artery stenosis and infra-renal AAA. Eur J Vasc Endovasc Surg，49（5）：606-609.

Bisdas T，Panuccio G，Sugimoto M，et al，2015. Risk factors for spinal cord ischemia after endovascular repair of thoracoabdominal aortic aneurysms. J Vasc Surg，61（6）：1408-1416.

Bosanquet DC，Wilcox C，Whitehurst L，et al，2017. Systematic review and meta-analysis of the effect of internal iliac artery exclusion for patients undergoing EVAR. Eur J Vasc Endovasc Surg，53（4）：534-548.

Chaikof EL，Dalman RL，Eskandari MK，et al，2018. The society for vascular surgery practice guidelines on the care of patients with an abdominal aortic aneurysm. J Vasc Surg，67（1）：2-77.

Deery SE，Ergul EA，Schermerhorn ML，et al，2018. Aneurysm sac expansion is independently associated with late mortality in patients treated with endovascular aneurysm repair. J Vasc Surg，67（1）：157-164.

Dua A，Lavingia KS，Deslarzes-Dubuis C，et al，2019. Early experience with the octopus endovascular strategy in the management of thoracoabdominal aneurysms. Ann Vasc Surg，61：350-355.

Gao JP，Guo W，2022. Mechanisms of abdominal aortic aneurysm progression：A review. Vasc Med，27（1）：88-96.

Golledge J，Moxon J，Pinchbeck J，et al，2017. Association between metformin prescription and growth rates of abdominal aortic aneurysms. Br J Surg，104（11）：1486-1493.

Golledge J，Norman PE，Murphy MP，et al，2017. Challenges and opportunities in limiting abdominal aortic aneurysm growth. J Vasc Surg，65（1）：225-233.

Griepp RB，Griepp EB，2015. Spinal cord protection in surgical and endovascular repair of thoracoabdominal aortic disease. J Thorac Cardiovasc Surg，149（2 Suppl）：S86-S90.

Gurakar M，Locham S，Alshaikh HN，et al，2019. Risk factors and outcomes for bowel ischemia after open and endovascular abdominal aortic aneurysm repair. J Vasc Surg，70（3）：869-881.

Hernesniemi JA，Vänni V，Hakala T，2015. The prevalence of abdominal aortic aneurysm is consistently high among patients with coronary artery disease. J Vasc Surg，62（1）：232-240.

Hobbs RD，Ullery BW，Mentzer AR，et al，2016. Protocol for prevention of spinal cord ischemia after thoracoabdominal aortic surgery. Vascular，24（4）：430-434.

Hossain S，Steinmetz OK，Corriveau MM，et al，2016. Patency of the contralateral internal iliac artery in aortouni-iliac endografting. J Vasc Surg，63（4）：974-982.

Huang Y，Gloviczki P，Duncan AA，et al，2017. Maximal aortic diameter affects outcome after endovascular repair of abdominal aortic aneurysms. J Vasc Surg，65（5）：1313-1322.

Karaolanis GI，Pipitone MD，Torsello G，et al，2019. Endovascular treatment of proximal para-anastomotic aneurysms after previous surgical repair of infrarenal aortic aneurysms by the chimney technique. Vascular，27（1）：3-7.

Kouvelos GN，Oikonomou K，Antoniou GA，et al，2017. A systematic review of proximal neck dilatation after endovascular repair for abdominal aortic aneurysm. J Endovasc Ther，24（1）：59-67.

Lal BK，Zhou W，Li Z，et al，2015. Predictors and outcomes of endoleaks in the Veterans Affairs Open Versus Endovascular Repair（OVER）Trial of abdominal aortic aneurysms. J Vasc Surg，62（6）：1394-1404.

Lawton JS，Tamis-Holland JE，Bangalore S，et al，2022. 2021 ACC/AHA/SCAI guideline for coronary artery revascularization：Executive summary：A report of the American College of Cardiology/American Heart Association Joint Committee on clinical practice guidelines. Circulation，145（3）：e4-e17.

Lederle FA，Kyriakides TC，Stroupe KT，et al，2019. Open versus endovascular repair of abdominal aortic aneurysm. N Engl J Med，380（22）：2126-2135.

Lee JH，Choi JH，Kim EJ，et al，2018. The influence of unfavorable aortoiliac anatomy on short-term outcomes after endovascular aortic repair. Korean J Thorac Cardiovasc Surg，51（3）：180-186.

Mendes BC，Rathore A，Ribeiro MS，et al，2016. Off-the-shelf fenestrated and branched stent graft designs for abdominal aortic aneurysm repair. Semin Vasc Sur，29（1-2）：74-83.

Moghadamyeghaneh Z，Sgroi MD，Chen SL，et al，2016. Risk factors and outcomes of postoperative ischemic colitis in contemporary open and endovascular abdominal aortic aneurysm repair. J Vasc Surg，63（4）：866-872.

Nejim B，Arhuidese I，Rizwan M，et al，2017. Concurrent renal artery stent during endovascular infrarenal aortic aneurysm repair confers higher risk for 30-day acute renal failure. J Vasc Surg，65（4）：1080-1088.

Oderich GS，Greenberg RK，Farber M，et al，2014. Results of the United States multicenter prospective study evaluating the Zenith fenestrated endovascular graft for treatment of juxtarenal abdominal aortic aneurysms. J Vasc Surg，60（6）：1420-1428.

Oliveira NFG，Gonçalves FB，Hoeks SE，et al，2018. Long-term outcomes of standard endovascular aneurysm repair in patients with severe neck angulation. J Vasc Surg，68（6）：1725-1735.

Patel R，Sweeting MJ，Powell JT，et al，2016. Endovascular versus open repair of abdominal aortic aneurysm in 15-years' follow-up of the UK endovascular aneurysm repair trial 1（EVAR trial 1）：a randomised controlled trial. Lancet，388（10058）：2366-2374.

Schneider DB，Matsumura JS，Lee JT，et al，2017. Prospective，multicenter study of endovascular repair of aortoiliac and iliac aneurysms using the gore iliac branch endoprosthesis. J Vasc Surg，66（3）：775-785.

Shin SH，Starnes BW，2017. Bifurcated-bifurcated aneurysm repair is a novel technique to repair infrarenal aortic aneurysms in the setting of iliac aneurysms. J Vasc Surg，66（5）：1398-1405.

Spanos K，Kölbel T，Kouvelos G，et al，2020. Endovascular treatment of para-anastomotic aneurysms after open abdominal aortic surgery. J Cardiovasc Surg，61（2）：159-170.

Stenson K，Patterson B，Grima MJ，et al，2019. Early results of endovascular aneurysm sealing with chimney grafts to treat juxtarenal and suprarenal abdominal aortic aneurysms. J Vasc Surg，70（1）：43-52.

Suckow BD，Goodney PP，Columbo JA，et al，2018. National trends in open surgical，endovascular，and branched-fenestrated endovascular aortic aneurysm repair in Medicare patients. J Vasc Surg，67（6）：1690-1697.

Takagi H，Umemoto T，2016. ALICE（All-Literature Investigation of Cardiovascular Evidence）Group. diabetes and abdominal aortic aneurysm growth. Angiology，67（6）：513-525.

Taneva GT，Criado FJ，Torsello G，et al，2020. Results of chimney endovascular aneurysm repair as used in the PERICLES Registry to treat patients with suprarenal aortic pathologies. J Vasc Surg，71（5）：1521-1527.

Tomee SM，Bastiaannet E，Schermerhorn ML，et al，2017. The consequences of real life practice of early abdominal aortic aneurysm repair：A cost-benefit analysis. Eur J Vasc Endovasc Surg，54（1）：28-33.

Ultee KH，Zettervall SL，Soden PA，et al，2016. Incidence of and risk factors for bowel ischemia after abdominal aortic aneurysm repair. J Vasc Surg，64（5）：1384-1391.

Väärämäki S，Salenius JP，Pimenoff G，et al，2019. Systematic long-term follow up after endovascular abdominal aortic aneurysm repair with the zenith stent graft. Eur J Vasc Endovasc Surg，58（2）：182-188.

Wanhainen A，Verzini F，van Herzeele I，et al，2019. Editor's choice-European Society for Vascular Surgery（ESVS）2019 clinical practice guidelines on the management of abdominal aortoiliac artery aneurysms. Eur J Vasc Endovasc Surg，57（1）：8-93.

Watanabe K，Watanabe T，Otak Y，et al，2021. Impact

of pre-operative coronary artery disease on the clinical outcomes of patients with aortic aneurysms. Heart Vessels, 36(3): 308-314.

Wooster M, Armstrong P, Back M, 2018. Hypogastric preservation using retrograde endovascular bypass. Ann Vasc Surg, 52: 67-71.

Wu IH, Chou HW, Chang CH, et al, 2015. Crossover chimney technique to preserve the internal iliac artery during endovascular repair of iliac or aortoiliac aneurysms: midterm results. J Endovasc Ther, 22(3): 388-395.

Wu ZH, Xu L, Raithel D, et al, 2016. Endovascular repair of proximal para-anastomotic aneurysms after previous open abdominal aortic aneurysm reconstruction. Vascular, 24(3): 227-232.

Zhang L, Zhao W, Wu MT, et al, 2019. Long-term outcome of sac filling with fibrin sealant after endovascular aneurysm repair of abdominal aortic aneurysm with challenging aortic neck anatomy. J Vasc Surg, 70(2): 471-477.

Zhang T, Guo W, Ma X, et al, 2015. Novel-designed iliac branch stent graft for internal iliac artery reconstruction during aneurysm repair. Ann Vasc Surg, 29(2): 189-196.

Zoethout AC, Sheriff A, Zeebregts CJ, et al, 2021. Migration after endovasclar aneurysm sealing in conjunction with chimney grafts. J Endovasc Ther, 28(1): 165-172.

第十五章 特殊类型的腹主动脉瘤

第一节 破裂性腹主动脉瘤

腹主动脉瘤（AAA）最常见的并发症与死因之一为瘤体破裂，患者多因失血性休克迅速死亡。近年来全球范围内破裂性AAA患者的入院率呈下降趋势，约为10/10万。尽管医疗水平的提高使早期AAA手术的病死率降至3%以下，但破裂性AAA的临床疗效仍相当不理想，6%的破裂性腹动脉瘤患者于急诊室死亡，存活者手术率也高达31%～70%。早期诊断、正确复苏、科学转运、紧急手术是成功救治破裂性AAA的关键。

一、病因与发病机制

在AAA的形成过程中，存在中膜平滑肌细胞凋亡、弹性蛋白降解等病理变化。随着中膜逐渐薄弱，压力负荷逐渐转移至胶原蛋白，其最终成为主要的抗张力成分。在各种因素作用下，随着压力负荷的增加及胶原耗竭，当动脉瘤壁的压力超过其所能承受最大值时，AAA即发生破裂。

AAA破裂的主要危险因素如下。

1. 瘤体直径与扩张速度 依据Laplace定律，瘤体直径越大，瘤壁承受的压力亦越大。动脉瘤直径被认为是导致AAA破裂与否的最关键因素。据文献报告，瘤体直径5～6cm者年破裂率为6.6%，直径7cm者则为19%；最大瘤径为4cm、5cm、6cm及7cm以上者，其5年破裂率分别为10%～15%、20%、33%、75%～90%；彩超及CT的动态观察显示，横径在6cm以下者瘤体扩张速度为每年0.21～0.52cm，6～7cm者达每年0.67cm。因此，现有指南认为直径达5.5cm以上的AAA破裂的危险性显著增加，宜尽早手术治疗。另外，对于影像学随访证实3个月内瘤径扩大0.5cm以上者亦应尽早处理。有学者提出，瘤径与第3腰椎体横径或肾下正常腹主动脉直径之比与破裂的危险性呈正相关。

2. 胶原代谢异常 典型的例子是合并慢性阻塞性肺疾病（COPD）。流行病学研究显示COPD患者胶原酶和白细胞蛋白水解酶活性增加，因而无论是AAA的发病率或瘤体破裂的危险性均较高。

3. 瘤体的病理形态学特征 理论上血栓形成可通过缩小瘤腔内径而减少瘤体压力，但其保护作用仍存在争议。动脉粥样硬化斑块可使瘤体受力不均、承受的最大压力增加，瘤体破裂的危险性增加。对于炎性AAA，虽因中、外膜纤维化而使瘤壁增厚，但若胶原耗竭仍可发生破裂（详见后述），尤其是因其侧后壁纤维化不明显，更易发生破裂。虽然瘤体直径是破裂的一个重要危险因素，但研究显示小AAA亦有相当高的破裂率，特别是粥样斑块造成受力不均或瘤体不对称者，合并局部囊泡状突起更将明显增加其破裂的危险性，恰如囊状的感染性AAA更容易破裂（详见后述）。

4. 其他 手术证实AAA破裂常发生于其侧后方与脊柱的毗邻区，有学者提出可能与该区域和椎体接触，压力负荷增加有关；平均动脉压升高将使瘤体持续承受高负荷压力，增加破裂的风险；虽然男性AAA的发病率远高于女性，但女性AAA破裂风险反而高于男性；烟草消耗减少被认为是近20年导致AAA破裂死亡减少的重要因素。此外，第1秒用力呼气量、瘤体钙化、腹腔内压力改变、体位改变等因素也被认为与AAA破裂风险相关。

二、病理分型

Szilagyi依据破裂性AAA的临床特点将其分为3种类型（图15-1）。

1. 开放型 AAA向游离腹腔破裂，迅速引起休克、死亡，约占20%。

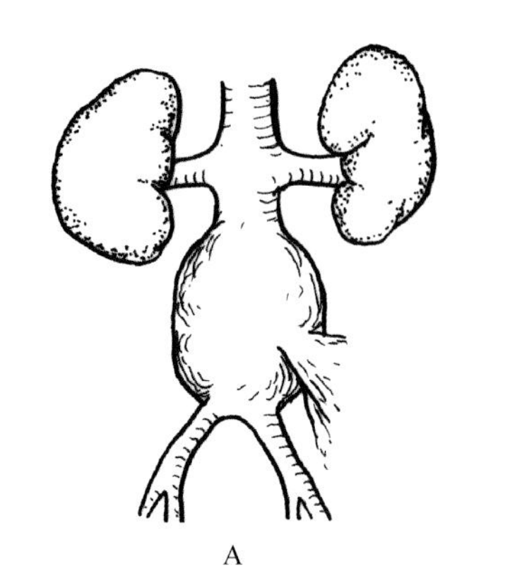
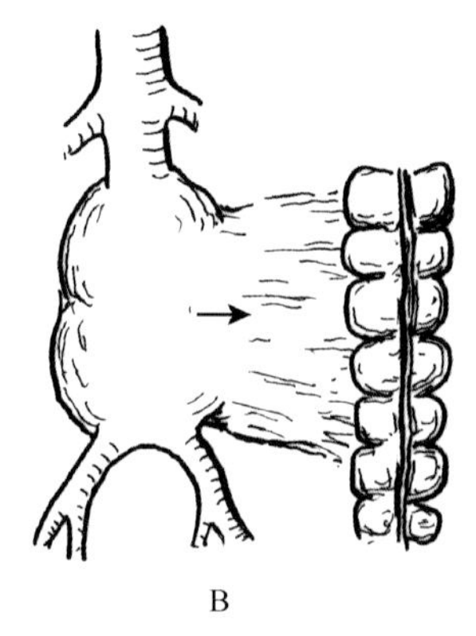
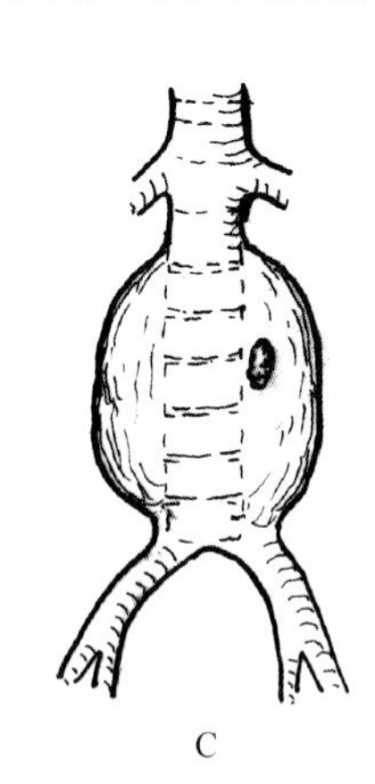

A　　B　　C

图15-1　腹主动脉瘤破裂的分型

A. 开放型破裂；B. 限制型破裂；C. 封闭型破裂

2. 限制型　AAA破裂后形成大小不等的腹膜后血肿，多偏于左侧，因暂时性填塞，可能暂无休克的表现。但血肿可不断沿腹膜后间隙扩展甚至转为开放型。

3. 封闭型　因瘤体破裂口较小，出血较少而缓慢，被局部组织包裹封闭。

限制型与封闭型共约占80%。此外，AAA尚偶可破入毗邻的静脉、肠管而形成特征性临床表现（详见后文）。

三、临床表现

破裂性AAA临床表现笃重且复杂。对于短期内有明显大出血者，可存在三联征：剧烈腹痛或腰背部疼痛、低血压甚至休克及腹部搏动性肿块，但仅约50%的患者有此特征性表现。

即将破裂的瘤体压力增大使瘤体外膜神经纤维及毗邻神经受牵拉、挤压，破裂前一段时间内即可有腹和（或）腰部持续性剧痛或突然发生疼痛，多偏左侧，常向肋腹部及腹股沟区放散。破裂后由于压力骤减，腹痛可有一定程度的缓解。大量失血将立即引起口渴、手足湿冷、皮肤黏膜苍白、心悸、头晕等低血容量性休克表现，甚至意识丧失、心搏骤停乃至死亡。对于限制型与封闭型，因血肿填塞与机体的代偿，可仅有一过性血压下降，甚至无明显血流动力学变化。

体格检查可见腹部膨隆，腹式呼吸减弱，为腹腔内出血或腹膜后血肿及继发麻痹性肠梗阻所致。因瘤体可能不大、肥胖、明显腹胀，仅约70%病例可触及左上腹搏动性肿物，可伴不甚剧烈的压痛，腹肌紧张较弱。可发现Traube鼓音区缩小、消失及移动性浊音，肠鸣音减弱甚至消失。

若破裂性AAA出血较少而缓慢，可因血肿的压迫作用产生以下特殊表现。

1. 神经系统表现

（1）躯体神经受累：表现为顽固性急性单侧神经痛甚至功能障碍，可累及股神经、坐骨神经、闭孔神经、腘神经等。若延误治疗，可导致永久性神经功能丧失。

（2）自主神经受累：可表现为一侧下肢皮肤温暖而干燥，此为血肿压迫、刺激交感神经节所致。

2. 循环系统表现　AAA可破入下腔静脉、左肾静脉，前者以难治性充血性心力衰竭、下腔静脉高压为典型表现；后者以血尿、左肾无功能为主要特征（详见后文）。因供血不足尚可出现心绞痛、晕厥等表现。此时听诊可发现腹部特征性的连续性血管杂音。

3. 泌尿系统表现　10%～17%的患者有类似输尿管绞痛的表现，可能是血肿刺激了腹膜后交感神经丛中输尿管的痛觉纤维。有报道称破裂性AAA可仅表现为单侧睾丸痛，可能为痛觉纤维受累所致，亦可因生殖腺动脉受压，重者可致睾丸梗死。巨大的腹膜后血肿偶可压迫输尿管致其梗阻。

4. 消化系统表现　AAA破入消化道，可引起继先兆性间歇消化道出血后的致命性大出血、全身感染征象等（详见后文）。若血肿压迫肝外胆道，可出现阻塞性黄疸。偶有出血积聚于胆囊周围引起类似胆囊炎的表现，科学家爱因斯坦因破裂性AAA死亡前曾有此表现。

5. 骨关节表现　急性、亚急性难以控制的腰背痛可能是其唯一表现。慢性限制型或封闭型破裂性AAA亦可有慢性腰背痛。其临床特征为患者既往有疼痛发作史，存在AAA而血流动力学稳定，CT显示腰大肌旁腹膜后血肿伴不同程度的肾脏移位，可见椎体受侵、椎间隙变窄等改变。

6. 其他　腹膜后出血向腹股沟区蔓延可形成伴触痛的包块。应与嵌顿性或绞窄性腹股沟疝相鉴别。腹压增大亦可诱发腹外疝嵌顿甚至绞窄。

出血向皮下扩散可产生Cullen征、Grey-Turner征，应与出血坏死性胰腺炎相鉴别；亦可表现为会阴部皮下出血而误诊为泌尿系出血。

一部分患者会出现直肠刺激征，此时需尽可能减少患者增加腹压的动作，避免病情进一步加重甚至出现二次破裂而猝死。

四、诊　断

正确而快速的诊断是成功救治破裂性AAA的关键之一。Cleveland Clinic的经验显示，初步诊断正确或疑似者，病死率为35%；若诊断延误或初诊为其他心肺疾病，病死率则高达75%。

对于任何中老年患者突然出现上述症状与体征，尤其是既往有AAA病史、存在三联征表现者，均应考虑此诊断。

本病应与空腔脏器穿孔、肠系膜上血管急性阻塞及其他原因所致的膜腔内出血相鉴别，它们虽亦有腹痛、低血压等表现，但脏器穿孔存在板状腹及明显的腹膜刺激征；而休克是肠系膜上血管急性阻塞性疾病的晚期表现。由于此类疾病亦有剖腹探查指征并常可借此获得确定性治疗，当病情危急而难以进行其他检查时，可考虑立即手术。AAA的破裂常发生于肠系膜根部偏左侧，血肿可向下蔓延而表现为左下腹出现伴轻度触痛的肿物，可被误诊为伴或不伴穿孔的结肠憩室炎。另外，破裂性AAA尚需与泌尿系统结石等疾病相鉴别。

必须强调的是，破裂性AAA的诊断与治疗应同时进行，绝不应苛求明确诊断而浪费大量时间用于各项检查，使患者丧失救治时机。应依据患者的具体情况，在复苏、术前准备的同时酌情进行相应检查。各种辅助检查宜在患者生命体征相对稳定且获得严密监护的条件下进行。

1. 实验室检查　首先行血型鉴定、血常规检查。破裂性AAA患者常伴低体温与凝血机制异常，故凝血功能检查为必需，也应了解肝肾功能、血糖、血清电解质水平等。待血型结果回报后应迅速进行抽血交叉配血、血等准备工作。

2. 心电图　除非须立即剖腹止血，都应行此检查以排除心肌梗死、肺栓塞等疾病并了解患者心功能状况，指导围手术期治疗。

3. 超声多普勒检查　该检查经济、无创，可在床旁于5分钟内完成动态观察，不影响复苏，且诊断存在AAA的准确率在90%以上，并可用于与腹内其他疾病相鉴别。虽然因腹腔内肠麻痹积气、出血等因素降低了诊断率，但在破裂性AAA的诊断中仍有十分重要的作用，是许多此类患者术前唯一可进行的影像学检查。

4. CT检查　仅用于病情相对平稳者。由于螺旋CT、超速CT的推广应用，其检查时间大大缩短，图像质量明显提高，可提供AAA破裂的详尽信息，尤其对于指导后续可能进行的腔内修复术具有重要的参考意义；可同时进行鉴别诊断，对制订正确的治疗方案有重要参考价值（图15-2，图15-3）。

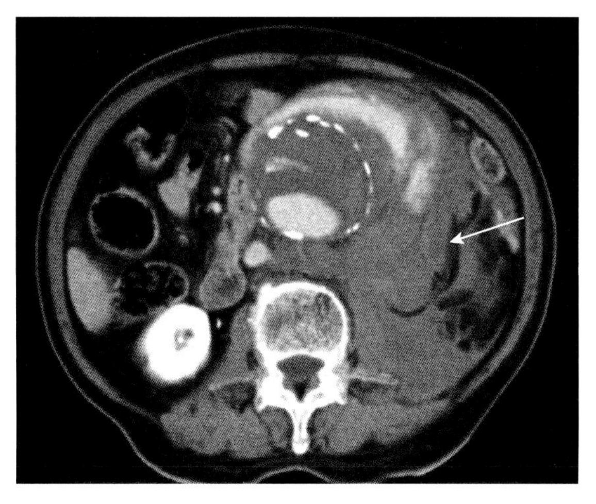

图15-2　破裂性腹主动脉瘤的增强CT影像显示腹主动脉瘤破裂，箭头指示腹膜后巨大血肿形成，在脊柱旁腹膜后组织中扩散

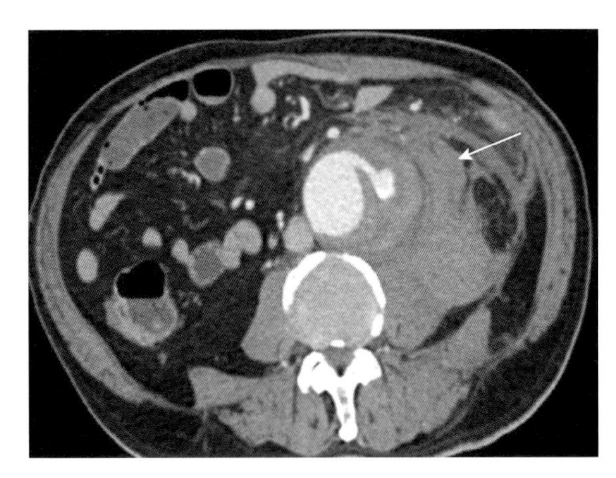

图15-3 破裂性腹主动脉瘤，箭头所示破裂的瘤体

5. 其他 胸腹部X线片仅用于初步诊断与鉴别诊断；MRA因检查时间长、患者配合度要求高，故要求患者状况更为平稳，且并非所有医疗机构都具有急诊磁共振检查条件。因此以上检查在疑为破裂AAA的急诊条件下很少使用。

血管造影更多情况下是为了进一步行腔内修复术而进行的，有条件的医疗单位应在复合手术室进行，以便进一步选择更合适的手术方案。单纯以诊断为目的的血管造影并不适用。

五、治 疗

对于伴明显失血的开放型与限制型破裂性AAA，紧急手术是最有效的治疗方法。鉴于破裂性AAA的手术病死率显著高于择期性AAA手术，对于高度怀疑此诊断者应尽快急诊手术。Darling曾报道仅10%发生破裂性AAA患者可存活6周，且未见存活3个月以上者；对于限制型破裂者，随时有病情恶化可能，故应急诊手术。有学者提出，对于此类患者，若来诊时存在明显心、肺、肾等严重合并疾病，可在ICU监护条件下尽快改善全身状态后行急诊手术，一旦出现病情恶化则随时立即给予手术治疗。另有研究表明，存在AAA破裂前驱症状者，其手术疗效与择期性AAA基本相同，故对此类患者亦应尽早手术治疗。

破裂性AAA的治疗关键在于积极有效地进行复苏，快速控制出血，合理选择术式与精细的围手术期监护。复苏、抗休克、术前评估与治疗应当同时进行。

1. 复苏、监护与转运 至少建立两条通畅的静脉输液通路，对于外周静脉塌瘪者应行大隐静脉剖开。如有条件最好行中心静脉置管，短而口径较粗的Swan-Ganz导管不仅利于复苏补液，还可监测围手术期血流动力学变化。近年来，针对低血容量性休克，有学者主张输注胶体溶液或高渗盐水（3%或7.5%氯化钠溶液），在短时间内通过少量液体输注即可补充血容量，前者尚可减少肺间质水肿，但两者合用仍有争议。应用氟碳溶液和不同的无基质血红蛋白溶液作为血液替代品仍仅限于研究。若暂无足够血源，可考虑输注O型血。慎用血管活性药物，在保证神志清醒的前提下使收缩压维持在70～90mmHg（9.3～12.0kPa），控制性降压的目的是减少出血。内源性吗啡肽及其受体与低血容量休克的低血压有关，临床研究证实吗啡拮抗剂纳酪酮有较好的疗效。应用抗休克裤可相当于自体输血800～1000ml，从而明显改善心脏和脑的供血，已经穿用者应在麻醉、血流动力学相对稳定后缓慢除去。可采用电热毯、空调等纠正患者的低体温，输入的液体亦应预热，以防低体温引起心功能障碍、凝血机制异常甚至DIC。常规留置导尿管，监测尿量。定时行血气分析及血生化检查以纠正酸碱失衡、电解质紊乱。另外，围手术期应合理使用抗生素以防治感染。

鉴于并非所有医疗机构都有能力处理破裂性AAA，一部分确诊患者需要转运至有经验的医疗中心进一步救治。发病前一般状态较好、无心肺复苏史及严重合并症者应立即转运；对于已经出现过心搏骤停、经历过心肺复苏的危重患者应视为转运的禁忌；对于高龄、有严重合并疾病及血流动力学不稳定者，需要与接收医院详细沟通后决定是否转运。转运患者的同时，需要将已完善的电子版CT影像原始资料（DICOM格式）通过邮件、U盘、光盘等形式发送给接收单位的血管外科。

对于有条件的血管外科中心，应针对破裂性AAA建立完善的急诊诊疗绿色通道，力争在患者到达急诊30分钟内完成早期复苏、必要的术前检查、检验、抽血交叉配血等；同时血管外科医师在此期间迅速完成动脉瘤解剖数据测量，并转运至杂交手术室。

2. 快速控制出血 结合医院条件、患者状况及术者经验，可酌情采取以下方法控制瘤体近心端主动脉，尽快止血。

（1）主动脉球囊阻断法：适用于表现为开放型破裂或明显腹膜后大出血或血流动力学不稳定者，可在麻醉的同时或麻醉后于肘关节处显露肱动脉，直视下穿刺置入11Fr或12Fr血管鞘。长泥鳅导丝配合猪尾导管送入约第12胸椎水平降胸主动脉后，造影显示确认腹腔干、肠系膜上、双肾动脉，以及动脉瘤形态、破裂位置后，置换加硬导丝，之后送入Cook CODA球囊或Medtronic Reliant球囊至肾动脉上方，DSA直视下充盈球囊行主动脉阻断；之后可利用球囊的导丝孔造影，免去更换造影导管的步骤；球囊导管亦可经股动脉置入，但需要注意的是，由于血流冲击的作用，需配合使用Lunderquist或类似的超硬导丝，以免球囊受冲击移位。在麻醉诱导、开腹或进入腹膜后血肿造成血压下降时，即充盈球囊，但需要尽量缩短阻断时间并注意内脏动脉是否被同时阻断（图15-4）。

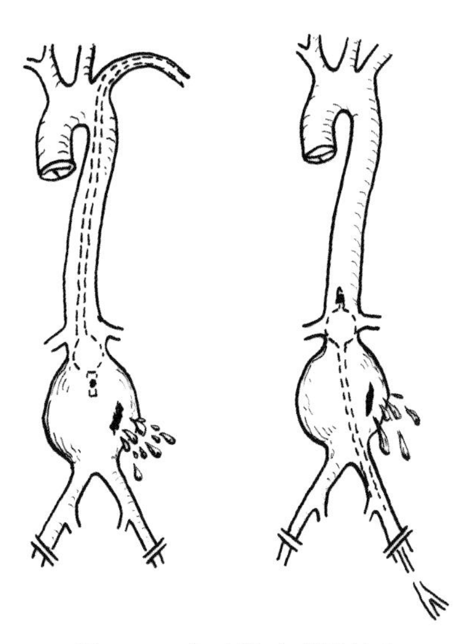

图15-4　主动脉球囊阻断法

（2）经胸阻断法：若对不稳定者无置入球囊导管的医疗条件或难以置入，可经第6肋间或第7肋间左前外侧行小切口开胸，于胸腔内阻断降主动脉以控制出血。最好有另一组人员同时快速开腹，争取于肾下水平阻断腹主动脉，以尽量缩短脊髓、内脏缺血时间。该方法虽增加了手术创伤，但如应用得当，可在短期内确切控制出血，并可在直视下观察心脏搏动，尤其适用于情况紧急而因既往上腹部手术造成广泛粘连或疑似破裂性AAA累及肾上腹主动脉的病例。

（3）经小网膜囊阻断法（图15-5）：主要用于血流动力学不稳定者。先做剑突至脐的正中切口快速入腹。由第二助手还纳、压迫脱出切口的肠管、网膜以防腹压骤降，第三助手将肝脏向右上方牵拉并吸净肝下方血液，术者切开小网膜，用左手手指钝性分离膈肌脚以显露腹主动脉，以主动脉钳矢向垂直钳夹或由专人持续挤捏主动脉，在腹腔动脉以上水平完成阻断，然后将切口延至耻骨联合，尽快争取于肾下水平完成确定性阻断。

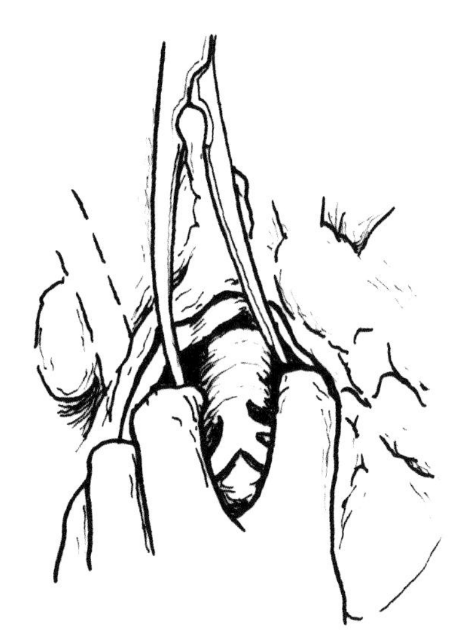

图15-5　经小网膜囊阻断法

（4）直接法：若患者相对平稳，可采用开腹后直接阻断法。由于腹膜后血肿的推压作用，主动脉周围组织亦与之分离，且腹主动脉向上漂浮。切开血肿后由专人用手指或压迫器将近端主动脉压向脊柱（图15-6）。多数情况下，以手指略加分离即可控制瘤颈并钳夹阻断。若该法失败，可将左手示指经瘤壁破口向近心端插入并越过瘤颈，止血的同时可指引放置阻断钳或置入大号球囊止血（图15-7）。若该区域解剖分离困难，可采用Kocher法，由于存在相对无血管区，可在肠系膜上动脉与腹腔干间完成近端阻断。

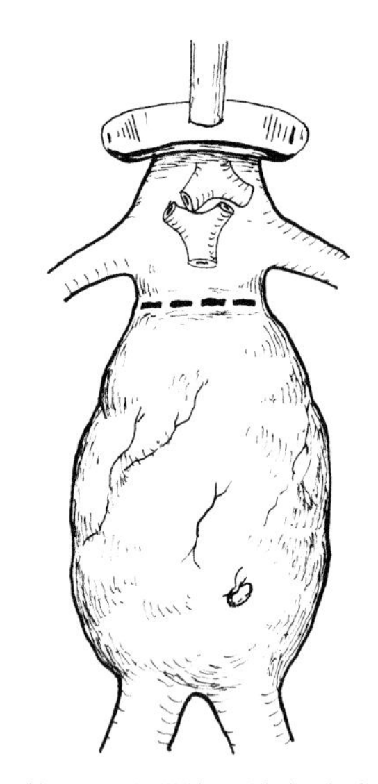

图15-6 使用压迫器将近端主动脉压向脊柱

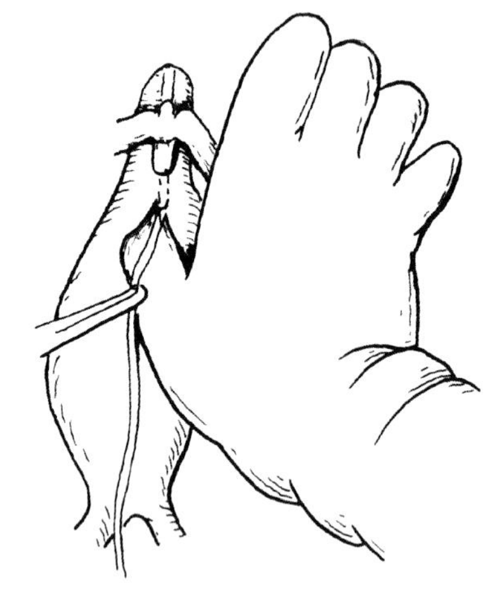

图15-7 示指向近心端插入并越过瘤颈，止血的同时指引放置大号球囊止血

（5）纱布填压法：近期有研究者提出效仿难治性肝外伤的治疗，采用纱布填塞法止血，有报道46例此类患者中有39例成功填压止血，填塞物于首次手术后24～48小时取出，未见术后感染。与同期其他患者相比，术后并发症中仅肾衰竭发生率偏高，该方法值得进一步验证与借鉴。该方法虽有很大的局限性，但可为不能耐受手术者或无条件进行手术者争取手术时机，确有一定的应用价值，而且适于处理由于弥散性血管内凝血而导致的创面广泛渗血。

瘤体远端可采用置入球囊导管或垂直矢向放置血管钳而获得阻断，试图全周游离髂总动脉常易损伤髂静脉且多无必要。此时，应由麻醉医师补足血容量、改善心肾功能等，直至相对平稳后，再进行后续治疗。

3. 术式选择 破裂性AAA治疗的术式选择与择期AAA手术相同，包括经典的动脉瘤切除伴人工血管移植术与腔内修复术。有条件的中心可在杂交手术室行主动脉造影后决定具体手术方式。

（1）开放手术：应选择不需抗凝的人工血管以节省手术时间并降低手术出血的危险性。在临床实践中，能够选择直筒型人工血管的情况并不多，更多患者需要选择“Y”形人工血管进行重建。对于瘤颈条件不佳的开放手术患者，主动脉球囊阻断的应用大大增加了手术安全性。当瘤颈难以控制时，可首先于肾上充盈球囊阻断主动脉，之后在无血或少血条件下迅速游离瘤颈并改为肾下阻断，最后解除肾上球囊阻断；对于高危的老年患者，可于破囊缝闭腰动脉返血并妥善缝闭、包裹主动脉残端后，行解剖外旁路转流术。

（2）腔内修复术：近年来，随着腔内技术的快速发展，越来越多的破裂性AAA患者通过接受腔内修复术得到有效治疗。尽管病例选择标准、远期疗效等仍存在争议，但随着临床证据的积累，腔内修复术被证实有利于提高危重患者的临床疗效。在国内外一些中心对于破裂性AAA，如解剖条件合适，腔内修复术已经成为首选的治疗方式。对于有复合手术条件的血管外科中心，破裂性AAA患者的抢救均应由急诊迅速转运至复合手术室进行，以方便选择不同术式，避免二次转运患者。对于血流动力学不稳定的开放破裂者，即使拟行腔内修复术，也应该首先置入阻断球囊，以备不时之需。

针对破裂性AAA的腔内修复术，能够迅速得到合适的覆膜支架及患者适合的解剖条件是两个决定性因素。对于后者，瘤颈条件更是重中之重——瘤颈长度不足、扭曲成角、钙化、附壁血栓等因素对破裂性AAA的腔内修复术造成挑战。国内外亦有利用开窗、烟囱、分支支架等复杂技术抢救破裂性AAA的先例，但手术时间的延长、近端Ⅰa型内漏风险的增加亦不容小觑。对于破裂性AAA患者的腔内治疗，原则上仍应尽量以相对简单的方法迅速完成手术。

4. 术中注意事项

（1）因地制宜地采取适当方法快速控制出血，无论采取何种方式，均宜尽量缩短脊髓、内脏乃至肢体的缺血时间。

（2）肝素宜于血管阻断、吻合时局部应用；全身肝素化可能加剧凝血功能障碍，需要谨慎评估后使用，甚至不用。

（3）由于破裂性AAA常无腹腔污染，应用自体血回输装置可明显减少异体输血造成的疾病传播、免疫抑制等不良反应，且对于某些稀有血型患者的抢救意义重大。

（4）注意防止副损伤：出血可使毗邻脏器移位，加上术中须快速分离、钳夹止血，其损伤的危险性增加。另外，尤应注意有无下腔静脉、左肾静脉异常及主动脉瘘、腔静脉瘘形成等罕见情况，破裂性AAA相对仓促的术前检查常难以发现此类病变。

（5）预防松钳性低血压：破裂性AAA较择期AAA手术更易发生此并发症。放松近端阻断钳以前应确保血容量已补足，并宜缓慢放松使血压波动小于20mmHg（2.67kPa），收缩压不低于100mmHg（13.3kPa）。若血压下降且不能于20秒内自行恢复，应立即提高钳夹压力甚至重新阻断，至少于5分钟后方可再次尝试放松阻断钳，此间宜充分扩容，纠正酸中毒，应用心血管活性药物改善心肌收缩力并轻度收缩扩张的周围血管床。

（6）对于接受腔内修复术的破裂性AAA患者，术中应更为严格地杜绝各种类型的内漏发生。同时应连续监测膀胱压，如出现腹腔间隔室综合征表现，必要时需辅以彩超引导下穿刺引流减压或者直接切开后腹膜行减张及引流。

5. 术后处理 术后死亡主要原因为急性呼吸窘迫综合征、急性肾衰竭、低血压甚至休克状态、心肌梗死，还可出现应激性溃疡、结肠缺血、一过性截瘫、凝血功能障碍等并发症，严重者可发生多脏器功能不全综合征，除按照AAA术后处理严密监护外，尚应特别注意纠正血流动力学紊乱，改善肾灌注，避免低体温，监测凝血机制有无异常等，并及时采取相应防治措施。主动脉球囊阻断虽然对手术提供了很大便利，但是肾上阻断对于内脏动脉，尤其是肾动脉的血流影响明显，术后肾功能不全的风险大大增加，故应尽量减少肾上球囊阻断时间。

6. 预后 尽管医疗水平已有长足进步，某些血管外科中心择期AAA手术病死率已低至1%～2%，但破裂性AAA的手术病死率仍高居不下，达30%～70%。因而，改善其预后的最佳方法是尽早诊断AAA并择期手术治疗。对于无低血压，仅有局限性主动脉周围血肿的破裂性AAA，其手术病死率不足20%；低血压但复苏效果良好而尿量正常者则约40%；低血压且复苏后仍不稳定者约60%；休克、手术时已无尿者手术病死率可达80%。增加术后病死率的危险因素包括：①高龄（80岁以上）；②既往合并重要脏器疾病；③术前休克、意识障碍、血细胞比容＜30%、BUN与Cr升高；④开放性破裂或腹膜后血肿延及肾动脉上方；⑤术中输血在15U以上；⑥手术时间＞5小时。另外，尽管有研究提示破裂性AAA病死率女性明显高于男性，但亦有相反意见，认为女性患者较少选择手术治疗导致了此种差异。Slaney等报道破裂性AAA成功救治者5年生存率为64.8%，与择期AAA术后疗效差异无显著统计学意义，提示成功救治者预后良好。

（张 健 伦 语）

第二节 炎性腹主动脉瘤

早在1935年，James即已描述该病，他在对一例52岁女性进行尸检中发现，从肠系膜上动脉以下到腹主动脉分叉的动脉瘤样病变，瘤壁厚达3cm并侵及椎体；肾脏萎缩至原1/3大小，肉眼及镜下均呈慢性间质性肾炎改变；肾动脉受压上移并缩窄；双侧输尿管均狭窄，并紧密粘连于瘤壁。

1972年Walker等首次提出“炎性腹主动脉瘤”（inflammatory abdominal aorta aneurysm，IAAA）这一概念，其特征性病理改变为AAA瘤壁增厚，动脉瘤周围有炎症反应与纤维化病变形成及瘤体与毗邻脏器粘连。综合文献，IAAA占所有AAA的2.2%～23%。男女患者比例为（6～30）：1，平均较非IAAA提早发病5～10年。

由于肾、输尿管、十二指肠等脏器与IAAA紧密粘连，可能引起泌尿系统症状，同时也增加了手术难度。IAAA曾一度被认为是AAA中一种特殊的临床与病理类型，并成为血管外科医师面临的严峻挑战。随着研究的深入，目前的共识倾向于认为IAAA是普通型AAA合并炎症反应的极端类型与最终结果，其临床疗效亦明显提高。

（一）病理

IAAA的大体病理特点为瘤体直径常大于非IAAA，瘤壁因合并纤维化厚达3～4cm，光滑发亮呈灰白色或珍珠白色，即所谓的“白瓷器样”或“冰山样”改变。纤维化改变主要集中于瘤体前壁及两侧，多局限于肾动脉与髂外动脉之间的区域。各脏器受累概率见图15-8，其中多发者依次为十二指肠（97%～100%）、下腔静脉（63%～70%）、左肾静脉（48%～51%）、输尿管（20%～44%）（左侧为主）。另外，50%左右的IAAA多伴有其他血管节段成瘤，常见者为髂动脉瘤（43%）、胸腹主动脉瘤（13%）、股动脉瘤（13%），但其他部位动脉瘤常无炎性纤维化表现。

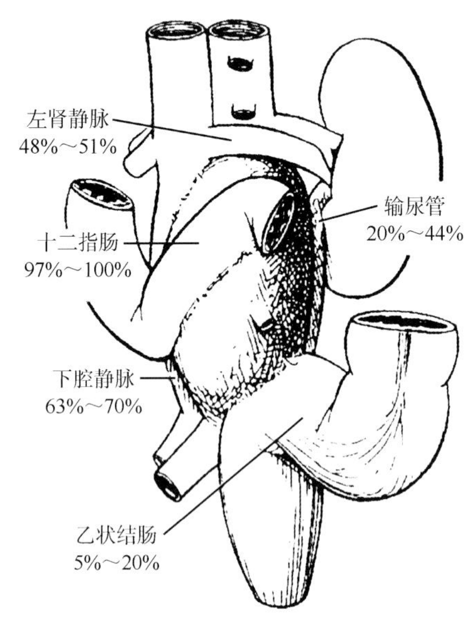

图15-8　各脏器受累概率

瘤体标本的组织学观察可见IAAA的内膜常呈明显粥样硬化改变，中、外膜因纤维化明显增厚，可见炎症细胞浸润，其中以T、B淋巴细胞和浆细胞为主，伴有散在的巨噬细胞存在。IAAA特征性的病理变化还包括炎症细胞在一些区域形成淋巴滤泡及肉芽组织增生。肉芽组织可包绕血管，引起滋养血管内膜炎症甚至血管闭塞，进而损害中膜；后期则会出现内膜组织纤维化并与中、外膜融合成为炎性纤维鞘。IAAA另一显著病理特点为肉芽组织可包被淋巴管，尤其是病变后期，可见外膜胶原组织中有大量扩张的淋巴管。

依据IAAA的形态学特征可将其分为2种类型，即纤维病变型与囊性突出型。前者以瘤体周围明显纤维化为特征，常累及输尿管甚至引起泌尿系统梗阻；囊性突出型以瘤体局限性囊状突出为特征，几乎均为假性动脉瘤且更易于破裂，其病理特点为外膜炎症性肥厚、炎症细胞浸润、滋养血管受损及中膜断裂等。

（二）病因与发病机制

目前，IAAA的病因与发病机制尚未完全明了，但有一点已经明确，即瘤壁及周围的炎症反应乃继发于动脉瘤的形成。

曾有学者提出瘤壁出血及亚临床渗漏是炎症反应的始动因素，但在切除的瘤体标本中从未发现包含含铁血黄素颗粒的巨噬细胞，结果不支持该假说。也有学者提出，IAAA与原发性腹膜后纤维化、多发性动脉炎之间均有关系，据此推测其为全身疾病的局部反应，但在瘤体切除后纤维化可静息甚至消退，所以该假说亦难成立。

IAAA的发生、发展显然与炎症反应有关。人们早已注意到IAAA与普通型AAA均存在病理性炎症反应，只是程度与范围不同。1981年Rose与Pant提出AAA中72%存在轻度炎症反应，16%为中度炎症反应并伴纤维化，12%甚至为重度；尚有报道普通型AAA经7个月演变为IAAA。应用免疫组化、扫描电镜、免疫透射电镜等技术进一步发现，IAAA与非IAAA瘤壁中均有炎症细胞浸润并伴广泛细胞外基质重塑，这些炎症细胞可通过产生细胞因子激活瘤壁内的蛋白水解酶，进而导致基质蛋白、胶原纤维和弹性蛋白水解、耗竭，促进瘤体扩张。据此，有学者认为是粥样硬化斑块中蜡质或其他未知抗原渗漏到周围组织，引起了自身免疫炎症反应。

已知腹主动脉周围淋巴管多为纵向走行，亦有横行、斜行走行者。当瘤体逐渐增大时，可粘连、压迫淋巴管，使其扩张、破裂，导致淋巴液、乳糜液渗出。乳糜液中的脂肪成分为一种有害抗原，如在乳腺脂肪坏死边缘，可见进展性慢性炎症反应，淋巴细胞及浆细胞浸润于血管、成纤维细胞周围；下肢淋巴管的慢性阻塞亦可导致皮下组织纤维化。因此推断淋巴液、乳糜液渗漏促发了主动脉瘤周围的炎性纤维化。IAAA的炎性纤维化病变主要集中于腹主动脉前方及两侧，可能是淋巴组织主要集中分布于此区域的原因。

另外，IAAA标本菌培养及梅毒血清学检查常为阴性，但单纯疱疹病毒、巨细胞病毒的检出率高于非IAAA与正常主动脉，提示在反复病毒感染过程中，病毒作为异体抗原可能诱导了瘤体纤维化病变的形成。

IAAA患者家族史阳性率高于非IAAA（17%和1.7%），已经证实IAAA患者外周血中$CD4^+$淋巴细胞、IgG_2亚类增多，提示患者可能存在基因相关的细胞和体液免疫异常。在巨细胞性大动脉炎与IAAA、非IAAA等血管组织中均可见大、中动脉受累，中外膜T淋巴细胞、巨噬细胞等浸润，并伴基质蛋白破坏，且巨细胞性大动脉炎患者亦有类似IAAA的易疲倦、红细胞沉降率（erythrocyte sedimentation rate，ESR）增快等表现。研究表明，在HLA-DRBI的第二超变区中，一段编码HLA-DR分子抗原结合部位的序列与该病相关，进而推断IAAA亦为HLA 相关疾病，HLA-DR基因序列的内在缺陷决定了其易感性。

IAAA中吸烟者比例明显高于非IAAA，达7%～10%及以上。Murphy等证实尼古丁除可诱发白细胞释放弹性蛋白酶外，还可与其他某些烟草成分共同刺激细胞增生与纤维化形成，终止吸烟可见炎症纤维化反应减轻甚至消退。近20年来，针对免疫相关的特发性硬化性疾病的研究中发现IgG_4与其存在密切关系，故而提出了一种称为IgG_4相关系统性疾病（IgG_4 SD）的疾病实体。其特征是血清IgG_4浓度高、硬化性炎症（含有大量IgG_4阳性浆细胞）、对类固醇治疗的显著反应性及多器官的受累。有研究发现，一些IAAA病例具有类似的临床病理特征，这些特征现在被认为代表IgG_4相关IAAA概念下IgG_4相关系统性疾病的主动脉病变。IgG_4相关IAAA的特点是血清IgG_4和IgE含量高，抗核抗体滴度高，过敏性疾病如支气管哮喘的发病率高。患者在其一生中有可能在其他器官发生IgG_4相关系统性疾病。组织学上，含有大量IgG_4阳性浆细胞的硬化性炎症主要见于外膜。胸主动脉和大动脉也有类似的病变。甚至有学者依据上述结论将感染性IAAA分为IgG_4相关及非相关。认识到IgG_4相关系统性疾病可能涉及血管病变这一事实，且为这些疾病提供了新的潜在治疗方法。然而，自首次报道IgG_4相关感染性IAAA以来，仅过去了10余年，目前仍需要进一步研究来阐明与IgG_4相关系统性疾病相关的其他血管病变、类固醇治疗对IgG_4 IAAA的治疗作用及潜在的病理和免疫学特征，图15-9为中国医科大学附属第一医院血管外科收治的IgG_4 IAAA患者的CT影像及开放手术术中图像。

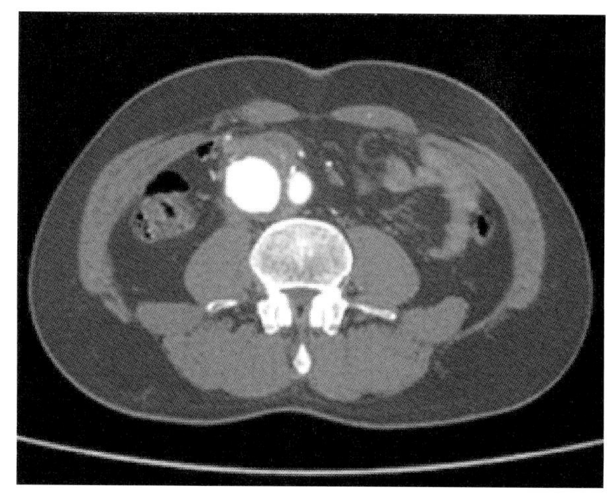
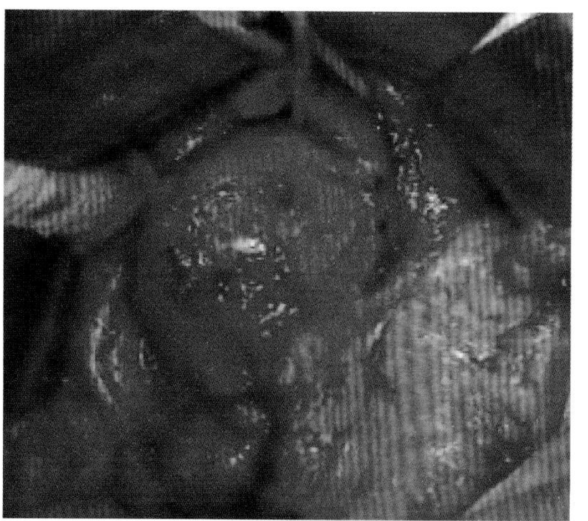

图15-9　IgG_4 IAAA的CT影像及术中图像

综上所述，IAAA患者可能存在基因缺陷引起的免疫应答、组织修复异常，在感染、吸烟等环境因子及局部淋巴淤滞、渗漏等因素的诱导、强化作用下，最终导致特征性病变的形成。

（三）临床表现

IAAA是一种特殊类型的AAA，除具有AAA的特点外，还具有特殊的临床表现。首先是腹部存在AAA并有65%～80%患者存在腹部、肋部或背部慢性疼痛，可持续数周至数月不等，而非IAAA中仅有8%～18%伴腹痛。IAAA伴发的疼痛可能与后腹膜广泛的纤维化及十二指肠、输尿管等脏器受累所产生的相应梗阻症状有关。

体重下降对IAAA也是较为特殊的临床表现，其发生率为20%～41%。如已确诊为AAA，有体重下降者则应怀疑本病。

红细胞沉降率增快也是IAAA所特有的表现，其发生率为40%～88%。多数学者将有症状性AAA、体重下降、红细胞沉降率增快称为IAAA的三联征。也有部分学者强调后腹膜纤维化所产生的消化道或泌尿系统梗阻，特别是由于左侧输尿管受压所产生的肾盂积水、肾功能不全甚至尿毒症是IAAA的特征性症状，其发生率为18%～21%。

IAAA的查体所见也很特殊，脐左上方可触及搏动性肿物，较硬韧，表面有一种肥厚感，因而其边界不甚清楚。与一般的AAA局限而清晰的膨胀性搏动不同，IAAA的搏动广泛而弥散，似有若无。

（四）诊断

依据临床表现结合必要的影像学检查可做出诊断，重要的是对本病有足够的认识。很多回顾性研究表明，一些提示诊断的影像学征象被忽略是导致其术前诊断率偏低的重要原因，甚至有报道术前诊断率仅为13%～33%。

实验室检查常可发现红细胞沉降率增快、贫血等改变，还应注意尿常规及肾功能改变，其他常规检查与非IAAA相同。

腹部正侧位片见蛋壳样钙化并无特异性，但非IAAA即使很大也不见侵及椎体，很小的IAAA却可侵及椎体，此可作为一种特异性影像学特征。

超声多普勒诊断IAAA敏感率达60%，其可发现主动脉壁增厚明显，在钙化区以外可见主动脉前侧方低回声晕环，而此普遍征象难以与血肿或淋巴瘤相鉴别。部分病例可见肾积水、输尿管扩张并向中线移位。

增强CT扫描仍被视为最有价值的诊断方法，敏感度达90%以上，其典型表现为AAA壁增厚，可见钙化。瘤壁前、侧方可清楚地显示环形软组织密度影，增强CT后可见由炎性纤维化、附壁血栓、增强的内腔等构成的特有层状结构，有学者称此表现为“灯罩征”（mantle sign）（图15-10、图15-11）。纤维炎性病变增强程度高于淋巴结病或淋巴瘤，其增强均一，不同于AAA破裂时血肿的非均一性增强，借此可与上述疾病相鉴别。增强CT还可观察肾功能，有无泌尿系统梗阻、畸形及输尿管向中线移位。当然，螺旋CT三维重建等技术的应用可提供主要血管有无受累、变异及毗邻脏器的受侵情况。电子束CT（EBCT）可进一步缩短检查时间，提高准确性。氟代脱氧葡萄糖正电子发射断层扫描（FDG-PET）可用于检测活动性主动脉周围炎症。

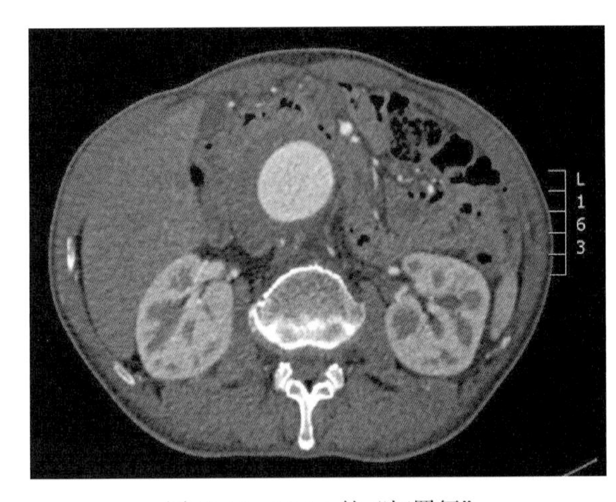

图15-10　IAAA的“灯罩征”

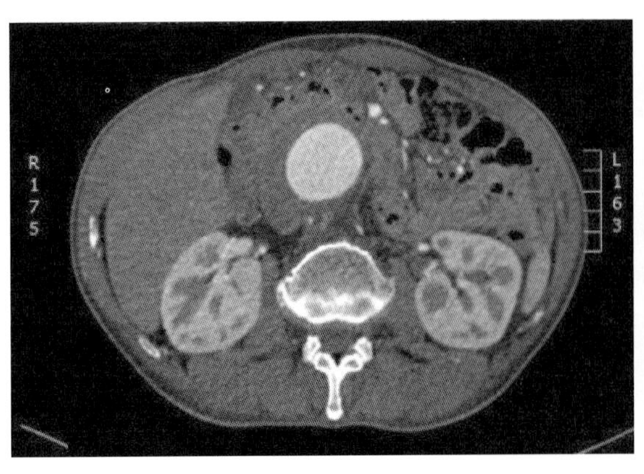

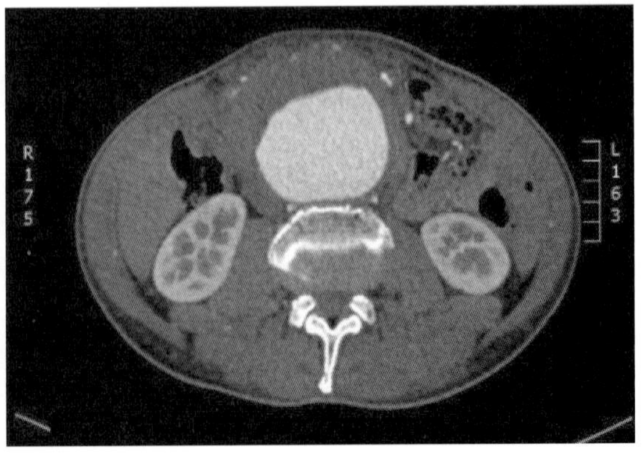

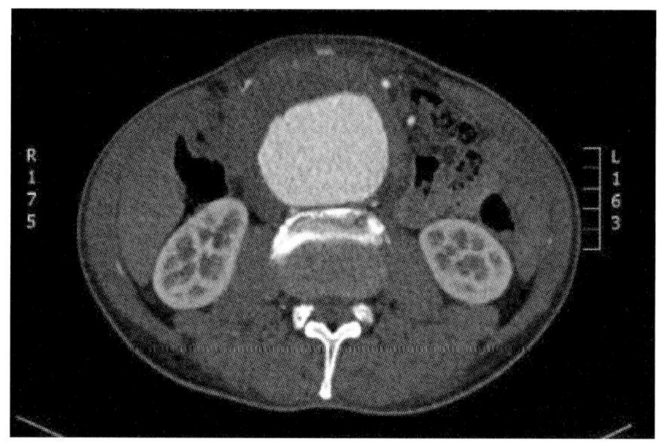

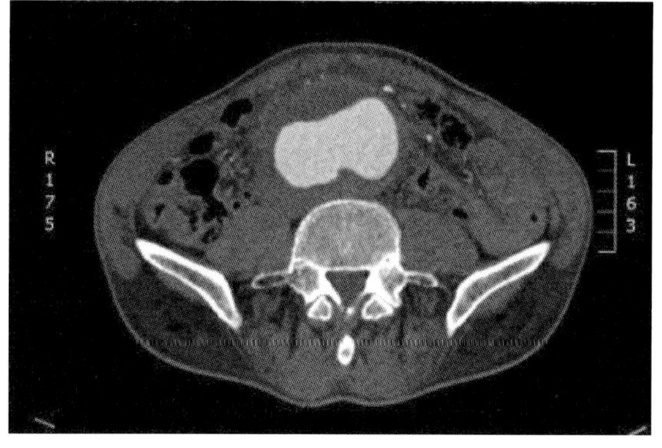

图15-11　IAAA的CT影像可见瘤腔内层状血栓、增厚瘤壁及瘤体周围炎性纤维组织呈不同密度增强，呈晕环状，形成典型的“灯罩征”

增强MRI可更清晰地显示炎性纤维化病变，有研究者报道应用Gd-DTPA增强MRI扫描可见炎性纤维化病灶与周围组织间的清晰界线。IAAA呈同心环状高信号影。注入对比剂后，可见同心环状纤维化病变呈渐进性均一增强的特征性改变。同时，该征象也反映了IAAA炎症纤维化形成过程中伴有新血管生成。但是，目前的临床研究尚未证实该检查的效价比具有明显优越性。

主动脉造影有其应用指征，旨在观察主动脉主要分支变异、受累的详细情况，但该检查对炎性纤维化病灶的诊断并无优越之处。

静脉肾盂造影可发现存在泌尿系统变异、梗阻及输尿管向中线移位并判断肾功能及输尿管蠕动消失与否，这对治疗方案的选择十分重要。有学者甚至提出对所有非IAAA均应常规行肾盂造影。非IAAA即使瘤体巨大，一般也仅将输尿管压迫向外方且极少致其梗阻，而IAAA因炎性粘连与纤维包裹，常致输尿管向中线移位。有时输尿管虽无明显受压变窄但可因丧失蠕动功能而引起泌尿系梗阻症状。

此外，作为以外膜组织纤维炎性增厚为特征的疾病，IAAA与腹膜后纤维化在临床症状和组织学上存在一定的相似性，故而在诊疗过程中需进行细致的鉴别诊断。腹膜后纤维化（retroperitoneal fibrosis，RPF）是一种以腹膜后纤维组织增生为特征的少见的纤维炎性病变，目前其发病原因尚未完全明确，有学者认为该疾病可能与自身免疫反应或炎症反应密切相关。RPF中的纤维组织常包绕腹主动脉、髂动脉，同时可延伸至腹膜后包绕邻近的输尿管及下腔静脉等重要脏器。该病起病隐匿，病程早期无特异性表现，进展期主要表现为周围脏器的受累，患者腰痛、腹痛、肾绞痛为最常见的临床症状，最容易累及输尿管，一半以上的患者因输尿管梗阻而出现肾功能异常，梗阻性尿毒症是较常见的并发症。图15-12为中国医科大学附属第一医院收治的腹膜后纤维化患者的影像资料。根据发病因素的不同，可将RPF分为继发性（sRPF）和特发性（iRPF）两种，其中iRPF约占70%。近年来，随着对IgG_4相关性疾病的深入研究，发现iRPF中至少有一半以上与IgG_4相关。综上所述，无论是从发病机制还是临床表现，RPF与IAAA均存在一定的相似之处，二者间的鉴别可从各自特征性影像学表现及RPF的病理活检结果作为切入点进行。IAAA的典型CT影像学表现包括主动脉成瘤扩张，动脉壁增厚，常可见钙化。增强CT常可见典型的由炎性纤维化、附壁血栓等结构组成的独特层状结构呈“灯罩征”表现，其余影像学特点同前文所述，在此不再赘述。对于IAAA、RPF的鉴别诊断、定性及定位亦常应用增强CT，其主要的CT表现为腹膜后主动脉周围密度较均匀的软组织密度影包裹，常累及输尿管、下腔静脉、肾动脉和肠系膜动静脉等，极少数病例可能会累及胰腺、十二指肠。早期及中期病变的强化较为显著，而晚期病变则无明显强化，少有主动脉成瘤扩张、附壁血栓形成及“灯罩征”等表现。此外，如针对患者诊断存疑且倾向于RPF时，亦可考虑通过经皮穿刺、开放手术、腹腔镜探查手术或行输尿管松解手术获得肿块标本，组织活检如显示纤维组织增生伴淋巴细胞及浆细胞浸润可明确RPF的诊断。

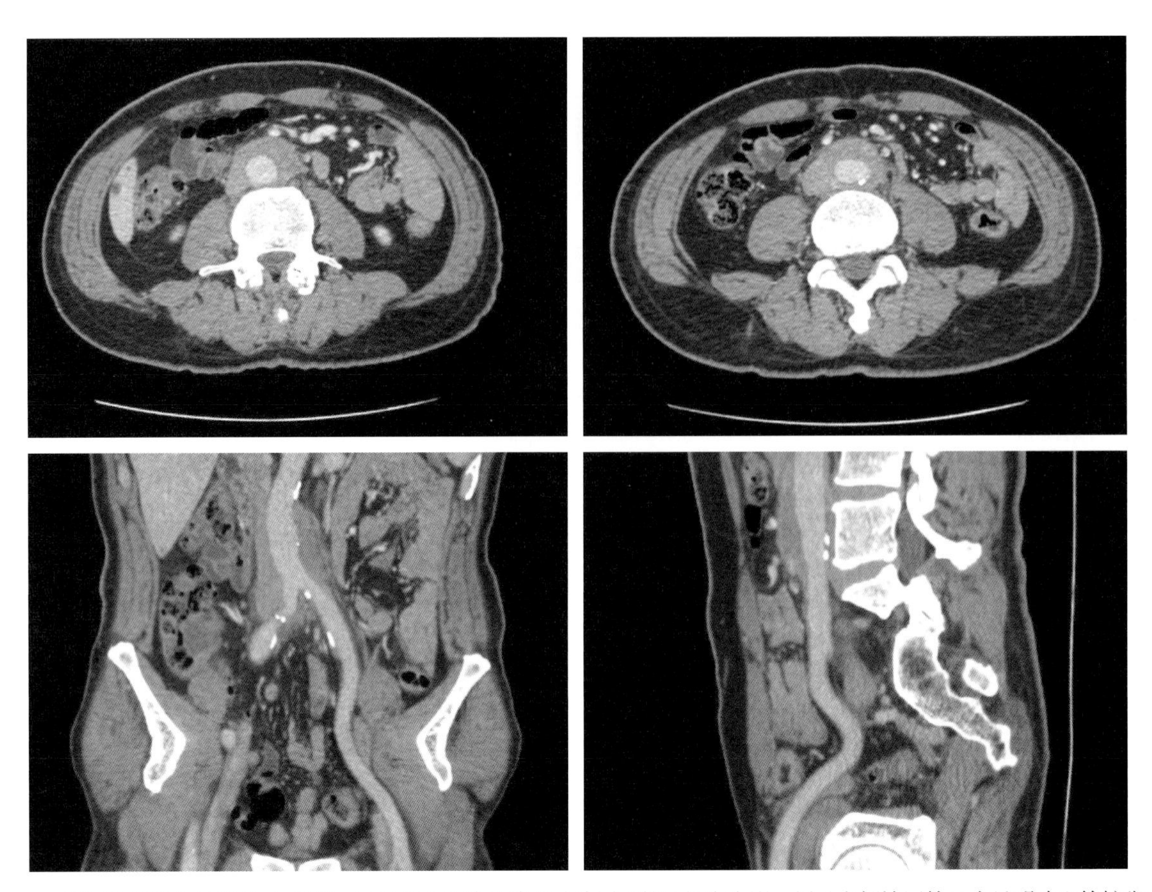

图15-12 腹膜后纤维化的增强CT影像，可见腹主动脉及髂总动脉周围软组织密度影，累及右侧输尿管且未见明确血管扩张成瘤

（五）治疗

尽管由于瘤壁纤维化对其前壁的破裂有一定的限制作用，但其侧后方常无纤维化，故破裂发生率仍高达15%，尤其是囊性突出型更易发生破裂。此外，炎性纤维化病变造成的毗邻脏器功能障碍须尽早解除，故IAAA早期手术治疗十分重要。

1. 非手术治疗 巨细胞病毒感染对促发IAAA有一定的作用，且目前尚无疗效确切的药物。针对术前泌尿系统梗阻等并存情况采取相应治疗，积极为手术治疗创造条件是非手术治疗的关键。

关于应用激素治疗虽有争论，但其确有一定疗效，特别是对有泌尿系统梗阻表现者，在缓解症状方面有较好的作用。对无法手术的病例均采用激素治疗，其症状都有一定的改善。中国医科大学附属第一医院血管外科曾诊治一例广泛后腹膜纤维化的患者，纤维化范围上达膈肌，下至小骨盆，并波及左、右侧腹壁。十二指肠、双侧输尿管、下腔静脉、双侧髂总动脉均被巨大的硬韧板状纤维化组织包裹。IAAA则位于肾动脉领域，根本无法显露瘤颈与远端流出道。采用经股动脉插管埋置注射泵，定期注入激素。1年后，十二指肠、双侧输尿管及下腔静脉的压迫、梗阻症状明显缓解。对已决定手术治疗者一般不采用激素治疗。术后则依据毗邻脏器压迫、梗阻症状的缓解情况而定。当然，有学者担心激素治疗会诱发动脉瘤破裂、延缓组织愈合、导致吻合口假性动脉瘤形成等。特别是吻合口假性动脉瘤形成，有报道其发生率可达50%以上。因此，应用激素治疗必须采取审慎的态度。

2. 手术治疗

（1）手术入路：IAAA的麻醉与手术入路同一般的AAA。有学者提出左侧腹膜后入路可避开瘤体周围炎性纤维化区域，且不受十二指肠、左肾静脉、肠系膜上动脉、腹腔干、胰腺等阻碍，更易于游离控制瘤体近、远端，尤其对松解输尿管有利。但这种从后方阻断腹主动脉的操作亦多有不便。

（2）瘤体近、远端的显露与控制：瘤体近端即瘤颈的显露与控制是手术成功的关键。显露瘤颈时必须注意避免十二指肠的损伤。如左肾静脉影响操作，可靠近下腔静脉将其结扎切断，无须再吻合。如瘤颈在肾动脉下方，则不须全周游离腹主动脉，仅需在瘤颈两侧适当分离，以能垂直放置无损伤主动脉阻断钳并可紧紧地靠近脊柱钳夹，即可确切止血。中国医科大学附属第一医院手术治疗的数十例IAAA均成功地采用此法获得瘤体近端阻断。远端显露难度相对较小，需注意勿损伤双侧髂静脉。若纤维化范围广泛，盆腔纤维化灶较厚且致密，可选择于股总动脉或股浅动脉水平阻断。有条件时也可采用球囊导管阻断近、远端，但有时该方法效果不确切，且受一定条件的限制。

Rutherfon在一例IAAA经腹膜后入路手术中发现瘤体近、远端控制仍难实施，遂加做经第6肋小切口开胸，在降主动脉侧壁钳夹阻断下完成降主动脉与人工血管端侧吻合，经膈后部小切口将人工血管两分支引入腹膜后区并于腹股沟区与双侧股动脉做端侧吻合，然后于膈水平暂时阻断主动脉与人工血管，经瘤体后侧破囊，腔内缝闭瘤颈及髂动脉，封闭瘤腔，达到治疗目的，整个阻断时间不超过5分钟。该方法为IAAA治疗提供了一种新的选择。另有报道，对确实难以切除者，可行解剖外腋-双股旁路术，后期诱导瘤内血栓形成，但这些做法仅见少数报道。

（3）人工血管的吻合：人工血管的吻合操作基本同AAA手术。必须强调，此类病例所谓正常的主动脉组织质地也很脆弱，特别是后壁纤维化轻微，动脉壁较薄，缝合时易撕脱。因而后壁不要完全切断，缝合时连带后壁周围组织实属必要，有时可应用补片加固缝合以免造成难以控制的大出血。

（4）输尿管的松解：术前如有严重双侧泌尿系梗阻甚至肾功能不全，除非IAAA即将破裂，均应首先改善肾功能，如行血液透析、经皮肾造瘘术、逆行输尿管支架置入术等。也有学者指出即使出现明显且迅速的肾功能恶化也可能不须泌尿系统的干预治疗。对于输尿管无蠕动者，内镜引导下的输尿管支架置入术难以实施，且并发症较多，如医源性损伤、支架移位、支架与输尿管粘连、膀胱-输尿管反流、泌尿系感染，甚至因感染引发菌血症导致后期置入的主动脉移植物发生致命性感染。

术中是否同期行输尿管松解术仍存在争议。在广泛腹膜后纤维化条件下输尿管松解术常难以实施，其并发症发生率达18%且容易导致输尿管损伤而引起致命的移植物感染。IAAA术后炎性纤维化病变多趋于静息甚至逐渐消退，其自发缓解率尤以瘤壁中细胞成分为主及瘤体较小者为高，达68%～100%。中国医科大学附属第一医院收治的多例IAAA均未行输尿管松解术，术后输尿管梗阻均有不同程度缓解。由于上述原因，同期输尿管松解术已基本不用。另一方面，应该注意有IAAA术后纤维化进展的报道。von Fritchen等的研究表明，既往的彩超随访可能低估了纤维化病变程度，CT则更为准确可靠。纤维化的消退可能需要数年时间，有时即使临床症状消失，仍有可能发生持续纤维化，甚至进一步累及其他脏器。von Fritchen指出，由于炎性纤维化在瘤体周围呈非均匀分布，病变厚度不能用于预测并发症的发生率，他建议对于持续性纤维化累及输尿管及其他脏器者应行CT随访，其他病例可行彩超随访，并提出随诊计划（表15-1）。

表15-1　IAAA术后的随诊计划

术后时间（月）	3	6	9	12	18	24	30	36	48
彩超	+		+		+	+	+	+	+
CT			+		+		+		

虽然IAAA的手术步骤与一般AAA基本相同，但仍具其特殊性，必须切实掌握其特点，才能取得良好的临床疗效。

（宋清斌　姜　晗）

第三节　感染性腹主动脉瘤

感染性腹主动脉瘤（infected abdominal aortic aneurysm，IAAA）是指伴有瘤壁微生物侵袭的AAA，首先于1885年由Whillian Osler报道，他描述了一例细菌性心内膜炎合并多发性升主动脉瘤的病例，由于多发性升主动脉瘤形似真菌菌落，故采用了“mycotic aorta aneurysm”这一术语，并被沿用下来，用以指感染性主动脉瘤。现在“mycotic aorta aneurysm”更多是指真菌性动脉瘤。目前多见的是感染性动脉瘤（infected aneurysm）和原发性感染性动脉瘤（infective native aneurysm）。但前者包含了先有动脉瘤后继发感染的情况，后者强调病因是感染，是病原微生物破坏动脉壁导致的动脉瘤，更贴近感染性动脉瘤的含义。目前不同文献报道中所用名称还存在差异。感染性动脉瘤中最常累及部位为股动脉，占38%；腹主动脉为第二个好发部位，占31%。但相对而言，感染性AAA仅占AAA的0.6%～2.6%，亦有少数报道称可占3%。感染性AAA可以累及腹主动脉全程，但是约50%的感染性AAA累及肾动脉或位于肾动脉以上。感染性AAA进展速度快、破裂风险高，同时存在合并菌血症甚至败血症的可能，导致了其治疗困难、并发症发生率高、预后差，是目前血管外科领域极具挑战性的疾病。目前报道的感染性AAA的围手术期病死率可高达26%～44%。

一、病因与发病机制

（一）分类

1. 原发性感染性 AAA由毗邻的感染灶直接侵蚀或经淋巴引流感染腹主动脉内膜所致，较为少见。

2. 栓塞感染性 AAA远隔部位感染的感染性栓子随血流定植于动脉壁，特别是原有粥样硬化的部位及血管分支开口处，进而形成感染灶，引起动脉壁侵蚀、破坏，最终形成假性动脉瘤。在抗生素广泛使用以前，此型最为常见，有报道在20世纪70年代甚至占所有病例的80%。

3. 创伤感染性 AAA由于贯穿性损伤、腔内血管外科操作、开腹手术等原因引起细菌污染，进而发病。由于贯穿性损伤的发病率有所提高，各种腔内血管外科操作乃至开腹手术兴起，此型的发生率有所升高。

4. 隐源性感染性 AAA无法明确原发感染部位，血中细菌进入因动脉粥样硬化造成的内膜损伤部位或通过滋养血管进入动脉壁内，引发动脉壁病变形成动脉瘤。

（二）致病细菌的变迁

感染性AAA的致病微生物是不断变迁的，在抗生素未广泛应用前，α-溶血性链球菌、肺炎球菌、结核分枝杆菌乃至梅毒螺旋体为主要病原微生物。大肠埃希菌和沙门菌多见于肠道病变基础上发生的菌群移位。而结核菌性AAA则常继发于脊柱结核的病灶蔓延。随着腹主动脉贯穿性损伤的增多和血管外科手术的开展，葡萄球菌感染的比例有所增加。目前，因金黄色葡萄球菌与沙门菌感染而致病者最常见，分别约占40%、20%，其余为厌氧菌感染，并有少数耐药葡萄球菌菌株致病的报道。特别需要强调的是，沙门菌具有亲血管性，可引起正常动脉壁的结构破坏而形成假性动脉瘤。增加本病的危险因素包括贯穿性动脉创伤（包括吸毒品误伤动脉）、并发菌血症与败血症、感染性心内膜炎、先天性心脏病及因恶性肿瘤或应用某些药物使免疫力低下等。除常见致病菌外，弯曲杆菌、假单孢杆菌、布鲁氏杆菌、沙门杆菌、克雷伯杆菌、白念珠菌等亦可致病。

感染性主动脉瘤可隐匿存在，特别是可反复发作引起多部位动脉瘤。中国医科大学附属第一医院曾成功救治1例感染性AAA破裂的女性患者，组织细菌培养提示致病菌为葡萄球菌；半年后又出现葡萄球菌性败血症，伴发颈总动脉瘤，经手术治愈，细菌培养仍为葡萄球菌阳性。

二、临床表现

感染性AAA的三大主征为发热等感染中毒症状、腹部或腰背部疼痛、腹部搏动性肿物，但仅有不足20%的病例有典型表现。出现腹部或腰背部疼痛者仅占1/3，可较为剧烈，从而引起临床重视。约94%的病例出现持续发热，约77%的病例白细胞计数高于10×10^9/L。许多病例存在原发性感染的相应临床表现。由于位置深或瘤体向后方扩张，查体仅可见50%左右的病例存在腹部搏动性肿块，可伴有压痛，短期内迅速增大是其临床特点，瘤体直径可于4～8周增长1倍。感染性AAA瘤体增大压迫周围脏器时常合并消化系统症状，如恶心、呕吐乃至肠梗阻。当发生主动脉-肠瘘时，患者还可出现呕血和黑便等症状。如引起椎体骨髓炎，查体可见脊柱僵硬、生理弯曲消失或脊柱侧弯，相应椎体棘突压痛、腰大肌痉挛及神经根受累。

三、诊　断

感染性AAA术前诊断率不及50%。由于瘤体常迅速增大，并可突然破裂致死，故早期诊断对提高疗效至关重要。对有长期不明原因的发热、短期内出现快速增长的腹部搏动性肿块伴腹痛者即应疑及本病，尤其对既往存在AAA及存在免疫力低下，远隔部位感染灶等危险因素者，更应提高警惕。结合下述辅助检查，有助于早期确诊。

1. 实验室检查　血常规常提示白细胞计数升高，可见红细胞沉降率增快、C反应蛋白及降钙素原水平上升等炎症反应。细菌血培养（尤其是从瘤体远端的下肢动脉取血）的阳性率虽不及50%，但可支持诊断。

2. 超声检查　腹部彩超常可发现多发囊状主动脉瘤，瘤壁无钙化灶回声，主动脉周围可见异常气体反射成液性低回声，亦可因炎症反应组织密度增加而引起回声无增强。

3. CT与MRI检查　一般AAA的CT平扫，88%的患者可见弧线状或小斑块状钙化灶。感染性AAA的一个特征表现即为囊壁缺乏钙化，外形欠规则，瘤体呈囊性，即向主动脉一侧突出而非全周性扩张，可有多个病灶毗邻，瘤壁薄弱，不同时间内形成的血栓可分别见于瘤囊内外，有时可显示主动脉腔与瘤体间有破碎、不规则的破口连通。受累的主动脉周围组织呈明显炎症改变，可见积气和积液，淋巴结肿大，并可形成脓肿，注射对比剂后增强明显（图15-13）。MRI对钙化不敏感，但便于显示病灶细节，并可区分炎性组织与血肿，在T_1加权像上，炎性组织表现为低信号，血肿则表现为高信号。

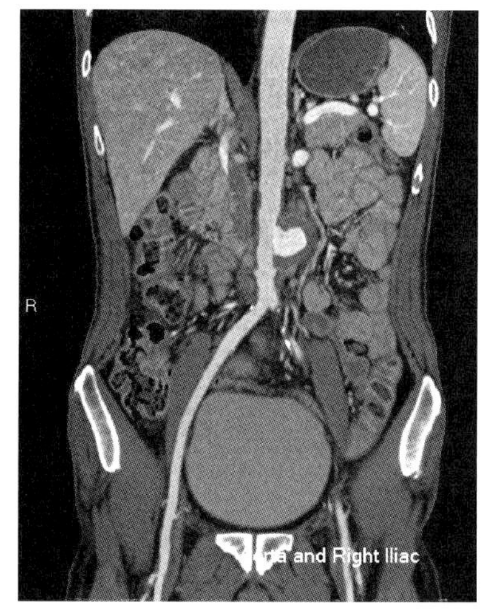

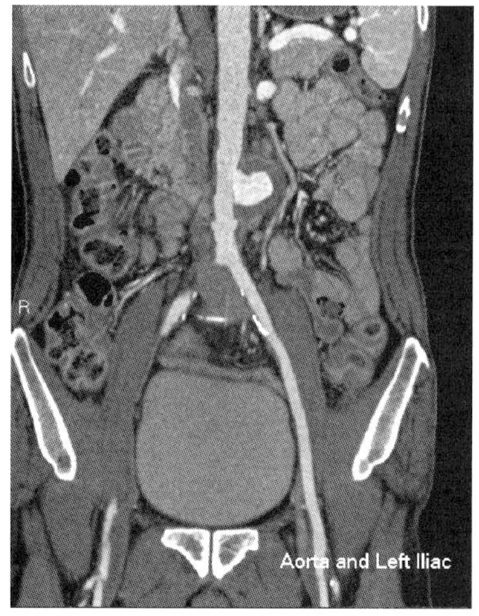

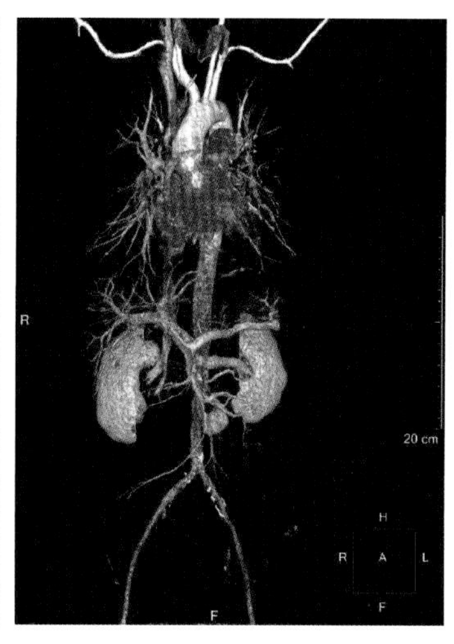

图15-13　感染性AAA的CT影像

4. 主动脉造影　可见多发性分叶状囊状动脉瘤、梯形动脉瘤或偏心性动脉瘤，主动脉瘤可有或无粥样硬化改变（图15-14）。与真性AAA不同，假性动脉瘤对比剂的进入与排空均迟于主动脉腔。可见瘤腔内血栓形态不规则，若充满血栓亦可不显影。该项检查的另一个重要意义在于明确腹腔干等重要分支是否受累，以制订正确的手术方案。

5. 放射性核素检查　^{67}Ga-枸橼酸盐扫描或^{131}In等标记的白细胞扫描可用于反复出现不明原因菌血症者，若AAA出现异常核素浓集，常提示存在感染性AAA（需排除炎症及肿瘤等）。

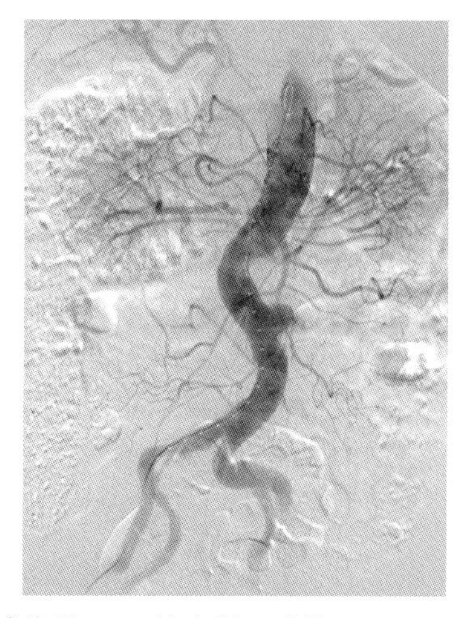

图15-14　感染性AAA的造影显示约3.5cm×3cm的血管囊状假性动脉瘤

四、治 疗

长期以来，感染性AAA的治疗一直十分棘手。1967年，Bennett及Cherry综述的11例患者均于60天内死亡，他们甚至撰文指出该病几乎是无法救治的。随着医学水平的飞速提高及临床经验的不断积累，其临床疗效有所改善。现已公认，无论何种致病菌引起的感染性AAA均应视为暴发性感染，必须早期诊断，尽早应用高效抗生素与给予正确的手术治疗缺一不可。手术方式主要包括3种，即在切除感染性动脉瘤、彻底清除感染坏死组织基础上，采取原位血管修复重建或解剖外旁路移植术，以及近些年兴起的腔内修复术。当然，具体术式乃至移植材料的选择、抗生素的应用时限尚未标准化，甚至存在很大争议。笔者认为，应依据感染性动脉瘤的部位、致病微生物种类、感染严重程度、患者一般状态、术者的经验积累等因素综合判断，以做出正确的临床决策。

（一）开放手术

一般选择与AAA手术相同的腹部正中切口，切开后腹膜，即可见囊状的瘤体及瘤体周围炎症反应甚至积脓。因瘤壁薄弱，加以局部粘连，过多解剖分离常可引起弥散性出血甚至瘤体破裂，必要时可于膈肌水平完成瘤体近端阻断，继以阻断髂动脉。切除感染性动脉瘤并做细菌培养加药敏试验以指导术后用药，彻底清除腹膜后感染坏死的组织，并可用含抗生素的生理盐水充分冲洗。然后，酌情采取以下术式完成血运重建。

1. 解剖外旁路移植术 该术式为感染性AAA的标准术式。主要包括以下两种术式。

（1）腋-双股旁路移植术：首先游离瘤颈，切断主动脉后残端缝合，然后行腋-双股旁路术（图15-15）。

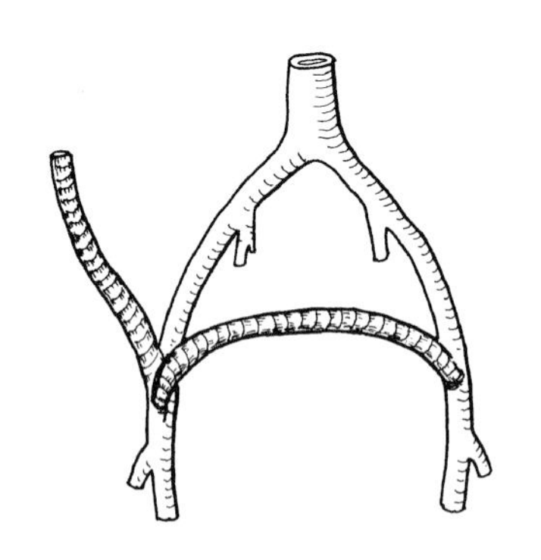
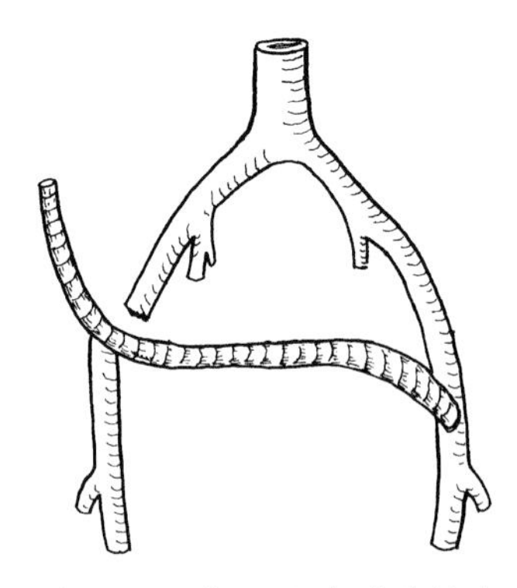
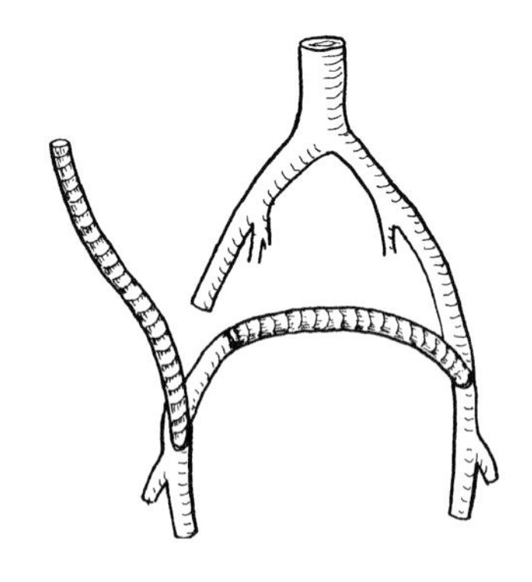

图15-15 腋-双股旁路移植术

（2）腹膜后解剖外血管旁路移植术：这是通过旁路移植术重建远端血供，再清除瘤腔内感染病灶来达到治疗目的。目前认为，该术式主要用于沙门菌、真菌等强毒力致病微生物引起的严重感染或行原位移植术后又发生移植物感染者。有学者统计革兰氏阴性菌感染引起破裂者可达80%，而革兰氏阳性菌感染者仅为10%；原位移植后，为处理移植物再感染等并发症的再手术率，革兰氏阴性菌感染者达63%，革兰氏阳性菌感染者则为23%；沙门菌感染性AAA切除后四周其腹膜后引流物培养仍可为阳性，故对革兰氏阴性菌感染引起者，多主张选择该术式。但该术式有以下局限性：①手术操作时间相对较长；②对于累及腹腔动脉、肠系膜上动脉等重要腹主动脉分支者不适用；③手术并发症发生率、死亡率较高。据统计围手术期死亡率可达5%～20%，发生已闭锁的主动脉残端破裂，分别占术后早期、晚期死亡者的43%、71%。旁路移植物发生血栓、再感染者达10%～24%，截肢率达20%～29%，还可发生主动脉残端血栓形成阻塞肾动脉引起肾衰竭、腹股沟区移植物感染等并发症。为防止发生主动脉残端破裂，要求彻底清创，必要时主动脉残端活力可用术中冷冻病理检查辅助判断，其残端以两列不吸收性血管缝线妥善缝闭并以大网膜等自体组织妥善包裹保护。最近有学者提出，对感染性AAA，与相似的人群相比，行腋-双股旁路移植术可达到与主-股旁路术相近的远期通畅率。即使移植物阻塞亦可经腹膜后入路显露主动脉，行主-股旁路移植术，该并发症与移植物感染引起的致命后果相比几乎微不足道。为提高旁路移植物的抗感染能力，可采用ePTFE人工血管，预先以凝胶封闭加利福平浸泡的涤纶人工血管效果更好。

2. 原位移植术　原位移植术主要适用于累及主要内脏血管或感染较轻、致病菌为毒力较弱的革兰氏阳性菌的病例。术中需用大量生理盐水冲洗，局部用药：根据细菌培养结果用药，若细菌培养结果阴性，应用广谱强力抗生素（泰能、万古霉素），之后用大网膜包裹移植血管。该法有较高的移植物通畅率，可避免主动脉残端破裂的致命性出血，但人工血管移植有局部再感染的危险，其发生率达19%～26.5%，病死率达23%。

3. 移植物的选择

（1）抗生素预处理的人工血管：具体操作方法是将600mg利福平溶于10～15ml灭菌注射用水中，将以凝胶预凝的涤纶人工血管移植物浸于此抗生素溶液中20分钟后即可应用。利福平为一种广谱抗生素，较少用于血管外科患者，很少引起耐药性，尤其对金黄色葡萄球菌有效。更重要的是，利福平相对疏水，不会因血液的稀释、冲刷作用使局部药物浓度快速明显下降；利福平可通过白细胞进入可能有细菌定植的移植物间隙，故可明显提高移植物抗感染活性。Hayes PD于1999年报道，该术式与解剖外旁路移植术相比，其肢体丧失率为10%，而后者为19%～27%；为挽救肢体须行二次干预治疗者不足12%。

（2）同种异体主动脉移植物：最先采用的是新鲜的异体主动脉移植物，但由于免疫排斥相关的移植物血栓形成、晚期动脉瘤形成甚至自发破裂，其已基本被摒弃。应用冻存的异体主动脉移植物则有较理想的效果。有报道其术后病死率仅12%，在早期无须截肢的病例中，26%的病例发生移植物相关并发症，但多不须二次处理。该种移植物的主要优点：①抗感染能力较强，术中可不必苟求扩大清创，从而减少副损伤，缩短手术时间。术后可能无须终身应用抗生素，减轻患者的负担并减少药物相关并发症。这主要是由于冻存的管壁仍有一定生物活性，允许抗生素透入，且保留的异种抗原性可引起一定程度的免疫反应，通过趋化作用使免疫活性细胞寡聚，从而起到抗感染的作用。②机械强度良好，由于低温冻存，异体移植物抗原性下降，从而可减轻由于免疫排斥反应引起的慢性移植物结构破坏，避免了新鲜移植物的相关并发症。常用的冻存方法为移植物获取后，用肝素生理盐水冲洗，然后置入4℃含庆大霉素、万古霉素、氟尿嘧啶、甲硝唑等抗微生物制剂及10%二甲基亚砜的缓冲液中24小时，再以微机控制以每分钟1℃的速度降温至–100℃，最后置入–180℃液氮中冻存，使用时快速于37℃水浴中复温解冻。最近，有学者提出该种冻存方法的主要目的是最大限度地保存内皮细胞、中膜平滑肌细胞的功能，但即使确能达到这种目的，对于大口径移植物而言亦常无必要，且恰恰是其抗原性引起远期移植物的机械强度下降，故提出无须控制性降温，移植物于获取后18小时内冻存于–80℃，仅保留细胞外基质构成的管壁框架，以达到初步临床疗效的理想。③防止病毒性疾病传染，通过观察接受同一供体其他脏器的受者应用免疫抑制剂后是否出现艾滋病、肝炎等病毒感染性疾病，可以避免此类传染性疾病的发生。④增加组织相容性，该种移植物允许通过术前HLA的配型选择合适的供体，减少免疫排斥反应。随着更高效、低毒的免疫抑制剂的研制成功，有望进一步降低异体移植物引起的免疫排斥反应，从而提高疗效。

（3）应用自体下肢深静脉构建移植物：最近有学者报道应用该移植物治疗感染性AAA，其5年初期与二期通畅率分别高达75%、100%。另一研究总结了90例患者的临床疗效，经平均24.8个月的随访，未见继发感染、假性动脉瘤形成、吻合口破裂等并发症，院内病死率为11.1%，截肢率为11.1%，下肢骨筋膜隔室综合征、轻瘫、持续性缺血、深静脉血栓形成的发生率分别为7.8%、4.4%、7.8%。在胰腺假性囊肿继发脓肿形成合并感染性AAA者，治疗亦获成功。该方法的主要优点为移植物易于获取，抗感染力强；不足之处在于静脉切取重建须增加手术时间1.5～2小时，不适于破裂性及合并消化道瘘大出血的感染性AAA，并存在深静脉切取的一些相关并发症。一般采用与缝匠肌平行的切口切取股浅静脉，双重结扎其属支并去除瓣膜后顺行放置。如口径不足，可将两段股浅静脉纵向剖开后缝合为一较大口径血管用以修复重建。

必须强调指出，在感染条件下采取上述移植

物行原位血管修复重建术是一种新的探索，并且由于病例选择、术者技术水平等的不均衡性，尚难以确定何者更为理想、实用，其具体选择标准尚难确定，这些均有待于进一步研究。

（二）腹主动脉瘤腔内修复术

腹主动脉瘤腔内修复术（EVAR）创伤小，手术时间短，其治疗感染性AAA的有效性已经被一些学者认同，但存在感染风险高及感染相关病死率高等问题。应用EVAR治疗感染性AAA的优势在于早期随访的生存率较高且并发症发生率相比开放手术较低，可作为开放手术的过渡选择。EVAR治疗感染性AAA的指征：对于感染性AAA破裂或先兆破裂的患者，明确诊断后可一期行EVAR治疗，二期必要时再行外科手术；感染性AAA患者术前充分抗感染后感染得到控制，EVAR术前和术后需根据血培养药敏结果合理应用抗生素行抗感染治疗；患者全身和基础情况不适合开放手术。术中可将人工血管支架输送器经鞘注入利福平，以增加抗感染能力。

（三）围手术期处理

感染性AAA一经诊断就应采取高效抗生素进行经验性治疗，术后依据细菌培养与药敏试验结果采取更有针对性的治疗，其疗程尚无确定性标准，一般认为至少须用药4～6周，对于某些高毒力致病微生物，有学者甚至推荐终身药物。

由于该类患者多属免疫力低下、一般状况欠佳者，围手术期应注意纠正贫血，加强营养支持，提高免疫功能，并加强重要脏器的功能监护。

鉴于感染性动脉瘤可能于术后复发，并可能出现各种并发症，必须严密随访观察，以便及时处理。

（王传疆　王实跃）

第四节　创伤性腹主动脉瘤

创伤性腹主动脉瘤指因腹部创伤而成的AAA，相关报道以欧美国家为主，我国相对较少。患者大多为中青年男性，与生活方式及意外遭遇密不可分，亦有报道最小的创伤性AAA患者年龄仅5个月。该病以枪击等穿透伤多见，占90%以上，钝性损伤相当少见，两种情况下均可形成创伤性AAA，占所有AAA病例的1%左右。此类患者多合并腹部其他脏器损伤，病情急且危重，大多需紧急手术治疗；部分慢性创伤性AAA患者亦可出现多年后的迟发破裂。

一、病因与发病机制

腹主动脉位置相对较深，其创伤相对少见，发生率仅为胸主动脉损伤的1/20，可根据动脉瘤形态分为假性动脉瘤与夹层动脉瘤两大类。

最常见的病因为贯穿性损伤，多见于枪弹伤（Makths于1920年首次报道）、锐器刺伤及医源性损伤（如腹腔镜诊查、腰椎间盘突出的手术治疗、心血管介入治疗等），此类损伤可造成血管壁完全或部分断裂，周围形成血肿，其后被结缔组织包裹、液化、吸收后形成假性动脉瘤。钝性创伤相对少见，由Vesalius于1557年首次报道，其多由机动车交通事故中安全带的拉拽或方向盘撞击引起，亦见于重物砸伤、腹部挤压伤、冲击伤等。钝性损伤可引起动脉中膜损伤、弹性纤维断裂、局部管壁薄弱，在血流冲击下逐渐扩张形成假性动脉瘤或夹层动脉瘤（图15-16）。若腹主动脉与下腔静脉同时受损，亦可于远期出现腹主动脉-下腔静脉瘘。

二、临床表现

创伤性AAA无论急性期还是慢性期，腰腹部疼痛及搏动性包块均为最常见的主诉，随后几天甚至几年常在检查或出现临床症状时被发现，最晚的有腹部枪伤后32年检查时才发现腹主动脉假性动脉瘤的报道。急性期可有不同程度的表现，部分是由于形成主动脉夹层或血栓脱落引起下肢缺血，表现为肢体乏力、麻痹、感觉障碍甚至发绀、变凉。有学者统计，钝性腹主动脉损伤可致70%下肢神经功能障碍，除由肢体缺血引起外，尚可因Adamkiemicz动脉创伤性阻塞引起前侧脊髓动脉综合征所致。部分病例因动脉瘤压迫其他脏器引起症状后检查发现，如压迫胆道引起梗阻性黄疸、压迫肠道引起便秘、侵袭腰椎引起椎体破坏及长期背部疼痛等。

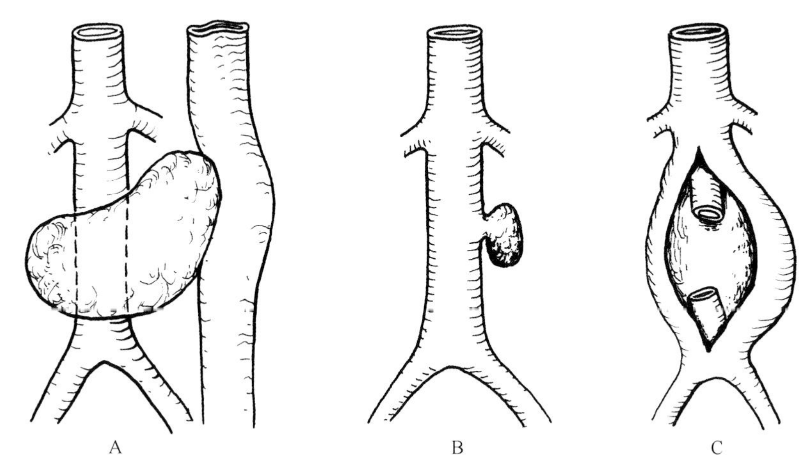

图15-16　创伤性腹主动脉瘤的形态分类

A. 贯穿性损伤引起的假性动脉瘤；B. 钝性损伤引起的假性动脉瘤；C. 钝性损伤引起的夹层动脉瘤

腹主动脉枪弹伤及钝性损伤常伴多发毗邻脏器损伤，可出现相应临床表现。查体多可发现腹部伴压痛的膨胀性搏动肿块，常可于脐周闻及收缩期血管杂音。腹主-髂动脉阻塞者可见下肢发绀，甚至出现“5P”征象。

三、临床表现及影像学检查

明确的腹部外伤史结合典型临床表现常可做出初步诊断。即使血流动力学稳定，也应在严密监护下审慎地选择必要的检查，防止突然内出血而死亡。无论钝性还是锐性腹部外伤，均应行增强CT扫描，以发现腹部血管的损伤及出现的血肿和（或）假性动脉瘤；对有明显下肢缺血的钝性腹主动脉损伤，可选择CTA或主动脉造影，以明确血管壁损伤、血栓形成、远端流出道状况等。

对于慢性期创伤性AAA，可相对从容地选择辅助检查，基本诊断方法与一般AAA相同，以便做出准确判断并制订合理的治疗方案。

四、治　　疗

对于急性腹主动脉外伤形成的搏动性血肿、循环状况不稳定及肢体缺血的患者，应在建立充分的输液通路并交叉配血后，尽可能减少患者的搬动，同时急诊手术治疗。其复苏、止血与围手术期监护的基本原则、方法与破裂性AAA的处理一致。对于慢性期创伤性AAA，治疗方法与一般AAA相同。其在治疗方式的选择上，同样分为开放手术和腔内修复两种方式。

（一）开放手术

对于合并明确需要开腹探查的腹腔其他脏器损伤患者，开腹探查及血管修复仍是手术的金标准。针对腹主动脉常见手术方法有单纯缝合固定、补片修补、“Y”形人工血管移植术等。开放手术治疗中应注意以下事项：

1. 腹主动脉后壁出血的处理　若主动脉前壁无破损而仍有凶猛的出血即应疑及此诊断。中国医科大学附属第一医院血管外科曾收治若干例腹主动脉后壁横断伤患者，在其他医院均未找到创口，如遇此种情况，术中应果断地阻断肾下腹主动脉和双侧髂总动脉，游离腹主动脉，结扎切断腰动脉，即可显露后壁创口；亦可阻断后，切开腹主动脉，见到创口，随后行腹主动脉-双髂动脉“Y”形人工血管移植术。

2. 应用创伤控制性原则　原则是针对病情危重者，以挽救生命为目的，最大限度地简化手术操作；针对凝血机制异常的弥散性血管内出血患者采取腹腔内临时填压止血等。

3. 开放手术术式选择　手术原则为切除动脉瘤，清除血肿。对于主动脉侧壁的创伤破口，应行侧壁修补，防止人为性主动脉过度狭窄；对于钝性外伤患者，局部管壁破损严重，如范围不超过2cm，可以游离近远端动脉，行端端吻合；若破损范围巨大，根据腹腔条件（有无严重感染等），需行直筒形人工血管或腹主动脉-双髂动脉“Y”形人工血管移植术；对于慢性创伤性AAA，其处理与一般的AAA开放手术相同。

4. 合并伤的探查与处理　注意结合受伤机制全面而有重点地探查，尤其不要遗漏隐匿的腹膜后脏器损伤、肠系膜与肠壁损伤，对于贯穿性损伤应注意有无下腔静脉受损。对使用安全带或挤压于方向盘而致伤者，常合并肠管及肝、脾破裂，应结合患者状态、局部污染程度决定行主动脉原位修复重建或解剖外旁路移植术。

（二）腔内修复

随着腔内技术的不断更新发展，创伤性AAA患者可应用腔内技术治疗。常见方式有覆膜支架置入、弹簧圈栓塞、凝血酶或氰基丙烯酸异丁酯（NBCA）瘤腔注射等。①无其他腹腔脏器损伤：如能够达到腔内修复标准，征得患者同意可行EVAR治疗；②合并其他腹腔脏器的损伤：可依据患者病情，行腔内治疗联合其他脏器修复等。

腔内治疗术中需根据造影结果，选择直筒形覆膜支架或"Y"形覆膜支架，术后应严格进行抗炎及对症支持治疗。国外的一项单中心回顾性研究对3例分别接受开腹及腔内治疗的创伤性AAA患者进行了随访，短期预后均提示良好。但值得注意的是，这类患者样本量较小，脏器损伤程度不尽相同，证据可信度较低，术式选择仍多依靠主管医师的主观决策，有待进一步研究。

（罗英伟　史潇兮）

第五节　腹主动脉静脉瘘

腹主动脉静脉瘘（abdominal arterio venous fistula，AAVF）是破裂性AAA危及生命的罕见并发症，还有一部分继发于医源性或创伤性损伤。AVF是指腹部动脉和静脉之间形成的一个异常通道，常发生于主动脉、髂动脉、肾动脉与下腔静脉、髂静脉或肾静脉之间。血流通过瘘口从动脉循环转向静脉循环引起的血流动力学变化导致外周阻力降低、静脉压力增加，从而引发严重的充血性心力衰竭、休克和心搏骤停。及时诊断和适当的手术治疗是改善预后的基础。尽管开放手术具有高病死率，但仍被认为是治疗的首要选择。对于解剖学上适合的患者，腔内治疗也被认为是治疗上的选择之一，但超过50%的患者术后会出现内漏并发症。

一、腹主动脉瘤合并下腔静脉瘘

1831年，Syne首次报道了AAA破入下腔静脉引起主动脉-下腔静脉瘘（aorto-caval fistula，ACF）。Ghilardi、Potyk等总结文献，非破裂性AAA合并ACF者占0.2%～1.3%，在破裂性AAA中合并ACF者占3%～4%，甚至有报道破裂性AAA合并ACF者达6.97%。该病诊疗效果曾一度极差，1995年以前仅见26例报道，均不治而亡。因此，对AAA合并ACF的深入研究应引起充分重视。

（一）病因与发病机制

ACF依病因可分为三类：自发性者占80%，创伤性者占15%，医源性者占5%。其中自发性ACF中90%以上由动脉硬化性腹主动脉瘤引起，亦可见感染性AAA、马方综合征、E-D综合征及主动脉夹层动脉瘤合并ACF。

合并ACF的AAA瘤体常较大，其直径多在6cm以上，最大者达13cm，平均为11cm。由于腹主动脉与下腔静脉紧密毗邻，随着瘤体增大，将与周围组织（尤其是下腔静脉）炎性粘连，加以搏动性压力的持续作用，使AAA右后壁与下腔静脉壁相互受压，最终形成ACF，其发生部位多在主动脉远端或髂总静脉汇合部稍上方。

（二）病理生理

ACF形成后，高压的动脉血分流入低压的下腔静脉内，使静脉压上升，回心血量增多，心脏前负荷加重，心肌收缩代偿性增强，心排血量与心率增加，导致心肌肥厚甚至心脏扩大，最后可形成难治性充血性心力衰竭。瘘孔直径＞1.5cm时将危及生命。合并冠心病者危险性更大。

另外，由于瘤体远端动脉血流减少、腹腔压力增加等因素，肾脏灌注压下降，直接引起肾小球滤过率下降，并进一步刺激肾素-血管紧张素系统，使肾小球滤过率下降，氯化钠回吸收增加，甚至引起氮质血症。主动脉-腔静脉的分流亦将引起下肢缺血，并因腔静脉高压使盆腔脏器淤血、下肢水肿。

上述病理生理变化的程度与进展速度取决于瘘孔大小、与心脏距离、分流量大小、瘘孔形成的时间等因素。

（三）临床表现

腹背部疼痛、腹部搏动性肿块伴杂音与震颤、心力衰竭、下腔静脉高压是其特征性表现。

AAA合并ACF亦可看作是破裂性AAA的一种特殊类型。由于瘤体较大，在瘤壁坏死、动静脉瘘形成过程中可牵拉动脉外膜及后腹膜并压迫局部感觉神经，故80%以上的患者存在腰背部疼痛，常为持续性剧痛，少数病例可有会阴部及大腿上部放射痛，瘘形成后由于主动脉瘤腔内压力下降，疼痛亦趋向缓解。90%左右的患者可触及腹部搏动性肿块，可伴压痛。61.5%～95%的患者可触及震颤，听诊发现腹部连续性血管杂音，但若瘘口较小，附壁血栓封闭瘘口使分流量较小或下腔静脉被完全压迫，则杂音与震颤可消失。

50%以上的患者出现心动过速、舒张压降低、脉压增大、相对性三尖瓣功能不全、心界扩大、心肌肥厚，甚至形成内科治疗无效的充血性心力衰竭。舒张压降低亦可诱发心肌缺血，尤易见于合并冠心病者。尚可见颈静脉怒张、肝颈静脉回流征阳性、肝大、肺淤血、水冲脉、Musset征（心脏搏动时头部随之摇摆）等表现。

肾灌注压下降及肾静脉压增高加以肾素-血管紧张素-醛固酮系统的激活，使肾小球滤过率及肾小管分泌水平下降，可引起少尿甚至无尿，肾衰竭发生率可达53%，多见于瘘孔较大的ACF。20%～40%的患者存在肉眼或镜下血尿，推测与静脉高压有关。同时，由于盆腹腔静脉压升高，可出现直肠出血、肝大，甚至腹水。

下肢缺血仅见于约25%的病例，且通常较轻微。由于腔静脉压增高，可出现下腹甚至腹壁浅静脉曲张并可伴扩张性搏动，亦可见下腹、会阴部明显水肿。

常有低血压表现，除非原有脑血管病变及骤然血流动力学改变，一般很少有脑缺血表现。但有学者报道26例ACF患者中，合并休克者占58.5%，血流动力学处于代偿状态者达28.5%，部分病例可因此出现脑供血不足表现，该报道亦提示AAA合并ACF者宜尽早处理，否则可转为其他方式的AAA破裂而迅速致死。

少数情况下，AAA内的附壁血栓可部分甚至完全堵塞瘘口而使症状缓解，亦可回流入下腔静脉引起不同程度的肺梗死，表现为胸闷、胸痛、呼吸困难、血痰、咯血、发热等症状。

（四）诊断

综合上述典型临床表现并适当选取检查，期望提高ACF诊断率。1998年Davis总结文献报道，仅34%左右的病例可术前确诊，主要是由于对该病认识不足。

检查中对难以解释的高动力循环状态、心脏扩大、肝颈静脉回流征、水冲脉、下腹及会阴部水肿、浅静脉曲张并伴扩张性搏动者应引起足够重视。注意尿常规、便常规、肝肾功能有无异常，临床征象疑似本病者，应酌情采取以下检查。

1. 主动脉造影　为诊断ACF的金标准，常可提供瘘口位置、大小、AAA腔及主要血管分支的相关信息。但肾衰竭及血流动力学不稳定者不宜使用。

2. CT与MRI检查　1985年Ginold等首次描述了CT对该病的诊断价值，随着CT检查技术的提高，其诊断准确率亦不断提高。动态增强CT扫描时，其特征性表现为静脉注入对比剂后下腔静脉提前显影，可与毗邻主动脉等密度，同时可见下腔静脉扩张及腹膜后、盆腔静脉曲张，可对AAA进行评估（图15-17）。MRA不必注入对比剂即可完成诊断，亦是有效的诊断方法。

3. 多普勒超声检查　超声可发现AAA及扩张并伴搏动的下腔静脉，有时可直接显示主动脉与下腔静脉间的反常血流。

4. 其他　AAA术前常规的X线检查中，可能发现心影增大、肺淤血、动脉瘤的钙化等征象，为诊断提供线索。

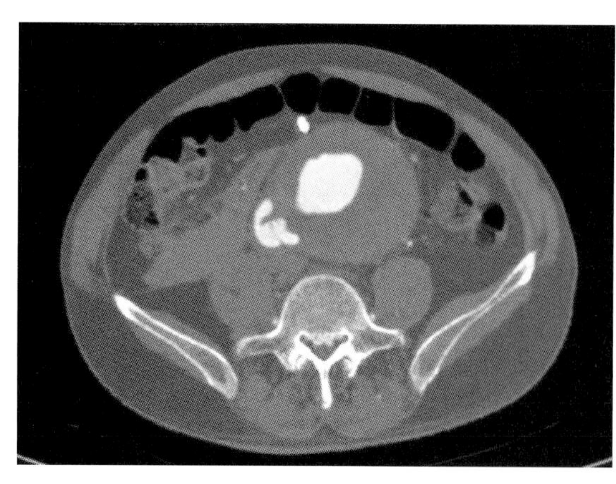
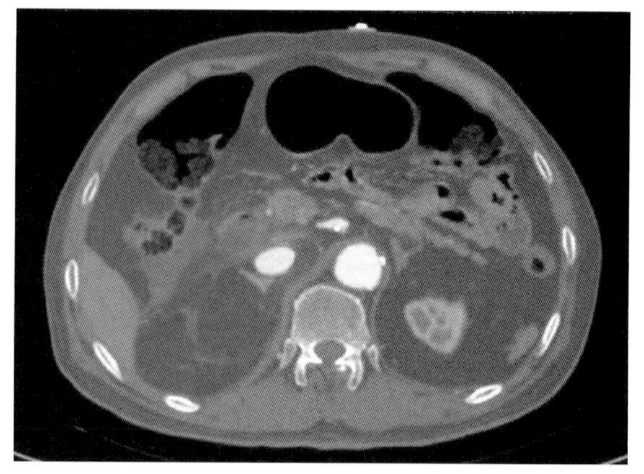

图15-17 AAA合并ACF的CT图像

CT可见肾下AAA破裂及腹膜后血肿，增强CT扫描示下腔静脉提前显像，强化程度与腹主动脉基本相同，瘘口隐约可显示

（五）治疗

AAA合并ACF常有明显的血流动力学改变，不仅能发展为难治性心力衰竭、心肌缺血，尚可合并AAA破裂。据统计，症状明显的ACF患者若仅接受非手术治疗，其平均生存期不足2个月，故一旦确诊或高度怀疑此诊断，即应尽早手术治疗。传统外科修复手术治疗仍是主动脉瘤破裂导致的ACF的主要选择。近年来，随着血管腔内技术的发展，腔内修复术或腔内修复术与传统开放手术结合的杂交手术逐渐成为AAA合并ACF的另一治疗选择。

1.术前准备 除按AAA切除术常规准备外，建议有条件者置入Swan-Ganz漂浮导管，通过监测肺动脉楔压、血流动力学、心功能各项指标等，可更好地指导围手术期治疗；尽力改善肾功能不全；预防性应用广谱抗生素，对于合并肺淤血甚至肺内感染者更宜提早应用抗生素，加强呼吸道管理。

2. 开放手术 1935年，Lehman首次尝试手术治疗该病，术式为腹主动脉-下腔静脉四头结扎术，患者于手术后15小时死亡。直到1954年，DeBakey与Cooley等首次成功手术治疗该病。目前其术式已基本统一，采取常规AAA切除术入路。于动脉瘤腔内修补下腔静脉以闭锁瘘口，再行AAA切除、人工血管移植术。

如果术前未能确诊，术中监测中心静脉压异常升高、开腹过程中出血较多，甚至见小静脉的搏动性出血即应引起警惕。阻断、破囊前应注意触诊动脉瘤有无震颤、是否伴下腔静脉扩张甚至搏动，一些病例因此而获诊断并初步定位。不少病例由于阻断主动脉并破囊后见有大量静脉血涌入瘤腔才明确诊断。

有学者提出首先游离阻断下腔静脉以防发生肺栓塞。但因其常与瘤体粘连，且有腹膜后静脉丛围绕，较易损伤，且腔静脉阻断后可因内膜损伤出现术后继发血栓形成，容易并发肺梗死，故笔者主张轻柔、精细地完成瘤颈游离阻断，尽量避免肺梗死的发生。

破囊后，可迅速采取手指压迫法控制源于下腔静脉瘘口的出血；亦可于下腔静脉瘘口插入球囊，充盈球囊以止血并防止肺栓塞。但该法不利于瘘口缝闭，且主动脉阻断后，腔静脉压高于瘤腔内压力，几无形成肺梗死之虞。

控制出血后，彻底清除瘤腔内血栓斑块，随即以3-0或4-0血管缝合线行连续缝合或褥式缝合闭锁瘘口。若患者状态不佳，而下腔静脉呈明显退行性变甚至腐蚀、缺损、径向破裂，须行补片修复时，可考虑在确保肾静脉回流的前提下行下腔静脉结扎手术。否则均应尽量将其修复重建。最后行AAA切除、人工血管移植术，以瘤壁包裹移植物并尽可能以网膜等自体组织隔离移植物与闭合的瘘口，以防复发。术中应用自体血回收回输装置可提高疗效。

术中阻断瘘口近、远端的腹主动脉与下腔静脉后，切开AAA瘤壁，经动脉腔内修补下腔静脉破口。其中一例患者瘘口直径超过末节拇指，术中出血极其凶猛，采用纱布填压控制出血，然后边放开纱布边缝合瘘口，终于获得成功（图15-18，图15-19）。

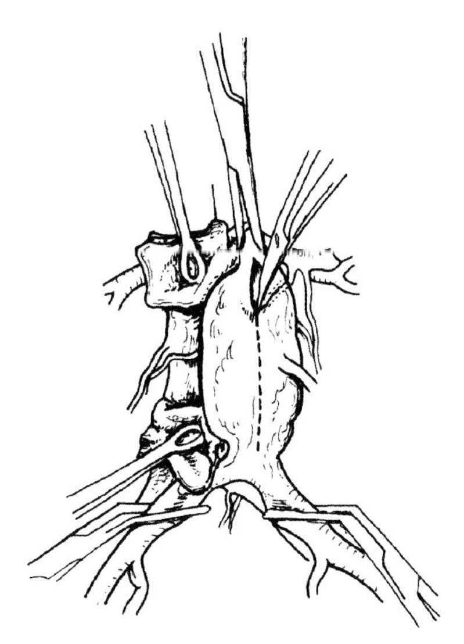

图15-18　以海绵钳夹持纱布压迫阻断下腔静脉，控制动脉瘤近、远端后破囊

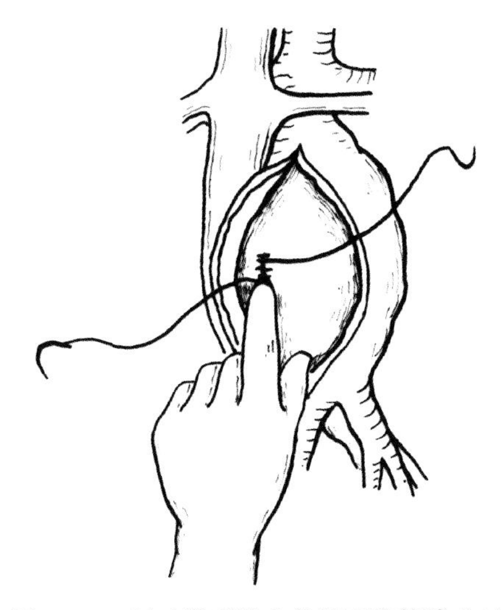

图15-19　经动脉瘤腔内修补下腔静脉破口

3. 腔内治疗　对于满足EVAR适应证及解剖条件的AAA合并 ACF 患者，EVAR具有快速有效治疗、减少术中出血量及缩短术后恢复时间的优势，是一种合理且风险低的选择。1998年，Beveridge首次报道了AAA合并ACF腔内治疗经验。近年来，各中心也相继报道EVAR 治疗ACF的成果。Dakis等回顾2000～2020年已发表关于AAA合并ACF的英文文献资料，有43例（22%）患者采取腔内治疗。其中39.5%采用腔内隔绝术的AAA合并ACF患者会有并发内漏的风险，以Ⅱ型内漏最常见（32.5%）。这些患者围手术期生存率、中期生存率均高于开放手术患者，但其术后合并症发生率也稍高于开放手术患者。

4. 术后处理

（1）注意血流动力学监护：由于体循环阻力、压力恢复，约68%的患者心动过速转变为心动过缓，此乃迷走神经介导的反射所致。异常血流动力学纠正，使心脏后负荷增大，若已有心肌肥厚甚至心脏扩大，适当应用扩血管药将起到有益的保护心肌作用。多数患者心力衰竭很快缓解，由于下腔静脉压恢复正常，下肢水肿及盆腔淤血消失。由于第三间隙液吸收，血容量增加，加上肾功能恢复，可出现利尿反应，勿过量补液。此时应注意维持负性液体平衡，防止水、电解质紊乱。

（2）防治合并症：AAA合并ACF术后的主要死因为心搏骤停、肺栓塞、肺内感染等，术前存在肾功能不良者宜加强肾功能监护。注意动态观察下肢血运及水肿消退情况，如术后下肢水肿改善不明显甚至出现肺栓塞，可能因发生瘘口修复处血栓形成，尤其多见于下腔静脉严重受累而行修复重建者，应采取相应的防治措施，有人主张术后对高危患者行抗凝治疗，但具体的疗法尚无定论。

（3）其他术后并发症：包括应激性溃疡、持续性凝血异常等。

5. 疗效与预后　AAA合并ACF的临床疗效与预后除取决于瘘口的大小、与心脏距离、形成时间、有无血栓阻塞等因素外，尚与手术前是否做出诊断、有无腹膜后破裂乃至休克、心力衰竭程度及其他动脉粥样硬化相关危险因素等有关。术前明确诊断、对合并破裂乃至休克者尽快手术，采取正确的术式及围手术期精细的血流动力学监护是成功治疗的关键。

二、腹主动脉瘤合并左肾静脉瘘

腹主动脉左肾静脉瘘（abdominal aorta left renal vein fistula，ALRVF）属于罕见病例，主动脉后型左肾静脉是一种罕见的解剖学变异，其发病率为1.8%～3.4%，其中绝大多数为男性，发病年龄约65岁。我国尚未见文献报道，国外仅见30例病例报道文献，其诊疗有一定特殊性。

（一）病因与发病机制

左肾静脉变异较多（详见本章第八节），若其位居腹主动脉后方，往往较正常左肾静脉低位汇入下腔静脉。若有AAA形成，异位的左肾静脉将被压迫于AAA与椎体之间，在炎性粘连与持续搏动性压力作用下，终致ALRVF形成。Mansour等报道，94%的主动脉左肾静脉瘘患者有主动脉左肾后静脉。少数情况下因腹部穿透伤可同时造成腹主动脉假性动脉瘤与腹主动脉左肾静脉瘘。

（二）临床表现

1991年，Momsour提出ALRVF三主征，即腹痛、血尿、左肾无功能。ALRVF的腹痛、腹部伴杂音与震颤的搏动性包块表现均与ACF相似。二者的鉴别主要在于：ALRVF对血流动力学影响相对较小，充血性心力衰竭及腔静脉高压的相关表现少见，但突出表现为血尿与左肾无功能。一般AAA病例中虽有10%左右存在泌尿生殖系不适，但均无血尿；ACF病例中仅17%～20%存在肉眼或镜下血尿；而ALRVF病例中几乎90%的病例存在血尿，仅有不到20%的病例存在心力衰竭或血流动力学不稳定的临床表现。由于左肾无功能，可见血肌酐、尿素氮升高等表现。

ALRVF病例中蛋白尿虽不常见，但它是肾静脉高压的一个特征性表现。实验研究显示压迫大鼠肾静脉产生肾静脉高压后可出现蛋白尿，该现象可应用血管紧张素转化酶抑制剂拮抗，提示该病理过程由肾素-血管紧张素轴所介导。

另外，在已报道的30例ALRVF中，仅2例合并左精索静脉曲张，表现为腹股沟、睾丸区酸胀不适。

（三）诊断

对于AAA合并前述三大主征者即应疑及本症，如临床征象与ACF难以鉴别，应考虑行主动脉造影、CTA、MRA等辅助检查。①主动脉造影常可发现左肾静脉乃至下腔静脉提前显影，左肾静脉明显迂曲扩张等特异性表现；②随着影像学检查技术的进步，CTA、MRA已可以发现腹主动脉后方左肾静脉等血管异常，并可见左肾增大乃至肾功能异常；③排泄性静脉肾盂造影可发现左肾增大、几无对比剂摄取且无排泌功能，提示左肾功能丧失；④超声多普勒检查可能发现左肾增大、左肾静脉迂曲扩张并伴异常搏动等征象；⑤有学者提出置入Swan-Ganz导管可通过测定血流动力学变化而鉴别ACF与ALRVF，有利于指导围手术期治疗。

（四）治疗

AAA合并ALRVF不仅不能自愈，且可导致肾功能不可逆性丧失，甚至引起血流动力学变化及心力衰竭，故一旦确诊即应急诊手术治疗。1964年Lord首次报道手术治疗该病获得成功。现其手术方式基本定型，与ACF的处理原则相同。

常规开腹显露主动脉瘤后，若未见瘤颈前方左肾静脉怒张即应提高警惕。扪及瘤体如有震颤，可进一步确诊并初步定位。正如处理ACF一样，预先分离与控制下腔静脉常困难而无必要。由于无瘤颈前方左肾静脉，以及腹主动脉后方左肾静脉走行位置常偏低，故瘤颈的游离多较容易，但游离中可能损伤其后方的异位肾静脉。控制瘤体近、远端后破囊，以手指填压瘘口止血，亦可用钳夹纱布的海绵钳于瘘口两侧加压止血。瘘口常位于正常左肾静脉行径偏下方，应用单股血管缝合线缝闭瘘口后，常规行AAA切除、人工血管置换术。术中应尽量保持左肾静脉通畅，若右肾功能不良而难以保留左肾静脉，则应力争确保左肾静脉血经侧支吻合反流。

中国医科大学附属第一医院血管外科近期收治一例腹主动脉假性动脉瘤-左肾静脉瘘。患者无明显腹部症状，为体检时CT检查发现腹主动脉假性动脉瘤、左肾动静脉畸形收入病房。腹主动脉造影显示腹主动脉假性动脉瘤、左肾静脉提前显影并明显迂曲、怒张，下腔静脉亦提前显影。术中选用“先健”封堵器封堵腹主动脉假性动脉瘤破口，再次造影无对比剂进入假性动脉瘤。半年后复查CT可见腹主动脉假性动脉瘤消失，左肾静脉及下腔静脉未见显影（图15-20）。

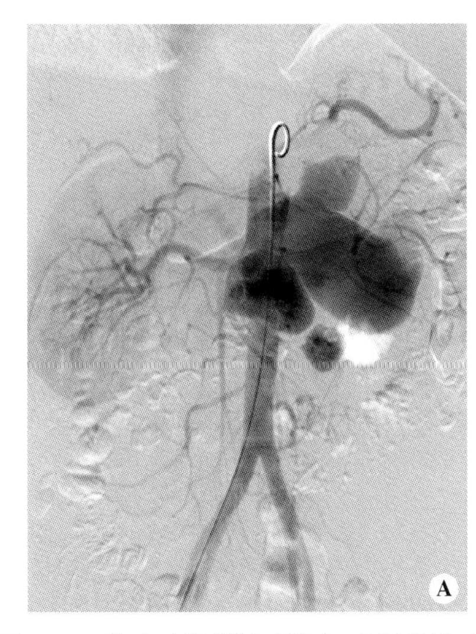

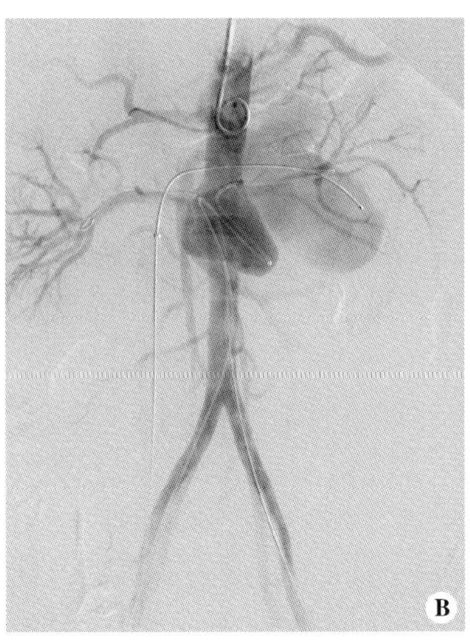

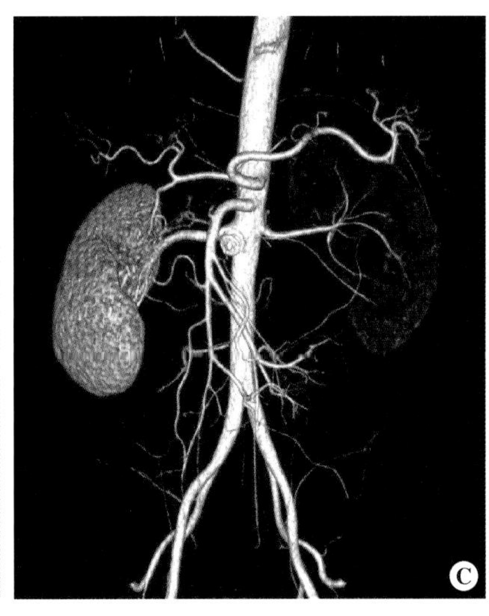

图15-20　腹主动脉假性动脉瘤-左肾静脉瘘的DSA影像（A）；腹主动脉假性动脉瘤PAD封堵（B）；同一病例术后CTA复查（C）

术后处理基本同ACF，尤其应强调加强肾功能的监护。正确诊断治疗则疗效满意，已报告的30例中仅1例死亡；2例因术中出血行左肾切除，2例结扎了左肾静脉，但均未出现明显肾功能障碍。

三、腹主动脉瘤合并髂静脉瘘

据AVF的位置，临床上还可见到AAA合并髂静脉瘘。腹主动脉-髂静脉瘘是一种罕见但危及生命的AAA并发症。患者的预后与诊断是否准确密切相关，研究表明血管增强CT对其诊断很有价值，并能提供血管解剖的详细数据。相反，CT平扫不能协助准确诊断。因此，对于存在增强CT禁忌的患者，常会在术中发现存在腹部的动静脉瘘。与AAA合并其他位置AVF相似，腹主动脉-髂静脉瘘的相关三联征包括高输出量心力衰竭、伴震颤和杂音的搏动性腹部肿块、单侧下肢缺血或静脉充血，同时患者伴有心力衰竭、腹腔杂音和下肢水肿。急诊手术对于血流动力学不稳定的患者是必要的。由于进行性血流动力学改变，包括下腔静脉压突然增加，直径＞1.5cm的瘘管不利于患者的预后。对于一些患者，其中心静脉压是正常的，但充血性心力衰竭并未进展，可能是因为AAA压迫静脉防止了静脉压升高。AAA合并髂静脉瘘的手术治疗包括瘘口修复（通常是直接缝合）和人工血管移植。由瘘管引起的静脉出血可能是巨大的，所以用手指压迫、栓塞材料或球囊导管留置控制出血是很必要的。此外，AAA合并髂静脉瘘的腔内修复也逐渐成为一种常规的选择。与其他AVF相似，AAA合并髂静脉瘘的手术成功也依赖于早期发现和及时控制出血。

（荆玉辰　贺宇辰）

第六节　腹主动脉瘤合并消化道瘘

主动脉消化道瘘（aortoenteric fistula，AEF）可分为原发性主动脉消化道瘘（primary aortoenteric fistula，PAEF）和继发性主动脉消化道瘘（secondary aortoenteric fistula，SAEF）两类。

原发性主动脉消化道瘘十分罕见。1829年Cooper首次报道了一例主动脉消化道瘘患者。1954年Zenker首次进行了原发性主动脉肠瘘的修复。导致PAEF的常见原因是粥样硬化性AAA破入消化道，其他原因还包括创伤、感染、放疗、恶性肿瘤等。PAEF的发病率为0.04%～0.07%，病死率为80%～100%。最常发生于十二指肠，特别是第3段，其次是空肠、回肠、结肠和胃。

继发性主动脉消化道瘘则于1953年由Brock首次描述，发生于主动脉近端吻合口和十二指肠之间。1958年MacKenzie首次成功修复SAEF。破裂动脉瘤大小范围从3.0cm到15cm不等（平均7.0cm），75%是男性，好发中位年龄约68岁。AAA开放手术后继发AEF的发生率不足2%，为使用的人工血管或缝线被腐蚀后突入消化道所致，60%～88%发生在十二指肠（以第3、4段为主），10%发生在回肠，但一般位于AAA切除后的腹主动脉与人工血管的近端吻合口；EVAR术后SAEF更是罕见，总体发生率约0.36%。由于本病诊断困难，且AAA并存的腹腔内感染、消化道大出血又使治疗十分棘手，总病死率可达80%以上。

一、病因与发病机制

原发性主动脉消化道瘘最常见的原因是合并AAA的发生，其中动脉粥样硬化性AAA约占85%，其余不足15%是由于合并感染性AAA。在抗生素广泛应用之前，多见于梅毒性及结核性AAA，而近来则以沙门菌、葡萄球菌性AAA为多。少数情况下，消化性溃疡、肿瘤、憩室、炎症甚至胆系结石亦可导致本病。无论何种致病原因，腹主动脉与受累消化道的毗邻、搏动性压迫加以炎症性或肿瘤性侵蚀构成了发病基础。

引起本病的AAA通常较大，由于十二指肠第3段与腹主动脉紧密毗邻，居于腹膜后，且横跨第3腰椎，居于腹主动脉与肠系膜血管之内，位置相对固定。随着瘤体扩张，将与十二指肠粘连，在持续的搏动性压迫作用下，肠壁缺血、坏死、穿孔，肠内容物中的消化酶可进一步使动脉瘤壁退变，终致瘘管形成。其他部位发病者，溃疡、肿瘤可引起粘连，诱发消化道与主动脉瘤壁的破坏而致病。对于发生低位消化道瘘者或原有感染性动脉瘤者，可因细菌直接侵蚀或导致瘤壁、消化道壁滋养血管的感染性栓塞而加速瘘管形成。

AAA开放手术后 SAEF 的出现可能与术中人工血管未能妥善包埋（尤其是远、近端吻合口）有关。吻合口包埋不彻底使缝线或粗糙的吻合口表面直接与肠管接触，是开放手术后发生 AEF 的重要原因。若人工血管剪裁不当而冗长，可能对肠管尤其是相对固定的十二指肠水平段产生持久的压迫和摩擦造成肠管的慢性穿透，这可能是开放手术后发生SAEF 的另外一个原因。

EVAR术后SAEF的出现可能源于各种内漏或内张力（endotension），使瘤体持续存在甚至逐渐增大，与毗邻肠管粘连并引起肠管的慢性穿透。Ⅱ型内漏是 EVAR术后继发肠瘘报道最多的原因。部分原发性AEF患者由于没有“预兆性出血”症状而没有在EVAR术前确诊，从而被诊断为继发性AEF，这也提示在EVAR术前，尤其是对于瘤体较大、病史较长或炎性动脉瘤患者应进行相应的检查以排除原发性AEF。同样，在施行AAA开放手术时若未彻底清除瘤壁血栓，也有可能漏诊被附壁血栓掩盖的原发性AEF。因此，为了减少术后腹主动脉消化道瘘的发生，在AAA修复术中应注意以下细节：①人工血管尤其是远、近端吻合口处的包埋应力争确切，如残余瘤壁不足以包埋人工血管，可以用带蒂大网膜片加以覆盖；②施行开放手术时尽量清除附壁血栓并仔细检查瘤壁，残余动脉瘤壁尽量修剪到最少，缝合瘤壁时使之内翻以保证外表面光滑；③人工血管不宜过长；④明显的内漏及内张力应及时处理。

二、临床表现

患者多为60岁以上男性，约占75%。1972年由Reckless提出的消化道出血、腹部搏动性肿物及感染三大主征是其主要临床表现，但具有典型表现者不足30%。

临床上约64%的病例以中小量呕血或便血为首发症状，即前哨或先兆性出血，为主动脉消化道瘘较特征性表现。这是因主动脉消化道瘘首次出血被瘘管内的机化血栓堵塞而获得暂时止血；随后血栓移动、溶解或脱落及主动脉内压力增加，出血会再次出现，随后瘘口越来越大，最终发生灾难性大出血。“先兆性出血”后存活6小时以上者占70%，存活24小时以上者仅占40%左右，不足30%存活超过1周，故对“先兆性出血”必须充分重视，为成功救治争取宝贵时间。

除特征性消化道出血外，约32%的病例存在上腹隐痛。亦有仅以发热、萎靡等感染中毒症状为首发表现者。此外，尚可出现食欲减退、恶心、呕吐等非特异性症状。

三、诊　　断

原发性腹主动脉-消化道瘘的诊断相对困难，术前获得正确诊断者不及50%，既往未发现AAA者或无消化道出血者，诊断更为困难。早期诊断无疑是成功救治的关键，应提高对本病的认识，对临床征象认真分析，并选择合理的辅助检查手段。对持续消化道出血、病情不稳定者，则应在有效补液、止血的同时迅速手术探查、治疗。常用的辅助检查如下。

1. 内镜检查　是最有价值的检查手段之一。由于本病最易发生在十二指肠第3段，故内镜检查应包括十二指肠第3、4段并应作为重点检查部位。主要的征象包括：①十二指肠后内侧壁存在附壁血栓；②远端十二指肠有活动性出血；③十二指肠黏膜破损；④十二指肠腔外搏动性肿物。纤维小肠镜可发现累及近端小肠的主动脉肠瘘。上消化道内镜检查一般用于病情相对平稳者，但仍有因操作引起瘘口血栓脱落而致突发大出血的危险，故有学者提倡在手术室内进行检查。内镜检查难以准确判断出血部位，即使发现，由于消化道黏膜炎症、溃疡而引起出血亦不能排除本病，故该检查有助于鉴别诊断，但无确定性意义，据此做出诊断者不及25%。如有下消化道出血的表现，结肠镜可能有助于诊断。

2. 动态增强CT及MRI检查　快速、无创的增强CT多作为一线诊断措施。若有下列特征性CT表现，诊断即可成立：①肠道（尤其是十二指肠）周围动脉瘤壁失去连续性，主动脉内或后腹膜区域出现异常游离气体；②消化道移位伴管壁增厚，主动脉间正常的脂肪间隔消失，周围软组织肿胀；③主动脉人工血管周围对比剂外溢，动态增强扫描可能发现瘘口部位。其中动脉周围气泡影除动脉肠瘘所致外，尚需考虑动脉周围合并感染如产气杆菌等所致（图15-21）。

MRI属无创检查。其中T_1加权像对于感染征象的显示更为准确，但因病情危急、扫描时间相对较长、体内存在金属植入物及费用高昂，其临床应用受到限制。

3. 主动脉造影　若病情允许可行该检查，如见对比剂漏入肠管则可确诊。尽管此征象在少数情况下出现并有确诊意义，但有引起血栓脱落诱发大出血的危险。主动脉造影也是下一步腔内治疗的准备步骤，为其提供重要评估依据，可于术中进行检查。

4. 消化道钡剂检查　该检查很少能发现瘘口，且可因钡剂残留妨碍其他检查，故对本病诊断价值较低，一般不予采用。

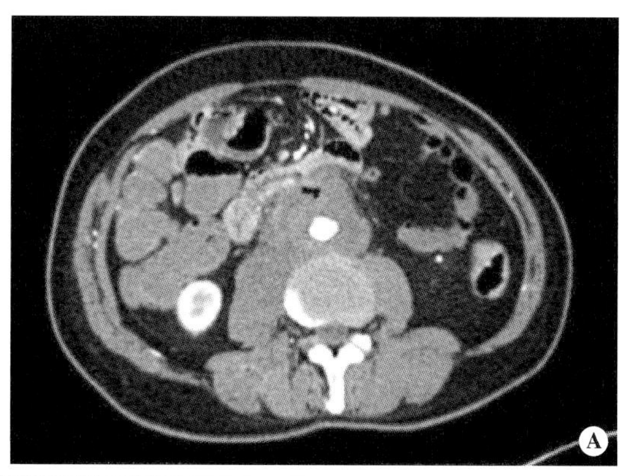

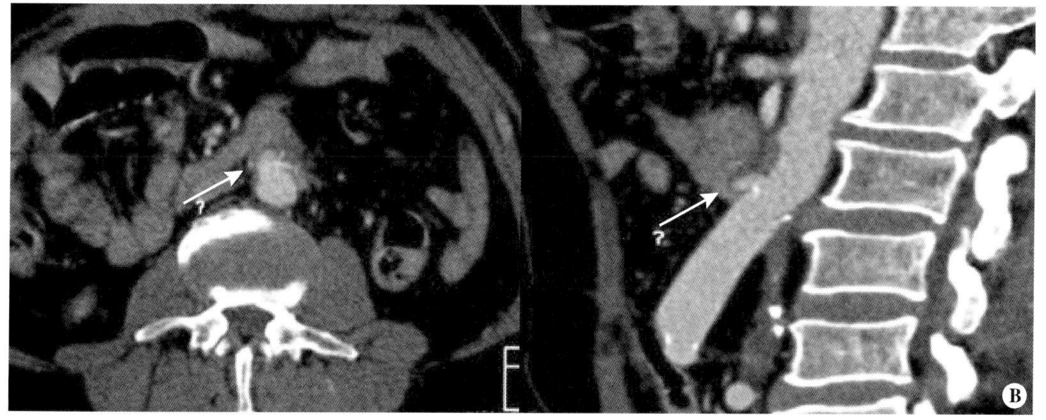

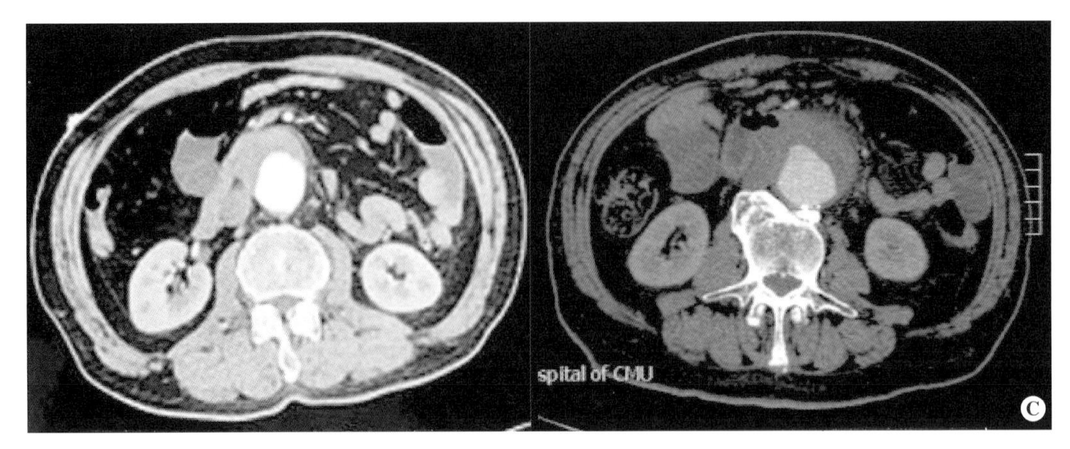

图15-21　腹主动脉瘤-消化道瘘的CT影像

A. 约L_3水平腹主动脉下段可见不规则分叶状稍高密度影环绕，平扫CT值44HU，增强扫描边缘强化，其内分隔强化，局部与邻近下腔静脉、空肠分界不清，与空肠沟通，所在腹主动脉管壁不光滑，可见尖角样突起；B. AAA切除术后近端吻合口假性动脉瘤形成伴十二指肠瘘（箭头所示）；C. CTA显示腹主动脉瘤-消化道瘘

5. 其他　同位素^{99m}Tc及^{111}In标记白细胞及血小板等，可用于辅助诊断。处于出血状态的患者，同位素标记的红细胞扫描有助于诊断。

综上所述，腹部增强CT与CTA检查诊断价值较高，对于任何AAA患者合并消化道出血和（或）感染征象均应考虑本病。条件允许可进行内镜检查，以利于诊断。高度怀疑且病情危急时，应毫不犹豫、积极快速地进行手术治疗，避免贻误最佳抢救时机。

四、治　　疗

原发性AEF如不采取手术治疗，则病死率几乎为100%，手术是治疗方法的金标准。2018～2022年，中国医科大学附属第一医院血管外科手术治疗AAA合并肠瘘患者11例，基本治疗原则是尽快明确诊断与及时急诊手术，近心端预置主动脉阻断球囊控制出血。基本术式为AAA切除、肠修补/造瘘/空肠营养管置入，在彻底清创后局部酌情采用万古霉素、庆大霉素、甲硝唑等撒布、冲洗，采取原位血管移植或解剖外旁路移植术，人工血管预先应用利福平浸泡，术中以带蒂大网膜包裹隔离保护。

对于继发性AEF，如患者无消化道大出血症状，应根据穿刺物或血清细菌培养结果合理选择抗菌药物进行足量、足疗程治疗后，一期手术移除移植物并通过合适的解剖外旁路移植术重建下肢血供。

对于明显消化道出血者，其补液、麻醉、监护及瘤体近远端控制与破裂性AAA的处理基本相同。术前无明显消化道出血者，术中行内镜检查有利于进一步确诊。

妥善控制瘤体近远端后，精巧地将受累的消化管从瘤壁剥离下来。肠管小的瘘口多可横向双层缝合闭锁。若肠管破损严重、血供不良，可考虑切除受累肠段，如十二指肠远端1/4～1/3，然后行端端或端侧吻合。对于AAA及毗邻组织的处理可参考感染性动脉瘤的治疗方法。若无败血症、感染性休克、脓肿形成及局部渗出液革兰氏染色涂片查菌阴性或为低毒力表皮葡萄球菌感染，可考虑行原位血管移植术，酌情预先用抗生素如利福平处理的人工血管、冻存同种异体主动脉及自体深静脉重建远端血供；自体静脉移植物再感染率最低，但可能因口径首先受限需先行缝合重建，增加手术难度与操作时间，且可能遗留下肢深静脉功能不全。应用冻存同种异体主动脉再感染率仅稍低于自体静脉，但可能存在尺寸与形态不匹配，且来源紧缺，尤其急诊条件下难以获取，并可能发生早期与远期退行性改变。即使应用利福平、银离子浸泡预处理人工血管，其再感染率仍稍高。若存在明显感染，患者一般状态较差、免疫力低下，则宜行腹主动脉残端闭锁、腋-双股人工血管旁路移植术。无论采取何种术式，均应取组织做细菌培养加药敏试验后行腹膜后组织充分清创，关腹前充分应用抗生素溶液或吡咯烷酮碘灌洗。必要时可留置腹膜后灌洗装置，术后持续于无菌条件下充分灌洗，据称可较好地防止感染复发。若行原位血管移植术，则应以大网膜等自体组织妥善包裹隔离肠管与移植血管，以防复发。旁路移植手术前应更换手术衣、手套、器械，重新消毒、铺无菌单。

感染性AAA合并主动脉-胃瘘者极为少见，且感染性动脉瘤侵及腹腔干，使其诊疗极为困难。1913年Zypkin首次报道1例尸检证实的梅毒性肾上主动脉瘤合并胃瘘，其后的3例亦均于术前死亡而由尸检证实。直到1998年，Damme VH才成功救治了1例α-溶血性链球菌性感染性AAA合并胃瘘的患者。作者的经验是急诊手术，充分清创，原位血管移植，直接缝闭胃部瘘口。

很多文献报道认为在AEF开放手术时均应早期先将肠管从主动脉上分离开。但也有学者认为将AAA与肠管整块切除能减少污染和移植物感染。另外，使肠道吻合口尽可能地远离人工移植物能进一步降低术后感染和AEF的复发风险。

建议避免用丝线或其他编织缝线以减少假性动脉瘤的形成并仔细用动脉瘤囊壁、腹膜、网膜甚或肌瓣覆盖移植血管和吻合口，单用一段人工血管包被吻合口是无效的，已有发生术后感染的报道。

原发性AEF原位重建后移植物5年通畅率（95%～100%）优于解剖外旁路移植术（50%～80%），但术后移植物感染的发生率较后者要高。另外，解剖外旁路移植术后的AEF患者腹主动脉残端仍有发生破裂的风险。

在原发性AEF中，慢性机械性刺激导致肠管壁和动脉瘤壁发生紧密的粘连，高压力的主动脉血流引起一个单向的瘘口进入肠管，大量的动脉血有助于清洁肠腔。原发性AEF在原位重建移植术后相对较低的移植物感染率可能与此有关。

AEF病死率高，可达56%～82%，多数死于尚未诊断或准备手术时，手术病死率达36%～77%。1958年Mackenzie等首次成功修复了人工移植物与肠道之间的继发性AEF。中国医科大学附属第一医院血管外科曾应用利福平浸泡的人工移植物原位移植治疗主动脉移植物感染的患者，获得了良好的效果。术中用第三代头孢菌素及庆大霉素盐水反复冲洗，抽取脓液行细菌及真菌培养，最后用浓度低的碘伏溶液冲洗创腔，并用含抗生素溶液浸泡创腔，间断缝闭后腹膜，于十二指肠修补处与人工血管近端吻合口之间置入带蒂大网膜。术后给予6周静脉应用抗生素治疗，对于多重耐药菌、假单胞菌属可联合用药，必要时继以口服有效抗生素3～6个月，对于感染严重、致病菌毒力强、以人工血管为移植物原位重建及腔内修复者甚至需要终身口服抗生素。当然，充分的营养与免疫支持是取得较好疗效所必需的。

对于全身状态不佳，不能耐受进一步手术的患者，在切除原移植物及动脉瘤后，也可用Prolene线双重缝合腹主动脉残端，用带蒂大网膜覆盖，最后缝闭双侧髂动脉。腹部手术完成后，可延期完成原位重建或解剖外旁路移植术。

解剖外旁路移植常选择腋-双股动脉旁路移植术或锁骨下-双髂动脉旁路移植术，也有采用左侧腹膜后胸主动脉-股动脉人工血管旁路移植术来重建血运。由于一次完成腹部手术及解剖外旁路移植术的死亡率及致残率较高，因此有学者提出不同手术策略，即先行解剖外旁路移植术，而后切除腹主动脉移植物，以减轻下肢缺血及应激反应，降低致死、致残率。

近年来，通过腔内隔绝术封堵瘘口来治疗AEF逐渐受到重视。腔内治疗具有住院时间短、恢复快、围手术期病死率低等优点，适用于全身情况差、不能耐受大手术的高危患者。当患者血流动力学不稳定，腔内治疗能以对机体损害最小的代价快速控制出血，暂时稳定病情，有利于后期根治性手术的顺利进行，一般适用于感染较轻或无感染的病例。

腔内治疗的近期主要并发症为持续的脓毒血症，而远期再感染问题可能导致手术效果不佳。如果联合广谱抗生素及CT或彩超定位施行腹膜后积液引流术或肠造瘘术使肠内容物转流等方法，也能在相当长时间内控制脓毒症、减轻症状，使危重或不愿手术患者获得生存机会。

综上所述，本病发病率低，早期充分认识和正确诊断十分重要，治疗主张开放手术。本病治疗难度大，必须恰当地把握手术时机，采取正确的术式，而加强围手术期营养支持、抗生素治疗及重要脏器功能监护也是治疗成功的关键。术后主要并发症是感染复发、主动脉残端破裂、解剖外旁路移植物阻塞等，应加强动态随访并采取相应防治措施。

（辛世杰　张赞松）

第七节 腹主动脉瘤合并马蹄肾

马蹄肾（horseshoe kidney，HSK）是最常见的先天性肾脏发育畸形，其发生率约为 0.25%。HSK是先天性畸形融合肾中最常见的一种。Carpi于1522年率先报道该种畸形，但直到1665年，Botallus才首次对它详加描述。马蹄肾在正常人群中发生率为1：（400～1000），男女之比为2：1，两肾下极常在第4腰椎水平的主动脉前方融合成一体，集合系统与输尿管亦向前内侧移位，后者下行于双肾融合的峡部前方。AAA合并马蹄肾罕见，仅占0.12%。研究认为，HSK患者较常人更易患AAA，而HSK伴AAA患者更易出现并发症，故这类患者应尽早干预。据Connelly与Graves FT统计，60%～70%马蹄肾患者存在异常肾动脉供血，马蹄肾血供的主要形式见图15-22。

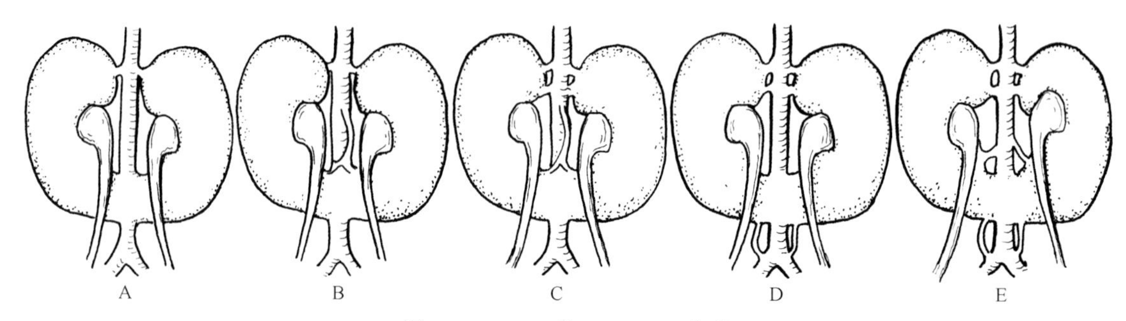

图15-22 HSK的Eisendrath分型

A. HSK的两侧肾脏分别由1条肾动脉供血（20%）；B. HSK的血供分别由2支主要肾动脉及1支分支肾动脉供应肾峡部（30%）；C. HSK的双侧肾实质血供分别由2支主要肾动脉，1支分支肾动脉供应肾峡部（15%）；D. 分别由两支主要肾动脉供应双侧肾实质和多支分支动脉供应肾峡部（15%）；E. 异常起源的多支肾动脉供应肾实质及肾峡部（20%）

在AAA合并马蹄肾的供血动脉中应重点关注3个部分的供血分支：腹主动脉瘤颈近端肾动脉、腹主动脉瘤远端源于髂动脉的分支和源于腹主动脉瘤腔的肾动脉分支。

阻塞1～2支直径＜3mm的异常肾动脉分支，部分患者出现小于20%的肾实质梗死，但并不影响正常肾功能。文献中有个案报道副肾动脉导致AAA腔内修复术后Ⅱ型内漏并致主动脉瘤破裂，故有学者建议造影时发现粗大的、存在明显侧支循环反流且在覆盖区域的副肾动脉，应采用弹簧圈先行栓塞封堵。但也有学者认为这些副肾动脉主要为极少部分肾实质提供侧支循环的终末血管，且大部分病例无Ⅱ型内漏发生，无须特殊处理这部分副肾动脉。

HSK解剖异常及部位主要包括：①肾峡部。HSK的特征为两肾脏内侧融合，在肾脏的任何水平均可发生融合，但以双肾下极多见；融合连接之处称为峡部，峡部85%由肾实质、15%由纤维组织或二者共同组成，其可骑跨于腹主动脉前方或后方，此异常解剖是显露AAA的主要障碍。②肾动脉。HSK肾动脉数量及起源均变异较多，人们也根据上述两点总结出不同分类，Eisendrath分型较为全面，更符合临床实践需要（图15-22）。研究表明，80%的患者存在副肾动脉，并且合并AAA的HSK患者中肾动脉分支的数量平均为3.2支，导致肾区段性缺血。③部分患者输尿管从峡部腹侧通过，且较正常人靠近中线，不但严重影响AAA的显露，并且很容易受到压迫，造成肾积水、尿路结石及继发感染等。上述解剖异常增加了合并HSK的AAA手术治疗的难度。

（一）临床表现

由于马蹄肾常伴发心血管畸形，故该类人群AAA的发病率高于正常人群。马蹄肾与AAA均多见于男性，故在二者并存的病例中，男性明显多于女性，甚至有报告显示男女比例达13：1。

一般而言，2/3合并马蹄肾者存在反复发作的泌尿系统感染、肾结石、肾盂积水等。由于解剖关系，AAA可进一步使肾盂、肾盏、输尿管受压、移位，理论上将增加泌尿系统并发症的发生率。AAA的表现显然存在，尚可因心血管系统异常而有相应表现。

（二）诊断

对于合并马蹄肾的AAA，术前确诊有助于制订相应的治疗方案，减少副损伤，除了结合临床征象外，可酌情采用以下检查。

1. CT　CT检查对此两种病理改变均属于主要诊断方法之一，尤其是螺旋CT三维重建可清楚地显示AAA相关信息，并发现位于瘤体前方的肾脏畸形（图15-23）。目前择期AAA切除术前常规行该检查，使其术前诊断率明显提高。3D-CTA能够清楚地显示HSK与腹主动脉的整体形态和细微解剖结构，可以精确地测量目标血管直径、长度、成角情况，有无血栓、梗死，全面评估肾动脉血供及合并症情况，为临床外科治疗提供解剖学依据。

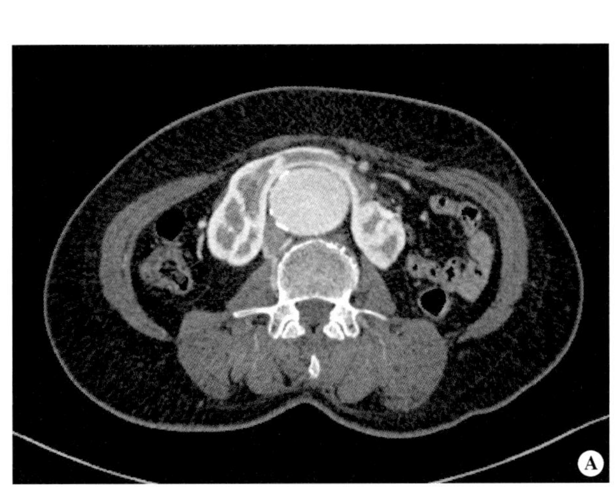

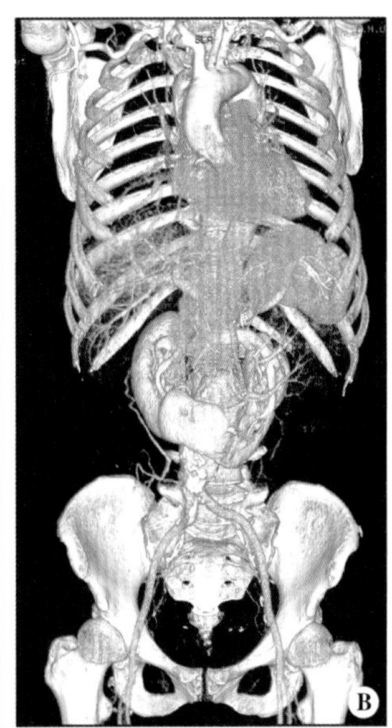

图15-23　合并马蹄肾的腹主动脉瘤

A. 腹主动脉瘤前方有马蹄肾的峡部横跨；B. 同一患者的三维重建影像

2. 腹主动脉-肾动脉造影　通过腹主动脉-肾动脉造影，可全面了解AAA及其毗邻关系，发现主动脉主要分支有无受侵、变异，与其他诊断方法相比特别是有助于掌握马蹄肾的异常供血动脉。建议凡发现合并马蹄肾的AAA，均应做此检查。

3. 静脉肾盂造影　该检查可以清晰地显示马蹄肾的形态及结构，但不能显示AAA的特点。可见肾盂、肾盏、输尿管的长轴呈“倒八”字形。常因输尿管扭曲或受异常供血动脉乃至AAA的压迫而出现肾积水，部分病例则合并泌尿系统结石。

4. 腹部多普勒超声　该检查可发现AAA，双肾下极靠近中线，有低回声区相连，而上极位置基本正常。该检查较方便和价廉，但有一定的漏诊率。对于相对平稳的AAA建议术前常规做CTA检查。

（三）治疗

1956年Julian首次报道了合并马蹄肾的AAA，次年Phelan等首次成功在该病理条件下切除AAA。此后，针对马蹄肾复杂的血管变异、峡部对手术的妨碍，人们为切除动脉瘤并保留肾功能做了大量探索，现已基本形成较固定的诊疗模式。

由于马蹄肾复杂的血管解剖学变异，常使手术难度增加。Falor WH等曾试图以涤纶包裹保护AAA而代替瘤体切除术，该方法治疗AAA早已被摒弃不用。早期行AAA切除术时均切断马蹄肾峡部。随着经验的积累与手术技术的提高，学者们趋向于保留峡部的完整性。

在过去的40年中经腹腔行AAA手术一直居于主导地位，该病理条件下可如处理普通AAA一样完成手术，术中要点：①注意防止损伤双侧肾盂、输尿管，通常适当牵拉马蹄肾即可充分显露控制瘤体近、远端；②如峡部为纤维性结构，亦可考虑切断之以利显露，但应避免切开含有肾实质的峡部，以防引起尿外渗导致移植物致命性感染、出血、肾梗死；③对于起自AAA的异常肾动脉应吻合于植入的人工血管，主动脉分叉部附近的异常肾小动脉亦应尽量保护，必要时重建（图15-24、图15-25）。

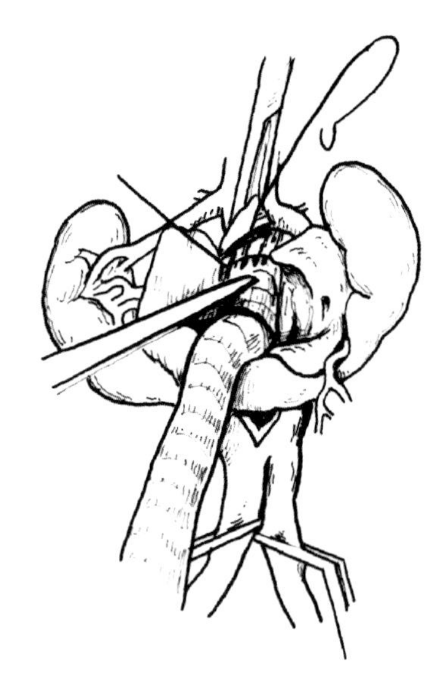

图15-24　切除瘤体腔内移植的人工血管

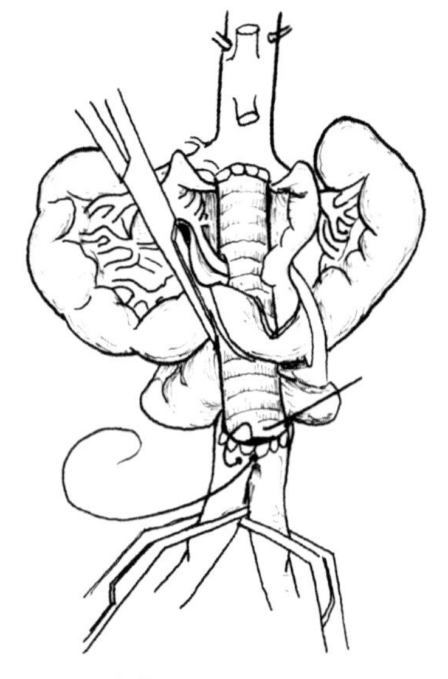

图15-25　源于瘤体的异常肾动脉再植于人工血管

经腹正中切口入路可以很方便地显露HSK及AAA，但HSK峡部通常位于动脉瘤前方，严重影响瘤体暴露及近端瘤颈控制。此时，通常需要切断峡部，因输尿管从峡部腹侧通过，且较正常人靠近中线，手术时易损伤；并且峡部大部分为肾实质组织，切断后可能出现出血、血肿、缺血性肾梗死、区段性肾梗死后尿瘘，甚至致命性的人工血管感染。随着超声刀的应用，操作时的并发症相对减少。

早在1969年，Scott R Jr等即已采取腹膜后入路处理合并马蹄肾的AAA。此后，该方法不断受到一些学者的推崇。左侧腹膜后手术入路因其手术过程最大限度地避免了损伤峡部、输尿管及绝大多数的马蹄肾脉管系统，曾经被认为是手术最佳途径，但不利于显露右侧髂动脉。对于合并AAA破裂者，为尽快控制出血，仍以经腹腔手术为宜。另外，迄今仅见少数应用腹膜后入路手术的报道，且所有源于主动脉的肾动脉均于术中被切断而未与人工血管移植物吻合，但亦未引起肾功能不全等并发症。尽管该术式的疗效仍有待证实，但还有不少学者主张将其用于择期手术。

腔内修复术治疗AAA合并HSK已有多例报道，该方法可以巧妙地克服马蹄肾造成的手术技术困难，若瘤体解剖条件适宜且无较多粗大的肾动脉起源于瘤体，可考虑对择期手术患者行腔内治疗。在肾功能正常时行EVAR治疗，直径≤3mm副肾动脉被覆盖是相对安全的，尽管部分病例术后出现局限性肾梗死，但是未出现肾功能降低。副肾动脉直径＞3mm或者灌注较大体积的肾实质时，可以应用烟囱、分支支架、开窗等技术重建副肾动脉，预防术后肾缺血梗死，而对于相对直径小（≤3mm）的副肾动脉，其远期通畅率不佳，不适宜运用腔内技术重建，且目前临床资料亦证实覆盖小口径副肾动脉是相对安全的。

杂交技术力求将开放手术和腔内修复的优势最大化，优化副肾动脉处理方法及规避峡部所致的解剖障碍。Carnicelli等于2013年首次将该技术用于AAA合并HSK副肾动脉重建，其基本步骤如下：首先通过人工血管旁路移植术重建2支异常起源的副肾动脉（直径均约为5mm），应用涤纶人工血管行右侧髂外动脉与2条副肾动脉吻合，进而行EVAR，这样既避免了覆盖副肾动脉所致的肾梗死、尿漏、感染等并发症，又保留了腔内修复的优势，特别是对有肾功能不全的患者，重建血运有可能改善肾脏缺血，恢复肾功能。

术后最常见的并发症为肾功能不全。据统计，择期手术与伴瘤体破裂而急诊手术者其发生率分别为4%与17%，故围手术期应加强肾功能监护，合理应用抗生素，尤其是合并泌尿系统感染时，以防移植物的致命性感染。

（张赞松）

第八节　腹主动脉瘤合并下腔静脉、左肾静脉畸形

下腔静脉与肾静脉的解剖学变异少见（图15-26），且多不引起临床症状，但由于二者与腹主动脉毗邻，在主动脉外科手术中应慎防其副损伤，以防引起术中难以控制的大出血。

我国文献报道下腔静脉变异发生率为1.4%～4.4%，较其他大血管多见；国外文献则报道双下腔静脉发生率达2.2%～3%，左下腔静脉发生率为0.2%～0.5%。下腔静脉变异相对高发，主要归因于其复杂的胚胎发生过程，在胚胎早期成对的卵黄静脉、脐静脉和主静脉连接于右心房来源的一部分——心管尾侧的静脉窦，三对静脉在胚胎发育过程中演变、退化或保留，最终形成了下腔静脉。下腔静脉肝段源于肝静脉窦及其与右上、下主静脉之间的吻合；肾上段源于右下主静脉；肾段由右下主静脉与上主静脉吻合而成；肾下段则由保留的右上主静脉尾侧演化形成。

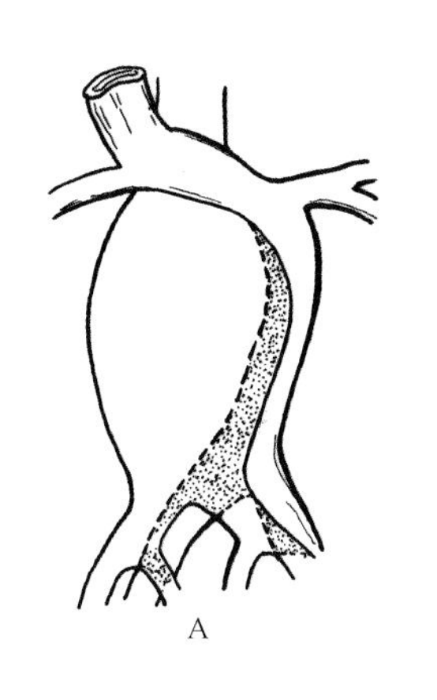

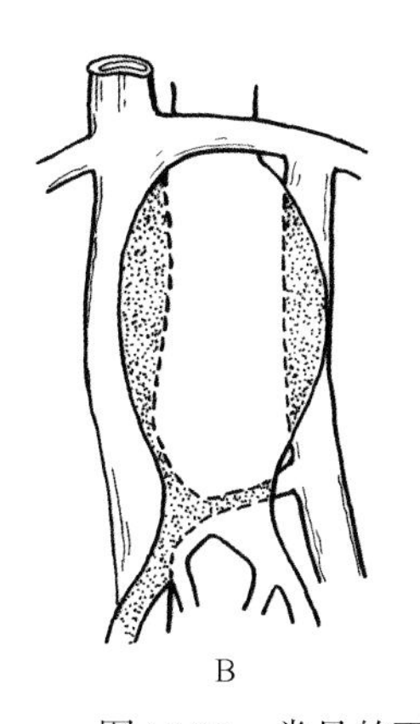

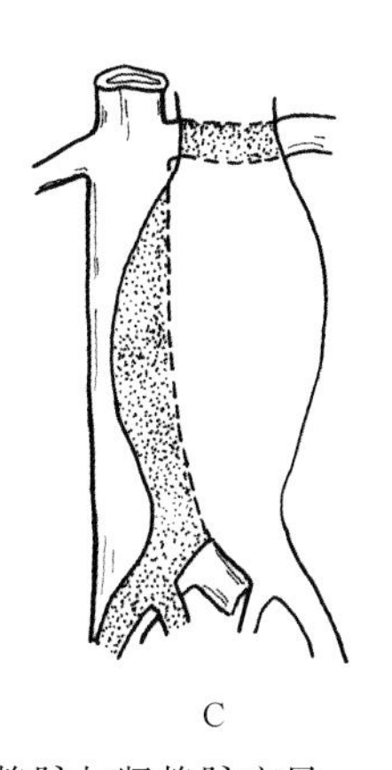

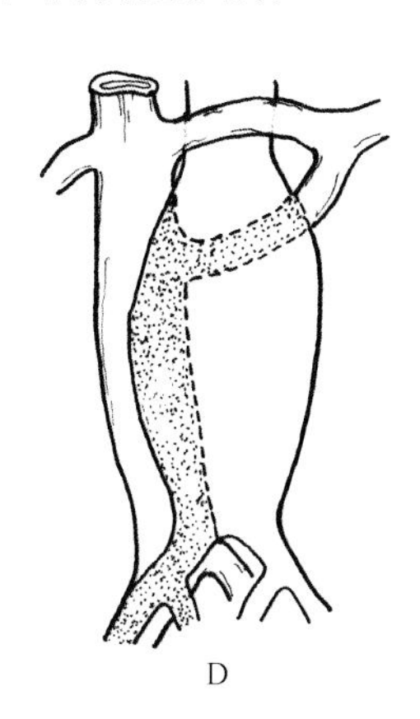

图15-26　常见的下腔静脉与肾静脉变异

A.左下腔静脉；B.双下腔静脉；C.左肾静脉行于瘤颈后方；D."肾领"

双下腔静脉主要发生于下腔静脉肾段以下，左、右腔静脉管径可相等或不等。双侧下腔静脉分别由髂内、外静脉汇成后，沿髂总动脉外侧上行，走行于腹主动脉两侧。在第2腰椎高度，左下腔静脉转向右侧，斜行跨越主动脉前面而与右下腔静脉汇合。二者之间常有横行吻合支相连，较大而恒定的一支起自右下腔静脉，斜向左上方跨过第5腰椎连于左下腔静脉，并有骶中静脉汇入此吻合支。

左下腔静脉相对更为少见，由双侧髂总静脉于第4～5腰椎左侧汇合成后，沿腹主动脉左侧上行，在第3～4腰椎水平收纳左肾静脉，再斜向右上方跨越腹主动脉前方，于第1～2腰椎水平起续为正常下腔静脉。

正常下腔静脉分为肝段、肾上段、肾段及肾下段。奇静脉和半奇静脉分别为右、左腰升静脉的延续。副半奇静脉是半奇静脉终点的延续，于降主动脉后方上升；在主动脉弓水平，约75%左上肋间静脉（引流第2～4肋间静脉）汇入副半奇静脉。左上肋间静脉形成一个静脉弓（半奇静脉弓），在主动脉弓周围向前走行，于近T_3、T_4水平汇入左头臂静脉。左位下腔静脉是下腔静脉位于腹主动脉左侧，为左上主静脉的残留和与之相关的右上主静脉退化结构，通常与左肾静脉汇合，通过主动脉前方汇入右肾静脉，并在此平面形成正常的右位下腔静脉。左下腔静脉伴奇静脉延续由左下腔静脉与半奇静脉吻合所致。奇静脉缺如，半奇静脉经副半奇静脉、左上肋间静脉汇入左头臂静脉，同时可伴主动脉后型右肾静脉。CT一般可显示奇静脉，但仅在存在先天发育异常、上腔静脉或下腔静脉阻塞时才可显示半奇静脉及副半奇静脉。如胚胎期在肾静脉上方的肝下段下腔静脉发育不良，下半身的回心血流只能通过奇静脉或半奇静脉系统回流，其奇静脉或半奇静脉由于血流增加而扩张。这种异常可无相应症状而单独存在，也可伴先天性心脏病和腹部异常（如多脾综合征）。左下腔静脉伴半奇静脉延续需与主动脉夹层动脉瘤相鉴别，后者常有内膜破口及内膜瓣，假腔不与静脉相连是主要鉴别点。

左肾静脉有2支以上者占1%～2.4%。国外文

献报道可有多支肾静脉分别于腹主动脉前后方汇入下腔静脉，即形成所谓“肾领”。若仅统计较大的主动脉后方肾静脉支，“肾领”的发生率达1.5%～8.7%；若将较小的主动脉后方肾静脉支计算在内，“肾领”的发生率可高达16%。主动脉后方左肾静脉的发生率则为1.8%～2.4%。

在AAA手术中，瘤颈的游离阻断是关键步骤之一。上述静脉变异的存在将增加手术难度，若术前未发现此类变异，术中又由于局部解剖关系变化未认识到这一潜在危险，将明显增加意外损伤的危险，导致难以控制的大出血，甚至死亡。Brener BJ统计一组此类病例发现，因未认识到静脉畸形而引起的手术死亡率竟高达10%。这种手术意外更易于发生在因AAA破裂而行急诊手术时，局部的出血更增加了误伤变异静脉的可能性。另外，若存在静脉变异而采取腹膜后入路，将给手术操作带来困难。

有鉴于此，有学者主张术前应注意是否有此类静脉变异的发生。虽然静脉造影仍被视为静脉系疾病诊断的金标准，但目前对择期手术的AAA患者，应用CT血管造影、磁共振血管造影已可准确诊断下腔静脉甚至肾静脉的异常，超声多普勒检查对静脉变异的诊断率亦很高，但受到操作者经验、仪器性能及患者肥胖、腹内积气等因素的干扰，该病诊断时有一定漏诊率。AAA急性破裂者常仅行超声多普勒检查后即行手术治疗，故术中更应提高警惕。

术中游离瘤颈及完成近端吻合时，变异的左下腔静脉和（或）右肾静脉常可妨碍操作，此时轻柔地将其牵向头侧或尾侧即可。若仍难显露，多数情况下可仔细分离左下腔静脉、左髂静脉并结扎腰静脉属支，必要时可考虑切断右肾静脉，即可将左侧下腔静脉牵向右侧后常规完成手术。必要时可切断、结扎左下腔静脉，这也便于游离控制左髂总动脉。

一般而言，左肾静脉是瘤颈的解剖学标志，若术中未见左肾静脉，即应考虑到主动脉后方的左肾静脉；即使瘤体前方存在左肾静脉，亦应考虑到可能存在“肾领”，且腰静脉及其他腹膜后静脉常汇集成复杂的主动脉后方静脉系统。偶尔可见左下腔静脉于主动脉后方行至右侧。目前主张不必对瘤颈行全周游离，但游离其后外侧时仍宜谨慎，以防损伤上述变异静脉。

若术中损伤上述变异静脉，最重要的是保持镇定，迅速用手指、纱布等压迫止血，补充血容量，在清楚显露下，直视修补或考虑行血管结扎术，注意确保肾静脉回流。对于主动脉后方出血，必要时仅能先切断主动脉止血。

（张赞松）

第九节　腹主动脉瘤合并腹内其他疾病

随着AAA发病率的增加，加以诊疗水平的进步，有关AAA合并腹内疾病的报道亦有所增加，但发生率不一。一般认为，生存期超过2年者可考虑处理AAA。

AAA患者常患有需外科手术的胃肠道、肝、胆道等消化系统疾病，其中合并消化系统肿瘤的发病率为0.5%～13.4%，文献提示AAA患者合并结直肠恶性肿瘤的比例为1.3%～5.4%；AAA合并肾癌的患者发病率较低，占肾脏肿瘤的0.1%～3%。目前AAA合并恶性肿瘤的发病率呈上升趋势，这归因于人口老龄化及诊断水平的提高。

尚无证据表明先行AAA手术的短期延误可影响并存恶性疾病的预后；而如先行治疗消化系统疾病，因开腹手术增加胶原酶蛋白水解酶活性，腹腔松动、腹压升高及手术应激引起全身反应（包括一般状态恶化）等因素，术后可能引发AAA的急性破裂导致患者死亡，随着瘤体的增大，其破裂的危险性增加，即使小的AAA也有一定的破裂发生率。因此，若无法同期手术，宜优先处理AAA。

分期手术的主要目的是避免移植物污染，降低手术应激水平。有学者总结了335例择期AAA手术与113例同期处理AAA及腹内疾病手术患者的临床疗效，前者死亡率与并发症发生率分别为2.6%和12.8%，后者则为6.0%和18.5%，二者的差异主要归因于腹内疾病的手术操作。

选择进行同期手术治疗的优点是显而易见的，如避免了多次手术创伤，特别是恶性肿瘤和AAA大都发生在高龄患者，较难耐受多次手术的打击；避免了只实施恶性肿瘤切除手术，没有及时处理

AAA可能破裂的潜在危险；避免了只切除AAA而延误治疗恶性肿瘤的威胁；同时也避免了开腹手术后发生粘连等改变对下一次手术的影响。

在临床决策中，如何确定同期或分期手术，以及分期手术中优先处理哪一种病变，至少应综合考虑以下因素：①并存疾病的良、恶性；②良性病变是否为炎性甚至是感染性；③恶性疾病的预后尤其是患者的预期生存期；④AAA破裂的危险性；⑤患者的手术耐力。一般主张若行分期手术，两次手术间隔以6～8周为宜。

并存的良性疾病中最常见者为合并肾动脉病变引起肾性高血压及肾功能不全，亦可合并肠缺血，需行内脏血管重建，一般同期手术危险性大于分期手术。AAA合并无症状性胆石症者占5%～20%，该类患者若仅行AAA切除术，多数可于后期发生急性胆囊炎。Ouriel K等甚至报道了2例于术后早期发病者，由于手术后症状的掩盖，其诊疗较为困难。有报道在34例同期手术者中，仅1例发生人工移植物感染。尽管有学者提出该类患者胆汁菌培养阳性率达33%而反对同期手术，但多数学者仍建议可在确证无胆囊炎、胆管炎前提下，首先行AAA切除术并妥善保护移植物、缝闭后腹膜，再仔细操作切除胆囊。对于无嵌顿绞窄的腹股沟疝，可常规采取AAA切除术切口，同期行无张力性疝修补成形术，并可应用人工移植物构建补片行疝修补术。中国医科大学附属第一医院曾收治一例AAA合并阑尾囊肿的高难病例，同期行手术治疗AAA和阑尾囊肿（图15-27）。

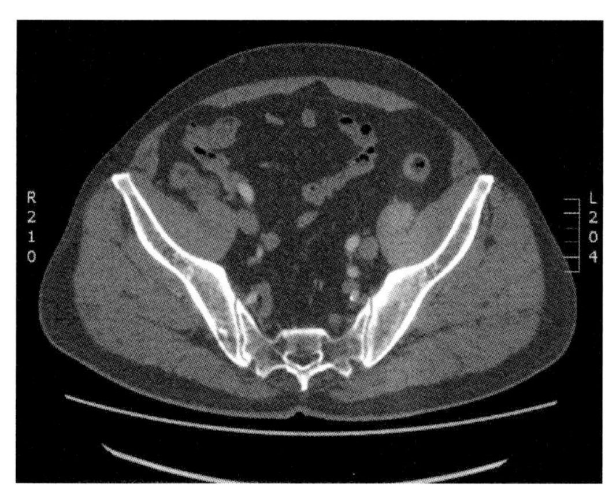

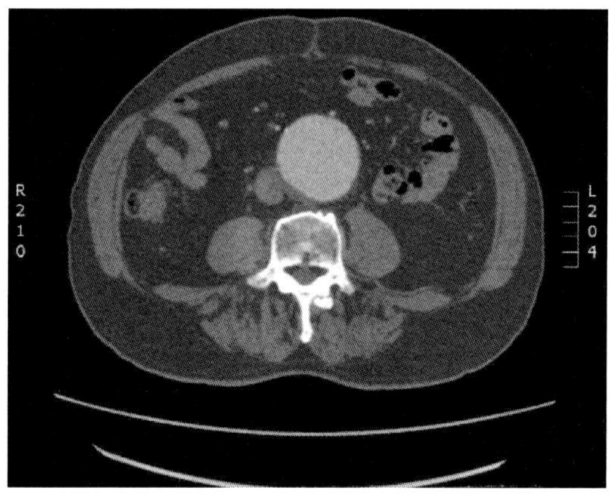

图15-27 AAA合并阑尾囊肿

对于合并的腹膜后恶性肿瘤，如肾细胞癌、恶性淋巴瘤，几乎无可争议地选择同期手术，主要是由于肿瘤与AAA紧密毗邻，按根治术要求行整块病变切除，因而无移植物感染之虞。但若存在全身状况不佳、术前肾功能不良等因素使其手术耐受力下降，并考虑到AAA破裂的灾难性后果，较为稳妥的做法是先行AAA切除术，二期处理肿瘤。

鉴于早期胃癌的较好预后及导致污染的危险性较低，可考虑如处理胆石症一样的同期手术；对于进展期胃癌须行主动脉周围淋巴结廓清术者，应采取术野隔离措施同期手术，即首先经腹膜后入路切除AAA，再经腹切除肿瘤，亦可采取分期手术。

合并结直肠癌的处理争议较多，主张同期手术，分期先切除AAA与分期先切除肿瘤者各约占1/3。一般认为，仅在结直肠癌合并出血、穿孔、严重梗阻等并发症时宜先处理癌肿，否则，均宜首先处理AAA。有报道即使瘤体不大，二者均未引起临床症状，亦应先切除AAA，若先行结直肠癌切除术，则预后不佳，患者多死于动脉瘤相关的并发症，首先处理AAA主要是基于防止瘤体破裂及术中污染的考虑，尤其是对手术中探查才发现的结直肠肿物，由于肠道准备不充分，同期手术导致污染的可能性较大。但可在术中进行临床分期，切取表浅转移结节用于病理诊断以指导后续治疗，同时应注意保持受累区淋巴引流完整。此外，有时术中难以判断病变确切性质，可在术后康复期明确诊断后处理（图15-28）。

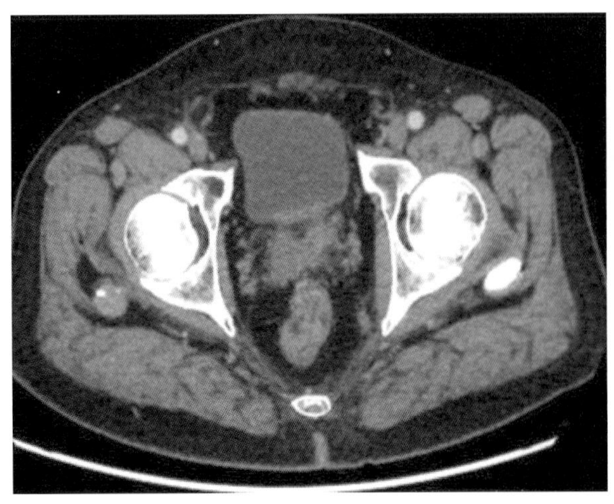
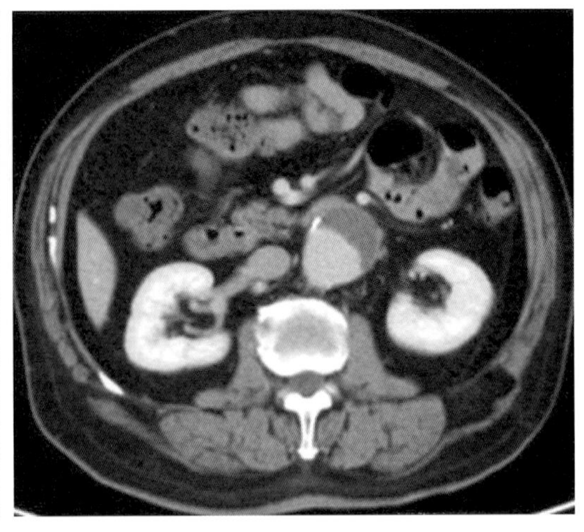

图15-28 AAA合并乙状结肠恶性肿瘤

合并侵袭性膀胱癌者，同期手术疗效并不比分期手术优越。无论分期手术或同期手术，均存在感染的危险性与技术困难。同期手术时移植物被尿液、肠内容物污染的危险性较高。若分期先行膀胱癌手术，不仅有AAA破裂的危险性，且二次行AAA手术可能直接损伤输尿管及用于尿路转流术的肠袢，或破坏其血供；但若先行AAA切除术，当人工血管周围纤维化保护不全时，仍存在移植物污染可能性，且AAA切除术后的腹膜后纤维化粘连将使输尿管分离、盆腔淋巴结廓清等手术操作更加困难。

必须指出，对于恶性肿瘤而言，已有转移者其预期生存期很少超过3.5年，多不适于行AAA切除术。故仅当AAA直径在5cm以上或有症状，同时至少暂时已达到对肿瘤的良好控制，且手术风险较低者才宜考虑手术治疗。

随着手术和麻醉技术的进步及强效抗生素的应用，对AAA合并需要外科手术的消化系统疾病患者主张一期手术的报道日趋增多。综合考虑利弊关系，只要患者全身及局部情况允许，主张一期切除两种病变，术后严重并发症、移植物感染及病死率的增加并不明显。有报道5例AAA合并结肠癌一期手术术后随诊6个月至6年未见人工血管感染，无肿瘤复发。曾有学者提出AAA合并恶性肿瘤者先切除AAA人工血管移植后用原动脉瘤壁覆盖人工血管，游离大网膜固定，并用混有利福平的生物胶封闭移植部位，再行恶性肿瘤切除术。

腔内修复术的有效性和微创性日益得到肯定，尤其适用于合并重要脏器功能不全的高危患者。对于合并需要外科手术的消化系统疾病的AAA患者可在血管腔内治疗后择期利用腹腔镜或开放手术切除消化系统病灶，可在基本避免人工血管感染的同时大大减小手术创伤，以利于患者康复。

EVAR手术明显降低围手术期病死率，同时术后恢复时间短，进而缩短了距离肿瘤手术的时间；EVAR另外一个优势则是不会改变腹腔内解剖结构，降低了肿瘤手术的复杂性。EVAR的使用改善了过去手术顺序选择的困境，在AAA合并消化系统恶性肿瘤治疗中，EVAR组相比而言，住院时间缩短，围手术期并发症降低。协和医院对此类情况均采取分期手术方案，先行EVAR手术的患者，得益于介入治疗的微创，术后恢复快速，缩短距离肿瘤手术的时间，其中手术相隔时间最短的只有数天，而先行胃癌或结直肠癌根治术，存在增加围手术期AAA破裂风险，且距离下次手术时间间隔较长。

在EVAR术中均建议至少保留一侧髂内动脉。Kouvelos等系统总结了24篇文章中254例AAA合并结肠癌患者的资料，结果显示，共有1例术后支架内血栓形成，2例乙状结肠术后肠缺血发生。肠缺血可能因结肠癌根治术后行EVAR手术，导致结肠侧支动脉吻合弓未能及时形成开放有关。因此，此类患者更要注意两种疾病治疗方式之间的相互影响。为了保证肿瘤手术后肠供血，EVAR手术应尽量注意保护肠系膜下动脉、髂内动脉；而肿瘤本身及化疗药物的促凝可能更容易引起支架的血栓形成，因此在监测及预防支架内血栓形成方面应更加积极审慎。

综上所述，若腹主动脉合并其他腹内疾病，优先选择治疗对生命有威胁的疾病、症状较严重的病变被大多数学者推荐，如AAA直径＞5cm、AAA瘤体濒临破裂时要先考虑AAA的治疗；在结直肠癌进展、出现肠梗阻的症状时，不能延误结直肠癌的治疗。全身情况较差，合并消化道恶性肿瘤，判定不能耐受同时手术者，如AAA直径＜6cm，无AAA破裂或濒临破裂者，可先行消化道恶性肿瘤根治术，AAA择期再做处理。对血管条件、经济条件适合者可先行AAA腔内治疗，此后根据患者恢复情况限期行消化系统病变切除术，这对高危患者尤其适合。对肿瘤晚期或伴转移患者一般无法再耐受AAA手术，特别是复杂的AAA手术。除非AAA破裂，不宜行AAA手术治疗。在AAA切除术中意外发现胃肠道恶性肿瘤，或在胃肠手术中意外发现AAA并非罕见，可能一期处理两种病变是一种较好的选择，选择腔内修复AAA可事半功倍。

如果技术条件、AAA解剖形态、经济条件、手术耐受力允许，此类患者均可考虑同期手术，先快速完成动脉瘤腔内修复，再处理腹内伴随疾病。

（张　健　张赞松）

第十节　婴幼儿及儿童腹主动脉瘤

（一）病因

婴幼儿及儿童腹主动脉瘤相当少见，其病因可归纳为以下几大类。

1. 医源性创伤引起　多因行脐动脉置管所致。

2. 先天性疾病　主要继发于主动脉缩窄、瓣膜狭窄等解剖异常或E-D综合征及马方综合征等结缔组织异常，多发病于胸主动脉，多在4～15岁被发现。马方综合征患者的主动脉可见弹性纤维的缺失、排列紊乱及囊状中膜坏死等病理改变。Ⅰ型与Ⅳ型E-D综合征最易合并动脉瘤，Ⅱ型E-D综合征合并动脉瘤亦有报告，病理可见动脉管壁弹性纤维与胶原纤维的缺失及排列紊乱。

3. 创伤　儿童外伤发生假性动脉瘤者有报道，但真性动脉瘤者少。

4. 感染　常与医源性损伤共同作为致病因素，也可因菌血症、感染性栓子栓塞主动脉滋养血管而致病。

5. 动脉炎性病变　如Takayasu病（多发性大动脉炎）、川崎病（Kawasaki disease，KD）病、白塞综合征、结节性硬化、结节性多动脉炎等，常因炎性动脉病变而就诊，临床上相当少见。20%～30%的川崎病患者伴有冠状动脉瘤，并可于髂动脉、主动脉等部位迟发动脉瘤。结节性多动脉炎则可引起整个动脉系统的多发性动脉瘤。

6. 自发性或特发性因素　无明确病因发生真性动脉瘤，未合并其他疾病，动脉本身亦未见中膜囊状坏死、炎症细胞浸润、退行性变等明确的病理改变，少见。

（二）临床表现

婴幼儿及儿童AAA除相关疾病及主动脉瘤的临床表现外，高血压均较常见，主要由于血管炎性疾病累及肾动脉。高血压本身可加速动脉瘤的进展，故应适当对症治疗。对于婴幼儿AAA，因感染与医源性创伤所致者最为常见，也最为凶险危重。虽然感染引起的仅占2.5%，但因新生儿行脐动脉插管而引起的AAA者中80%存在感染因素。此类患者多因心肺功能不良致低氧血症，长期低氧血症将损伤主动脉壁，且导管端对内膜的机械损伤进一步降低了抗感染能力。此外，源于感染性栓子阻塞主动脉滋养血管亦可作为发病机制之一。主动脉瘤形成危险性与留置导管时间呈正相关。导管尖端位于胸主动脉内者更易发病。1962年首先有应用脐动脉插管的报道。直至1970年，由此导致主动脉瘤样退行性变的报道才见世。多数于出生后5周至5年发病，50%以上于出生后6周内发病，80%以上于2岁内发病。胸主动脉瘤可表现为破裂，或无症状而仅于胸部X线片见纵隔阴影。而腹主动脉瘤多表现为高血压或无症状性腹部肿块，少数亦可自发性破裂。血培养时阳性率可达86%，致病菌多为金黄色葡萄球菌。其诊断除提高对本病的认识外，主要依据彩超随诊动态观察。CT、MRA、血管造影则对制订手术方案极有帮助。

（三）治疗

本病的治疗以早期个体化手术为主，他汀类药物、β受体阻滞剂、基质金属蛋白酶抑制剂、血管紧张素转化酶抑制剂、血管紧张素Ⅱ受体拮抗剂、抗血小板药物及非甾体抗炎药等内科手段是手术治疗的重要补充。通常在瘤体破裂风险大于手术风险时，应考虑手术，可参考成人AAA手术指征。

先天性AAA可伴有肾脏发育不良或缺如、肾动脉狭窄和肾血管性高血压。回顾性研究表明，所有非手术治疗成功者均很好地控制了感染及瘤体内血栓滋长蔓延。新生儿及儿童可耐受主动脉血栓形成，即使血栓累及一侧肾动脉，血压亦可用药物、激素控制。如欲行肾切除，可在患儿一般情况稳定后进行。首先应拔除脐动脉插管，强力抗炎支持治疗。尤其对于血培养时阳性者，患感染性动脉瘤的危险明显增加，须加强监护治疗，动态严密随访。若动脉瘤内血栓形成且组织血供良好，可严密观察病情变化；但若主动脉瘤快速增大，引起难以控制的脓毒症或心肺功能不全，即应尽早手术诊治。顺便提及，累及胸主动脉者因瘤体易于破裂，亦应尽早手术。尽量应用体外循环完成修复重建，以增强抗感染能力，并使血管可随患儿生长发育而生长。主要并发症为感染及移植物狭窄，重者可致患儿远端肢体缺血甚至发育不良。

未成年患者的AAA手术应采取高度个体化的方案，尽量采用自体动脉修复重建的方式，如瘤体切除后对端吻合、瘤体侧壁切除局部应用补片修补等。对于感染性动脉瘤强调足量有效的围手术期全身应用抗生素及术中彻底清创。应用静脉移植物者至少有20%继发动脉瘤形成，明显高于成年人组，主要是由于移植过程中静脉壁缺血更为严重。应用人工血管最主要的问题是随着患者的生长发育，将发生移植血管相对狭窄等问题，且终身都有移植物感染的危险，故应尽量选择偏大口径的人工血管，采取间断缝合完成吻合，并应每年随诊直至成人，继而定期随访观察。

（张赞松）

参考文献

段志泉，辛世杰，2006. 动脉瘤. 北京：科学出版社.

段志泉，张平，1999. 腹主动脉瘤//段志泉，张强. 实用血管外科学. 沈阳：辽宁科学技术出版社.

戈小虎，方青波，管圣，等，2012. 感染性腹主动脉瘤诊疗体会. 中国血管外科杂志：电子版，4（4）：229-231.

武睿毅，2020. 腹膜后纤维化（RPF）诊治的研究进展. 复旦学报：医学版，47（1）：47-52.

赵凯华，董瑞生，苏丽丽，2019. 腹膜后纤维化的螺旋CT表现及病理特征分析. 影像研究与医学应用，3（8）：74-75.

Abed H，Ball WR，Stone T，et al，2017. Very late rupture of a post-traumatic abdominal aortic pseudoaneurysm. BMJ Case Rep，2017：bcr2016218356.

Alsusa H，Shahid A，Antoniou GA，2022. A comparison of endovascular versus open repair for ruptured abdominal aortic aneurysm-meta-analysis of propensity score-matched data. Vascular，30（4）：628-638.

Antoniou GA，Juszczak MT，Antoniou SA，et al，2021. Editor's choice-fenestrated or branched endovascular versus open repair for complex aortic aneurysms：meta-analysis of time to event propensity score matched data. Eur J Vasc Endovasc Surg，61（2）：228-237.

Antoniou GA，Koutsias S，Karathanos C，et al，2009. Endovascular stent-graft repair of major abdominal arteriovenous fistula：a systematic review. J Endovasc Ther，16（4）：514-523.

Balduyck B，van Den-Brande F，Rutsaert R，2014. Abdominal aortic aneurysm rupture into a retro-aortic left renal vein. Acta Chir Belg，114（2）：136-138.

Bonardelli S，Cervi E，Nodari F，et al，2012. Lesson learned from early and long-term results of 327 cases of coexisting surgical abdominal diseases and aortic aneurysms treated in open and endovascular surgery. Updates Surg，64（2）：125-130.

Brightwell RE，Pegna V，Boyne N，2013. Aortocaval fistula：current management strategies. ANZ J Surg，83（1-2）：31-35.

Brown K，Robinson D，Bray A，2014. Customized fenestrated endovascular graft repair of abdominal aortic aneurysm with concomitant horseshoe kidney. Vascular，22（3）：193-197.

Buddingh KT，Zeebregts CJ，Tilanus ME，et al，2008. Large neonatal thoracoabdominal aneurysm：case report and review of the literature. J Pediatr Surg，43（7）：1361-1364.

Cappuzzo JM，Knudson KE，Sarin S，et al，2018. Delayed traumatic aortic pseudoaneurysm formation causing vertebral body erosion and back pain：case report and literature review. World Neurosurg，110：232-239.

Carnicelli AP，Doyle A，Singh M，2013. Hybrid repair of

an abdominal aortic aneurysm in a patient with a horseshoe kidney. J Vasc Surg, 57(4): 1113-1115.

Chaikof EL, Dalman RL, Eskandari MK, et al, 2018. The society for vascular surgery practice guidelines on the care of patients with an abdominal aortic aneurysm. J Vasc Surg, 67(1): 2-77.

Chakfe N, Diener H, Lejay A, et al, 2020. Editor's Choice-European Society for Vascular Surgery(ESVS)2020 clinical practice guidelines on the management of vascular graft and endograft infections. Eur J Vasc Endovasc Surg, 59(3): 339-384.

Chihara S, Fujino T, Matsuo H, et al, 2014. Surgical treatment of abdominal aortic aneurysm associated with horseshoe kidney: symphysiotomy using harmonic focus. Ann Thorac Cardiovasc Surg, 20(Suppl): 922-925.

Cullen JM, Booth AT, Mehaffey JH, et al, 2019. Clinical characteristics and longitudinal outcomes of primary mycotic aortic aneurysms. Angiology, 70(10): 947-951.

Davidovic L, Dragas M, Cvetkovic S, et al, 2011. Twenty years of experience in the treatment of spontaneous aorto-venous fistulas in a developing country. World J Surg, 35(8): 1829-1834.

De Rango P, Parlani G, Cieri E, et al, 2012. Paradoxical pulmonary embolism with spontaneous aortocaval fistula. Ann Vasc Surg, 26(5): 739-746.

Dias-Neto M, Castro-Ferreira R, Mani K, et al, 2020. Nationwide analysis of ruptured abdominal aortic aneurysm in portugal(2000-2015). Eur J Vasc Endovasc Surg, 60(1): 27-35.

Doonan RJ, Girsowicz E, Dubois L, et al, 2019. A systematic review and meta-analysis of endovascular juxtarenal aortic aneurysm repair demonstrates lower perioperative mortality compared with open repair. J Vasc Surg, 70(6): 2054-2064.

Dragas M, Davidovic L, Pejkic S, et al, 2010. Aorto-left renal vein fistula is a rare complication of abdominal aortic aneurysm with unique clinical presentation. J Vasc Surg, 52(6): 1658-1661.

Escobar GA, Eliason JL, Hurie J, et al, 2014. Rifampin soaking dacron-based endografts for implantation in infected aortic aneurysms-new application of a time-tested principle. Ann Vasc Surg, 28(3): 744-748.

Faucherre M, Haftgoli-Bakhtiari N, Menth M, et al, 2010. Aorto-venous fistula between an abdominal aortic aneurysm and an aberrant renal vein: a case report. J Med Case Rep, 4: 255.

Guéroult AM, Khan FA, Stather PW, et al, 2020. Long-term outcomes following endovascular aneurysm repair for ruptured abdominal aortic aneurysms. J Endovasc Ther, 27(3): 428-435.

Guo Y, Bai Y, Yang C, et al, 2018. Mycotic aneurysm due to Salmonella species: clinical experiences and review of the literature. Braz J Med Biol Res, 51(9): e6864.

Han Y, Kwon TW, Park SJ, et al, 2018. The results of in situ prosthetic graft replacement for infected aortic disease. World J Surg, 42(9): 3035-3041.

Harris DG, Garrido D, Oates CP, et al, 2016. Repair of ruptured abdominal aortic aneurysm after cardiac arrest. J Vasc Surg, 64(5): 1497-1502.

Jarvis D, Zock JP, Heinrich J, et al, 2007. Cat and dust mite allergen levels, specific IgG and IgG4, and respiratory symptoms in adults. J Allergy Clin Immunol, 119(3): 697-704.

Javerliat I, Goeau-Brissonniere O, Sivadon-Tardy V, et al, 2007. Prevention of staphylococcus aureus graft infection by a new gelatin-sealed vascular graft prebonded with antibiotics. J Vasc Surg, 46(5): 1026-1031.

Kawai N, Sato M, Tanihata H, et al, 2010. Repair of traumatic abdominal aortic pseudoaneurysm using N-butyl-2-cyano-acrylate embolization. Cardiovasc Intervent Radiol, 33(2): 406-409.

Kontopodis N, Galanakis N, Antoniou SA, et al, 2020. Meta-analysis and meta-regression analysis of outcomes of endovascular and open repair for ruptured abdominal aortic aneurysm. Eur J Vasc Endovasc Surg, 59(3): 399-410.

Korkut AK, Arpinar E, Yasar T, et al, 2000. Primary aortoduodenal fistula complicated by abdominal aortic aneurysm. J Cardiovasc Surg(Torino), 41(1): 113-115.

Lau H, Chew DK, Gembarowicz RM, et al, 2001. Secondary aortoduodenal fistula. Surgery, 130(3): 526-527.

Lin Ch, Hsu Rb, 2014. Primary infected aortic aneurysm: clinical presentation, pathogen, and outcome. Acta Cardiol Sin, 30(6): 514-521.

Matsumoto T, Matsuda D, Honma K, et al, 2015. One-stage procedure for concomitant abdominal aortic aneurysm and gastric cancer. Anticancer Res, 35(12): 6909-6912.

Mehall JR, Saltzman DA, Chandler JC, et al, 2001. Congenital abdominal aortic aneurysm in the infant: case report and review of the literature. J Pediatr Surg, 36(4): 657-658.

Mell MW, Starnes BW, Kraiss LW, et al, 2017. Western Vascular Society guidelines for transfer of patients with ruptured abdominal aortic aneurysm. J Vasc Surg, 65(3): 603-608.

Oderich GS, Bower TC, Hofer J, et al, 2011. In situ rifampin-soaked grafts with omental coverage and antibiotic suppression are durable with low reinfection rates in patients with aortic graft enteric erosion or fistula. J Vasc Surg, 53(1): 99-107.

Orion KC, Beaulieu RJ, Black JH 3rd, 2016. Aortocaval fistula: is endovascular repair the preferred solution? Ann Vasc Surg, 31: 221-228.

Oxelius VA, 2008. Immunoglobulin constant heavy G subclass chain genes in asthma and allergy. Immunol Res, 40(2): 179-191.

Rachel CR, Mcmurray R, Criman E, et al, 2016. Primary aortoduodenal fistula: a rare entity with lethal effects. BMJ Case Rep, 2016: bcr2016217001.

Rossi GM, Rocco R, Accorsi BE, et al, 2017. Idiopathic retroperitoneal fibrosis and its overlap with IgG4-related disease. Intern Emerg Med, 12(3): 287-299.

Salsamendi J, Pereira K, Rey J, et al, 2016. Endovascular coil embolization in the treatment of a rare case of post-traumatic abdominal aortic pseudoaneurysms: brief report and review of literature. Ann Vasc Surg, 30: 310.e1-8.

Schmitz-Rixen T, Keese M, Hakimi M, et al, 2016. Ruptured abdominal aortic aneurysm-epidemiology, predisposing factors, and biology. Langenbecks Arch Surg, 401(3): 275-288.

Soares FR, Gomes ON, Oliveira-Pinto J, et al, 2018. Review on management and outcomes of ruptured abdominal aortic aneurysm in women. J Cardiovasc Surg(Torino), 59(2): 195-200.

Sörelius K, Budtz-Lilly J, Mani K, et al, 2019. Systematic review of the management of mycotic aortic aneurysms. Eur J Vasc Endovasc Surg, 58(3): 426-435.

Sörelius K, di Summa PG, 2018. On the diagnosis of mycotic aortic aneurysms. Clin Med Insights Cardiol, 12: 1179546818759678.

Sorelius K, Mani K, Bjorck M, et al, 2014. Endovascular treatment of mycotic aortic aneurysms: a European multicenter study. Circulation, 130(24): 2136-2142.

Sorelius K, Wanhainen A, Furebring M, et al, 2016. Nationwide study of the treatment of mycotic abdominal aortic aneurysms comparing open and endovascular repair. Circulation, 134(23): 1822-1832.

Sorelius K, Wanhainen A, Mani K, 2020. Infective native aortic aneurysms: call for consensus on definition, terminology, diagnostic criteria, and reporting standards. Eur J Vasc Endovasc Surg, 59(3): 333-334.

Tanaka T, Masumori N, 2020. Current approach to diagnosis and management of retroperitoneal fibrosis. Int J Urol, 27(5): 387-394.

Uchida N, Katayama A, Tamura K, et al, 2012. In situ replacement for mycotic aneurysms on the thoracic and abdominal aorta using rifampicin-bonded grafting and omental pedicle grafting. Ann Thorac Surg, 93(2): 438-442.

Veraldi GF, Tasselli S, De Manzoni G, et al, 2006. Surgical treatment of abdominal aortic aneurysm with concomitant renal cell carcinoma: a single-centre experience with review of the literature.J Cardiovasc Surg, 47(6): 643-649.

Wanhainen A, Verzini F, Van Herzeele I, et al, 2019. Editor's choice-European Society for Vascular Surgery(ESVS) 2019 clinical practice guidelines on the management of abdominal aorto-iliac artery aneurysms. Eur J Vasc Endovasc Surg, 57(1): 8-93.

Ye C, Yin H, Lin Y, et al, 2012. Abdominal aorta aneurysms in children: single-center experience of six patients. Ann Thorac Surg, 93(1): 201-205.

第十六章 主动脉夹层动脉瘤

主动脉夹层（aortic dissection，AD）指主动脉腔内的血液从主动脉内膜撕裂处进入主动脉中膜，使中膜分离，沿主动脉长轴方向扩展形成主动脉壁的真、假两腔分离状态，是一种具有年龄、性别特征的、危及生命的高病死率心血管疾病。Stanford分型将急性AD分为A型和B型。其中B型AD是指原发口位于左锁骨下以远，累及主动脉弓降部、腹主动脉或更远节段动脉。B型AD通常分为超急性期（≤24小时）、急性期（1～14天）、亚急性期（15～90天）和慢性期（＞90天）。少数急性AD发病时即出现瘤样扩张，绝大多数急性AD在接受保守治疗后期，尽管血压得到了控制，症状缓解，但20%～60%的病例会发展为B型主动脉夹层动脉瘤（aortic dissecting aneurysm，ADA）；另外，ADA也常见于TEVAR术后，因TEVAR的一期治疗更关注于胸主动脉近端病变，特别是要封堵原发破口，降胸主动脉远段及其以远的主动脉病变一般不在一期处理，大部分患者术后完成主动脉重塑，其中有13.4%～62.5%的患者支架以远的主动脉发生不同程度的动脉瘤样扩张，即ADA形成，导致主动脉破裂风险显著增加。

（一）病理及病理生理

ADA的形成是一个长期的过程，可持续数年。该过程通常累及胸、腹主动脉，且伴有广泛的主动脉重塑，会导致夹层内膜片的纤维性僵硬并增加继发动脉瘤的治疗难度。由于主动脉壁的纵向撕裂导致夹层假腔壁的薄弱，是ADA形成的病理基础。诱发ADA形成相关的危险因素包括初始假腔直径和假腔的通畅程度；研究发现，假腔在近端降主动脉的初始直径≥2cm可预测动脉瘤的形成；在虚拟模型中，假腔通畅性尤其是部分假腔血栓形成，被认为是动脉瘤形成和晚期不良结局的独立预测因素。

（二）临床表现与诊断

大多数ADA患者存在相关症状，主要表现为沿动脉瘤扩张区域的胸背部、腰腹部不适及疼痛。动脉瘤扩张可以对邻近的脏器或组织产生压迫症状。压迫喉返神经或迷走神经可以导致声带麻痹、声音嘶哑，压迫肺动脉可以导致肺动脉高压、肺水肿，压迫食管可以导致吞咽困难，压迫支气管可以导致呼吸困难，压迫胃、十二指肠可以导致相应的上腹饱腹感或胃潴留等。影像学检查是诊断ADA的手段，其中以增强CT扫描最常用。全程主动脉至髂股动脉的CT扫描及三维重建能准确地诊断出AD基础上动脉扩张成瘤的位置、范围、扩张程度、脏器分支动脉受累情况等。

（三）手术适应证

ADA治疗指征一直存在争议，也是国际上关注的热点问题。在治疗指征方面，指南和共识推荐的干预指征包括：①夹层动脉瘤＞5cm，每年增大速度＞5mm；②内脏器官灌注不良；③难以控制的高血压或反复胸背痛和腹痛；④夹层动脉瘤濒临破裂或已破裂。对于无合并症的稳定ADA是否应积极行腔内治疗干预，目前仍有争议。以往的专家共识认为，药物是无合并症慢性AD的最佳治疗方案，包括INSTEAD等在内的研究也显示药物治疗在无症状ADA中的作用。然而，研究显示保守治疗的慢性AD患者有近50%会发生胸主动脉段或胸腹主动脉段假腔的瘤样扩张，稳定无合并症的慢性AD患者的主动脉每年也会平均扩张3.3mm。主动脉扩张将会增加主动脉破裂及相关并发症的风险，一旦主动脉直径超过6cm，假腔的破裂率将达30%。因此，近年来国内外专家提出对于假腔瘤样扩张发生风险较高的亚组，即使属于稳定性夹层也应积极进行干预。2020年欧洲众多学会的专家共识建议对高风险的慢性B型AD亚组行择期的TEVAR，并提出高危亚组的特征包括原发破口位于小弯侧、原发破口＞10mm、假腔直径＞25mm和总主动脉直径＞40mm。对于暂时处于稳定状态的非复杂的ADA是否需要手术干预仍存在争议。多数ADA通过药物治疗仍难以使夹层管壁达到很好的重塑，主要破口持续存在，假腔持续通畅或逐渐部分血栓化，远期极少数假腔能完全血栓化，假腔将出现不可避免的瘤样扩张，因此应尽早对ADA行积极干预。INSTEAD研究也显示，TEVAR术后主动脉重塑率远远高于药物保守治疗。

（四）治疗策略

ADA的治疗主要包括开放手术和腔内手术，开放手术依然是目前的首选。然而，随着TEVAR技术的飞速发展，已在诸多主动脉病变治疗中得到广泛应用，TEVAR已成为B型ADA一期手术的重要选择。但TEVAR对于B型ADA的有效性存在争议。慢性AD漂浮内膜显著变硬、增厚、纤维化，其活动度较急性期显著降低，同时主动脉外径显著增大，在TEVAR术后其漂浮的内膜片难以像急性AD的内膜片容易在术后与主动脉壁贴合，导致较大的间隙留存；再者，降主动脉远端真、假腔之间的多发破口在慢性期已经相对稳定，TEVAR术后假腔内大部分或完全血栓形成的发生概率较低。腔内治疗慢性B型AD 30天总死亡率为3.2%；而其他报道的神经系统并发症发生率为0～9%，因而就早期死亡率和并发症发生率而言，标准的TEVAR结果优于开放手术。TEVAR对局限于胸主动脉的ADA是可行的，但术后整个假腔完全血栓形成并不多见，这主要是由于主动脉内膜片的强度增加限制了主动脉重塑的可能性。在这种情况下，一部分患者远端会发生假腔瘤样扩张。IRAD研究甚至发现有高达62.7%的扩张率，并导致患者出现如假腔动脉瘤形成、真腔重塑不良引起的慢性缺血症状，部分患者还会出现腰部不适等症状。因此，慢性AD/ADA常需要同时封闭近端和远端破裂口，需要更加个体化的腔内治疗方法。

（五）破裂口的封堵

将ADA的所有破口尽可能地封堵有利于促进ADA瘤腔内血栓形成及主动脉形态的重塑，避免中远期病情进展导致的夹层动脉瘤破裂。但AD远端破口数量多，且多位于内脏动脉附近，甚至位于分支动脉内，较为隐匿，导致封堵破口的难度增加。研究表明，假腔血栓化程度与覆膜支架的覆盖长度有关，覆膜支架可延伸覆盖至腹腔干开口近端或假腔供血的节段动脉开口近端。理论上支架覆盖长度的增加会增加截瘫的风险，故在实际操作中需评估支架广泛覆盖的收益及其潜在的脊髓缺血风险。保留左锁骨下动脉和髂内动脉、进行预防性脑脊液引流、采用短段支架间断置入和分期治疗等策略有助于降低截瘫发生的风险，事实上相关文献报道ADA的腔内治疗中很少发生脊髓缺血。

（六）开窗与分支支架技术

ADA主要累及升主动脉、主动脉弓部和腹主动脉区域。很多情况下需要弓上分支和腹主动脉分支的重建。由于目前国内尚无主动脉弓上和腹主动脉分支成品支架（除左锁骨下动脉单分支），很多中心开展了去分支杂交手术、自开窗分支动脉重建等技术，既封堵ADA破口，同时保障重要分支供血。开窗和分支支架对于动脉粥样硬化胸腹主动脉瘤的有效结果和持久性已得到证实。与退行性胸腹主动脉瘤不同，ADA由假腔引起的分支动脉和僵硬的夹层内膜片限制了TEVAR的效果，但开窗/分支支架技术在夹层动脉瘤治疗中同样有很多优势，当然也存在诸多挑战。主动脉弓上三分支的开窗及重建技术中，左锁骨下动脉开窗已经日趋成熟，其中上海微创公司推出的Castor单分支支架被广泛应用于重建左锁骨下动脉。也有很多中心采用原位开窗技术或预开窗技术对主动脉主体支架进行开窗和分支重建，已经从单一左锁骨下动脉拓展到左颈总动脉甚至头臂干的三分支全腔内的ADA修复。图16-1中显示的是中国医科大学附属第一医院血管外科采用Gore C-TAG主体支架联合左颈总动脉和左锁骨下动脉原位开窗对累及弓部的ADA进行双开窗及分支动脉重建。

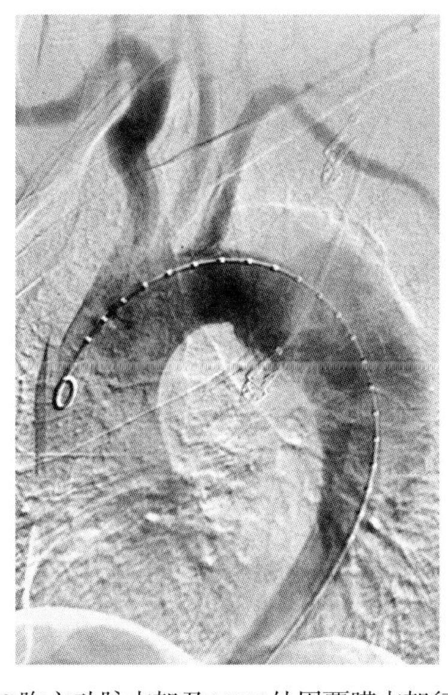
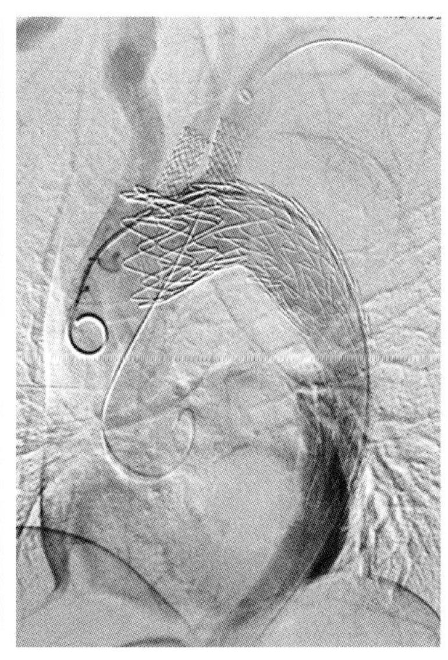

图16-1 采用Gore C-TAG胸主动脉支架及VBX外周覆膜支架行慢性ADA左颈总动脉及左锁骨下动脉原位开窗及分支动脉重建

ADA累及腹主动脉区域的治疗同样比较复杂。首先是主动脉夹层/动脉瘤狭窄的真腔，随着狭窄真腔的扩大，内脏分支动脉的解剖学特征也会随之改变。对于真腔狭窄的处理，可以通过球囊扩张、Cheesewire技术、真腔内破膜、预置支架支撑等方法增加真腔利用空间。分支支架及延伸支架对于重建内脏分支动脉很重要，但需要相对较多的空间。另一个技术挑战是源自假腔的内脏分支，为了准确地通过真腔选择进入源自假腔的目标血管，必须对厚而硬的慢性夹层内膜片进行穿孔。目前可使用的工具包括带有可加硬尖端的导丝、导丝的尾端、带有导向护套支撑的导丝，也可应用针头、经颈静脉肝内穿刺器械RUPS-100（美国 Cook 公司）等。很多中心根据ADA的病变特点，巧妙地利用现有支架进行自开窗及分支支架的置入，或应用成品的分支支架如G-Branch等，对ADA的治疗进行了大量的探索并积累了大量成功的经验。

（七）其他技术

2006年由Nienaber等正式命名的TEVAR联合裸支架技术，即Petticoat技术。该技术扩大了真腔，但如果远端破口未得到治疗，可能会增加ADA相关的风险。很多中心在假腔内填塞栓塞材料，促进假腔血栓形成，减少ADA形成的风险，可用材料包括弹簧圈、封堵器、滤器、可分离球囊、髂动脉封堵器等。Hofferberth等提出源自PETTICOAT的STABILISE技术，通过破坏初始夹层内膜片来创建单个管腔，植入支架后远端回流被阻断。Kölbel等采用内膜破裂的Knickbocker技术将超大尺寸的移植物放置在狭窄的真腔中，以引起内膜瓣破裂，从而阻止远端回流进入假腔。也有中心采用平行支架技术，即多个支架平行使用以重建重要脏器分支，可细分为“烟囱”“潜望镜”“三明治”技术。也有中心采用真腔-假腔-真腔多分支连接技术，即支架近端位于胸主动脉真腔，将一个分支放置在假腔内以利用假腔的空间，一个分支在真腔内，行内脏区发自真腔或假腔各个分支动脉的重建，真假腔血管支架最终将连接到髂动脉真腔内，实现真假-真腔血流灌注。

总之，ADA多形成于急性AD保守治疗的慢性期及TEVAR治疗后期，治疗适应证的选择及治疗方法存在很大争议。ADA的治疗目标是完全隔绝假腔，其中腔内治疗是开放手术的可替代选择。累及内脏分支动脉的ADA治疗相对复杂，需联合采用多种技术，中远期疗效有待观察。

（张 健）

参考文献

Coady MA，Ikonomidis JS，Cheung AT，et al，2010. American Heart Association Council on Cardiovascular Surgery and Anesthesia and Council on Peripheral Vascular Disease. Surgical management of descending thoracic aortic disease：

open and endovascular approaches: a scientific statement from the American Heart Association. Circulation, 121(25): 2780-2804.

Czerny M, Pacini D, Aboyans V, et al, 2021. Current options and recommendations for the use of thoracic endovascular aortic repair in acute and chronic thoracic aortic disease: an expert consensus document of the European Society for Cardiology(ESC) Working Group of Cardiovascular Surgery, the ESC Working Group on Aorta and Peripheral Vascular Diseases, the European Association of Percutaneous Cardiovascular Interventions(EAPCI) of the ESC and the European Association for Cardio - Thoracic Surgery (EACTS). Eur J Cardiothorac Surg, 59(1): 65-73.

Fattori R, Cao P, Rango PD, et al, 2013. Interdisciplinary expert consensus document on management of type B aortic dissection. J Am Coll Cardiol, 61(16): 1661-1678.

Fattori R, Montgomery D, Lovato L, et al, 2013. Survival after endovascular therapy in patients with type B aortic dissection: a report from the International Registry of Acute Aortic Dissection(IRAD). JACC Cardiovasc Interv, 6(8): 876-882.

Hofferberth SC, Nixon IK, Boston RC, et al, 2014. Stent assisted balloon-induced intimal disruption and relamination in aortic dissection repair: the STABILISE concept. J Thorac Cardiovasc Surg, 147(4): 1240-1245.

Kölebel T, Carpenter SW, Lohrenz C, et al, 2014. Addressing persistent false lumen flow in chronic aortic dissection: the knickerbocker technique. J Endovasc Ther, 21(1): 117-122.

Nienaber CA, Kische S, Zeller T, et al, 2006. Provisional extension to induce complete attachment after stent -graft placement in type B aortic dissection: the PETTICOAT concept. J Endovasc Ther, 13(6): 738-746.

Nienaber CA, Rousseau H, Eggebrecht H, et al, 2009. INSTEAD Trial. Randomized comparison of strategies for type B aortic dissection: the INvestigation of STEnt Grafts in Aortic Dissection(INSTEAD) trial. Circulation, 120(25): 2519-2528.

Nordon IM, Hinchliffe RJ, Loftus IM, et al, 2011. Management of acute aortic syndrome and chronic aortic dissection. Cardiovasc Intervent Radiol, 34(5): 890-902.

Stern JR, Cafasso DE, Schneider DB, et al, 2018. Totally percutaneous fenestration via the "Cheese -wire" technique to facilitate endovascular aneurysm repair in chronic aortic dissection. Vasc Endovascular Sur, 52(3): 218-221.

Sueyoshi E, Sakamoto I, Hayashi K, et al, 2004. Growth rate of aortic diameter in patients with type B aortic dissection during the chronic phase. Circulation, 110(11 Suppl1): II256-II261.

Tsai TT, Trimarchi S, Nienaber CA, 2009. Acute aortic dissection: perspectives from the International Registry of Acute Aortic Dissection(IRAD). Eur J Vasc Endovasc Surg, 37(2): 149-159.

Zeng Z, Zhao Y, Wu M, et al, 2020. Endovascular strategies for post-dissection aortic aneurysm(PDAA). J Cardiothorac Surg, 15(1): 287.

Zhang S, Chen Y, Zhang Y, et al, 2018. Should the distal tears of aortic dissection be treated? The risk of distal tears after proximal repair of aortic dissection. Int J Cardiol, 261: 162-166.

第十七章 全主动脉置换术

一、概　　述

全主动脉置换术即从主动脉环至双侧髂动脉分叉处的主动脉置换术。自从1955年DeBakey及其助手成功完成了第一例主动脉瘤破裂修复术，近年来随着手术推广，手术技巧、麻醉管理、体外循环技术、术后监护水平、抗凝血药物甚至人工材料得到改进，帮助外科医师克服过去难以逾越的屏障，显著提高了全主动脉置换术的安全性。

20世纪80年代初Crawford在治疗一例中膜退行性病变患者时完成了第一例全主动脉置换术。这例手术是分期完成的，1980年第一次手术置换了主动脉瓣、升主动脉和主动脉弓；1981年第二次手术又置换了其余的主动脉。据Crawford等报道，53例行全主动脉置换术患者中早期病死率为8%（n=4），晚期病死率为21%（n=11）。同时强调这样的手术无论是一期还是二期完成，由于其严重的创伤性及相关的并发症，都可能使患者不能耐受。由于全主动脉瘤外科治疗的金标准尚未确立，因此当主动脉瘤累及胸主动脉或整个胸腹主动脉时，通常进行全或次全主动脉置换术。一些外科医师已经使用分期象鼻技术来替换受损的主动脉。但某些情况下效果仍然不令人满意，二期手术病死率可高达20%，分期手术增加了手术间歇期的死亡风险。

近几年，脑和脊髓保护技术的进步和停循环技术的不断提高为全主动脉置换术奠定了基础。2014年Chang等报道了21例行一期全或次全主动脉置换术的患者，早期病死率为4.8%（1/21），1例死于肾衰竭和多器官功能衰竭，无一例患者术后出现脊髓损伤。这表明目前全主动脉置换术已有长足进步。尽管全主动脉置换术的早期结果令人满意，但患有马方综合征患者的长期存活率仍欠满意。

二、全主动脉置换术的适应证

临床上，广泛的（全程的）弥漫主动脉病变并非少见。各种致命的主动脉病变均可采取手术治疗。

动脉粥样硬化、马方综合征、闭合性损伤等均可引起主动脉夹层动脉瘤。DeBakey Ⅰ型主动脉夹层动脉瘤患者，尤其是马方综合征患者，如其病情危重，可广泛累及胸腹主动脉。早期人们对于局限的主动脉夹层动脉瘤行单纯切除，其后通过对这些患者的长期随访观察表明，残余主动脉瘤再形成和随后破裂及其他相关疾病是此类患者晚期的最常见死因，由此可见，此类患者应行全主动脉置换术。对死亡患者的病理解剖研究表明，68%主动脉内膜的撕裂部位在升主动脉，主动脉弓为10%，绝大多数患者的主动脉夹层都会累及整个主动脉。随着对疾病认知的提高和诊断设备的更新，对主动脉疾病的诊断技术已有质的飞跃。早期主要检查方法是主动脉造影，随着CT的应用和发展，目前已有三维螺旋CT，甚至是超高速CT及MRA，而且经食管心脏超声已广泛使用，显著提高了此类疾病的诊断率。

巨大主动脉综合征和多发性主动脉瘤也是全主动脉置换术的适应证。Crawford等报道多于半数的病例病变都会累及主动脉的多个节段，所以治疗此类主动脉病变的方式应是置换全主动脉。Svensson等报道瓣膜病变、动脉瘤和假性动脉瘤均可引起马方综合征患者死亡，患者病死率达39%。因此，学者认为如果主动脉瘤的直径＞5cm，为防止主动脉瘤破裂和主动脉夹层形成，应行预防性主动脉置换术。另外，大动脉炎亦可引起弥漫性主动脉狭窄或扩张成瘤，有时也需要行主动脉置换术。同样欧洲心脏病学会（ESC）主动脉疾病的诊断和治疗指南认为：①对于胸主动脉瘤（局限性）推荐紧急手术（Ⅰ，C）；②对于马方综合征建议主动脉根部需要外科干预的最大升主动脉直径超过45～50mm（Ⅱa，C）；③对于无弹性组织疾病的其他患者，建议对最大升主动脉直径≥55mm者考虑外科干预（Ⅱa，C）；④降主动脉瘤患者病变处最大直径≥60mm且TEVAR技术暂不可行时，可考虑手术治疗（Ⅱa，C）；⑤伴有主动脉瓣二瓣化畸形的患者，外科干预的标准为直径≥50mm（Ⅱa，C）。

三、手术方法

全主动脉置换术有3种不同的手术方法。

1. 非预期的分期手术 适用于动脉瘤形成和残存主动脉夹层的患者。

2. 预期的分期手术 通常分两步完成。首先经胸骨正中切口完成象鼻技术的主动脉弓置换，伴或不伴主动脉根置换，然后经胸腹联合切口完成胸腹主动脉的置换。该手术主要用于风险较低的马方综合征伴DeBakey Ⅰ型主动脉夹层患者。

3. 同期全主动脉置换 该手术方法只能用于极少数不能接受再次手术的患者。迄今为止，这仍是血管外科的一大挑战，尤其对需要主动脉根置换的患者。手术风险极大，病死率高。图17-1和图17-2是次全和全主动脉置换的模式图，下面详细介绍同期手术和分期手术。

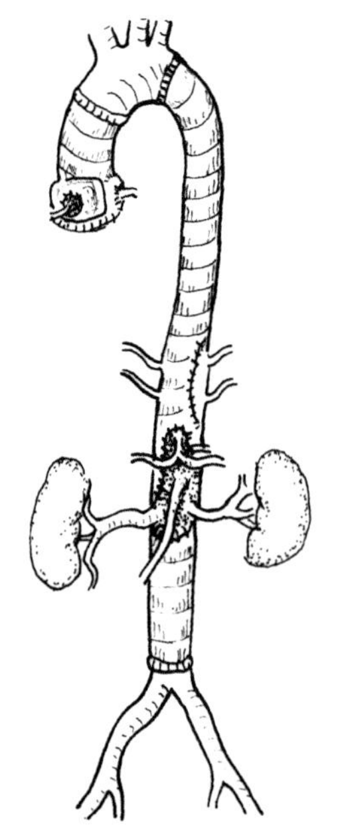

图17-1 次全主动脉置换的模式图

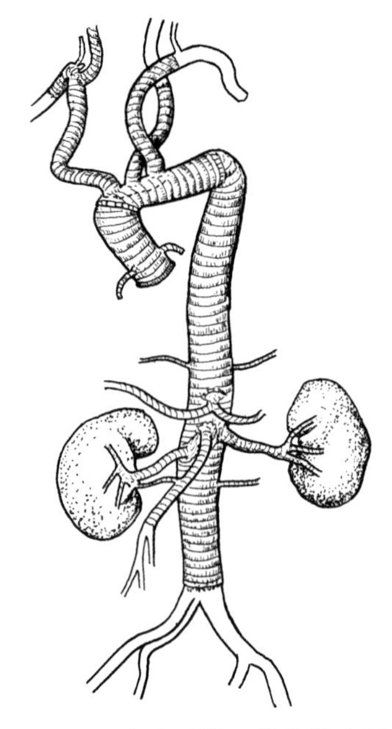

图17-2 全主动脉置换的模式图

（一）同期全主动脉置换术

意大利的Carlo G. Massimo等于1982年对一位未累及主动脉瓣的急性逆行性Ⅱ型夹层动脉瘤患者成功地进行了第一例同期全主动脉置换术。1992年Carlo G. Massimo等又报道了21例应用深低温、停循环技术在一期内完成全主动脉置换术的病例。其中3例（14%）因低心排血量、心肌梗死或卒中术后早期死亡。这些病例包括中膜退化伴全主动脉扩张或多发性主动脉瘤、急性或慢性主动脉夹层动脉瘤的患者。同期手术一般适用于胸腹主动脉急症患者，如主动脉反流导致的心功能不全，升主动脉和主动脉弓快速扩张即将破裂及内脏与肢体急性缺血者。对于某些巨大的弥漫性主动脉瘤，采用象鼻技术分期手术不能一期解除吞咽困难、顽固性胸背疼痛、声音嘶哑等症状，且近端悬吊的象鼻可致主动脉撕裂，这类患者亦可采用同期手术。目前因为手术病死率降低，Carlo G. Massimo认为对择期手术的患者也可考虑此术式；Toshifumi Murashita进一步提出，同期手术也可用于没有时间进行完善的术前检查的患者，因为这样的患者在等待二期手术时可能死于各种并发症而失去手术机会。置换全部主动脉是一个牵涉全身缺血、失血和凝血机制障碍的高技术难题。胸腹主动脉置换的术式相对较多，主要包括常温非体外循环下、部分体外循环或左心辅助下、深低温停循环下胸腹主动脉置换术。

1.Carlo G. Massimo报道的深低温、停循环下胸腹主动脉置换术手术步骤

（1）切口：常规胸骨正中切口加垂直胸骨的经第4肋间左胸切口以暴露从主动脉瓣到膈的主动脉。为暴露腹主动脉及髂动脉血管，手术应采用胸腹联合切口，即从耻骨联合向上正中绕脐，然后向左拐，经胸第8肋间，止于左腋中线，采用腹膜外入路，同时须切开左半横膈。

（2）体外循环：切开心包，行右心房、腔静脉、左心房插管，左心回血由右肺下静脉引出。

（3）重建主动脉根部：开始通过体外循环降温至30℃左右使心室颤动，阻断升主动脉，经升主动脉向左、右冠状动脉灌注4℃含钾心脏停搏液，心脏表面置冰屑降温行心肌保护。切除主动脉瓣，植入直径24～26mm的预先用胶原蛋白预凝的带瓣人工血管，用3-0 Prolene线连续缝合，依据冠状动脉开口的移位情况，行Wheat、Bentall手术乃至人工血管重建冠状动脉循环（图17-3A～D）。

（4）重建主动脉弓：当体温降至脑电图（EEG）消失时（15～19℃），暴露主动脉弓，停体外循环，患者取头低30°位，钳夹头臂血管根部，主动脉切口沿主动脉弓至膈，注意避免损伤喉返神经。将人工血管近端与主动脉根部吻合，头臂血管通过一孔吻合于人工血管侧壁，重建主动脉弓（图17-3E～H）。

（5）置换胸腹主动脉：暴露胸腹主动脉中部至分叉处，主动脉切口继续向远端延长（绕过左肾动脉出口的后方）。缝扎肋间动脉出口（第8～10对肋间动脉口若通畅，吻合于人工血管侧壁，维持脊髓供血）。将人工血管逐步置入腹主动脉腔内。所有腹腔脏器动脉（腹腔干、肠系膜上动脉）及双肾动脉均通过一孔吻合于人工血管侧壁。为了使一个吻合口能包绕尽量多的血管出口，有时将远端的主动脉开口也包括进去。这样，腹主动脉处的吻合口通常不多于2个。

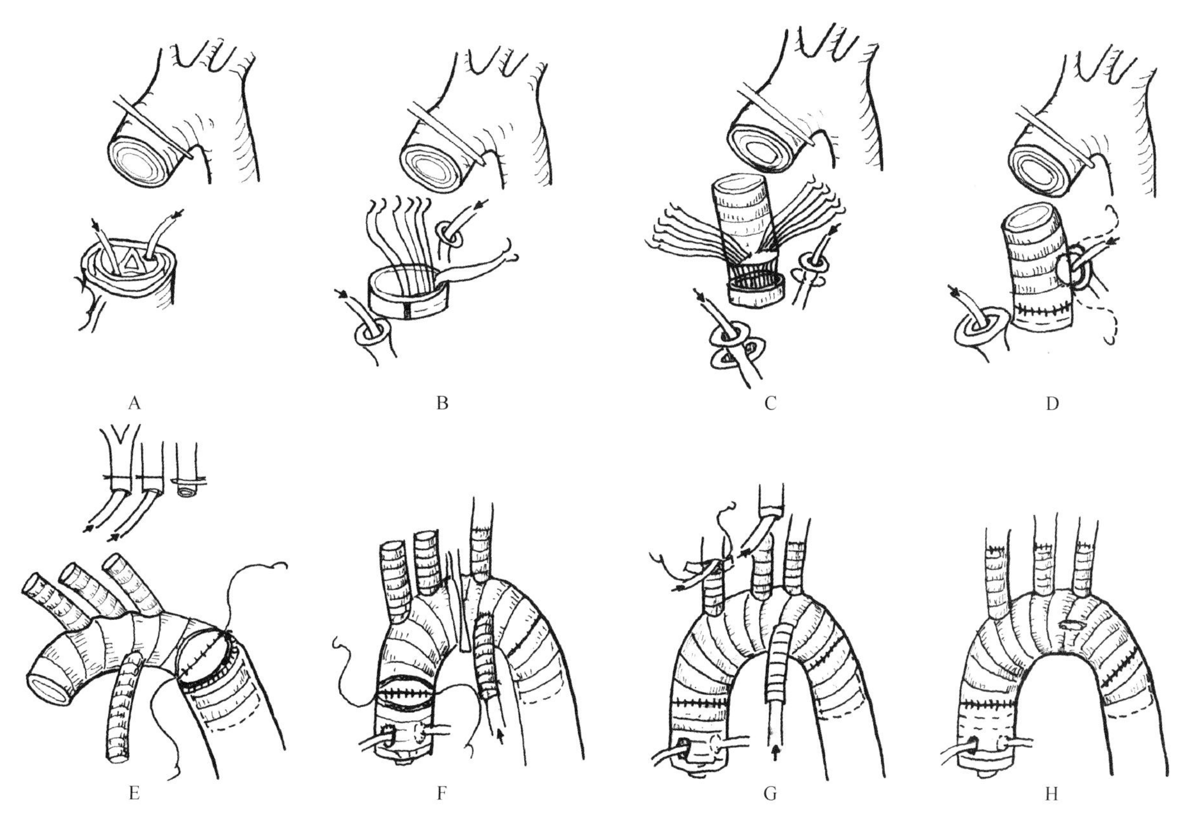

图17-3　用改良的象鼻技术进行的主动脉根和全主动脉弓置换模式图

（6）复温：排出人工血管内的空气，开始恢复体温。一般在34℃时，心肌自律性恢复，自动出现窦性心律。因此，在体温恢复至36℃且血流动力学相对平稳后，可停止体外循环，用鱼精蛋白中和肝素。给予电热毯保温，送入ICU监护。所有患者都在24小时内拔出气管插管。平均心肌缺血时间为94分钟左右。全身深低温缺血时间平均55.5分钟（45～66分钟）。脑缺血时间都在58分钟以内。若循环停止时间超过了45分钟，估计手术时间不够时，在右腋动脉向心方向插管给予低流量脑灌注（24℃），Carlo G. Massimo为9例吻合肋间动脉的患者应用了此技术。对于不进行肋间动脉吻合的病例，从主动脉弓到分叉的主动脉重建平均只需38分钟，恢复体温平均需要60分钟。患者术中失血700～1800ml，平均25天出院。

此外，Carlo G. Massimo还对最后1例患者采用了新方案：在切开皮肤的同时，右侧腹股沟区动静脉插管，开始体外循环降温。开胸后，左心减压。完成开胸、开腹时，体温降至脑电图消失。然后停止体外循环，手术照常进行。此方案使手术时间明显减少。

2.《主动脉术式中国专家共识》介绍的常温非体外循环下胸腹主动脉置换术

（1）全身麻醉，气管插管，右侧卧位，肩与床面呈45°～60°，臀部与床面呈120°～135°。插导尿管，行脑脊液压力监测，留置鼻咽温及肛温监测导管，以及中心静脉导管，左桡动脉及左侧背动脉处行动脉监测（图17-4）。

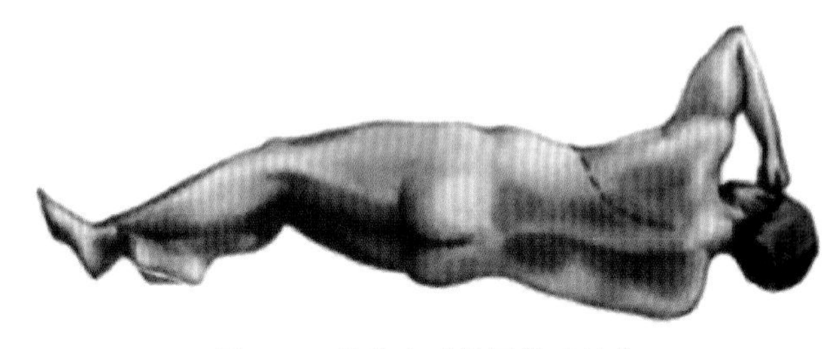

图17-4 胸腹主动脉置换术体位

（2）采用胸腹联合切口：切口起于左肩胛骨与脊柱之间，绕过肩胛下角沿胸后外侧第5或第6肋间至肋弓下缘，延续至腹直肌旁；根据瘤体范围可达髂窝（图17-5）。

（3）胸降主动脉的显露：对于Crawford Ⅰ型、Ⅳ型病变，经第6或第7肋间进胸，并横断肋弓。而对于Ⅰ型和Ⅱ型病变，常需要同时经第4肋间进胸。经肋弓断端，沿膈肌边缘距离胸壁3～4cm，由前至后外侧切断膈肌，直达主动脉裂孔，从而充分显露膈肌附近的胸主动脉。游离过程中可先切断动脉导管韧带，使弓降部保持更充分的活动度。然后在动脉瘤近端套阻断带。游离过程中注意保护迷走神经、喉返神经及食管。

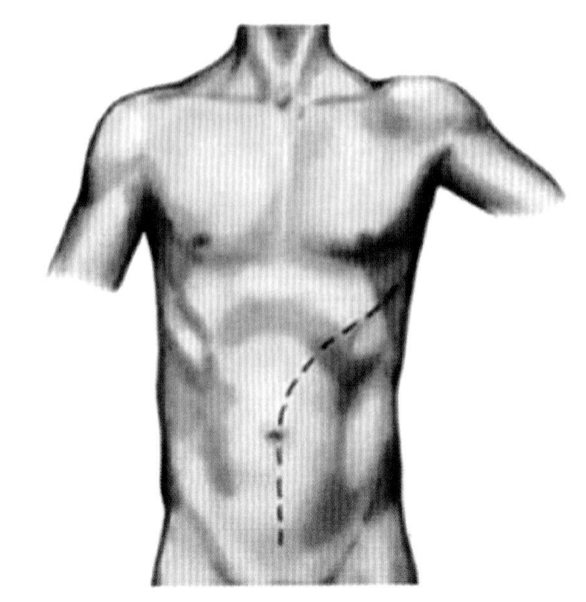

图17-5 胸腹主动脉置换术手术切口

（4）腹主动脉显露：完全腹膜外入路。经腹直肌旁切口，由腹内斜肌和前腹膜之间钝性分离，向后达腹膜后间隙。沿后腹膜小心游离腹主动脉、双侧髂动脉并套带。

（5）左侧股动脉显露：左侧腹股沟处行纵切口，肝素化后经左侧股总静脉或股总动脉插入动脉管以输血。

（6）人工血管准备：根据瘤体近端正常主动脉直径选择适当直径的四分支人工血管，通常直径为20～24mm。将人工血管主血管长度剪裁至患者左锁骨下动脉与腹腔干之间的长度。

（7）左侧髂动脉吻合：阻断左髂总动脉，以4-0 Prolene线连续缝合，将人工血管的1根分支血管与左髂总动脉端侧吻合阻断该分支血管，开放髂总动脉（图17-6）。

（8）近端主动脉吻合：于左锁骨下动脉以远弓降部放置近端阻断钳，于瘤颈处以远放置远端阻断钳。胸以下停循环。于两把阻断钳之间横断降主动脉（图17-7）。

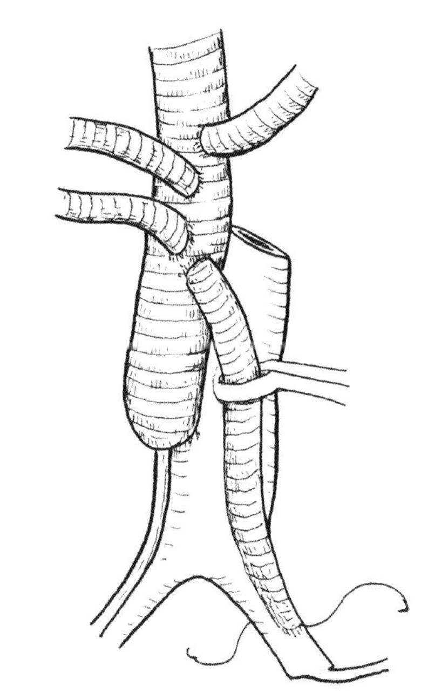

图 17-6　左髂动脉吻合

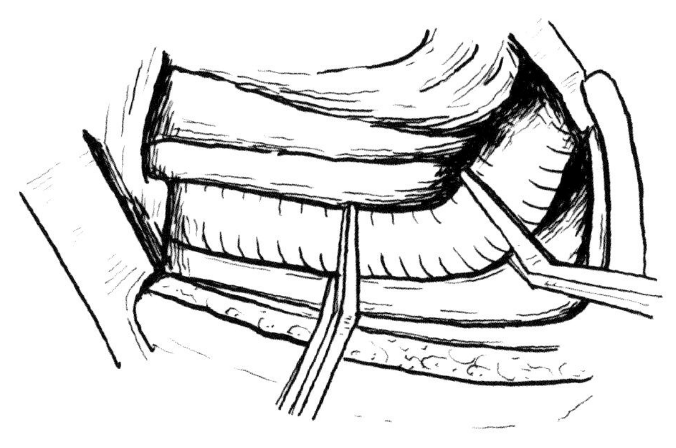

图 17-7　降主动脉近端阻断

以3-0或4-0 Prolene线行降主动脉近端与四分支血管主血管端端吻合。对于动脉壁脆弱的病例，如马方综合征患者，宜采用4-0 Prolene线进行吻合。吻合完毕将近端阻断钳移至人工血管，检查近端吻合口有无出血。若吻合口有出血，可用Prolene线双头针带垫片间断褥式缝合修补。阻断四分支血管主血管远端及其余3个分支，充分排气后，开放吻合口近端阻断钳和连接髂动脉的分支血管，恢复全身循环（图17-8）。

（9）肋间动脉重建：于腹腔干近端阻断降主动脉。于阻断钳近端横断腹主动脉，并纵行切开瘤体，清除血栓或动脉夹层内膜片，切除多余瘤壁。将有肋间动脉开口的胸降主动脉和腹主动脉上段重新缝合成一管道，再与四分支血管的8mm分支行端端吻合，充分排气后，开放该分支，恢复脊髓供血（图17-9）。

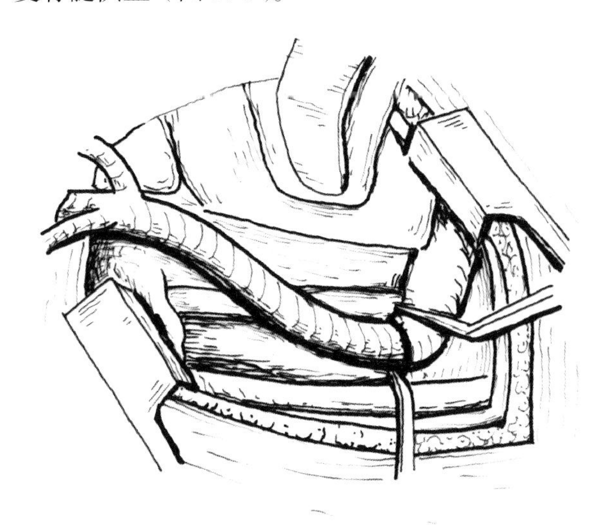

图 17-8　近端主动脉吻合

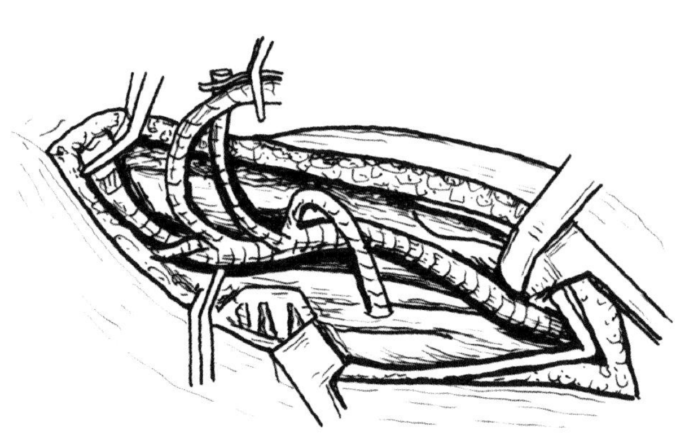

图 17-9　肋间动脉重建

（10）腹腔脏器血管重建：于髂动脉分叉上方阻断腹主动脉。于左肾动脉后方纵行切开余下瘤体。清除血栓或血管内膜片，确认腹腔脏器分支。将腹腔干动脉、肠系膜上动脉、右肾动脉开口游离成岛状血管片，与主血管远端吻合。排气后，开放四分支主血管，恢复上述脏器血供。以4-0 Prolene线连续缝合，将左肾动脉单独与另1根分支血管行端端吻合。充分排气，开放该分支血管，恢复左肾供血（图17-10）。

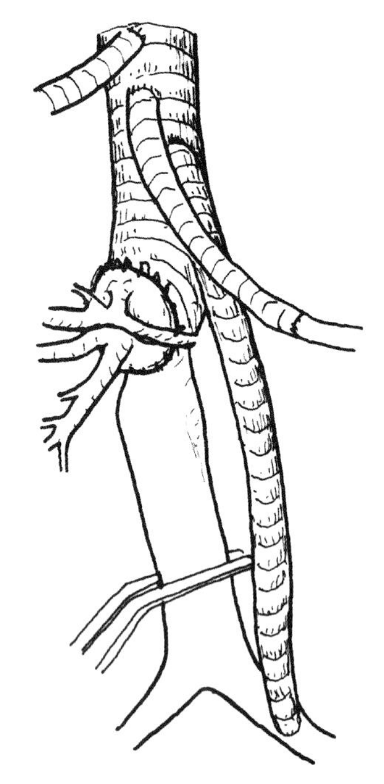

图17-10 腹腔脏器分支血管重建

（11）右侧髂动脉吻合：分别阻断双侧髂动脉，右下肢停循环。以4-0 Prolene线连续缝合，将另1根10mm分支血管与右髂动脉行端端吻合。排气后开放右髂动脉，恢复右下肢血流。可将肠系膜下动脉与连接右侧髂动脉的10mm分支血管行端侧吻合。以4-0 Prolene线连续缝合左髂动脉近端。完成置换。

（12）后期处理：人工血管置换完成后，鱼精蛋白中和肝素。留置胸腔和腹腔引流管后，首先缝合膈肌，关闭肋弓，再逐层缝合胸腔及腹腔伤口，入ICU进行术后监护。

（二）分期手术

分期手术可分为主动脉瓣及升主动脉置换、主动脉弓置换和胸降主动脉及腹主动脉置换。这其中有一个顺序问题，在左锁骨下动脉开口以远的降主动脉已经置换的患者，升主动脉和主动脉弓的置换并不难。打开主动脉瘤后，很容易暴露出主动脉瘤与降主动脉的连接处。另外，近端主动脉的钳夹和降主动脉向先前插入的升主动脉和主动脉弓的远端吻合很困难，也很危险。反之，若先进行了升主动脉及主动脉弓的置换，再进行胸降主动脉或胸腹主动脉置换，显露并阻断近端主动脉常十分困难甚至难以实现，常在解剖游离过程中导致主动脉近端及左肺动脉干损伤。

分期手术的具体情况如下。

1. 主动脉瓣及升主动脉的置换 目前应用最广泛的是Bentall手术和改良的Bentall手术，即Carrel手术。1968年Bentall和DeBono描述了一例用带主动脉瓣的人工血管（简称复合血管）置换升主动脉和主动脉瓣的手术，简称Bentall手术。自Bentall手术常规应用于主动脉及其瓣环扩张症以来，治疗效果有了明显提高。Doty和Lewis在1991年和1992年分别报道Bentall手术100例和280例。早期病死率分别为1%和5%，晚期病死率分别为10.1%和16.2%。长期随访结果显示5年生存率分别为92.6%和70%，7年和10年生存率分别为75.8%和70%。早期死因多为出血和心室颤动，晚期多为心律失常、心内膜炎和夹层动脉瘤破裂。为了提高Bentall术后生存率，人们对其进行了改良，1988年第一次开展了主动脉同种异体血管和自体肺动脉移植技术。与包裹技术相比，复合血管的开放技术明显降低了术后由于出血所致的再手术率（13% vs 2%）。虽然手术经验的增加是术后出血率降低的一个重要因素，但其他因素也起了作用，如应用白蛋白预凝人工血管，改进的氧合泵系统，准确进行肝素/鱼精蛋白滴定等。随着最近商业生产和冷藏保存的主动脉及肺动脉的同种异体移植物的诞生，以及主动脉根同种异体移植技术的完善和自体肺动脉根取代主动脉根技术的完善，其手术适应证已经被拓宽。

手术操作过程：早期的技术是将复合血管放入要置换的血管中，在完好的血管中进行端端吻合，然后将外层血管缝合起来，进行包裹。1981年对这项技术进行了一个主要的改进，即应用25%白蛋白来预凝人工血管，致使涤纶人工血管不再渗血；另外包裹技术也被弃之不用。切除主动脉瓣之后，将主动脉瓣环和移植血管的瓣环缝合在一起，然后在移植血管上正对冠状动脉开口处用电刀切开，用4-0聚丙烯线连续缝合人工血管至冠状动脉口。如果冠状动脉开口向头部微小移位或有累及冠状动脉开口的夹层动脉瘤致组织脆弱，则在人工血管和冠状动脉口吻合处加垫，以加固吻合口。冠状动脉吻合完后，将移植血管剪到一个合适的长度，完全切断远端主动脉。如果存在主动脉夹层，分离的两层之间置入Teflon垫，用4-0带垫的聚乙烯线间断缝合。其边缘再用3-0聚乙烯线连续缝合到移植血管上。

如果必须同时行主动脉弓置换，则应将一个分离的预凝涤纶人工血管在循环停止期缝合至主动脉远端、左锁骨下动脉和头臂干上。缝合结束后，在头臂干近端钳夹，重新建立体外循环，复合血管原位固定。然后将两根人工血管用3-0的聚乙烯线缝合。完成后仔细检查所有缝线，恢复循环。给予鱼精蛋白中和肝素。不再试图紧紧包裹或覆盖两根人工血管，因为这将导致冠状动脉吻合口的过多张力，并易导致假性动脉瘤形成，尤其当血液淤滞在人工血管和主动脉之间时。

2.主动脉弓的置换　主动脉弓的置换是主动脉置换中最难的部分，因为其周围相邻结构复杂，分离困难，并且主动脉弓上的三个分支，即头臂干、左颈总动脉和左锁骨下动脉是滋养大脑的全部血管，长时间缺血将导致中枢神经系统的不可逆损伤，造成严重后果。现在常用的方法是全置换（En Bloc）和分离血管置换术（separated graft），下面重点介绍的是“象鼻技术”。

1983年，德国的Borst等首先在分期主动脉置换术中应用了“象鼻技术”。所谓“象鼻”，是指一部分人工血管作为移植物的延续，悬吊于主动脉腔内，形似象鼻，为后续的吻合提供了便利。全主动脉弓移植物的延续存在于近段降主动脉内，称作“近段象鼻”。“象鼻”作为降胸主动脉移植物的延续存在于远端主动脉内，称为“远段象鼻”。

“近段象鼻”技术有3种模式：①最初将主动脉弓移植物的远段直接插入降主动脉内，然后在降主动脉起始部将人工血管缝合固定在主动脉壁上。这种模式在缝合时很麻烦，已不常用。②Heinemann等改进了此模式，即把一部分末段人工血管反折入管腔，折端与左锁骨下动脉远侧的主动脉吻合即将结束时，将反折的人工血管推送至动脉瘤下游，悬吊其内，形似象鼻，称作“经典的象鼻技术”，为以后下游的主动脉置换创造了良好条件。③Crawford及Svensson等进一步进行了改进，具体步骤为深低温下行心肺转流术并使心脏停搏后，纵向切开升主动脉及主动脉弓，将人工血管一端反折入其腔内并从另一端拉出后置入远端主动脉，于左锁骨下动脉分出点远侧，采用在主动脉内腔外膜均衬垫Teflon垫片的“三明治”技术将人工血管返折处确切吻合于主动脉，返折端远侧的外层人工血管即作为“象鼻”悬吊于远端主动脉中。将套入段人工血管拉回，展开至弓部和升主动脉，进行带有头臂血管开口的“瘤壁岛”与该段人工血管吻合。最后，进行近段主动脉的吻合乃至主动脉瓣置换。二期手术时，仅需略解剖主动脉弓远端，切开动脉瘤可很容易地显露预先植入的“象鼻”并行阻断，进而完成远端主动脉的置换及内脏动脉、腰动脉的重建。操作较为方便，称为改良的象鼻技术（图17-11）。该法不仅使降主动脉起始部的操作简化，而且理论上具有加强移植物与主动脉间接触的优点。改良的象鼻技术在急性主动脉夹层中用于预防远端吻合口漏，在慢性主动脉夹层为再次手术提供方便。“远段象鼻”技术的操作与“近段象鼻”技术相似，拟作为象鼻的人工血管远端首先套入近段内，反折端与横断的主动脉吻合完成前停止体外循环，以镊子钳夹出返折部，完成吻合后恢复顺行血流灌注。若近端已经存在“象鼻”，“远段象鼻”可以采用“近段象鼻”技术的第三种模式构建，“远段象鼻”与远端主动脉吻合完毕后，第二段人工血管预先套入的近心端拉出后与第一段人工血管的“象鼻”吻合。

“象鼻”技术的主要优点：第二次手术时不必进行困难而危险的近段主动脉游离、显露，防止主动脉近端、左肺动脉干、喉返神经及食管损伤，也避免了质地较脆的主动脉弓部在钳夹时破损，手术危险性小；由于人工血管之间的吻合很快，可缩短阻断主动脉的时间，减轻主要脏器的缺血-再灌注损伤。在人工血管自身套叠前，若以金属夹标记，二次手术前可通过影像学检查确定“象鼻”远端的位置，这对于正确制订手术方案极有裨益。但“象鼻”技术也有其缺点，包括人工血管的绞拧和阻塞，以及栓塞和截瘫。人工血管的绞拧和阻塞可以引起近端高血压和红细胞破坏，它可以通过限制远侧游离端长度为10～12cm以保证游离端置入远端主动脉腔内来避免。栓塞的栓子由血栓形成和插入人工血管或游离端拍打时产生的碎屑组成。后者可以通过提到的限制游离端长度来预防，而脑栓塞可以通过恢复心肺转流时顺行性灌注来防止。

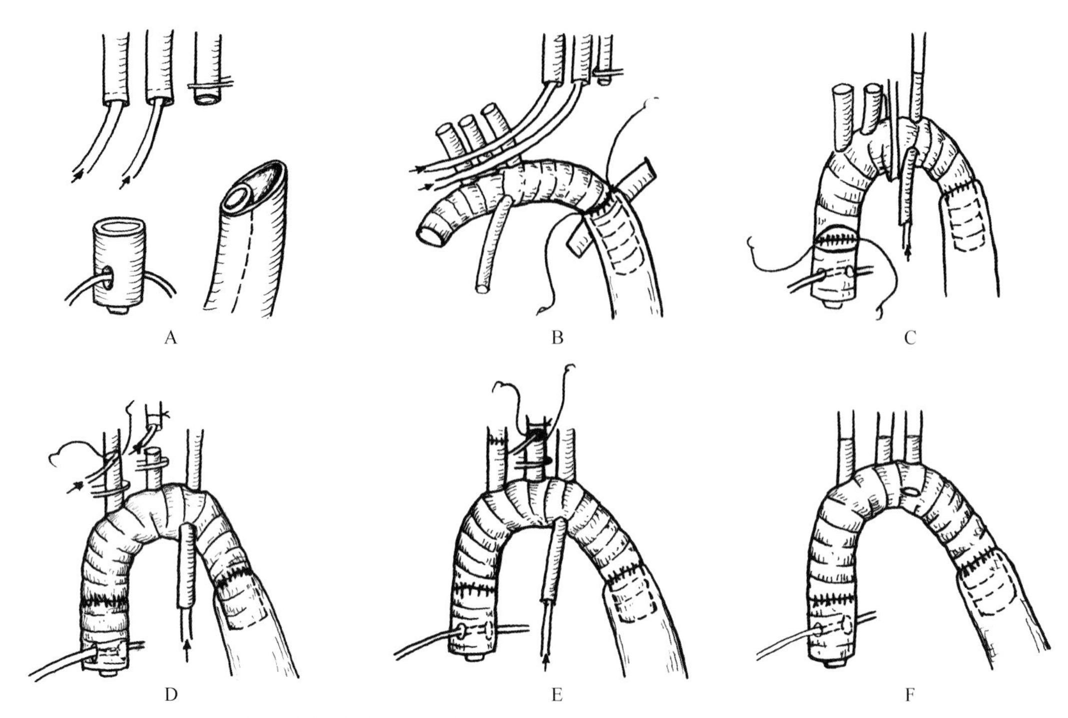

图17-11 用改良的象鼻技术治疗慢性主动脉夹层而进行的主动脉根和全主动脉弓置换模式图

对广泛的主动脉扩张都可以应用“近段象鼻”技术，但对只局限于主动脉弓的动脉瘤不必放置“象鼻”。若降主动脉手术只局限在T_7或T_8水平以上，通过房-股转流可避免脊髓瘫痪，Heinemann认为加做“远端象鼻”并不明显增加手术时间，且给后续手术带来方便；但若置换范围大于此，则可能导致脊髓缺血性损伤，此时采用分期手术的“远段象鼻”技术可缩短手术时间，比较安全。至于第二阶段的治疗能否不手术而采用介入的方法置入人工血管尚无报道。

须先置换降主动脉同时合并升主动脉或弓部病变者，Carrel等开展了新的“双向式象鼻技术”，手术在亚低温（32℃）或深低温停循环下施行，左侧开胸，建立股-股旁路或房-股旁路，减轻阻断近端负荷并向远端供血。人工血管的起始段和末段反折入较长的中段管腔，起始段反折以6～8cm为宜。用4-0聚丙烯线连续缝合近远端主动脉，近端“象鼻”保持反折于人工血管头侧，二期手术时，用神经钩拉出“象鼻”，常规置换主动脉弓和升主动脉。

1997年，Morata等对于夹层主动脉瘤应用了进一步改进的“象鼻”技术：游离主动脉至左锁骨下动脉起始部以远或内膜破口以远，将长5cm以上的预先用胶原蛋白处理的编织型人工血管紧紧置于远端真腔内，作为“象鼻”并加强内膜，外膜以宽1cm的涤纶毡条加固后，全层缝合6～8针封闭假腔，然后可方便地进行近端吻合。Morata认为应用该方法可安全地完成内膜脆弱区的吻合，“象鼻”置入容易，并可满意地封闭死腔，防止由于脆弱的内膜缝合后针孔渗漏引起继发假腔扩大。

1999年，Konishi等又报道了对于急性夹层动脉瘤患者采取分离的“象鼻”技术完成主动脉广泛置换，具体操作：正中劈胸骨开胸，深低温停循环下游离主动脉弓，于左颈总动脉与左锁骨下动脉间游离切断，保证后期吻合在喉返神经内侧区进行，避免损伤喉返神经，并使吻合口暴露良好，便于控制局部渗血。以明胶-利福平-福尔马林胶（一种软膏基质）处理远端主动脉以增加其机械强度。切断弓部三个主要分支将其与预制的带三个侧支的人工血管吻合，这将在狭小的术野相对地增加空间以便于手术操作，然后可方便地将该移植物与远端作为“象鼻”的长10～15cm的人工血管及主动脉断端吻合。

3. 胸腹主动脉的置换 该置换方法基本分为

3种：常温非体外循环下胸腹主动脉置换术、部分体外循环或左心辅助胸腹主动脉置换术、深低温停循环下胸腹主动脉置换术。Yamashita等于2002年报道了16例患者采用分段主动脉钳夹置换技术，肋间动脉和腰动脉通过人工血管间置技术重建，内脏动脉和肾动脉通过“瘤壁岛”移植技术重置，取得了较好效果（图17-12，图17-13）。2014年Chang等采用深低温分段停循环对21例广泛主动脉瘤患者施行了一期全或次全主动脉置换术，术后随访18～84个月，20例患者均存活，生活质量良好。2006年Sun等同样对13例马方综合征患者进行一期全或次全主动脉置换术，术后4～24个月末次随访，13例均存活，功能状态良好。由于一期全主动脉置换术可防止在两次手术间歇期患者死亡，并避免第二次手术带来的身体痛苦。有些学者认为，一期全主动脉置换术优于分期手术。然而，一期全主动脉置换术也存在手术创伤大、失血量大、输血量多、术后伤口愈合率低等缺点。因此，一期全主动脉置换术需要高质量的手术技术和多个医疗部门的大力配合。

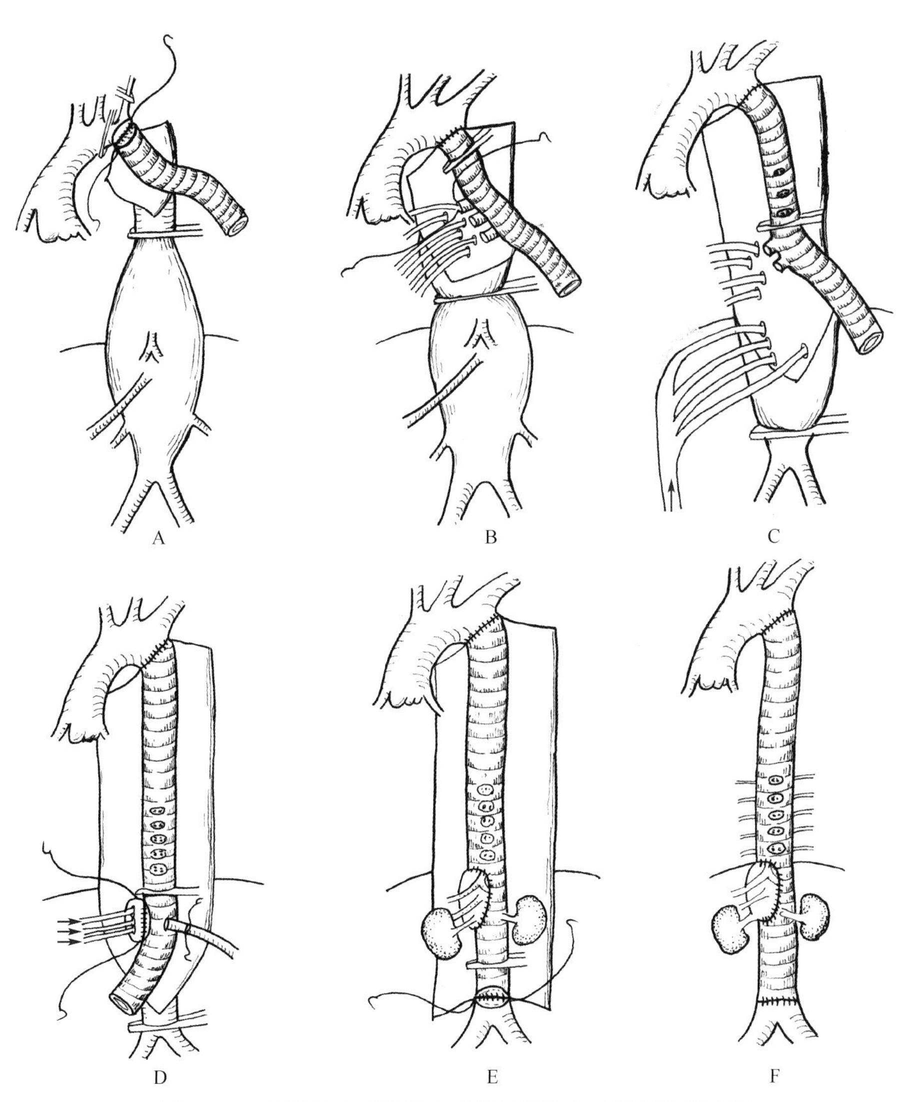

图17-12　节段性主动脉钳夹的顺行胸腹主动脉置换模式图

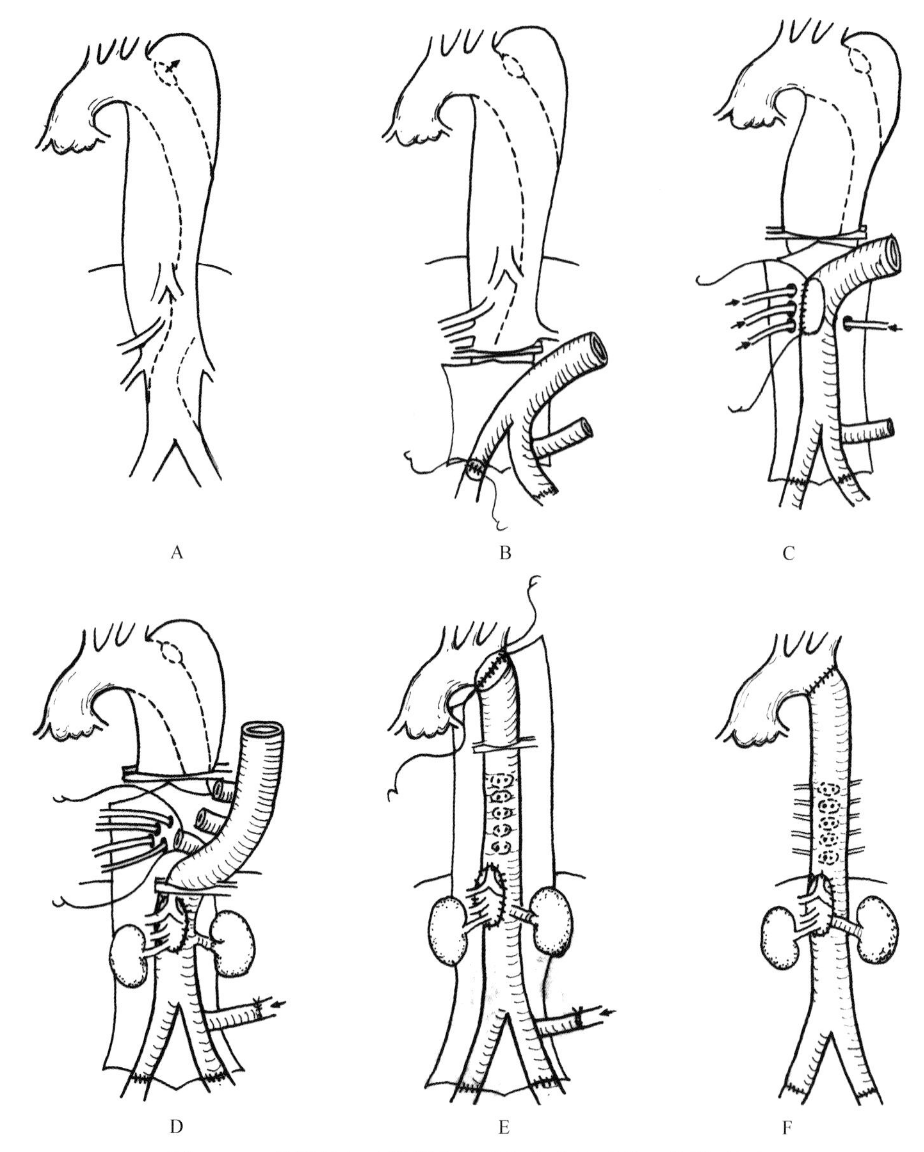

图17-13　节段性主动脉钳夹的逆行胸腹主动脉置换模式图

现将分期与同期全主动脉置换比较如表17-1所示。

表17-1　分期与同期全主动脉置换比较

对比项	分期全主动脉置换	同期全主动脉置换
适应证	择期手术	急诊手术，高危患者
死亡率	早期13.8%（9.7%），后期8.1%	早期14.2%，后期11.1%
并发症	少	较少
操作	时间短，较安全	较复杂，时间较紧迫
应用	多	少

总之，分期还是同期手术问题尚存争议，目前尚无随机对照研究，从手术安全性出发，目前国外多数学者的观点倾向于分期手术。

四、围手术期的处理要点

（一）术中心肌保护

目前应用最广泛的是冷心脏停搏液的灌注，其中又以化学冷心脏停搏液最常用，其主要成分为氯化钾（15～20mmol/L）、镁、钠、钙和葡萄糖等。多数学者主张心脏停搏液应含钙0.5～1.0mmol/L，但亦有用无钙心脏停搏液，其渗透压应略高于正常，一般主张在340～360ml。酸碱度应略偏碱，即pH为7.60左右，温度为4℃。应用钾通道开放剂行超极化心脏停搏是一个重要进展。该法可为心肌代谢提供更理想的条件，避免去极化心脏停搏产生的损伤性离子内流，术中无电、机械活动的静止期延长，并可减轻缺血-再灌注损伤，再灌注后心肌收缩功能恢复良好，舒张压不高。虽然该类药物有降低血压等副作用，且缺乏临床应用数据，但其用于心肌保护的前景乐观。

心肌灌注技术主要分为3种：顺灌、逆灌及顺灌与逆灌联合。顺灌即灌注液在升主动脉阻断钳的近端灌注入主动脉后再进入冠状动脉内，压力为5.3～6.6kPa（40～50mmHg）；经冠状动脉口直接灌注，常为主动脉根部插管灌注的补充，特别对主动脉瘤和主动脉瓣关闭不全手术未做逆灌者适用。逆灌是将心脏停搏液经冠状静脉窦灌入，该法操作简便，灌注均匀，不但可避免经冠状静脉窦逆行灌注时对右心室及室间壁保护不足及冠状窦损伤，而且克服了主动脉关闭不全时经升主动脉顺行灌注时冠状动脉灌注不足的缺点，特别适用于冠状动脉狭窄、闭塞的患者，可使心脏快速停搏。另外，顺行灌注与逆行灌注可联合应用，使停搏液分布更均匀。停搏液也可与常温氧合血先后灌注，增强心肌保护功能，减轻再灌注损伤。

（二）脑保护

1. 深低温停循环 深低温停循环是最常用的方法。低温使代谢率减慢，机体耗氧量减少，从而灌注流量可降低，血细胞损失亦随之减少，更主要的还在于减慢心率回升，以利于心肌保护，是延长阻断时间的主要保障之一。在主动脉手术中，为了保护脑和脊髓，20世纪70年代后期，Cooley及Crawford强烈建议深低温停循环技术。

经典的深低温停循环是指患者体温降至深度低温时，体外循环同时停止脑部和下半身血流灌注是早期主动脉弓部手术经常采用的一种体外循环方法。虽然此方法并不是目前弓部血管手术的主流体外循环方式，但仍被个别中心所采用。深低温停循环操作过程如下：麻醉诱导及气管插管后，头部放置冰帽，用降温毯体表降温，建立体外循环并降低血液温度。当鼻咽部温度降到12～15℃时，头低40°，停止体外循环，静脉放血（10ml/kg）至人工心肺机内，行动脉瘤切除及人工血管置换。

以下各种情况应首选深低温停循环：①急性夹层动脉瘤；②主动脉弓动脉瘤伴疏松的粥样硬化（插管易导致栓塞）；③插管灌注妨碍弓部手术操作时；④应用连续逆行性脑灌注（CRCP）时（同时应用顺行和逆行灌注能导致脑水肿）。

目前，深低温停循环的院内病死率已降到20%以下，但在12～18℃时安全时限最多为60分钟，这对弥漫性动脉瘤病变或主动脉弓部夹层动脉瘤手术置换主动脉弓来说，时间太短。Svensson等发现深低温停循环达45分钟时，卒中的危险性增加，65分钟以后病死率增加。另外，脑组织内降温并不均匀。随着体外循环技术的提高，目前大多数中心选择低温下半身停循环联合头部中低温顺行脑灌注（antegrade cerebral perfusion，ACP）的模式。2015年Bradley与其团队对于胸主动脉夹层动脉瘤的深低温和中度低温手术进行了对比研究报道，其中包括深低温（≤24℃）手术患者82例和中度低温（＞24℃）手术患者206例，ACP流量10ml/（kg·min），压力控制在60～70mmHg，作者认为，中度低温单侧ACP是有效的体外循环管理模式，脑部和内脏保护效果良好。通过文献分析，经典的深低温停循环模式使用比例逐渐减少，大多数中心在下半身停循环时均配合头部ACP，ACP以流量控制为主，一般选择流量为10ml/（kg·min）左右，同时监测灌注压力，以50mmHg左右为佳。温度控制逐渐由深低温向中度低温靠近，α稳态模式是主流的酸碱平衡管理方式。

2. 选择性顺行脑灌注 DeBakey和他的团队在1962年开展大血管手术时率先创造性地使用了经颈总动脉的脑灌注技术，经历逐渐的技术完善，1986年Frist首次报道他和他的团队在手术中采用中低温ACP取得了理想的手术效果。ACP通过腋动脉或头臂干置管，将头臂干根部阻断后，血流经右颈总动脉完成顺行灌注，可以说ACP是临床中最为重要的脑保护技术。

ACP的理论基础在于大脑内动脉存在着丰富的侧支循环，其中最主要的是Willis动脉环，灌注的血液可以通过此动脉环进入对侧半大脑，为其提供血液营养。由于Willis动脉环在ACP中作用极大，建议主动脉弓部疾病患者行ACP前应完善头部CT血管造影检查，而且推荐手术中使用头部血流监测设备。根据笔者中心经验，在较为复杂的弓部疾病和单侧ACP难以满足对侧血供时应考虑接近生理的双侧ACP，当主动脉病变累及左颈总动脉时，双侧ACP有造成夹层内血栓脱落卒中的可能，这与术者经验有关，在手术操作置管时应注意：①避开明确被夹层累及的暗黑色病变区域；②夹层累及颈总动脉范围往往有限，近端病变严重时，大多数患者向头部延长游离可以避开夹层区域。

（三）脊髓保护

脊髓损伤为胸腹主动脉置换术围手术期最具破坏性的并发症之一，可导致永久性截瘫或下肢瘫痪，发生率为2%～6%。胸腹主动脉置换术围手术期脊髓损伤的原因：①术中脊髓血供暂时中断或缺血再灌注引起的髓内神经不可逆性损伤，阻断主动脉时，脊髓前动脉血供减少，同时颅内血流增加，导致脑脊液压力升高，从而继发脊髓灌注压降低，脊髓缺血缺氧；②肋间动脉或腰动脉损伤导致的术后永久性血供减少；③Tanaka等进行的一项回顾性研究表明，围手术期动脉粥样硬化栓子可能是围手术期脊髓损伤的重要原因之一（详见第九章）。

五、术中注意事项

1. 人工血管的选择与预凝 当前可供选择的人工血管中最常用的为涤纶、聚四氟乙烯或膨体聚四氟乙烯等人工血管。但术后常会发生人工血管渗血情况，应用预凝是预防人工血管壁渗血的一个重要环节。由于体外转流时间长，凝血机制受到破坏，术后渗血是一个棘手问题。常采用的预凝方法是用人体血浆或白蛋白充分浸润人工血管后，再高压蒸沸10～15分钟。

2. 预防吻合口出血 主动脉瘤邻近的主动脉壁中层一般也合并一定程度的病变，从而失去正常弹性，因此在解剖分离或缝合的过程中，吻合口很容易撕裂，以致大出血，引起严重后果。因此，在吻合时应进针准确、针距均匀，切勿过度牵拉缝线。必要时加用带垫片褥式缝合加固。恢复血流后，如果有活动性出血，修补困难者，应重新体外循环转流，心脏停搏，阻断后再进行修补。

六、术后并发症

1. 出血 是术中、术后最常见的并发症，其主要原因如下：①由于主动脉走行长，与周围组织关系紧密，因此在术中分离时就会留下很大的创面，再加上凝血功能不良，就会造成广泛的创面渗血。现在人们主张不强行分离和切除主动脉，而是在血管腔内做人工血管吻合。②人工血管吻合口出血，可归因于主动脉壁较脆、弹性差等，所以在解剖分离或钳夹时，易引起难以控制的大出血。一旦有以上情况发生，应及时停止体外循环，用鱼精蛋白中和肝素，给予纤维蛋白原及血小板成分输血，并纠正凝血机制的异常。关胸关腹后，应严密观察纵隔、心包、胸膜腔和后腹膜腔引流管的出血量，如短时内有较多的引流血液，中心静脉压升高，血压有下降趋势时，应果断再次手术止血。

2. 截瘫和下肢瘫（paraplegia，P/P） 截瘫是一种全主动脉置换术造成的神经系统损伤中最常见的表现。常温下，脊髓缺血20分钟，即可引起脊髓损伤。除了生理上的残疾，截瘫或下肢瘫的患者长期生存率明显降低。没有P/P的患者5年生存率为62%，而有P/P的患者5年生存率为44%。截瘫和下肢瘫发生的原因是术中缺血，缺氧时间过长，造成了神经系统不可逆的损伤。在术中常规的脊髓保护是尽可能将T_8～L_1的粗大肋间动脉和腰动脉重吻合至主动脉上。对于T_4～T_8的肋间动脉，如果主动脉切开时表现出了严重的逆行出血，则需将这些动脉结扎。如果T_8～L_1的肋间动脉被原发的动脉粥样硬化所阻塞，那么就应将粗大的近端肋间动脉（T_4～T_8）重新吻合于主动脉。除了吻合关键的肋间动脉，其他保护措施还包括中度肝素化和避免围手术期低血压。中度肝素化被用于所有患者以防止关键的肋间动脉、侧支循环和脊髓动脉的血栓形成。尽管外科技术还处在摸索阶段，但必须小心缝合以确保吻合口不漏血，这样就避免了反复的横行钳夹阻断。被动的轻度低温可以延长安全缺血时间，因而避免围手术期低血压是关键。另外，占P/P患者44%的迟发性P/P，通常与出血、败血症、血液透析和心脏并发症所致的围手术期低血压有关。

3. 喉返神经损伤 喉返神经在颈部两侧的不同水平起自迷走神经，左侧于导管韧带后折返至主动脉后上行。因此，在分离降主动脉，特别是显露左锁骨下动脉或左颈总动脉时，应尽量避免盲目钳夹与切断，以防喉返神经损伤。

4. 乳糜胸 胸导管通过主动脉裂孔，从右侧跨过中线移行至左侧靠近降主动脉内后侧上行至颈深部。降主动脉置换时有时可损伤胸导管而未被觉察，以致术后并发乳糜胸。因此，术中应保留动脉瘤囊，尽量切开动脉瘤壁，在内部进行人工血管吻合。如果术后发现损伤，应手术结扎。如损伤部位在主动脉弓下，还必须结扎第3、4肋间动脉，将降主动脉掀开，才可找到胸导管。

5. 其他并发症 由于该手术需要阻断主动脉，就可能导致许多器官的缺血、缺氧，造成术后的各种并发症，如急性脑水肿、急性肾衰竭等。主动脉的切开还会造成空气栓塞。

七、术后处理

1. 术后监护 由于全主动脉置换术对患者的打击非常大，因此术后都应送ICU监护，密切观察生命体征及引流情况。定期给予影像学检查，及时发现残存主动脉动脉瘤形成等病情变化。

2. 术后处理

（1）一般处理：包括输血补液维持血流动力学稳定，使收缩压保持在100～110mmHg，监护中枢神经系统及心、肺、肾等重要脏器功能，纠正水、电解质紊乱和酸碱失衡及凝血-纤溶平衡紊乱、抗感染等综合措施。

（2）保护大脑的措施：①降低颅内压的药物。定期给予甘露醇溶液滴注，必要时加用呋塞米，可降低颅内压，预防急性脑水肿。但这类患者多合并心功能不全或肾功能损害，此类药物用量宜少，一般以20%甘露醇溶液125ml为宜，如出现少尿，应立即停用。②应用糖皮质激素。该类药物可降低毛细血管的通透性，减轻脑组织水肿，有利于脑组织恢复。一般采用地塞米松5～10mg静脉注射，但不能长期应用，以免降低机体防御能力，诱发感染。③其他药物：临床中多种麻醉药物可以降低大脑代谢率，从而产生脑保护作用。异氟醚、异丙酚和氯胺酮等均能降低体外循环心脏手术中的脑氧耗量和代谢率。钙通道阻滞剂是临床一线降压药物，近年来发现其在脑保护方面具有明显作用。依达拉奉是最早由日本研发出来的一种氧自由基清除剂，同样能够阻止脑水肿和脑梗死的发生和进展，降低脑缺血损伤程度。

总之，随着外科技术、外科辅助技术、麻醉技术、围手术期处理及生物医学技术的发展，全主动脉置换术的手术时机、手术方法及手术技巧已有很大的进步，为累及升主动脉和主动脉弓的胸腹主动脉瘤或弥漫性主动脉病变的外科治疗提供了新的手段。但是关于手术方法的选择，术中辅助技术的选择及围手术期心、脑等重要脏器保护等问题仍需深入研究，且存在争议。今后这一技术会进一步发展，给更多的患者带来福音。

（辛世杰　李　璇）

参考文献

段志泉，辛世杰，2006. 动脉瘤. 北京：科学出版社.

李清，罗向红，高美玲，等，2014. 异丙酚和氯胺酮持续静脉端输注对体外循环心脏直视手术中脑损伤的保护作用. 中国医药导报，11（9）：123-126，129.

孙立忠，朱俊明，王东进，2021. 主动脉术式中国专家共识——胸腹主动脉置换术. 中华胸心血管外科杂志，37（9）：513-515.

Augoustides JG，Stone ME，Drenger B，2014. Novel approaches to spinal cord protection during thoracoabdominal aortic interventions. Curr Opin Anaesthesiol，27（1）：98-105.

Bassin L，Bell D，2016. Temporary extracorporeal bypass modalities during aortic surgery. Best Pract Res Clin Anaesthesiol，30（3）：341-357.

DeBakey ME，Henly WS，Cooley DA，et al，1962. Aneurysms of the aortic arch：factors influencing operative risk. Surg Clin North Am，42：1543-1554.

Erbel R，Aboyans V，Boileau C，et al，2014. 2014 ESC Guidelines on the diagnosis and treatment of aortic diseases：document covering acute and chronic aortic diseases of the thoracic and abdominal aorta of the adult. The Task Force for the Diagnosis and Treatment of Aortic Diseases of the European Society of Cardiology（ESC）. Eur Heart J，35（41）：2873-2926.

Hu XP，Chang Q，Zhu JM，et al，2006. One-stage total or subtotal aortic replacement. Ann Thorac Surg，82（2）：542-546.

Lindsay H, Srinivas C, Djaiani G, 2016. Neuroprotection during aortic surgery. Best Pract Res Clin Anaesthesiol, 30 (3): 283-303.

Sun XG, Zhang L, Yu CT, et al, 2014. One-stage repair of extensive aortic aneurysms: mid-term results with total or subtotal aortic replacement. Interact Cardiovasc Thorac Surg, 18(3): 278-282.

Yan TD, Bannon PG, Bavaria J, et al, 2013. Consensus on hypothermia in aortic arch surgery. Ann Cardiothoracic Surg, 2(2): 163-168.

第十八章 内脏动脉瘤

内脏动脉瘤是指腹腔内除主髂动脉瘤外的其他动脉及其分支发生的动脉瘤，其发生率占人群的0.1%～2%。随着现代医学影像诊断技术的发展，其发生率呈明显升高趋势。动脉瘤发生机会依次为脾动脉瘤（占60%）、肝动脉瘤（占20%）、肠系膜上动脉瘤（占3.5%）、腹腔动脉瘤（占4%）、肾动脉瘤、胃及胃网膜动脉瘤及肠系膜下动脉瘤。内脏动脉瘤的特点是临床症状隐匿，早期很少有自觉症状，而动脉瘤一旦发展至破裂，将严重危及患者的生命安全。约22%的内脏动脉瘤表现为外科急腹症而需急诊手术治疗。未破裂时内脏动脉瘤的总病死率约为8.5%，而瘤体破裂的病死率可高达70%～80%，对高危人群定期普查，早期发现、早期诊断、早期治疗是降低其病死率的有效手段。

第一节 脾动脉瘤

脾动脉瘤发生率居内脏动脉瘤之首，约占全部内脏动脉瘤的60%。人群尸检报告的发生率为0.02%～0.1%，多发生于30～60岁，男女发生率之比为1∶4，60岁以上人群中高达10.4%。法国人Beaussier在1770年首次报道脾动脉瘤。研究者对脾动脉瘤的自然病程并不清楚，其起病隐匿，一旦发生破裂，总病死率达25%以上。

（一）病因与病理

确切发病机制尚不十分清楚，是多种因素共同作用的结果。目前比较明确的危险因素包括女性、多次妊娠史及门静脉高压。

1. 妊娠 妊娠期内分泌改变可能是本病的前驱因素。约88%的女性患者有两次或两次以上妊娠史，约50%的患者诊断为本病时处于妊娠期。原因尚不明确，可能与妊娠期激素变化引起脾动脉壁内弹力板破坏和弹性纤维形成障碍、全身血容量增加及门静脉系统血流淤滞等使脾动脉产生不可逆的改变有关。妊娠期内脾动脉瘤破裂概率明显增大25%～45%。

2. 动脉粥样硬化 是全身性疾病，引起血管壁内膜破裂、中膜纤维结构异常，管壁变性、薄弱而形成动脉瘤。

3. 胰腺炎 部分慢性胰腺炎患者检查时发现伴有脾动脉瘤。这可能是胰液的自身消化作用使裸露的脾动脉受到损伤而薄弱，与慢性胰腺炎或胰腺假性囊肿等压迫因素有关。

4. 门静脉高压症 研究表明应用腹部血管造影进行随机检查，发现脾动脉瘤的发生率为0.78%，但对于门静脉高压症患者，其发生率上升至7.1%。原因并不十分明确，可能与脾大、脾动脉血流量增加造成血管扩张有关。门静脉系统血流淤滞使脾动脉末梢抵抗增加也是发生因素之一。

5. 损伤 胰腺癌、胃癌等手术时淋巴结廓清等可直接损伤脾动脉导致假性脾动脉瘤，术后有时出现胰胆瘘，漏出的胰液、胆汁与消化液混合及在此基础上的感染，使裸露的脾动脉受到损伤而薄弱，形成假性动脉瘤。

此外，也有放线菌引起的感染性脾动脉瘤和先天性脾动脉瘤的报道。近年来，原位肝移植术后发生脾动脉瘤的报道逐渐增多，确切机制尚不清楚。

（二）临床表现与诊断

1. 临床症状 少数脾动脉瘤患者表现为左上腹或中上腹部不适乃至钝痛等不典型症状。本病隐匿，多在常规的腹部彩超检查或动脉造影中被偶然发现，因而其早期诊断较为困难。

约5%瘤体破裂前表现出明显先驱症状：间歇

性左季肋区或左上腹部疼痛，且放散至背部，还可伴有Kehr征，即左肩明显疼痛，恶心、呕吐。

有时脾动脉瘤直接破裂，表现为腹腔内出血症状。其破裂方式不同，症状也有所差别。可直接破入腹腔内引起失血性休克。有时可表现为“二次破裂”现象，即先破入小网膜囊，此时有晕厥、低血压、季肋部疼痛。当血块充满小网膜囊后，破裂口因填塞作用而止血，输血、输液后，血压即可恢复。当血凝块从文氏孔脱出后，血液流入腹膜腔，此时患者会有腹痛突然加剧症状，并可因血液沿右结肠旁沟流向右下腹部而出现该区疼痛，并出现低血压、失血性休克。

此外，极少数病例向胃、结肠穿通并引起消化道出血，文献报道有破入胆总管引起胰腺炎、消化道出血和胆总管阻塞及破入胰管引起胰管脾动脉瘘而造成消化道出血的病例。

2. 体征　左上腹部可闻及血管杂音。瘤体较大时可于左上腹触及搏动性肿块，对于伴有门静脉高压症的病例，可扪及肿大的脾脏，伴有胰腺炎时，有时可触及胰腺假性囊肿的囊性包块。急性破裂时临床上表现出腹腔内出血及失血性休克的体征。

3. 辅助检查

（1）彩色超声多普勒检查：彩超可显示瘤体的大小、破裂的情况。因其无创性、经济成本较低、敏感性较高，为最常用的检查方法。

（2）CT检查：腹部CT扫描可了解动脉瘤的大小、与周围脏器的关系、瘤壁钙化等情况。CTA检查可明确是否有活动性出血，明确具体与瘤体交通的动脉等病变性质（图18-1）。

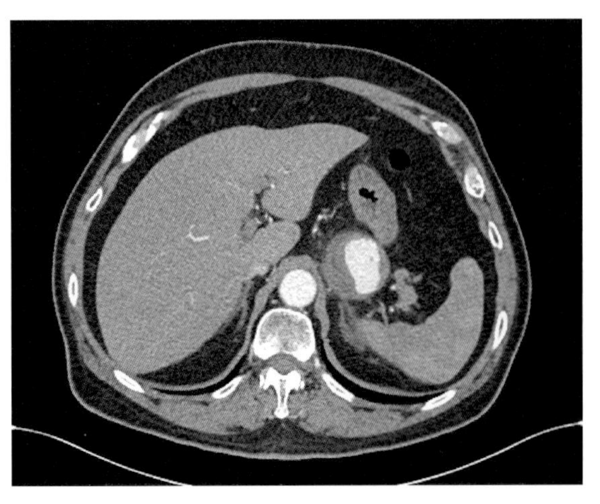

图18-1　脾动脉瘤CTA检查

（3）选择性腹腔动脉造影：可确切了解脾动脉瘤的部位、大小、范围及与邻近器官的关系，并可了解脾动脉瘤是单发或多发，还是脾内型或脾外型，以及是否合并其他部位内脏动脉瘤，是诊断脾动脉瘤的金标准（图18-2）。

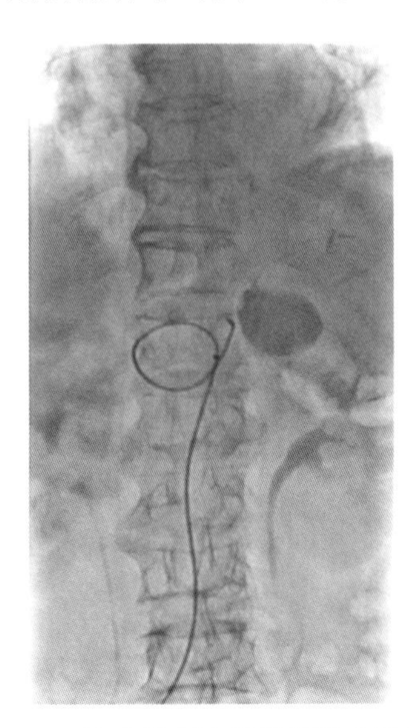

图18-2　脾动脉瘤选择性腹腔动脉造影

（4）腹部X线检查：68%～72%的脾动脉瘤伴有钙化，腹部X线片常可发现左上腹部曲线性或环状不透亮区域的钙化灶，可提供部分参考。

由于脾动脉症状、体征不明显，影像学检查是确诊的主要手段。而对于脾动脉瘤突发破裂，发生腹腔内出血、失血性休克时，剖腹探查常是及时准确的诊断治疗方法。

（三）治疗

据统计，脾动脉瘤70%为单发，多发的瘤体多较小，80%发生于脾动脉远端1/3处，常在动脉分叉处，多为囊状，手术处理相对比较容易。

1. 手术适应证

（1）症状明显，特别是伴有急剧左上腹疼痛的患者，疑有破裂先兆或腹腔内出血者，均应急诊手术。

（2）育龄期患者应在妊娠前行择期手术。孕妇即使无症状，一经确诊，应尽早行择期手术。

（3）动脉瘤一经诊断且直径＞20mm，只要患者周身状况允许，应行手术治疗。

（4）脾动脉瘤逐渐增大者，应尽早手术。

2. 手术方法

（1）传统开腹手术：根据脾动脉瘤的部位，采用不同的术式，手术时尽可能保留脾脏，以减少脾切除后造成的免疫功能改变。

1）麻醉：全身麻醉。

2）体位：取仰卧位，左腰背下垫枕。

3）切口：左肋缘下斜切开或左上腹“L”形切口。

4）手术方式

A. 如果瘤体靠近腹腔动脉侧，远离胰腺时，可切除瘤体，用移植血管重建脾动脉。

B. 如果瘤体紧靠胰腺，则行脾动脉瘤远、近端动脉结扎术。

C. 如果脾动脉瘤位于脾动脉远端，甚至累及脾门或慢性胰腺炎并发的脾动脉瘤与脾蒂或胰腺体尾部粘连紧密时，可将动脉瘤连同脾脏甚至胰体尾部一并切除。

（2）腔内治疗：近年来，随着腔内技术和材料的发展，大部分脾动脉瘤可以通过腔内方法解决。腔内治疗主要包括两种方法：一种为动脉瘤和（或）载瘤动脉的栓塞，动脉瘤瘤腔的栓塞可保留脾动脉的血运，但术后可因栓塞不彻底造成复发，如动脉瘤瘤颈较宽，也可应用裸支架辅助瘤腔栓塞，而对于有症状或破裂的脾动脉瘤，动脉瘤近、远端载瘤动脉的栓塞可以确保动脉瘤的旷置，由于脾脏血运丰富，大部分载瘤动脉栓塞不会造成严重的脾梗死；另一种常用的方法为覆膜支架的脾动脉瘤的腔内隔绝术，一般应用于脾动脉主干的动脉瘤，此方法对解剖有一定的要求，首先，覆膜支架的通过性较差，由于脾动脉迂曲，很难将覆膜支架输送至脾动脉中远端的动脉瘤，对于脾动脉开口处的动脉瘤，覆膜支架的置入可能会影响肝动脉的血运，术中需精准定位，必要时可行肝动脉的保护，甚至平行支架置入（图18-3）。

（3）腹腔镜手术：Makoto等于1993年首次应用腹腔镜对脾动脉瘤进行结扎，适用于脾动脉明显扭曲且突出于胰腺的妊娠期患者，术后效果较好。国内亦有应用腹腔镜治疗脾动脉瘤成功的报道。

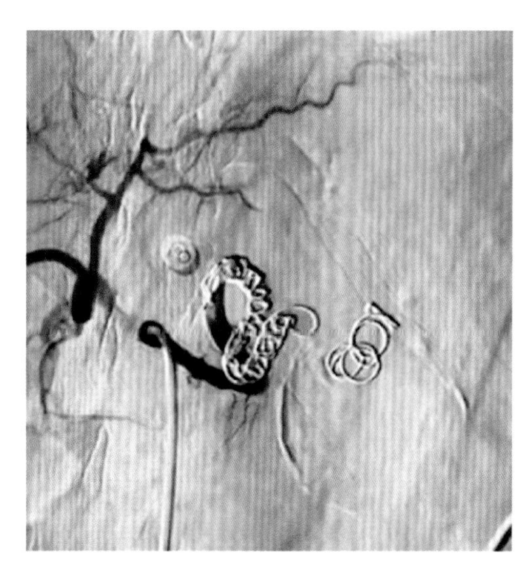

图18-3　DSA下脾动脉瘤腔内钢圈栓塞治疗

（王　雷）

第二节　肝动脉瘤

肝动脉瘤（hepatic arterial aneurysm，HAA）的发病率在内脏动脉瘤中居第二位，占所有内脏动脉瘤的4%～30%，45%的患者高发年龄为50～60岁，男女之比为2∶1。Stanley等于1970年分析了163例HAA患者动脉瘤的分布情况，其中80%动脉瘤位于肝外，20%位于肝内，其中约60%的肝外动脉瘤累及肝总动脉。因此，大多数HAA是单发的，位于肝外。

（一）病因与病理

目前尚不十分清楚，可能与多种因素有关。虽然过去感染是最常见病因，但现在动脉粥样硬化是最常见病因，其他不常见的病因包括纤维肌肉发育不良、结节性多动脉炎、创伤和胆道疾病。目前研究发现，肝动脉瘤患者中绝大部分是位于肝实质的假性动脉瘤，反映出医源性因素导致肝假性动脉瘤的发生率增加，且随着经皮胆道或内镜手术、肝移植和钝性腹部创伤的非手术治疗、经动脉化疗栓塞术等数量的增长，其发病率也有所上升。肝右动脉受累（79%）最常见，其次是肝总动脉（10%）和肝左动脉（8%）。根据病变的位置不同，病因可能不同，已知肝内动脉瘤更多发生于医源性损伤或创伤，而肝外动脉瘤通常是退行性疾病或发育不良疾病的结果。

（二）临床表现与诊断

1. 临床症状 大多数的肝动脉瘤临床症状隐匿，大部分是在筛查其他疾病时偶然发现的，而且破裂前的相关症状也很少出现。

急性扩张时可引起右上腹部剧烈疼痛，并向腰背部放散，动脉瘤囊增大压迫胆道时可引起梗阻性黄疸，压迫胰管可导致继发性胰腺炎；极少数患者可能出现胆管炎和门静脉高压。

很多患者以急性破裂为首发症状，依其破裂方式不同，临床表现也有所差别。约30%的患者出现典型的Quincke三联征：胆绞痛、上消化道出血和阻塞性黄疸。破入腹腔则表现为腹腔内出血和失血性休克。二者机会均等。肝动脉瘤很少破入十二指肠导致上消化道出血，也很少破入门静脉引起门静脉高压和食管静脉曲张。

多个HAA的存在及非动脉粥样硬化性病因被认为是肝动脉瘤破裂的危险因素。据报道其破裂率为20%～30%，病死率同样高达35%。关于破裂和病死率，没有区分肝外和肝内动脉瘤，但缺乏周围肝实质的“填塞”效应可能会使肝外动脉瘤更加危险。

2. 体征 肝动脉瘤较大的患者在右上腹部可触及搏动性包块。大多数胆道出血患者有发热，少数可表现为胆囊肿大或上腹部包块，破入腹腔者则可以出现腹腔内出血和失血性休克的体征。

3. 辅助检查

（1）彩超检查：可显示动脉瘤的囊性结构及内含的丰富血流，是检查的首选方法。

（2）CT检查：有助于鉴别可疑病变的血管性质、范围（图18-4）。

（3）MRI和MRA检查：有助于肝动脉瘤的诊断及显示肝动脉瘤与周围脏器的关系。

（4）选择性腹腔动脉造影：可以明确肝动脉瘤的位置及全面了解肝脏的血供和侧支循环的情况，对诊断及选择手术方案具有指导意义。

（5）腹部X线检查有时可显示上腹部的钙化圈（钙化的动脉瘤壁），仅有部分提示作用。

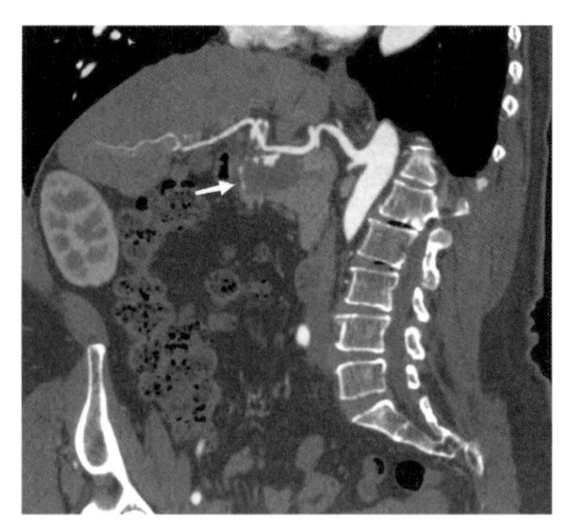

图18-4 肝动脉瘤的CT影像

（6）上消化道钡餐：可显示瘤体压迫所致的十二指肠变形，胆囊及胆道造影、经皮肝穿刺胆道造影有时可显示肝动脉瘤压迫胆总管。

（7）实验室检查：常缺乏特异性，可有血清中肝脏转氨酶及淀粉酶水平升高，粪便隐血试验阳性，白细胞计数升高。

由于肝动脉瘤症状、体征不明显，影像学检查是确诊的主要手段。而对于肝动脉瘤突发破裂，发生腹腔内出血、失血性休克时，剖腹探查常是及时准确的诊断治疗方法。

（三）治疗

有症状的肝动脉瘤、假性动脉瘤和直径＞20mm的动脉瘤一般都需要治疗，应特别注意高危病变，即发生在结节性多发性动脉炎或纤维肌肉发育不良患者中的病变，以及肝实质内动脉瘤，无论病变大小，都建议对其进行治疗。对于肝动脉假性动脉瘤患者，与其他假性动脉瘤相似，一旦确诊，无论病变直径如何，都需要进行治疗。

与其他内脏动脉瘤一样，肝动脉瘤和假性动脉瘤可以采用开放手术和血管内手术治疗。肝动脉瘤的治疗选择取决于动脉瘤的解剖、形态和位置，以及患者的临床状态和合并症。由于肝动脉系统包含大量的解剖变异，因此在治疗前必须通过血管造影来确定血管的走行和侧支循环路径。事实上，根据处理的是肝内还是肝外动脉瘤，技术选择是不同的。

当处理肝内动脉瘤时，首选腔内治疗，通常包括使用弹簧圈、胶水或Onyx进行选择性分支栓塞。可供选择的治疗方法包括影像引导下直接经皮肝穿刺、放置弹簧圈、注射凝血酶或栓塞剂。

当动脉瘤位于肝外时，可以使用不同的治疗方法，包括开放手术修补、弹簧圈栓塞和覆膜支架置入隔绝动脉瘤。在这种情况下，对大多数患者建议直接手术修复肝外动脉瘤。肝动脉瘤手术治疗迄今已有百余年的历史。Kehr于1903年率先用肝动脉结扎法治愈了肝动脉瘤，1951年Paul等应用血管重建术治疗肝动脉瘤获得成功。根据肝动脉瘤的位置变化，采用不同的术式。

1. 胃十二指肠动脉近端的肝动脉瘤 由于侧支循环丰富（主要是肠系膜上动脉和胃十二指肠动脉之间的侧支循环），可行瘤体结扎或结扎加切除术。

2. 胃十二指肠动脉远端的肝动脉瘤则需血管重建术 通常选用自体静脉或人工血管，行瘤体结扎或结扎加切除术后，进行间置或旁路架桥手术，恢复肝动脉血运，在这种情况下，由于吻合口直径和抗感染能力的不同，最好使用自体静脉移植物，但必须足够谨慎，以防止移植物受到器官或肠系膜的挤压、弯曲或扭曲。

当肝总动脉同时受累不适于作为流入道时，可结扎并切除动脉瘤行十二指肠后主动脉-肝动脉旁路移植术。

对于无肝脏疾病的患者，如果暂时阻断肝动脉后肝脏表面无变色（提示无明显缺血），可不需要进行瘤体远端血管重建术，如果上述操作使肝脏血流减少很明显，则必须重建血运。

对于基础状态较差、合并症较多或历经多次腹腔手术的肝动脉瘤患者建议行腔内治疗。并且一旦解剖条件得到确认，如相对较大的动脉直径及足够的近端和远端密封区，可以行覆膜支架置入。对于高危患者、远端肝动脉瘤或感染性动脉瘤及破裂性动脉瘤患者，腔内栓塞术也是治疗的有效手段。

（王 雷）

第三节 肠系膜上动脉瘤

肠系膜上动脉瘤（superior mesenteric artery aneurysm，SMAA）发生率居内脏动脉瘤第三位，占总数的5%～8%；好发部位多位于肠系膜上动脉起始端5cm以内，多为囊状动脉瘤或梭形动脉瘤；男性发生率略高于女性，约占63%；平均发病年龄为52岁，13～87岁均有报道。

（一）病因与病理

通常认为导致SMAA发生的病因主要是感染，其中多半是继发于非溶血性链球菌所引起的亚急性细菌性心内膜炎，占SMAA的58%～63%，好发年龄多在59岁以内；另外，动脉粥样硬化作为诱因导致SMAA的报道近年来亦逐渐增多，可占25%。近年来与一些内脏的急慢性炎症过程，特别是胰腺炎和胆道疾病相关的SMAA发生率亦较高，约12%；其他原因尚包括肠系膜上动脉夹层形成、中膜退行性病变、外伤等。

（二）临床表现与诊断

与其他内脏动脉瘤不同，90%以上的SMAA有不同程度的临床症状。其中疼痛是最常见的症状，约67%的患者会出现渐进性局限于上腹的疼痛，可为阵发性绞痛或持续性隐痛，有时向腰背部放散，其原因可能是瘤体扩张或肠管缺血；另外一些患者会出现消化不良、腹胀等慢性肠缺血表现；27%的患者在查体时会发现柔软的、移动度很好的可能有搏动性的肿物；其他症状还包括发热、恶心、呕吐、胃肠道或胆道出血、黄疸、慢性贫血及体重减轻等。

超过50%的SMAA患者最终会发生瘤体破裂，因为发病位置靠近腹主动脉，其出血往往迅猛，可形成急性腹膜后巨大血肿，或引起严重的腹腔内出血、胃肠道大出血等。临床表现为突发的上腹部及腰背部疼痛，可伴有恶心、呕吐等消化道症状，常导致失血性休克，甚至突发死亡。

SMAA的膨胀常伴随着动脉夹层的出现或腔内继发的血栓形成及栓塞，因此临床上急性肠梗死的发生亦不罕见。

约2/3的SMAA患者仅仅通过腹部X线片就能够拟定疑似诊断，因为病变瘤壁常常具有轻度钙化，在腹部左上象限会显示出特有的“蛋壳征”或平滑的点状影像。

在其他疾病行腹部超声检查时，有可能无意发现左上腹包块伴疼痛，由孤立的弱回声或强回声团块组成，彩超检查出附近连接有钙化动脉的血流征象时应怀疑SMAA。

CTA检查是一种有效的检测手段（图18-5）。在静脉注入增强对比剂时通常能显示出肠系膜上动脉部位完整的瘤样扩张血管团块影；当动脉瘤破裂，血肿通过Winslow孔进入腹膜腔前，表现为包裹在一层薄囊内的巨大血肿；其他CT征象尚包括腹膜后血肿或渗出对比剂的增强团块影等。新近出现的螺旋CT血管造影（SCTA）三维重建能提供细节性的解剖学信息来明确血肿形态及出血来源。

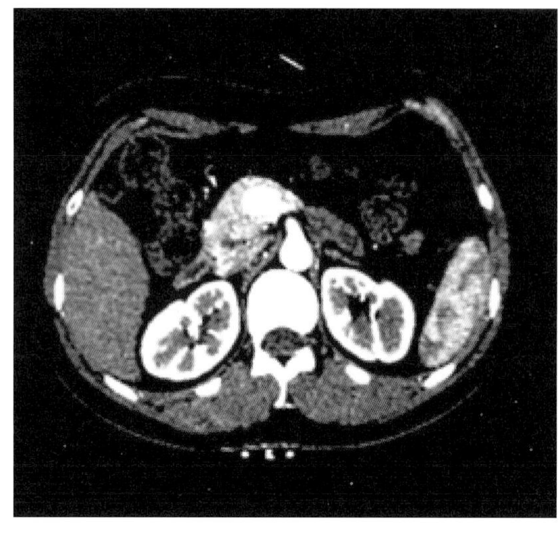

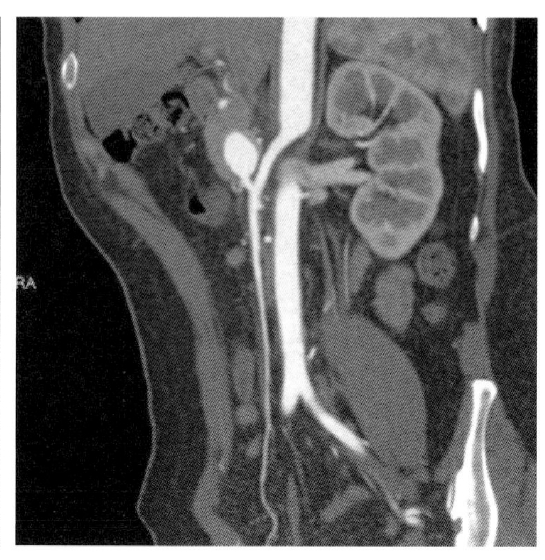

图18-5　CTA提示肠系膜上动脉分支动脉瘤

MRI和MRA能够确定大的动脉瘤及其来源，但对于小分支血管的动脉瘤或直径＜5mm的动脉瘤则显示不清。

尽管腹部X线、超声、CT、MRI等检查都能够提示SMAA的存在，但这些非创伤性检查由于对血管的起源显示不清，经常导致误诊，因此通常需要血管造影来确定内脏动脉的解剖特征细节。选择性（超选择性）DSA（图18-6）可确定动脉瘤的范围及所涉及血管的解剖关系，确定远端脉管系统的血运及侧支循环建立情况，除外联合动脉瘤等，是进行诊断及指导治疗的金标准。

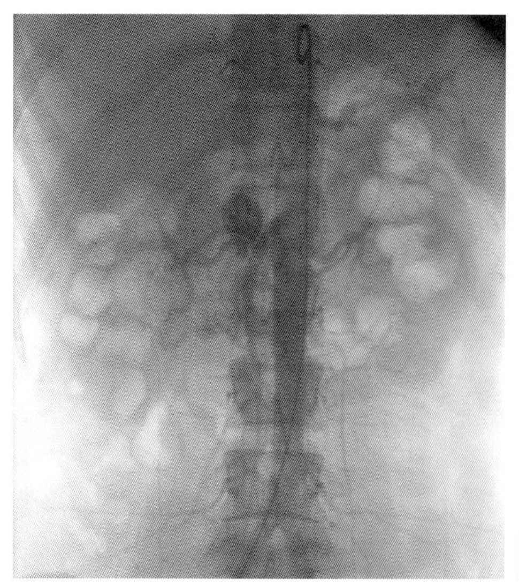

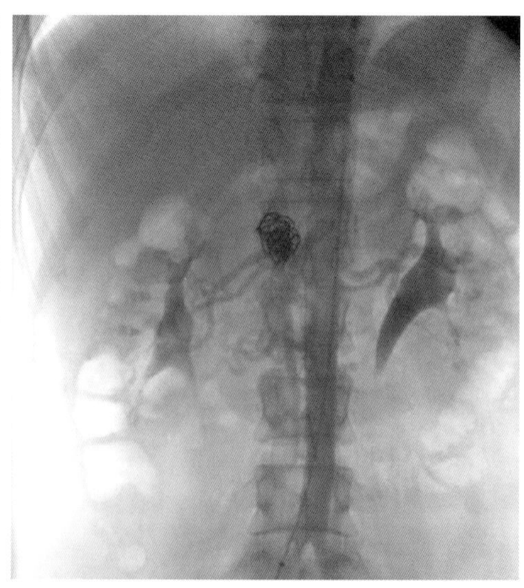

图18-6　SMAA的DSA影像与钢圈栓塞治疗

（三）治疗

SMAA的自然进程是渐进性的生长、扩张，在直径很小时即可发生破裂。破裂后患者病死率达30%以上，而且其并发的动脉内夹层或动脉瘤内血栓形成乃至脱落栓塞均可导致肠管缺血、坏死。因此，目前认为SMAA一经诊断，无论瘤体大小均应手术治疗，其目的是解决肠管的缺血问题，挽救患者生命。

SMAA外科手术原则是切除病变动脉瘤，并重建供血动脉。手术治疗通常采用经腹膜腔或腹膜后入路。经腹膜腔入路需要切开横结肠系膜根部并向上游离，操作时间短，可以充分暴露病变部位，迅速处理难以控制的大出血；经腹膜后入路创伤小、恢复快，适合于局限的腹膜后血肿且全身状况良好的患者或择期手术患者。

对于近端SMAA主干的动脉瘤，特别是怀疑侧支血运不足的病例，行瘤体切除动脉重建术是必需的。如果动脉瘤没有感染，可以应用自体静脉或人工血管行主动脉-肠系膜上动脉旁路移植术或其他血管重建术，因肠缺血易致移植血管感染，故将自体大隐静脉或髂内静脉作为首选移植物。在处理感染性动脉瘤或有肠缺血情况存在的动脉瘤时，动脉瘤结扎旷置近远端动脉血管旁路移植术或自体静脉与邻近动脉旁路移植术也可以适当采用；如果肠系膜动脉的根部是正常的，亦可以在动脉瘤切除后采用自体静脉原位单纯重建肠系膜上动脉；对于瘤颈较小相邻肠系膜上动脉管壁结构尚完好的囊性动脉瘤患者，单纯行动脉瘤内缝术也可以考虑。

对肠系膜上动脉分支的动脉瘤，可将动脉瘤及该动脉所供血的肠段一并切除；如果动脉瘤周边肠系膜有丰富的侧支循环，足以维持肠管血供，也可以单纯结扎或切除动脉瘤。据报道，30%的患者由于腹腔干或结肠中动脉能提供足够的侧支血运，因而能够耐受单纯结扎动脉瘤的输入端及输出端，但需术中行肠袢耐受缺血试验。

腔内治疗肠系膜上动脉及其分支动脉瘤目前屡有报道，与脾动脉瘤不同，肠缺血甚至坏死可以造成致命后果，故SMAA在腔内治疗重在血运重建。覆膜支架的应用受到肠系膜上动脉分支的影响而受限，除非在近端主干等合适位置的动脉瘤，可以行覆膜支架的腔内修复，其他部位的应用明显受限；裸支架辅助的栓塞手术可以作为难以耐受开放手术患者的一种选择。

（王　雷）

第四节　腹腔干动脉瘤

腹腔干动脉瘤患者比较少见，约占内脏动脉瘤的4%。动脉瘤一旦破裂，病死率可高达100%，即使是破裂后及时抢救，手术病死率仍高达40%，病情凶险，后果严重。近10年腹腔干动脉瘤的发病平均年龄为56岁，发病年龄为18～86岁。多见于男性，约占66%。55%的腹腔干动脉瘤为真性动脉瘤，多呈纺锤形。由于腹腔干本身的解剖学特点，常同时伴有其他多支动脉瘤或兼有周围动脉瘤，即重复动脉瘤多见。

（一）病因与病理

目前腹腔干动脉瘤的病因学研究已有较大进展，但仍不十分清楚。

1. 动脉粥样硬化　约占27%，多见于老年人，是目前最常见的病因。

2. 梅毒　是20世纪50年代前最主要的发病原因。

3. 其他较少见的病因　包括动脉壁中层变性（约占17%）、外伤（贯通性外伤）、狭窄后扩张、近端主动脉夹层的延续及感染等因素。

腹腔干动脉瘤的病理改变与其他部位的动脉瘤相同，分为三类，即真性动脉瘤、假性动脉瘤和夹层动脉瘤。

（二）临床表现与诊断

1. 临床表现　腹腔干动脉瘤的临床表现缺乏特异性。据报道，75%的患者在就诊时具有相关的临床表现。腹痛是最常见症状，约69%的患者会自诉上腹部不适或胀痛，通常疼痛位置略偏右，其中一些患者可能因为动脉瘤的进展扩张还会出现投射至后背部的放射性疼痛；其他有症状患者则表现为伴有恶心或呕吐的腹部隐痛或模糊的腹部不适，有时会因就餐而加剧，颇似肠绞痛；当腹腔干动脉瘤累及邻近器官时可以导致胃肠道难以查明病因的反复急慢性出血，有时甚至伴有咯血或发生梗阻性黄疸；亦有少数发生肠管梗死的报道；仅30%的腹腔干动脉瘤患者在查体时能发现腹部活动度尚可的搏动性肿块，可伴有血管杂音。

腹腔干动脉瘤的自然进程只有逐渐扩张并最终破裂，有报道证实破裂率为13%。动脉瘤破裂后多表现为腹腔内出血或消化道出血，少数亦可发生腹膜后血肿，由于其解剖位置的特殊性，出血量大，常可致休克，后果严重。动脉瘤破裂后即便有幸及时得到急诊手术治疗，患者围手术期病死率仍然会高达40%，甚至一组报道称破裂后病死率竟达到了100%。

通常情况下，当腹腔干动脉瘤破向腹膜腔内时，首先进入小网膜囊，此时患者可出现恶心、呕吐及心窝部、后背部疼痛，当血肿通过Winslow孔进入腹膜腔后，患者出现上腹偏重的全腹痛，腹腔穿刺抽出不凝血有助于判断病因。

2. 诊断 腹腔干动脉瘤的临床诊断比较困难，因此确定本病主要依靠影像学辅助检查。腹部X线片常能够发现腹腔干动脉瘤壁的环形钙化影；彩超检查可见具有异常涡流的液性暗区；CT平扫可以显示主动脉前局限的血管瘤样扩张；螺旋CT血管造影三维重建可确切地了解动脉瘤的位置、形态及属支解剖位置（图18-7）。

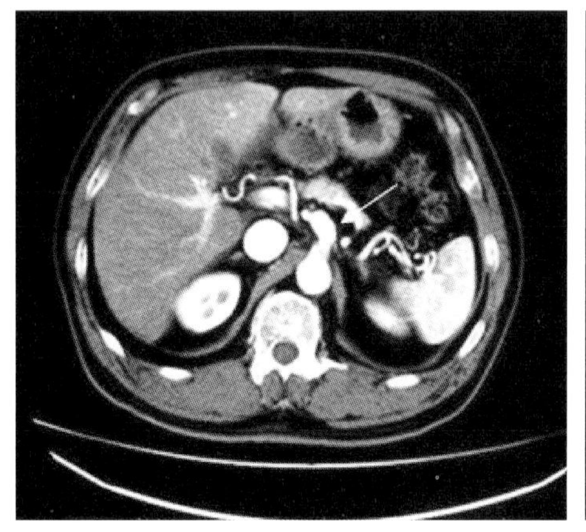
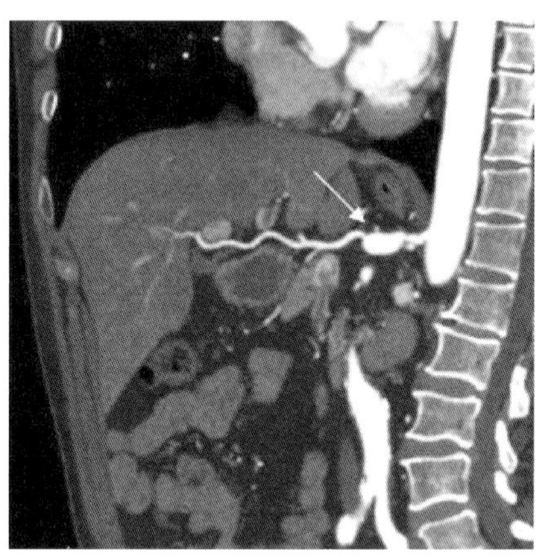
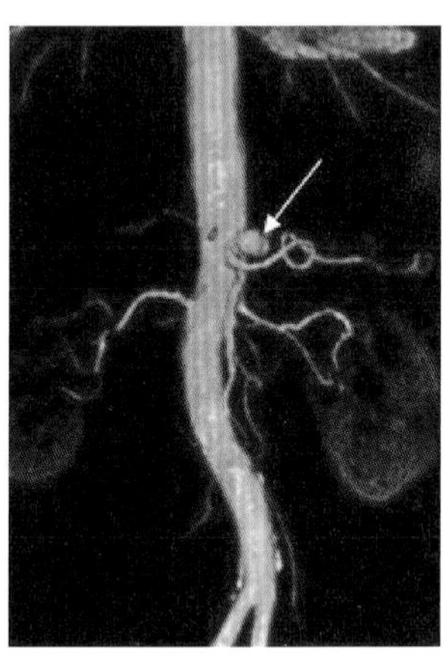

图18-7 腹腔干动脉瘤CTA影像及三维重建，箭头所示腹腔干动脉瘤

要进一步确定动脉瘤血运来源、腹腔干属支内脏动脉血液供应及侧支循环开放程度等情况并指导临床手术治疗，尤其是对于破裂性腹腔干动脉瘤的确定诊断，选择性腹腔干造影术仍是唯一的金标准。

（三）治疗

腹腔干动脉瘤的主要并发症为动脉瘤破裂，动脉瘤破裂后的病死率很高，接近100%，其中破裂后手术病死率为40%，而未破裂者手术病死率仅为5%。因此，腹腔干动脉瘤一旦确诊，除较小（＜3cm）的或有手术禁忌证外，均应手术治疗。

1. 切口选择

（1）破裂性或存在先兆破裂的腹腔干动脉瘤：多用始于左腋前线经第7肋间开胸加腹部正中切开的胸腹联合切口，可获得良好的术野。

（2）多数非破裂性腹腔干动脉瘤：多采用上腹部弧形切口、内脏旋转、经小网膜囊径路，也可获得良好的术野。

2. 手术方式 手术方法的选择取决于动脉瘤的位置、大小、形态、局部的解剖关系、侧支循环及原发病等具体情况，成功率可达90%以上。

（1）腹腔干起始部的动脉瘤：可行动脉瘤切除、腹腔干主动脉重建术。

（2）腹腔干主干的动脉瘤：在切除动脉瘤时，可行对端吻合，可采用人工血管或大隐静脉行腹主动脉-腹腔干间置移植。此外，也有报道主干动脉瘤切除后，可用肠系膜动脉替代腹腔干，成功率达97.2%，病死率仅为7.8%。

（3）腹腔干分叉处的动脉瘤：关键在于处理与肝动脉的关系。切除动脉瘤后，可行单纯结扎术，也可行肝动脉重建术，目前尚有争议。虽然腹腔干分叉处的动脉瘤35%以上的病例采用动脉瘤切除、腹腔干结扎术不会引起肝坏死，但是单纯结扎并不适合肝脏疾病患者。

（4）囊性动脉瘤：由于血管壁是正常的，一般采用动脉瘤成形术，大多数血管呈纺锤体形，主要的手术方式是将腹腔干动脉瘤切除、血管重建术、人工血管移植或自体静脉血管移植。

虽然有报道35%以上的腹腔干动脉瘤患者仅采用动脉瘤切除、腹腔干动脉结扎术不会引起肝脏坏疽，但风险极大，特别是对已经发生休克或存在潜在肝脏疾病的患者。因此，即便有足够的侧支血运可以结扎腹腔干，临床亦不主张采用。

传统手术尽管技术上能够实施成功，但创伤大，术后恢复慢，病死率较高。因此，近来对适合病例采用介入导管治疗已成为一种可供选择的新方法。有报道对局限性梭形动脉瘤成功应用经皮导管覆膜支架置入术来隔绝动脉瘤取得了成功。另外，对腹腔干囊状动脉瘤，若瘤颈结构完整，远端无重要脏器供血，可通过超选导管向动脉瘤腔内充填明胶海绵、钢圈或可脱离球囊的方法使动脉瘤闭塞，从而成功进行微创治疗。

（王　雷）

第五节　胃动脉瘤和胃网膜动脉瘤

胃动脉瘤（gastric artery aneurysm，GAA）占内脏动脉瘤的4%，胃网膜动脉瘤（gastroepiploic artery aneurysm，GEAA）仅占0.4%，绝大多数胃动脉瘤和胃网膜动脉瘤是孤立的，多为真性动脉瘤。这些动脉瘤在男性中多见，男女比例约为3∶1，多在60～70岁发病。

（一）病因与病理

胃动脉瘤和胃网膜动脉瘤真正的病因尚不清楚。Stanley认为通常是动脉周围局部炎症侵害的结果，多为急慢性胰腺炎胰酶外渗，胰蛋白酶和弹性蛋白酶消化邻近内脏动脉所致；其他疾病如胃十二指肠穿透性溃疡合并感染、先天性胃血管发育不良、结节性动脉周围炎、动脉粥样硬化、创伤、系统性红斑狼疮等导致本病亦有报道。

（二）临床表现与诊断

一般胃动脉瘤和胃网膜动脉瘤直径并不大，所以通常并无临床症状，只有少数迅速增大的动脉瘤可以有放射至肩背的上腹痛，有些还会被原发疾病如胰腺炎、胰腺假性囊肿或胆管炎等掩盖。但动脉瘤的自然进程是逐渐增大并最终破裂，尤其胃动脉瘤和胃网膜动脉瘤破裂率高达90%，即使很小的动脉瘤也有可能破裂，因此临床上尽管有些胃动脉瘤和胃网膜动脉瘤是因为出现相关症状进行检查或在其他疾病的造影中被偶然发现的，但仍有90%的患者是以意想不到的破裂导致的出血或失血征象作为首发症状而被诊断。

以破裂作为首发症状的胃动脉瘤及胃网膜动脉瘤患者，其中2/3动脉瘤破入胃腔，表现为上消化道出血；另外1/3破裂至腹膜腔，表现为自发腹膜腔出血或腹膜后血肿；亦有少数胆道出血、胃壁内血肿、与伴行静脉形成动静脉瘘甚至发生胸腔积液、形成食管旁血肿团块的报道。胃动脉瘤和胃网膜动脉瘤破裂常伴有大出血，可发生血流动力学紊乱甚至失血性休克，病死率为70%。紧急发病的患者中70%出现上消化道出血，30%表现为危及生命的自发腹膜腔出血。

胃壁内黏膜下微动脉瘤破裂是导致上消化道出血的主要原因，胃壁外动脉瘤和胃网膜动脉瘤则以发生自发性腹腔内出血或形成腹膜后血肿多见。

很多黏膜下微动脉瘤破裂的患者常有常规的钡剂造影及内镜检查都不能解释的慢性或复发性上消化道出血症状，甚至可以有致命性上消化道大出血。因为这些病损在黏膜下，临床上很少能够发现，即便剖腹探查通常也不能准确找到出血部位。腹腔动脉造影是最理想的诊断方法，尤其胃血管放大造影术和胃内充气造影术可以比较清晰地显示胃血管发育不良的程度，对这种疾病认识的提高对正确诊断和迅速的外科治疗很有帮助，否则本病常常会因反复的上消化道大量出血而致死。

胃壁外动脉瘤和胃网膜动脉瘤多数直径＜20mm，由于缺少相应的症状和体征，诊断相当困难。过去，此类动脉瘤经常是在尸体解剖中被发现。随着CTA、MRA和血管造影术的应用，越来越多无症状的内脏动脉瘤被发现，但是目前临床上仍有90%的患者是以破裂作为首发症状，只有破裂后经剖腹探查或动脉造影才能够被发现并被确诊。

选择性内脏动脉造影对胃动脉瘤和胃网膜动脉瘤最具有诊断价值，既能确定动脉瘤的大小、部位、内脏动脉的解剖关系和动脉瘤的血液供应，又能明确出血来源，还可以实施治疗性栓塞术控制出血。

临床报道90%的胃动脉瘤和胃网膜动脉瘤可发生破裂出血，占内脏动脉瘤破裂的20%。实践证明本病常可致死，因此本病具有特殊的临床意义。

（三）治疗

鉴于动脉瘤破裂这种严重并发症的存在，建议对所有胃动脉瘤及胃网膜动脉瘤，一旦确诊，无论动脉瘤破裂与否，都应积极进行外科治疗。

动脉瘤治疗的具体实施既要考虑患者的状态和动脉瘤的定位，又要考虑手术的风险和病死率。表现为破裂的患者会发生致命性大出血，常需要紧急处置。胃及胃网膜动脉血流丰富，有发达的侧支循环，因此对胃壁外动脉瘤和胃网膜动脉瘤的手术多为结扎而不是重建，特别是对那些生命体征不稳定的患者，一般不需血管吻合或移植，仅需手术结扎动脉瘤远近端，切除动脉瘤；对破入胃壁的胃动脉瘤或胃壁内出血的黏膜下微动脉瘤，可以楔形切除出血部位；如果血肿破坏胃壁较多，则应行胃次全切除术切除出血部位及血肿。通常对这些患者进行处理，除切除或闭塞动脉瘤外，还应处理相应的原发病变，如治疗继发于胰腺假性囊肿的动脉瘤，应行胰腺假性囊肿的内引流手术。

胃动脉瘤和胃网膜动脉瘤患者身体条件多很差，通常合并许多其他严重问题，如胰腺炎、慢性肺疾病、心脏疾病等，使手术风险大增，手术病死率高达13%，因此随着诊疗技术的发展，对越来越多的手术治疗困难或手术风险高的患者进行了微创手术。

血管内钢圈栓塞可以使血管内血栓形成，进而封闭动脉瘤。因此对于距离主干较近、可行超选择性插管的动脉瘤，可以应用经皮穿刺小动脉选择性栓塞来治疗。介入栓塞可以是钢圈填塞动脉瘤、钢圈远近端阻断“结扎”动脉瘤，或通过导管注入生物胶填塞破裂出血的动脉瘤。因为有可能发生再通或栓塞不完全，多交通支动脉瘤治疗对栓塞术是一种考验，该技术应用于胃动脉瘤和胃网膜动脉瘤时要考虑局部血管解剖因素。

对于破裂进入腹膜腔的自发性出血的病例，若定位明确、出血不多，亦可施行腹腔镜手术结扎瘤变动脉远、近端，达到止血或预防远期破裂的目的。

总之，若动脉瘤破裂，传统的外科手术通常是必需的。对无症状的动脉瘤，择期外科治疗是一种安全有效的方法。经皮穿刺动脉瘤栓塞术及腹腔镜动脉瘤结扎术作为可以替代外科手术的治疗技术，正逐渐显示出其特有的魅力。

（王　雷）

第六节　肠系膜下动脉瘤

肠系膜下动脉瘤（inferior mesenteric artery aneurysm，IMAA）罕见。病因通常为动脉粥样硬化或相应部位胸/腹主动脉瘤导致肠系膜上动脉及腹腔干狭窄或闭塞，上腹部脏器血运供应不足，肠系膜下动脉作为侧支供血动脉代偿蜿蜒扩张所致；亦有个别其他原因导致局限动脉瘤的报道。

本病多无明显临床表现，有报道称患者有轻微腹部不适，可伴有腹泻、慢性血便、体重减轻等症状；常在外科手术前或进行其他相关疾病造影检查时发现肠系膜下动脉蜿蜒状动脉瘤，扩张的血管逆行向结肠、空肠甚至上腹部脏器供血。

因为存在临床症状及潜在的破裂危险，因此一旦发现，应在处理相关疾病、恢复脏器血运的同时手术切除动脉瘤，人工血管重建肠系膜下动脉以恢复其供血能力。因不能除外切除相应结肠可能，术前需肠道准备；对侧支血运完好的局限动脉瘤，亦可在结肠缺血耐受试验后进行动脉瘤切除术。

（王　雷）

第七节　肾动脉瘤

肾动脉瘤的发病率为0.01%～0.1%，来自尸检的报告显示其发生率为0.01%～0.09%。而在影像学研究中，肾动脉瘤的发生率为0.73%～0.97%，约占所有内脏动脉瘤的22%。绝大部分肾动脉瘤为真性动脉瘤，按照动脉瘤的形态和位置又分为梭形动脉瘤、囊状动脉瘤和肾内动脉瘤；另外还有较少见的肾动脉假性动脉瘤及肾动脉夹层动脉瘤。肾动脉瘤发病隐匿，多无明显症状，大部分患者是由其他原因行影像学检查时发现。

（一）病因与病理

1. 肾动脉真性动脉瘤　肾动脉真性动脉瘤的男女发病率之比约1∶1.2，常为右肾受累。临床上最常见的是囊状动脉瘤，约75%位于肾动脉的一级或二级动脉分叉处，囊壁可有部分钙化，容易破裂；其次为梭形动脉瘤，常伴有肾动脉狭窄，狭窄的近、远端扩张，较少累及分叉部；肾内动脉瘤仅占10%以下，常为多发细小动脉瘤。

动脉粥样硬化、肌纤维发育不良、高血压和肾动脉狭窄后扩张等参与了病变的形成，此类肾动脉瘤通常在中膜退行性变的基础上发生，典型病理特征是内弹力板断裂、变薄，胶原和基质的过度沉积及平滑肌细胞减少。肾内动脉瘤可因坏死性动脉炎如多发性结节性动脉炎、梅毒、结核等引起。

2. 肾动脉假性动脉瘤　其发病有增多趋势，主要病因为肾动脉的钝性损伤、穿透性损伤及逐年增多的医源性损伤。另外，一些感染因素也可造成肾动脉的假性动脉瘤。近年来，随着肾移植手术量的增多，移植后肾动脉吻合口假性动脉瘤也有明显增多的趋势，除与供体、受体的血管条件及吻合技术有关外，其主要危险因素为移植肾的感染，尤其是真菌感染。

3. 肾动脉夹层动脉瘤　大部分肾动脉夹层为主动脉夹层在肾动脉内的延续，本节暂不讨论。自发性肾动脉夹层动脉瘤男女之比约5∶1，右肾多于左肾，约1/3的患者为双侧性的。原发性肾动脉夹层动脉瘤易发生于肾动脉近端与第一级分支的近端之间，可自发产生或由腹部钝性损伤、腔内插管引起，也可以是主动脉夹层动脉瘤延续所致。自发性肾动脉夹层动脉瘤常合并肾血管疾病，有时血管壁非正常滋养血管破裂加重血管壁的缺血和破坏，多在中膜外层扩展；肌纤维发育不良也可能是其病因之一；腹部钝性损伤可使肾脏移位，牵拉血管蒂导致内膜破裂而形成夹层动脉瘤。或钝性外力使肾动脉与其后面椎体发生直接损伤导致内膜破裂、中膜出血形成夹层动脉瘤。腔内插管损伤血管内膜，引起中膜出血而形成夹层动脉瘤。

（二）临床表现与诊断

1. 临床症状　绝大部分肾动脉瘤没有动脉瘤的直接相关症状，主要是合并其他疾病行相关检查时偶然发现。肾动脉瘤可合并高血压，许多患者因为高血压在心血管内科检查而发现肾动脉瘤，其发生机制可能为动脉瘤内的栓子脱落或压迫所致的肾动脉狭窄，导致部分肾脏低灌注，激活肾素-血管紧张素-醛固酮系统，也可能为肾动脉狭窄所致的高血压及狭窄后动脉瘤。患者可有肉眼血尿，肾动脉瘤扩张或栓塞造成肾梗死时症状明显，常有明显腹痛、腰痛。肾动脉瘤破裂时常表现为剧烈的腰痛和失血性休克症状。腰腹疼痛、血尿和高血压通常是急性肾动脉夹层动脉瘤的主要表现。慢性期通常为肾动脉受损和肾血管性高血压。

2. 体征　腹部听诊可有血管杂音，因肾动脉瘤体较小，触及腹部搏动性包块的情形少见。急性破裂时可出现腹腔内出血及失血性休克的体征。

3. 辅助检查

（1）彩色超声多普勒检查能清晰显示肾动脉瘤，并能了解肾动脉狭窄及血流动力学情况，可用于普查和随访。

（2）增强CT或CTA检查有助于肾动脉瘤的诊断，并了解邻近关系。尤其是三维重建后的CTA，可以准确了解动脉瘤的形态、位置、毗邻、相关分支等信息，是术前制定手术计划的重要依据。MRA为对比剂过敏或肾功能异常患者的一个替代方案。

（3）肾动脉造影是诊断肾动脉瘤的金标准，对于了解病变的程度、手术方式的选择具有重要意义，但一般不作为诊断工具。

（4）经静脉肾盂造影可有显影异常，肾盂受压，常为排泄迟延。

（5）分肾功能测定可总体评价肾脏储备功能及患侧分肾功能，为手术策略的制订提供重要参考；另外，在肾动脉夹层时多会合并肾动脉真腔不同程度的狭窄，分肾功能测定也是其是否需要手术干预的一个重要指标。

（6）实验室检查可发现肉眼或镜下血尿，以及肾素-血管紧张素-醛固酮系统异常。

对于临床上出现的高血压、血尿、腹痛、腹部杂音的患者，应警惕肾动脉瘤的可能，通过彩色超声多普勒、CT或肾动脉造影常可确定诊断。

（三）治疗

肾动脉瘤随瘤体直径增加，破裂倾向增加，一旦破裂常不可避免地需行肾切除术。肾动脉瘤在妊娠期破裂率高，可造成85%的胎儿死亡和45%的母亲死亡。此外尚有难治性高血压、血尿等表现。手术仍然是治疗肾动脉瘤的主要手段，手术原则是切除肾动脉瘤，尽最大可能保留肾脏血运和维持正常的肾功能。对于不适合手术的患者，应通过内科治疗控制血压和保护肾功能。

手术适应证：①所有有症状的肾动脉瘤；②合并肾动脉狭窄，且导致肾性高血压和（或）肾功能不全的肾动脉瘤或肾动脉夹层；③合并肾动脉远端栓塞的肾动脉瘤；④孕妇或育龄期患者；⑤肾动脉假性动脉瘤；⑥肾动脉瘤直径＞2cm非钙化性动脉瘤。

（1）开放手术：①对位于肾动脉主干或偶尔累及分叉起始部的单个动脉瘤，可切除动脉瘤加修补术。②对于累及肾段动脉的动脉瘤则切除动脉瘤后，直接将受累动脉移植于邻近未受累动脉或利用自体大隐静脉行肾血管重建术，对于肾动脉瘤切除后肾动脉太短或合并肾动脉狭窄时，可利用大隐静脉或人工血管行主动脉-肾动脉搭桥术。③若肾动脉瘤累及肾门，呈多发性时，可将动脉瘤逐个切除，然后用大隐静脉或下腹部血管进行重建。④但对于破裂性肾动脉瘤，肾切除可能是唯一选择。⑤对肾内动脉瘤，有时需要行部分肾切除甚至全肾切除，但需保证对侧肾功能良好。⑥部分病例适于自体肾移植术，即在低温肾灌注下切除患侧肾脏，移植于同侧髂血管。

（2）腔内手术：由于开放手术创伤巨大，腔内技术和器材的飞速发展给肾动脉瘤的治疗带来新的选择。其疗效确切，创伤小，目前其已成为肾动脉瘤的一线治疗方案。同样，肾动脉瘤的腔内治疗主要包括支架置入与动脉瘤的栓塞。覆膜支架主要应用于肾动脉主干的动脉瘤或夹层动脉瘤，且要求动脉瘤颈近、远端有适当的锚定区，累及肾动脉开口及主干分叉处的动脉瘤不适合行覆膜支架置入，更远端的肾动脉主干分支动脉瘤及肾实质动脉瘤则无法应用覆膜支架；动脉瘤栓塞术应用广泛，目前主要应用弹簧圈栓塞，也可辅助液体栓塞剂。对于复杂肾动脉瘤，如分叉处动脉瘤、宽颈动脉瘤，可以应用裸支架或球囊辅助栓塞，避免引起肾动脉血流或远端栓塞。对于肾门或肾实质内的动脉瘤，如栓塞后重建血流困难，可以在充分评估肾功能后行载瘤动脉的栓塞，以牺牲部分肾功能为代价旷置动脉瘤。肾动脉瘤的腔内治疗时术前应充分评估，术中注意操作所致的动脉瘤破裂及对肾脏血流影响。特殊类型动脉瘤，如合并感染的移植肾吻合口假性动脉瘤，应尽量避免腔内移植物，特别是覆膜支架的置入。

（王　雷）

参考文献

段志泉，辛世杰，2006. 动脉瘤. 北京：科学出版社.

段志泉，张强，1999. 内脏动脉瘤//段志泉，张强. 实用血管外科学，沈阳：辽宁科学技术出版社.

Barrionuevo P，Malas MB，Nejim B，et al，2019. A systematic review and meta-analysis of the management of visceral artery aneurysms. J Vasc Surg，70（5）：1694-1699.

Coleman DM，Stanley JC，2015. Renal artery aneurysms. J Vasc Surg，62（3）：779-785.

Ferreras MD，Cayuela V，López-López V，2020. Management of hepatic artery aneurysms. Rev Esp Enferm Dig，112（12）：963.

Kalko Y，Ugurlucan M，Basaran M，et al，2007. Visceral artery aneurysms. Heart Surg Forum，10（1）：E24-E29.

Kalra M，Panneton JM，Hofer JM，et al，2003. Aneurysm and stenosis of the celiomesenteric trunk：a rare anomaly.

J Vasc Surg，37（3）：679-682.

Musselwhite CC，Mitta M，Sternberg M，2020. Splenic artery pseudoaneurysm. J Emerg Med，58（5）：e231-e232.

Obara H，Kentaro M，Inoue M，et al，2020. Current management strategies for visceral artery aneurysms：an overview. Surg Today，50（1）：38-49.

Singh M，Koyfman A，Martinez JP，2016. Abdominal vascular catastrophes. Emerg Med Clin North Am，34（2）：327-339.

Tcbc-Rj RA，Ferreira MC，Ferreira DA，et al，2016. Splenic artery aneurysm. Rev Col Bras Cir，43（5）：398-400.

Wei YH，Xu JW，Shen HP，et al，2014. Laparoscopic ligation of proximal splenic artery aneurysm with splenic function preservation. World J Gastroenterol，20（16）：4835-4838.

第十九章 周围动脉瘤

第一节 概 论

周围动脉瘤（peripheral aneurysm）可发生于颈动脉、锁骨下动脉、腋动脉、肱动脉、股动脉等部位，其中以股动脉及腘动脉瘤居多，股动脉和腘动脉瘤约占周围动脉瘤的90%。腹主动脉瘤（AAA）患者常可合并周围动脉瘤，且周围动脉瘤常呈多发性。Dent等进行的一项研究表明，在1488例AAA患者中，4%的患者合并周围动脉瘤，其中83%的为多发周围动脉瘤。在股总动脉瘤患者中，其中95%存在另一处动脉瘤，92%有主髂动脉瘤，59%有双侧股动脉瘤；在腘动脉瘤患者中，78%有另一处动脉瘤，64%有主动脉瘤，47%有对侧腘动脉瘤。Graham等报道在连续100例股动脉瘤患者（全部为男性）中，85%的患者合并有AAA。另一项研究报道一组有3个动脉瘤的患者，91例患者共存在430个动脉瘤或动脉扩张。周围动脉瘤虽很少因破裂导致全身血液循环障碍，但可因动脉瘤内血栓形成或血栓脱落栓塞远端动脉造成远端肢体的急性缺血，进而导致截肢，故积极手术治疗十分重要。

一、病 因

1. 损伤 如刀刺伤、枪弹伤是周围动脉瘤的最常见病因。多为假性动脉瘤，外伤可造成血管壁完全或部分断裂，周围形成血肿，之后被结缔组织包裹，液化、吸收后形成假性动脉瘤。有时，钝挫伤或挤压伤等间接创伤可使动脉中膜受损、弹性纤维断裂、管壁局部薄弱，在压力下逐渐扩张成瘤，此时还可能同时伴有动静脉瘘。

2. 动脉粥样硬化 是欧美国家周围动脉瘤最常见的病因，一般为真性动脉瘤，患者年龄多偏大，常伴有高血压、心脏病或多发性动脉瘤。这是因为动脉硬化的动脉壁内膜增厚，滋养血管受压发生管壁营养障碍、弹性纤维层断裂、管壁退行性变、薄弱膨出形成动脉瘤。

3. 感染 有内源性和外源性两种途径。内源性途径主要通过血流途径感染，如败血症、呼吸道感染、细菌性心内膜炎或血管周围局部化脓性感染的直接波及；外源性途径主要指开放性创伤或医源性感染，尤其是后者，因介入技术的广泛应用，其发病率有升高的趋势。感染使血管壁形成小脓肿，破坏动脉中膜而成瘤，感染性动脉瘤容易破裂。

4. 医源性因素 随着血管外科的发展、介入技术的应用，医源性损伤造成的假性动脉瘤（包括吻合口假性动脉瘤及动脉穿刺后假性动脉瘤）数量呈逐渐上升趋势。

5. 其他原因 如动脉中膜退行性变性、先天性动脉中膜缺陷（如马方综合征等）亦可引起周围动脉瘤，但此类患者多同时合并其他部位动脉瘤（如AAA、胸主动脉瘤等）。在我国，局部地区吸毒穿刺所致的周围动脉瘤也偶有发生。

二、临床表现

最常见的症状是局部进行性增大的膨胀性搏动性肿物，随肿物增大可出现疼痛，多为胀痛不适，瘤体破裂可引起剧痛，并引起血压下降、休克等表现；另一常见症状为反复发作的血栓形成或远端动脉栓塞所引起的缺血症状，有时常误诊为脉管炎或动脉硬化闭塞症而忽略了原发病。感染性动脉瘤可同时有全身感染的表现，如发热、乏力、食欲减退等。

查体时可在局部触及搏动性肿物，伴有震颤和收缩期杂音，压迫近侧动脉可使肿物缩小，搏动、震颤及杂音均可明显减轻或消失；有时瘤体较小或形成血栓，则不易触到搏动性肿物。如血栓形成或远端动脉栓塞，则可有远侧肢体皮温降低、皮色苍白甚至坏死。

三、辅助检查

实验室检查可能类似AAA，出现消耗性凝血的改变，如凝血酶原时间延长、纤维蛋白原含量降低等，如为感染性动脉瘤则可有白细胞计数升高甚至血培养细菌阳性等。

彩色多普勒超声可清楚地显示动脉瘤形态、结构、大小，并可与动脉硬化性闭塞症相鉴别，利用其无创、简便的特点，还可作为筛选性检查，并用来鉴别多发性动脉瘤。螺旋CT三维重建或磁共振血管造影（MRA）更为准确，具有无创、动脉瘤与周围组织关系清楚等优点，能显示动脉瘤大小、瘤内附壁血栓情况等，在临床上已得到越来越广泛的应用。

动脉造影仍是诊断周围动脉瘤的金标准，尤其对于拟行手术的患者，可清楚显示动脉瘤及周围血管的情况，特别是流入、流出通道的情况，从而指导血管重建。

四、诊　　断

周围动脉瘤的诊断并不困难，局部膨胀性搏动性肿物是最典型的临床表现，位于深部者需以彩色多普勒超声或动脉造影诊断，但对症状不典型的感染性动脉瘤或瘤体较小时，还有误诊的可能，尤其是腹股沟区、腘窝的肿物，可能被误诊为脓肿而切开引流引起大出血，后果十分严重。

五、治　　疗

手术是对周围动脉瘤最有效的治疗方法，可防止远端肢体的严重缺血性并发症及对周围组织的压迫症状，也可避免动脉瘤破裂所致大出血，若患者年老体弱，合并严重的心、脑、肾等疾病，除可应用降压及降脂药物治疗外，均需手术治疗。

（一）手术适应证

已确诊为动脉瘤，尤其是迅速增大有破裂危险，合并感染，远端肢体缺血，压迫周围组织或器官者均应及早手术治疗。

（二）术前准备

（1）全面评价改善心、肺、肝、肾等主要脏器功能。

（2）术前动脉造影以了解瘤体大小、流入和流出通道情况；注意检查其他部位有无多发动脉瘤存在。

（3）对于感染性动脉瘤，术前合理应用抗生素控制感染。

（三）手术方法

必须根据具体情况，如动脉瘤大小、部位、局部解剖、侧支循环状况及有无感染、是否合并动静脉瘘等并发症而定。常用的手术方法有以下几种。

1. 动脉修补术　包括动脉瘤切除、动脉破裂口缝合、瘤囊内或囊外修补术。手术简单，主要适用于囊状动脉瘤及假性动脉瘤，破口小、瘤体小、动脉壁损伤轻、修补后不致引起管腔狭窄或闭塞的病例，其主要并发症为狭窄或动脉瘤复发。为防止修补后动脉狭窄，动脉壁可应用补片移植，移植材料可取自体静脉，将其剖开制成补片修补于动脉侧壁。

2. 动脉结扎术　适用于非主干动脉如颈动脉、尺动脉、桡动脉或其他动脉的分支小动脉的动脉瘤，动脉瘤切除后动脉吻合或修补困难，而结扎不会引起供血区域缺血，尤其是合并感染或已建立侧支循环者。特殊情况下，如主干动脉吻合或修补困难，而且发病时间较长，侧支循环较好，结扎后远端肢体血氧饱和度＞80%时，亦可考虑结扎主干动脉，一般不会发生坏死截肢，但肢体末端可能遗留缺血症状，因此对主干动脉的结扎应尽量避免，如出现缺血症状，可考虑二期行血管移植术。

3. 动脉瘤切除及动脉对端吻合术　适用于动脉缺损在2cm以下者，切除动脉瘤后动脉无张力，可直接行端端吻合术，该术式并发症少。

4. 动脉瘤切除、大隐静脉或人工血管间置或旁路移植术　是最常用的术式，适用于动脉损伤严重，缺损范围＞2cm，无法直接吻合或修补，以及合并动脉瘤破裂局部污染、炎症较重者。自体静脉移植取材方便，允许充分切除损伤动脉，抗感染力强，是首选的移植物。但在主干动脉，有时仍需使用人工血管，为提高远期通畅率，一般选用ePTFE人工血管，它无须抗凝，远期通畅率高，但人工血管没有抗菌能力，反而会起到异物刺激作用，因此容易发生感染。

原位移植还是解剖外旁路移植，应根据情况而定。如流入、流出通道均通畅，局部无感染，可切除动脉瘤后原位移植；如动脉瘤近心端血供受限或动脉瘤破裂局部感染较重，尤其是使用人工血管，则必须行解剖外旁路移植术，可采用股-股、髂-股、腋-股动脉旁路移植等。

5. 腔内修复术（endovascular repair，EVR）是近年发展起来的一种用于治疗动脉瘤的微创血管外科技术，是将带支架的人工血管完全固定在动脉瘤两端的动脉壁上，达到完全封闭的程度，将动脉瘤囊腔与循环血流隔离，使动脉瘤逐渐机化吸收，达到治疗目的，主要适用于部位较深、常规手术操作复杂、危险性大的病例，如头臂干、锁骨下动脉或髂动脉的动脉瘤等，有时部分动脉瘤合并动静脉瘘的病例亦可选用此方法。

（四）术中要点

1. 切口感染的预防　手术切口感染是导致血管手术失败的一个重要原因，尤其是行血管移植的患者，应该注意以下几点：①损伤动脉和周围组织的清创必须彻底；②修补或吻合的部位必须用健康组织覆盖；③尽可能选用自体静脉，如选用人工血管，则人工血管走行不能经过感染区，必要时缝合感染切口后另行解剖外旁路移植术；④消灭或减少残腔；⑤引流必须通畅；⑥术前及术后全身预防性应用广谱抗生素，术中局部亦可应用抗菌溶液冲洗。

2. 防止血栓脱落和血栓形成　动脉瘤内常可有大量新鲜和陈旧性血栓，如术中挤压可能脱落引起远端肢体栓塞，因此术中不可用力挤压瘤体，显露动脉瘤后迅速阻断远心端，防止血栓进入。有时术中阻断时间较长，远端动脉可能形成血栓，故术中阻断动脉前应行全身肝素化（100IU/kg），术中局部应用肝素盐水冲洗，吻合结束前最后2～3针可向远心端动脉注入尿激酶20万～30万U，以溶解末梢动脉内微血栓。同时术中、术后严密观察远端动脉搏动情况，如发生动脉栓塞可全身应用尿激酶，必要时行Fogarty导管取栓术。

3. 其他　有报道显示移植血管远期通畅率仅为40%～60%，为防止移植血管狭窄，术中可将血管剪成斜面，尽可能扩大吻合，吻合时带血管全层，外翻缝合，保持内膜光滑。

（五）术后处理

（1）严密观察术后肢体的血液供应情况，必要时应用彩色超声多普勒监测，如发生皮肤苍白、远端动脉搏动消失等情况，则需再次手术探查、取栓。

（2）术后应抗凝治疗，可应用肝素或低分子量肝素5000U，每日两次皮下注射，1周后可改为口服抗凝血药物，一般维持3～6个月，以提高远期通畅率。

（3）术后常规应用抗生素预防感染。

（罗英伟　丁　奎）

第二节　颅外颈动脉瘤

颅外颈动脉瘤（extracranial carotid artery aneurysm，ECAA）是一种罕见的颈动脉病变，占颈动脉手术的0.4%～2%，在周围动脉瘤中也仅占0.4%～4%。很多患者因颈部搏动性肿块、脑缺血、咽及扁桃体肿物而就诊。该病确诊后如未治疗，3～5年发生动脉瘤破裂或脑血管阻塞性病变而死亡的比例可达70%。颅外颈动脉瘤包括颈总动脉、颈内动脉颅外段、颈外动脉及其分支的动脉瘤，其中颈外动脉瘤更少见。

一、病因与病理

颅外颈动脉瘤的病因与其他动脉瘤大致相同，动脉粥样硬化导致的颅外颈动脉瘤和假性动脉瘤是最常见的类型，分别占颈动脉瘤的35%～66%和12.5%～82%。枪弹伤、刀刺伤、动脉中层囊性纤维变性及颈动脉内膜剥脱术常会引起颈动脉假性动脉瘤。其他原因包括各种类型的动脉炎、马方综合征、动脉滋养血管的梗死、梅毒或动脉感染等，医源性假性动脉瘤、吻合口假性动脉瘤则极少见。颅外颈动脉瘤病变一般发生于单侧，病变在颈总动脉及其分叉部的最多见，其次是颈内动脉（图19-1），颈外动脉少见。由于颈动脉壁薄弱所致的真性颈动脉瘤，一般呈椭圆形或圆球形，瘤体近远心端动脉可迂曲，动脉瘤内常可见血栓存在。创伤是血管腔内治疗的最常见病因，占比50.9%，而颈动脉内膜剥脱术导致的颅外颈动脉假性动脉瘤和动脉粥样硬化分别仅占11.2%和4.5%。

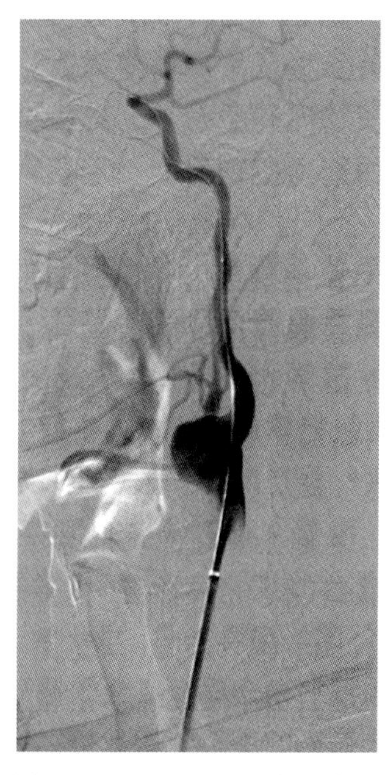

图19-1　DSA显示颈内动脉瘤

二、临床表现

1. 症状　近年来，随着影像医学的快速发展，许多无症状的颈动脉瘤都是偶然发现的。其中，12%～93%的患者是由于颈前部侧方出现逐渐增大的搏动性肿物而发现，而12%～51%的患者则由于出现脑缺血事件而发现。其中最常见的是短暂性脑缺血发作（TIA）和脑卒中，TIA的发生率约为脑卒中的2倍。颈部包块一般为单个，椭圆形或圆球形多见。动脉瘤增大可产生压迫症状，压迫迷走神经及喉返神经可产生声音嘶哑，压迫交感神经可引起霍纳（Horner）综合征，压迫臂丛神经可引起同侧肢体麻木、感觉异常、无力等，压迫气管产生呼吸困难，压迫食管产生吞咽困难。部分患者是以颈部包块伴皮下出血来诊。颈总及颈内动脉瘤内血栓形成或瘤内斑块脱落可发生头晕目眩、头痛、复视、耳鸣及一过性体位晕厥等短暂性脑缺血表现。中枢神经系统功能障碍作为其常见的术前临床表现之一，由于在18.4%的动脉瘤瘤腔内发现了血栓，故导致上述症状的病因是动脉瘤瘤腔内血栓脱落所致脑栓塞。因此，当脑卒中或短暂性脑缺血发作时，需要考虑到ECAA的可能性。如动脉瘤破裂致咽喉部出血，可引起窒息并导致猝死。自2011年以来，中国医科大学附属第一医院血管外科收治了20例颈动脉动脉瘤患者，以颈部肿块为主诉入院者15例（其中13例为明显的搏动性），以动脉瘤破裂为首发症状者4例，无症状者1例。

2. 体征　颈动脉瘤在颈部血管走行区域均可扪及膨胀性、搏动性肿块，范围自锁骨上胸锁乳突肌前缘至下颌角处。动脉瘤有时可闻及收缩期杂音，其产生原因为瘤内血流形成的涡流，但如若瘤内有血栓形成，杂音可不明显。触诊时动脉瘤局部可扪及震颤，当瘤体流出道有狭窄时更为明显。用力压迫颈总动脉起始部，暂时阻断血流，动脉搏动可减弱或消失，瘤体可缩小，杂音或震颤也可减弱或消失。动脉瘤压迫气管时，气管可明显向健侧偏移；压迫咽喉部时，口腔检查可见局部有搏动性的隆起肿块；压迫喉返神经时，可发现一侧声带麻痹；压迫交感神经时，可产生同侧眼球下陷、眼睑下垂、眼裂狭窄、瞳孔缩小，同侧面部、颈部、上肢无汗、皮温升高等症状，即霍纳综合征。瘤内血栓形成、脱落或动脉扭曲可导致脑供血不全，表现为视力下降、肢体肌力减退和共济失调等。

三、诊　　断

一旦发现颈部包块应立即应用一系列影像学检查来明确诊断。

1. X线检查　可发现动脉硬化性颈动脉瘤壁的钙化斑块，显示瘤体轮廓。也可以清楚地显示气管受压状态，适合基层医院对颈动脉瘤进行初步诊断。

2. 颈部血管超声检查　为便捷的颈动脉无创检查方法，可显示颈动脉瘤的大小、瘤壁结构、瘤内有无血栓、动脉瘤的内径，以及瘤体与颈内动脉、颈外动脉、颈总动脉的关系，还可显示瘤内血栓及血流量、流速、血流方向等。诊断颈动脉瘤的准确率达95%以上。

应用彩色多普勒可显示颈动脉血流，明确有无瘤内血栓或扭曲导致的颈动脉狭窄或闭塞，并可检查眶上动脉血流，间接了解颅内脑动脉血供情况，从而推测颈动脉是否存在狭窄和闭塞。也可以应用多普勒超声做眼球容积描记（OPG）。眼动脉是颅内动脉的第一个分支，应用OPG测定眼动脉压可间接反映颈动脉的通畅程度，为术式选择及预后评估提供重要的信息。

3. MRI检查 是一种无须应用对比剂便能清晰显示颈动脉及其分支形态和结构的无创性检查方法，有助于明确动脉瘤的性质、大小及是否合并血栓、斑块、夹层动脉瘤等。MRI可为动脉瘤的诊断提供非常重要的信息，但临床经验证实MRI有时会出现伪影而导致假阳性。

4. 数字减影血管造影（DSA） 是诊断ECAA的金标准，经股动脉穿刺选择性颈动脉造影术，将特殊的导管直接插入到颈总动脉内，注射对比剂，快速连续摄片，可清楚地显示动脉的轮廓，瘤内有无血栓，瘤体与颈动脉的关系，颈动脉远近端的通畅情况等。图19-1为选择性颈动脉造影，在颈内动脉远端有一圆球形动脉瘤，近心端动脉蔓延、迂曲。一般情况下，在制订颈动脉瘤的手术治疗方案时，颈动脉造影是必不可少的诊断方法，必要时需要做全脑血管造影。

5. CT检查 经常被用于颅内段颈动脉瘤的诊断。通常是在检查颅外伤或颈部包块时发现颈动脉瘤（图19-2）。虽然在全面评估颈动脉瘤时CT的应用受限，但其可以排除其他颈部疾病。

目前，CTA、MRA已代替彩超成为常规的无创性检查手段，其优点在于可清晰地显示动脉瘤内及其周围的解剖结构，有助于与其他颈部疾病的鉴别诊断。尤其CTA、MRA的三维重建，可显示动脉瘤的形态、瘤颈的部位及与周围结构的关系，为手术提供有价值的信息。

综上所述，临床上如出现以下几种情况可诊断颈动脉瘤：颈部膨胀性、搏动性肿物；体格检查局部有震颤及收缩期杂音；压迫颈总动脉近端时，瘤体可能会缩小，震颤、杂音可能减弱或消失；多普勒显像可清晰地显示瘤体、瘤壁及瘤内血栓；MRI、CT、血管造影发现颈动脉扩张成瘤样；颈动脉瘤有时应与颈动脉体瘤、颈部神经鞘瘤、鳃裂囊肿、扁桃体周围脓肿及淋巴结炎等相鉴别。

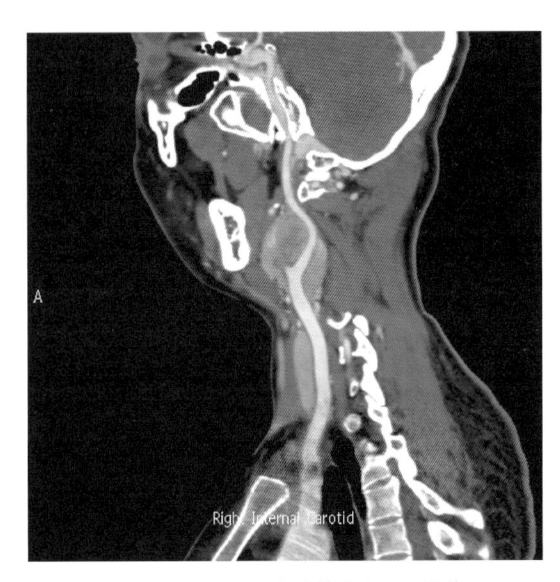

图19-2 一例颈动脉体瘤的CT影像

四、鉴别诊断

颈动脉瘤有时与颈前下颌处的其他包块相混淆，如颈动脉体瘤、神经鞘瘤、神经纤维瘤、副神经节瘤、肿大的淋巴结、下颌下腺及腮腺肿瘤、转移癌、炎性包块、颈动脉畸形等（图19-3，图19-4），DSA可作为鉴别诊断的金标准。

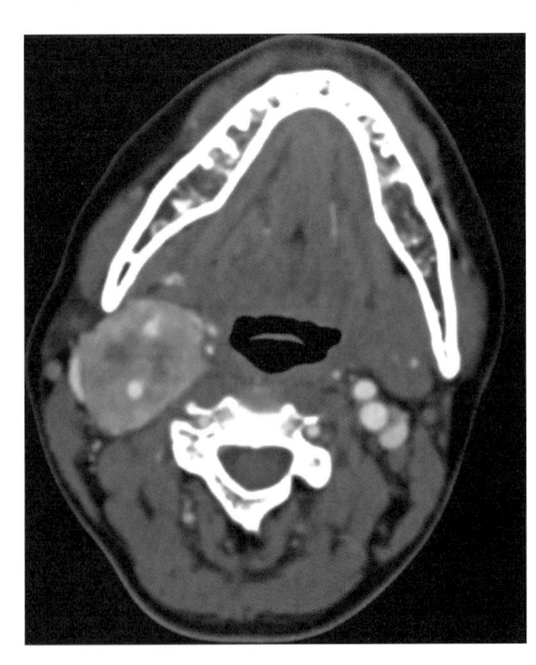

图19-3 一例副神经节瘤的CT影像

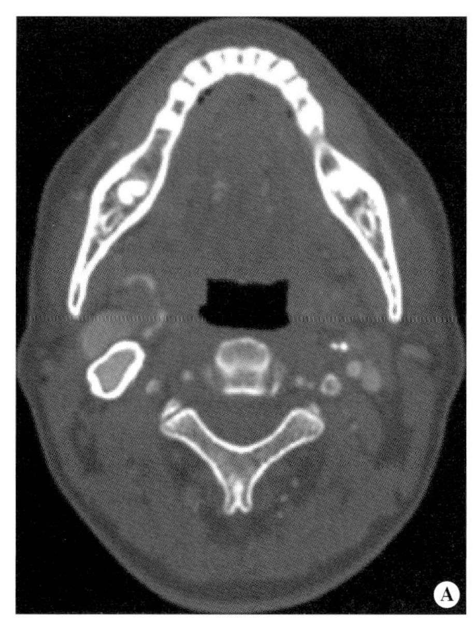
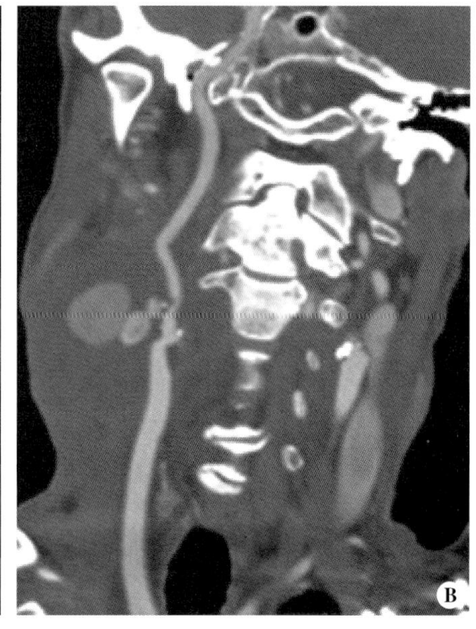

图19-4　颈动脉瘤的CTA影像

A. 颈动脉瘤；B. 颈动脉瘤破裂

五、治　　疗

颈动脉瘤的治疗必须高度个体化。目前没有针对颈动脉瘤所推荐的一种特定类型的治疗方式。治疗的目的是防止栓塞或血栓形成引起的局部肿块压迫症状、动脉瘤破裂及神经功能缺损。而动脉瘤的形态、解剖部位、循环动力学、有或无症状等都是制订该病治疗方案的依据。多年来针对颈动脉瘤已经尝试许多治疗方法，包括日常监测、药物控制、开放手术及腔内治疗。

（一）非手术治疗

所有颈动脉瘤都应积极行外科治疗，否则瘤体只会越来越大直至破裂。对于较小的无症状动脉瘤可以随访，有症状但无并发症的患者也可随访，但对有瘤体进行性扩大或瘤体内有血栓形成的患者，则需要进行手术干预。患者若因年老体弱，合并严重心、脑、肾等疾病，或暂不能手术者，可给予降压和降脂药物治疗，以控制动脉瘤的发展。

（二）手术治疗

1. 手术适应证　颈动脉瘤若非手术治疗，预后不佳。70%的患者因瘤内血栓形成、栓塞造成脑供血不足或动脉瘤破裂致咽喉部、口腔、鼻部等大出血、窒息死亡。颈动脉瘤血栓脱落可导致缺血性脑卒中，文献报道13%～43%的患者可能会有卒中的症状。此外，随着动脉瘤的增大（瘤径＞2cm），可能还会出现局部压迫症状（如霍纳综合征、三叉神经痛、吞咽困难等），应及早手术治疗。颈动脉瘤手术治疗并不复杂，关键是如何缩短阻断时间，因为脑细胞在常温下缺氧超过4～6分钟即可造成不可恢复的脑损伤。

2. 手术禁忌证　有严重心、脑、肾等疾病，不能耐受麻醉及手术者。

3. 术前准备

（1）临床常规检查。

（2）选择性颈动脉造影或全脑造影：以了解脑供血情况，可否行动脉重建等，并进行必要的无创伤血管影像学检查，如CT、MRI等。

（3）颈动脉压迫（Matas）试验：术前做此试验的目的是了解和帮助建立脑侧支循环。方法是每日多次压迫颈总动脉根部，压迫时间可逐日延长，直至压迫20～30分钟。这种颈动脉压迫耐受锻炼应持续3～4周。若无脑缺血症状，说明脑侧支循环已充分建立。此时，阻断颈动脉做动脉重建比较安全。

（4）若瘤体巨大，无法做颈动脉压迫试验时，可一期手术先游离颈总动脉根部，套止血带，逐步分期缩扎颈总动脉起始部，目的是建立侧支循环，此为术前脑保护的方法之一。

（5）颈动脉球囊阻断试验，对于无法行血运重建手术的患者，以颈动脉球囊阻断试验进行术前评估可能是唯一合理的选择。当然，对于不适合外科手术的患者，腔内治疗可能是较好的选择。

4. 麻醉　静脉与吸入复合全身麻醉时，术中注意保护脑，颈动脉阻断时适当升高血压，以利于脑缺血、缺氧的改善。

5. 手术治疗　根据病情，颈动脉瘤手术可选用下列多种术式。所有术式患者均取仰卧位，患侧垫高，头偏向健侧45°。做胸锁乳突肌前缘纵行斜切口，由乳突至胸锁关节。

（1）颈动脉结扎：1552年Ambroise Pare第一次描述了通过颈总动脉结扎来控制颈动脉撕裂引起的出血，但术后出现失语和对侧偏瘫。1806年Astley Cooper首次实施了结扎颈动脉治疗颈总动脉瘤的手术，术后同样出现了偏瘫。颈内动脉及颈总动脉的结扎均可影响大脑的正常供血，即使是侧支循环建立较好的病例，仍有术后脑缺血性损伤的威胁，故一般不采用此法，此法主要用于动脉破裂或明确感染性动脉瘤等紧急情况。

（2）动脉瘤内缝合术（endoaneurys morrhaphy）：又称Matas手术，该手术的意图是恢复颈动脉的解剖原形，又从生理上使大脑处于正常供血状态。此法不能完全切除瘤体，也不可能缝合成一条完整的动脉管腔，缝合后管壁的不完整和狭窄是难免的，易引起继发血栓及缝合处的渗血，故此法已不再采用。但对颈内动脉及邻近颅底的梭形动脉瘤，若术者估计操作困难时，此法较为安全，因为颅底重建血管操作困难，易造成出血和延长脑缺血的时间。

（3）颈动脉瘤包裹术：可采用自体阔筋膜或人工补片材料包裹动脉瘤，以控制动脉瘤的发展。此法适用于直径＜3cm的小动脉瘤。缺点是不能防止血栓和栓塞的发生。

（4）瘤体切除，局部修补或补片术：外伤性假性动脉瘤，瘤体切除后，动脉破口不大时，可行局部修补，即用无创血管缝线连续或间断缝合破口，或者用自体静脉、涤纶片、聚四氟乙烯或牛心包修补破口。

（5）动脉瘤切除和血管重建术：切除动脉瘤并恢复前向血流已成为目前ECAA的标准治疗方法。颈总动脉瘤和颈内动脉瘤切除后均需行血管重建手术，血管重建时必然有阻断血流暂时性脑缺血的过程。为保护脑组织免受缺氧的损害，减少术后并发症，术中可采用低温麻醉和暂时性转流术。Stone研究证明，全身降温至28.3℃，可以减少60%～75%的脑部代谢率，这样血管阻断时间可比常温下延长3～4倍。全身麻醉下头部局部降温也能有效延长阻断时间。近年来，颈内动脉转流应用比较广泛：于颈动脉的远心端，建立一个暂时性颈动脉血流通道，这样就可以比较从容地切除动脉瘤和尽量缩短脑缺血时间。以上两项措施确能有效降低脑耗氧量，有效预防脑神经损害并发症的发生，但使手术过程复杂化，延长了手术时间，增加了失血量。低温还可能引起凝血功能障碍和严重的心律失常。插入转流导管还可能导致栓塞和血栓形成。鉴于这些弊端，北京安贞医院采用了无低温、无转流的颈动脉重建手术的方法，只要患者颈动脉压迫能耐受20～30分钟，颈内动脉造影见颈内动脉颅外段有1.5cm以上的正常部分可供血管吻合，加上熟练的血管吻合技巧，便可采用此法。此方法简化了手术操作，平均手术时间为2～3小时，平均颈动脉阻断时间约10分钟，术中出血少，患者术后恢复顺利。

具体手术方法：根据瘤体部位取环绕下颌角切口或胸锁乳突肌前切口，游离显露近、远端颈动脉及暴露瘤体，注意保护舌下神经、迷走神经、交感神经和副神经。血管移植物首选大隐静脉，并预先轻度扩张，后置于冰盐水内备用。经静脉全身肝素化（肝素100U/kg），用小心耳钳部分钳夹近侧颈总动脉，不完全阻断患侧的颈动脉血流。以尖刀纵行切开动脉钳闭部8～10mm，行大隐静脉颈总动脉端侧吻合，吻合完毕后用小无创钳钳夹移植静脉的另一端后，松开小心耳钳，移植静脉立即出现搏动。准备好远侧吻合所需器械和缝线后，在靠近瘤体侧钳夹阻断颈内动脉近心端，然后以小心耳钳在尽量靠颅底处钳夹颈内动脉，将其切断，尽可能多地保留供吻合的颈内动脉段。用6-0聚丙烯线，取两点法，迅速完成大隐静脉-颈内动脉远心段的端端吻合，恢复血运，证明通畅无漏血后，最后将动脉瘤和累及的颈动脉一并切除，颈动脉远心段断端以5-0聚丙烯无创缝线做连续缝合，完成手术。关于血管移植物，也可选用同侧甲状腺上动脉，若颈动脉迂曲、蜿蜒时，常可行颈动脉对端吻合术。6～8mm的Gore-Tex

人工血管也可作为移植材料。高位颈动脉瘤上极可达颅底，远心端颈内动脉由于瘤体的遮挡，极不容易显露。中国医科大学附属第一医院血管外科曾采用控制近心端颈内动脉后，直接破瘤而入，再在瘤腔内向远端插入4Fr的Fogarty导管，球囊充水后成功地控制出血，然后可重建颈内动脉，直至最后结束动脉吻合时撤除Fogarty导管。直接破瘤而入，利用Fogarty导管控制出血的方法可用于处理难以控制出血的复杂动脉瘤。破瘤前应准备有效的快速输血的静脉通路并准备充足的血源。颈动脉瘤切除术中常采取一些不增加患者负担和不增加手术复杂性的脑保护方法，如戴冰帽行头部降温和在颈动脉阻断时常规适当提高患者的血压等措施，有效地防止了术后严重并发症的发生。

（6）腔内治疗：Higashida等首先利用腔内方法治疗高位的颈动脉真性及假性动脉瘤。近几十年来，血管腔内技术因创伤小、避免对颈动脉的解剖暴露和对颈动脉钳夹等优势逐渐成为ECAA的替代治疗方案，特别适用于颈动脉瘤解剖条件不良的情况。此外，血管内手术完全可以在局部麻醉下进行，而开放修补术通常是在全身麻醉下进行。尽量避免有意识的镇静，以便于神经监测和快速识别术中神经的变化。虽然ECAA目前缺乏循证治疗指南和专家共识，但Li等提出了优先采用血管腔内支架置入术治疗颅外颈动脉瘤的标准：①邻近颅底的高位动脉瘤；②既往有颈部手术史或放疗史的患者（外伤性或辐射诱导的假性动脉瘤）；③全身情况不良或存在颈部感染而不适合接受传统手术治疗的患者，并且在实践过程中证实了选择腔内支架手术的合理性。Ni等回顾性分析了北京协和医院近20年来收治的47例接受开放手术或腔内治疗患者的临床资料，认为需根据患者的个体特征制订最佳治疗方案。开放手术适用于治疗由退行性变所致的真性ECAA。而在紧急情况下，腔内治疗是ECAA的最佳治疗方案。高位ECAA患者宜采用血管腔内治疗，从而避免因开放手术引起的脑神经损伤；推荐通过杂交手术治疗高位ECAA合并颈内动脉扭曲。与传统开放性手术相比，血管腔内支架置入术无须全身麻醉，且介入操作过程中允许持续监测患者的精神状况。因此，患者可以避免潜在的严重神经并发症的发生，并且术后恢复较快。

在颈动脉颅外段动脉瘤介入治疗中，常用的材料有支架、弹簧圈和球囊。支架包括球囊扩张支架、自膨式支架和覆膜支架（图19-5）。在颈动脉狭窄的治疗中虽常用自膨式支架，但对这部分动脉瘤进行治疗时也常选用裸支架。亦有学者用覆盖聚四氟乙烯（PTEE）材料的自膨式支架治疗取得了较好效果。近年来，血流导向密网支架正逐步应用于该动脉瘤的治疗中。弹簧圈很少单独应用在颈动脉颅外段动脉瘤中，常联合支架进行治疗。可脱性球囊用来直接栓塞载瘤动脉，以达到治疗动脉瘤的目的。

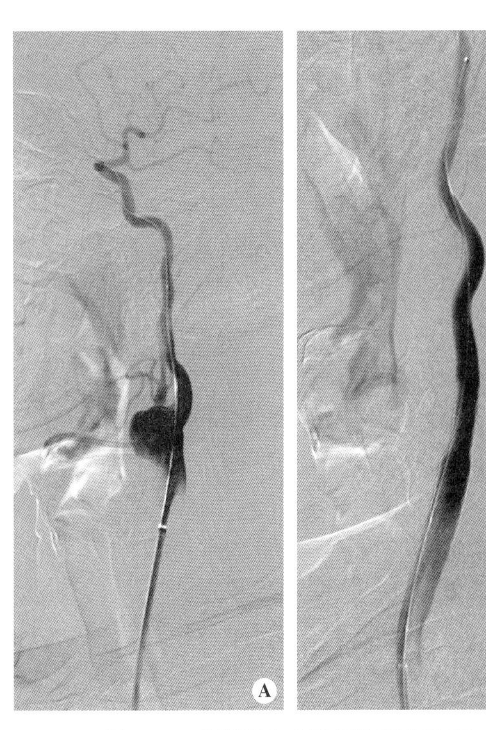

图19-5　破裂颈内动脉瘤的腔内治疗

A. 颈内动脉瘤破裂的DSA影像；B. 腔内治疗行覆膜支架治疗后的DSA影像

6. 术后并发症及处理

（1）术后脑血管阻塞性疾病的发病原因：术后脑栓塞是ECAA切除术后脑血管阻塞性疾病（cerebrovascular obstructive disease，CVOD）最重要的原因。Wang等报道颈动脉瘤体切除后，因栓塞形成的卒中率为5.3%。Thompson指出，其开展的颈动脉内膜切除术后CVOD发生率为1%～3%。CVOD发生3天后CT证明为脑栓塞所致的脑组织坏死。术后脑栓塞的原因有以下几种：①手术中对颈动脉的压迫与扭曲；②吻合口内膜粗糙，血液流变学改变；③术后抗凝治疗不完善；④术后局部压迫、颈部扭曲等造成移植静脉受压，血流改变形成血栓；⑤大隐静脉与颈总动脉端侧吻合术式中所剩的颈动脉残端过长及吻合口血液流变学变化，导致血栓形成并脱落造成CVOD；⑥颈动脉结扎后血栓形成。

术中、术后原有血栓及动脉硬化斑块脱落也是造成术后CVOD的原因之一。在ECAA切除的病例中，经常会看到动脉瘤中的附壁血栓及血管内膜的动脉硬化斑块，由于手术的挤压及血流的冲击，它们随时有脱落的可能，并造成CVOD。

腔内术后同样容易出现CVOD，主要并发症包括早期血栓、支架内再狭窄和支架内血栓形成。研究发现，腔内手术后的支架内再狭窄率为6%。Li等对224例颈动脉瘤患者的腔内治疗进行了系统回顾，平均随访15.4个月，覆膜支架的支架通畅率为91.8%，动脉瘤囊血栓发生率为95.8%；而裸金属支架的支架通畅率为97.1%，动脉瘤囊血栓发生率为70.6%。晚期并发症发生率分别为8.3%和23.5%，总闭塞率为6.3%。同样有研究对血管支架内再狭窄患者给予球囊扩张支架置入术治疗，认为支架置入术后患者应该接受规范的药物治疗，并且要注意随访支架的通畅情况。McKevitt等建议所有接受颈动脉支架置入术的患者均应接受阿司匹林和氯吡格雷双重抗血小板治疗，以减少支架内再狭窄和血栓栓塞并发症的发生。值得注意的是，持续抗栓治疗时长仍是一个有争议的话题。

脑出血是ECAA切除术后偏瘫的少见原因，可能与颅内动脉瘤的存在有关。另外更少见的原因是术中低血压造成脑缺血性CVOD。

（2）ECAA术后CVOD的预防：①术前Matas试验是预防术中脑缺血的有效方法之一。压迫时间由5分钟逐渐增至30分钟，共2～3周。但医生必须正确掌握Matas试验方法，Matas试验必须由医生本人做，绝不应由家属及患者完成。②术中低温麻醉或加冰帽虽可降低脑细胞的新陈代谢，但由于操作复杂，且又易引起心脏功能及凝血机制改变，现很少应用。暂时性颈动脉内、外转流术对预计ECAA切除时颈动脉阻断时间长的病例是非常必要的。术中测定颈动脉逆流压＜9.33kPa（70mmHg）者应酌情行术中内转流术。若反流压＜50mmHg，则说明大脑循环代偿能力有限，术中需要使用转流装置。但Imparato报道该措施对降低术后病死率无益。因此，预防术后栓塞就显得尤为重要。

预防栓塞应从以下几个方面着手：①术中及术后的全面肝素化，一般需7～10天；②术中要仔细操作，精确完成血管吻合，保持内膜光滑，尽可能减小颈动脉残端；③术中止血要确切，防止血肿压迫移植血管，必要时可放一个胶皮膜引流，24小时左右拔除；④术后局部防止压迫、颈部制动、严禁扭曲；⑤术中、术后适当保持较高的血压对预防CVOD极有好处；⑥停用肝素后还应口服抗凝血药2～4周。47.1%的患者术后使用双重抗血小板药物（阿司匹林和氯吡格雷），35.3%的患者使用单一治疗（阿司匹林或氯吡格雷）。

对于准备腔内治疗的患者通常至少在术前5天开始服用氯吡格雷。在急诊腔内治疗术后，服用300mg可以快速使药物浓度达到治疗水平。大多数建议腔内治疗后服用阿司匹林和氯吡格雷进行双重抗血小板治疗。笔者一般建议患者在腔内治疗后服用氯吡格雷6周，终身服用阿司匹林。

（3）ECAA术后脑血管阻塞性病变的诊断与治疗

1）诊断：ECAA术后CVOD的诊断较容易。肌力的改变是CVOD的首发症状，继之可出现面瘫失语、昏睡甚至昏迷。而颅脑CT的改变一般晚于上述症状24小时左右。因此，术后应密切观察患者病情变化，及早诊断，以便早期治疗。本组3例患者出现症状较晚，其中1例症状反复，容易与TIA相混淆，给诊断带来一定困难。首发症状48小时后经CT确诊。

2）治疗：ECAA术后CVOD的治疗与一般脑栓塞相同，只是在溶栓治疗前应排除脑出血。另外由于施加了血管手术这一因素，因此抗凝、溶栓治疗时要防止吻合口出血。因肺内感染是CVOD的第一位死亡原因，笔者报道了3例CVOD病例均行气管切开，2例应用了呼吸机辅助呼吸。另1例也严格进行了呼吸道护理。降低颅内压、保护脑、改善脑细胞营养是使脑细胞恢复功能的基础治疗。大量有效的抗生素是预防感染的重要措施，如果手术切口愈合良好，应用糖皮质激素也是一个良好的选择。

所幸的是，笔者报道的3例患者经上述治疗措施后无一死亡，并在CVOD后13天开始肌力相继有所恢复。分别于术后28天、35天、40天出院，1年后随诊，2例可参加简单劳动，1例生活可自理。

术后护理特别需注意有无因脑组织缺血缺氧所造成的脑损伤。全身麻醉清醒后，应注意患者神志，有无偏瘫发生。术后常规应用肝素抗凝治疗7～10天，以防移植血管、颈内及颅内动脉血栓形成，常规应用血管扩张药物（如罂粟碱30～60mg静脉滴注）以防术后发生脑血管痉挛。脑缺氧常导致脑水肿，可采用甘露醇250ml快速静脉滴注。术后视病情可给予1～2次。术后仔细观察吻合口有无出血、渗血，以免血肿压迫呼吸道造成窒息或压迫移植血管造成血栓形成等。

7. 预防　颈动脉瘤多数系动脉粥样硬化所致，必须防止动脉硬化的发生，限制进食高胆固醇类动物性食物并戒烟。

（辛世杰　古　峻）

第三节　头臂干动脉瘤

头臂干动脉瘤临床上较为少见，不易早期发现，治疗难度很大，并发症多而严重。近年来，随着腔内血管外科的发展，微创治疗及杂交手术治疗有了很大进展。

（一）病因学

导致头臂干动脉瘤的因素差别很大。20世纪50年代，多数头臂干动脉瘤是由梅毒引起的，其特点是瘤体较大，伴有压迫症状。近几十年，梅毒性头臂干动脉瘤的发病率显著降低。与之并行的是，由动脉退行性变引起的头臂干动脉瘤的发生率显著上升，并常可与AAA并存。另一个值得注意的因素是，A型慢性主动脉夹层通常累及头臂干。同时，由钝性外伤引起的假性头臂干动脉瘤也占一定的比例。在远东地区，大动脉炎（Takayasu arteritis）也是引起头臂干动脉瘤的原因。另外，研究还表明，头臂干动脉瘤的高发生率与胸主动脉瘤的发生有关，其组织学共同特征是弹性纤维的退行性变。中国医科大学附属第一医院血管外科近10年收治的10例头臂干动脉瘤患者中，动脉硬化所致5例，外伤所致2例（1例为右锁骨骨折，1例为刀刺伤），1例为医源性损伤，1例为白塞综合征，1例为感染性动脉瘤，基本上涵盖了头臂干动脉瘤发病的主要原因。临床上根据头臂干动脉瘤累及的部位和范围将其分为A、B、C型三个类型（图19-6）。A型，未累及头臂干根部；B型，累及头臂干根部；C型，同时累及头臂干和主动脉。

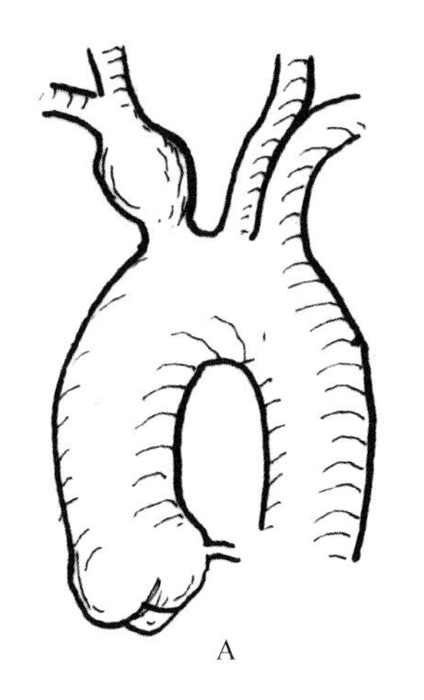

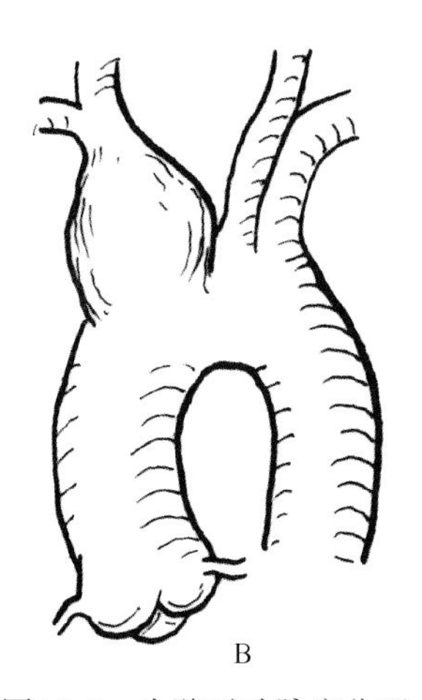

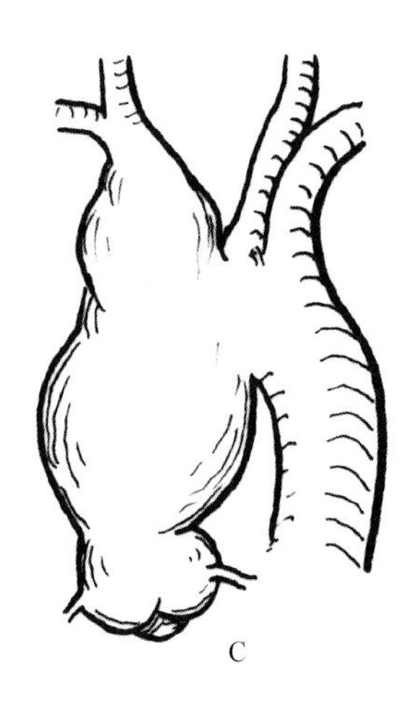

图19-6　头臂干动脉瘤分型

A. A型，未累及头臂干根部；B. B型，累及头臂干根部；C. C型，同时累及头臂干和主动脉

（二）临床表现

本病发现较晚，最常见的临床表现是由动脉瘤扩张或破裂导致对周围组织的压迫而产生的症状，包括呼吸困难、发音困难、上腔静脉综合征等。患者早期可有呼吸不畅，活动后加重，在右颈根部发现搏动性包块时多是晚期。本病最常见的并发症为右上肢动脉栓塞和脑梗死，导致右脑半球综合征、右侧视觉障碍、脊椎基底综合征。神经症状可以持续存在。近年来，无症状的头臂干动脉瘤发现率增加，一般在常规的胸部X线片上发现前上纵隔病变影，或在检查主动脉干上病

变或胸主动脉瘤时发现。

体格检查可以发现部分患者于右侧锁骨和胸骨连接处出现搏动性肿块，可以闻及收缩期杂音。右侧桡动脉和颈动脉搏动较对侧减弱，严重者可出现桡动脉搏动消失。同时，双上肢动脉压可以出现严重差异。

影像学检查对头臂干动脉瘤的诊断具有决定作用。胸部X线检查可发现上纵隔增宽；彩色多普勒超声检查可以进一步明确诊断；动脉造影是诊断头臂干动脉瘤的金标准；CT检查也是确定或排除头臂干动脉瘤的重要方法，CT扫描还能显示动脉腔内附壁血栓的情况，区别夹层的真、假腔，以及显示动脉瘤对周围组织的压迫情况；MRA多用于病情较稳定的患者，在诊断中对于确定病变大小、侵及范围及与周围血管的关系具有重要意义。

在中国医科大学附属第一医院血管外科收治的10例患者中，有3例出现过TIA，1例右上肢有过间歇性麻木并有疼痛。10例患者的胸部X线片和CT影像均显示上纵隔影增宽，通过手术均得到证实。所在部位：头臂干起始部——分叉2例；中段——分叉3例；远端——主要累及颈总动脉3例；远端——主要累及锁骨下动脉2例。

（三）诊断

由于患者出现症状较晚，一般都是在动脉瘤破裂或产生严重压迫症状时才被发现，因此早期诊断较困难。很多患者早期的诊断是在体格检查时发现，或在胸部影像学检查中无意发现。头臂干动脉瘤确切的诊断要依靠动脉造影或CT检查（图19-7）。DSA更迅速，可直观做出诊断，同时静脉造影也可以发现静脉的受压情况（图19-8）。

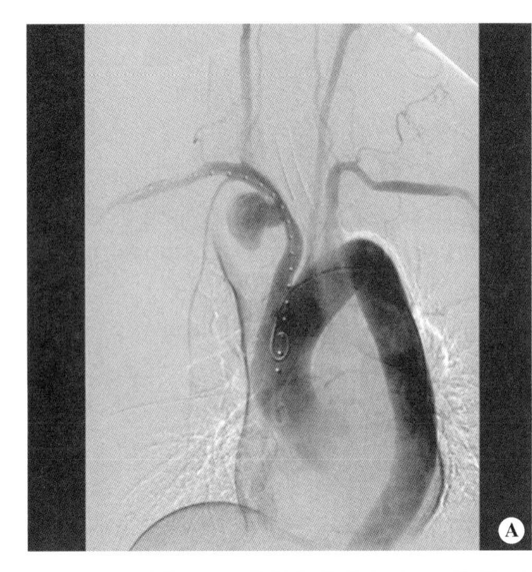

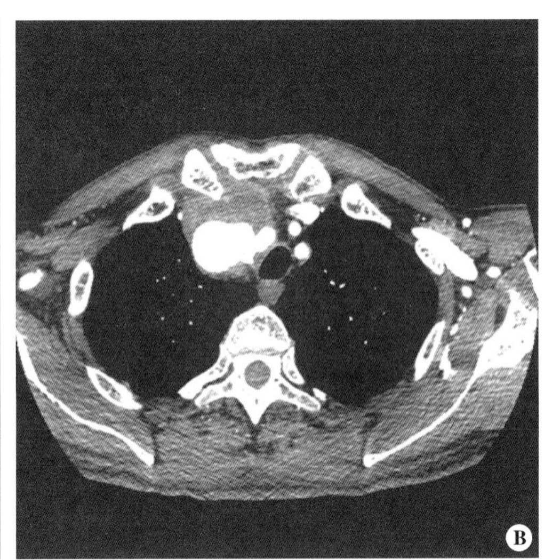

图19-7　动脉造影检查和CT检查，可见位于头臂干起始部的头臂干动脉瘤

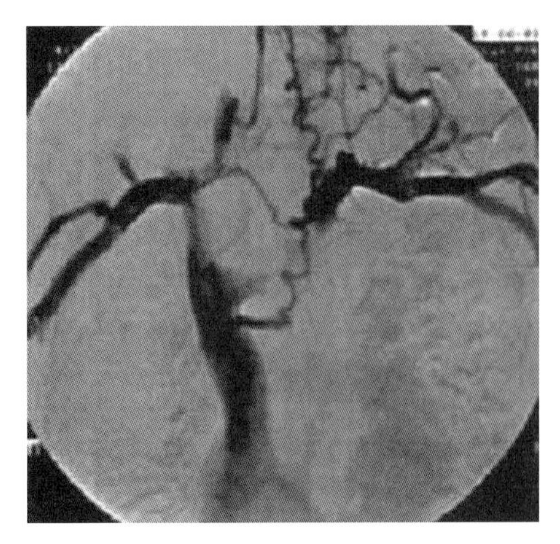

图19-8　术前静脉造影提示左、右头臂静脉受压

（四）治疗

1. 非手术治疗　目前针对头臂干动脉瘤尚无特效药物，非手术治疗主要是对症治疗，包括减压、止痛治疗，在围手术期治疗中十分重要。在无症状的头臂干动脉瘤观察期间也应行非手术治疗。

2. 开放手术　是头臂干动脉瘤治疗的金标准。手术适应证包括破裂的头臂干动脉瘤和有症状的头臂干动脉瘤。无症状的头臂干动脉瘤如与主动脉弓动脉瘤相关或相连，无论其大小均应行手术治疗。Kieffer等认为孤立的无症状的头臂干动脉瘤，如为囊状或动脉瘤横径＞3cm、患者状态好，也应该行手术治疗。

在过去的数十年中，头臂干动脉瘤的手术治疗有了很大的进步。最早由Cormier于1957年采用胸骨正中切口暴露头臂干。但当出现头臂干动脉瘤破裂或梅毒性头臂干动脉瘤腐蚀胸骨时，禁忌行胸骨正中切口。解决的办法是采用股-股心肺转流，降低体内温度，在开胸前诱导低温循环停滞，劈开胸骨时就不会导致大出血。如果头臂干起始部或近头臂干的主动脉侧壁钳夹阻断可行，则循环停滞时间仅持续几分钟后，心肺转流和复温就可以开始了。如病变横向累及主动脉弓，循环停滞时间则需要延长，以备足够的时间重建主动脉弓。在这种情况下，为保持脑血流的供给，需要行至远端头臂干的吻合。

除胸骨正中切口外，显露头臂干还可以采用"L"形切口，即胸锁乳突肌前缘至胸骨上中点下劈开胸骨，向左第3或第4肋间延续（图19-9），可以显露除头臂干以外主动脉弓区域内的所有大血管。也可以采用"书本"形切口或"反书本"形切口。"书本"形切口即右锁骨上横切，劈胸骨，向右第4肋间开胸。"反书本"形切口即左锁骨上横切，劈胸骨，向左第4肋间开胸（图19-10）。

头臂干动脉瘤本身的手术治疗依病变累及的不同范围而定，一般来说，手术在行升主动脉与远端头臂干吻合的同时，对主动脉的处理依据头臂干动脉瘤不同的类型分为4种方案：①主动脉侧壁的缝合；②主动脉补片成型；③升主动脉的置换；④升主动脉的置换加主动脉弓远端象鼻术（图19-11）。

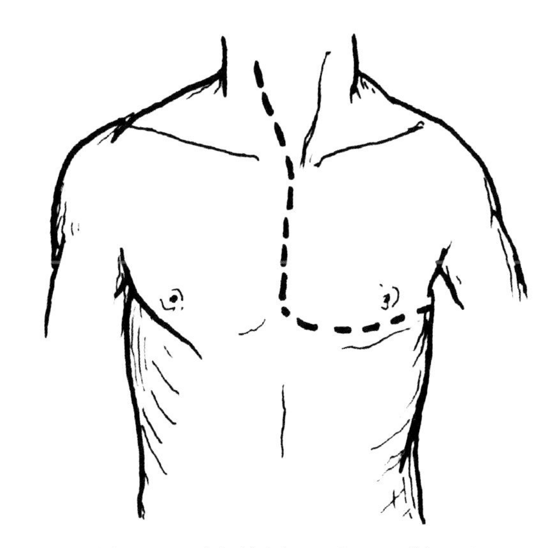

图19-9　颈胸联合切口（"L"形切口）

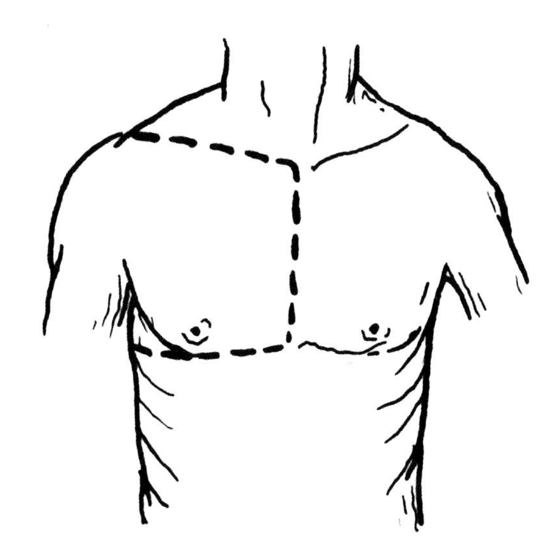

图19-10　"反书本"形切口

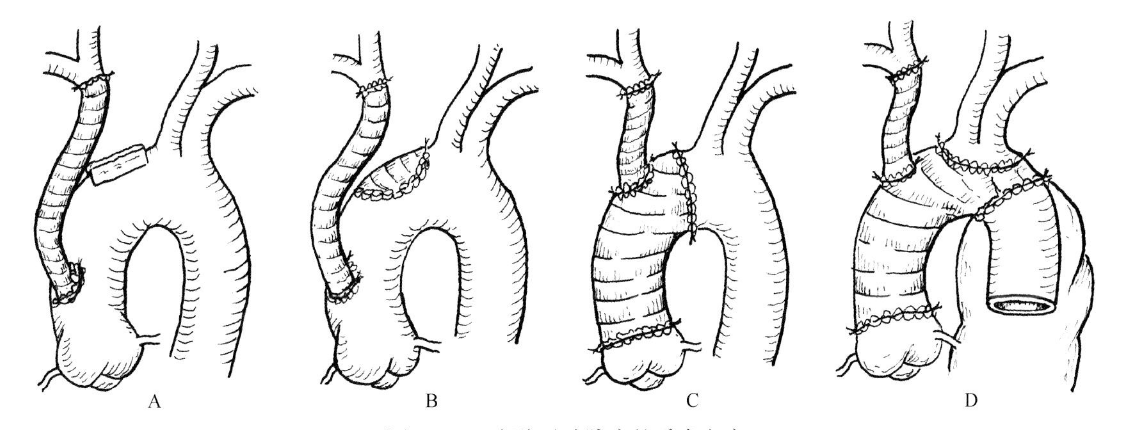

图19-11　头臂干动脉瘤的手术方案

A. 主动脉侧壁的缝合；B. 主动脉补片成型；C. 升主动脉的置换；D. 升主动脉的置换加主动脉弓远端象鼻术

A型头臂干动脉瘤手术治疗比较容易，但较少见。在行升主动脉至头臂干远端的旁路架桥之后，头臂干动脉瘤可通过结扎头臂干起始部的方法治疗。

B型头臂干动脉瘤最常见。手术需要钳夹阻断主动脉。如果主动脉侧壁能充分修补，则可行侧壁钳夹。但更多情况下，需要阻断整个主动脉，并包括血管的补片成型。一般采用Crawford法，包括升主动脉至远端主动脉上血管干的重建，然后降压后阻断主动脉，行主动脉的补片成型。如果左侧颈总动脉和锁骨下动脉良好，无须很多的脑组织保护措施，如中等量（1mg/kg）的肝素及保持血压稳定即可。如果头臂干动脉瘤累及左侧颈总动脉，特别是在一些头臂干和左颈总动脉共干的患者，最好采用升主动脉与左颈总动脉和头臂干的连续血管重建。如果左颈总动脉和左锁骨下动脉已经闭塞，可以行升主动脉至右颈总动脉的被动转流。简单的方法是升主动脉至右锁骨下动脉和右颈总动脉的连续架桥。

C型头臂干动脉瘤的手术需行主动脉置换，因而需要心肺转流术。这种情况下，需要体温降到18～20℃保护脑组织，以便为主动脉-人工血管的端端吻合及人工血管-左颈总动脉和左锁骨下动脉的端侧吻合提供更多的时间。脑保护的另一个重要部分是防止脑栓塞的发生。

根据患者病变的不同情况，对10例患者采用了不同的治疗方法。其中沿右胸锁乳突肌斜切，加左锁骨下横切（“L”形切口），左锁骨下动脉-右颈总动脉架桥，头臂干切除“Y”形移植2例，痊愈2例；右锁骨上横切，劈胸骨，向右第4肋间开胸（“书本式”切口），左锁骨下动脉-右颈总动脉间架桥术，头臂干动脉瘤切除“Y”形血管移植术共4例，痊愈3例，死亡1例；右胸锁乳突肌外斜切加劈胸骨（纵行切口），头臂干动脉瘤切除“Y”形血管移植，人工血管与主动脉弓重新吻合加颈总动脉和主动脉弓间外转流术2例，痊愈2例；右胸锁乳突肌外缘斜切加右锁骨下横切、近半锁骨切除术（反“L”形切口）头臂干与右颈总动脉间外转流术、头臂干切除“Y”形血管移植术2例，痊愈1例，死亡1例。

3. 腔内修复术及杂交手术　头臂干动脉瘤的腔内治疗近些年已有很多报道，但由于发病率很低，个体解剖学形态差异较大，尚无规范的治疗方法及常规的支架等材料，故多为个案报道，而且集中在A、B两型。

A型：如果动脉瘤病变局限，且动脉瘤远端头臂干有合理的锚定区，采用覆膜支架进行动脉瘤的封堵是可行的（图19-12）。

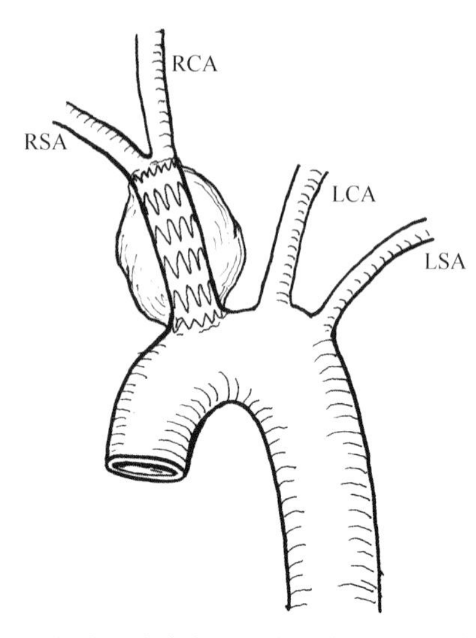

图19-12　头臂干动脉瘤的腔内治疗，覆膜支架置入术
RSA. 右锁骨下动脉；RCA. 右侧颈内动脉；LCA. 左侧颈内动脉；LSA. 左锁骨下动脉

如果动脉瘤近端有锚定区，但远端已经超过了头臂干分叉累及颈总动脉或锁骨下动脉，且右侧椎动脉为非优势椎动脉。可以先行右侧锁骨下动脉栓塞，然后行头臂干起始至右侧颈总动脉的覆膜支架置入术（图19-13）。

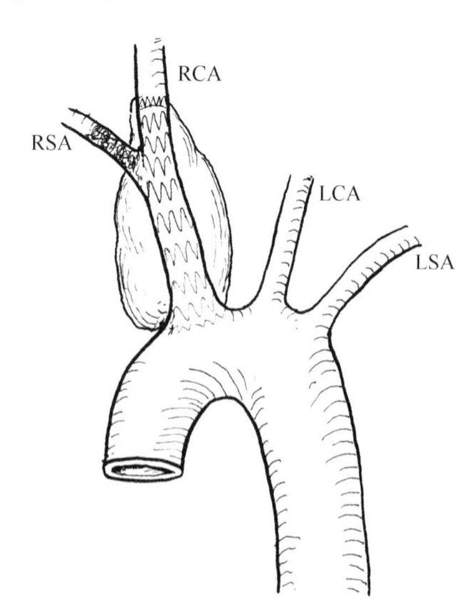

图19-13　无名动脉瘤的腔内治疗，右锁骨下动脉栓塞+覆膜支架置入术
RSA. 右锁骨下动脉；RCA. 右侧颈内动脉；LCA. 左侧颈内动脉；LSA. 左锁骨下动脉

如果右侧椎动脉为优势椎动脉，则需要行右侧颈总动脉-右锁骨下动脉架桥等杂交手术。

B型：因病变累及头臂干根部，腔内治疗比较复杂，多采用杂交手术去分支，通常涉及左侧颈总动脉、左锁骨下动脉，整体主动脉弓部去分支化后置入胸主动脉支架过程中，风险很高。现在国内该领域的多款支架都在临床试验中。

4. 术后处理

（1）开放手术术后应用呼吸机支持呼吸24小时，对防治ARDS和脑组织供氧均有益处，并要严密观察脑缺血所致的偏瘫。

（2）严密监测患者呼吸、血压、脉搏、尿量及意识状态。将头部和上部躯干抬高，防止颈静脉怒张。

（3）注意术后因颈动脉栓塞或血栓形成导致的脑缺血或梗死症状，可以应用血管活性药物。

（4）严密观察右侧上肢远端动脉的搏动情况，搏动微弱或不能触及且肢体发凉者，应行影像学检查以决定是否再手术。

（5）术后应用抗生素2周，预防感染。

（张　健）

第四节　锁骨下动脉瘤

锁骨下动脉瘤是最少见的周围动脉瘤之一，占全身各部位动脉瘤的1%～4%。1818年Mott报道了第一例锁骨下动脉瘤的治疗，他为一例外伤性锁骨下动脉瘤患者施行了头臂干结扎术，但术后患者因感染和出血而死亡。直到1864年，美国新奥尔良的Smyth才成功治疗了第一例锁骨下动脉瘤，他结扎了右颈总动脉和头臂干。Halsted在1892年首次结扎、切除了锁骨下动脉瘤。Matas在1913年采用动脉瘤内缝合修补术治疗7例锁骨下动脉瘤。20世纪50年代Bahnson报道了锁骨下动脉瘤切除、血管移植术，并逐渐成为实践中的标准。1993年，澳大利亚May等应用介入技术于锁骨下动脉瘤内放置覆膜人工血管，起到治疗作用。随着时代的发展与进步，越来越多的微创腔内技术应用于锁骨下动脉瘤。

（一）病因

锁骨下动脉瘤的病因以动脉粥样硬化、创伤和继发于胸廓出口综合征产生狭窄后扩张性动脉瘤为最多见，梅毒、结核等也是常见原因。

1. 动脉粥样硬化　与其他周围动脉瘤不同，锁骨下动脉瘤的常见原因为动脉粥样硬化。Pairoker等报道31例锁骨下动脉瘤，动脉粥样硬化占39%，继发于胸廓出口综合征占19%。尤其是近端锁骨下动脉瘤由动脉粥样硬化引起的最为多见。

2. 创伤　多由刀刺伤、枪弹伤引起，偶发介入导管刺破血管所致，多为假性动脉瘤，有时钝挫伤、挤压伤、锁骨骨折等间接损伤亦可破坏血管壁造成动脉瘤。

3. 胸廓出口综合征　锁骨下动脉远端的动脉瘤常累及第一段腋动脉，称为锁骨下-腋动脉瘤，最常见的原因是颈肋和纤维索带所致的胸廓出口综合征（图19-14，图19-15）。Hodoson于1815年报道首例颈肋致上肢缺血，但未发现锁骨下动脉瘤的存在。Mayo在1831年描述第1肋外生性骨疣所致胸廓出口综合征伴锁骨下动脉瘤。Halsted于1916年报道了27例颈肋引起的锁骨下动脉瘤，并在犬实验观察中认为，流变学机制导致锁骨下动脉狭窄后扩张形成动脉瘤。Adson在1951年统计表明颈肋的发生率占人群的0.6%，但绝大多数不引起症状和血管病变。Halsted统计了716例颈肋患者，发现27例（3.8%）锁骨下动脉瘤。

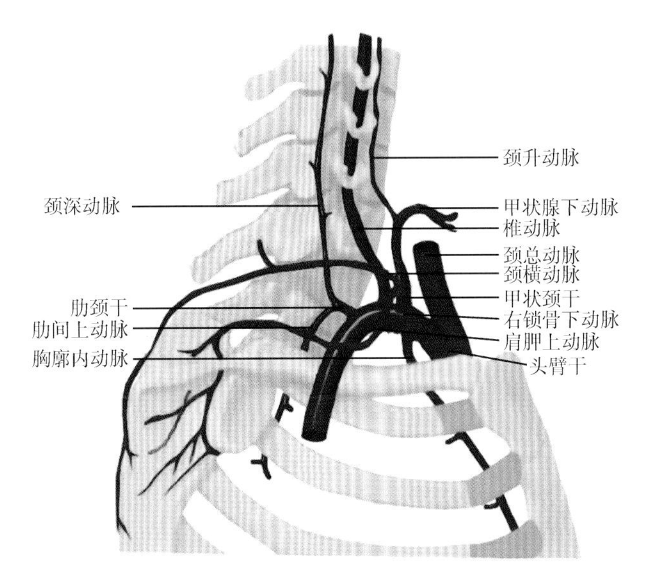

图19-14　锁骨下动脉的解剖

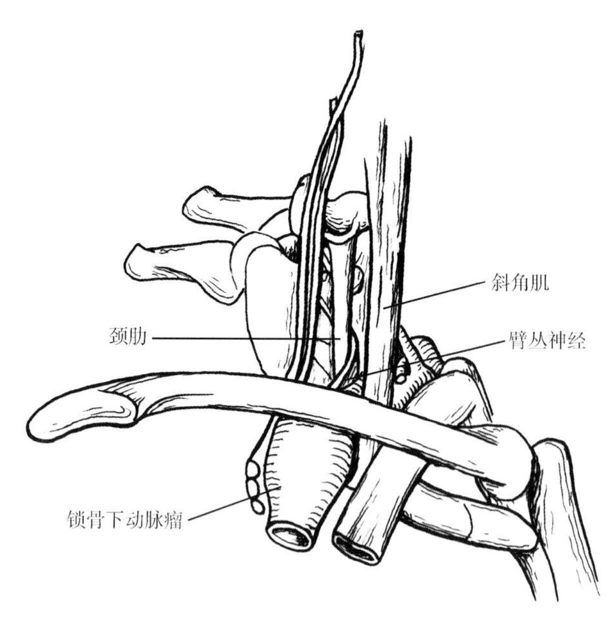

图 19-15 颈肋引起锁骨下动脉瘤

4. 迷走锁骨下动脉瘤 发自胸降主动脉近端迷走的右锁骨下动脉，是最常见的主动脉弓先天畸形，绝大多数该类患者无症状且不产生任何临床后果。少数情况下，迷走血管压迫食管引起吞咽困难，称为食管受压性咽下困难，甚至可发生粥样硬化性动脉瘤改变，此病变由Kommerell在1936年首次描述，因此定名为Kommerell憩室，为迷走锁骨下动脉瘤。Mccallen和Schaff于1956年首次描述了一例异位右锁骨下动脉瘤样变的临床表现。

5. 其他原因 由梅毒、动脉中层囊性坏死及邻近结核性淋巴炎所致者少见，特发性先天性原因偶有报道。上海中山医院的一项报道中18例锁骨下动脉瘤中10例由动脉硬化所致，动脉中层囊性坏死5例，创伤2例，结核1例。

（二）临床表现

两侧锁骨下动脉瘤虽有报道（占5%～12%），但以单侧性最为常见。真性动脉瘤右侧稍多于左侧，位于右侧者占59%。而假性动脉瘤80%位于右侧，其60%是医源性经腋动脉穿刺损伤所致。30%～50%的患者合并有其他部位动脉瘤，而位于腹主动脉者占1/3。

锁骨下动脉瘤压迫其邻近组织结构，瘤内栓子脱落或动脉瘤破裂而产生一系列不同的临床表现：可引起胸、颈和肩部疼痛；臂丛受压引起上肢疼痛和神经功能障碍；当动脉瘤压迫右侧喉返神经或气管则出现声音嘶哑和呼吸困难；动脉瘤内血栓脱落至颈椎、颈或上肢动脉引起短暂性脑缺血、脑卒中或上肢急慢性缺血；动脉瘤侵蚀肺尖引起咯血、血胸；胸廓出口综合征所致狭窄后扩张性动脉瘤，临床上，上肢缺血和臂丛受压症状常同时存在，偶尔出现雷诺现象；迷走锁骨下动脉瘤压迫食管和气管引起真性吞咽困难、咳嗽、呼吸困难。

多数锁骨下动脉瘤仅在锁骨上窝发现搏动性肿块，闻及较粗糙的收缩期血管杂音，上肢动脉搏动减弱或消失，有时搏动正常，但由于指端血管血栓栓塞而出现蓝指综合征（blue finger syndrome），颈交感链或星状神经节受压者，体检可出现霍纳征，臂丛受压则出现神经感觉和运动障碍体征。

（三）诊断

本病在锁骨下窝发现搏动性肿块，临床上容易诊断，但常需与锁骨下动脉、颈总动脉扭曲扩张相鉴别。此外，胸部X线片显示的上纵隔肿块也应与其他肿瘤相鉴别。彩超和CT对诊断和鉴别诊断常有重要价值，增强CT三维重建、MRA均可明确动脉瘤大小、与周围组织关系等，但血管造影仍是诊断锁骨下动脉瘤的金标准。主动脉弓和上肢动脉造影除可确定动脉瘤部位、大小、血管闭塞和侧支循环情况外，还可发现其他动脉瘤，可为手术方案筹划提供可靠依据，同时还可鉴别因动脉粥样硬化所引起的锁骨下动脉或颈总动脉伸长、迂曲和扩张（图19-16～图19-19）。

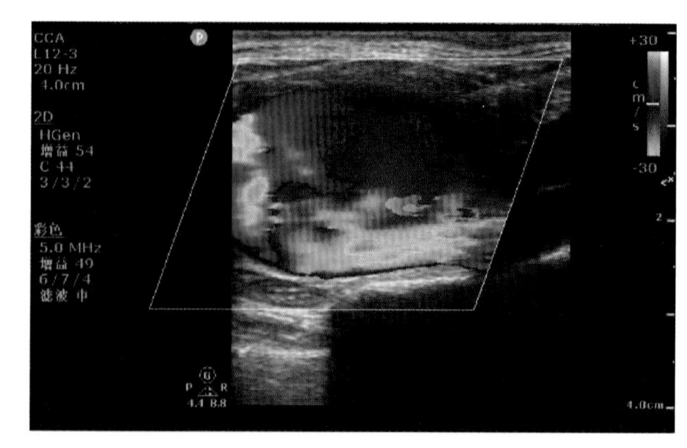

图 19-16 锁骨下动脉瘤彩色多普勒超声图像

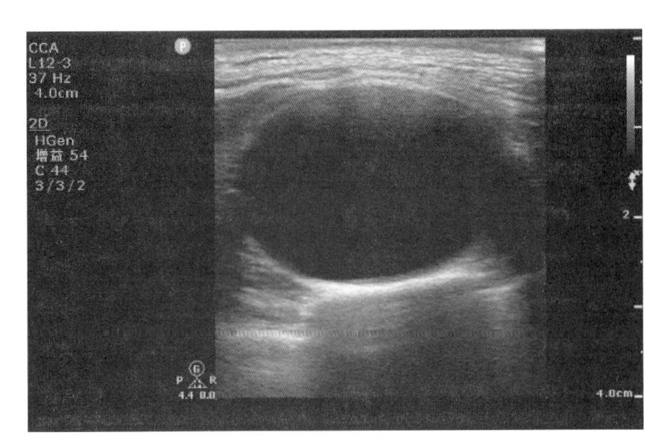

图19-17　锁骨下动脉瘤二维灰阶图像

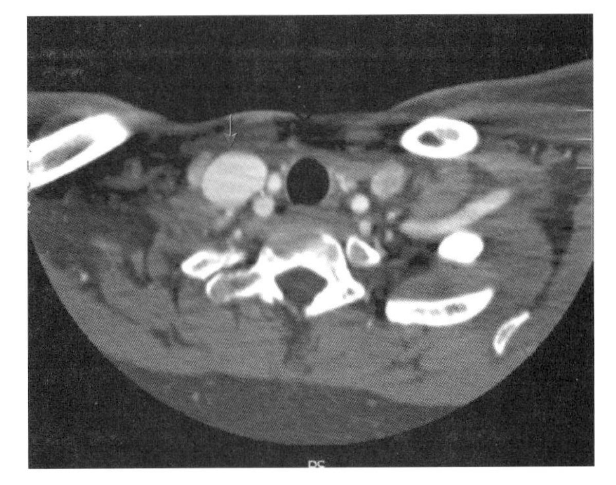

图19-18　锁骨下动脉瘤增强CT横断面图像（橙色箭头）

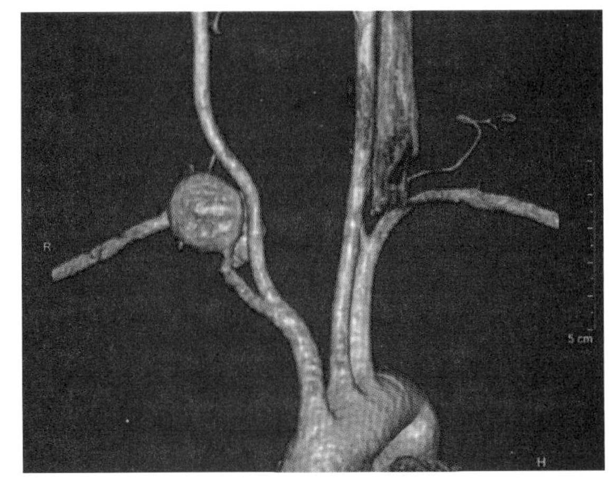

图19-19　锁骨下动脉瘤CT三维重建图像

（四）治疗

锁骨下动脉瘤可发生致命性破裂出血。瘤内血栓脱落引起上肢和脑部急、慢性缺血及臂丛受压，同时影响肢体功能甚至威胁患者生命，因此，只要全身状况许可，均应手术治疗，对濒临破裂的动脉瘤需行急症手术。

1. 麻醉　为保证手术顺利进行和预防术后并发症的发生宜采用全身麻醉下手术。锁骨下动脉瘤破裂需行急症手术。术中需阻断颈总动脉者宜采用低温（32～33℃），这样可以降低脑代谢，延长脑缺血时间，降低脑组织损害的发生率。

2. 手术途径选择　由于该区侧支循环丰富和靠近臂丛并有锁骨阻挡，手术显露困难，选择适当的手术进路，以利于手术顺利进行。有以下4种切口可供选择。

（1）胸后外侧途径：胸内显露近端动脉方便，但手术操作困难，已较少应用。

（2）前胸第3肋间径路：动脉近端操作容易，但显露动脉瘤困难。

（3）正中劈开胸骨至第2、第3肋间横切口：显露良好，操作方便。采用2～3个切口，在处理远端时常需附加腋部切口。

（4）锁骨上或锁骨下切口，必要时切断锁骨，对锁骨下动脉中、远端的显露恰当。

3. 手术方式的选择　取决于锁骨下动脉瘤的病因、位置大小。尽管结扎是治疗锁骨下动脉瘤的最早方法，但结扎法在25%的患者中可引起缺血症状，因此，动脉瘤切除、重建动脉血流是最佳的手术方法。如果上肢已有足够侧支循环者，可采用动脉瘤切除，远、近端动脉结扎，而不发生上肢缺血。对于锁骨下动脉假性动脉瘤，可进行动脉瘤内缝合修补术。胸廓出口综合征所引起的较小动脉瘤又无附壁血栓形成的早期患者，只要切除颈肋或第1肋骨，解除压迫因素，动脉管径即可恢复正常。如动脉瘤较大的无症状患者，应考虑施行颈肋和动脉瘤一并切除。近期内并发血栓栓塞者，应同时采用Fogarty导管取出远端血栓恢复血流。对合并痉挛性改变者应加做胸交感神经节切除。

对于不适合开放手术的锁骨下动脉瘤患者，腔内修复是最佳选择，对降低并发症发生率和病死率都有着明显优势。近年来可见大量主动脉弓领域的动脉瘤腔内修复的报道，尤其是涉及无名动脉和锁骨下动脉的动脉瘤，让更多解剖条件合适的患者进行腔内治疗，避免了开放性手术的风险。腔内修复尤其适用于活动性出血、医源性或其他外伤导致的凝血机制障碍患者。对继发于结缔组织病的患者，可避免组织的切除及吻合，可能较开放手术有更多的获益，虽然远期效果有待观察。

锁骨下动脉瘤的腔内治疗通常采取肱动脉或股动脉入路，偶尔必要时亦可采取腋动脉入路。最常用的支架根据其直径，通常要求7～9Fr鞘。对于显著扭曲的动脉，选择柔韧性更强的Viabahn覆膜支架通常更加适合。由于近端和远端锚定区的血管直径差异，通常需要联合应用不同尺寸的支架。由于球囊扩张式支架硬度较大，通常用于近端的精确释放，结合使用远端柔韧性较强的自膨式支架。较新的方法包括多层裸支架，使动脉瘤形成血栓，同时保证分支血管的血流（图19-20，图19-21）。

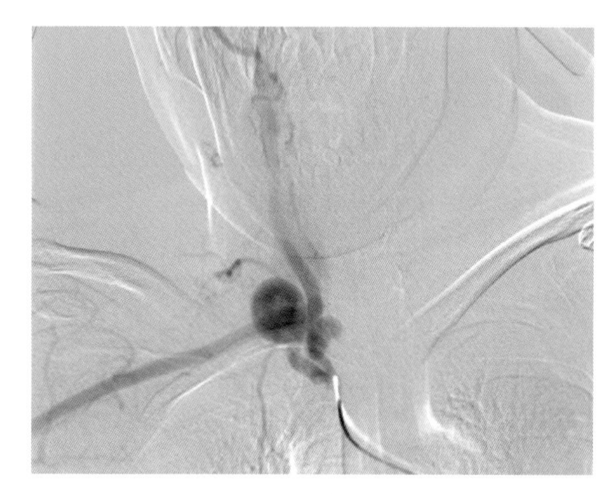

图19-20　锁骨下动脉瘤腔内修复术中造影

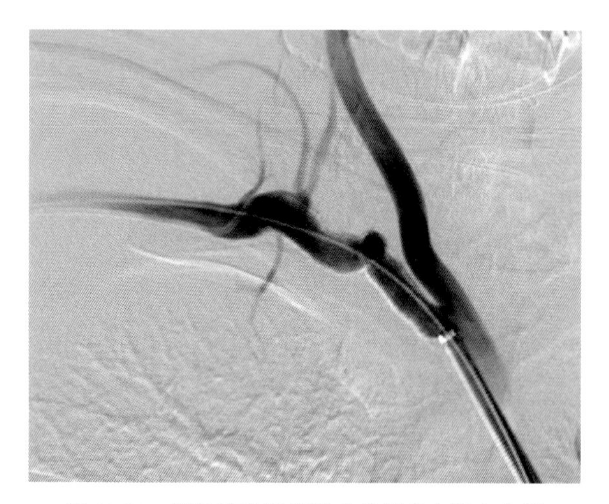

图19-21　锁骨下动脉瘤腔内修复术中置入支架

（丁　奎）

第五节　腋动脉瘤

腋动脉瘤在外周动脉瘤中所占比例很小，主要分为由血管壁的局部缺陷引起的最终导致血肿被周围组织填塞而形成的假性动脉瘤，以及反复钝性创伤后发生腋下血管磨损所致的真性动脉瘤。

（一）病因

1. 肱骨或锁骨骨折、外伤或医源性损伤等 均可造成腋动脉假性动脉瘤，由于穿透性损伤导致动脉变弱，尤其是介入手术，是形成假性动脉瘤的原因之一。对肩部的贯通伤或钝性损伤都要进行神经、血管检查。对可疑的病例，应行血管造影或CT检查。一旦诊断，早期手术。

2. 运动性损伤 造成这种损伤的运动包括打棒球、橄榄球、排球和攀岩等，系在运动中频繁使用腋下拐杖或重复头顶手臂运动所致。可能的原因包括肱骨头、胸小肌的挤压造成腋动脉内压力升高，长期磨损使局部动脉壁机械强度下降，最终扩张成瘤。

3. 慢性损伤 如复发性肩关节前脱位或长期拄拐可致腋动脉真性动脉瘤，有人称此为“松杖动脉瘤”。

4. 动脉粥样硬化

5. 其他与感染及结缔组织病有关疾病 如继发于真菌性动脉瘤、胸廓出口综合征、结节性硬化病、E-D综合征及解剖异常等。此外，还与放射治疗、静脉药物滥用、败血症栓子（心内膜炎）及动脉周围结节炎有一定关系。

（二）临床表现与诊断

1. 主要临床表现 大多数腋动脉动脉瘤是无症状的。

（1）局部肿胀、疼痛，可发现搏动性肿物。

（2）动脉瘤破裂，该临床表现比较少见，但可能表现为急性疼痛和神经功能障碍，可能伴有血流动力学不稳定。

（3）远端动脉栓塞，是由动脉瘤中形成的血栓脱落栓塞至远端所致。症状包括患侧上肢疼痛、麻木或发冷。

（4）压迫周围神经：臂丛神经压迫的神经症状可继发于瘤体不断增大或破裂，肢体相应区域感觉疼痛、麻木/运动障碍。对局部周围结构的压迫很少会导致霍纳综合征、声音嘶哑、吞咽困难或呼吸困难。

（5）肢体缺血表现：血栓栓塞性并发症如急性血栓形成或远端栓塞，表现为静息性疼痛、寒冷、苍白、感觉异常、溃疡或坏疽。

2. 影像学检查　超声多普勒、血管造影、CTA等均有诊断价值。特别是血管造影，可明确病变的细节、侧支循环建立情况等，为制订正确的手术方案提供重要参考。

（三）治疗

文献中没有任何书面证据表明动脉瘤的大小与其破裂的潜在风险之间存在相关性。然而，如果不进行治疗，破裂可能会导致危及生命的失血。对于所有有症状的腋动脉瘤或假性动脉瘤，出现上肢缺血或臂丛神经压迫症状等均建议手术治疗，而动脉瘤直径＞2cm视为无症状病例的临界值。虽然腔内技术快速发展，但外科手术仍是腋动脉瘤的标准治疗方法。

（1）外科手术切除动脉瘤及周围血肿，然后行自体大隐静脉移植（图19-22，图19-23）；若有血栓，应用导管取栓。手术方法包括开放性动脉瘤切除或结扎，然后通过端端吻合、自体静脉或人工补片修复来恢复血管的连续性。

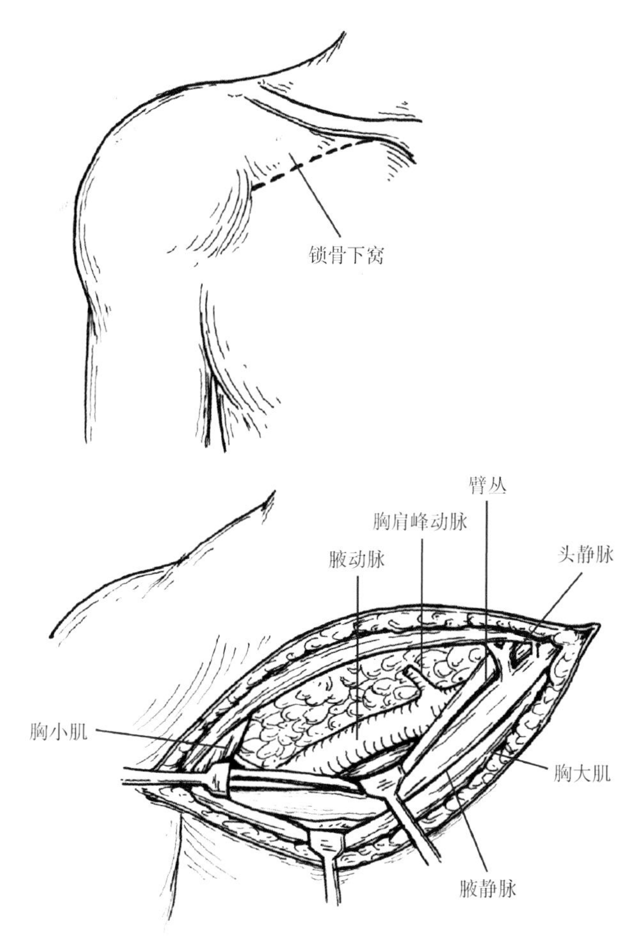

图19-22　腋动脉第1、2段的显露

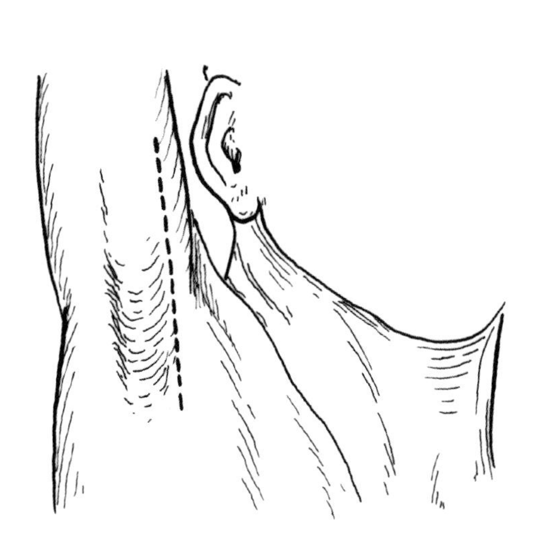

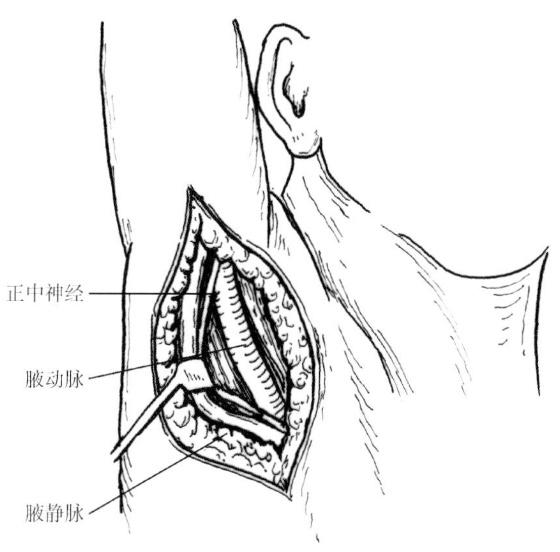

图19-23　远段腋动脉的显露

（2）腔内修复术尤其适用于动脉瘤周围血肿粘连导致解剖不清且并存诸多合并症而无法耐受开放手术的患者。当然，直径较小且无压迫症状的动脉瘤患者也适合腔内修复（图19-24）。

（3）经皮穿刺超声引导下将凝血酶注入假性动脉瘤囊内中心点，此方法尤其适用于医源性假性动脉瘤。但要注意注射位置及药量，防止腋动脉内血栓形成。

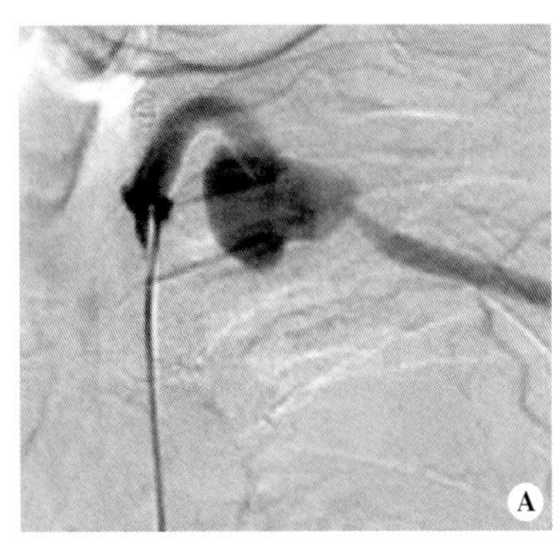

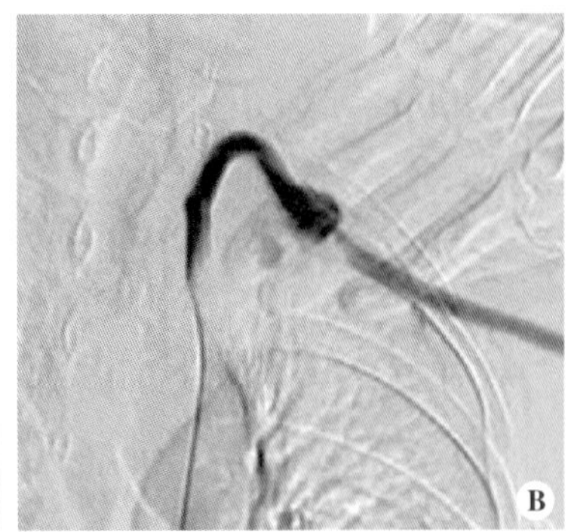

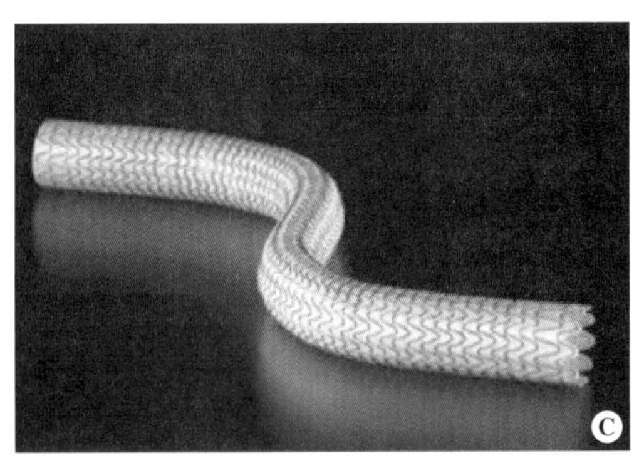

图19-24 肱动脉假性动脉瘤的腔内修复术

A. 假性动脉瘤；B. 腔内修复术后；C. 带支架的膨体聚四氟乙烯（ePTFE）人工血管

（李 晰）

第六节 肱动脉瘤

在外周动脉瘤中，肱动脉瘤较为少见，创伤是其最常见的致病原因，由动脉粥样硬化所致的肱动脉瘤则较少见。在儿童，肱动脉瘤多为结缔组织性疾病或自身免疫病合并多发性动脉瘤的一部分。中国医科大学附属第一医院血管外科曾收治一名患儿，经彩超检查全身血管共发现7处动脉瘤，均位于四肢血管，而肱动脉瘤是其最主要的表现。国内外有关肱动脉瘤的文献报道多为单个或数个病例。我国有学者报道，外伤性肱动脉瘤发生率约占外伤性四肢动脉瘤的7.9%。肱动脉瘤发生部位以肱动脉主干多见，也可发生于旋肱后动脉等分支处。动脉瘤切除及血管重建是根本治疗方法。

（一）病因与病理

1. 创伤 是肱动脉瘤形成的主要原因，并且创伤性肱动脉瘤大多数为假性动脉瘤。上肢开放性刀刺伤或枪弹伤所致肱动脉破裂或完全断裂，动脉断端出血，在周围软组织中形成局限性、搏动性血肿，以后逐渐被增生的纤维组织包裹，凝血块逐渐机化，从而形成假性动脉瘤。上肢钝挫伤、挤压伤等闭合性损伤也可使肱动脉中膜受损，弹性纤维断裂，管壁局部变薄弱，在动脉压力的逐渐冲击下扩张形成动脉瘤。肱骨闭合性骨折或肱骨软骨瘤也可导致假性动脉瘤的发生。另外，文献报道网球运动员及棒球投球手反复挥拍及投球动作易对肱动脉造成长期的牵拉、压迫，亦可导致肱动脉瘤的发生。

2. 动脉粥样硬化 动脉粥样硬化所致肱动脉瘤相当少见，多为老年患者，常合并高血压、冠心病或其他部位动脉瘤。动脉粥样硬化处的动脉内膜增厚，血管中膜弹性纤维断裂，管壁因营养障碍而发生退行性改变，局部薄弱而膨出形成动脉瘤，称为真性动脉瘤。

3. 感染 感染性肱动脉瘤多经血运途径如败血症、细菌性心内膜炎或开放性创伤等导致。细菌毒素可使局部动脉中膜破坏，从而形成感染性动脉瘤。另外，吸毒者中带菌注射器的反复应用也是形成感染性肱动脉瘤的重要原因。

4. 医源性因素 随着经皮肱动脉穿刺技术在介入治疗中的广泛应用，有关医源性肱动脉假性动脉瘤的报道不断增多。此外，随着上肢血管移植手术的增多，吻合口假性动脉瘤也不断增多。

5. 其他原因 川崎病（Kawasaki disease）、马方综合征、E-D综合征、Weber综合征、纤维肌性发育不良及神经纤维瘤病等多种疾病均可合并出现肱动脉瘤。有文献报道1例E-D综合征患者，合并包括肱动脉瘤在内的多发性动脉瘤多达16处。

（二）临床表现

1. 主要症状

（1）搏动性包块：创伤性肱动脉瘤多在外伤数天至数周后，臂部出现逐渐增大的搏动性包块，多伴有疼痛，以胀痛为主，持续性存在。临床常见外伤患者于当地医院行臂部创口简单清创缝合，术后不久因臂部出现搏动性包块而来血管外科就诊。也有外伤后数十年无明显改变的无症状性肱动脉瘤。真性肱动脉瘤多无明确的外伤史，常无明显诱因发现上肢搏动性包块，以局部闷胀不适为主，疼痛不明显（图19-25）。

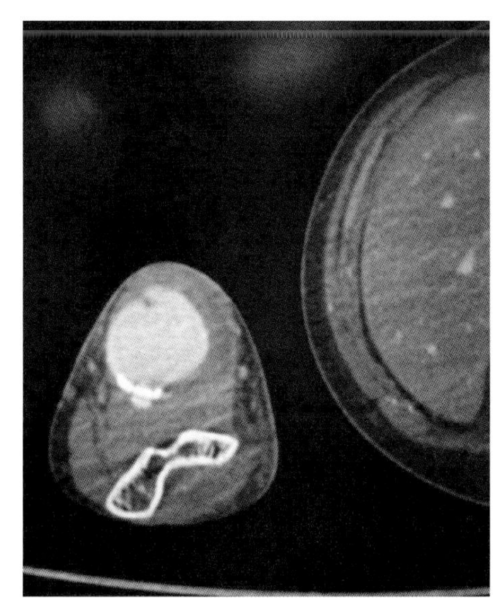

图19-25　肱动脉瘤的CT影像

（2）栓塞症状：动脉瘤附壁血栓脱落可造成远端动脉栓塞，患者自觉患肢远端皮肤发凉、苍白或发绀，伴疼痛、感觉及运动障碍，严重者可出现远端肢体坏疽。有文献报道肱动脉瘤栓塞性并发症的发生率与瘤腔内血栓大小无关。

（3）压迫症状：因形成动脉瘤位置不同，产生的神经压迫症状也不相同。肱动脉起始部动脉瘤可累及臂丛神经，出现臂丛神经麻痹症状。肱动脉与正中神经伴行，大多数肱动脉瘤患者有正中神经、尺神经、桡神经甚至骨间后神经的压迫症状或局部疼痛。另外，压迫静脉影响血液回流，可引起上肢肿胀甚至上肢远端静脉血栓形成。

（4）破裂：肱动脉瘤破裂较少见，多见于感染性动脉瘤。常伴有局部红、肿、热、痛等炎症表现，可有皮下瘀斑，张力较大，部分患者可有全身感染中毒症状。当患者出现疼痛明显加重、皮下瘀斑范围扩大时，常为先兆破裂的表现。

2. 体征　查体时于臂部可触及膨胀性、搏动性肿物，与心脏搏动一致。部分动脉瘤可扪及震颤并可闻及收缩期杂音。如瘤体较小或动脉瘤内有血栓形成，则不易扪到搏动性肿块。栓子脱落造成远端动脉栓塞时，可伴有尺桡动脉搏动减弱或消失，远端肢体皮温降低、皮色苍白，重者出现溃疡或坏死。

3. 辅助检查及诊断　感染性肱动脉瘤常有白细胞计数升高，红细胞沉降率加快。超声多普勒作为首选检查方法，对肱动脉瘤的诊断及鉴别诊断有重要价值，可以清楚地显示动脉瘤的形态、大小、结构及腔内血栓情况，并可在瘤腔内探及紊乱的血流信号。CT和MRI检查还可显示动脉瘤与周围组织的关系。动脉造影可以精确地显示动脉瘤与周围血管的情况，并可判定流出道和流入道条件及侧支循环建立的情况，为制订手术方案提供重要依据。因为是有创性检查，通常不作为常规检查。

临床上肱动脉瘤常与臂部其他肿物，如上肢脓肿、肌血管瘤、脂肪瘤等相鉴别。

4. 治疗　一旦确诊为肱动脉瘤，只要无明确手术禁忌证，均应手术治疗。

对于创伤性假性动脉瘤，若术前上肢动脉造影提示动脉创口较小，通常采用假性动脉瘤切除、创口缝合修补术。对于真性动脉瘤和创口较大的假性动脉瘤，无法行单纯创口缝合修补，且瘤体与周围组织粘连不重者，行动脉瘤切除、血管重建术。自体大隐静脉为首选移植血管，也可应用头静脉、贵要静脉或聚四氟乙烯人工血管，但人工血管远期狭窄闭塞率较自体静脉高。对于瘤体较大且与周围组织粘连较重者，行动脉瘤旷置、血管重建术。对于感染性肱动脉瘤，通常采用非解剖途径的血管重建术。有先兆破裂的肱动脉瘤，必须急诊手术，以免出现无法控制的大出血。如果动脉瘤合并有远端动脉栓塞，血管重建同时行远端动脉Fogarty导管取栓术。

值得提出的是，与下肢动脉相比，上肢动脉具有较强的血管反应性。因此，术后必须应用血管扩张剂，否则容易出现血管痉挛，引起移植血管再闭塞。术后局部或经动脉给予罂粟碱60mg（溶于100ml肝素化盐水中），可以有效预防血管痉挛。

有文献报道对于较小的创伤性假性动脉瘤，可采取超声引导的方法经皮注入凝血酶，治疗成功率达94%。

肱动脉瘤术后应严密观察患臂远端的血运情况，如出现肤色苍白、皮肤发凉及远端动脉搏动触摸不清时，再次手术探查取栓。

感染性肱动脉瘤除常规应用抗凝祛聚药物外，可根据瘤壁细菌培养及药敏试验结果选用相应抗生素治疗，用药疗程应适当延长。

肱动脉瘤术后的移植血管通畅率主要取决于吻合口的位置。吻合口位于动脉分叉以上的通畅率明显高于动脉分叉以下者。前者的远期通畅率可高达83%，而后者仅约为53%。

对于手术风险较高，出现如大量失血或损伤邻近神经血管的病例，腔内治疗也成为其治疗选择之一。如果受累动脉笔直且不累及关节，可考虑采用覆膜支架置入术。采取腔内修复需要评估肱动脉瘤近段和远端的动脉直径、动脉瘤的类型、腔内血栓形成情况和受累及动脉段的活动性等特征，但腔内治疗的远期通畅率有待评估。因此，有学者建议接受腔内治疗肱动脉瘤患者需要终身超声随访评估其预后。

（贺宇辰　马文锋）

第七节　尺、桡及手部动脉瘤

尽管早在17世纪人们对尺、桡及手部动脉瘤有所认识，但在外周动脉瘤中仍比较少见。创伤，尤其慢性累积性损伤是其主要发病原因。有文献报道60%的手部动脉瘤累及尺动脉或其分支。近年来，随着介入治疗技术的飞速发展，桡动脉穿刺置管技术得到广泛应用，穿刺后假性动脉瘤的发生率也较前有所增加，有文献报道桡动脉穿刺后假性动脉瘤的发生率为0.048%。1934年Von Rosenu首次描述掌部桡动脉外伤性动脉瘤，1970年Conn将此类动脉瘤及其引起的一系列症状定义为小鱼际震荡综合征。尺、桡及手部动脉瘤一经确诊，均应早期手术切除。

（一）病因与病理

1. 创伤　创伤所致的尺、桡及手部动脉瘤以假性动脉瘤为主，也可形成真性动脉瘤，多见于男性。此部位锐器所致的开放性损伤很少形成动脉瘤。相反，特殊人群长期反复的腕部及手部运动产生累积性损伤才是形成动脉瘤的主要原因，如高尔夫球爱好者长期握杆及垒球接球手长期累积性损伤均是重要原因。在掌部，动脉瘤好发于大小鱼际处，可形成于掌部尺、桡动脉，也可形成于指掌侧总动脉甚至指掌侧固有动脉等远端动脉。

2. 感染　细菌性心内膜炎、败血症、开放性创伤等各种因素导致细菌毒素破坏动脉中膜，从而形成感染性动脉瘤，其中以细菌性心内膜炎的菌栓脱落为主要原因。

3. 医源性因素　近年来，随着经皮桡动脉穿刺技术在介入治疗中的广泛应用，医源性桡动脉假性动脉瘤亦屡有报道。

4. 动脉粥样硬化　动脉粥样硬化致血管中膜弹性纤维断裂，管壁退行性改变，薄弱而膨出形成动脉瘤，较为罕见。

5. 其他原因　迟发性骨发育不全、川崎病、马方综合征、血友病、神经纤维瘤病等先天或后天性疾病均可合并出现尺、桡及手部动脉瘤，也较为少见。

（二）临床表现与诊断

创伤性动脉瘤最常见的症状是腕部或手部出现逐渐增大的搏动性包块，伴肿胀感，多无疼痛，部分患者可表现为非搏动性无痛性包块。感染性动脉瘤可有局部皮温升高，皮肤潮红，疼痛较明显，易误诊为局部脓肿。动脉瘤附壁血栓脱落可造成远端动脉如指动脉栓塞，患者出现手指发凉、疼痛、苍白、麻木、僵硬等症状，严重者可出现1个或数个手指溃疡、坏疽，并可向腕掌部蔓延。小鱼际震荡综合征的典型临床表现是桡侧2～3指的雷诺综合征样发作，严重者也可出现手指溃疡。尺、桡及手部动脉瘤同样可产生神经压迫症状，造成尺神经或桡神经麻痹、瘫痪。

对于尺、桡及手部动脉瘤，由于瘤体位置和大小的原因，选择性动脉造影（图19-26）和磁共振血管造影（MRA）在诊断和治疗方面有重要意义，二者可以显示动脉瘤周围血管分布情况，有助于判定术中是否需要行血管吻合。

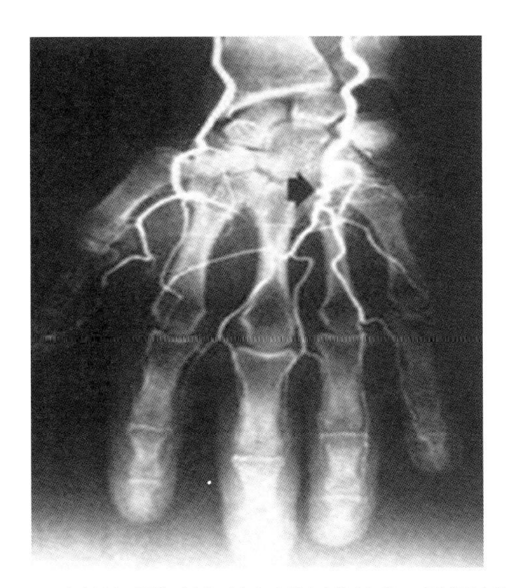

图19-26　选择性动脉造影示尺动脉迂曲扩张，局部扩张成瘤

此外，对于累积性损伤所致的腕部动脉瘤，须注意与腕部滑膜囊肿相鉴别。

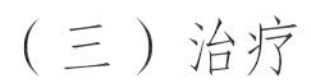

（三）治疗

创伤性假性动脉瘤一旦确诊，只要无明确手术禁忌证，均应手术治疗。早期观点认为腕掌部血管交通支丰富，仅须行动脉结扎、动脉瘤切除即可，不强调重建血运。近年来，随着显微外科手术器械及血管吻合方法的不断提高，提倡动脉瘤切除并重建血运。移植材料包括自体大隐静脉、贵要静脉和头静脉，其中以足部或踝部大隐静脉为首选。有文献报道术后随访（平均24个月，最长随访时间57个月）远期通畅率可达94%。值得一提的是，对于动脉粥样硬化引起的动脉瘤和青少年动脉瘤，血管重建一期吻合尤为重要。对于医源性假性动脉瘤，有观察等待自行闭合、压迫法、经皮瘤内栓塞术、腔内治疗及外科手术等方法（图19-27）。

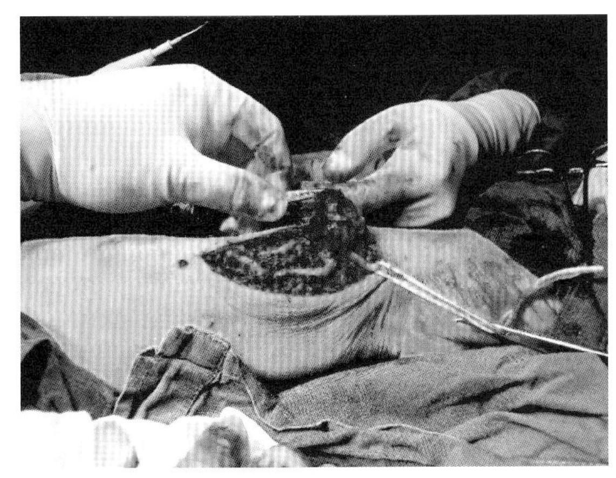

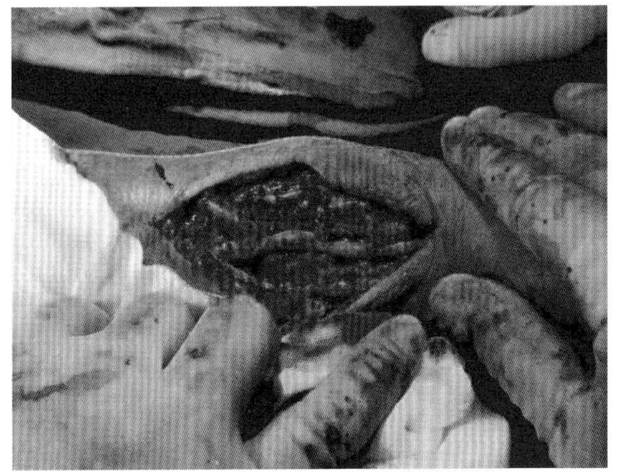

图19-27　桡动脉假性动脉瘤切除术

（王实跃　马文锋）

第八节　髂动脉瘤

髂动脉瘤常与腹主动脉瘤（AAA）合并存在，AAA合并髂动脉瘤的比例达到20%～46%，大多需要在治疗时同时处理。孤立性髂动脉瘤（solitary iliac aneurysm，SIA）是指不伴有AAA、仅局限于髂动脉的动脉瘤。临床上少见，据统计所有主髂动脉领域的动脉瘤，仅有0.6%局限于髂动脉。

因SIA位于盆腔深部，临床症状不特异，不仅在瘤体较小时难以早期诊断，部分患者以破裂为首发症状，而在破裂发生时立即做出准确诊断也较为困难。SIA一旦发生破裂，其危险性与AAA相近，手术病死率可达20%～57%。由于SIA常发生在盆腔的深部，同时受盆腔周围脏器的压迫与粘连影响，导致本病的破裂形式可能多种多样。此外，由于髂内动脉（internal iliac artery，IIA）在维持盆腔、臀部肌肉、结肠、脊髓等组织、器官供血方面具有关键作用，因此IIA血运的维持和重建十分重要，故此在治疗方面有诸多问题需要仔细规划和处理。

（一）病因与发病率

SIA的最常见病因为动脉粥样硬化，其次有自身免疫病（川崎病、白塞综合征等）、创伤、感染等，以及囊状中膜坏死和某些先天性疾病如马方综合征、E-D综合征等。此外，随着器官移植的广泛开展，肾移植术后发生髂动脉瘤的报道也增多。笔者所在科室诊治的SIA病因中以动脉粥样硬化最为常见，2例为肾移植术后的髂动脉瘤，1例病因考虑为自身免疫病。SIA的发病率为0.03%，在动脉瘤疾病中占0.3%～1.9%，占主髂动脉动脉瘤的0.6%。

髂动脉瘤的发生存在明显的性别差异，男女之比为（5～16）：1，男性明显高发。根据美国住院患者统计，65～75岁男性的发病率为70/（100 000人·年），而同龄女性发病率仅为2/（100 000人·年），男性发病率明显偏高。日本报告的231个病例中，男女比例为208：23，中国医科大学附属第一医院血管外科于2021年统计的29例SIA中，27例为男性。而AAA发病的男女比例为17：3，SIA男性发病率较高的优势较AAA明显，并与股、腘动脉瘤类似，可能源于遗传性或生命进程的差异。由此需要考虑该疾病的病因、遗传因素及生理学过程与AAA可能有所不同。日本的病例报告SIA与AAA的相对频度为4.7%～6.8%，欧美国家的研究中Lowry等报道的为1.5%，Nachbur等报道的为7.8%。

欧美国家统计的髂动脉瘤数据中，髂总动脉瘤占70%，髂内动脉瘤占20%，髂外动脉瘤占10%，双侧病变占20%～60%。2008年Hu等统计日本临床报告显示，231例患者中共有352个SIA，其中237个位于髂总动脉（67.3%），105个（占29.8%）位于髂内动脉，10个（2.8%）位于髂外动脉。同Krupski等报道的367例SIA病例相比较，日本（东亚人种）的髂内动脉瘤发病率更高。

SIA常为双侧且常具有多发性动脉瘤。Lowry等报道23%患者为双侧髂动脉瘤，McCready等报道34%患者有多发性动脉瘤，而Sacks等报道了一组孤立性髂动脉瘤患者中60%有多发性动脉瘤。中国医科大学附属第一医院血管外科于2021年统计的29例SIA患者中，有43个SIA，且9例为双侧SIA（31.0%），11例（37.9%）为多发动脉瘤，1例为涉及3个部位（右髂外动脉瘤、右肱动脉瘤、左股浅动脉瘤）的多发性动脉瘤。McMillan检测了循环血中基质金属蛋白酶9（MMP-9）的水平，发现动脉瘤患者明显高于动脉闭塞性疾病患者或健康人，且多发性动脉瘤患者的MMP-9水平明显高于单发性动脉瘤患者，这也许是多发性动脉瘤形成的机制之一。

AAA手术后亦可发生SIA，Doslouglu和Kalman均报道AAA切除术后发生新生的SIA，特别是在行管状人工血管移植的患者发生概率高，且AAA修补后新发SIA的患者具有继续在其他部位形成动脉瘤的趋势。这也提示动脉瘤本身是一种全身性疾病，并建议对主-髂动脉领域的动脉瘤患者进行长时间的随访，以发现新生动脉瘤。此外，与AAA不同，Nachbur等报道53例SIA患者中7例（占13.2%）并发周围血管闭塞性疾病，虽然慢性、亚临床性的栓塞可导致远端血管的慢性闭塞，也可能存在基于动脉粥样硬化的髂动脉瘤，故主张对髂动脉瘤患者行动脉造影检查以除外动脉闭塞性疾病。

（二）临床表现

由于髂动脉瘤位于盆腔深部，SIA症状具有非特异性与多样性的特点，瘤体较小时可无症状，但半数以上SIA有症状，日本报道的SIA患者中69.3%具有症状，比欧美国家的症状阳性率62%要高，常见症状如下。

1. 压迫症状 常表现为压迫周围相邻器官的非特异性症状，常见症状有下腹部疼痛，据报道30%～54%伴有泌尿系症状，20%伴有消化道症状，二者均有占15%；20%合并有神经刺激症状；压迫髂静脉可有下肢静脉淤滞，约占6%；瘤体较大压迫输尿管可导致肾积水，甚至肾功能损害，髂内动脉瘤在盆腔可以压迫膀胱；压迫结肠、直肠可有便秘、腹胀及肠梗阻等表现；压迫生殖股神经，可有大腿部放散痛、大腿肌力降低及下肢感觉异常；压迫骶骨可引起骨质破坏，出现腰骶部疼痛。中国医科大学附属第一医院血管外科诊治的SIA大多数有不同程度压迫邻近器官的症状。

2. 栓塞症状 如瘤腔内附壁血栓较多，可引起瘤腔内狭窄甚至完全闭塞，出现下肢急性缺血症状。此外，源于动脉瘤的慢性、亚急性栓塞也可导致远端血管的慢性闭塞。

3. 破裂症状　SIA破裂时可有下腹部、腰部的剧烈疼痛和休克（收缩压＜80mmHg）；破入腹膜后腔形成血肿时，可因压迫止血赢得抢救时间；如与相邻的输尿管、膀胱内穿通形成内瘘，可有肉眼血尿，向肠管穿通可引起消化道瘘，导致便血；穿通入下腔静脉或髂总静脉内可形成动静脉瘘，导致下肢肿胀、浅表静脉曲张甚至引起充血性心力衰竭。

通常90%的AAA患者可触及腹部搏动性肿物，但仅36%的SIA患者破裂前可触及搏动性肿物，即使破裂后，也只有65%的患者可从腹部或直肠触及搏动性肿物。

（三）诊断

影像学检查是确诊的主要手段，检查时必须注意是否合并AAA或其他部位的动脉瘤。

1. CT检查　随着现代影像学技术的进步，CT的分辨率越来越高，CTA已成为本病首选检查手段，可明确瘤体大小、附壁血栓及其与相邻脏器的关系，并且不受肠管胀气、肥胖等因素的影响。CTA可提供髂动脉瘤的三维立体影像，并为腔内修复治疗提供必要的信息，双侧SIA时应关注肠系膜下动脉通畅情况。此外，CT可作为鉴别诊断的方法除外盆腔内的其他病变（图19-28～图19-31）。对于引起输尿管压迫症状的髂动脉瘤，术前CT尿路造影（CT urography，CTU）有助于评价输尿管梗阻情况（图19-32）。

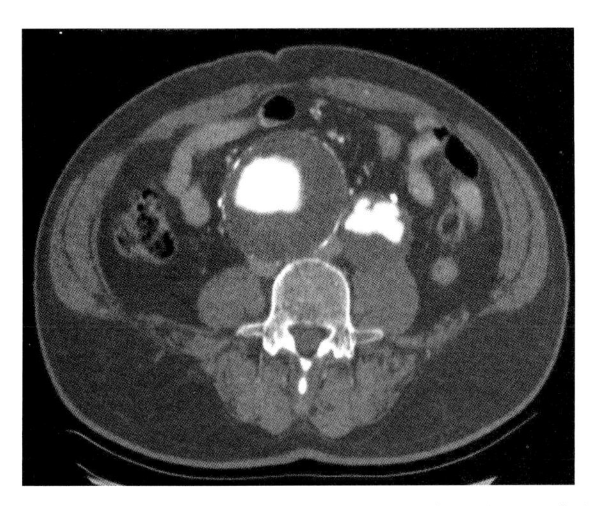

图19-28　一例双侧髂总动脉瘤的CTA影像，并累及髂内动脉、髂外动脉分叉部

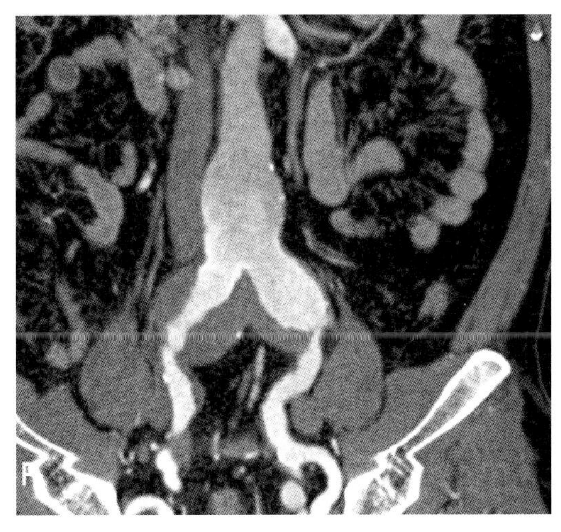

图19-29　与图19-28同一例患者的CTA冠状断面影像

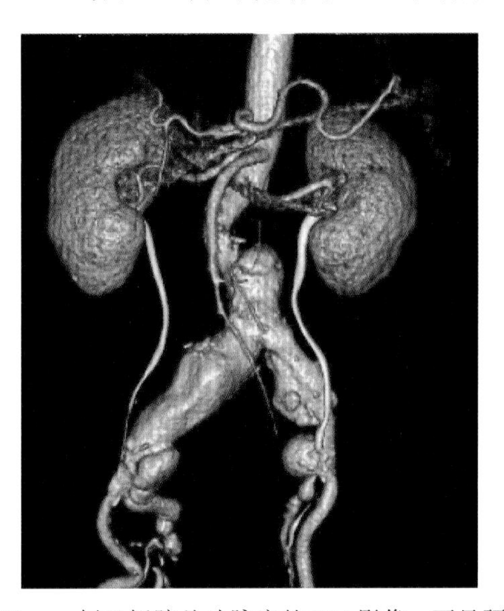

图19-30　一例双侧髂总动脉瘤的CTA影像，可见硬化斑块（三维重建影像）

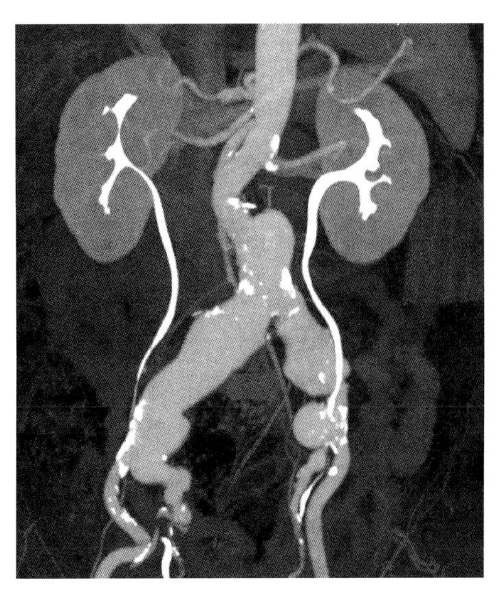

图19-31　与图19-30同一例患者的双侧髂总动脉瘤的CTA影像（MIP影像）

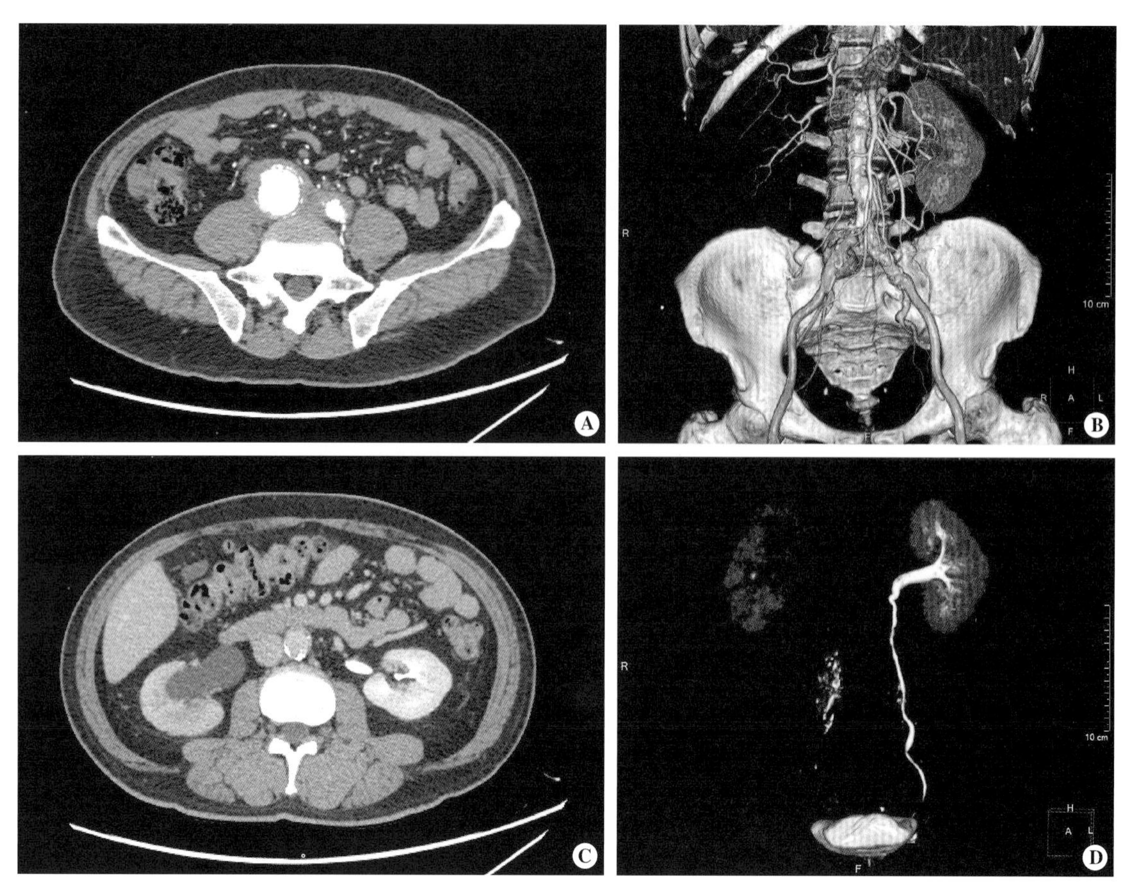

图19-32 A. 一例右侧髂总动脉瘤的CTA影像；B. 同一患者右侧髂总动脉瘤的CTA影像；C. 同一患者右侧髂总动脉瘤的CTU影像，显示右肾积水；D. 同一患者右侧髂总动脉瘤的CTU影像，因输尿管下段受髂动脉瘤压迫导致右肾对比剂排泄显影较少

2. 数字减影血管造影（DSA） 虽为有创检查，除可以明确病变的部位、范围及是否合并其他部位的动脉瘤和动脉硬化闭塞性疾病外，目前DSA主要在腔内修复治疗中发挥重要作用。

3. 其他检查 多普勒超声检查为无创性检查，可动态反复检查，费用相对低廉，但因瘤体位于盆腔深部及肠管气体、肥胖、动脉迂曲的影响可降低诊断率，可在床旁作为筛查手段和CT的辅助检查。MRI也可用于髂动脉瘤的诊断，但其影像常有夸大现象，目前已少用。

如有突发、剧烈的腹痛和（或）腰背部疼痛，并发生休克，急诊床旁超声检查发现髂动脉瘤，应想到破裂性髂动脉瘤的可能，绝不能因检查耽误抢救时间，应在明确动脉瘤存在后立即手术。

（四）治疗

由于SIA早期诊断困难，以破裂为首发症状的患者亦不少见，Lowry等报道破裂率为59%，日本Hanaue等报道为36%，且髂动脉瘤的年扩张率与AAA相似（每年2.6～4.2mm），故目前主张对瘤径超过3cm的SIA均应积极治疗。汇总文献及临床实践经验，同时结合患者的自身症状、瘤体直径的变化、患者自身的危险因素等情况来综合判定患者是否适合外科治疗十分必要。临床上，通常是将SIA直径≥4cm作为外科治疗基准，对直径＜4cm的SIA要定期进行复查随访。

治疗方法通常包括传统的开放手术和血管腔内治疗（EVAR）两种。尽管所有髂动脉瘤均可通过开放手术解决，但随着腔内治疗时代的到来，目前采用EVAR的病例逐年增加，而传统开放手术逐渐减少，但开放手术仍然是重要的治疗手段，甚至成为有些SIA的最终解决手段。因此，必须综合考量患者的自身危险因素、动脉瘤的所在部位及动脉瘤的进展情况、是否合并了其他疾病等情况来决定治疗方式。

1. 开放手术治疗

（1）绝对适应证：①感染性髂动脉瘤；②有

明显压迫症状的髂动脉瘤，如导致输尿管梗阻、肠梗阻的髂动脉瘤；③EVAR后瘤径仍增大或内漏控制不佳的SIA。

（2）手术方法：原则是切除髂动脉瘤，行人工血管旁路移植术，重建远端血流通道。单纯髂总动脉瘤和髂外动脉瘤的处理相对容易，而髂内动脉瘤和合并有肠瘘、动静脉瘘等情况的髂动脉瘤的处理需引起充分重视。

髂内动脉瘤的处理较为复杂，由于其位于盆腔深部，易与周围脏器粘连，且髂内动脉盆腔分支较多，单纯瘤体近端结扎无法达到完全阻断血流的作用。Sacks等报道了单纯瘤体近端结扎后发生破裂的病例，说明瘤体远端及分支的处理很重要，应尽量在瘤外结扎髂内动脉分支，再切开瘤体，从瘤腔内确切缝扎逆流血液的分支。

对于双侧髂动脉瘤，即使肠系膜下动脉通畅，结扎双侧髂内动脉发生结肠缺血和臀肌缺血的可能性仍然很大，故应至少重建一侧髂内动脉血运。开放手术常见髂内动脉重建方法见图19-33。

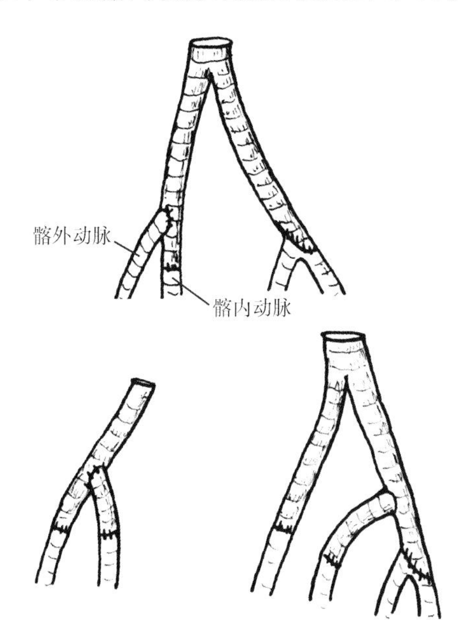

图19-33　常见的髂内动脉重建方法

如合并髂动脉-髂静脉（下腔静脉）瘘时，在瘤体近、远端阻断后，切开动脉瘤，从瘤腔内侧将动静脉瘘口直接缝合闭锁，然后切除瘤体。如合并肠瘘，特别是结肠瘘时，应行近端结肠造瘘，将瘤体及污染组织尽量切除，充分冲洗、引流后，根据情况行非解剖途径的血运重建。

对于破裂性髂动脉瘤，根据剧烈腹痛、休克及床旁超声等检查迅速诊断后，紧急术前准备，可行急诊开放手术治疗。开腹后应迅速控制腹主动脉，确认瘤体后，注意沿瘤体前壁向远端游离，应特别注意因髂动脉瘤的长期压迫和侵蚀，可能与后方髂静脉紧密粘连，极易损伤导致大出血，增加死亡风险。另一个容易损伤的器官是输尿管。此外，在破裂性髂动脉瘤的抢救手术中，以抢救生命为首要原则，如同时合并髂内动脉瘤，可根据情况行缝扎旷置术，不需勉强切除，可待二期处理。

2. 腔内修复术　在目前的腔内时代，腔内修复治疗SIA已经越来越多，并随着髂动脉分支支架（iliac branch device，IBD）技术的进步，重建髂内动脉的EVAR技术也日渐成熟。特别适用于高危患者、既往有手术史伴有腹腔内广泛粘连的患者，但并非所有患者均能进行EVAR治疗，特别是感染性SIA或有明显瘤体压迫症状的病例。中国医科大学附属第一医院血管外科曾经收治左髂动脉瘤伴有左侧输尿管压迫性梗阻、左肾积液的患者，于外院行EVAR治疗，术后仍然无法解决梗阻，不得已又于当地行左肾造瘘术，而来我院再次开放手术切除髂动脉瘤后，将左肾输尿管压迫解决后左肾功能恢复，值得注意。

对于SIA，EVAR的关键是瘤体的近、远端确保有足够相对健康的动脉锚定区，用于固定覆膜支架。我国人群髂总动脉的长度相对较短，髂总动脉的两端锚定区往往需要上至腹主动脉，下至髂外动脉。

早期，对于髂总动脉瘤进行EVAR治疗时，必须先行髂内动脉封堵或弹簧圈栓塞，再将支架延伸至髂外动脉进行治疗，否则可因髂内动脉反流导致内漏等并发症，甚至发生瘤体破裂，但此方法有造成盆腔内脏器缺血的可能，特别在双侧SIA的情况下采用髂内动脉栓塞术则可能造成肠管缺血、跛行及性功能障碍等缺血症状。最常见的并发症是臀肌跛行，影响多达28%～42%的患者；其次是血管源性勃起功能障碍，高达17%～24%。近期系统回顾性研究发现，约29.2%的单侧IIA覆盖会引起术后即刻的臀肌跛行，虽然部分患者可以逐渐缓解，但经过平均近两年的随访后，仍然有16.5%的患者持续存在臀肌跛行的症状，严重影响患者的生活质量。另一个常见的并发症是男性勃起功能障碍，在牺牲了单侧IIA后，有10%的男性患者出现了新发的勃起功能障碍，而在双侧IIA隔绝后，其发生率升高至16.9%。IIA栓塞后可以发生更为严重的并发症，甚至可危及生命，如臀肌坏死、结直肠坏死、脊髓缺血、膀胱坏死等。Sahgal等研究发现若EVAR术后SIA直径增大或存在内漏的情况时则推荐开腹手术治疗。

由于IIA在维持盆腔血运中具有关键作用，供应盆腔及周围的所有肌肉、盆腔内脏器、脊髓（其分支骶外侧动脉的脊支分布于脊髓）、会阴、肛门等血运，具有重要的生理作用；同时，IIA存在丰富的侧支循环，包括两侧IIA分支间吻合、腹壁下动脉与闭孔动脉间吻合、臀上动脉与髂外动脉吻合、旋髂动脉和股深动脉分支与臀下动脉分支间吻合、直肠下动脉与肠系膜上（下）动脉的吻合等。而IIA的缺血可以引起臀肌跛行或坏死、结肠缺血、性功能障碍、膀胱坏死、脊髓缺血及会阴部肌肉、皮肤缺血甚至坏死等。因此，无论是美国的SVS指南和欧洲的ESVS指南，均推荐尽量保留髂内动脉的血运，至少保留一侧髂内动脉血运已经成为共识。

如前文所述，虽然开放手术可根据情况重建一侧髂内动脉，但存在手术创伤大的缺点，当髂总动脉、髂内动脉瘤体较大时，髂内动脉主干游离可能很困难，也可能增加输尿管或髂静脉损伤的风险，特别是肥胖或既往有腹部手术史的患者，可能增加术后并发症。因此，腔内技术重建髂内动脉成为颇具吸引力的治疗方式。

（1）腔内重建髂内动脉的方法：自EVAR开展以来，各国学者不断探索腔内重建IIA的方法，2008年Minion等采用三分支支架技术在AAA的腔内治疗中保留髂内动脉血流以来，在SIA治疗中腔内保留髂内动脉血流的技术一直在探索中。目前针对SIA的治疗，腔内重建IIA的方式均由治疗AAA合并髂动脉瘤时重建IIA血运的方式演变而来，主要有Bell-Bottom技术、“三明治”技术、Crossover技术、髂动脉分支支架技术等，早期也有采用腔内和手术杂交的手术方法，但目前已经少用。

Ⅰ. Bell-Bottom技术：是将AAA支架的髂支末端设计成喇叭状（图19-34），因此也称为“喇叭口”技术，可以应用在轻度扩张的髂总动脉末端，从而保留髂内动脉的血流，同时也不增加Ⅰ型内漏和术后再干预的风险，优势是操作简单，但要密切注意远期髂总动脉扩张、破裂的风险，可能需要二次介入干预等风险。这种技术不建议应用在扩张较为明显的髂总动脉内，商业支架设计的最大末端直径为28mm。

Ⅱ.“三明治”（Sandwich）技术：是在套入AAA主体的髂动脉分支（分腿支架）内的髂内、髂外平行对吻支架。先行主体支架的释放，拟保留侧髂支末端置于髂总动脉末端，然后从上肢入路选入同侧髂内动脉，分别在同侧髂内和髂外动脉植入两个平行的覆膜支架（图19-34）。该技术可操作性较高，不需要特殊材料，但由于支架间沟槽的存在，连接部位内漏率较高，支架直径不同导致支架间相互作用力的影响也可能导致远期支架闭塞。此外，需要经上肢动脉入路置入覆膜支架，有时需经腋动脉入路，小样本报告的技术成功率和通畅率均较高，但是没有大样本证据评价其真实疗效。当使用AAA一体支架系统时，由于其分叉较低，可以从对侧入路翻山释放髂内动脉支架，避免了上肢入路，有学者称为Double-barrel技术，同样存在术后内漏的问题。

Ⅲ. Crossover技术：也是一种平行支架技术，是依靠对侧血运翻山而来的烟囱技术。首先从对侧股动脉翻山进入拟保留侧的IIA，预置入翻山鞘，然后常规释放AAA主体支架及髂支，后通过预置的翻山通路释放两枚覆膜支架，此为翻山烟囱。该技术由于采用了长距离的烟囱支架，支架内为逆向血流，易导致远期闭塞等问题，也无大样本证据支持。

Ⅳ. 髂动脉分支支架（IBD）技术：是采用分支状覆膜支架系统的髂分支进行髂内动脉重建的技术，因符合人体解剖、操作安全、并发症率低、远期通畅率高，该技术成为目前较为理想的腔内重建髂内动脉解决方法。国外最早由美国COOK公司研发的Zenith覆膜支架平台开始实施，其后有Gore公司类似产品IBE。在我国，由于早期没有成熟的商业化产品，国内医生多利用现有器具，自制髂分支支架，已达到腔内重建髂内动脉的目的，但自制的IBD存在耗时、针眼内漏难以纠正等诸多缺点。目前，国内可应用的进口IBD系统为Gore公司的IBE系统，一项前瞻性研究报道，应用Gore公司的IBE系统，95.2%的患者中获得技术成功，且无Ⅰ型和Ⅲ型内漏，6个月的IBE侧髂内动脉通畅率达95.1%，说明IBE的应用技术难度不高，安全有效（图19-35）。

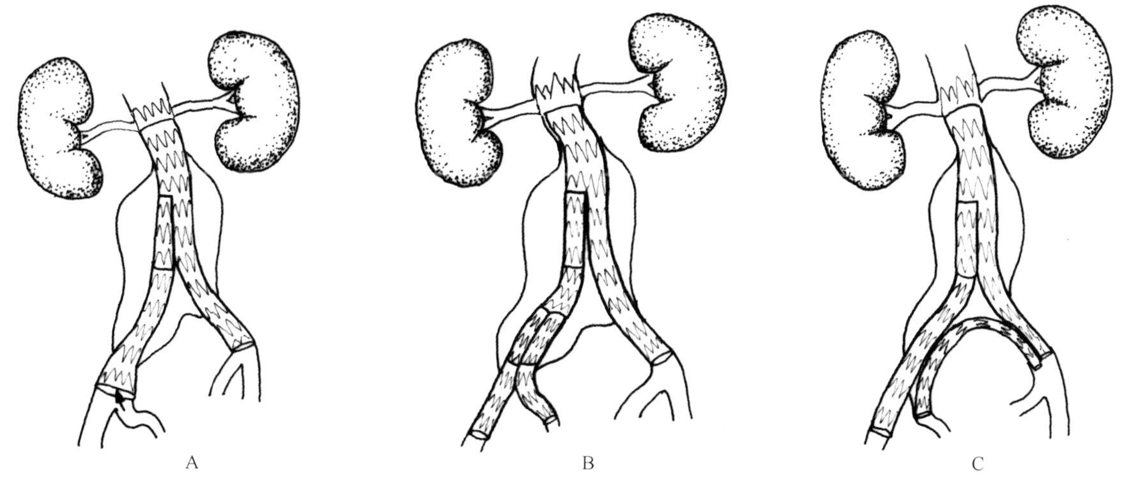

图19-34　三种处理髂内动脉技术的示意图

A. Bell-Bottom技术二次手术率高；B.“三明治”技术内漏发生率高，远期通畅率低；C. Crossover技术

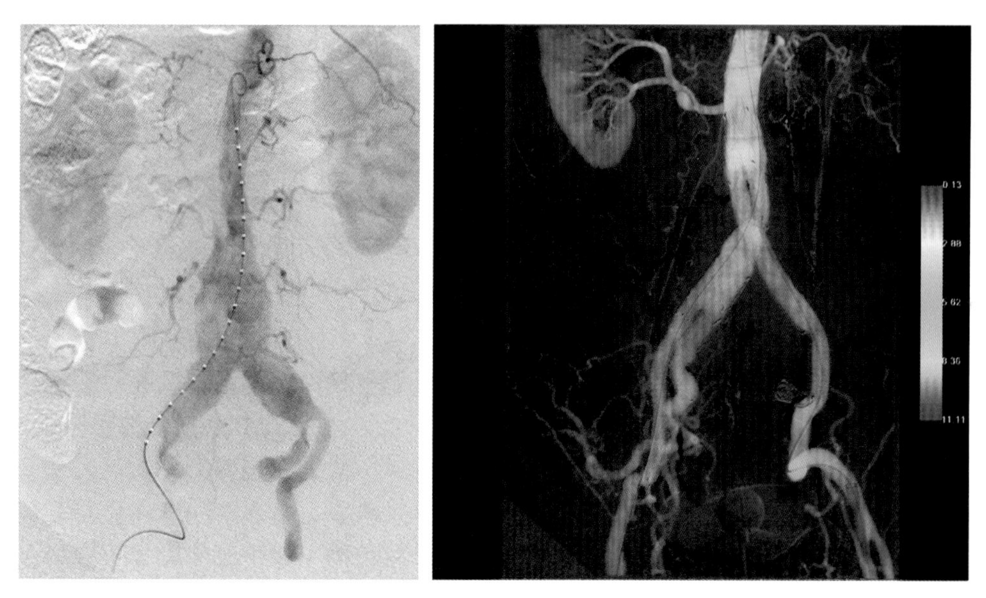

图19-35　AAA合并双髂动脉瘤IBE术前及术后造影

由解放军总医院第一医学中心血管外科郭伟教授领衔，并与中国先健科技（深圳）有限公司共同合作研发的G-iliac™髂动脉分叉支架系统于2021年1月13日成功获批上市，是中国首个成品化的髂动脉分叉支架系统。G-iliac™髂动脉分叉支架系统采用两件套结构组合，使手术更加方便、安全、快捷。来自郭伟团队的研究报道显示采用此国产IBD系统，180天随访后，髂内动脉的通畅率达96.61%，无器械相关死亡率、Ⅲ型内漏、支架移位、打折等不良事件发生，获得良好的治疗效果，有效保留了盆腔脏器血供。中国医科大学附属第一院血管外科采用G-iliac™髂动脉分叉支架系统已经成功完成AAA及SIA的髂内动脉重建5例，取得满意疗效（图19-36）。总体上，IBD安全可靠，但必须考虑解剖学的限制，如纤细、扭曲的髂动脉，髂内动脉狭窄、髂总动脉（CIA）内径小、髂外动脉的长度和直径、髂骨过度弯曲、钙化、CIA和髂内动脉之间的角度、CIA腔内血栓等情况。

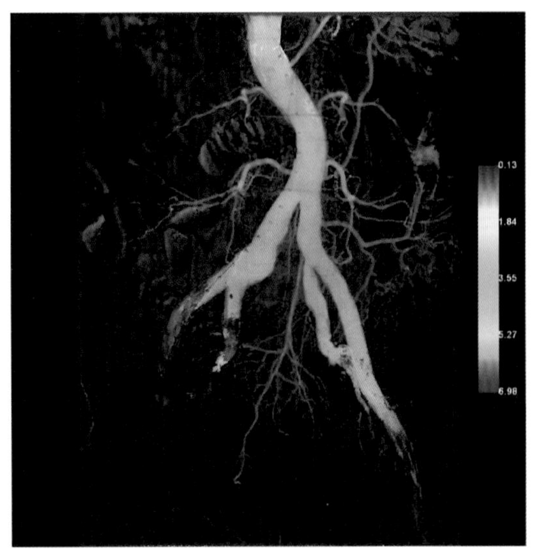

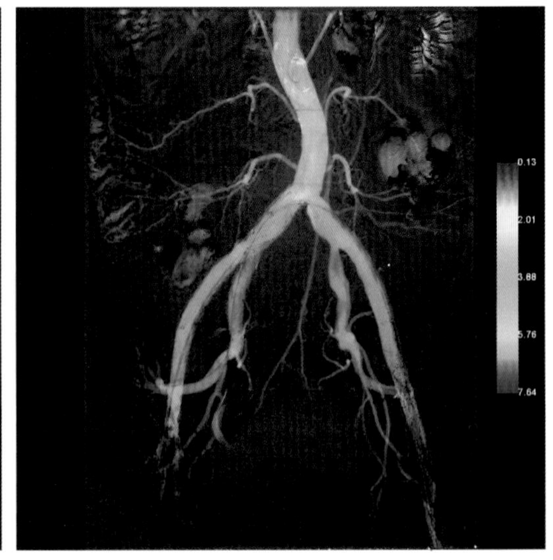

图 19-36 右侧髂动脉瘤IBD术前及术后造影

（2）特殊情况的处置：①合并下肢动脉硬化闭塞症病例的治疗。文献报道13.2%～21.4%的SIA合并下肢动脉硬化闭塞症（arteriosclerotic obliterans，ASO）。2021年，中国医科大学附属第一医院血管外科统计诊治的SIA中，10.5%合并ASO，可根据患者的症状、危险因素、闭塞部位进行分析以选择一期及二期手术重建或采用腔内技术进行重建或杂交（复合手术）处理。②多发性动脉瘤的治疗。合并多发性动脉瘤时，需根据患者的危险因素、动脉瘤的分布位置等因素进行综合考虑。一般来说，盆腔内及下肢区域的动脉瘤可行一期处理，胸部、颈部或其他位置的动脉瘤可行二期外科治疗。

（五）预后

Hu等报道日本九州大学血管外科28例SIA患者的开放治疗结果，并与AAA对比，显示SIA治疗后可长期生存，5年、10年生存率分别为90.5%、75.4%，与同期进行的接受手术的536例AAA患者（5年生存率为76.3%，10年生存率为54.0%）相比，无统计学差异，与AAA同样可具有良好的长期生存率。Sanchez等报道40例髂内动脉的腔内修复治疗结果表明，腔内修复术的成功率为100%，4年的一期通畅率为94.5%；而在Scheinert等报道的48例髂内动脉的EVAR治疗患者中，腔内修复成功率为97.9%，一期通畅率1年为100%，3年为94.9%，4年为87.6%。

总之，笔者认为SIA虽然少见，但应引起充分重视，对疑有髂动脉瘤的患者，应通过CTA、多普勒超声等检查明确诊断，并要充分注意多发性动脉瘤的可能，原则上对于髂内动脉瘤体直径＞3cm时均应外科治疗，无论采用开放手术或EVAR治疗，均应采用个体化的治疗方案，随着腔内技术的进步和IBD器材的研发，SIA的EVAR治疗会越来越多，但一定要掌握开放手术，有时可能是最终的治疗手段，特别是对感染性SIA或需要解除压迫症状的SIA，应采用开放手术治疗。无论开放手术还是EVAR治疗，尽量重建髂内动脉血运，至少重建一侧髂内动脉已经成为共识。

（胡海地）

第九节 股动脉瘤

股动脉瘤在周围动脉瘤中最为常见，占周围动脉瘤的半数以上。在我国多为创伤性，而欧美国家则以动脉粥样硬化为最常见病因。发生部位可在股总动脉、股浅动脉或股深动脉根部，也有股动脉分支旋股外侧动脉瘤的报道。在动脉粥样硬化性股动脉瘤患者中，92%同时存在主髂动脉瘤，59%为双侧性，95%为多发性。股动脉瘤和腘动脉瘤都可因动脉瘤内血栓形成或血栓脱落栓塞远端动脉造成远端肢体的急性缺血，重者可致截肢；动脉瘤破裂也可导致供血中断及截肢，因此积极手术治疗十分重要。

（一）病因

1. 创伤　股部刀刺伤或枪弹伤可造成血管壁破裂或完全离断，首先在周围软组织中形成局限性、搏动性血肿，之后逐渐被增生的纤维组织所包裹，血块液化、吸收后形成偏心性、假性动脉瘤；股部钝挫伤、挤压伤等间接创伤可使动脉中膜受损、弹性纤维断裂，管壁局部薄弱，在压力作用下逐渐扩张形成动脉瘤，外伤性股动脉瘤患者年龄较轻。

2. 动脉粥样硬化　动脉粥样硬化在欧美国家为最常见的病因，患者年龄多在50岁以上，常伴有高血压、冠心病或多发性动脉瘤。粥样硬化的动脉壁内膜增厚，滋养血管受压发生管壁营养障碍、弹性纤维层断裂、钙化等使部分壁退行性变、薄弱而膨出形成动脉瘤，一般为真性动脉瘤。

3. 感染　感染可通过血行途径如败血症、细菌性心内膜炎所致，或者通过呼吸道感染、血管周围局部化脓性感染的直接波及等内源性感染途径及开放性创伤、医源性感染等外源性途径使滋养血管或血管壁产生小脓肿，造成动脉中膜薄弱而成瘤。感染性动脉瘤容易破裂。近年来，创伤逐渐成为感染性股动脉瘤的主要病因。

4. 医源性因素　随着介入治疗的广泛开展，股动脉穿刺损伤或应用穿刺点闭合装置（如ProGlide、ExoSeal、StarClose等）不当而形成假性动脉瘤的报道逐渐增加（图19-37）。此外，血管重建手术的增多，因吻合口局部血肿、感染或吻合技术不精等原因引起吻合口局部或全部的薄弱、断裂而逐渐形成吻合口假性动脉瘤亦不少见（图19-38）。

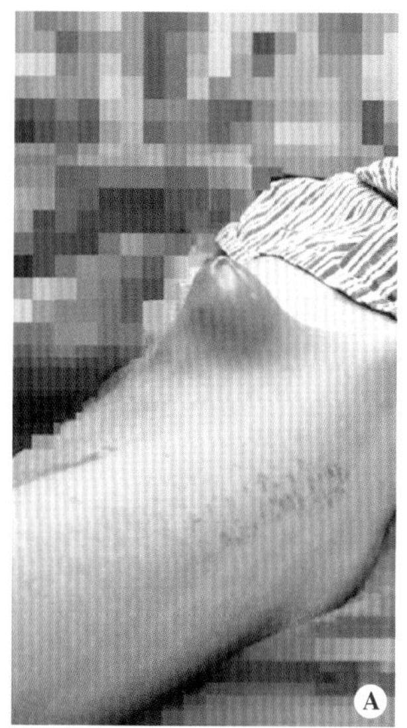
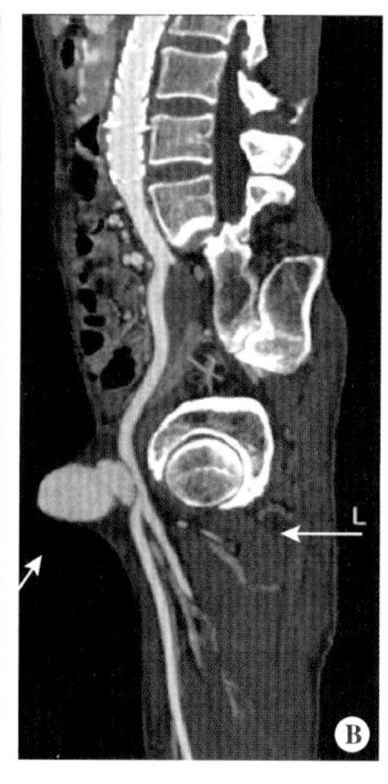
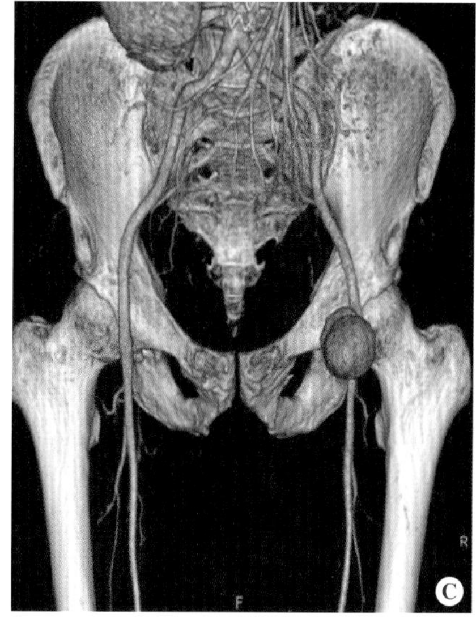

图19-37　股动脉穿刺点ProGlide缝合后6个月形成假性动脉瘤

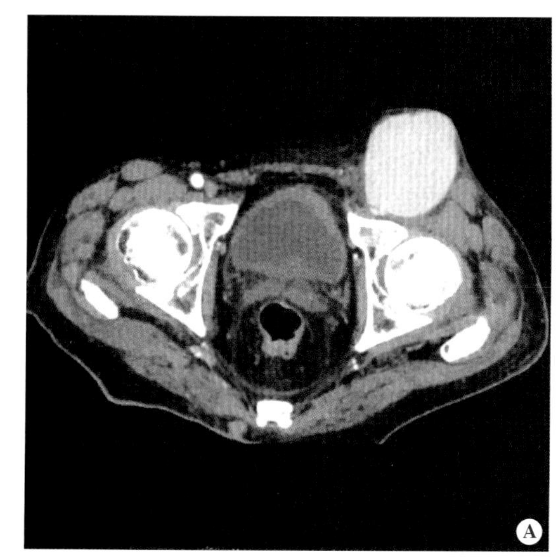
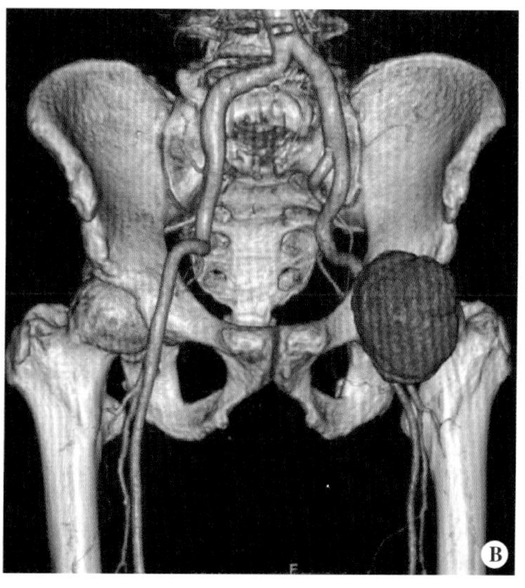

图19-38　股动脉剖开取栓术后2个月形成假性动脉瘤

5. 动脉注射毒品 部分吸毒人员会选择股动脉注射毒品。反复多次的穿刺、共用或重复利用注射器、无菌条件的缺乏等因素，常导致腹股沟区穿刺部位的感染及股动脉假性动脉瘤形成、破裂出血。患者因自身原因常就诊较晚，经常出现难以控制的大出血才寻求医疗救治（图19-39）。该类患者的救治非常困难，很多患者全身各个部位的浅表动、静脉均进行过穿刺注射毒品，经皮动脉穿刺球囊阻断止血及静脉补片或静脉移植物的获取变得极其困难；与此同时，该类患者腹股沟区均不同程度地伴有感染，无法利用人工材料进行血管修补或架桥。因此，很多患者不得已直接行动脉修补，但该方法二期反复出血的风险较高，一些反复出血的患者甚至最终需要股动脉结扎以止血。此外，由于术后创面渗出、淋巴漏风险较高，因此在条件允许情况下应尽量放置引流。

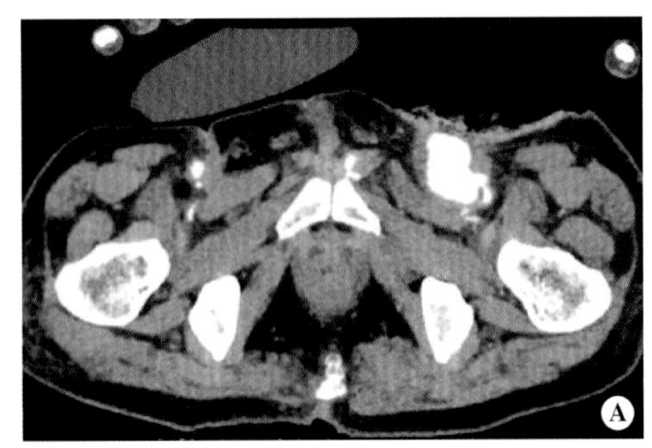

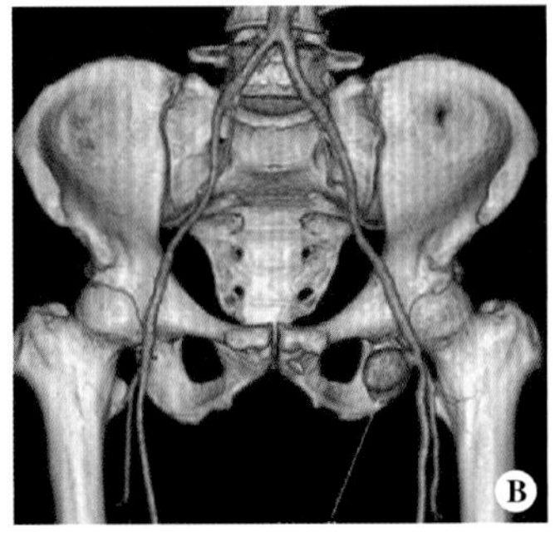

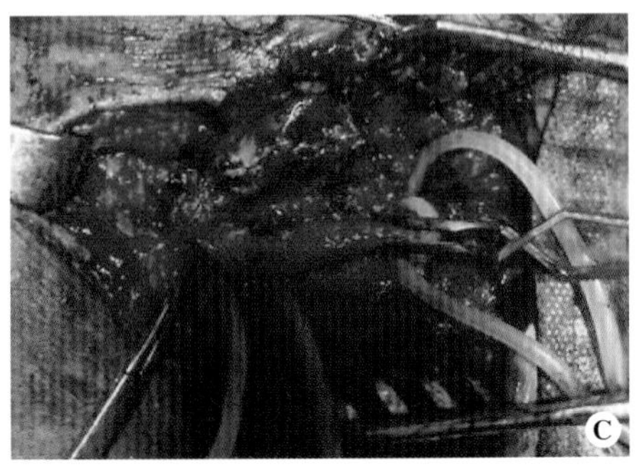

图19-39 股动脉反复注射毒品导致假性动脉瘤破裂大出血

6. 其他原因 如动脉中膜退行性变性、先天性动脉中层缺陷（如马方综合征等）亦可引起股动脉瘤，但较少见。

（二）临床表现

股动脉瘤的最常见症状是大腿内侧进行性增大的搏动性肿物，随病程进展，一般伴有疼痛，为胀痛或跳痛，感染性动脉瘤可有持续性疼痛。瘤体压迫股神经可有麻木、放射性疼痛；压迫股静脉可有下肢肿胀、活动受限；血栓形成或远端栓塞时，肢体可有动脉缺血症状，表现为下肢发凉、间歇性跛行或静息痛。感染性股动脉瘤患者可同时有全身感染表现，如发热、躯体不适感、体重下降、血常规白细胞计数升高、血液培养出需氧或厌氧性细菌、红细胞沉降率增快等。

查体时在腿内侧可扪及膨胀性、搏动性肿物，与心脏搏动一致，感染性股动脉瘤可有压痛、皮温升高和局部红斑，先兆破裂的感染性股动脉瘤可有皮肤坏死。触诊时可有震颤，听诊可听到收缩期杂音。压迫动脉瘤近心端动脉时，瘤体可缩小，震颤、杂音及搏动可减弱，如瘤体较小，且动脉瘤内有血栓形成，则不易扪到搏动性肿块。瘤腔内大量血栓形成阻塞血管或血栓脱落栓塞远端动脉时，可产生远端肢体缺血，查体表现为远端皮温降低、皮肤苍白、足背及胫后动脉搏动减弱或消失，趾端出现溃疡及坏死；压迫股静脉时，下肢可肿胀、下肢浅静脉曲张，严重时关节活动受限。由于股动脉瘤周围有肌肉及筋膜的保护，破裂出血很少见。

（三）辅助检查

实验室检查可发现白细胞计数升高、红细胞沉降率增快及血液培养细菌阳性等，提示感染性动脉瘤可能。彩超可清楚地显示动脉瘤的形态、结构、大小及腔内血栓情况，并能了解流速、流量等血流动力学信息，并可与动脉硬化闭塞症等疾病相鉴别。此外，利用其无创的特点，可用于筛检是否合并其他部位的动脉瘤。

CT检查有助于诊断，能显示出动脉瘤大小、瘤壁有无钙化及附壁血栓的情况，以及显示感染性动脉瘤周围的液体或气体，并可与非血管性肿瘤相鉴别。

MRI为无创性检查，无须对比剂便能显示动脉瘤的大小、范围、腔内血栓情况，清晰显示动脉壁的各层结构，鉴别真性、假性动脉瘤。

动脉造影是确定诊断和制订手术方案的重要手段，可精确了解动脉瘤及周围血管的情况，特别是流入道和流出道的通畅情况，对手术术式的选择具有指导意义，对于一些合适的病例，可以在造影后一期行覆膜支架腔内修复术。此外，全面的动脉造影也有助于发现其他部位的动脉瘤。

因而，通过触诊发现大腿内侧，特别是股三角区的膨胀性、搏动性肿物，再结合压迫症状及肢体向缺血症状和体征，以及超声、CT、动脉造影等辅助检查，股动脉瘤的诊断易于确定。对于瘤内形成血栓者，动脉瘤界线和搏动不明显时需与股部其他肿物相鉴别。对于疑似股动脉瘤者应慎用诊断性穿刺；对腹股沟区肿物，切忌盲目切开。

（四）手术治疗

股动脉瘤与腘动脉瘤一样易于形成血栓，造成严重的缺血性并发症，严重者可致截肢甚至死亡。因此，主张股动脉瘤一经确诊，无论瘤体大小，只要无手术禁忌证，原则上均应手术治疗。

1. 术前准备

（1）全面评价及改善心、肺、肝、肾等主要脏器功能。

（2）术前进行精细的动脉造影以了解瘤体大小、流入道和流出道的通畅情况和其他部位是否有动脉瘤。

（3）对感染性动脉瘤，病情允许时术前需合理应用抗生素以控制感染后再行手术。

（4）术前会阴部及大腿备皮，进行严格的皮肤消毒准备。

2. 手术方法

（1）术式选择：①动脉瘤切除、血管重建术。适用于瘤体不大、与周围结构粘连不严重的患者，切除后可行自体静脉或人工血管移植术，首选自体大隐静脉，人工血管常选用聚四氟乙烯（PTFE）血管。②动脉瘤旷置、血管重建术。适用于瘤体较大与周围粘连严重的患者，剖开瘤体去除血栓，于瘤腔内移植血管或行旁路转流术。③偏心性动脉瘤切除、动脉缺损处补片修补。如为穿刺所引起的假性动脉瘤，动脉壁缺损不大，可直接缝合修补。④感染性动脉瘤切除、非解剖途径的血管重建术。如经闭孔途径的主-腘动脉旁路移植术等。⑤覆膜支架腔内隔绝术。对于一些远离关节的非感染性股动脉瘤，近年来应用覆膜支架（如Viabahn覆膜支架）也可以达到良好的治疗效果。

（2）开放手术步骤：全身麻醉，患者取仰卧位，大腿处于外旋位，做大腿内侧纵行切口，逐层切开显露股动脉及动脉瘤。若为股总动脉瘤则需显露髂外动脉末端及股浅、股深动脉；如果瘤体位于股浅动脉，可能需要显露和游离腘动脉。沿瘤体近、远端动脉阻断后，可游离瘤体，此时注意保护股静脉及股神经。如瘤体不大，则可切除动脉瘤，行大隐静脉或人工血管移植术；如瘤体与附近血管神经粘连严重不宜强行游离，在全身肝素化后（肝素100U/kg），切开瘤体，去除血栓，行瘤腔内血管重建术。如动脉瘤累及股总动脉、股深动脉及股浅动脉，切除瘤体后可先行股总-股浅动脉血管移植术（自体静脉或人工血管间置），然后将股深动脉与移植血管做端侧吻合术；如果动脉瘤位于股浅动脉，则需在切除瘤体后行股总-腘动脉血管移植或旁路转流术。术中应重视重建股深动脉的血运，在吻合远端前应检查股深动脉有无通畅回血，如无回血或回血不畅则需行内膜剥脱术或取栓术，一直向远端达第1或第2分支，尤其在股浅动脉狭窄或完全闭塞时，保证股深动脉血流通畅更为重要。对于感染性股动脉瘤，可在清洁术区先进行非解剖途径的旁路转流术，如经闭孔途径的主-腘动脉旁路转流术，然后切除感染区域的动脉瘤和彻底清创处理，并取瘤壁等组织进行细菌培养和药敏试验以指导术后抗感染治疗。对于同时累及股浅动脉、股深动脉的感染性动脉瘤，也可采用原位大隐静脉重建血运并用缝匠肌瓣覆盖，效果令人满意。

3. 术后处理

（1）严密观察术中、术后肢体的血运情况，可应用多普勒超声监测，如有皮肤苍白、足背动脉搏动减弱等缺血表现时，必要时需再次手术探查、取栓。

（2）术后常规应用抗凝、祛聚治疗以预防血栓形成。

（3）术后常规应用抗生素。因预防感染，对感染性动脉瘤可根据瘤壁细菌培养及药敏试验结果选择敏感抗生素治疗，静脉给药2周后可改为口服抗生素，共需6周。

4. 结果　股动脉瘤切除，自体大隐静脉或人工血管移植术后的疗效令人满意，一篇研究报道5年通畅率达83%左右，动脉瘤体远端流出道的通畅情况是决定移植血管远期通畅率的关键因素。

5. 其他治疗

（1）对于穿刺引起的假性动脉瘤，近年有人提出应用非手术疗法。在超声定位下局部压迫，结合局部注射凝血酶，使动脉瘤自行闭锁（图19-40）。该方法要求条件较高，仅适用于早期发现的假性动脉瘤，患者无法耐受常规手术或存在抗凝溶栓的禁忌证时亦可应用此方法。

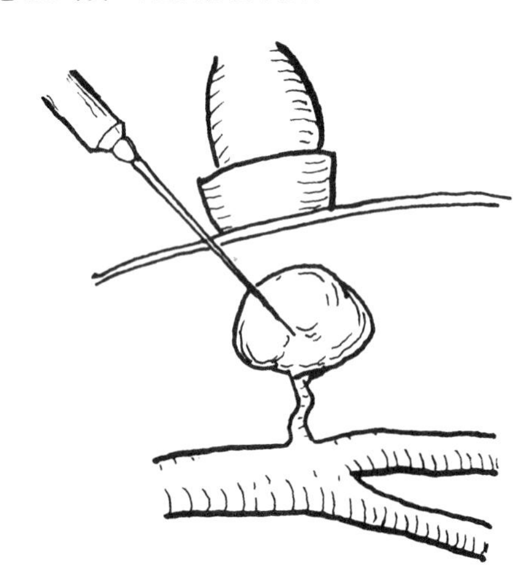

图19-40 超声引导下行假性动脉瘤凝血酶注射术

（2）近年亦有经皮穿刺假性动脉瘤送入ProGlide缝合装置闭合假性动脉瘤破口的报道。该方法具有一定的局限性，如难以定位假性动脉瘤破口、直接穿刺假性动脉瘤增加出血风险及当破口较大时，单用ProGlide难以有效闭合等。该方法因报道数量有限，其安全性及有效性仍需要进一步评估。

（伦 语 罗英伟）

第十节 腘动脉瘤

腘动脉自收肌腱裂孔续于股动脉，邻贴股骨腘面及膝关节囊后部。沿半腱肌外缘向外斜行，至股骨髁间窝水平居膝后中部，而后垂直向下达腘肌下缘，分为胫前动脉和胫腓干动脉。正常的腘动脉直径为5～9mm，男性通常比女性平均直径大1～2mm。当其直径超过15mm或比其正常直径大1.5倍时，通常被认为形成腘动脉瘤（popliteal artery aneurysm，PAA）。该病起病隐匿，患者常因附壁血栓脱落引起的急慢性下肢缺血而就诊，存在较高的致残致死风险。

（一）流行病学

在国内，周围动脉瘤中腘动脉瘤发病率仅次于股动脉瘤，占第二位；但在西方国家，腘动脉瘤最为常见，占周围动脉瘤的70%。发病年龄为60～70岁，男性多见（95%）。PAA的大小与初始直径和附壁血栓的存在相关，一项前瞻性研究显示，初始PAA的大小影响了随后的增长速度，PAA直径＜20mm，增长速度为每年1.5mm；PAA直径为20～30mm，增长速度为每年3mm，PAA直径＞30mm，增长速度为每年3.7mm。一项对87例无症状PAA的回顾性分析表明，初始直径更大的PAA会比直径较小的PAA扩大得更快。该病起病隐匿，约40%的患者无明显临床表现，其中14%～24%的患者在1～2年出现症状，31%～68%的患者在随后可出现相关并发症，通常表现为急、慢性下肢缺血症状。

（二）病因与病理

1. 动脉粥样硬化 在年龄增长、脂质代谢紊乱、吸烟、高血压等因素作用下，动脉粥样硬化发展造成管壁变性、营养障碍、弹性纤维层断裂使管壁薄弱膨出形成动脉瘤。男性多见，常伴有冠状动脉硬化性心脏病。动脉硬化性腘动脉瘤44%～68%为双侧性，30%伴有AAA，19%伴有髂动脉瘤，26%伴有股动脉瘤。特别是双侧腘动脉瘤约半数合并AAA。

2. 创伤 因膝关节附近穿刺、贯穿伤或钝性损伤造成腘动脉管壁损伤、薄弱而形成动脉瘤，多为假性动脉瘤，青壮年男性多见。近些年医源性创伤逐渐增多。

3. 感染 内源性感染如感染栓子、败血症或感染灶的直接波及等原因和外源性感染造成动脉壁薄弱形成动脉瘤。

4. 腘动脉陷迫综合征 多发生于青年人，由于腘窝的异常肌肉、纤维束带等压迫腘动脉而引起。因反复慢性损伤腘动脉，可造成腘动脉退行性变，并在压迫部位引起动脉粥样硬化的发展和动脉狭窄、血栓形成或内膜增生，从而使近端腘动脉压力升高，导致狭窄后腘动脉扩张成瘤。

5. 动脉炎性疾病 如动脉中膜退行性变性、多发性动脉炎、结节性周围动脉炎、白塞综合征、原发胶原病等均可引起腘动脉瘤，但较少见。

（三）临床表现

1. 搏动性肿物 半数患者可自觉腘窝部搏动性肿块，多伴有患肢胀痛、患侧膝关节活动受限等症状。由于部位相对较浅，一般不难发现，当瘤体内充满血栓时可能无法扪及搏动性肿块。

2. 下肢缺血 由动脉瘤内血栓闭塞或瘤腔内附壁血栓脱落引起远端动脉栓塞所致，以胫、腓动脉最为常见。文献报道，约43%的患者表现为急性缺血，38%的患者表现为慢性缺血。慢性下肢缺血主要表现为轻度至中度的间歇性跛行和缺血性静息痛。约25%的患者无任何临床症状，有时趾动脉栓塞引起的蓝趾综合征是唯一的临床所见。急性下肢缺血是PAA最严重的并发症，此种情况常需急诊外科处理，预后较差，截肢率高。

3. 压迫症状 瘤体增大压迫腘静脉可引起小腿肿胀、静脉曲张或腘静脉血栓形成；压迫胫后神经可引起下肢麻木、感觉运动异常。

4. 破裂 由于腘窝周围肌肉和筋膜的保护，其破裂风险较小，发生率仅为1.4%，表现为腘窝肿胀、疼痛及远端肢体水肿。

（四）诊断

在出现症状或发生并发症，尤其是急性肢体缺血之前明确诊断是非常重要的。

1. 体格检查 可见腘窝处搏动性肿物，尤其是在膝关节屈曲位时。当瘤体内血栓形成或阻塞瘤腔后，触诊时仅能触及实质性无搏动性肿块，需与腘窝部脂肪瘤、纤维瘤、腘窝部囊肿相鉴别。如发生肢体缺血可有皮肤苍白、肢端溃疡或坏疽、动脉搏动减弱或消失、肢体发凉等体征。

2. 影像学检查 膝部正侧位片可显示腘窝部软组织影，可有蛋壳状钙化影；超声操作简便、经济、无创，较其他检查方法有绝对的优势。

超声检查时病变腘动脉扩张内径大于近端或远端正常动脉内径的1.5倍，可明确诊断本病。典型的腘动脉瘤在彩色多普勒超声检查中具有特征性表现，瘤腔内可见红蓝相间的涡流信号及附壁的实性等回声光团（图19-41）。如果瘤腔内已被血栓充填，彩色多普勒超声可显示无明显血流信号，诊断有一定的困难。超声多切面检查示瘤壁与腘动脉壁回声相延续，可与腘动脉假性动脉瘤相鉴别，结合瘤腔内的较为典型的同心圆状的混合回声，可与腘窝内其他囊性病变相鉴别。多普勒超声检查可显示附壁血栓及瘤腔内血流动力学情况，还可与腘窝部实质肿瘤相鉴别。

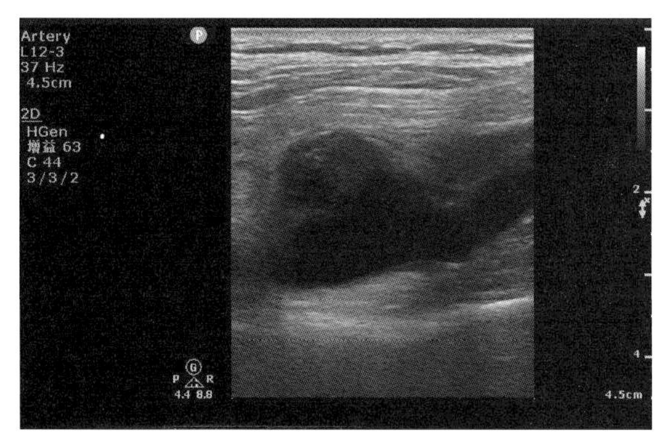

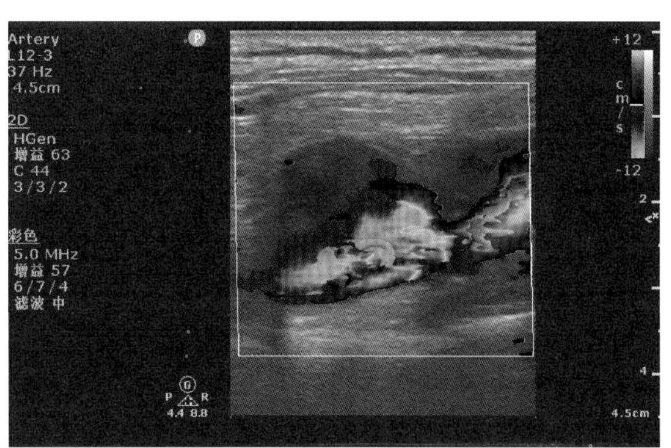

图19-41 腘动脉瘤超声显示瘤腔内血流

CTA可以明确腘动脉瘤的大小、范围、瘤壁钙化情况及瘤体与周围组织的关系；血管病变诊断的准确率完全可以和金标准诊断方式DSA相比，目前认为其是首选的临床诊断方式，具有无创、简单、快捷、诊断准确率高等特点。近几年随着非离子对比剂的推广应用，进一步增大了CTA检查的安全性。CT的多种后处理技术具有其优势：不同技术所提供的图像能够帮助获取不同的信息，如VR图像能够清晰地显示出血管的空间位置及其与周围骨骼的关系，对于大、中动脉血管的显示效果良好，但对小斑块及小分支血管的显示效果不佳；MIP图像与血管造影的结果较为类似，能够反映一些VR图像不能显示的小斑块及小分支血管，但是对于血管狭窄程度的呈现效果不佳；曲面重建技术（curved planar reformation，CPR）图像则可以全程清晰反映动脉血管病变情况，极小的病变也能被很清晰地看到，因此利用CRP图像评估动脉疾病的敏感度及特异度均非常高，但是CRP只能针对兴趣靶血管，不能同时显示多个血管；MPR图像则是通过薄层断面重建来分析血管病变情况，当血管中存在钙化斑块时，能很好地评估血管壁钙化及管腔内支架情况。

MRA作为一种有效的检查方式，能够通过自旋相位移动及未饱和自旋质子的流动产生信号来显示血管病变情况，因此并不需要注射对比剂，但其对钙化斑块的检出率低，生成的图像分辨率不高，还会受到金属伪影的影响，故而临床上应用所受限制诸多。

动脉造影可以显示瘤腔、流入道、流出道及侧支循环情况（图19-42），常在腘动脉瘤修复术前进行，以便确定手术方案，也可用于局部介入溶栓治疗。

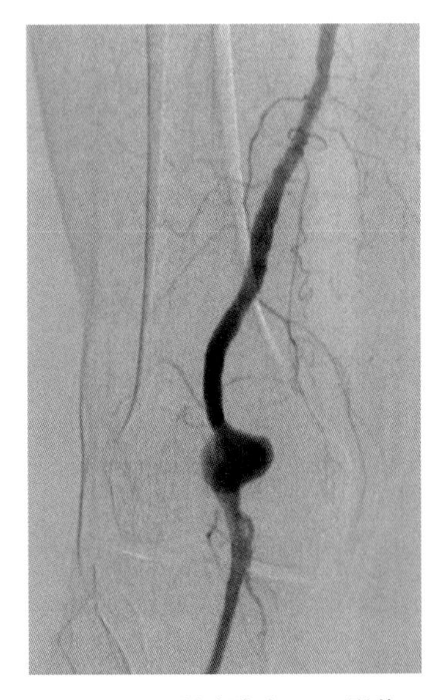

图19-42 腘动脉瘤DSA影像

根据肢体缺血表现和压迫症状，结合肢体发凉、麻木、脉搏减弱或消失、腘窝部搏动性肿块等体征，以及X线、彩超、CTA、MRA等检查所见，诊断不难确立。值得注意的是，一旦腘动脉瘤诊断成立，亦应进行对侧PAA和AAA的筛查。

（五）治疗

1. 手术指征 腘动脉瘤目前仍以手术治疗为主，开放手术和腔内手术各有优缺点，其原则是切除或隔绝动脉瘤，恢复下肢血供。对手术时机的选择，目前认为有症状且PAA直径＞2cm的患者应早期手术治疗，但对于无症状或瘤体直径＜2cm的PAA治疗尚存在争议。部分学者认为，直径＜2cm的无症状高危患者可采取保守治疗；也有学者认为，动脉瘤腔内的血栓是比直径更重要的因素，只要瘤腔内合并附壁血栓形成，不论瘤体大小均应积极手术治疗。最新发布的2022年血管外科学会临床实践指南建议：①PAA直径＞2cm的无症状患者应进行修复，以减少血栓栓塞并发症和肢体丧失的风险（1B级）。对于部分临床风险较高的患者，修复可以推迟到PAA直径＞3cm，特别是在没有血栓的情况下（2C级）。②对于PAA直径＜2cm的患者，考虑存在血栓和临床怀疑栓塞或影像学证据显示远端血流较差时，应予以修复以减少并发症发生（2C级）。③对于预期寿命≥5年的无症状患者，建议行开放手术；对于预期寿命较短的患者，如需进行干预，建议考虑腔内修复（2C级）。

2. 术前准备 对于出现急性下肢缺血（acute limb ischemia，ALI）的PAA患者，术前辅助溶栓或术中取栓可改善肢体缺血和流出道条件，从而为手术提供有利时机，降低截肢率和增加远期通畅率。指南建议，对PAA血栓性和（或）栓塞性并发症的干预应根据出现ALI的严重程度进行分级。对于轻度至中度ALI（Rutherford Ⅰ级和Ⅱa级）的患者，若DSA造影显示PAA局限性血栓形成，近远端流出道通畅，则不需要术前溶栓；若造影示远端无流出道，建议进行术前溶栓，恢复血流以进行旁路移植或血管内修复。对于严重ALI（Rutherford Ⅱb级）的患者应及时进行手术或腔内PAA修复，术中辅以机械吸栓/取栓+药物溶栓，最大限度地开通远端流出道，减少肢体缺血时间。对于无法挽救的肢体（Rutherford Ⅲ级）需截肢，以减少缺血再灌注损伤。

3. 开放手术 目前仍是PAA治疗的金标准。

治疗原则是切除瘤体和使用自体静脉或人工血管重建下肢血运。手术方式的选择取决于腘动脉瘤的解剖形态、近远端流出道及患者全身状况等因素。

（1）手术方式：①动脉瘤切除、自体静脉或人工血管旁路移植术适用于瘤体较小、周围粘连不重的病例（图19-43）。②动脉瘤旷置术：结扎动脉瘤近心端和远心端，再行大隐静脉或人工血管旁路移植术，适于瘤体与腘静脉粘连严重的病例（图19-44）。③部分切除瘤壁，缝扎瘤内动脉分支开口，于瘤腔内血管重建，最后用瘤壁包裹保护血管，适用于瘤体较大，且与周围结构粘连严重的病例（图19-45）。

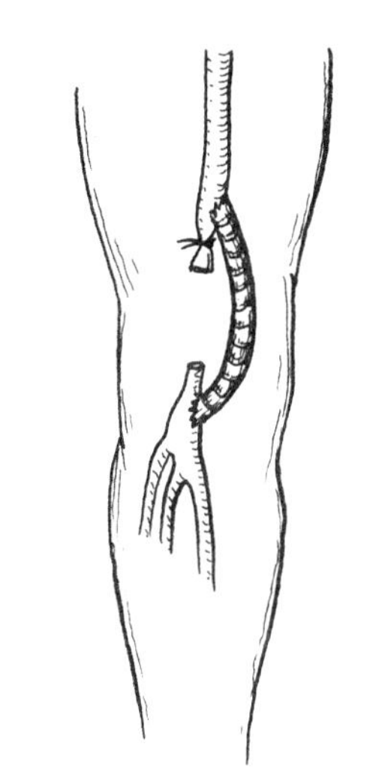

图19-43　瘤体切除，自体静脉或人工血管旁路移植术

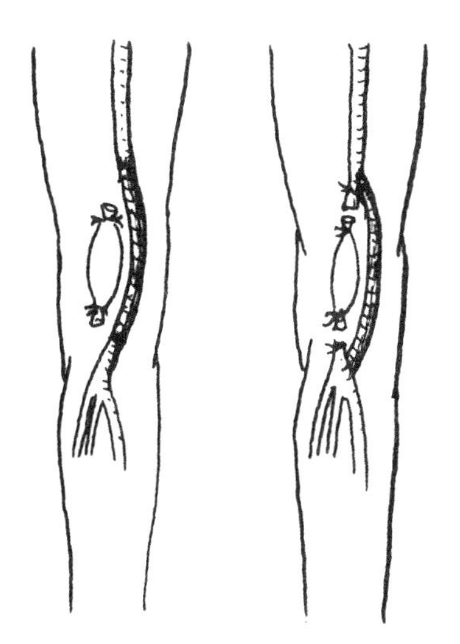

图19-44　瘤体结扎旷置，自体静脉或人工血管间置或旁路移植术

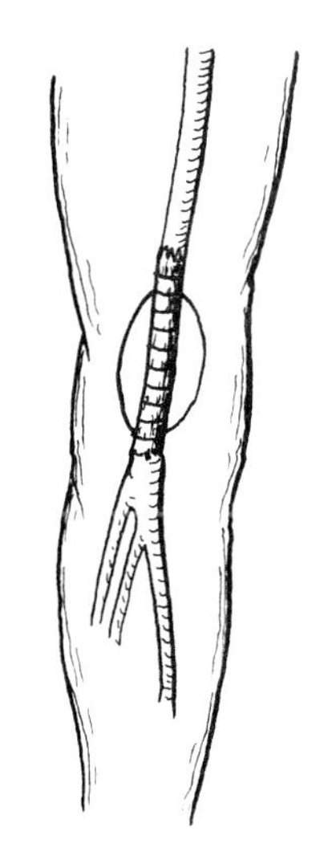

图19-45　切开瘤腔，瘤腔内血管重建术

（2）手术入路

1）内侧入路：患者取仰卧位，下肢膝关节屈曲30°，常规消毒，无菌巾包裹下肢。切口选择大腿内侧下方，根据瘤体大小可向上延伸至股中下部，向下至膝关节处，牵开缝匠肌，有时也需横断缝匠肌、半腱肌、半膜肌、股薄肌等肌腱在膝关节处的附着点，显露腘动脉瘤及股浅动脉、腘动脉。该入路易于操作，容易显露大隐静脉，不易造成副损伤。该手术入路适用于瘤体较大且范围超过腘窝，可能需要自体静脉转流者。但解剖外途径重建腘动脉时需要跨过膝关节，可能会影响到移植物血管的远期通畅性。这种入路的最大弊端是无法进行动脉瘤减压，许多研究显示，即使结扎瘤体近、远端，仍有30%的动脉瘤不能完全形成血栓且由于侧支循环而持续增大，对于已产生压迫症状的患者不能即刻缓解，存在瘤体持续增大甚至破裂风险。

2）后侧入路：患者取俯卧位，关节部位宜做“S”形皮肤切口，其优越性是无须切断任何肌肉，但能显露动脉瘤。打开筋膜后，向外侧牵开股二头肌腱，将股薄肌、半腱肌、半膜肌、缝匠肌腱牵向内侧，注意保护腓总神经、胫神经，以及远端的胫前、胫后动脉及其分支。控制动脉瘤远端的流出道极其重要，以防止术中瘤内血栓脱落，栓塞远端血管。根据动脉搏动首先可辨认出腘动脉，游离并与腘静脉分开。该入路适用于瘤体位于腘窝范围内，尤其有压迫症状，需要同期行腘动脉松解者。对于瘤体较小、易于游离者，应予以瘤体完整切除；对于瘤体较大者，可纵行剖开瘤体，清除瘤体内血栓及斑块，缝扎返血的侧支血管，修剪动脉瘤壁，根据移植物血管直径与吻合血管直径不匹配可选择端端吻合或端侧吻合，原位重建腘动脉；对于瘤体粘连严重者，可行瘤体近、远端结扎后旷置，并取移植血管行间置术。后侧入路能够充分显露腘动脉瘤及其周围组织，且能够实现解剖途径重建腘动脉，所需移植物更短，远期通畅率更理想。但术中需要患者取俯卧位，操作较为困难，且有损伤到周围深静脉或神经的风险。

两种手术入路的移植血管通畅率及近期、长期的临床效果相当，但由于侧支动脉的存在，内侧入路术后腘动脉瘤继续增长的风险高达22%。与人工血管相比，自体静脉移植的长期通畅率更高。因此，后侧入路行腘动脉瘤切除和自体静脉移植的长期通畅率及临床效果更具优势，推荐作为腘动脉瘤的首选治疗方案。

4. 腔内修复术 随着腔内技术及器材的不断发展和完善，腔内修复术已成为腘动脉瘤治疗的一种新选择。腔内修复术微创、手术时间短、术后恢复快、外科并发症发生率低，对于全身状况无法耐受开放手术的患者，该方法具有独特的优势，但其存在内漏、支架血栓形成、移位、断裂等风险。

如解剖条件合适，流出道良好，可考虑行腔内修复术。Sousa等报道一项最新的荟萃分析显示，腔内修复治疗与外科重建在3年Ⅰ期通畅率、Ⅱ期通畅率、病死率及截肢率方面的差异无统计学意义，两种治疗方式短期有效性与安全性相当，但远期通畅率还有待进一步深入研究。

手术方法：局部麻醉满意后，应用Seldinger技术穿刺同侧或对侧股总动脉，放置股动脉鞘（8～10Fr），常规全身肝素化（0.5～1.0mg/kg）。术中DSA明确病变段及侧支循环情况，确认远端流出道通畅，至少保证流出道大于1支。测量瘤体近远端正常血管直径，并结合术前CTA检查结果，选择相应尺寸覆膜支架（Oversize 10%～20%）。原则上支架近远端锚定区应≥2.0cm，支架位置应尽可能完全覆盖腘动脉第2段，应放置多枚支架时，支架间重叠应＞2.0cm。支架置入后常规行球囊后扩张，术毕行屈膝位DSA造影，明确支架形态、血流通畅情况及是否存在内漏或对比剂滞留等。

（六）术后管理

术后住院期间，观察患肢皮温、皮色变化，远端有无动脉搏动，有无神经损伤或肢体坏死，穿刺点及切口是否存在出血、血肿等情况。给予低分子肝素类抗凝、抗血小板、预防感染等治疗。出院后口服双联抗血小板药物至少3个月，之后应用单联抗血小板药物维持治疗。同时应用降脂药物稳定斑块，严格控制动脉硬化高危因素（如控制血压、血糖和戒烟等）。术后第1个月、3个月、6个月、12个月进行门诊复查（踝肱指数、下肢彩超），之后每年复查1次。

（吴丹明）

第十一节 多发性动脉瘤

动脉瘤是指动脉局部扩张超过正常直径50%，而多发性动脉瘤是指多个部位动脉成瘤，瘤体间有正常的动脉血管相隔。

多发性动脉瘤少见，DeBakey等发现在手术治疗的1149例AAA患者中，合并胸主动脉瘤的患者有62例（4%），Bickerstaff等和Pressler等均发现25%～30%的胸主动脉瘤患者会出现AAA。Crawford在1510例各种主动脉瘤手术中发现191例（12.6%）为多发性动脉瘤。其中138例（72%）同期发现，53例（28%）从3个月至10年以上随诊中发现。Dent等开展的一项研究表明，在1488例AAA中，4%的患者合并周围动脉瘤，其中83%为多发性周围动脉瘤。在股总动脉瘤患者中，95%的患者有另一处动脉瘤，92%的患者有主髂动脉瘤，59%的患者有双侧股动脉瘤。Dowson等报道了71例腘动脉瘤患者，经5年随访后，32%的患者发生了其他部位的动脉瘤，10年后49%的患者形成新的动脉瘤。胸主动脉瘤最易合并多发性动脉瘤，占68%，AAA最少，占12%。该病常发生于年龄＜55岁的患者，常位于胸主动脉或小动脉，这种分布不同于动脉硬化动脉瘤的发病部位。多个医疗中心的研究结果表明，多发性动脉瘤在动脉瘤患者中并非罕见，其中男性患者更多见。

（一）病因与病理

在多发性动脉瘤患者中，常可找到导致动脉瘤的疾病，主要有4类：动脉粥样硬化、动脉炎、原发胶原病和血管壁感染（表19-1），但有的病例病因不明。

表19-1　导致多发性动脉瘤疾病的特点

综合征	年龄（岁）	部位	病因
动脉硬化	＞55	所有动脉、腹主动脉	弹力膜变性
结节性周围动脉炎	20～45	内脏动脉	炎症
白塞综合征	30～50	主动脉	炎症
大动脉炎	30～50	主动脉	炎症
E-D综合征	＜40岁	Ⅰ～Ⅱ型主动脉 Ⅳ型内脏动脉	胶原病
马方综合征	＜40岁	胸主动脉	纤维蛋白基因缺陷
感染	30～50	主动脉 - 内脏动脉	心内膜炎
其他感染	＞50	主动脉	沙门菌、梅毒螺旋体感染

1. 动脉粥样硬化

2. 高血压、高血脂、糖尿病、慢性阻塞性肺部疾病及吸烟　与动脉粥样硬化性动脉瘤的形成直接相关。动脉炎沉积在血管壁的免疫复合物引起补体激活和中性粒细胞及单核细胞浸润，血管中层被炎症细胞分泌的蛋白水解酶分解。此类患者实验室指标常升高，有肾功能不全表现，体重减轻，长期发热。

（1）结节性动脉周围炎：是一种与动脉瘤形成有关的炎性疾病，这些患者多有内脏动脉瘤，占全部病例的90%。确诊该病需从感染血管取材活检。

（2）白塞综合征：主要表现为眼、口、生殖器三联征（眼色素炎、视网膜血管炎、视神经萎缩、口疮和生殖器溃疡）。该病动脉瘤发生率为20%，常与主动脉成瘤有关。Bartlett等报道了2例短时间内发生多发性动脉瘤的白塞综合征患者，提示对多发性动脉瘤患者应注意合并白塞综合征的可能。

（3）大动脉炎：大动脉炎的动脉瘤发生率为30%，与主动脉成瘤有关，诊断可行血管造影检查。特征为血管壁增厚，管腔有扩张及狭窄表现。

（4）川崎病：是只在5岁以下儿童中发病的动脉炎。10%的患者有冠状动脉动脉瘤，3%的患者有多发性动脉瘤。

3. 原发胶原病　胶原合成和微纤维蛋白合成的遗传缺陷导致这些患者有结缔组织缺陷的症状。这些疾病中有成骨不全、马方综合征、E-D综合征。升主动脉、降主动脉均存在降解，与动脉瘤形成有关。

（1）马方综合征：该综合征患者较年轻，身体瘦长，常有各种畸形，如畸胸、背柱后侧弯、扁平足。90%有瓣膜脱垂，80%降主动脉瘤发生在此类患者的胸主动脉。

（2）E-D综合征：该综合征Ⅰ、Ⅱ型常累及胸主动脉和颈动脉。在少见的Ⅳ型中，常累及内脏动脉，形成多发性动脉瘤，该型为特异的Ⅲ型胶原基因缺陷，导致血管壁崩解。Ⅰ、Ⅱ型典型表现为关节活动范围异常增加、皮肤薄、极有弹性、易损伤、常因母亲羊膜薄弱而早产、早期即有静脉曲张。在Ⅳ型中，疾病的症状变异很大，唯一可以依赖的是鉴定患者Ⅲ型胶原缺陷。方法是在体外培养患者的纤维细胞，测定Ⅲ型胶原的合成。有遗传背景的患儿可分析血清中前胶原Ⅲ多肽的浓度，该综合征是常染色体显性遗传，家族史常可提供诊断依据。同时患者有胶原纤维的异常沉积，皮肤活检有助于确诊。

4. 感染　在中膜破坏和内膜损伤前提下发生感染是产生多发性动脉瘤的原因之一。颅内动脉瘤的一个原因是进展期心内膜炎产生的细菌栓子或菌血症时细菌穿过动脉硬化斑块。真菌性感染常发生于主动脉、颅内动脉、肠系膜上动脉、股动脉，其他细菌感染常位于主动脉。20%的病例动脉瘤为多发。感染性动脉瘤破裂率为80%，病死率高，主要细菌为沙门菌，可在动脉瘤长期存活，对抗生素有抗药性。梅毒性动脉瘤是通过沉积在血管壁的早在15～20年前最初感染的梅毒螺旋体的炎症反应形成的。动脉瘤常发生于升主动脉，导致瓣膜功能不全或破裂。感染性动脉瘤最初均有症状，如发热、不适感，如动脉瘤伴有血培养阳性，应怀疑感染性动脉瘤，但在一半的病例中血培养阴性。梅毒性动脉瘤的诊断依据是升主动脉瘤和血清梅毒螺旋体检查呈阳性。

（二）临床表现与诊断

多发性动脉瘤及其破裂已成为主动脉瘤远期死亡的原因之一。因此对其诊断极其重要，术前仔细的体格检查、应用动脉造影及多普勒超声检查等，对避免遗漏多发性动脉瘤有重要意义。特别要注意对主动脉瘤患者手术后的随访，以便发现新的动脉瘤。其临床表现与诊断方法与孤立性动脉瘤无异。与多发性动脉瘤发生存在相关性疾病的高危患者或出现下述几种情况之一者，应进一步检查：①AAA患者中常规胸部X线检查示主动脉旁异常软组织影者；②儿童、青年患者中发现有主动脉或外周动脉瘤者；③动脉瘤伴有发热及皮肤、黏膜等全身多组织、脏器病变者；④肢体外周动脉瘤患者；⑤全身多处外伤后出现动脉瘤者。根据临床表现及影像学检查结果，多发性动脉瘤诊断不难建立，其病因学诊断与患者能否手术、手术时机、如何手术及术后效果直接相关，除非紧急情况，否则均应在术前尽可能完善病因学检查并充分考虑术中可能遇到的各种情况及应对措施，尤其对于罕见病因者，如怀疑细菌性来源，需行血培养；怀疑 E-D综合征，除询问家族史外，还需进行皮肤活检、细胞培养甚至分子生物学检查。

（三）治疗

暂时保守治疗仅适用于未达到手术指征的动脉瘤患者，且无症状，以及周身状况差不能耐受手术时。手术是治疗多发性动脉瘤的主要方法，多发性动脉瘤手术范围大，手术可同期或分期处理不同部位动脉瘤，同期手术适用于多发性动脉瘤相距较近、动脉瘤体均较大，患者一般情况尚能经受较大手术者。同期手术创伤大、并发症多、病死率较高；分期手术适用于瘤体分散，由于体位关系难以在一期完成手术或患者一般情况差，不能耐受同期手术，一般先处理趋于破裂的动脉瘤，间隔1～2个月再处理其他部位的动脉瘤。腔内治疗与传统手术相比创伤小、并发症少、术后恢复快，但重要动脉开口附近的动脉瘤，采用腔内治疗可能隔绝重要动脉。目前国内外针对动脉瘤累及重要脏器分支动脉腔内治疗的新器具、新技术研究和临床试验均取得良好成果，故针对上述问题的处理具有较乐观的前景。对于感染性动脉瘤患者，手术治疗需在感染控制后进行。

1. 一期手术和二期手术 在同一手术视野及相同麻醉等情况下可考虑一期手术。例如，升主动脉和主动脉弓的动脉瘤、主动脉弓和降主动脉动脉瘤、降主动脉和肾上腹主动脉瘤、周围动脉多发性动脉瘤。中国医科大学附属第一医院血管外科治疗过一例右髂外动脉瘤合并动静脉瘘、右肱动脉瘤、左股总动脉瘤的患者，一次手术切除3个瘤体，并行动静脉瘘修补及人工血管移植。另一例右锁骨下动脉瘤合并右颈总动脉瘤的患者也是一次手术切除瘤体，行吻合于头臂干的“Y”形人工血管移植。对于胸部和腹部的多发性动脉瘤，由于手术视野不同，且胸主动脉瘤如用肝素抗凝的体外循环，同时手术侵袭性大，出血危险性大，应以二期手术为宜。如合并升主动脉、降主动脉、肾动脉以上腹主动脉、腹主动脉多发性动脉瘤；腹主动脉或胸主动脉如合并周围动脉多发性动脉瘤，由于手术视野不同应行二期手术。图19-46为12岁多发性动脉瘤患者行AAA开放手术，术后复查CTA。

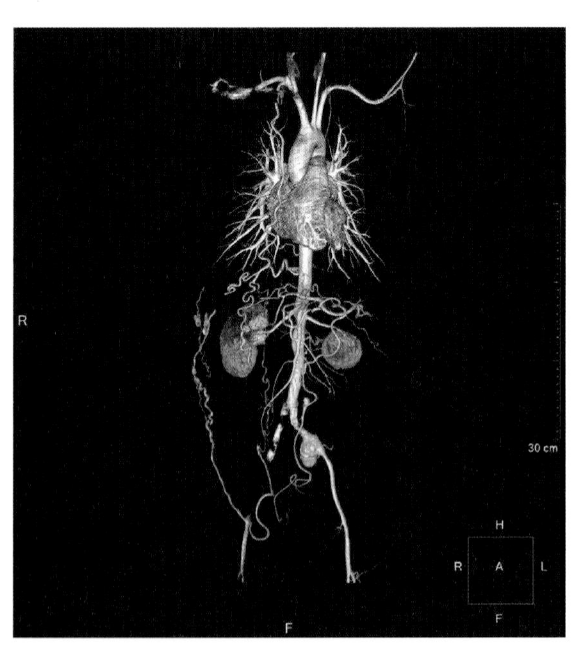

图19-46 多发性动脉瘤患者的CTA（腹主动脉瘤人工血管术后，左肾动脉瘤，髂内动脉瘤）

2. 手术顺序的选择 分期手术中应对易破裂的主动脉瘤先行手术治疗。一般认为，胸主动脉瘤易破裂，而AAA即使破裂亦较胸主动脉瘤易处理，因此应先处理胸主动脉瘤。对于腹主动脉或胸主动脉合并周围动脉多发性动脉瘤患者，应先处理腹主动脉或胸主动脉瘤。中国医科大学附属第一医院血管外科处理一例有AAA、右锁骨下动脉瘤和双侧腘动脉瘤的患者，先行AAA切除、人工血管移植，二期行腘动脉瘤切除，三期行右锁骨下动脉瘤切除。

（姜 晗）

第十二节 难治性周围动脉瘤

周围动脉瘤是血管外科的常见疾病，随着血管疾病发病率的增加，周围动脉瘤的发病率也逐年升高。近年来，随着诊断技术和对血管外科疾病认识的提高，动脉瘤的诊断率也明显增加。由于血管外科诊疗技术不断发展，术前准备充分，手术方法不断改善，术后妥善处理，使许多动脉瘤患者获得了治愈的机会，并减少了并发症的产生，延长了患者的生命，提高了生活质量。但是一些复杂的周围动脉瘤，治疗难度大、手术操作复杂，如果不能正确处理，致残率、致死率会很高。

随着时代的发展、科技的进步，血管外科治疗手段更加丰富。血管腔内技术蓬勃发展，治疗方法大量创新，使原来比较复杂、难做的手术变得相对容易。以前难治的动脉瘤手术，现在可能变得简易、创伤小且成功率高。

但在腔内技术快速发展的今天，笔者认为本节关于开放手术治疗复杂周围动脉瘤的方法，依然有其一定的参考价值。尤其是对于急诊破裂动脉瘤，假如没有适当的腔内治疗器械，或者在一些基层医院，不能及时地应用腔内技术来抢救患者，而开放手术依然是一种可以抢救患者生命的参考方法。因此开放手术仍具有参考价值。

（一）复杂周围动脉瘤的概念

复杂周围动脉瘤的定义是相对于普通的、常规方法容易处理的动脉瘤而言的，笔者认为下列情况可称为复杂周围动脉瘤。

1. 瘤体巨大者 由于瘤体巨大，常规的手术方法不能够有效地显露瘤体，不能完全控制瘤体近、远端正常动脉和分支动脉，不能有效控制出血。

2. 瘤体部位特殊者 如动脉瘤位于颅底、锁骨下（图19-47）、盆腔、腹股沟韧带深部，以及内脏动脉瘤、颈动脉瘤患者。这些动脉瘤患者由于骨骼或脏器的阻挡均难以控制瘤体近、远端正常动脉和分支动脉。

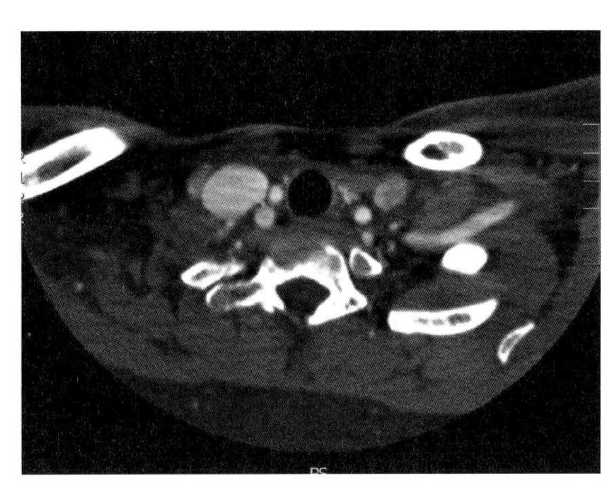

图19-47 CTA提示右侧锁骨下动脉瘤

内脏动脉瘤和颈动脉瘤的手术需要考虑脏器功能保护的问题，脏器能够耐受缺血的时间短；而动脉瘤累及动脉入脏器端时（如肾门处的肾动脉瘤），手术更加复杂和危险。

3. 瘤体临界破裂或已经破裂者 此类动脉瘤患者多情况紧急，须尽快急诊手术。瘤体附近血管情况不详，由于瘤体破裂出血，与周围组织解剖关系不清，手术过程中不仅难以控制瘤体近、远端动脉和分支动脉，而且容易损伤周围脏器。一些假性动脉瘤的情况也是如此，更加困难的是瘤体的压迫，使得正常动脉走行移位、迂曲和被瘤体遮挡而不容易显露。

4. 瘤体或瘤体周围有感染者 由于局部粘连严重而难以解剖，游离过程中易于出血，还可能引起移植血管感染而导致手术失败。

（二）复杂周围动脉瘤的危险因素

（1）由于动脉瘤瘤体巨大、瘤体所在部位特殊和瘤体压迫或牵拉等原因，手术过程中不可能完全控制动脉瘤的近、远心端和分支动脉的血流，不能良好地显露瘤体。

（2）由于瘤体破裂出血、瘤体与周围组织粘连严重、特殊部位不容易显露、局部感染和巨大瘤体压迫或遮挡等因素，手术过程中分离困难，容易损伤周围组织和器官，导致瘤体破裂出血。

（3）盲目切开瘤体会导致难以控制的大出血而危及患者生命。

（4）手术切开瘤体后，即使用纱布填塞瘤腔压迫止血并逐一缝扎分支动脉，也难以控制出血，手术过程中出血量多，动脉阻断时间长。

（5）手术切开瘤体后，盲目缝扎出血血管，不仅术中出血多，还可能损伤周围伴行的神经、静脉和脏器。更加严重的是如果损伤动脉流出道和重要的分支动脉（如颈内动脉、股深动脉和髂内动脉等），将会失去血管重建的机会而影响脏器功能，甚至导致脏器缺血坏死。

（6）头臂干动脉瘤、颈动脉瘤和肾动脉瘤的处理，牵涉脏器功能的保护，动脉阻断时间长会导致不可逆的脏器功能损伤。

（7）瘤体局部伴有感染者，可以导致移植血管感染。

（8）复杂的周围动脉瘤手术操作复杂、手术创伤大、手术时间长且出血量多，不利于患者术后恢复。

（三）复杂周围动脉瘤的诊断

1. 病因 复杂周围动脉瘤的病因与普通动脉瘤相同，主要是动脉粥样硬化，其他为创伤性、医源性、感染性、动脉壁中层退行性变、先天性、非感染性主动脉炎及梅毒等。由于假性动脉瘤与周围组织粘连紧密，难以控制出血，因此在复杂动脉瘤中各种创伤因素导致的假性动脉瘤较多见。

2. 病理 动脉瘤一般为单个球形或梭形，病理上可分为3类。

（1）真性动脉瘤：瘤壁各层结构完整。

（2）假性动脉瘤：无完整动脉壁结构，瘤壁由动脉内膜或纤维组织构成，瘤腔与动脉管腔相通，临床多见于创伤性动脉瘤。

（3）夹层动脉瘤：动脉内膜破裂后，动脉血流经动脉内膜及中膜间穿行，使动脉壁分离、膨出，瘤体远端可与血管腔再相通，呈夹层双腔状。动脉瘤内可形成附壁血栓；可继发感染；瘤壁薄弱处可破裂，引起严重出血。

在复杂周围动脉瘤中，以真性动脉瘤和假性动脉瘤较多见。

3. 临床表现 患者首发症状多为发现搏动性肿物。瘤体巨大者可以产生局部压迫症状和疼痛。瘤体破裂时可以有出血性休克的表现，瘤体突然增大，疼痛剧烈。假性动脉瘤可以迅速增长，局部剧烈胀痛，甚至因局部感染而有炎症的表现。

颈动脉瘤（图19-48）可产生压迫症状，压迫迷走神经及喉返神经时可产生声音嘶哑；压迫交感神经时可引起霍纳综合征；压迫臂丛神经时可引起同侧肢体麻木、疼痛、无力和感觉异常等；压迫气管和食管时将出现呼吸困难和吞咽困难。颈动脉瘤可以影响颅内血供，出现头晕、头痛、目眩、复视、耳鸣及记忆力减退，甚至一过性体位性晕厥、失语和偏瘫等；瘤内血栓或瘤内斑块脱落可导致短暂性脑缺血发作和脑梗死。偶可因动脉瘤破裂引起出血和窒息而猝死。

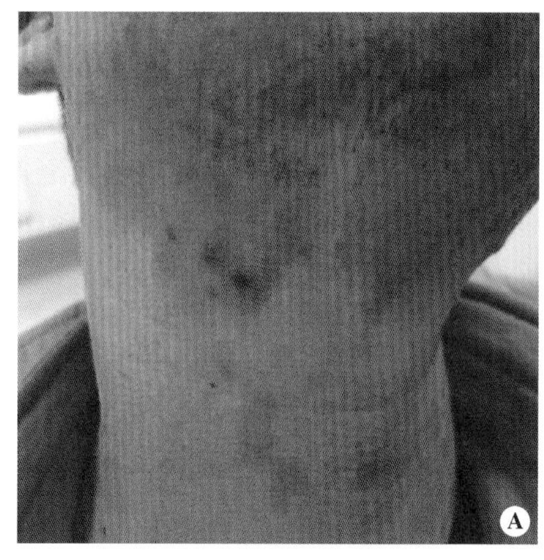

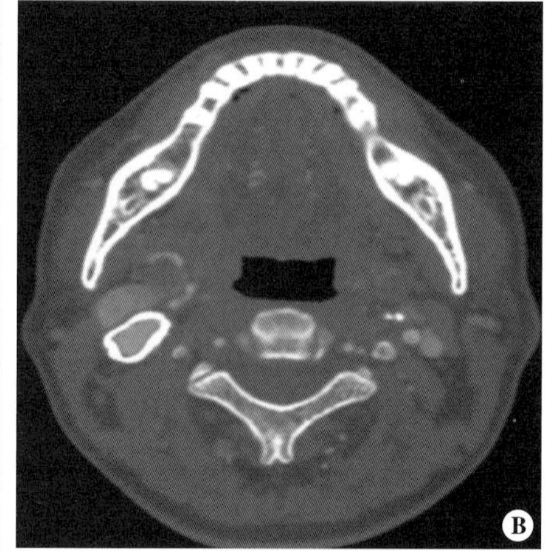

图19-48 颈动脉瘤

A. 颈动脉瘤的体检所见；B. 颈动脉CTA图像，显示颈内动脉假性动脉瘤

头臂干动脉瘤多为体检时发现纵隔影增宽后进一步检查而明确诊断。可以有臂丛神经压迫症状；压迫静脉而导致右上肢肿胀，少数病例有颜面水肿；可以因栓塞而出现短暂性脑缺血发作和脑梗死。

腹主动脉瘤患者多在体检时发现腹部有搏动性肿物，无其他症状，有些患者会有腹痛，均位于脐周及中上腹部，如果为突发疼痛要警惕夹层动脉瘤形成及动脉瘤破裂的可能；当动脉瘤侵犯腰椎时，可有腰骶部痛；此外，患者亦可有下肢急、慢性缺血的症状；有时动脉瘤增大，甚至穿入十二指肠或空肠，即可发生上消化道出血；瘤体增大后压迫胆总管时出现黄疸；压迫十二指肠时引起肠梗阻，可导致腹腔动脉和肠系膜上动脉缺血，引起餐后腹部疼痛；压迫输尿管时引起肾盂积水、肾绞痛或血尿；压迫膀胱时可有尿频，尿流呈波动状等。当受到血压升高、外伤等因素刺激时，容易引起瘤壁破裂，导致失血性休克，甚至威胁生命。

腹腔脏器动脉瘤可以有相应的局部压迫症状和脏器缺血症状。例如，肾动脉瘤可以有输尿管压迫症状，可以因影响肾脏供血而出现肾血管性高血压，严重者导致肾功能损害等。

髂动脉瘤可有盆腔脏器受压和下肢动脉栓塞的表现。巨大髂动脉瘤可以造成输尿管受压、梗阻，导致肾盂积水，甚至影响肾功能。四肢动脉瘤破裂的发生率远比胸、腹腔主动脉瘤低，其原因与肢体动脉瘤周围受到肌肉和骨骼的保护及动脉压力的降低有关；但动脉瘤内血栓形成或血栓脱落可导致肢体远端血管栓塞，造成远端肢体缺血的发生率很高，常可导致截肢甚至死亡；此外，由于瘤体的压迫，造成肢体静脉和淋巴回流障碍及神经压迫症状者较多见。

4. 诊断 动脉瘤诊断比较容易，膨胀性、搏动性肿物为其主要特点。X线、彩色多普勒超声、CT、MRA和动脉造影检查可以明确。

（1）X线检查：可以发现动脉瘤瘤壁的钙化弧形阴影和瘤体软组织阴影，但在早期瘤体较小或患者年龄较小时，钙化阴影不易看到。头臂干动脉瘤可发现纵隔影增宽。

（2）彩色多普勒超声检查：有助于动脉瘤的诊断。根据扫描图像可以了解有无动脉瘤；动脉瘤的直径大小；动脉瘤腔内有无血栓形成，血栓部位、大小、范围及动脉瘤的内径；动脉瘤瘤壁的情况；动脉瘤近、远端正常动脉的直径和钙化程度；分支动脉的情况；有无动脉夹层形成。但其检查结果受人为的影响较大，不能作为确定手术方案的唯一依据。

（3）多普勒节段测压：可以测量四肢各节段的血压，了解有无肢体缺血。

（4）CT检查：可以帮助明确动脉瘤的性质，以及动脉瘤的大小、血栓、斑块；但不能直观显示动脉情况，尤其对分支动脉显示欠佳（图19-49）。CTA能够三维成像，能较清晰地显示动脉瘤及其动脉分支的情况，但成像较为粗糙，而且人为影响因素较多（图19-50）。

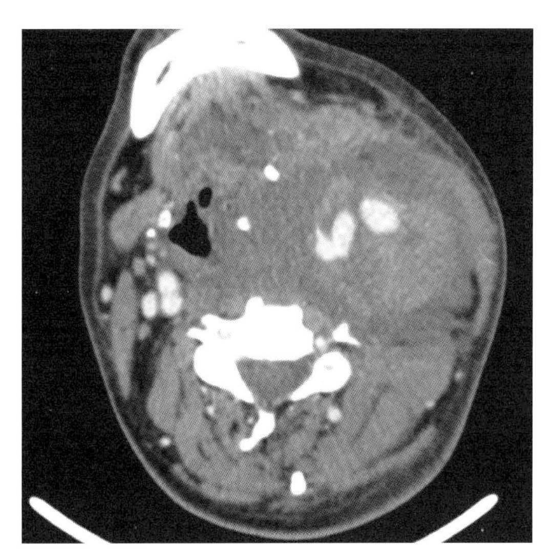

图19-49 左侧颈内动脉假性动脉瘤破裂增强CT影像

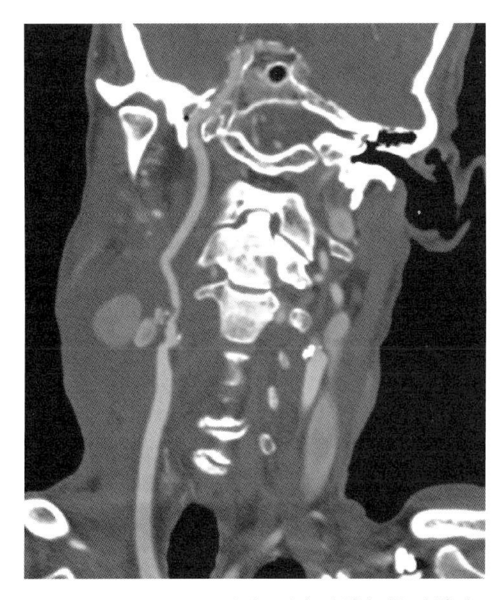

图19-50 CTA显示右侧颈内动脉假性动脉瘤

（5）MRA检查：是一种无创性血管成像技术，能极清晰和快速地显示动脉瘤及动脉的三维形态、结构并重建动脉影像，还可以帮助明确动脉瘤的性质，以及动脉瘤的大小、血栓、斑块，有无夹层动脉瘤及分支动脉的情况等。MRI对诊断极有帮助，而且创伤小、成像迅速，但对分支动脉和迂曲、成角的动脉显示常有假阳性狭窄。

（6）动脉造影检查：仍被许多学者认为是动脉瘤诊断的金标准，是确定治疗方案的依据。对瘤体和分支动脉的情况均能清晰显示。不足之处是动脉造影只能显示瘤腔和动脉的内径，不能很好地显示瘤内血栓形成的情况。

（7）其他：为了确保手术成功，对患者的全身状况也要有全面的了解，包括颅脑CT检查，心、肺和肾功能检查，既往有心肌梗死的患者还应做心肌核素显像，必要时做冠状动脉造影等。

需要指出的是，手术方案要依靠上述检查结果综合分析来确定，只有正确地了解各项检查的特点，才能正确选择施行并正确分析其检查结果；对危急病例，以挽救患者生命为主，不必勉强行影像学检查。在一些病变简单的病例，MRA可以替代动脉造影，但其对分支动脉显影不清；对病变复杂的病例，动脉造影是必不可少的，可以清晰显示动脉瘤和分支动脉的情况，有利于术中有效、快速地控制出血和进行动脉重建。对于头臂干动脉瘤和颈动脉瘤患者，尤其病因考虑为动脉硬化、怀疑有瘤内血栓形成及主动脉有明显钙化者，笔者不建议行选择性动脉造影，否则有导致斑块或血栓脱落造成脑梗死的危险。升主动脉造影虽然成像欠佳，但较安全。

（四）复杂周围动脉瘤的治疗

1. 术前患者状态评估　由于复杂周围动脉瘤的特殊性，在行影像学检查的同时，对患者全身状况进行检查和评估也同样是选择正确治疗方案的关键。对瘤体已经破裂者，要首先行抗休克治疗；对瘤体临界破裂者，要先行降压和镇痛、镇静治疗，待病情相对平稳后，再行影像学检查和手术治疗。该类动脉瘤手术操作复杂、手术创伤大、手术时间长和出血量多，对身体状况较差的患者术前支持治疗是必要的。身体一般状况很差，而且术前支持治疗无效或情况紧急无法行支持治疗者，应尽量简化手术，可以采用瘤体旷置术加人工血管转流术，避免因行根治性手术而危及患者生命。对头臂干动脉瘤和颈动脉瘤患者，术前应做颅脑CT检查，判断有无脑梗死等颅内疾病；肾动脉瘤患者术前应做同位素肾显像检查，了解肾功能；肢体动脉瘤患者术前应做多普勒测压，以了解有无肢体缺血。

2. 手术注意事项　与动脉瘤常规手术方法相同，复杂动脉瘤的手术首先要显露和控制动脉主干的近、远心端及进入瘤体的较大分支动脉，在有效控制出血后再处理瘤体和进行动脉重建术。动脉瘤切除加人工血管（或自体静脉）间置术仍是最佳术式；若瘤体不易切除，可将瘤体旷置，行人工血管或自体静脉转流术。对于假性动脉瘤，可以行破口修补术、破口补片成形术、动脉瘤切除加人工血管（或自体静脉）间置术和瘤体旷置加人工血管（或自体静脉）转流术。其治疗原则如下。

（1）手术前开放中心静脉通路；准备足够的血源保障，包括异体血液和术前自体血液预保存；手术中采用自血收集回输技术，快速收集术中出血，经机器洗涤去除血栓和组织碎片等杂质后，将血细胞回输给患者，以减少甚至避免异体输血。

（2）颈部血管手术应头枕冰袋降温，做好脑保护；颈动脉阻断时应适当升高血压，增加脑血流灌注。肾动脉瘤手术要有肾脏局部降温保护；准备肾脏灌注液，以备行自体肾移植时使用。

（3）正确选择手术切口，以利于动脉的显露和控制。尽可能控制瘤体近、远心端和较大分支动脉的血流。有效控制瘤体近端动脉是必需的。对于瘤体已经破裂或瘤体临界破裂者，完整、无破损的深筋膜或后腹膜可以起到压迫止血的作用，应在血肿未累及的部位切开，控制破口近、远心端的动脉后，再游离、显露病变部位，以减少出血和避免血压骤降。

（4）破瘤时适当降低血压（头臂干、颈动脉手术除外），以减少出血。破瘤时准备有效的负压吸引，以利于显露出血的部位。

（5）手术中尽可能控制瘤体近心端，在瘤体远心端动脉和较大分支动脉确实无法控制的情况下，可以采取指压较粗大的分支动脉减少出血，直接切开瘤体，于瘤腔内寻找出血处，根据不同动脉口径选择3～7Fr的Fogarty导管或用腹主动脉球囊阻断导管，准确地将导管插入动脉腔内，球囊注水后就可以控制出血。

（6）某些部位的创伤性假性动脉瘤，行动脉造影时可用球囊扩张导管暂时阻断动脉破口或破口的近心端动脉，为术中止血和修复创造条件。

（7）对于创伤性动脉瘤和瘤体有感染者，应确保切除有病变的动脉，在完全正常的动脉段行血管吻合，以避免术后吻合口假性动脉瘤的形成。由于人工血管抗感染能力差，对有感染者应使用自体静脉作为移植材料，避免因移植物感染而导致手术失败。

总之，复杂周围动脉瘤的情况千变万化，不能够一一叙述。充分的术前准备、良好的显露、有效的出血控制和正确选择动脉重建方式是确保手术成功的关键。

（五）常见的难治性动脉瘤的处理

1. 应用Fogarty导管控制出血 由于动脉瘤瘤体巨大、瘤体所在部位特殊和瘤体破裂出血、瘤体与周围组织粘连严重等原因，手术过程中不可能完全控制动脉瘤的近、远心端和分支动脉的血流，如位于颅底的颈内动脉瘤，瘤体巨大，不易控制远心端血流；巨大的髂动脉及股动脉瘤，髂内动脉及股深动脉不易控制。在这些情况下，常用3～7Fr的Fogarty导管控制出血，Agrifoglio等也曾提及该方法。

在尽可能控制瘤体近心端后，直接破瘤，局部压迫止血和用负压吸引器迅速吸除积血，迅速取出附壁血栓，明确出血部位。根据不同动脉口径选择3～7Fr的Fogarty导管，准确轻柔地从瘤腔内向出血分支插入Fogarty导管，尽可能将球囊送入距吻合口较远处，以利于吻合，但要以控制出血为前提。调整球囊位置及大小，以达最佳止血效果。球囊充水后接三通连接器，并关闭，此法既简便、节省人力，又安全可靠。拟行人工血管移植的病例，可先将Fogarty导管插入人工血管内，再将导管插入吻合口控制出血，以利血管吻合。待血管修补或重建将要结束前，即缝合完最后一针，但未打结前，逐渐放松Fogarty导管球囊，并拔出导管。此时分支的充盈可起到排气的作用（图19-51）。拔管排气后行血管缝线打结，吻合结束。

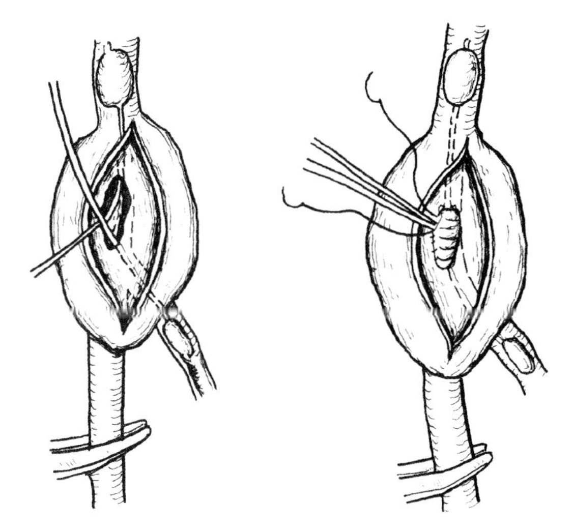

图19-51 应用Fogarty导管阻断分支动脉和修补动脉破口示意图

Buscaglia等曾成功地向椎动脉远心端插入Fogarty导管，以达到控制远心端的目的，故仍可以作为解决高位椎动脉瘤控制远心端的一种方法。对于破裂的动脉瘤，在紧急情况下可以应用Fogarty导管或动脉球囊阻断导管阻断血流，以控制出血。

此方法可紧急控制出血，效果满意，且不必缝扎大的动脉分支，为重建颈内动脉、股深动脉、髂内动脉等血管创造了条件；缩短阻断血流时间；可明显减少手术失血量，显著降低术后并发症发生率和死亡率。此方法为难以控制出血的复杂周围动脉瘤手术提供了行之有效的方法。

2. 头臂干动脉瘤 经右侧第3肋间，胸骨正中劈开的“T”形切口开胸，暴露头臂干及锁骨下动脉和颈总动脉的起始段。如显露不满意可沿颈部胸锁乳突肌前缘做切口，显露右颈总动脉；锁骨下切口控制锁骨下动脉。酌情行动脉修补术或瘤体切除加人工血管间置术。术中应注意脑保护。

若头臂干动脉瘤瘤体巨大或为假性动脉瘤，在分离瘤体过程中，甚至在开胸过程中瘤体随时可能破裂。因此，在开胸后从左心房（心耳）至髂外动脉或股动脉插管建立左心转流，或者通过股动、静脉建立体外循环。一旦瘤体破裂，立刻转机，心脏停止跳动，同时利用体外循环装置回收血液，再快速输回体内，维持血压。体外循环的预充液对血液有稀释作用，既可以减少出血量，又不影响组织供氧，还可以将体温降至28～32℃，降低重要器官的代谢水平，对脑、肾等脏器有保护作用。

3. 颈动脉瘤　在周围动脉瘤内较常见，包括颈总动脉、颈内动脉颅外段、颈外动脉及其分支的动脉瘤，其中颈外动脉瘤少见。

颈动脉瘤切除和血管重建术是手术治疗的首选方案。根据瘤体部位取环绕下颌角切口或胸锁乳突肌前缘切口，游离显露近、远端颈动脉并暴露瘤体。血管移植物首选大隐静脉，6～8mm的Gore-Tex人工血管也可作为移植材料。用小心耳钳部分钳夹近侧颈总动脉，不完全阻断颈动脉血流，行大隐静脉-颈总动脉端侧吻合。于瘤体两端完全阻断颈内动脉，其远心端尽量靠颅底处阻断，切断颈内动脉与大隐静脉端端吻合，恢复血运后，最后将动脉瘤和被累及的颈动脉一并切除。近心端的颈动脉断端缝闭，完成手术。高位颈动脉瘤上极可达颅底，可采用4Fr的Fogarty导管控制出血（图19-52）。

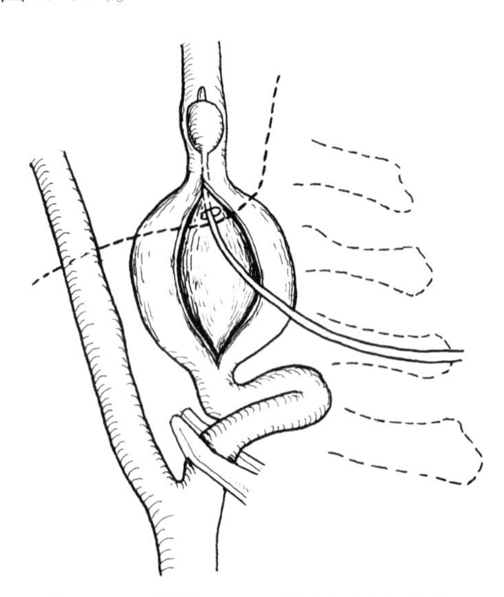

图19-52　应用Fogarty导管控制远端出血

颈动脉瘤切除和血管重建时必然阻断一侧脑血流，造成暂时性脑缺血，术中保护脑组织免受缺氧的损害，是减少术后并发症、确保手术成功的关键。术中可采用全身性低温麻醉和颈动脉内转流术行脑保护，能够有效降低脑耗氧量，进而降低脑神经损害的发生率，低温还可能引起凝血机制障碍和严重的心律失常。应用内转流管使手术过程复杂化，将延长手术时间，增加失血量，还可能导致栓塞和血栓形成。鉴于这些弊端，北京安贞医院首创应用了无低温、无转流的颈动脉重建手术，术前行颈动脉压迫试验（Matas试验），使患者能够耐受20～30分钟；术中采取冰帽头部降温和在颈动脉阻断时适当提高患者的血压等措施，有效地防止了术后严重并发症的发生。无低温、无转流的颈动脉重建的方法简化了手术程序，平均手术时间约2小时，平均颈动脉阻断时间约10分钟，术中出血少。无病例在手术中死亡，术后无明显神经系统并发症出现。

颈内动脉及颈总动脉的结扎，均会影响大脑的正常供血，即使是侧支循环建立较好的病例，仍有术后发生脑缺血性损伤的威胁，故此法一般不采用。Ehrenfeld认为当颈内动脉逆向压力＞9.33kPa（70mmHg）时，行颈动脉结扎是安全的。因此如果考虑行颈动脉结扎术，术前颈动脉压迫试验和术中的颈内动脉逆向压力测定是必要的。另外，颈动脉结扎术的偏瘫常发生在术后数小时至数日，原因多为颈内动脉继发血栓形成，因而术后应常规应用肝素抗凝7～10天。

术后护理特别注意有无因脑组织缺血缺氧造成的脑损伤。全身麻醉清醒后，应注意患者神志，有无偏瘫发生。术后常规应用肝素抗凝治疗7～10天，以防移植血管、颈内及颅内动脉血栓形成；常规应用血管扩张药物以防止术后脑血管痉挛。脑缺氧常可致脑水肿，可于术中颈动脉重建结束时采用甘露醇250ml快速静脉滴注的方法，依据病情，术后可再用1～2次。

4. 椎动脉瘤　椎动脉走行于颈椎横突孔内，显露困难，从解剖上可分为4部分。第一部分从椎动脉起点至第6颈椎横突孔，第二部分位于第6颈椎至第1颈椎横突孔内，第三部分为第1颈椎与颅底之间，第四部分位于颅内。可以通过锁骨上横切口暴露椎动脉第1、2段，切断胸锁乳突肌和前斜角肌，保护膈神经，或者沿胸锁乳突肌前缘做切口。如果有大的包块或血肿，可正中劈胸骨用以控制近心端。手术控制椎动脉第三部分可以通过胸锁乳突肌前缘切口、后枕下旁正中切口、枕下开颅、下颌骨劈开途径。手术控制第四部分只能通过枕下开颅。

Buscaglia等曾成功地向椎动脉远心端插入Fogarty导管以达到控制远心端出血的目的。该方法仍可以作为高位椎动脉瘤控制远心端的一种方法。

结扎患侧椎动脉是治疗椎动脉假性动脉瘤的有效方法，但对结扎后是否会造成脑神经损伤仍有争议。Golueke等认为结扎椎动脉可减少大脑下后动脉血供，该动脉供应小脑和延髓，可导致Wallenbreg综合征。临床症状和体征包括第Ⅴ、Ⅸ、Ⅹ、Ⅺ对脑神经损害，霍纳综合征，共济失调，辨距不良，对侧疼痛。为预防缺血的发生，在血管造影的同时，可用气囊暂时阻断准备结扎的椎动脉，观察患者的耐受情况。大多数学者认为结扎一侧椎动脉不会造成脑神经损害，临床表现出的脑神经损害在术前就已经存在。Robert等研究表明10%的脑血流是由椎动脉供应的，一侧椎动脉结扎后，可由另一侧椎动脉代偿，或由颈内动脉通过Willis环供血。

5. 锁骨下动脉瘤　其主要病因是创伤，其次是动脉硬化。动脉硬化性锁骨下动脉瘤（图19-53）可能发生在主干或异常分支上，其发生率极低。锁骨下动脉经胸廓出口狭窄段，受骨性或肌性的外部压迫，可导致狭窄后血管扩张，形成动脉瘤。锁骨上切口，部分切除锁骨是常用手术入路，瘤体小者显露满意；对于瘤体巨大者、假性动脉瘤或与周围粘连严重者可以纵劈胸骨，附加第2、3肋横切口，显露良好，操作方便，但创伤较大；经第4肋后外侧开胸切口，可显露左锁骨下动脉近心端。动脉瘤切除血管重建仍为首选术式。若瘤体与周围组织粘连严重，不易切除，可将瘤体旷置，同时行腋-腋动脉人工血管转流术或头臂干-锁骨下动脉人工血管转流术，手术创伤小，提高了手术的安全性。在治疗由胸廓出口综合征引起的锁骨下动脉瘤时，除完成上述手术外，必须解除压迫因素，即切除颈肋或第1肋骨等。

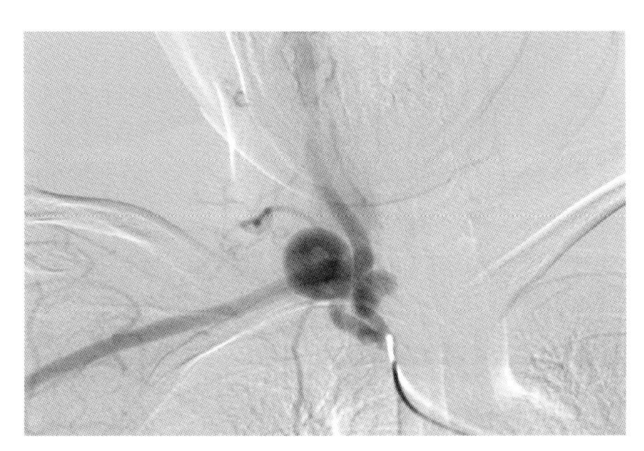

图19-53　动脉造影显示右锁骨下动脉瘤

6. 内脏动脉瘤　包括肾动脉瘤、肠系膜上动脉瘤、肝动脉瘤、脾动脉瘤等，其发病率低，治疗原则是尽量争取行动脉瘤切除和血管重建术（自体大隐静脉或人工血管转流术）。

右肾动脉瘤所处解剖位置复杂，邻近下腔静脉、胰腺和十二指肠，切除右肾动脉瘤和血管重建处理困难。尤其是破裂的肾动脉瘤，其远端流出道显露困难，甚至完全不能显露（图19-54，图19-55），左侧紧贴下腔静脉，瘤体分离困难，肾动脉不容易阻断，手术还可能损伤腔静脉，引起难以控制的出血，延长肾缺血时间，导致肾衰竭。此外，在原位行肾动脉重建难度也很大，在原位重建肾动脉操作空间狭小，可能出现肾动脉吻合口狭窄，导致术后肾动脉高压。最佳方法为游离切除患肾，行自体肾移植。此方法可快速切除患肾，离体肾经过降温、灌注冲洗后，便可从容地切除动脉瘤。在体外寻找和修复流出道，并行肾动脉成形，再行自体肾移植，将肾动脉与髂内动脉行端端吻合。

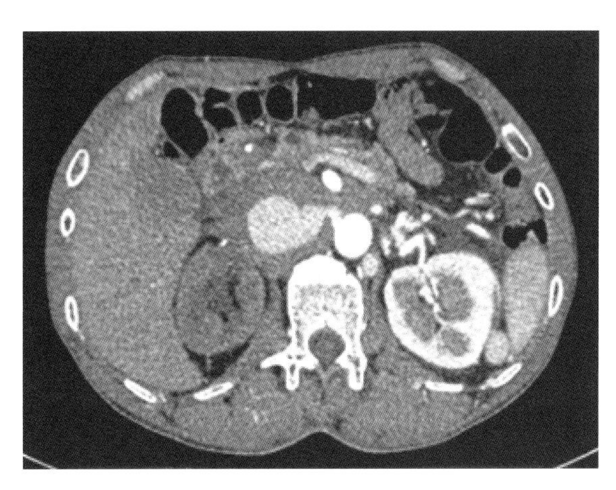

图19-54　CT显示肾门处右肾动脉瘤破裂

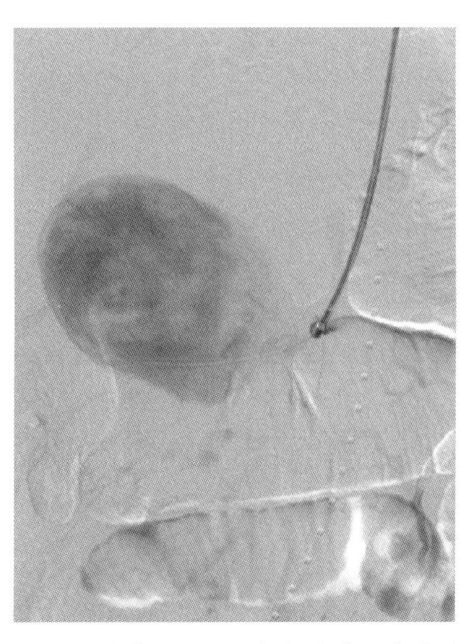

图19-55　动脉造影显示右肾动脉巨大瘤破裂

髂动脉瘤：髂动脉瘤瘤体占据整个盆腔，因瘤体巨大，只能控制腹主动脉下端及双髂外动脉，双髂内动脉暴露困难；输尿管可能明显移位，或恰位于动脉瘤前壁，给游离瘤体造成困难，容易在手术中损伤输尿管；破瘤后出血多，止血时间长，髂外动脉阻断后双下肢动脉缺血时间长。由于上述复杂因素，手术时可先做腹主-双髂外动脉"Y"形人工血管转流术，缩短下肢缺血时间；同时也争取到充分的时间和游离空间，允许仔细分离输尿管。转流手术完成后，再分别破瘤而入，向髂内动脉插入6Fr的Fogarty导管控制出血，将一侧髂内动脉与同侧人工血管行端侧吻合，缝扎对侧髂内动脉，切除瘤体。

（六）难治性周围动脉瘤的腔内治疗

其他章节对于各类周围动脉瘤的腔内治疗均有详细叙述。随着腔内技术的飞速发展有很多创新的治疗方法。覆膜支架的应用、裸支架加弹簧圈的释放、腔内封堵器等新的耗材能够及时迅速地封堵破口或隔绝动脉瘤。尤其是破裂动脉瘤，用腔内治疗的方法能够提高救治的效率，减少患者的创伤，治疗上变难为易，使患者顺利康复出院，成功的病例已经很多。

对于既往需要开腹处理的内脏动脉瘤，随着腔内技术的发展，可应用耗材的增加，腔内技术可以减少手术创伤，缩短患者的住院周期。如临床上难治的异位脾动脉瘤，可根据患者的解剖条件选择裸支架+弹簧圈隔绝瘤腔或覆膜支架，或直接应用弹簧圈隔绝瘤腔及流出流入道，达到满意的腔内隔绝效果（图19-56）。此外，目前国内外亦有应用腹腔镜处理内脏动脉瘤，将动脉瘤结扎或重建的报道，均取得了较满意的效果。

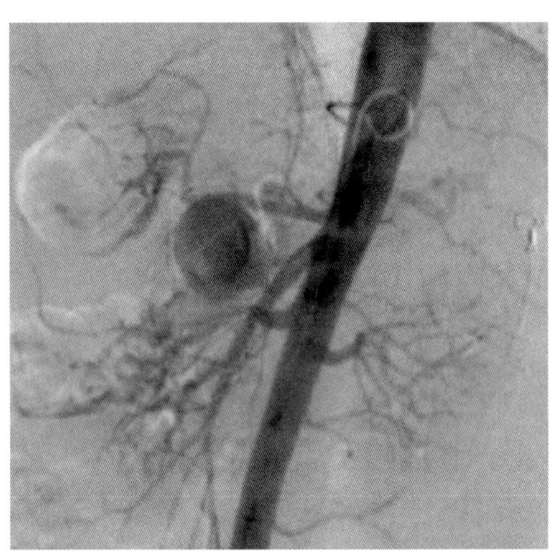

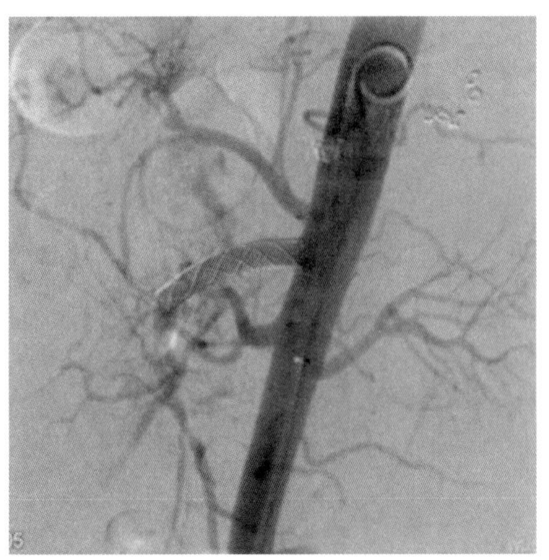

图19-56 覆膜支架隔绝异位脾动脉瘤

总之，由于血管腔内治疗理念的改变，治疗方法也在不断更新。在临床实践中不断思考，要有创新的思想，相信今后能设计出更多腔内治疗的新器材，使原来复杂的血管病变治疗变得更简单、更安全、更有效。

（吴庆华）

参考文献

陈福真，1999. 锁骨下动脉瘤//段志泉，张强. 实用血管外科学. 沈阳：辽宁科学技术出版社.

段志泉，辛世杰，2006. 动脉瘤. 北京：科学出版社.

段志泉，张强，1999. 实用血管外科学. 沈阳：辽宁科学技术出版社.

段志泉，张强，迟大明，等，1998. 无名动脉瘤十例. 中华医学杂志，5：78.

冯勇，胡海地，辛世杰，等，2009. 孤立性髂动脉瘤19例诊治经验. 中华普通外科杂志，24（1）：5-7.

李桂杰，周祝谦，孙立国，等，2010. 周围动脉瘤的腔内介入及外科手术治疗的临床探讨. 中国中西医结合影像学杂志，8（5）：442-443.

李鑫，李庆国，武建英，2021. 颈动脉体瘤临床诊治研究进展. 中华实用诊断与治疗杂志，35（8）：857-860.

牛奔，罗军，2022. 颈动脉体瘤的诊断及治疗研究进展. 临床误诊误治，35（7）：112-116.

任延英，蔡永昌，田玉龙，等，2013. 胃癌术后发现孤立性髂动脉瘤及肠系膜上静脉血栓1例. 中国普通外科杂志，21（2）：246-247.
王玉琦，2009. 重视周围动脉瘤的治疗. 中国血管外科杂志（电子版），1（1）：7-8.
辛世杰，王雷，荆玉辰，2018. 腔内治疗腹主动脉瘤髂内动脉重建方法及其评价. 中国实用外科杂志，38（12）：1394-1397.
张晶虹，胡海地，常青，等，2011. 髂股动脉区域非创伤性动脉瘤患者的外科治疗. 中华医学杂志，91（42）：2959-2962.
张韬，郭伟，陈忠，2022. 腹主动脉瘤诊断和治疗中国专家共识（2022版）. 中国实用外科杂志，42（4）：380-387.
Andersen KD，Barfield ME，Hanna JM，et al，2013. Intrathoracic subclavian artery aneurysm repair in the thoracic endovascular aortic repair era. J Vasc Surg，57（4）：915-925.
Aw DKL，Choke ETC，Tay JS，2022. Fenestrated endovascular in situ reconstruction of femoral arterial bifurcation（FERFAB）of common femoral artery pseudoaneurysm. Eur J Vasc Endovasc Surg，64（2-3）：286.
Bahcivan M，Keceligil HT，Kolbakir F，et al，2010. Surgical treatment of peripheral artery aneurysms. Hellenic J Cardiol，51（1）：37-41.
Calliigaro KD，Dougherty MJ，Hollier LH，et al，1999. Diagnosis and treatment of Aortic and Peripheral Arterial Aneurysms. Philadelphia：W. B. Saunders Company.
Cervin A，Ravn H，Björck M，2018. Ruptured popliteal artery aneurysm. Br J Surg，105（13）：1753-1758.
Chambers CM，Curci JA，2005. Treatment of nonaortic aneurysms in the endograft era：aneurysms of the innominate and subclavian arteries. Semin Vasc Surg，18（4）：184-190.
Crawford ES，Cohen ES，1982. Aortic aneurysm：a multifocal disease. Arch Surg，117（11）：1393-1400.
de Donato G，Setacci F，Galzerano G，et al，2015. Endovascular treatment of popliteal aneurysm. J Cardiovasc Surg（Torino），56（4）：587-597.
Dix FP，Titi M，Al-Khaffaf H，2005. The isolated internal iliac artery aneurysm—a review. Eur J Vasc Endovasc Surg，30（2）：119-129.
DuBose JJ，Rajani R，Gilani R，et al，2012. Endovascular skills for trauma and resuscitative surgery working group：endovascular management of axillo-subclavian arterial injury：a review of published experience. Injury，43（11）：1785-1792.
Fang G，Chen B，Guo DQ，et al，2020. Treatment of popliteal artery aneurysm-induced emergencies. Chin Med J（Engl），133（1）：94-96.
Farber A，Angle N，Avgerinos E，et al，2022. The society for vascular surgery clinical practice guidelines on popliteal artery aneurysms. J Vasc Surg，75（1S）：109S-120S.
Fendri J，Palcau L，Cameliere L，et al，2017. True brachial artery aneurysm after arteriovenous fistula for hemodialysis：five cases and literature review. Ann Vasc Surg，39：228-235.
Gong X，Zhang W，Sang L，et al，2021. Successful treatment of a femoral pseudoaneurysm by ultrasonographically-guided application of a suture-mediated closure device. J Clin Ultrasound，49（3）：286-289.
Hob R，Sybrandy JE，Harris PL，et al，2008. Endovascular repair of abdominal aortic aneurysms with concomitant common iliac artery aneurysm：outcome analysis of the EUROSTAR Experience. J Endovasc Ther，15（1）：12-22.
Hu HD，Takano K，Takai M，et al，2008. Treatment of solitary iliac aneurysm：Clinical review of 28 cases. Surgery Today，38（3）：232-236.
Huang Y，Gloviczki P，Duncan AA，2008. Common iliac artery aneurysm：expansion rate and results of open surgical and endovascular repair. J Vasc Surg，47（6）：1203-1210.
Joshi D，Gupta Y，Ganai B，et al，2019. Endovascular versus open repair of asymptomatic popliteal artery aneurysm. Cochrane Database Syst Rev，12（12）：CD010149.
Joshi D，James RL，Jones L，2014. Endovascular versus open repair of asymptomatic popliteal artery aneurysm. Cochrane Database Syst Rev，31（8）：CD010149.
Kieffer E，Chiche L，Koskas F，et al，2001. Aneurysms of the innominate artery：surgical treatment of 27 patients. J Vasc Surg，34（2）：222-228.
La Perna L，Olin JW，Goines D，et al，2000. Ultrasound-guided thrombin injection for the treatment of postcatheterization pseudoaneurysms. Circulation，102（19）：2391-2395.
Lazopoulos G，Kalogerakos PD，Pavlopoulos D，et al，2020. Debranching-first and proximal arch replacement for an innominate artery aneurysm：a case study. Perfusion，35（1）：9-12.
Li X，Zhang W，Shu C，et al，2020. Diagnosis and outcomes of surgical treatment of carotid bifurcation tumors. J Int Med Res，48（12）：300060520976495.
Malik MK，Kraev AI，Hsu EK，et al，2012. Spontaneous axillary artery aneurysm：a case report and review of the literature. Vascular，20（1）：46-48.
Mariño JLD，Gallego ELM，Arias FR，et al，2022. Results of surgical treatment for popliteal aneurysm. Ann Vasc Surg，80：370-378.
Mastracci TM，Cadeddu M，Colopinto RF，et al，2005. A minimally invasive approach to the treatment of aberrant splenic artery aneurysms：a report of two cases. J Vasc Surg，41（6）：1053-1057.
Minion DJ，Xenos E，Sorial E，et al，2008. The trifurcated

endograft technique for hypogastric preservation during endovascular aneurysm repair. J Vasc Surg, 47(3): 658-661.
Osipov DV, Nurmeev IN, 2020. Brachial artery aneurysm in a neonate. Angiol Sosud Khir, 26(1): 157-160.
Phair A, Hajibandeh S, Hajibandeh S, et al, 2016. Meta-analysis of posterior versus medial approach for popliteal artery aneurysm repair. J Vasc Surg, 64(4): 1141-1150.
Prendes CF, Madrazo JA, Encalada CE, et al, 2019. Hybrid repair of an innominate artery mycotic aneurysm with an "On-The-Table" customized endograft. Ann Vasc Surg, 59: 311.e5-311.e9.
Saleem T, D'Cruz JR, Baril DT, 2022. Femoral Aneurysm Repair. Treasure Island: StatPearls Publishing.
Sallustro M, Faggioli G, Ancetti S, et al, 2020. Endovascular treatment of a ruptured superficial femoral artery aneurysm in Behcet's disease: case report and literature review. Ann Vasc Surg, 65: 287.e1-287.e6.
Senarslan DA, Yildirim F, Tetik O, 2019. Three cases of large-diameter true brachial and axillary artery aneurysm and a review of the literature. Ann Vasc Surg, 57: 273.e11-273.e15.
Shaban Y, Elkbuli A, Geraghty F, et al, 2020. True brachial artery aneurysm: A case report and review of literature. Ann Med Surg(Lond), 56: 23-27.
Sweeting MJ, Ulug P, Powell JT, et al, 2015. Ruptured aneurysm trials: The importance of longer-term outcomes and meta-analysis for 1-year mortality. Eur J Vasc Endovasc Surg, 50(3): 297-302.
Sylvan J, Greenberg RK, Mastracci TM, et al, 2013. Treatment of a patient with vertebral and subclavian aneurysms in the setting of a TGFBR2 mutation. J Vasc Surg, 57(4): 1116-1119.
Tulla K, Kowalski A, Qaja E, 2022. Femoral Artery Pseudoaneurysm. Treasure Island: StatPearls Publishing.
Vancoillie PJ, Peeters K, Nauwelaers S, et al, 2021. Hybrid repair of an aneurysm of the innominate artery. EJVES Vasc Forum, 53: 17-20.
Wang XL, Guan XL, Jiang WJ, et al, 2017. Innominate artery aneurysm, how to solve it? J Int Med Res, 45(3): 1279-1284.
Zhou W, Qiu J, Yuan Q, et al, 2014. Successful treatment of aberrant splenic artery aneurysm with a combination of coils embolization and covered stents. BMC Surg, 14: 62.

第二十章 罕见动脉瘤

第一节 冠状动脉瘤

冠状动脉瘤（coronary artery aneurysms，CAA）亦称冠状动脉局限性扩张，是指冠状动脉管壁虽保持连续性，但由于血管壁薄弱，冠状动脉局限性管腔扩张或膨胀。文献报道的CAA发生率为0.3%～5.0%。迄今为止，我国的报道不多。

（一）病因与病理

CAA病因除冠状动脉粥样硬化外，还可能与先天缺陷、梅毒、真菌感染、外伤、结节性动脉周围炎、系统性红斑狼疮、马方综合征等有关。此外，介入手术操作，如支架置入、球囊扩张等也可能刺激冠状动脉，使其扩张成瘤。1967年Kawasaki报道了川崎病，即皮肤黏膜淋巴结综合征（MLNS），其病理特征为全身非特异性脉管炎，其心血管并发症发生率很高，占77%～91%，可累及心包、心肌、瓣膜、传导系统及冠状动脉，而心脏受累者几乎都累及冠状动脉，引起冠状动脉瘤。日本学者发现未成年川崎病患者中CAA发生率为15%～25%，部分成人CAA的发病也与此有关，是目前引起冠状动脉瘤最常见的原因，尤以日本多见；而欧美国家则仍以动脉粥样硬化居多，成人患者中50%伴发动脉粥样硬化，其次为先天性，仅占冠状动脉瘤的5%。CAA的主要病理改变是冠状动脉中层受到各种原因的破坏而薄弱，代之以结缔组织，冠状动脉壁变薄、弹性消失，在长期高血压、紧张或用力条件下致使动脉壁局部渐膨出而形成CAA。其形态可呈梭形、囊状两种，可单发或多发。CASS研究结果表明，CAA是冠状动脉粥样硬化的一种变异类型，并不是一种独立疾病。CAA多见于男性，好发于右冠状动脉主干和左冠状动脉前降支，这均与冠状动脉粥样硬化的特点相一致，亦与CASS的报道结果相近。CAA好发部位依次为右冠状动脉主干、左冠状动脉前降支、左旋支、左主干。

（二）临床表现与诊断

多数CAA患者没有任何临床表现，大多数是在冠状动脉造影时偶然发现。此外，劳力型心绞痛是最常见的临床症状。有人利用冠状动脉内多普勒测定方法发现CAA组患者静息血流速度有降低的趋势，提示其冠状动脉血流储备受损，这可能是CAA患者发生心肌缺血的原因。目前报道的瘤体相关并发症包括血栓形成和远端栓塞、破裂和血管痉挛，从而导致急性冠脉综合征、稳定型心绞痛、心律失常或猝死等多种并发症。CAA易于发生破裂致猝死及严重心脏压塞或心力衰竭而死亡。

如无冠状动脉造影及尸体解剖作为依据，CAA的诊断则相对困难。诊断标准：若冠状动脉局限性扩张，且扩张的冠状动脉直径大于紧邻正常冠状动脉管腔的直径或是最大正常冠状动脉直径的1.5倍，应考虑CAA的诊断。

对于CAA患者的影像评估技术包括侵入性和非侵入性技术。在侵入性成像技术方面，冠状动脉造影仍然是诊断CAA的首选方法。冠状动脉造影可以对瘤样扩张节段进行定性、定量分析，定性分析包括动脉瘤形态、是否合并血栓性病变、斑块破裂征象、中重度钙化病变、夹层病变；定量分析包括动脉瘤数目、直径、长度、动脉瘤近远端参考直径、合并狭窄性病变程度。CAA患者血管造影显示血流充盈和排空障碍，这也与CAA的严重程度有关。与CAA相关的特征造影影像包括对比剂充盈延迟、节段性湍流现象和对比剂排空延迟甚至淤滞在扩张节段内。缓慢的冠状动脉血流通常用心肌梗死溶栓试验（TIMI）帧计数，有研究表明，血液流速慢是CAA患者发生急性冠脉综合征的一种强有力的独立预测因素。由于血管内超声能更好地评估管腔大小和动脉壁的变化，故能鉴别斑块破裂引起的真、假性动脉瘤。

在非侵入性影像学检查中，CTA、MRA、放射性核素显像、超声心动图也可用于CAA的诊断。近年来发展起来的心血管超声诊断技术已使心血管造影应用率从20世纪50～60年代的100%降至目前的20%～30%。超声作为非创伤性检查方法，能直观地显示冠状动脉扩张部位和室壁相应部位的缺血性改变及瘤体的异常回声区，尤其二维超声结合CDFI可弥补二维显像的不足：能够追踪显示与扩张冠状动脉相通的远端引流部位的瘤体，迅速显示瘤内动脉血流信号。CDFI对假性动脉瘤的诊断有着极高的敏感性、特异性和准确性，不失为首选的诊断方法。

（三）治疗

CAA的治疗方案包括药物治疗及非药物治疗，而非药物治疗主要指介入治疗和外科治疗。非药物治疗选择通常适用于伴有梗阻性病变的CAA患者，即混合性CAA患者，或尽管进行了充分的药物治疗但仍表现出心肌缺血症状或体征的患者。然而，单纯CAA而无冠状动脉狭窄的患者可以单独使用药物治疗。

1. 药物治疗 CAA患者合并血流缓慢、血管痉挛等情况，因此血栓形成的风险相对较高，容易发生诸多血栓事件，如扩张节段血栓形成及远端血管栓塞，所以长期抗栓治疗是必需的。CAA患者的平均血小板体积较大，具有炎症特征的血小板可以在CAA的发病机制中发挥作用，因此抗血小板治疗应当作为治疗的基石，其中阿司匹林应作为首选药物。但是双联抗血小板治疗（dual-anti platelet-therapy，DAPT）或合并使用抗凝，对于CAA患者，特别是无症状CAA患者尚无定论。有人提出，因介入治疗导致的或有高危病变特征的CAA患者，可采取DAPT。关于抗凝治疗，由于各项研究结果不一致，争议较大。有研究表明，急性心肌梗死合并CAA患者可能从抗凝治疗中获益。对于单纯CAA而无冠状动脉狭窄的患者，抗凝治疗目前仍然存在较大争议。多项回顾性研究显示，抗凝治疗可预防川崎病的冠状动脉血栓事件，特别是巨大动脉瘤患者，因此目前的指南只建议华法林可用于大型和巨大CAA的川崎病患者。研究表明，血管紧张素转化酶抑制剂和他汀类药物可能有助于治疗和预防CAA的进展。钙通道阻滞剂的使用由于其抗痉挛作用，会改善CAA患者血流缓慢的情况。在CAA患者治疗中使用β受体阻滞剂仍然是一个有争议的问题，即使它们可以降低心肌需氧量，但也可能导致血管痉挛。应避免硝酸酯类药物的使用，因为此类药物可能会加剧扩张段中的冠状动脉湍流，从而导致冠状动脉阻力增加和冠状动脉血流储备减少，并可降低CAA患者的缺血阈值，也可能会加重CAA患者的心肌缺血。

2. 介入治疗 与阻塞性动脉粥样硬化疾病患者的经皮冠状动脉介入治疗术（percutaneous coronary intervention，PCI）不同，关于CAA的PCI远期疗效的临床研究数据很少。急诊PCI处理动脉瘤或瘤样扩张节段随访中死亡、支架内血栓、再发心肌梗死的概率更高，但PCI仍然是可以考虑的治疗策略。CAAR研究发现，冠状动脉旁路移植术（CABG）与PCI比较差异无统计学意义，提示CAA患者行PCI的疗效和安全性。囊状动脉瘤和不涉及主要侧支的小的假性动脉瘤可采用覆膜支架治疗；涉及大的边支的囊状或梭状动脉瘤可采用球囊或支架辅助弹簧圈栓塞处理；涉及冠状动脉分叉病变的CAA和宽颈CAA可以通过支架辅助弹簧圈栓塞处理。

3. 外科手术 CAA的外科手术治疗包括动脉瘤切除或排除、重建、补片或混合修复、结扎合并CABG。目前推荐的CAA外科治疗适应证：①合并严重或弥漫性冠状动脉狭窄；②位于左主干或大分支分叉附近的CAA；③多发或巨大的CAA（直径＞20mm，或病变直径大于参考直径的4倍）；④CAA具有严重的机械并发症（压迫心脏及邻近大血管、瘘管形成、瘤体破裂、瘤体巨大血栓）；⑤破裂高风险，如动脉瘤体积迅速增大；⑥冠状动脉介入术后发生的任何类型的动脉瘤等。

CAA病因多种多样，发病机制目前仍不明确，目前缺乏相关的临床指南指导，仍需要开展大量高质量、大规模临床试验，提供更多的循证医学证据，从而为患者制订个体化诊疗方案，改善患者的预后。

（胡新华 张 强）

第二节 肺动脉瘤

（一）病因与病理

肺动脉瘤（pulmonary artery aneurysm，PAA）罕见，我国仅有个别病例及尸检报道。Deterling等统计肺动脉瘤的尸检中发生率为0.073‰（1/13 696），发病率与性别、年龄无关，病变80%位于主肺动脉，分为合并动静脉交通的PAA与不合并的PAA两大类。前者60%与遗传缺陷有关，另40%见于单纯遗传性出血性毛细血管扩张症，感染因素所致者极少；病变多位于外周肺动脉，系肺小血管发育异常所致。后者病因有感染（如结核、梅毒等），心脏大血管异常（以先天性心脏病为主，动脉炎、动脉壁囊性中层坏死、退行性变、马方综合征等），肺动脉高压，创伤及特发性PAA等；特发性PAA见于Hughsstovin综合征、白塞综合征。先天性心脏病中最多见的是动脉导管未闭（patent ductus arteriosus，PDA），其余如房间隔缺损、室间隔缺损、法洛四联症、肺动脉瓣狭窄或缺如等。不合并动静脉交通的PAA其形成常是多因素作用的结果，其中肺动脉高压和动脉壁囊性中层坏死起主要作用。

（二）临床表现与诊断

PAA临床表现包括咯血、右向左分流的征象（包括发绀和杵状指、呼吸困难、咳嗽等症状），也可以有不明来源栓子脱落引起的中枢病变。PAA可能破入心包导致急性心脏压塞，破入支气管导致大咯血，破入胸腔引起血胸。此外，胸部X线检查可见动脉瘤改变。

PAA伴发心脏大血管畸形对手术有很大影响。既往心血管造影是PAA术前诊断的金标准，但是由于心血管造影的有创性及其对PAA急性破裂的诊断价值有限，现已逐渐被MRI和超高速计算机体层摄影术（UFCT）取代。UFCT可准确地反映PAA的部位、大小、形状、瘤壁有无夹层或附壁血栓等，在瘤体定性诊断上优于MRI，这一点对于鉴别诊断尤为重要。但对于外周PAA的定性诊断，二者均无法替代血管造影。

（三）治疗

PAA均有手术指征，需尽早手术治疗。外科治疗应一并去除病因并处理动脉瘤，手术方法必须考虑到瘤体部位及伴发畸形的变化。近端PAA可采用动脉瘤切除加肺动脉成形术，用或不用补片均可。补片材料有同种异体动脉、人工血管、自体心包等。近端PAA也可以采用人工血管或同种血管行肺动脉置换术。但无论采取何种术式，其原则是必须保证彻底清除病变，使肺动脉血流通畅，同时纠正伴发畸形，手术操作简便、易行。PAA位置局限于主肺动脉或左、右肺动脉，宜采用动脉瘤切除加肺动脉成形术，一般无须补片。瘤体根部范围大、累及动脉分叉部或PAA已破裂者，采用补片成形术可较好地避免吻合部位狭窄的问题。已破裂的PAA宜使用同种异体动脉壁，因其抗感染能力较强。补片大小要适中，太小易致局部狭窄，太大则有导致PAA复发的危险。务必彻底清除病变的动脉壁，补片必须吻合于正常的肺动脉壁上。动脉瘤波及大部分近端肺动脉宜采用动脉瘤切除加肺动脉置换术，也有学者采用“Y”形切除瘤体加肺动脉成形术。如合并肺动脉瓣病变，宜用同种带瓣外管道，对于右心功能的保护优于人工血管。伴发PDA的PAA急性破裂时，务必切除干净PDA开口周围被炎症波及的动脉壁，以免直视闭合后远期PDA再通或假性动脉瘤形成。纠正其余伴发畸形，按常规处理。文献报道，多发性外周PAA治疗多采用单侧肺切除术，而单发性外周PAA多采用肺叶切除术；近年来后者有逐渐被介入治疗——肺小动脉栓塞术取代的趋势。

PAA破裂的病死率与病因无关，手术治疗效果满意，但至今未有大宗病例随访报道。影响手术疗效的因素：①病变切除彻底与否；②肺动脉血流是否通畅；③肺血管阻力是否明显下降。因此，早期诊断、把握手术时机、选择正确的手术方法、纠正伴发畸形、改善呼吸功能、解除感染因素等对改善预后具有重要意义。早期诊断、尽早手术一般预后良好，伴肺动脉高压者若延误诊治终将出现心力衰竭、肺功能衰竭，常因此失去手术机会。近1/2的患者由于动脉瘤破裂而死亡。

（胡新华　张　强）

附：胸腔内罕见动脉瘤

动脉瘤多发生于胸、腹主动脉等大的动脉血管，而发生于异常的小动脉支则实属罕见。

患者李某，男性，51岁，以咳痰带血、劳累后心悸气短两个月为主诉入院。体格检查：一般状况良好，心肺查体未见阳性体征。辅助检查：血气分析示氧分压67.9mmHg，低于正常值。胸部CT检查示左肺下叶背段部位可见一处4cm×5cm的形态不规则的肿物影，边缘似有一条索与降主动脉相连，CT值为48.47，纤维支气管镜检查示双肺各叶、段支气管未见异常。诊断为左肺下叶占位性病变，行经左胸后外侧切口手术治疗。术中在解剖下肺韧带及纵行切开纵隔胸膜时发现在距膈肌主动脉裂口上方约2cm处，主动脉发出一异常动脉，直径约1.2cm，向上方走行约2cm后，突然膨胀形成一4cm×6cm×8cm大小的动脉瘤，然后再进入左肺下叶实质内。左肺下叶明显充血、发红、肿胀、弹性差，表面血管呈蚯蚓状怒张，术中诊断左肺下叶隔离症，于异常动脉起始部应用无损伤血管钳钳夹、切断、缝扎，将动脉瘤及左肺下叶完整切除，纵行剖开动脉瘤，见其瘤壁内有多处粥样硬化灶形成，并可见两处大小分别为0.9cm×1.0cm及0.8cm×0.6cm的附壁血栓形成。术后患者恢复良好，顺利出院。

肺隔离症是一种少见的先天性肺发育异常。占先天性肺畸形的0.2%～6.4%，其特征是多有1～2支来自胸或腹主动脉的异常动脉分支进入病变部位，由于在术前很难明确肺隔离症的诊断，在术中解剖病变时容易伤及异常动脉引起大出血。自1877年Huber首先报道1例肺隔离症后，曾有多次在手术中遇该病时误伤异常血管而导致大出血的临床报道。到目前为止，国内外文献报道异常动脉的直径一般为0.2～1.2cm，有的为一支，有的为多支，但像本病例如此粗大的异常动脉，且发出后又形成动脉瘤则实属罕见，应引起胸心外科医师的重视。有人主张，对左肺下叶的病变，术前高度怀疑肺隔离症者可做动脉造影以明确有无异常动脉的发生及走行，此方法虽可明确诊断，但毕竟是有创检查，笔者认为应当慎重选择。更重要的是应在术中仔细分离，找出异常动脉，确切结扎后再行肺部病变手术。

（张其刚）

第三节　颞浅动脉瘤

自1742年Thomas Bartholin报道了第一例颞浅动脉（superficial temporal artery，STA）的动脉瘤，至今全世界仅有200例左右。

（一）病因与病理

任何颅侧面的钝性或穿通伤均可能导致颞浅动脉瘤。损伤使STA部分横断或血管壁坏死、血肿形成、逐渐被吸收而最终形成纤维性假腔。自发性的颞浅动脉瘤报道较少，多是真性动脉瘤，常由先天性或退行性病变导致，多伴有高血压或动脉硬化，少数病例同时伴有颅内或其他部位的动脉瘤。医源性病例常见于颞下颌关节成形术、毛发移植或囊肿切除术后。未见真菌或梅毒性颞浅动脉瘤的报道。

好发部位：多数颞浅动脉瘤累及STA的前支，最常见的部位是前支横过颞筋膜而至颞上线处（图20-1），近端和后支受累较少。由于颞上线前方明显而后方逐渐消失，STA前支在此处无肌肉保护，在颅侧面打击力量的作用下很容易撞击到颅骨突出的边缘上。由于走行较长，加上前述解剖因素的影响，可以理解为该动脉损伤的机会相对较多。有人认为受伤时颞浅动脉被结扎或完全离断则不会形成动脉瘤。颞浅动脉瘤通常单发，但也有多发的报道。

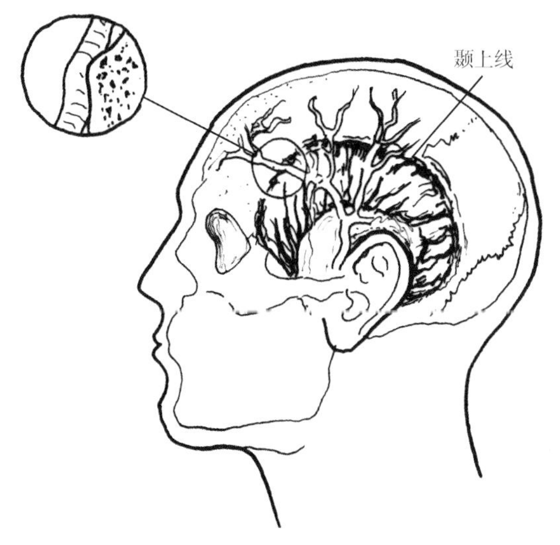

图20-1　颞浅动脉瘤的好发部位

（二）临床表现与诊断

典型颞浅动脉瘤的临床表现是颞侧有压缩性搏动性肿物（图20-2）。病史提示最近有轻微的头部损伤。颞浅动脉瘤多在损伤后2～6周出现。多数患者没有症状。一些患者有严重头痛、局部搏动感和耳部不适等表现，少数患者有疼痛、视物模糊、头晕、出血、神经功能障碍等表现。动脉瘤直径为0.5～5.7cm，多数为1.0～1.5cm。个别报道合并双侧眶周瘀斑、水肿和较大的帽状腱膜下血肿。90%的病例表现为单纯的搏动性肿物。

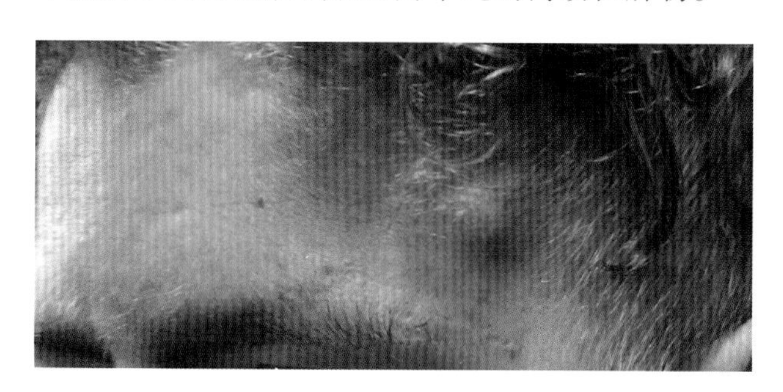

图20-2　位于前额侧方沿着颞浅动脉走行的搏动性肿物

诊断：病史和体格检查往往能提示颞浅动脉瘤。通过彩色多普勒超声、血管造影、CT和头颅X线等辅助检查可以进一步明确诊断。彩色多普勒超声可以明确诊断、协助鉴别流入和流出道，从而更好地设计切口（图20-3）。CTA或血管造影可以证实临床诊断，但费用较高。当怀疑颅内或其他部位病变时应行头部或其他部位CT检查。头颅X线或CT检查有助于评价头部创伤情况。

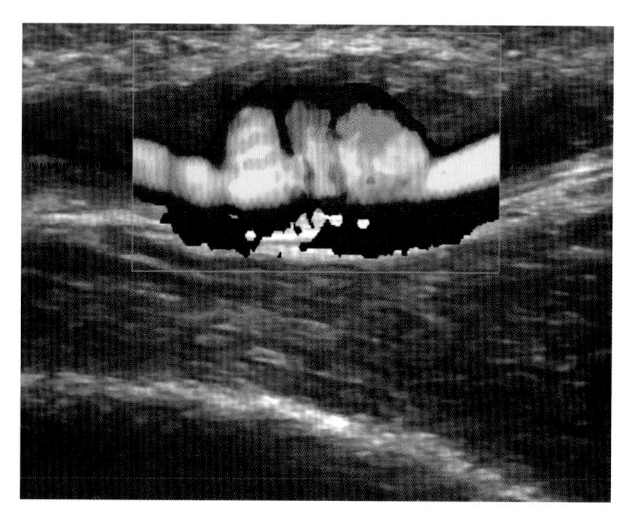

图20-3　多普勒超声扫描显示局部血管扩张和动脉血流

鉴别诊断：动静脉瘘、血管源性肿瘤、邻近动脉的动脉瘤如脑膜中动脉瘤，后者有骨侵蚀征象，并与Paget病有关。通过简单的临床试验即可区别颞浅动脉瘤和脑膜中动脉瘤，压迫STA近端如肿物搏动减弱或消失即可证实为STA动脉瘤。

（三）治疗

许多手术和非手术方法在治疗中得到应用：①手术方法包括结扎颈总动脉、颈外动脉，更常用的是结扎动脉瘤的近心端和远心端，随后切除动脉瘤；②非手术方法包括观察和持续压迫动脉瘤，最终可导致瘤体内血栓形成。

常用术式多为颞浅动脉瘤结扎和切除，操作简单、安全且能够防止复发。局部麻醉下即可施行，儿童宜采用全身麻醉。首先采用彩色多普勒超声定位并精确标记流入或流出道，然后在两点连线之间的动脉瘤上做切口暴露血管并缝合结扎。如果仍有搏动则需寻找另外的出血血管并相应予以缝合结扎，最后分离并切除动脉瘤，缝合切口（图20-4）。手术切除近端颞浅动脉瘤需暴露出腮腺和面神经，应当尽可能避免损伤，面神经损伤比动脉瘤本身更严重。

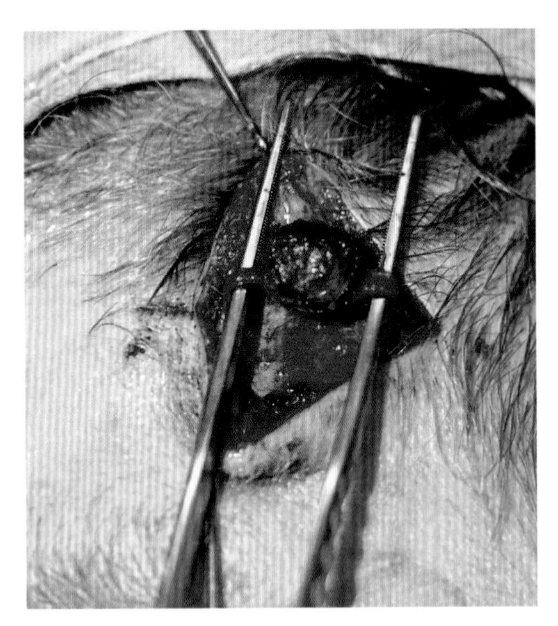

图20-4 动脉瘤切除术中照片，提示颞浅动脉局部成瘤，邻近颞浅动脉口径正常

当动脉瘤位于相对难以处理的部位，如近端STA时，选择性动脉栓塞是有效的治疗方法，并已有成功的报道。

（胡新华 张 强）

参考文献

段志泉，辛世杰，2006. 动脉瘤. 北京：科学出版社.

Al-Sibassi AN，Ethunandan M，2020. Superficial temporal artery aneurysm：case report and review of literature. J Oral Maxillofac Surg，78（7）：1147-1150.

Apruzzi L，Bossi M，Bugna C，et al，2021. Giant post-traumatic pseudoaneurysm of the superficial temporal artery. Ann Vasc Surg，70：566. e11-566.e14.

Kawai H，Hamasaki T，Imamura J，et al，2014. Three cases of spontaneous superficial temporal artery aneurysm with literature review. Neurol Med Chir，54（10）：854-860.

Saliba E，Goldberg LJ，2022. Superficial temporal artery pseudoaneurysm：report of two cases and review. J Cutan Pathol，49（5）：482-486.

第二十一章
颈动脉体瘤

一、概　　述

颈动脉体瘤（carotid body tumor，CBT）又称化学感受器瘤或颈动脉球瘤，是一种罕见神经内分泌肿瘤，发病率为（1～2）/（100 000人·年），占全身肿瘤的0.012%，占头颈部肿瘤的0.5%，本病好发于40～50岁人群，儿童罕见，女性较男性发病率高。CBT起源于副神经节组织，由起源于神经脊的嗜铬细胞阴性的球体细胞组成。

因CBT发病率较低，早期人们对其认识不足，在术前很难做出正确诊断，误诊率较高。随着血管外科的不断发展，对CBT的诊疗意见也发生变化。1743年，Von Haller首先提出了颈动脉体的解剖概念。1880年，Reigner行第一例CBT切除术，但术后3天即因结扎了颈动脉而出现偏瘫。1887年，Gay在美国首次报道行CBT切除而没有损伤颈动脉，当时的手术通常包括颈动脉分叉处的切除，但术后脑并发症及手术病死率均高。1929年，Bevan和Mccarthy总结大量病例后指出，因其术后高发的脑并发症和病死率，如必须进行颈总动脉的结扎，还不如行非手术疗法。此后，人们开始对颈动脉体瘤切除术持不十分积极的态度。直到1940年，Harrington和Clagett经过病理检查提出了CBT的恶变率占50%。基于这个发现，他们再次提出应该对CBT行常规手术切除，甚至包括肿瘤周围组织切除，临床上则再次行颈动脉瘤切除及颈总动脉结扎术。至1947年，Lahey和Warren报道CBT切除术后存在33%的死亡率和50%的神经并发症。与此同时，Lecompte等也回顾总结了大量CBT病例，认为没有确切证据表明这些CBT是恶性的，故不主张行广泛的肿瘤切除颈动脉结扎术。1938年国外报道了第一例行CBT切除、血管吻合术并取得成功的病例。除了外科手术治疗外，1984年Lybeert等报道了对9例CBT患者进行放射治疗发现，大多数患者肿瘤消退缓慢，给存在手术绝对禁忌证的CBT患者带来了希望。随着腔内技术的进一步发展，术前栓塞术也被广泛使用。1980年Schick等首次提出了在手术切除CBT前行颈动脉栓塞术的方法。虽然有众多有关的研究，但对于术前是否行栓塞术仍存在异议。

二、解剖生理与病因病理

1.解剖生理　1743年阿尔伯特·冯·哈勒首先描述了颈动脉体是致密的神经和血管组织的化学感受器。正常颈动脉体位于两侧颈总动脉分叉处血管外鞘内，长5～8mm，宽3～4mm，呈椭圆形或不规则形粉红色的质地较软的组织，血供来自颈外和颈内动脉的分支，其所发出的动脉细小分支在颈动脉体形成丰富的毛细血管网，通过咽及舌静脉回流。颈动脉体受颈动脉窦神经及舌咽神经支配。

显微镜下显示，颈动脉体由密集的球形细胞构成，其中有自主神经节和无髓神经纤维，常见的球形细胞有两种，即Ⅰ型球细胞和Ⅱ型球细胞。Ⅰ型球细胞又称主细胞，为较大的圆形细胞，具有一个圆形细胞核，核内有较丰富的常染色质，胞质中充满许多小的膜包颗粒；Ⅱ型球细胞又称支持细胞，包绕在主细胞周围，数目较小，细胞形体较扁，有突起，核呈椭圆形，含有浓密的异染色质，胞质中也含有一些致密颗粒。主细胞是神经内分泌系统的组成部分，而支持细胞与副交感神经系统有关。

颈动脉体为化学感受器，当动脉血中的PO_2、PCO_2及pH发生变化时，尤其是PO_2下降时，均可刺激其化学感受器，通过迷走神经反射，调节呼吸循环改变。这种反射可引起呼吸频度及换气量的增加，导致氧摄取量增加，同时引起脑血流量增加及心脏冠状动脉扩张，心率增快及搏出量增加，血压升高。这种反射在血压＜80mmHg或颈动脉体血流减少时尤为敏感。

2. 病因 CBT是头颈部肿瘤的一种常见表现形式，其病因尚不完全明确。目前唯一已知的危险因素包括慢性或间歇性低氧血症和遗传易感性。与CBT相关的最常见基因突变是与线粒体琥珀酸脱氢酶复合体（SDHX）和编码SDHX亚基有关的基因（*SDHXA*、*SDHXB*、*SDHXC*、*SDHXD*、*SDHAF2*）突变，最常见的是D亚单位基因（*SDHD*），其次是*SDHB*和*SDHC*。家族型CBT常见于SDHX的亚基突变患者，*SDHAF2*突变会导致CBT，呈现亲本遗传特征，家族发生率高；对于家族型CBT患者，建议对其家属进行基因筛查，以早期发现和治疗。另外，对*SDHD*和*SDHAF2*突变基因携带者实施早期监测能尽早发现CBT。

3. 分类 自2017年以来，CBT一直被WHO认定为生物学性质不明的肿瘤，因此不应被归类为良性或恶性。当肿瘤已经扩散到区域淋巴结或远处时，可以认为CBT是转移的。CBT的转移病例占5%以下，主要分布于淋巴结、肺、脊髓、脑和心脏。

CBT可以多种方式进行分类（表21-1）。偶发性CBT占所有CBT的85%，是最常见的；其次是家族型CBT，占总病例的10%～50%，通常是年轻患者；而增生型CBT较少见，多见于慢性缺氧患者，如长期吸烟者、长期生活在高海拔地区的人群、患有先天性发绀型心脏病和慢性肺病的人群等。90%的CBT病例为散发性，常为单侧。散发患者中双侧发病率约为8%，而家族型CBT患者中双侧发病率增至38%。

表21-1 CBT的不同分类

分类	亚分类
病因学	偶发型：最常见
	增生型：慢性缺氧
	家族型：*SDHX*基因突变
位置	单侧
	双侧
儿茶酚胺生成	功能性颈动脉体瘤
	相关的遗传/神经内分泌综合征
解剖/影像学评估	Shamblin Ⅰ型
	Shamblin Ⅱ型
	Shamblin Ⅲ型

1971年Shamblin等根据肿瘤大小、与邻近血管的关系和手术难度对CBT进行分型。Shamblin Ⅰ型：肿瘤直径相对较小，与颈内及颈外动脉轻度粘连的局限性肿瘤，手术切除难度较低，易于切除；Shamblin Ⅱ型：肿瘤直径相对较大，与颈内及颈外动脉呈中度粘连，手术切除难度较Ⅰ型高，但可通过精细的手术切除；Shamblin Ⅲ型：肿瘤直径通常很大，与颈内及颈外动脉呈重度粘连，甚至包绕颈动脉，手术切除时必须谨慎，必要时可考虑行血管重建或自体静脉移植。因此，较高的Shamblin级别增加了CBT切除的难度及血管和脑神经并发症发生的概率（图21-1）。

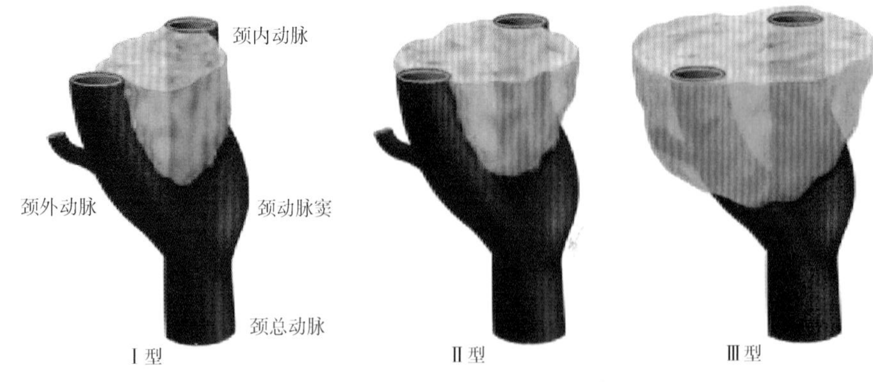

图21-1 颈动脉体瘤的Shamblin分型

Ⅰ型：肿瘤是局限性的，容易切除；Ⅱ型：肿瘤粘连或部分包裹颈动脉；Ⅲ型：肿瘤完全包围至少一条颈动脉

此外，北京协和医院血管外科为更好地预测手术风险和指导手术，综合考虑肿瘤与颈动脉的包绕关系和肿瘤上极的高度，提出了颈动脉体瘤的PUMCH分型，PUMCH分型较Shamblin分型能更好地指导手术和预测手术并发症的发生风险。同样，Mehanna等也提出一个新的分型，是以肿瘤上缘延伸至颅底最高解剖标志为基础，该分型对术后神经血管并发症的发生风险具有更好的预测能力。

三、诊断与治疗

1. 临床表现　CBT的主要临床表现是颈部包块，肿瘤位置一般在下颌角下方，胸锁乳突肌前缘深部，恰位于颈动脉分叉处，肿瘤大小2～7cm，为无痛性，位于颈动脉外鞘内，附着于动脉鞘。而Fontaine征是其最典型的体征，即肿块沿动脉方向上下活动受限，向两侧的水平方向可以移动。如肿瘤压迫颈总动脉或颈内动脉时，患者可出现头晕、头痛、耳鸣、视物模糊，甚至晕厥等脑缺血症状。当肿瘤增大累及第Ⅸ、Ⅹ、Ⅺ及Ⅻ对脑神经时，可引起吞咽困难、声音嘶哑、伸舌时舌尖向同侧移位、霍纳综合征等。如肿瘤位置较深，可向咽部膨出，张口可见患侧咽部饱满或隆起，口腔内触诊可摸到隆起的包块。少数患者可合并颈动脉窦综合征，多发生于40岁以上的患者，因颈动脉窦过度敏感的反射引起心功能下降，出现心跳减慢，血压下降，导致大脑缺血现象，如短暂的晕厥、抽搐，晕厥前常有数分钟的头晕、无力、耳鸣等症状出现（表21-2）。

表21-2　CBT的症状和体征

项目	症状和体征
常见	疼痛、吞咽困难、异物感、舌麻痹、发音困难、吞咽困难、耳鸣、头晕、头痛、耳痛、异物感、咳嗽、短暂性脑缺血发作
少见	呼吸困难、高血压、耳鸣、头痛、霍纳综合征、面瘫、视力障碍
压迫性	声音嘶哑、吞咽困难、嘶鸣、呼吸困难
儿茶酚胺诱导	阵发性高血压、恶性高血压、心悸、头晕、头痛、潮红、高热、术后低血压、心动过速、低钾血症

2. 辅助检查　在CBT的诊断过程中，影像学检查是基础。常用的检查手段为彩色多普勒超声、CTA、DSA、MRI等。

（1）彩色多普勒超声：无创、简便的彩色多普勒超声是CBT确诊和随访的首选方法，其可对肿瘤的位置、性质、大小等进行描述。彩色多普勒超声提示颈总动脉及其分叉处明显增粗，有团块状弱回声围绕颈动脉，肿物内有较丰富的血流图像。肿块与颈动脉间是否有间隙或膜状结构可作为临床能否行肿瘤剥除术的依据。但有时检查会受到下颌骨的阻挡，应用范围有限，经颅多普勒超声可以评估颅内循环及Willis环通畅情况，有利于手术方案的制订。

（2）CTA：可弥补彩色多普勒超声的不足，清晰显示肿瘤与颈动脉的包绕关系、大小形态及肿瘤位置，为手术提供理论依据。CTA常显示CBT是位于颈外动脉和颈内动脉之间的软组织肿块，由于其包绕动脉，血管丰富，早期呈现剧烈的、不均匀强化。颈外动脉和颈内动脉呈杯口状扩大是CBT的标志（图21-2）。

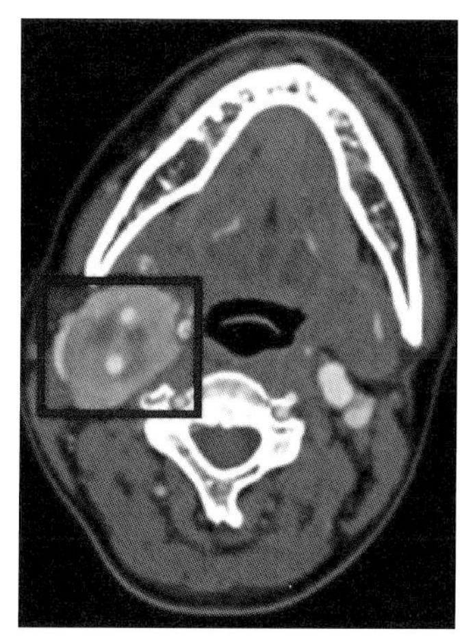
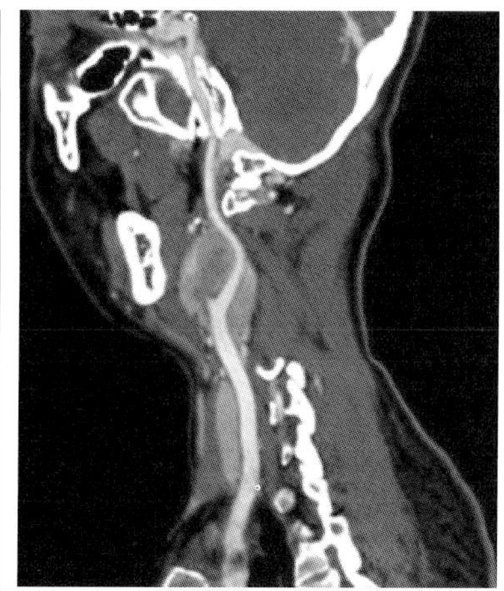
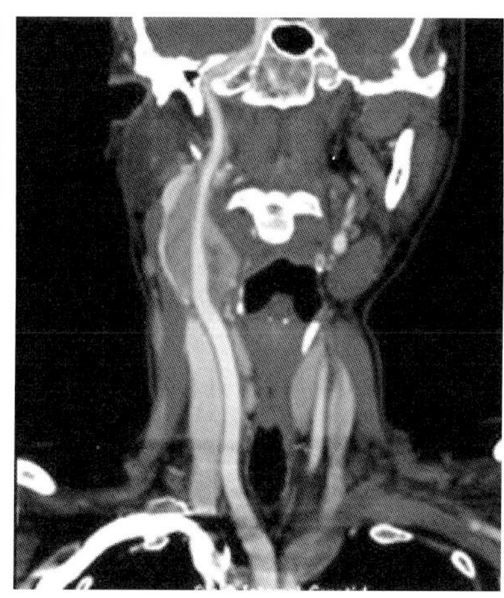

图21-2　Shamblin Ⅲ型颈动脉体瘤CTA影像

红色框示颈外动脉和颈内动脉呈杯口状扩大

（3）DSA：可显示颈总动脉及其分支的管径、血流通畅程度、Willis环开放情况，以及颈动脉体瘤与颈动脉之间的关系，对估计术中、术后脑供血情况及手术的复杂程度有十分重要的意义。典型的造影征象如下：①颈内、颈外动脉起始部相互分开，呈杯样增宽；②肿瘤的滋养血管来自颈外动脉分支；③颈动脉分叉起始部狭窄，肿块显影。当血管造影显示肿瘤较规则地局限于颈动脉分叉部，颈动脉外形正常者，说明肿瘤多属Shamblin Ⅰ型，即局限型，手术可行肿瘤剥除术，如血管造影显示瘤体超过颈动脉边界或颈动脉有移位，提示肿瘤包裹颈动脉，有可能术中行血管移植术。

（4）MRI：有其独特的优越性，较CTA能更准确地反映肿瘤血管侵犯情况，也可以提供更详细的血管形态测量。CBT在MRI上显示为颈总动脉分叉受压、向周围扩大，甚至呈特征性的高脚杯形表现，在T_1和T_2加权像上可显示出点状区域，呈现出低信号的空隙和出血的高信号灶。对于肿瘤体积巨大、存在血管侵犯、有恶性可能的CBT，建议完善PET/CT检查以排除肿瘤转移。

3. 诊断与鉴别诊断

（1）诊断：Goldbery提出的诊断依据如下，①多年的颈部肿物，生长缓慢；②肿物位于颈总动脉分叉水平，呈卵圆形；③肿块可左右移动，但不能上下移动；④压迫颈总动脉，肿物可略缩小；⑤肿物有传导性搏动，无扩张性搏动。临床上，于患者的下颌角下方、胸锁乳突肌前缘深部可触及具有传导性搏动的实质性肿物，有时可有震颤或杂音，压迫颈总动脉近端肿块可缩小，必要时可根据CTA结果确诊。

（2）鉴别诊断：①颈交感神经鞘瘤。多为表面光滑的实质性肿物，质地较硬，常位于颈动脉后方，增大时将颈动脉推向前方，因此可于肿瘤浅表触及颈动脉搏动，肿瘤与颈动脉无粘连，必要时可行DSA明确诊断。②颈动脉分叉区扩张症。为颈动脉分叉区轻度扩大，多见于老年人，常伴有高血压及动脉硬化症，可较清楚地触及颈动脉分叉处的扩张动脉，指压颈总动脉近端，该肿大处可立即消失，行血管超声扫描可明确诊断。③颈动脉瘤肿物。为膨胀性搏动，有时可闻及收缩期杂音，压迫颈总动脉近端，肿块可明显缩小。④颈神经鞘瘤。位于颈总动脉分叉处的后方，位置常比颈动脉体瘤偏低，为实质性肿物，质地常较颈动脉体瘤硬，表面光滑，有包膜，常将颈动脉推向前方，与颈动脉无粘连。⑤恶性淋巴瘤或转移性淋巴结。肿物常为多发，质地较硬，活动性差，检查鼻咽、甲状腺或纵隔常可发现原发灶。⑥淋巴结结核。多见于儿童及青年，大小不等的肿大淋巴结相互粘连，融合成团，形成干酪样坏死、液化。⑦慢性淋巴结炎。多继发于头面及颈部炎性病灶。肿块多在颌下，有时多发。⑧鳃裂囊肿。位于颈总动脉分叉处的上方，多为囊性，与颈动脉无密切关系，如并发感染可出现炎症表现。⑨腮腺肿瘤。一般常位于耳下，质硬，大多呈分叶状、生长较快，活动性差。

4. 治疗方案 CBT的治疗方案主要包括保守治疗、放射治疗、术前栓塞治疗、手术切除并血管重建。目前认为，手术切除是CBT首选的治疗方案，但治疗方案的选择主要取决于患者的具体病情，如患者的合并症、手术风险、肿瘤大小、肿瘤范围和位置等。

（1）保守治疗：有研究表明由于CBT生长速度较慢，应考虑非手术治疗，并定期进行影像随访，但随访间隔时间应根据患者的具体病情来定制。Li等对60例接受手术或保守治疗的CBT患者进行了回顾性研究。在随访期间发现，与保守治疗组相比，手术组的存活率并不高。Langerman等报道了非手术治疗的45例颈部副神经节瘤患者，经过平均5年的随访，发现其中19例患者的肿瘤大小保持稳定，17例患者的肿瘤平均每年增大0.2cm，9例患者的肿瘤缩小。但该研究还建议在观察期如果出现肿物快速生长或疼痛，必须考虑手术切除。

（2）放射性治疗：尽管手术是CBT首选的治疗方案，但对于有手术绝对禁忌证的患者，常规放射治疗加分次外放射治疗已被用作主要治疗方案。目前的放射治疗建议应用于：①不适于手术的老年患者；②瘤体靠近颅底，无法完全切除的颈动脉体瘤；③术后复发或已发生转移的颈动脉体瘤。

放射性治疗的目标是控制疾病和遏制肿瘤生长，而不是根除肿瘤。其主要优势是避免严重的手术并发症（如脑神经和血管的损伤）及有较高的局部控制率。其主要缺点是增加了癌症发生风险和不良反应。总之，对于年龄较大、合并疾病较多而无法接受手术的患者来说，放射治疗是一种可接受的替代方案。

（3）术前栓塞术：由于CBT的血运丰富和较高的手术难度，术前血管栓塞术被认为是一种治疗CBT的辅助策略，其主要目的是减少手术失血量和手术时间，以及避免血管、神经损伤，其中咽升动脉是最常见的栓塞血管，其次是甲状腺上动脉和枕动脉。但目前CBT患者行术前栓塞的必要性仍存争议。此外，栓塞术后手术切除的理想时间也存在争议。一些学者建议在栓塞后24～48小时手术切除肿瘤，以避免介入造成的水肿；还有学者建议在栓塞后48小时之内进行手术，以最大限度地减少肿瘤血运重建和侧支肿瘤血供的风险。甚至更有学者建议等到栓塞术后72小时才行手术治疗。

（4）手术治疗：CBT的首选治疗仍以手术为主，一旦确诊，应尽早手术。手术的目的是切除肿瘤，避免神经血管损伤，同时保证术中术后足够的脑血供。

Ⅰ. 手术适应证：①肿瘤为Shamblin Ⅰ、Ⅱ型；②出现血管、神经压迫症状；③肿瘤有恶变倾向；④肿瘤为Shamblin Ⅲ型，经检查Willis环开放良好，术后不会因阻断颈总动脉造成偏瘫等后遗症。

Ⅱ. 手术禁忌证：①年老体弱不能耐受手术；②心、肺或其他重要脏器有严重的功能障碍；③双侧颈动脉体瘤，一侧颈总动脉已行结扎。

Ⅲ. 麻醉：一般采用全身麻醉，根据手术程度采取常温或低温麻醉，如考虑术中有可能进行颈动脉阻断时，应采用低温麻醉，从而降低脑耗氧量，延长脑缺血耐受时间，降低脑组织损害。一般将温度控制在29～32℃，如温度过低，则会发生严重的心律失常和凝血障碍。

Ⅳ. 手术方法

体位：取颈仰位、头向对侧偏斜45°。

切口：取沿胸锁乳突肌前缘，上起乳突，下至胸锁关节切口。

1）颈动脉体瘤剥除术：这是最理想的手术方法，损伤小，术后并发症少。该手术方法适用于小肿瘤，肿瘤最大直径＜3cm，上极未达到下颌骨，与颈总动脉分叉部粘连不紧密。剥离先从肿瘤周围开始，尽量保护颈内静脉、迷走神经和舌下神经，一般肿瘤在颈总动脉分叉处粘连最紧密（图21-3，图21-4）。

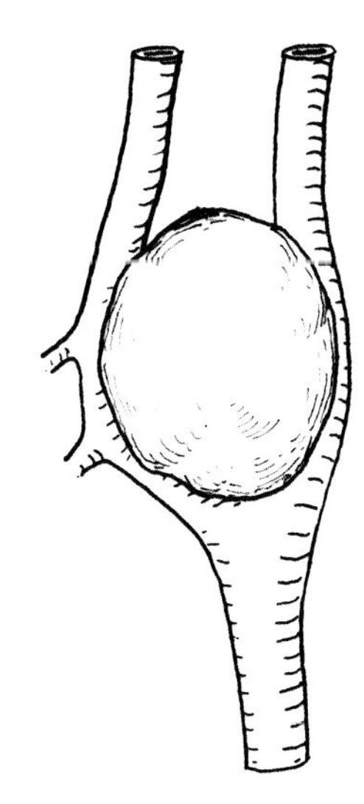

图21-3 颈动脉体瘤与颈动脉分叉紧密粘连

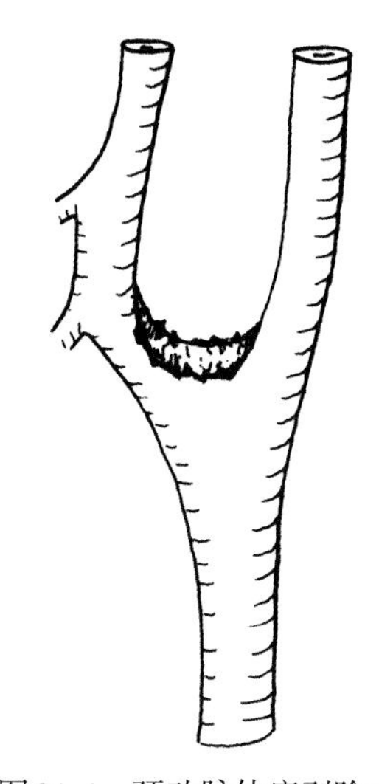

图21-4 颈动脉体瘤剥除术

2）肿瘤切除及血管重建术：①肿瘤连同颈内动脉一段切除，适用于肿瘤主要包绕颈内动脉，如切除后血管长度足够，最好行端端吻合；如长度不够，则行颈外动脉转流术，即将颈外动脉切断，远端结扎，近端与颈内动脉的远端行端端吻合（图21-5，图21-6）。②肿瘤连同颈总动脉分叉部及部分颈内、颈外动脉切除，适用于肿瘤包裹颈总动脉分叉部及颈内、颈外动脉，紧密粘连固定。切除后行自体大隐静脉移植术或人工血管移植术，其中最理想的是行自体大隐静脉移植术（图21-7～图21-9）。

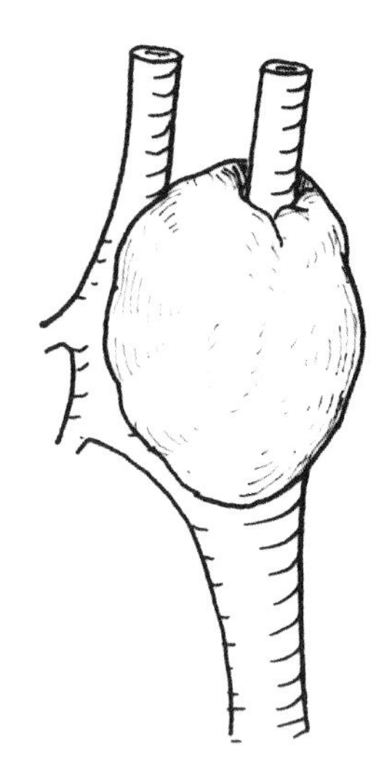

图21-5　颈动脉体瘤包绕颈内动脉

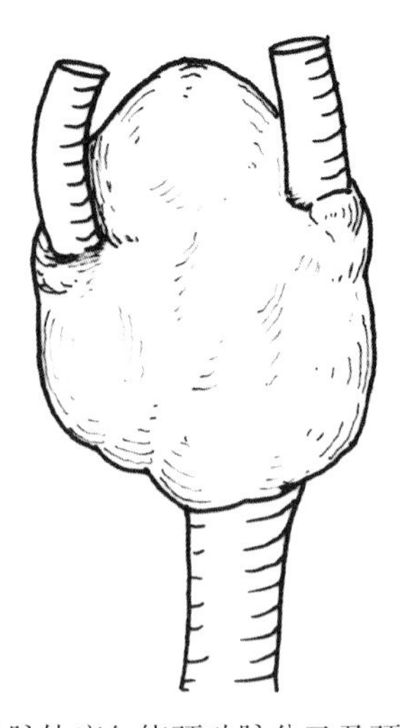

图21-7　颈动脉体瘤包绕颈动脉分叉及颈内、颈外动脉

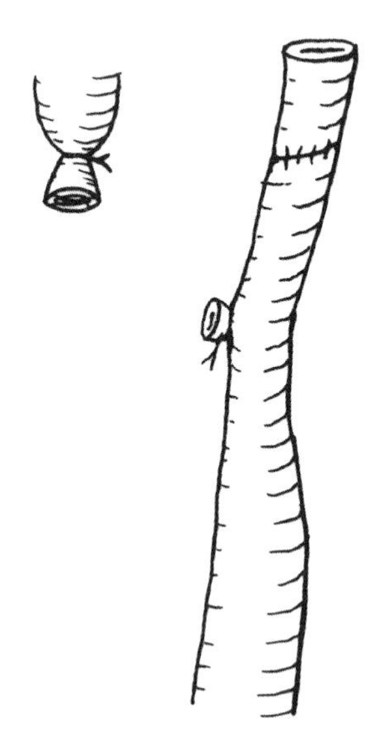

图21-6　颈动脉体瘤切除、颈外动脉转流术

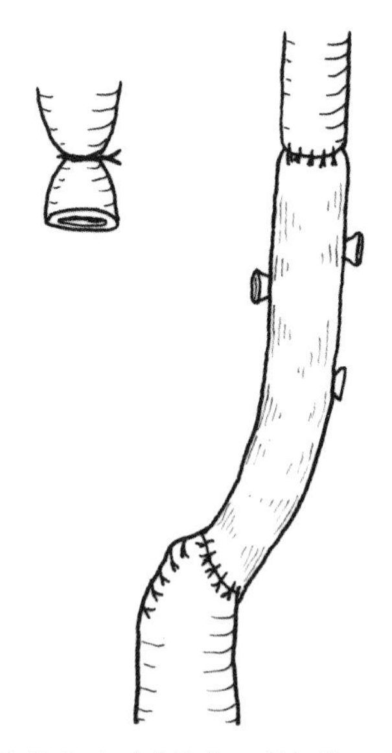

图21-8　颈动脉体瘤及颈动脉分叉部切除、大隐静脉移植术

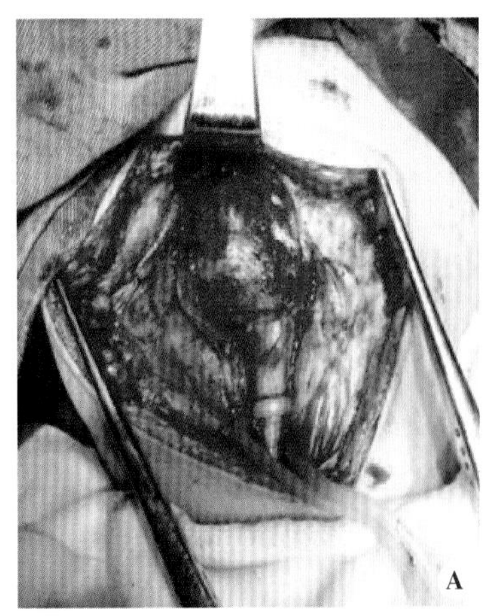

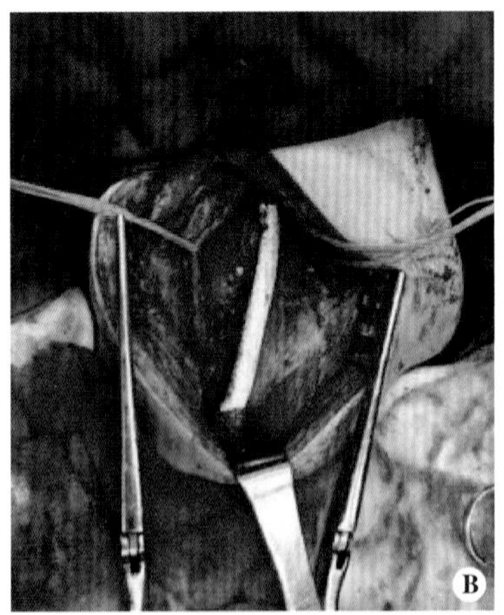

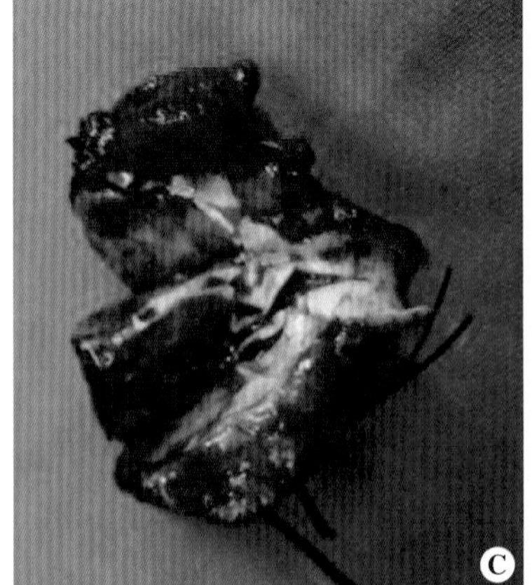

图21-9　Shamblin Ⅲ型颈动脉体瘤

A、B. 肿物切除并行颈总动脉-颈内动脉人工血管重建；C. 切除肿物的内部结构

3）肿瘤切除及血管结扎术：①肿瘤连同颈外动脉部分切除，颈外动脉结扎适用于肿瘤主要包绕颈外动脉（图21-10）。②肿瘤连同颈总动脉及颈内、颈外动脉切除，及颈总、颈内及颈外动脉结扎术，应尽量避免行此术式，因结扎颈总动脉术后易发生脑缺血，发生偏瘫，手术病死率较高。如必须结扎，常在术中测定颈内动脉的逆流压，如＞70mmHg提示患侧脑的侧支血供良好，一般可安全结扎颈总动脉，术后多无脑缺血并发症。

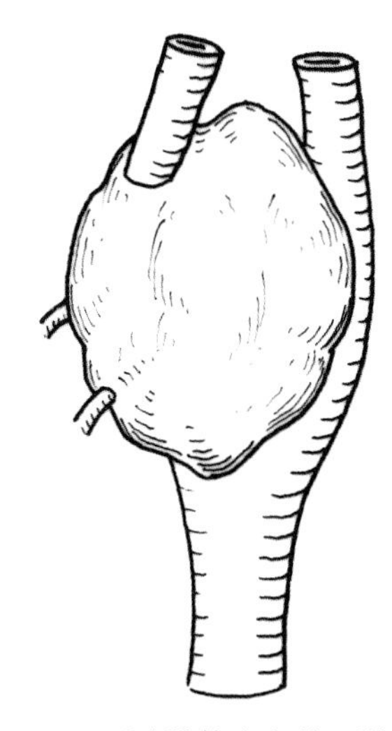

图21-10　颈动脉体瘤包绕颈外动脉

Ⅴ. 术后处理：①密切观察病情，测定血压、脉搏、呼吸，尤其注意有无神志、四肢运动障碍等脑缺血反应。②术后2周内避免颈部剧烈活动，有利于血管内膜生长。③体位：头略偏向健侧，去枕平卧，勿使血管打折及过度受压，以防血栓形成。④间断吸氧及头戴冰帽，以保障脑组织的耗氧。⑤抗生素的应用：术后应常规使用抗生素以防止感染，因感染一旦涉及血管，就会造成吻合口破裂、血管栓塞或脓毒血症等并可导致死亡。⑥抗凝溶栓类药物应用：为预防吻合口血栓形成、脑栓塞及继发血栓形成，常给予低分子肝素。如怀疑有血栓形成或有此倾向，可应用尿激酶等溶栓药物。⑦应用脑细胞营养药物：在肿瘤切除过程中，如阻断颈总动脉时间过长，造成大脑血供减少，脑细胞缺氧使神经细胞处于衰竭状态，如术后患者昏迷不醒、肢体运动障碍、病理反射阳性，提示患者有脑细胞损害。除给予冰帽、降温外，还可给予甘露醇、脑活素等减轻脑水肿及营养脑神经药物治疗，有条件还应行高压氧治疗。⑧术后监测血压：在颈动脉体瘤切除过程中，尤其是双侧肿瘤都被切除时，常同时切除了颈动脉窦，使术后出现血压反跳升高，伴有心悸、脉快。如血压过高，当血压超过了200/100mmHg时，应给予静脉滴注降压药，后期可改为口服降压药。

5. 术后并发症及预防　CBT术后并发症的发生率为20%～27%。其中最重要的是脑神经损伤和缺血性脑卒中，其他并发症包括术后出血或血肿、伤口感染、桥血管阻塞、颈动脉损伤、吞咽困难、发音困难、心脏并发症及术后呼吸衰竭等。

（1）脑神经损伤：是最常见的主要并发症，CBT术后脑神经损伤的发生率高达50%。其中舌下神经损伤最常见，其次是迷走神经损伤。有学者认为术前评估不足，肿瘤较大，Shamblin Ⅱ、Ⅲ型及术前颈部侵入性操作等都是造成脑神经损伤的高危因素。因此，早期诊断、充分评估和早期切除是预防脑神经损伤的首要措施。术中应尽可能探明肿瘤源于哪根神经，这样能最大限度地减少神经损伤。术中应注意顺神经走行方向切开外膜达瘤体，分离时注意保护包绕神经的神经束，尽可能紧贴瘤体从包膜内切除肿瘤，以避免神经损伤。

（2）缺血性脑卒中：是CBT术后最严重的并发症，发生率高达8%，术后平均30天缺血性脑卒中发生率为3.53%。有研究发现，术后缺血性脑卒中发生与术前存在颈动脉压迫症状，Shamblin Ⅱ、Ⅲ型，手术中颈内动脉阻断时间过长，颈内动脉的重建，患侧颈动脉无症状性斑块，术中收缩压差值，术前（术后）收缩压差值及术前血纤维蛋白（原）降解产物值等有关。因此，术前需充分评估Willis环情况，准确评价脑代偿供血，行Matas压颈试验训练，术中精细操作以尽量减少血管损伤，阻断颈动脉前给予全身肝素化，缩短术中颈动脉阻断时间，低温控压（收缩压控制在130mmHg左右）麻醉，围手术期注意保持血流动力学平稳，适当使用抗凝血药物、扩张脑血管药物。对行直接修补、补片修复者，术后常规予以单联（双联）抗血小板治疗；对行自体血管和人工血管修复者，给予半年抗凝治疗及长期抗血小板治疗以预防血栓形成。

（张赞松　李　晰）

参考文献

陈婷，沈晹，朱江，2018. 颈动脉体瘤的外科治疗及并发症预防与处理. 临床耳鼻咽喉头颈外科杂志，32(9)：713-716.

段志泉，辛世杰，2006. 动脉瘤. 北京：科学出版社.

段志泉，张强，1999. 实用血管外科学. 沈阳：辽宁科学技术出版社.

李鑫，李庆国，武建英，2021. 颈动脉体瘤临床诊治研究进展. 中华实用诊断与治疗杂志，35(8)：857-860.

牛奔，罗军，2022. 颈动脉体瘤的诊断及治疗研究进展. 临床误诊误治，35(7)：112-116.

Han T，Wang S，Wei X，et al，2020. Outcome of surgical treatment for carotid body tumors in different shambling type without preoperative embolization：a single-center retrospective study. Ann Vasc Surg，63：325-331.

LaMuraglia GM，Fabian RL，Brewster DC，et al，1992. The current surgical management of carotid body paragangliomas. J Vasc Surg，15(6)：1035-1038.

Mohebali J，Edwards HA，Schwartz SI，et al，2021. Multispecialty surgical management of carotid body tumors in the modern era. J Vasc Surg，73(6)：2036-2040.

Zhang W，Liu F，Hou K，et al，2021. Surgical outcomes and factors associated with malignancy in carotid body tumors. J Vasc Surg，74(2)：586-591.

第二十二章
与动脉瘤相关的介入技术的发展与展望

计算机技术和数字技术对临床医学的飞速发展起到了关键作用。在当今知识爆炸的年代，生物信息学技术、多组学构建及分析技术等新的技术体系层出不穷，但其核心技术的发展都离不开计算机技术和数字技术。就动脉瘤这个单一病种而言，介入诊断和治疗技术的发展同样根植于这两个基础学科，其发展的前景十分广阔并难以预测，因为任何一项技术的突破都可能给疾病的诊治带来深刻的甚至颠覆性的影响。本章仅以多模态影像融合技术、三维打印技术等为例展望动脉瘤介入技术的发展。

（一）多模态影像融合技术

多模态影像引导是建立在两个或多个来源影像信息融合的基础上，获得对同一患者病变区域更为准确、全面、可靠的医学影像描述，从而实现更为精准的术中引导。在常规的主干支架置入术中，可在血管造影系统中导入术前的CTA、MRA或实时采集三维血管造影图像，通过图像的配准融合，叠加二维术中透视影像。多模态影像融合技术可在图像引导工作流中提供无缝集成的图像融合导航，支持基于三维图像寻找最佳匹配工作角度，允许术者在术中通过三维影像反复观察腹主动脉瘤和重要分支血管开口的详细解剖结构，从而利于动脉瘤腔内治疗的实施。

自2011年克利夫兰医学中心报道了首个利用术中锥形束CT（cone beam CT，CBCT）和术前多排CT的融合影像引导开窗分支支架的研究以来，多模影像融合引导主动脉瘤腔内修复的临床应用已经变得非常广泛。2017年，Seline等进行的一项系统性研究和荟萃分析共纳入了7个研究，921例患者，结果发现相较于单纯使用透视引导，使用融合影像引导胸/腹主动脉疾病的腔内治疗对于普通病变能减少40.1ml的对比剂用量，对于复杂病变能够降低70.7ml的对比剂用量，这对于高龄伴有肾功能不全的患者而言是能够极大受益的。更多的单中心研究还发现，使用多模融合影像引导EVAR后，辐射剂量和手术时间也显著减少。除了使用术前CTA影像做融合引导外，对于有对比剂过敏和肾功能不全的患者也可以使用MRA影像做融合引导。

以西门子Artist Pheno工作站Syngo-X-workshop进行三维影像融合为例，其一般步骤如下：①三维重建分割主动脉，将术前主动脉CTA三维影像资料导入工作站，获取主动脉及其主要分支的三维重建影像，并根据需要标记三维影像。②采集CBCT，患者平卧采用Siemens Artis Pheno在T_{10}～L_3椎体水平进行CBCT扫描，C形臂横向旋转200°，探测器在5秒内捕获248帧图像。③三维影像融合，通过软件的Fusion步骤实现术中CBCT与术前主动脉CTA影像融合，分别在T_{10}～L_3椎体水平进行冠状位、矢状位及轴位3个维度的配对融合，最终形成三维融合影像用于术中导航。将三维融合影像投射至实时DSA影像中，引导主动脉腔内介入治疗，包括通过夹层真腔、髂内动脉显露/超选/栓塞、球管投射角度调整、左锁骨下动脉原位开窗及内脏动脉显露/超选/支架置入等。指导手术精准实施的同时，医患受照射线量大大减少。

除此之外，Artis Pheno也提供了一套可选的更加自动化的融合影像引导EVAR的解决方案软件——syngo EVAR Guidance。通过该软件，术者只需将患者术前的腹部增强CT导入到系统工作站，软件会自动分割提取腹主动脉和分支动脉，并自动标记主要分支动脉开口，同时也可以手动添加标记覆膜支架近、远端的落脚点，然后通过与术中透视影像的二维-三维配准实现影像融合，将融合的三维影像叠加到实时透视影像上用于术中引导。

融合影像除了用于腔内治疗术中引导外，在

动脉瘤修复术后随访的影像评估中也能发挥作用。有研究对比了腔内治疗术后，使用超声影像和超声与术后CT的融合影像监测动脉瘤尺寸变化的表现，结果发现，通过融合影像能够准确评估动脉瘤尺寸变化，从而减少对随访CT检查的需求，且在某些病例中融合影像能够更好地检测内漏。

虽然多模影像融合引导腔内治疗已广泛应用于临床，但目前的多模影像融合引导技术还存在一些不足。首先，用于引导的CT、MRI或PET影像通常是在术前检查获得的，与患者的当前状态可能存在一些差异，且当介入器械进入血管后会造成血管形变，分支动脉开口发生位移，导致引导出现偏差。同时患者在检查床上的微小位移也会造成叠加影像和实际位置之间的偏差，现有的系统不能自动识别和补偿这种位移造成的偏差，只能通过手动校准。其次，影像融合过程中的图像配准也通常需要通过手动完成，且术中经 DSA影像确认的位置偏差也需要通过手动操作补齐。现有的不足也为多模影像融合引导的发展指明了方向。Mohammadi等通过数值模拟的方法，将术前预测的器械进入后的血管形变补偿到了术前CTA影像中，以此来实现更精确的术中引导。同时，也有研究利用主动脉上的钙化斑块和有限元分析方法模拟器械进入后血管的形变，借此来提高融合引导的精度。未来的多模态影像融合引导技术肯定会向更加精准化、自动化和智能化的方向发展。

（二）三维打印技术

三维打印技术又称快速还原（rapid prototyping）技术，可将虚拟数字模型转换为各种不同材料的三维物理模型。三维打印技术一问世就展现了在多个领域的巨大潜力和应用价值，也很快在医学领域得到越来越广泛的应用，特别是近年来在心血管疾病的临床诊断和治疗方面的应用引起许多学者的关注。三维打印技术能从CT或MRI获取原始数据，个体化三维重建生成准确描述复杂心血管疾病解剖的物理模型，以便临床医师可以对各种复杂病变的心血管异常结构有更直观的理解，并与CTA三维影像进行测量比较。个性化三维打印的医学模型能用于协助临床诊断、选择最佳手术策略、预测术中面临的挑战和陷阱、年轻外科医师的培训、体外制作或改进移植物及确定移植到个体患者的适当位置等。主动脉弓区域的复杂解剖结构和发出的重要动脉分支，用常规CT影像很难观察和测量主动脉病变与这些动脉分支之间真实的三维关系。三维打印重建的模型能使医生直观了解和确定主动脉夹层和主动脉瘤与弓部动脉分支之间的三维关系，从而为主动脉腔内治疗这些危及生命的大动脉疾病提供指导和有利于制订手术方案，还可以术前在模型内模拟血管腔内支架释放和分支开口定位。高精度的三维打印主动脉弓解剖模型是非常重要的，如果精确度不够，临床医师就无法自信地根据模型精确规划术前手术方案。主动脉弓部病变主要包括主动脉夹层和主动脉瘤，其开放手术操作复杂、手术时间长、术中出血多、需要体外循环和低温停循环、手术创伤大、并发症发生率和病死率高。近年来使用腔内技术治疗主动脉病变虽然取得飞速发展，但全血管腔内技术治疗累及主动脉弓病变仍有许多难题有待解决。三维打印技术引导辅助胸主动脉支架预开窗治疗复杂主动脉弓部病变的方法，为解决这些难题提出了一条新的途径。该手术方法具有以下优势：①应用现有的商品胸主动脉支架就可进行支架的开窗改制，费用低，三维打印模型制备可以在数小时内完成，所用时间短，甚至可用于急诊患者。②手术操作相对简单，学习曲线短，有经验的血管外科医师经过短期训练能很快胜任并实施。③三维打印模型能大大提高复杂解剖结构弓部病变体外支架预开窗的准确性。④手术方便安全、创伤小、恢复快，不需要输血，也不需要体外循环和低温循环。⑤因为释放开窗和束径的胸主动脉支架时脑部仍有充足的血流供应，避免了原位开窗时较为烦琐的体外转流步骤，明显减少了脑部并发症。

当然，目前来看三维打印对于主动脉瘤的介入治疗是辅助性的。从目前的发展趋势来看，生物三维打印技术在未来有可能用于制造、修复人体缺损的组织或器官，一旦实现人体的组织或器官可以三维打印，将给很多目前复杂的血管疾病的治疗带来希望。当生物三维打印技术和内镜机器人两大热门技术联合在一起时，可以迸发出不一样的火花。新南威尔士大学的研究团队开发出一款具有生物三维打印功能的内镜机器人——F3DB，赋予了血管外科疾病治疗更多的想象空间。

F3DB是一种微型灵活的3D生物打印机，它能够像内镜一样插入体内，并将多层生物材料直接输送到内部器官和组织的表面，实现组织或器官重建。研究团队已经在猪的动物模型上实现组织或器官重建。F3DB将细胞打印到猪损伤的组织上，大多数细胞在打印后依旧存活，并在术后不断生长，打印1周后观察到的细胞数量是原来的4倍。

F3DB具有直接安装在软体机械臂头部的三轴打印头。这个打印头由柔软的人造肌肉组成，可以在3个方向上移动，其工作原理与传统的桌面三维打印机非常相似。F3DB由液压控制，软体机械臂可以弯曲和扭曲，并且可以根据需要制造成任何长度。它的刚度可以由不同类型的弹性管和织物进行微调。

试想将微型三维打印机送入到大血管病变部位并不是困难的事情，如能在腔内血管超声、血管镜的监测下进行新型血管材料的实时打印、动脉瘤腔内隔绝和血管重建是多么激动人心的事情！也许到了那时，人类可能就不那么需要介入技术了。

（三）大数据、人工智能和机器人

临床上最常用的评估主动脉瘤的手段为电子计算机断层扫描血管造影，如何有效地定量测量和精确体现主动脉瘤的特征，并充分利用特征间复杂变量的关系指导预后预测和提高预测准确性有极为广阔的临床应用前景和价值。近年来，基于临床大数据基础之上的人工智能（artificial intelligence，AI），尤其是其中的机器学习（mechanical learning，ML）和深度学习（deep learning，DL）算法，已广泛应用于医学的各个领域，为诊断、治疗和预后预测提供指导。机器学习将分析整合海量动脉瘤的诊断治疗的影像数据，分析提取其优质数据源，对新的患者提供诊断和治疗的建议。如通过对主动脉瘤、血栓和钙化的全自动分割，可以缩短分析时间，增加复现性；可以获得良好的初始近似，用于进一步形态学特征的表征。由于特征标准化，全自动分割有望成为日常临床实践中的辅助工具，协助指导临床医师进行诊断、风险评估、确定治疗方案及临床研究。而人工智能如果和机器人整合起来，将会更加精准地实施治疗方案，其应用和发展前景十分广阔。

（张　健）

参考文献

Dijkstra ML，Eagleton MJ，Greenberg RK，et al，2011. Intraoperative C-arm cone-beam computed tomography in fenestrated/branched aortic endografting. J Vasc Surg，53（3）：583-590.

Goudeketting SR，Heinen GH，Çağdaş Ünlü，et al，2017. Pros and cons of 3D image fusion in endovascular aortic repair：a systematic review and meta-analysis. J Endovasc Ther，24（4）：595-603.

Hertault A，Maurel B，Sobocinski J，et al，2014. Impact of hybrid rooms with image fusion on radiation exposure during endovascular aortic repair. Eur J Vasc Endovasc Surg，48（4）：382-390.

Hertault A，Maurel B，Sobocinski J，et al，2014. Impact of hybrid rooms with image fusion on radiation exposure during endovascular aortic repair. Eur J Vasc Endovasc Surg，48（4）：382-390.

Huang J，Li G，Wang W，et al，2017. 3D printing guiding stent graft fenestration：a novel technique for fenestration in endovascular aneurysm repair. Vascular，25（4）：442-446.

Jones DW，Stangenberg L，Swerdlow NJ，et al，2018. Image fusion and 3-dimensional roadmapping in endovascular surgery. Ann Vasc Surg，52：302-311.

Joseph G，Premkumar P，Thomson V，et al，2015. Externalized guidewires to facilitate fenestrated endograft deployment in the aortic arch. J Endovasc Ther，23（1）：160-171.

McNally MM，Scali ST，Feezor RJ，et al，2015. Three-dimensional fusion computed tomography decreases radiation exposure，procedure time，and contrast use during fenestrated endovascular aortic repair. J Vasc Surg，61（2）：309-316.

Mohammadi H，Lessard S，Therasseet E，et al，2018. A numerical preoperative planning model to predict arterial deformations in endovascular aortic aneurysm repair. Ann Biomed Eng，46（12）：2148-2161.

McLennan S，Soulez G，Mongrain R，et al，2022. Impact of calcification modeling to improve image fusion accuracy for endovascular aortic aneurysm repair. Int J Numer Meth-od Biomed Eng，38（2）：e3556.

Pfister K，Schierlin W，Jung EM，et al，2016. Standardized 2D ultrasound versus 3D/4D ultrasound and image fusion for measurement of aortic aneurysm diameter in follow-up after

EVAR. Clin Hemorheol Microcirc，62(3)：249-260.
Schwein A，Chinnadurai P，Shah DJ，et al，2017. Feasibility of three-dimensional magnetic resonance angiography-fluoroscopy image fusion technique in guiding complex endovascular aortic procedures in patients with renal insufficiency. J Vasc Surg，65(5)：1440-1452.
Tam MD，Latham T，Brown JR，et al，2014. Use of a 3D printed hollow aortic model to assist EVAR planning in a case with complex neck anatomy：potential of 3D printing to improve patient outcome. J Endovasc Ther，21(5)：760-762.

第二十三章 与动脉瘤相关的医学材料学的发展

从20世纪50年代Dubost等完成了世界上首例腹主动脉瘤切除加人工血管移植术后，动脉瘤治疗技术的进步始终得益于医学材料学的发展。特别是近30年腔内技术的产生与进展，更离不开材料学的不断推陈出新。本章将从开放手术和腔内治疗两个方面分别阐述近些年与动脉瘤相关的医学材料学发展情况。

一、开放手术相关的材料学发展

（一）人工血管的发展史

开放手术的血管移植物来源主要分为自体静脉和人工血管两大类。其中，自体静脉具有天然的抗凝性和生物相容性，被移植到体内时不会产生排斥反应，但临床上只有部分患者有条件实行自体静脉移植，更多的患者仍然需要人工血管的辅助治疗。最早的人工血管可以追溯到1897年，在此之后的50年中，人们曾采用象牙、镁管等作为人工血管的材料，但都因术后血管内血栓形成而失败。1950年美国学者Dr. Arthur Voorhees发现，丝质缝线在犬右心室内留置6个月后，其表面可形成类似血管内膜的组织，从而避免了血栓的形成，该发现也促进了织物人工血管的应用。随后，Voorhees将腈氯纶材料缝制成管状并行犬腹主动脉置换实验。在行腹主动脉置换的15只犬中，有12只血管维持通畅达2年以上。由此Voorhees等在1954年将腈氯纶人工血管成功应用于临床，后又研制出奥纶人工血管及尼龙人工血管。随着涤纶人工血管和聚四氟乙烯（PTFE）人工血管的研制成功，人工血管正式进入高分子化学纤维织物的阶段。20世纪70年代，Soyer等采用膨体聚四氟乙烯（ePTFE）人工血管替代静脉血管获得成功。

（二）人工血管的材质

1. 涤纶（polyethylene terephthalate，PET） 涤纶化学名称为聚对苯二甲酸乙二酯。其具有强度高、柔软回弹、吸水率低等特点。涤纶纤维具有优良的耐久度和内在理化特性，被认为是可靠的织造型人工血管的材料。但采用这种材料制成的人工血管易与周围组织发生反应，造成血小板凝聚，从而形成血栓，生物相容性较低，故在使用该人工血管前需预先采取抗凝措施，通常用作大口径血管的移植。

2. 聚四氟乙烯（polytetrafluoroethylene，PTFE） 是已知高分子纤维中化学性质最为稳定的一种，能耐受各种化学溶剂的侵蚀，不易氧化，耐高温，具有极好的抗老化性能，且在体内吸水率接近为零。20世纪70年代，David P. Boyd采用聚四氟乙烯人工血管进行腹主动脉及其分支血管的移植手术，术后多数病例发生管腔阻塞，因此聚四氟乙烯被认为并不是人工血管的理想材料。其最大缺点是不能与体内组织完善地结合而形成组织包覆体。

3. 膨体聚四氟乙烯（expended polytetrafluoroethylene，ePTFE） 20世纪70年代初，W. L. Gore研制出膨体聚四氟乙烯（ePTFE），并广泛应用于军工、医疗、极限运动上，人们对其更为熟知的名称为GORE-TEX。在人工血管领域，该材料目前在临床上最为常用，其制成的人工血管生物相容性好，承受动脉压力能力较强，对比其他材料制成的人工血管，其表面的负电荷具有更强的抗血栓形成能力。特有的微孔结构使组织细胞及内皮细胞可沿微孔长入血管内部且不会造成渗血，从而形成组织连接。其缺点为顺应性相对较低，远期通畅率低于自体静脉。

4. 聚氨酯（polyurethane，PU） 采用聚氨酯

这种材料制成的人工血管的孔度可通过加工技术控制，故其具有与天然血管相近的顺应性及回弹性，且耐磨耐老化，能更快地实现内皮细胞化。但作为体内移植材料，它仍然会引起人体的炎症反应、凝血和内皮增生等反应，故此种材料仍需进一步提高材料性能。聚氨酯为小于6mm口径的人工血管最佳材料。

（三）人工血管应具备的特点

（1）性能稳定，具有组织相容性和血液相容性，不易形成血栓，能够与血管有效地愈合为一体。

（2）具有与血管相似的动力学性能，能耐受动脉压，受压不变形。

（3）不引起排斥反应，抗感染；易缝合，不易渗漏。

（四）我国获批的人工血管

目前在我国获批的人工血管的品牌有GORE（戈尔）、Maquet（迈柯维）、Bard（巴德）、Terumo等。其中最常用的是GORE- TEX人工血管。

1. GORE-TEX（GORE） 为膨体聚四氟乙烯（ePTFE）人工血管，部分使用加强环结构的材料为FEP（fluorinated ethylene propylene），其血管材质中亦包含硅胶和蓝色标记线。GORE-TEX人工血管拥有外加强膜，增加了血管的抗爆破力和抗缝线牵拉力，同时具有良好的纵向延展性和抗折弯力及抗扭结力。同时，GORE公司还发明了具有内置环的GORE-TEX人工血管，其中GORE-TEX带FEP可拆除环的腋-双股人工血管及GORE-TEX带FEP可拆除环延展性的腋-双股人工血管可用于感染性动脉瘤的腋-双股旁路修复。

2. PROATEN和ACUSEAL（GORE） 近年来，GORE公司在其纯膨体聚四氟乙烯（GORE-TEX）人工血管的基础上又开发出两款改进型产品：PROATEN和ACUSEAL，且已获得国家食品药品监督管理局的批准上市。两款人工血管的表面引入了以共价键结合的生物活性肝素抗凝涂层CBAS（CARMEDA BioActive Surface），极大提高了人工血管的抗血栓性和通畅率。其中ACUSEAL人工血管还在聚四氟乙烯材料中间引入了硅胶层，增加了人工血管的耐穿刺性。PROATEN人工血管于2000年第一次植入人体，截至目前全世界已经植入超过600 000根。

3. Hemashield Platinum（Maquet） Hemashield Platinum编织双丝绒移植物为胶原蛋白浸润，分为直筒型、单分支型或多分支型，常用于胸主动脉瘤及夹层的治疗。其中，带有预缝合分支的产品为主动脉置换提供了更多的可能性和便利性，可以显著减少脑循环停止时间，显著降低死亡风险和神经功能障碍风险，降低空气或动脉粥样硬化碎片栓塞的风险等。

4. Impra（Bard） 该产品由膨体聚四氟乙烯及内移植物表面的碳涂层组成，外部整体为螺旋式设计（支撑环）。由于碳和血细胞同样为负电位，人工血管表面具有了有效的抗血栓形成的功能。其另一个重要特点是预制的远端袖带，该设计提高了远端吻合的成功率。

5. 其他开放手术材料

（1）GORE-TEX不可吸收缝线：是专门设计用于心血管外科手术的缝线，其是用膨体聚四氟乙烯制造的不可吸收单股缝线，本身产生多孔微结构，体积中约有50%的空气。GORE-TEX不可吸收缝线的多孔性质使之能够为近似缝线直径的针头黏合，而不降低针头附着的强度。临床和实验室测试证明，GORE-TEX不可吸收缝线能够减少缝线处渗血。除了心血管手术外，其亦可用于硬脑（脊）膜修补。值得注意的是，应用该缝线打结时应至少打7个张力相同的平方结才能保证效果牢靠。

（2）Maquet Hemapatch人工血管补片：该材料通常在行瘤颈人工血管吻合时配合缝线一起使用。其由聚酯编结而成，交联高纯度牛胶原（新西兰牛足底腱组织）涂层处理，可以很好地减少术中出血。因其成分中包含牛源材料，故对牛过敏人群应慎用。

（3）生物胶：目前临床上生物胶种类很多，大多为猪源或人源。生物胶在溶解配制过程中最终可形成稳定的纤维蛋白多聚体，其呈一种十字交叉、多层、均匀的网状结构，能够网罗红细胞及有效成分，同时为成纤维细胞及毛细血管的爬行及生长提供了生物支架。在近端瘤颈吻合时，生物胶的应用能起到极佳的止血效果。

二、腔内治疗相关的材料学发展

自1990年Parodi成功实现全球首例腹主动脉瘤腔内微创手术治疗以来，血管腔内微创手术方式已成为众多患者，尤其是老年高危患者的首要选择，代表了动脉瘤手术治疗的发展方向。手术的成功在很大程度上依赖于腔内器具的创新发展。

（一）与动脉瘤相关的常规腔内器具

1. 穿刺针　为腔内治疗的基本器具，多为套管针，由外套管和针芯组成。使用时需使针芯尾端的突起嵌入外套管尾部的凹槽，以使针芯尖头斜面方向与外套管尖头的斜面方向一致。穿刺针多为不锈钢材质，外套管部分为塑料。

套管针根据穿刺针尖端的不同，又分为3种。①Seidinger针：外套管为钝头，针芯为尖头锐面。②Biley针：外套管为锐面，针芯为钝头，不露出外套管。③前壁穿刺针：也称单壁穿刺针，其不带外套管，材质通常为金属物，在操作时前壁穿刺针无须穿透血管后壁，操作较为简单。

目前穿刺针品牌较多，常用厂商包括Terumo、Cordis、Cook、Merit等。

2. 血管鞘组　由血管鞘和扩张器两部分构成。血管鞘为塑料制成的一种套管鞘，将此鞘套在扩张器外面，随扩张器一起插入血管，拔出扩张器后即可置入导管，之后一切操作均可通过血管鞘进行。血管鞘不仅便于术中操作，为导管、导丝提供支撑、导引作用，也可减少穿刺处的出血等。

血管鞘、造影导管、球囊导管、支架等器材的直径单位用“Fr”表示，也可简写为F。Fr原是测量周长的单位，为英文“French”的简写。用导管或鞘管的“Fr”除以3，即可得到导管或鞘管的毫米直径。

根据血管鞘的长短来分，可分为短鞘和长鞘（也称导引鞘）。短鞘适用于普通血管的穿刺、造影及下肢血管的顺行、逆行穿刺等。短鞘的内径为4～26Fr，其中5Fr、6Fr的短鞘最为常用。长鞘适用于超选距离穿刺位置较远的血管，如颈动脉、椎动脉、锁骨下动脉、肾动脉等。

目前的血管鞘品牌主要有Terumo、Cook、Cordis、Merit、GORE、先健（深圳）及一些其他国产品牌等。

3. 导丝　对于腔内治疗来说至关重要，是腔内手术的“生命线”。导丝到达并且通过病变，很大程度上影响了手术的成功与否，选择合适的导丝能够让整台手术事半功倍。导引导丝通常分为头端塑形段、过渡段、支撑段、输送段，大多表面覆有亲水涂层，其中，头端塑形段多为软头区，方便塑形和减少对血管的损伤；而支撑段为核心钢丝，硬度大，二者硬度差异很大，使得导丝容易因硬度急剧变化而打折；过渡段的作用就是减少这两段硬度变化的差异，使整根导丝的硬度得到平滑过渡，减少硬度差异造成的导引导丝打折和损坏。良好的导丝应具备优秀的操控性、柔顺性、推送性和支撑性。目前的导丝品牌主要有Terumo、Boston Scientific、Cook、Abbott、Merit、Cordis、Medtronic、先健（深圳）等，与动脉瘤治疗相关的导丝见表23-1。

表23-1　与动脉瘤治疗相关的导丝

名称	品牌	长度（cm）	外径（in）	头部设计	用途及特性
普通泥鳅导丝	Terumo	150/180/260	0.035	J型	整体亲水涂层，超滑且质地软，适用于所有血管的导入和超选，临床最为常用
加硬泥鳅导丝	Terumo	150/180/260	0.035	J型	整体亲水涂层，超滑，质地略硬，适用于狭窄或闭塞血管的超选和开通
Lunderquist 超硬导丝	Cook	260/300	0.035	直型 单弯型 双弯型	不锈钢材质，硬度高，适用于血管较为扭曲的大动脉置入支架时使用，双弯型更适合胸主动脉支架置入
Hi-Torque Supra Core 导丝	Abbott	145/190/300	0.035	直型	由304V不锈钢制成，末梢涂有Microglide疏水涂层，近端和芯丝涂有PTFE涂层，可用于外周动脉瘤支架置入
Amplatz Super Stiff 超硬导丝	Boston Scientific	150/180/260	0.035	直型 J型	具有较高支撑力，较硬，适用于血管较直的大动脉放置支架时使用
ZoeTrack 超硬导丝	先健	90/145/180/260/300	0.035	直型 双弯型	由304V不锈钢制成，具有较高硬度，为大动脉介入手术专用

4. 造影导管 为薄壁空心的长塑料管，随导丝进入血管后，可用作选择性导管、经导管注入对比剂行腔内血管造影、注入药物做灌注治疗或注入栓塞剂做栓塞治疗。造影导管的性能主要表现在摩擦系数、扭力和弹性记忆3个方面。目前市场上常用的导管材料分为以下4类。

（1）聚乙烯（polyethylene，PE）：此材料较常用，硬度适中，易预成形，有较好的弹性记忆力，摩擦系数中等，故导管较光滑。缺点为不耐高温消毒。

（2）聚氨酯（polyurathane，PU）：此材料的弹性记忆力与聚乙烯材料相比较软，摩擦系数较小。缺点为血栓形成概率高，使用此类材料导管时需全身肝素化，还不耐高温消毒。

（3）PVC：此材料较软，摩擦系数大。缺点为弹性记忆不好，因此不易预成形，且其血栓形成概率也高。

（4）PTFE：此材料的导管表面光滑，摩擦系数低。缺点为导管硬，弹性记忆差，不易预成形。

此外，导管在制作中常加入铅、铋、钡等金属材料，使其能够不透X线，方便术者在透视下进行操作。

在动脉瘤治疗中，根据导管用途一般可分为灌注造影导管、选择造影导管和标记造影导管。灌注造影导管是指头端有多个侧孔，可用来进行造影操作的导管，如猪尾造影导管；选择造影导管是具有预塑形和不同长度的导管，使操作者在超选各种血管时能够更加快速和准确。标记造影导管常为带铂金标记的造影导管，常用于大血管动脉瘤的治疗。

5. 球囊扩张导管 简称球囊，是常用于扩张病变部位及输送支架的腔内器具，也可当作支持导管开通血管病变段。从球囊结构上分为头端、球囊囊体、连接段、输送杆4个部分。

在分类上，可根据推送系统分为过导丝型和快速交换型；亦可根据球囊的顺应性分为顺应性球囊、半顺应性球囊及非顺应性球囊。在动脉瘤的治疗中，针对大血管支架的覆膜/血管壁贴合常采用大尺寸顺应性球囊，可有效减少预防Ⅰ、Ⅲ型内漏的发生，这类球囊亦可应用于破裂性腹主动脉瘤的近端血流阻断；普通球囊可用于支架入路狭窄患者的开通；而对于髂内动脉支架（如IBD技术髂内动脉分支）的贴合，可采用半顺应性球囊。临床上球囊产品较为繁杂，此处不做赘述。

6. 血管闭合装置 其已成为腔内微创手术的常规器具，主要起到腔内手术结束时闭合动脉穿刺点、防止出血的作用。其操作简单，可提高手术成功率，减少患者术后血肿及假性动脉瘤发生的可能，同时也能减少下肢制动时间，使患者可尽早下床活动，减少下肢深静脉血栓的形成等。

目前血管闭合装置有血管封堵器系统、血管缝合器系统、血管闭合器系统、血管钉等。较常使用的为Perclose Proglide血管缝合器（Abbott）及ExoSeal封堵止血系统（Cordis）。对于主动脉瘤操作后的穿刺点止血，通常需两把Perclose Proglide血管缝合器交叉缝合；而对于外周动脉瘤的穿刺点，选用一把Perclose Proglide血管缝合器或ExoSeal封堵止血系统即可确切缝合或封堵。

（二）覆膜支架系统

覆膜支架（stent graft）指的是金属支架上复合特殊膜性材料（聚四氟乙烯、涤纶、聚酯、聚氨基甲酸乙酯等）的支架，金属多为记忆合金。其既保留了金属支架的功能，又具有膜性材料的特性，可完好地从血管腔内隔绝动脉瘤。本部分将从胸主动脉覆膜支架系统、腹主动脉覆膜支架系统、胸腹主动脉覆膜支架系统及外周覆膜支架系统四部分做介绍。

1. 胸主动脉覆膜支架系统 是主动脉腔内移植物的一类，由覆膜支架和输送系统组成，覆膜支架是在金属裸支架的平台上覆盖高分子特殊膜性材料的自膨式覆膜支架。其根据支架形态可分为直筒型和锥型两种。

目前胸主动脉覆膜支架的国外品牌有Medtronic、GORE、Terumo等，我国品牌有先健（深圳）、微创（上海）等。不同品牌支架具备不同的设计和特性，以下总结了部分胸主动脉覆膜支架的特点（表23-2，表23-3）。

表 23-2　不同胸主动脉覆膜支架系统的设计特点

名称	品牌	金属材质	覆膜材料	头端裸支架	倒刺	加强筋	后释放定位	输送系统（Fr）
Ankura Ⅱ	先健	镍钛合金	ePTFE	有	无	有	有	20 ～ 22
C-TAG	GORE	镍钛合金	ePTFE	有	无	无	无	20 ～ 24
Valiant Captivia	Medtronic	镍钛合金	PET	有	无	无	有	20 ～ 24
Zenith TX2	Cook	不锈钢	PET	有	有	无	有	20 ～ 22
Relay	Terumo	镍钛合金	PET	有	无	有	有	22 ～ 26
天医	华脉泰科	镍钛合金	PET	有 / 无	无	无	有	18 ～ 24
Hercules	微创	镍钛合金和不锈钢	PET	有	无	有	有	18 ～ 20

表 23-3　不同胸主动脉覆膜支架系统的尺寸及标记设计

名称	品牌	近端尺寸（mm）	远端尺寸（mm）	长度（mm）	标记
Ankura Ⅱ	先健	20 ～ 46（直） 24 ～ 46（锥）	20 ～ 46（直） 18 ～ 36（锥）	40 ～ 200（直） 160 ～ 200（锥）	铂金标记 近端大弯侧“8” 近端小弯侧“O” 远端大弯侧“V”
C-TAG	GORE	21 ～ 45（直） 26 ～ 31（锥）	21 ～ 45（直） 26 ～ 31（锥）	100 ～ 200	近远端各一条 黄金标记环
Valiant Captivia	Medtronic	22 ～ 46（直） 26 ～ 46（锥）	22 ～ 46（直） 22 ～ 42（锥）	107 ～ 212（直） 152 ～ 167（锥）	铂铱合金标记 近心端 4 个“8” 重叠标记 1 个“8” 远心端 2 个“O”
Zenith TX2	Cook	28 ～ 42（直） 32 ～ 42（锥）	28 ～ 42（直） 28 ～ 38（锥）	115 ～ 216	两端均有 4 个黄金标记
Relay	Terumo	22 ～ 46（直） 28 ～ 46（锥）	22 ～ 46（直） 24 ～ 42（锥）	100 ～ 200	4 个铂铱合金标记
天医	华脉泰科	20 ～ 44（直） 24 ～ 44（锥）	20 ～ 44（直） 20 ～ 40（锥）	70 ～ 240	黄金标记 近端 2 ～ 4 个 中间 1 个 远端 2 个
Hercules	微创	26 ～ 44	16 ～ 36	200	7 个铂铱合金标记

2. 腹主动脉覆膜支架系统　可分为分体式的腹主动脉覆膜支架系统和一体式的腹主动脉覆膜支架系统。临床上常用于腔内治疗腹主动脉瘤、髂动脉瘤、腹主动脉夹层动脉瘤等疾病。

目前市场上腹主动脉覆膜支架的国外品牌主要有Medtronic、Cook、GORE、Cordis等，国内品牌有华脉泰科（北京）、先健（深圳）、微创（上海）等。表23-4总结了部分腹主动脉覆膜支架的特点。

3. 胸腹主动脉覆膜支架系统　胸腹主动脉瘤（TAAA）在临床上较为少见，仅占主动脉瘤的2%～5%。起初针对TAAA的治疗多以开放手术为主，随着腔内技术和耗材的发展，逐渐出现了烟囱技术、开窗技术、八爪鱼技术、去分支技术等。这些技术虽然对胸腹主动脉瘤及近肾、肾动脉领域腹主动脉瘤取得很好的疗效，但究其根本，国外大多数指南仍将开窗、烟囱等技术定义为“Illegal”。

表 23-4 不同腹主动脉覆膜支架的特点

名称	品牌	金属材质	覆膜材料	头端裸支架	倒刺	支架结构	后释放定位	输送系统（Fr）
Endurant	Medtronic	镍钛合金	PET	有	有	分体	有	14 ～ 20
Endurant II	Medtronic	镍钛合金	PET	有	有	分体	有	14 ～ 20
Endurant IIs	Medtronic	镍钛合金	PET	有	有	分体	有	14 ～ 20
Incraft	Cordis	镍钛合金	PET	有	有	分体	有	12 ～ 16
天卓	华脉泰科	镍钛合金	PET	有	有	分体	有	16 ～ 20
Excluder	GORE	镍钛合金	ePTFE	无	有	分体	有	12 ～ 18
Yuranos	先健	镍钛合金	PET	有	有	分体	有	18 ～ 20
Zenith Flex	Cook	不锈钢	PET	有	有	分体	有	14 ～ 22
Aegis	微创	钴铬合金	ePTFE	有	无	一体	无	22
Hercules	微创	镍钛合金和不锈钢	PET	有	无	分体	无	16 ～ 24

解放军总医院第一医学中心郭伟教授设计了针对胸腹主动脉瘤的G-Branch支架系统顺利解决了这一难题。目前此支架系统已获得国家药品监督管理局（NMPA）批准，在全国30个中心进入多中心临床试验阶段。该支架系统的主要模块包括胸腹主动脉主体覆膜支架系统（G-Branch）、外周血管覆膜支架系统（PV）及匹配模块、主体延长支架系统（AE）、分叉型主体支架系统（AAA）及髂延长支架系统（IE）。其中G-Branch主体支架为镍钛合金+PET膜，其余为镍钛合金+PTFE膜制成。因支架尺寸较为繁杂，此处不做赘述。

同时，郭伟教授联合我国相关公司研发了针对近肾及肾动脉领域腹主动脉瘤的腔内支架系统——Weflow-JAAA，目前已进入多中心临床试验阶段。其由腹主内嵌覆膜支架系统（镍钛合金+PET）、腹主分叉支架系统（镍钛合金+PET）、延长支架系统（镍钛合金+PET）及分支血管支架系统（镍钛合金+ePTFE）组成。腹腔干处采取开槽设计，肠系膜上动脉、双肾动脉采取内嵌分支设计，其中腹主内嵌覆膜支架系统重建肾上主动脉区域，分支血管支架系统衔接于腹主内嵌覆膜支架的圆形开窗和内嵌分支以重建肠系膜上动脉和左、右肾动脉，腹主分叉支架系统衔接于腹主内嵌覆膜支架远端，重建肾下主动脉区域，延长支架系统分别衔接于腹主分叉支架长短分支，重建髂动脉区域。

除此之外，部分腹主动脉瘤患者常合并单侧或双侧髂动脉瘤。在SVS指南中明确指出，EVAR手术应至少保留一侧髂内动脉血流，以减少臀肌跛行、缺血性结肠炎等并发症的发生。近年来，随着髂动脉分叉支架系统（iliac branched device，IBD）技术、喇叭腿支架及“三明治”技术等发展，这类患者均可以得到良好的腔内治疗效果。目前，经过美国FDA唯一认证的髂动脉分支支架系统为GORE公司生产的GORE EXCLUDER IBE（iliac branch endoprosthesis）覆膜支架系统，该产品包括髂动脉分支组件、髂内组件及各自配套输送系统。此外，我国先健（深圳）公司已正式推出髂动脉分叉支架系统，该产品由G-iliac髂动脉分叉支架、Silver Flow髂内覆膜支架及其各自配套的输送器组成。髂动脉分叉支架由自膨式镍钛合金支架和PET膜组成；髂内覆膜支架由自膨式镍钛合金支架和ePTFE膜组成，支架近远端均设计了清晰的钽金属标记点。

4. 外周覆膜支架系统 除主动脉瘤外，针对髂动脉、下肢动脉、内脏动脉及锁骨下动脉等部位发生的动脉瘤疾病，亦可应用覆膜支架治疗。本部分内容主要介绍GORE的Viabahn、Viabahn VBX覆膜支架及碧迪医疗（BD）的Lifestream、Fluency覆膜支架。

（1）Viabahn覆膜支架：为GORE公司生产的一种肝素活性表面自膨式覆膜支架，为镍钛合金及ePTFE材料制造。该支架通过CBAS（CARMEDA Bioactive Surface）技术，将肝素分子末端共价结合到血管表面，具有良好的抗血栓形成能力。该支架可适配0.014in、0.018in及0.035in导丝，血管鞘为7～12Fr；支架的直径为5～13mm，长度为25～150mm；支架输送器长度有75cm、120cm两种规格。

（2）Viabahn VBX覆膜支架：为GORE公司生产的球囊扩张式覆膜支架，为316L不锈钢覆以ePTFE及FEP覆膜组成。与Viabahn相似，此支架系统亦有肝素涂层，适配导丝为0.035in，血管鞘为7～8Fr；支架的直径为5～11mm，长度为15～79mm；支架输送器长度为135cm。

（3）Lifestream覆膜支架：系美国碧迪医疗（BD）生产的一款球囊扩张式闭环覆膜支架，为316L不锈钢覆以ePTFE膜制成。适配导丝为0.035in，直径为5～12mm，长度为16～58mm，鞘大小要求为6～8Fr。

（4）Fluency覆膜支架：是碧迪医疗生产的一款镍钛合金的自膨式覆膜支架。该支架的内、外层均覆有材质为ePTFE的膜，支架两端均有2mm的金属裸支架区和4个Marker点位。支架适配的导丝为0.035in，血管鞘为8～10Fr；支架的直径为5～13.5mm，长度为20～120mm；支架输送器长度有80cm、117cm两种规格。

（三）与动脉瘤相关的其他腔内器具

在动脉瘤疾病治疗方面，弹簧圈有时扮演着重要的角色。其主要可用于动脉瘤栓塞及主动脉腔内隔绝术后内漏的栓塞治疗。弹簧圈可根据解脱方式分为游离弹簧圈、电解脱弹簧圈、机械可解脱弹簧圈、水解脱弹簧圈等。其中游离弹簧圈与推送装置之间没有连接，需另外置入导丝推送；电解脱、机械可解脱、水解脱弹簧圈与推送装置相连，可调整弹簧圈的置入位置和形态，调整好位置后再解脱弹簧圈，为可控弹簧圈。目前弹簧圈的品牌主要有Cook、Boston Scientific、Medtronic等。此处主要介绍Cook弹簧圈、Interlock弹簧圈（Boston Scientific）。

（1）Cook弹簧圈：为Cook公司生产的一款游离弹簧圈，分为35系列和18系列，并提供鸟巢形及塔形等多种形态以应对不同部位血管栓塞需求。圈体为镍铬铁合金（支撑力强）或铂金（顺应性好）两种材质。外侧的纤毛均为人造涤纶纤维，可加速栓塞部位的血栓形成，增强栓塞效果。在透视下，可使用0.035in或0.018in的推送导丝从装载管的尾端插入，将弹簧圈推入导管内，置入需要栓塞的部位。

（2）Interlock弹簧圈：是美国Boston Scientific公司生产的一款可控弹簧圈，弹簧圈材质为铂钨合金制成的线圈，线圈中含有的人造纤维，可达到较好的凝血效果。弹簧圈在解脱之前可反复回收、重新定位。该弹簧圈分为35系列和18系列。

（辛世杰　史潇兮）

参考文献

桑婷，2021. 纳米银-抗菌肽GL13K复合钛植入物涂层的构建及其协同抗菌效果的研究. 南昌：南昌大学.

宋逢林，胡冬煦，2013. 人工血管的研究进展. 中国现代医学杂志，23（2）：65-70.

Blondeau P，1992. [Charles Dubost. 1914-1991]. Arch Mal Coeur Vaiss，85（4）：483-486.

Erb S，Sidler JA，Elzi L，et al，2014. Surgical and antimicrobial treatment of prosthetic vascular graft infections at different surgical sites：a retrospective study of treatment outcomes. PLoS One，9（11）：e112947.

Falagas ME，Karavasiou AI，Bliziotis IA，2006. A bibliometric analysis of global trends of research productivity in tropical medicine. Acta Trop，99（2-3）：155-159.

Gao JP，Zhang HP，Jia X，et al，2022. A prospective，multicenter，single-arm clinical trial cohort to evaluate the safety and effectiveness of a novel stent graft system（WeFlow-JAAA）for the treatment of juxtarenal abdominal aortic aneurysm：A study protocol. Front Cardiovasc Med，9：1013834.

Guidoin RK，1992. Prostheses arterielles：principes et applications. Paris：AERCV，3-51.

Guo W，He Y，Zhang H，et al，2021. Total endovascular repair of complex thoracoabdominal/abdominal aortic aneurysms with a four-branched off-the-shelf G-Branch™ stent graft. Ann Vasc Surg，71：534.e7-534.e12.

Khorasani MT，Shorgashti S，2006. Fabrication of microporous the rmoplastic polyurethane for use as small-diameter vascular graft material phase-inversion method. J Biomed Mater Res B Appl Biomater，76（1）：41-48.

Parodi JC，Palmaz JC，Barone HD，1991. Transfemoral intraluminal graft implantation for abdominal aortic aneurysms. Ann Vasc Surg，5（6）：491-499.

第二十四章
与动脉瘤相关的影像技术的发展

近年来，影像设备性能的不断开发与更迭、后期处理软件不断更新完善，促进了血管疾病诊断与治疗影像技术的发展，本节简要叙述腹主动脉瘤相关的常用影像学技术的进展。

（一）超声

超声具有费用低、安全性高、可重复性、无创性、操作简便等特点，目前是首选的腹主动脉瘤筛查手段，也常被应用于围手术期监测和术后随访。美国血管外科协会发布的腹主动脉瘤临床诊疗指南进一步建议，对于腹主动脉最大直径为2.6～2.9cm的患者，每10年进行一次超声监测；对于腹主动脉最大直径为3.0～3.9cm的患者，每3年监测一次；对于腹主动脉最大直径为4.0～4.9cm的患者，每年监测一次；对于腹主动脉最大直径为5.0～5.4cm的患者，每半年监测一次。近年来，随着高频率超声发展及微泡对比剂的应用，对比超声造影（CEUS）用于腹主动脉瘤的监测与诊断，同时也被引入EVAR后的影像学随访，对内漏的检测十分敏感（详见第六章第一节）。

（二）计算机体层血管成像

自1971年第一台CT诞生至今，CT的扫描速度、精度和排数（探测器宽度）已经成倍数的发展，CT技术发展也日新月异。计算机体层血管成像（CTA）在诊断腹主动脉瘤方面具有独特的优势，可在短时间内提供直观、准确、高分辨率的图像，能准确显示动脉瘤与周围组织之间的关系，便于临床诊断及不同层面的精确测量，以及鉴别部分特殊类型的动脉瘤。另外，CTA除轴位成像外，多层螺旋CT血管成像原始图像可进行多种影像后处理，如多层面重建技术（MPR），可以选择任意层面进行观察，也可以在3个方位上准确定位病变并测量其大小和范围，能清晰地分辨管腔、管壁的钙化及动脉瘤与周围组织的关系。最大密度投影（MIP），可显示血管轮廓，显示动脉瘤的最大直径，且可准确反映动脉管壁上的钙化斑。仿真内镜（VE），是利用计算机软件技术，利用相邻界面CT值的差异而重建出内镜效果的图像，它与普通CT轴位像及其他MSCT成像方法不同，其展示的是血管腔内部结构，可真切地观察血管腔内形态，另外，表面遮盖成像、最小密度投影、容积再现法等图像处理方法，可获得腹主动脉瘤的扭曲程度、血栓体积、瘤体长度、钙化程度等多维度解剖学信息，有助于设计手术方案，选用合适的EVAR产品等，最大限度地、准确地治疗腹主动脉瘤。

在EVAR术后随访中，CTA在检出内漏、瘤腔扩张、支架移位及支架形变方面具有重要作用。目前一些临床研究对比了超声与CTA在EVAR术后的评价效果，超声具有成本低、简便、可重复性高等优点，在辨别内漏类型方面占优势，CTA在评估动脉瘤形态学变化、动脉瘤囊直径、移植物完整性、内漏累及范围方面更有优势。近年来，随着影像组学的发展，利用CTA还可以提取肉眼无法识别的影像组学特征，包括形态、强度、纹理等，极大地丰富了影像信息的维度。

目前CTA的生物力学分析和流体力学分析是近年来腹主动脉破裂风险预测的研究热点。Kare等对22例腹主动脉瘤EVAR术后患者的CTA影像进行分析，证实除动脉瘤直径外，生物力学标志物可用于评估患者预后，并在EVAR干预后做出明智的决策，尤其是在较困难的病例中。Doyle等对295例腹主动脉瘤患者的CTA三维重建影像进行生物力学分析发现，管壁应力与管壁强度的比值是腹主动脉瘤破裂或干预的独立预测因素。

（三）数字减影血管造影

目前数字减影血管造影（DSA）仍作为血管疾病诊断的金标准，因检查时存在一定创伤，通常不作为腹主动脉瘤首选诊断方法，却是EVAR必不可少的影像技术。在术后随访的内漏成像方面，DSA能更加直观地显示内漏点及血流走向，便于分辨内漏的类型；在血流监测方面，配合后处理软件能推算分支血管血流速度。近年来，DSA设备性能不断提高，呈现智能化、系统化、数字化、网络化发展，促使DSA成像效果更清晰、更细腻，射线量更小，造影时间及对比剂用量更小。目前西门子公司最新的血管造影系统已在我国多个中心投入使用，实现了无射线定位、多档铜滤过滤低能射线、多档可调节脉冲透视、低射线剂量与高清图像的平衡，为机器人血管手术及临床研究搭建了平台。DSA的发展在推动EVAR手术的进展中功不可没，特别是复杂的EVAR手术。术中实时的高清DSA成像，使腹主动脉瘤在进行腔内修复的同时重建多个内脏分支得以实现，使手术中分支超选、精准定位、效果评价变得容易，同时低剂量的射线保护了医生和患者。

目前利用DSA多模态影像三维融合技术，将患者术前的腹主动脉CTA与术中Dyna CT影像融合，即可得到实时的融合图像，能准确地显示动脉瘤体形态、内脏动脉开口位置及形态，避免反复造影，更好地指导腔内手术。目前DSA与MR影像相融合报道较少。一项多中心前瞻性研究纳入了86例腹主动脉瘤患者，应用术前CTA与术中DSA融合技术指导EVAR手术，结果显示，与现实世界中已发表文献相比，融合技术指导下EVAR手术实现了更低的辐射暴露，对比剂用量也有所减少。Wael等报道了105例腹主动脉瘤患者行EVAR手术，应用影像融合引导的二维-三维配准方法准确地描绘出目标血管，并且可以在外科医师更熟悉EVAR和影像融合的情况下手术，结果显著减少了对比剂使用量（与对照组相比，影像融合组的对比剂使用量显著减少，中值为58ml，$P<0.0001$）、减少了辐射和缩短了手术持续时间。Breininger、Koutouzi、Kaladji等也发表了同类报道。目前影像融合技术也同样适用于下肢动脉腔内手术、胸主动脉腔内修复术等。

（四）磁共振血管造影

磁共振成像（MRI）具有较高的组织分辨率，能够在不使用对比剂的情况下显示腹主动脉瘤瘤腔和附壁血栓，但其在腹主动脉影像学评估方面的应用效果不如CTA。随着磁共振快速实时成像技术、门控技术、K空间填充技术等的开发应用，相位对比法MRI（phase contrast MRI，PC-MRI）成为心血管MRI检查的重要延伸。MRI相位对比脉冲序列与常规平扫序列联合应用，不仅可以清楚地显示血管的解剖结构，而且能够准确地测量病变血管的管腔面积、血流速度和血流量，并且能勾画出心动周期中每一时相的流速、流量曲线，为临床提供有关血管内血流动态变化的有效信息。

增强的磁共振血管造影（MRA）与CTA检测腹主动脉瘤的灵敏度相当，但病变细节成像方面不如CTA，而且费用高，扫描时间长，不作为动脉瘤常规筛查及随访的首选方法。因MRA常使用的对比剂是钆螯合物，目前常被用于碘对比剂过敏、肾功能不全、大动脉炎、个别感染性腹主动脉瘤及不能接受射线损害的患者。应用超微超顺磁性氧化铁纳米粒子（ultrasmall superparamagnetic particles of iron oxide，USPIO）的MRI是一种可显示人动脉瘤管壁炎症反应的新型成像方式，其原理是纳米粒子被吞噬细胞摄取后，尤其是巨噬细胞，能在特定的MR序列（T_2/T_2^*）上呈现无信号区。目前USPIO已被批准应用于临床，可用于腹主动脉瘤的评价和研究。由于USPIO的循环时间较长，因此要求注射USPIO后延迟采集图像。Rachael等通过对直径为49.6mm±7.7mm腹主动脉瘤患者进行USPIO的MRI检测及分析，结果证实，USPIO增强MRI是一种识别腹主动脉瘤患者主动脉壁细胞炎症的新方法，可预测动脉瘤生长速度和临床结果。一项前瞻性多中心开放标签的队列研究（MA3RS）纳入了342例腹主动脉瘤患者进行进一步研究，结果显示，USPIO增强与腹主动脉瘤增大、破裂风险升高有关。但是，当与已知的临床危险因素纳入多因素分析时，USPIO未能显现出明显的独立预测能力，可见其辅助临床诊断价值有限。考虑到目前关于USPIO评估腹主动脉瘤生物活性的研究较少，未来能否应用于腹主动脉瘤破裂风险的预测仍不清楚，需要更多大样本的研究加以证实。

（五）总结

目前动脉瘤相关的影像技术均有明显进展，为动脉瘤的诊断、手术及随访提供了较大的帮助。目前暂无一种影像学方法能够精确、全面地评估动脉瘤生物学状态，临床上仍以解剖学参数作为外科干预的主要依据。近年来，影像学技术包括分子影像、生物力学、核医学的发展给解决这一临床瓶颈带来了突破性希望。

（辛世杰 蒋德龙）

参考文献

王峰，曹代荣，2022. 磁共振非对比增强成像机遇与挑战——中国十年来发展成果及展望. 磁共振成像，13（10）：46-52，60.

Ahmad W，Hasselmann HC，Galas N，et al，2019. Image fusion using the two-dimensional-three-dimensional registration method helps reduce contrast medium volume，fluoroscopy time，and procedure time in hybrid thoracic endovascular aortic repairs. J Vasc Surg，69（4）：1003-1010.

Ahmad W，Obeidi Y，Majd P，et al，2018. The 2D-3D registration method in image fusion is accurate and helps to reduce the used contrast medium，radiation，and procedural time in standard EVAR procedures. Ann Vasc Surg，51：177-186.

Chaikof EL，Dalman RL，Eskandari MK，et al，2018. The society for vascular surgery practice guidelines on the care of patients with an abdominal aortic aneurysm. J Vasc Surg，67（1）：2-77.

Chinnadurai P，Bismuth J，2018. Intraoperative imaging and image fusion for venous interventions. Methodist Debakey Cardiovasc J，14（3）：200-207.

Conlisk N，Forsythe RO，Hollis L，et al，2017. Exploring the biological and mechanical properties of abdominal aortic aneurysms using USPIO MRI and peak tissue stress：a combined clinical and finite element study. J Cardiovasc Transl Res，10（5-6）：489-498.

Daoudal A，Gindre J，Lalys F，et al，2019. Use of numerical simulation to predict iliac complications during placement of an aortic stent graft. Ann Vasc Surg，61：291-298.

Doyle BJ，Bappoo N，Syed MBJ，et al，2020. Biomechanical assessment predicts aneurysm related events in patients with abdominal aortic aneurysm. Eur J Vasc Endovasc Surg，60（3）：365-373.

Filis KA，Galyfos G，Sigala F，et al，2017. Proximal aortic neck progression：before and after abdominal aortic aneurysm treatment. Front Surg，4：23.

Gomes GRG，D'Ornellas MC，Dotto GN，2021. Direct and virtual measurements of abdominal aortic aneurysms：three-dimensional printed models. Radiol Bras，54（1）：21-26.

Haga M，Shimizu T，Nishiyama A，et al，2019. Three cases of fusion imaging in endovascular treatment of occlusive peripheral artery disease. J Vasc Surg Cases Innov Tech，5（4）：427-430.

Harky A，Zywicka E，Santoro G，et al，2019. Is contrast-enhanced ultrasound（CEUS）superior to computed tomography angiography（CTA）in detection of endoleaks in post-EVAR patients？ a systematic review and meta-analysis. J Ultrasound，22（1）：65-75.

Hertault A，Rhee R，Antoniou GA，et al，2018. Radiation dose reduction during EVAR：Results from a Prospective Multicentre Study（The REVAR Study）. Eur J Vasc Endovasc Surg，56（3）：426-433.

Kuzniar M，Tegler G，Wanhainen A，et al，2020. Feasibility of assessing inflammation in asymptomatic abdominal aortic aneurysms with integrated 18f-fluorodeoxyglucose positron emission tomography/magnetic resonance imaging. Eur J Vasc Endovasc Surg，59（3）：464-471.

Lindquist LM，Bogdanovic M，Siika A，et al，2021. Geometric and biomechanical modeling aided by machine learning improves the prediction of growth and rupture of small abdominal aortic aneurysms. Sci Rep，11（1）：18040.

López-Linares K，García I，García A，et al，2019. Image-Based 3D characterization of abdominal aortic aneurysm deformation after endovascular aneurysm repair. Front Bioeng Biotechnol，7：267.

Meyrignac O，Bal L，Zadro C，et al，2020. Combining volumetric and wall shear stress analysis from CT to assess risk of abdominal aortic aneurysm progression. Radiology，295（3）：722-729.

Oliveira-Pinto J，Soares-Ferreira R，Oliveira NFG，et al，2021. Aneurysm volumes after endovascular repair of ruptured vs intact aortic aneurysms：a retrospective observational study. J Endovasc Ther，28（1）：146-156.

Sato S，Matsumoto H，Li DB，et al，2022. Coronary high-intensity plaques at T1-weighted MRI in stable coronary artery disease：comparison with near-infrared spectroscopy intravascular US. Radiology，302（3）：557-565.

Shellikeri S, Setser RM, Vatsky S, et al, 2018. Prospective evaluation of MR overlay on real-time fluoroscopy for percutaneous extremity biopsies of bone lesions visible on MRI but not on CT in children in the interventional radiology suite. Pediatr Radiol, 48(2): 270-278.

Skreb ū nas A, Lengvenis G, Builytė IU, et al, 2019. Is abdominal aortic aneurysm behavior after endovascular repair associated with aneurysm wall density on computed tomography angiography? Medicina(Kaunas), 55(8): 406.

Toczek J, Boodagh P, Sanzida N, et al, 2021. Computed tomography imaging of macrophage phagocytic activity in abdominal aortic aneurysm. Theranostics, 11(12): 5876-5888.

Williams AB, Williams ZB, 2021. Imaging modalities for endoleak surveillance. J Med Radiat Sci, 68(4): 446-452.

常用缩写词表

英文缩写	英文全称	中文全称
AAA	abdominal aortic aneurysm	腹主动脉瘤
AAAP-40	aneurysm-associated antigen protein-40	动脉瘤相关抗原蛋白 -40
ACEI	angiotensin converting enzyme inhibitor	血管紧张素转化酶抑制剂
ACF	aorto-caval fistula	主动脉 - 下腔静脉瘘
ACP	antegrade cerebral perfusion	顺行脑灌注
ACT	activated coagulation time	激活全血凝血时间
AD	aortic dissection	主动脉夹层
ADA	aortic dissecting aneurysm	主动脉夹层动脉瘤
AEF	aortoenteric fistula	主动脉消化道瘘
AKI	acute kidney injury	急性肾损伤
ALI	acute lung injury	急性肺损伤
ALRVF	abdominal aorta left renal vein fistula	腹主动脉左肾静脉瘘
Ang Ⅱ	angiotensin Ⅱ	血管紧张素Ⅱ
aPRP	autologous platelet-rich plasma	自体富血小板血浆
ARA	accessory renal artery	副肾动脉
ARB	angiotensin Ⅱ receptor blocker	血管紧张素Ⅱ受体阻滞剂
ARDS	acute respiratory distress syndrome	急性呼吸窘迫综合征
AS	atherosclerosis	动脉粥样硬化
ASO	arteriosclerotic obliterans	下肢动脉硬化闭塞症
ATP	adenosine triphosphate	腺苷三磷酸
AVF	abdominal arterio venous fistula	腹主动脉静脉瘘
BIS	bispeetral index	脑电双频指数
BUN	blood urea nitrogen	血尿素氮
CA	cerebral aneurysms	颅内动脉瘤
CAA	coronary artery aneurysms	冠状动脉瘤
CABG	coronary artery bypass graft	冠状动脉搭桥术
CAD	coronary artery disease	冠状动脉粥样硬化性心脏病
CAS	carotid artery stenting	颈动脉支架术
CBCT	cone beam CT	锥形束 CT
CBF	cerebral blood flow	脑血流量
CCL20	CC chemokine ligand 20	趋化因子配体 20
CDFI	color Doppler flow imaging	彩色多普勒血流成像
CEA	carotid endoarterectomy	颈动脉内膜剥脱术
CEAW	circumferential enhancement along the aneurysm wall	动脉瘤壁环形强化
CEUS	contrast-enhanced ultrasound	超声造影
CFD	computational fluid dynamic	计算流体力学

续表

英文缩写	英文全称	中文全称
CHD	coronary artery heart disease	冠心病
CHOP	C/EBP homologous protein	C/EBP 同源蛋白
CI	cardiac index	心脏指数
CIA	common iliac artery	髂总动脉
CIED	cardiac implantable electronic device	心脏植入式电子设备
circRNA	circular RNA	环状 RNA
CL	lung compliance	肺顺应性
COHb	carboxyhemoglobin	碳氧血红蛋白
COPD	chronic obstructive pulmonary disease	慢性阻塞性肺疾病
COX	cyclooxygenase	环氧合酶
CPP	cerebral perfusion pressure	脑灌注压
CPR	curved planar reformation	曲面重建技术
CR	cinematic rendering	电影渲染技术
CSF	colon stimulating factor	细胞集落刺激因子
CT	computed tomography	计算机断层扫描
CTA	computed tomography angiography	计算机体层血管成像
CVOD	cerebrovascular obstructive disease	脑血管阻塞性疾病
CVP	central venous pressure	中心静脉压
CW	continuous wave Doppler	连续波多普勒
Cyp A	cyclophilin A	亲环素 A
CHE	choline esterase	胆碱酯酶
CPAP	continuous positive airway pressure	持续气道正压通气
CMPR	curved multiplannar reformation	曲面多平面重建技术
DAPT	dual-anti platelet-therapy	双联抗血小板治疗
DCE MRA	dimensional contrast-enhanced MRA	动态增强 MRA
DD	death domain	死亡结构域
DIC	disseminated intravascular coagulation	弥散性血管内凝血
DNA	deoxyribonucleic acid	脱氧核糖核酸
DSA	digital subtraction angiography	数字减影血管造影
DHCA	deep hypothermia circulatory arrest	深低温停循环
EC	endothelial cell	内皮细胞
ECAA	extracranial carotid artery aneurysm	颅外颈动脉瘤
ECM	extracellular matrix	细胞外基质
ECMO	extracorporeal membrane oxygenation	体外膜肺氧合
EDD	endothelium dependent vasodilation	内皮依赖性血管舒张
EEG	electroencephalogram	脑电图
ELISA	enzyme linked immunosorbent assay	酶联免疫吸附测定
eNOS	endothelial nitric oxide synthase	内皮型一氧化氮合酶
EPC	endothelial progenitor cell	内皮祖细胞
ESR	erythrocyte sedimentation rate	红细胞沉降率
ETS	echo train space	回波链间隔
EVAR	endovascular aortic repair	腔内修复术
FBI	fresh blood imaging	新鲜血液成像

续表

英文缩写	英文全称	中文全称
GAA	gastric artery aneurysm	胃动脉瘤
GDC	guglielmi detachable coil	电解可脱弹簧圈
HAA	hepatic arterial aneurysm	肝动脉瘤
HDL	high-density lipoprotein	高密度脂蛋白
Hct	hematocrit	血细胞比容
HDL-C	high-density lipoprotein cholesterol	高密度脂蛋白胆固醇
HLA	human leukocyte antigen	人类白细胞抗原
HSK	horseshoe kidney	马蹄肾
IAAA	inflammatory abdominal aorta aneurysm	炎性腹主动脉瘤
IAAA	infected abdominal aortic aneurysm	感染性腹主动脉瘤
IABP	intra-aortic balloon counter pump	主动脉内球囊反搏
IBD	iliac branch device	髂动脉分支支架
ICP	intracranial pressure	颅内压
ICG	indocyanine green	吲哚菁绿
IgG	immunoglobulin G	免疫球蛋白 G
IIA	internal iliac artery	髂内动脉
ILT	intraluminal thrombus	腔内血栓
IMA	inferior mesenteric artery	肠系膜下动脉
iNOS	inducible NO synthase	诱导型一氧化氮合酶
ICAM-1	intercellular adhesion molecule-1	细胞间黏附分子 -1
IVUS	intravascular ultrasound	血管内超声
KD	Kawasaki disease	川崎病
LDL	low density lipoprotein	低密度脂蛋白
LDL-C	low-density lipoprotein cholesterol	低密度脂蛋白胆固醇
LDS	Loeys-Dietz syndrome	勒斯 - 迪茨综合征
LncRNA	long noncoding RNA	长链非编码 RNA
LVEF	left ventricle ejection fraction	左心室射血分数
MAP	mean arterial pressure	平均动脉压
MCRI	multifactorial cardiac risk index	多因素心脏危险指数
MEP	motor evoked potential	运动诱发电位
MET	metabolic equivalent	代谢当量
MI	myocardial infarction	心肌梗死
MIP	maximum intensity projection	最大密度投影
miRNA	micro-RNA	微 RNA
MMP	matrix metalloproteinase	基质金属蛋白酶
MRA	magnetic resonance angiography	磁共振血管造影
MRI	magnetic resonance imaging	磁共振成像
MPR	multiplannar reconstraction	多层面重建技术
MSCT	multislice CT	多层螺旋 CT
MAO	monoamine oxidase	单胺氧化酶
NADPH	nicotinamide adenine dinucleotide phosphate-oxidase	烟酰胺腺嘌呤二核苷酸磷酸
NCS	non-cardiac surgery	非心脏手术
NGS	next generation sequencing	新一代测序

续表

英文缩写	英文全称	中文全称
NET	neutrophil extracellular trap	中性粒细胞胞外陷阱
NIRS	near infrared spectroscopy	近红外光谱
NMRA	nuclear magnetic resonance angiography	核磁共振血管造影
OPN	osteopontin	骨桥蛋白
OPR	oblique planar reformations	斜面重建
OS	oxidative stress	氧化应激
OSI	oscillatory shear index	剪切应力振荡指数
ox-LDL	oxidized-low density lipoprotein	氧化低密度脂蛋白
P/P	paraplegia	截瘫和下肢瘫
PAA	para-anastomotic aneurysm	真性动脉瘤
PAA	popliteal artery aneurysm	腘动脉瘤
PAEF	primary aortoenteric fistula	原发性主动脉消化道瘘
PAWP	pulmonary artery wedge pressure	肺动脉楔压
PC	phase contrast	相位对比法
PCD	programmed cell death	细胞程序性死亡
PC MRA	phase contract MRA	相位对比 MRA
PCI	percutaneous coronary intervention	经皮冠状动脉介入治疗术
PCR	polymerase chain reaction	聚合酶链反应
PDGF	platelet derived growth factor	血小板衍生生长因子
PEEP	positive end expiratory pressure	呼气末正压通气
PET	polyethylene terephthalate	涤纶
PET	positron emission tomography	正电子发射断层显像仪
PONV	postoperative nausea and vomiting	术后恶心呕吐
PSA	pseudoaneurysm	假性动脉瘤
PTFE	polytetrafluoroethylene	聚四氟乙烯
ePTFE	expended polytetrafluoroethylene	膨体聚四氟乙烯
PU	polyurethane	聚氨酯
PVR	pulmonary vascular resistance	肺血管阻力
PW	pulse wave Doppler	脉冲波多普勒
RNS	reactive nitrogen species	活性氮
ROS	reactive oxygen species	活性氧
rScO$_2$	regional cerebral oxygen saturation	局部脑氧饱和度
RWMA	regional wall motion abnormality	节段性室壁运动异常
SAEF	secondary aortoenteric fistula	继发性主动脉消化道瘘
SAH	subarachnoid hemorrhage	蛛网膜下腔出血
SaO$_2$	arterial blood saturation	动脉血氧饱和度
SBP	systolic blood pressure	收缩压
SCI	spinal cord ischemia	脊髓缺血
SCP	selective cerebral perfusion	选择性脑灌注
SIA	solitary iliac aneurysm	孤立性髂动脉瘤
SM22α	smooth muscle 22α	平滑肌 22α
SMAA	superior mesenteric artery aneurysm	肠系膜上动脉瘤
SMC	smooth muscle cell	平滑肌细胞

续表

英文缩写	英文全称	中文全称
SNP	single nucleotide polymorphisms	单核苷酸多态性
SLE	systemic lupus erythematosus	系统性红斑狼疮
SOD	superoxide dismutase	超氧化物歧化酶
SPECT	single photon emission tomography	单光子发射计算机断层显像仪
SvO_2	oxygen saturation in mixed venous blood	混合静脉血氧饱和度
SpO_2	pulse oxygen saturation	脉搏血氧饱和度
SSEP	somatosensory evoked potential	躯体感觉诱发电位
SVR	systemic vascular resistance	全身血管阻力
TAAA	thoracoabdominal aortic aneurysm	胸腹主动脉瘤
TCD	transcranial Doppler	经颅多普勒超声
TEE	trans esophageal echocardiography	经食管超声心动图
TEG	thromboelastography	血栓弹力图
TEVAR	thoracic endovascular aneurysm repair	胸主动脉瘤腔内修复
TG	triglyceride	甘油三酯
TGF-β	transforming growth factor- β	转化生长因子 -β
TIA	transient ischemic attack	短暂性脑缺血发作
TOF	time of flight	时间飞跃法
TTMP	transversus thoracic muscle plane block	胸横肌平面阻滞
USPIO	ultrasmall superparamagnetic particles of iron oxide	超微超顺磁性氧化铁纳米粒子
UCA	ultrasonic contrast agent	超声对比剂
UEA	ultrasonic enhancing agent	超声增强剂
VE	virtual endoscopy	仿真内镜
VEC	vascular endothelial cell	血管内皮细胞
VEGF	vascular endothelial growth factor	血管内皮生长因子
VR	volume rendering	容积重建
VSMC	vascular smooth muscle cell	血管平滑肌细胞
VWF	von willebrand factor	血管性血友病因子
WP	wall pressure	壁面压力
WSS	wall shear stress	壁面剪切应力
α-SMA	alpha-smooth muscle actin	α 平滑肌肌动蛋白